Ausbildungsleitfaden Pflege

Kompetenzförderung durch lernergebnisorientierte Ausbildungsnachweise

Herausgegeben von
Pia Wieteck

RECOM

Impressum

Die Deutsche Bibliothek verzeichnet diese Publikation in der deutschen Nationalbibliografie; detaillierte bibliografische Angaben sind im Internet über http://dnb.d-nb.de abrufbar.

Gartenstraße 9
34125 Kassel
Deutschland
www.recom.eu

Pia Wieteck (Hrsg.):
Ausbildungsleitfaden Pflege. Kompetenzförderung durch lernergebnisorientierte Ausbildungsnachweise

5., vollständig überarbeitete Auflage, 2020
ISBN 978-3-89752-157-5

Autorenverzeichnis für Kapitel 3:
Lernergebnisse in pflegerischen Handlungsfeldern
» Renate Berner: A6, A8, A9, A13, A14, B14
» Kerstin Bonkowski: A4, A5, A7
» Stephanie Hausherr: A1, A3, A11, A17, A19, B17
» Kathrin Hirt: A12, A18
» Sabine Kopp: B3, B4, B5, B6, B7, B8, B16
» Sebastian Kraus: B2, C1, C3
» Isabella Schmidpeter: A10, A16, B10, B11, B12, B13
» Pia Wieteck: A2, A4, A5, A7, A9, A12, A15, A16, A18, B1, B3, B9, B10, B12, B15, C2

Lektorat: Dr. Holger Mosebach, unter Mitarbeit von Christine Rabl
Satz: Paul Wall
Gestaltung: Paul Wall; Thieme Gruppe
Umschlaggestaltung: Thieme Gruppe

Printed in Germany

Ausbildungsnachweis zur/zum:

Pflegefachfrau/Pflegefachmann

☐ Ausbildung zur Gesundheits- und Kinderkrankenpflegerin oder zum Gesundheits- und Kinderkrankenpfleger

☐ Altenpflegerin/Altenpfleger

☐ Hochschulische Pflegeausbildung

Auszubildende(r)/Studierende(r)

Name, Vorname: ....

Adresse: ....

....

....

Telefon: ....

E-Mail: ....

Ausbildungsstätte/Hochschule

Name: ....

Adresse: ....

....

....

Ansprechpartner: ....

Telefon: ....

E-Mail: ....

Anmerkung: Der Ausbildungsleitfaden (ALF) ist Ihr Nachweis für die theoretische und praktische Ausbildung. Sie sind für die korrekte Führung der Nachweise verantwortlich. Der ALF ist unaufgefordert sowohl in der praktischen als auch theoretischen Ausbildung vorzulegen und stellt eine Voraussetzung zur Zulassung der Prüfung dar.

Inhaltsverzeichnis

Einleitung

Mit Hilfe dieses Ausbildungsleitfadens (ALF) wird den Ausbildungseinrichtungen sowie den Auszubildenden/Studierenden ein konkretes Werkzeug an die Hand gegeben, um die praktische Ausbildung zum/zur Pflegefachmann/-frau, Altenpfleger/in, Gesundheits- und Kinderkrankenpfleger/in bzw. im Rahmen einer hochschulischen Pflegeausbildung zielorientiert zu gestalten. Hierfür enthält der ALF neben der strukturierten Abbildung von Lernergebnissen zur Ausbildung auch Protokolle, Beurteilungsbögen, Übersichten und weitere Dokumente als Kopiervorlagen, welche die Organisation und Administration der theoretischen und praktischen Ausbildung unterstützen und für die Auszubildenden eine höhere Transparenz schaffen. Der Ausbildungsleitfaden ist so konzipiert, dass er bequem in einen Ausbildungsordner eingeheftet werden kann, der sich jederzeit um weitere wichtige Unterlagen ergänzen lässt.

Mithilfe des ALF lassen sich alle Ausbildungsnachweise einfach und strukturiert erfassen und nachweisen. Neben den angesprochenen Vorteilen, die der ALF den Lehrpersonen und Auszubildenden bietet, ist der Leistungs- und Ausbildungsnachweis gesetzlich verpflichtende Voraussetzung, um zur Prüfung zugelassen zu werden. Weitere Vorteile durch das Arbeiten mit dem ALF können Sie dem Abschnitt 1.4.2 entnehmen.

Der ALF bildet die Anforderungen für alle drei Ausbildungslehrgänge ab. Ebenso sind die im Gesetz geforderten Kompetenzbereiche der Pflegenden, die eine hochschulische Pflegeausbildung absolvieren, aufgeführt.

Bei den Lernergebnisformulierungen wird allgemein vom „Pflegeempfänger" gesprochen, der alle Altersgruppen umfassen kann. Bei sehr spezifischen Lernergebnissen, die ausschließlich auf eine Altersgruppe bezogen sind, z. B. bei der Versorgung eines Neugeborenen, wird die jeweilige Zielgruppe bzw. Person explizit benannt.

Der ALF gliedert sich in drei Kapitel, die wir Ihnen kurz zur Orientierung vorstellen.

Kapitel 1: Rahmenbedingungen und theoretische Hintergründe
Hier erfahren Sie alles über die gesetzlichen Rahmenbedingungen zu den Berufsausbildungen in der Pflege. Ebenso erfahren Sie hier den theoretischen Hintergrund zum Konzept von Lernergebnissen sowie zur Handhabung derselben während Ihrer praktischen Ausbildung.

Kapitel 2: Ausbildungsnachweise und Ansprechpartner
Im zweiten Kapitel befinden sich alle wichtigen Kontaktdaten der Ansprechpartner für die Ausbildung. Hier tragen sich auch alle Praxisanleiter in eine Handzeichenliste ein, die im Rahmen der Lernergebniskataloge eine Anleitung und/oder Prüfung der Lernergebnisse mit Ihnen durchgeführt haben und die Ergebnisse quittieren. Weitere Formulare wie z. B. die Nachweise für die Praxiseinsätze und die theoretischen Ausbildungsabschnitte finden Sie ebenfalls in diesem Kapitel.

Kapitel 3: Lernergebnisse in den Handlungsfeldern der Pflege
Die Lernergebnisse, die Sie im Rahmen der Ausbildung/des Studiums erreichen sollen, sind in drei Teilbereiche gegliedert. Dabei hat jedes Kapitel eine Farbmarkierung und ein Daumenregister, so dass Sie sich in der Praxis schnell orientieren können.
Im Bereich A befinden sich alle Lernergebnisse auf einer einfachen, wenig komplexen Lernstufe. Im Bereich B sind die Lernergebnisse auf den konkreten Kontext einer pflegerischen Situation (z. B. Akutstation) sowie eines Pflegeempfängers bezogen, der beispielsweise an einer Erkrankung wie Asthma bronchiale leidet oder sich in einer schwierigen Lebensphase befindet. Der Bereich C beinhaltet Lernergebnisse im übergreifenden Kontext des Pflege- und Berufsverständnisses sowie Themenbereiche im Rahmen der hochschulischen Pflegeausbildung gemäß §§ 30 ff. der Ausbildungs- und Prüfungsverordnung für die Pflegeberufe (PflAPrV).

Aus sprachökonomischen Gründen werden in den Lernergebnissen und den voran gestellten Kapiteln verschiedene geschlechtsspezifische Sprachformen genutzt. Dies stellt keine geschlechtsspezifische Wertung dar und soll die jeweils anderen Sprachformen immer mit ansprechen.

Bitte beachten Sie auch die begleitende Website www.recom.eu/ausbildungsleitfaden, auf der Sie die wichtigsten Formulare als Kopiervorlagen finden und viele weitere hilfreiche Informationen, wie z. B. das Literaturverzeichnis für jedes Lernergebniskapitel oder die Handlungsanlässe aus dem Rahmenlehrplan, die in NANDA-I oder ENP-Pflegediagnosen überführt wurden.

1 Rahmenbedingungen und theoretische Hintergründe

Dr. Pia Wieteck, Sebastian Kraus (M. Sc.)

Die Pflegeausbildung wird seit dem Jahr 2020 durch das Pflegeberufegesetz (erlassen im Juli 2017) geregelt. Seit der Reform werden alle Pflegeberufe durch dieselbe Gesetzesgrundlagen geregelt. Die früher getrennten Ausbildungsstränge für Altenpflege, Krankenpflege und Kinderkrankenpflege wurden grundsätzlich zusammengeführt unter Beibehaltung der Möglichkeit, im dritten und letzten Ausbildungsjahr die Spezialisierung für die Altenpflege bzw. die Kinderkrankenpflege vorzunehmen. Zudem können sich Pflegende in Zukunft entscheiden, die Pflegeausbildung um einen akademischen Abschluss an einer Hochschule zu ergänzen. Die gesetzlichen Regelungen wurden stufenweise entwickelt und in Kraft gesetzt.
Die Pflegeausbildung ist also seit dem Jahr 2020 gemeinsam, generalistisch ausgerichtet. Das bedeutet, dass die Pflegeausbildung unabhängig vom angestrebten Abschluss in den ersten beiden Ausbildungsdritteln zunächst gemeinsam beginnt. Im dritten Ausbildungsjahr besteht die Möglichkeit der Spezialisierung. Die Rahmenpläne der Fachkommission empfehlen die curricularen Einheiten (CE 1-11) als Gerüst für die theoretische und praktische Ausbildung sowie die Verteilung einer Mindeststundenanzahl zu den jeweiligen Ausbildungsinhalten. Die zugeordneten Lerninhalte aus dem Rahmenlehrplan sehen wie folgt aus:

- 1. Ausbildungsdrittel: CE 01, CE 02, CE 03, CE 04
- 2. Ausbildungsdrittel:
  CE 04, CE 05, CE 06, CE 07, CE 08, CE 09, CE 10, CE 11
- 3. Ausbildungsdrittel:
  - für Generalist: CE 04, CE 05, CE 06, CE 07, CE 08, CE 10, CE 11
  - für Kinder & Jugendliche: CE 04, CE 05, CE 06, CE 07, CE 08, CE 11
  - für Alter Mensch: CE 04, CE 05, CE 06, CE 07, CE 08, CE 09, CE 11

Tabelle 1 kann die minimal empfohlene Zahl an Stunden für die verschiedenen Ausbildungsbereiche entnommen werden.
Die in den hellgrauen Tabellenfeldern angegebenen Stundenanteile sind die Mindestvorgaben abhängig von der gewählten Spezialisierung im dritten Ausbildungsjahr. Es ist zu beachten, dass die Ausbildung am Ende laut Ausbildungs- und Prüfungsverordnung mindestens 2.100 Stunden im Bereich des theoretischen und praktischen Unterrichts und mindestens 2.500 Stunden in der praktischen Ausbildung umfasst. Das bedeutet, dass die Ausbildungseinrichtungen hier durchaus den Freiraum haben, Themenschwerpunkte zu setzen.

Die Ausbildungsbetriebe haben gemäß den Vorgaben der Ausbildungs- und Prüfungsverordnung und den Rahmenplänen der Fachkommission sowie länderspezifischen Vorgaben ein schulinternes Curriculum (d. h. eine Regelung zu den Lerninhalten und Lernergebnissen, die mit den im Rahmenlehrplan aufgeführten Inhalten erreicht werden sollen) zu entwickeln. Dabei sind die Empfehlungen der Rahmenpläne sowie die gesetzlichen Stundenvorgaben zum theoretischen Unterricht zu berücksichtigen.Die Entwicklung der in der Ausbildungs- und Prüfungsverordnung formulierten Kompetenzen ist die zentrale Zielsetzung der Ausbildung und/oder des primärqualifizierenden Hochschulstudiums in der Pflege. Die Erreichung der formulierten Kompetenzen wird in der schriftlichen, mündlichen und auch praktischen Prüfung (§§ 14-16 PflAPrV) am Ende der Ausbildung bewertet. So besteht beispielsweise die schriftliche Prüfung aus drei komplexen Fallsituationen, in denen die entwickelten Fähig- und Fertigkeiten in den insgesamt fünf Kompetenzbereichen (vgl. Tab. 2) geprüft werden. Die Fallsituationen lauten z. B.:

- Fallbearbeitung eines Patienten in einer Akutsituation im Krankenhaus mit besonderem kulturellen Hintergrund
- Fallbearbeitung eines Kindes im Kontext der ambulanten Versorgung in der Palliativphase
- Fallbearbeitung eines an Demenz erkrankten Patienten in der stationären Langzeitversorgung

Tab. 1 Stundenverteilung der curricularen Einheiten des Rahmenlehrplans (Quelle: eigene Darstellung nach Ammende et al., 2019, S. 324)

CE-Nr.	Titel	Gesamt Std.	1./2. AD Anl. 1	3. AD Anl. 2	3. AD Anl. 3	3. AD Anl. 4
1	Ausbildungsstart – Pflegefachfrau/Pflegefachmann werden	70	70	-	-	-
2	Zu pflegende Menschen in der Bewegung und Selbstversorgung unterstützen	180	180	-	-	-
3	Erste Pflegerfahrungen reflektieren – verständigungsorientiert kommunizieren	80	80	-	-	-
4	Gesundheit fördern und präventiv handeln	160	80	80	80	80
5	Menschen in kurativen Prozessen pflegerisch unterstützen und Patientensicherheit stärken	340	200	140	140	140
6	In Akutsituationen sicher handeln	120	60	60	60	60
7	Rehabilitatives Pflegehandeln im interprofessionellen Team	160	80	80	80	80
8	Menschen in kritischen Lebenssituationen und in der letzten Lebensphase begleiten	250	160	90	90	90
9	Menschen in der Lebensgestaltung lebensweltorientiert unterstützen	200	150	50	-	110
10	Entwicklung und Gesundheit in Kindheit und Jugend in Pflegesituationen fördern	180	120	60	110	-
11	Menschen mit psychischen Gesundheitsproblemen und kognitiven Beeinträchtigungen personenzentriert und lebensweltbezogen unterstützen	160	80	80	80	80
	Summe	**1.900**	**1.260**	**640**	**640**	**640**

Tab. 2 Stundenverteilung des theoretischen und praktischen Unterrichts (Quelle: Bundesgesetzblatt (Ed.), 2018, S. 1613)

Kompetenzbereich	Erstes und zweites Ausbildungsdrittel	Drittes Ausbildungsdrittel	Gesamt
I. Pflegeprozesse und Pflegediagnostik in akuten und dauerhaften Pflegesituationen verantwortlich planen, organisieren, gestalten, durchführen, steuern und evaluieren	680 Std.	320 Std.	1.000 Std.
II. Kommunikation und Beratung personen- und situationsbezogen gestalten	200 Std.	80 Std.	280 Std.
III. Intra- und interprofessionelles Handeln in unterschiedlichen systemischen Kontexten verantwortlich gestalten und mitgestalten	200 Std.	100 Std.	300 Std.
IV. Das eigene Handeln auf der Grundlage von Gesetzen, Verordnungen und ethischen Leitlinien reflektieren und begründen	80 Std.	80 Std.	160 Std.
V. Das eigene Handeln auf der Grundlage von wissenschaftlichen Erkenntnissen und berufsethischen Werthaltungen und Einstellungen reflektieren und begründen	100 Std.	60 Std.	160 Std.
Stunden zur freien Verteilung	140 Std.	60 Std.	200 Std.
Gesamtsumme	**1.400 Std.**	**700 Std.**	**2.100 Std.**

1.1 Pflichten des Auszubildenden

In § 17 des Pflegeberufegesetzes (PflBG) sind die Pflichten des Auszubildenden klar benannt:

Der Auszubildende/Studierende
- hat sich zu bemühen, die definierten Kompetenzen im Laufe der Ausbildung zu erwerben
- ist verpflichtet, an den gesetzlich vorgeschriebenen Ausbildungsveranstaltungen teilzunehmen
- hat die ihm im Rahmen der Ausbildung übertragenen Aufgaben sorgfältig auszuführen
- ist verpflichtet, einen schriftlichen Ausbildungsnachweis zu führen (wie z. B. mit dem vorliegenden ALF vorgesehen)
- hat als Beschäftigter der Einrichtung die Schweigepflicht einzuhalten
- achtet die Rechte der zu pflegenden Menschen.

> **i Zusatzinfo**
>
> Bitte beachten Sie, dass gemäß der Ausbildungs- und Prüfungsverordnung zudem „der ordnungsgemäß schriftlich geführte Ausbildungsnachweis nach § 3 Absatz 5“ für die Zulassung zur Prüfung bedeutend ist. Bitte achten Sie daher darauf, Ihren Ausbildungsleitfaden gewissenhaft zu führen.

1.2 Pflichten der Ausbildungsstätte

Der Träger der praktischen Ausbildung hat laut § 18 des Pflegeberufegesetzes nachfolgend aufgeführte Pflichten:
- führt die Ausbildung basierend auf einem Ausbildungsplan zeitlich und sachlich gegliedert orientiert an den Ausbildungszielen durch
- gewährleistet die vereinbarten erforderlichen praktischen Einsätze
- stellt die nach § 6 Absatz 3 geforderten Praxisanleitungen im Umfang von mindestens 10 Prozent der während eines Einsatzes zu leistenden praktischen Ausbildungszeiten sicher
- stellt die erforderlichen Ausbildungsmittel kostenfrei zur Verfügung
- stellt sicher, dass der Auszubildende an den Ausbildungsveranstaltungen und Prüfungen teilnehmen kann.

1.2.1 Stundenverteilung der beruflichen praktischen Ausbildung

In Tab. 3 wird eine Übersicht über die mindestens nachzuweisenden Stundenanteile in der Pflegepraxis vorgestellt. Wie bereits erwähnt, hat die Ausbildungsstätte sicherzustellen, dass Sie entsprechenden Einsatzorten zugewiesen werden.

Für das letzte Ausbildungsdrittel gestalten sich die praktischen Einsätze in Abhängigkeit des gewählten Abschlusses bzw. der Spezialisierung unterschiedlich, siehe Tab. 4.

1.2.2 Anforderungen an den Ausbildungsnachweis

In der Ausbildungs- und Prüfungsverordnung ist vorgegeben, dass ein Ausbildungsnachweis nach § 17 Satz 2 Nummer 3 des Pflegeberufegesetzes zu führen ist. Zur Ausgestaltung heißt es, dass sich mit dem Ausbildungsnachweis „die Ableistung der praktischen Ausbildungsanteile in Übereinstimmung mit dem Ausbildungsplan und eine entsprechende Kompetenzentwicklung feststellen lassen“ muss (§ 3 Abs. 5 PflAPrV).

Im nachfolgenden Abschnitt wird der theoretische Rahmen des ALF vorgestellt, der sich im Speziellen auf die Kompetenzentwicklung fokussiert. Sowohl in der Ausbildungs- und Prüfungsverordnung (vgl. Kapitel 3) als auch in den Rahmenplänen der Fachkommission (vgl. Kapitel 4) werden die Kompetenzen, die eine Pflegefachperson erwerben soll, differenziert vorgestellt. Der ALF hat Inhalte der praktischen Ausbildung in Lernergebnisse überführt, die erreicht werden sollten, um die geforderten Kompetenzen zu erreichen. Um der Forderung zur Gestaltung von Ausbildungsnachweisen nachzukommen, wird die Verbindung der formulierten Lernergebnisse zu den im Gesetz und Rahmenlehrplan aufgeführten Kompetenzbereichen und Lerninhalten ausgewiesen. Weitere Informationen hierzu werden in Kapitel 1.5 „Arbeiten mit den Lernergebnissen im ALF“ vorgestellt.

Tab. 3 Mindeststundennachweise in den ersten beiden Ausbildungsdritteln (Quelle: eigene Darstellung gemäß Bundesgesetzblatt (Ed.), 2018, S. 1614)

Erstes und zweites Ausbildungsjahr	
I. Orientierungseinsatz	
Flexibel gestaltbarer Einsatz zu Beginn der Ausbildung beim Träger der praktischen Ausbildung	400 Std.
II. Pflichteinsätze in den drei allgemeinen Versorgungsbereichen	
1. Stationäre Akutpflege	400 Std.
2. Stationäre Langzeitpflege	400 Std.
3. Ambulante Akut-/Langzeitpflege	400 Std.
III. Pflichteinsatz in der pädiatrischen Versorgung	
Pädiatrische Versorgung	120 Std.
Summe erstes und zweites Ausbildungsdrittel	**1.720 Std.**

Tab. 4 Mindeststundennachweise im letzten Ausbildungsdrittel (Quelle: eigene Darstellung gemäß Bundesgesetzblatt (Ed.), 2018, S. 1614)

Letztes Ausbildungsdrittel	
IV. Pflichteinsatz in der psychiatrischen Versorgung	
1. Allgemein-, geronto-, kinder- oder jugendpsychiatrische Versorgung 2. Bei Ausübung des Wahlrechts nach § 59 Abs. 2 PflBG: nur kinder- oder jugendpsychiatrische Versorgung 3. Bei Ausübung des Wahlrechts nach § 59 Abs. 3 PflBG: nur gerontopsychiatrische Versorgung	120 Std.
V. Vertiefungseinsatz im Bereich eines Pflichteinsatzes	
1. Im Bereich eines Pflichteinsatzes nach II. bis IV.1, im Bereich des Pflichteinsatzes nach II.3 auch mit Ausrichtung auf die ambulante Langzeitpflege 2. Bei Ausübung des Wahlrechts nach § 59 Abs. 2 PflBG: im Bereich eines Pflichteinsatzes nach III. 3. Bei Ausübung des Wahlrechts nach § 59 Abs. 3 PflBG: im Bereich eines Pflichteinsatzes nach II.2 oder II.3 mit Ausrichtung auf die ambulante Langzeitpflege	500 Std.
VI. Weitere Einsätze/Stunden zur freien Verteilung	
1.Weiterer Einsatz (z. B. Pflegeberatung, Rehabilitation, Palliation) - Bei Ausübung des Wahlrechts nach § 59 Abs.2 PflBG: nur in Bereichen der Versorgung von Kindern und Jugendlichen - bei Ausübung des Wahlrechts nach § 59 Abs.3 PflBG: nur in Bereichen der Versorgung von alten Menschen	**80 Std.**
2. Zur freien Verteilung im Versorgungsbereich des Vertiefungseinsatzes	**80 Std.**
Summe letztes Ausbildungsdrittel	780 Std.
Gesamtsumme	**2.500 Std.**

1.3 Vorbehaltene Tätigkeiten

Im Pflegeberufegesetz sind erstmalig Aufgaben definiert, die einer Pflegeperson mit einer abgeschlossenen Ausbildung und/oder einem primärqualifizierenden Hochschulstudium im Bereich der Pflege vorbehalten sind. Das bedeutet, dass aufgrund der gesetzlichen Vorgaben nur Angehörige der Berufsgruppe diese Aufgaben durchführen dürfen. Nachfolgend werden die Vorbehaltsaufgaben analog § 4 des Pflegeberufereformgesetzes (PflBRefG, Stand 24. Juli 2017) vorgestellt:

1. Erhebung und Feststellung des individuellen Pflegebedarfs
2. Organisation, Gestaltung und Steuerung des Pflegeprozesses
3. Analyse, Evaluation, Sicherung und Entwicklung der Qualität der Pflege

Mit den erstmals im Pflegeberufereformgesetz formulierten vorbehaltenen Tätigkeitsbereichen der examinierten Pflegepersonen ist künftig einiges neue zu bedenken. Dieses Thema wird im Rahmen der Ausbildung vertieft beleuchtet und wird künftig das Delegationsverhalten verändern. An dieser Stelle wird es nicht weiter ausgeführt.

1.4 Der theoretische Rahmen des Ausbildungsleitfadens

§ 5 des Pflegeberufegesetzes greift bei der Benennung der Ausbildungsziele explizit auf den Kompetenzbegriff zurück. Genauer heißt es hier:

„Die Ausbildung zur Pflegefachfrau oder zum Pflegefachmann vermittelt die für die selbstständige, umfassende und prozessorientierte Pflege von Menschen aller Altersstufen in akut und dauerhaften stationären sowie ambulanten Pflegesituationen erforderliche fachliche und personale Kompetenzen einschließlich der zugrunde liegenden methodischen, sozialen, interkulturellen und kommunikativen Kompetenzen und der zugrunde liegenden Lernkompetenzen sowie der Fähigkeit zum Wissenstransfer und zur Selbstreflexion. Lebenslanges Lernen wird dabei als ein Prozess der eigenen beruflichen Biografie verstanden und die fortlaufende persönliche und fachliche Weiterentwicklung als notwendig anerkannt.“ (Bundesgesetzblatt (Ed.), 2017, S. 2583)

In der Ausbildungs- und Prüfungsverordnung für die Pflegeberufe werden in den Anlagen 1 bis 5 die zu erwerbenden Kompetenzen für die Ausbildungsberufe der Pflege und für die Pflegeausbildung an einer

Hochschule beschrieben (Bundesgesetzblatt (Ed.), 2018). Auch die Rahmenpläne der Fachkommission nach § 53 PflBG greifen die Kompetenzentwicklung in vertiefender Weise auf: „Kompetenzorientierung ist demnach ein wesentliches Konstruktionsprinzip, das den Rahmenlehrplänen zugrunde liegt" (Ammende et al., 2019, S. 9).
Dabei ist die „Orientierung an den Kompetenzen", die in der PflAPrV formuliert ist, eines von drei Konstruktionsprinzipien der Rahmenlehrpläne. Die beiden weiteren Schwerpunkte sind die gezielte Förderung der Pflegeprozessverantwortung und der vorbehaltenen Tätigkeiten der Pflegeberufe sowie die Situationsorientierung. Situationsorientierung bedeutet, dass im Mittelpunkt der Lern- und Lehrprozesse Handlungssituationen und wiederkehrende Pflegesituationen stehen, mit denen der Auszubildende/Studierende in seiner beruflichen Praxis voraussichtlich konfrontiert sein wird (Clement, 2003; Knigge-Demal, 2001). „Während Pflegesituationen in der Pflegepraxis stets konkret und einmalig sind, wird für die Rahmenlehrpläne eine Abstraktion von der konkreten Situation vorgenommen, um das Generelle, das Generalisierbare und das Typische zu verdeutlichen" (Ammende et al., 2019, S. 11). Die Handlungssituationen werden dabei im Laufe der Ausbildung an Komplexität zunehmen, so dass die verschiedenen Kompetenzbereiche schrittweise entwickelt werden können.
Erkennbar ist, dass die gesetzlichen Rahmenbedingungen in der Pflegeausbildung eine deutliche Kompetenzorientierung fokussieren. Nachfolgend wird daher der Begriff der „Kompetenz" genauer beleuchtet und die Verbindung zu kompetenzorientierten Lernergebnissen hergestellt. Im ALF werden kompetenzorientierte Lernergebnisse formuliert, die im Rahmen der praktischen und theoretischen Ausbildung als Bausteine im Bereich der Ausbildungsnachweise dienen.

1.4.1 Der Kompetenzbegriff

Kompetenzen sind erlernbare, auf Wissen begründete Fähigkeiten und Fertigkeiten, welche die erfolgreiche Bewältigung einer Situation, zum Beispiel einer komplexen Pflegesituation, ermöglichen. Dabei setzt ein kompetentes Handeln zahlreiche Fähigkeiten und Fachwissen der handelnden Person voraus. Die kompetente Pflegeperson ist in der Lage, diese in wechselseitige Beziehungen zu bringen und unter Berücksichtigung des Kontextes der jeweiligen Pflegesituation zu nutzen. Weiter zeichnet sie sich dadurch aus, die Situation als Ganzes wahrnehmen, beurteilen, abschätzen, aushandeln und reflektieren zu können und dabei Gefühle und Gedanken der eigenen Person miteinzubeziehen (Olbrich, 2018).

„Haben Pflegepersonen aufgrund von Wissen und Können eine grundlegende Sicherheit erworben, so entwickeln sie Fähigkeiten zum situativ-beurteilenden Handeln, sie messen dem Geschehen Bedeutung bei. Dies führt zur gründlichen Reflexion, in die sie sich selbst einbeziehen. Daraus erst kann bewusstes, empathisches, aktives und ethisches Handeln wirksam werden." (Olbrich, 2018, S. 69)

Kompetenz verbindet also Wissen, Können und Erfahrung, mit denen komplexe Pflegesituationen bewältigt werden können. Dabei beinhaltet Kompetenz auch eine motivationale Ebene, wie z. B. den Willen und die Ausdauer, ein Problem zu lösen. In der Literatur gibt es zahlreiche Definitionen des Kompetenzbegriffs, die sich zusammenfassend auf folgende zentrale Merkmale verdichten lassen (Bonse-Rohmann, Hüntelmann & Nauerth, 2008; Macke et al., 2016; Olbrich, 2018):

- Die Bewältigung komplexer Handlungssituationen in verschiedenen Kontexten der Pflege mit einem deutlichen Subjekt- und Situationsbezug
- Der Rückgriff auf vorhandene Ressourcen wie z. B. kognitive Fähigkeiten, spezifisches Fachwissen, manuelle Fähigkeiten und Reflexionsfähigkeit bezogen auf eigenes Handeln
- Die Bereitschaft und Motivation, vorhandene Ressourcen zu aktivieren, also selbstorganisiert zu handeln
- Die Bereitschaft und Motivation, vorhandene Ressourcen verantwortungsvoll nach ethisch-moralischen Grundsätzen und Wertvorstellungen zu nutzen
- Die Nutzung verschiedener Dimensionen von Kompetenz, wie die personale bzw. Selbstkompetenz, Methodenkompetenz, Sach-/Fachkompetenz sowie Sozialkompetenz in der komplexen Handlungssituation
- Die Kompetenzen zeigen sich erst in der Situation der Problemlösung einer komplexen Handlungssituation

Nachfolgend soll die Verbindung zwischen Lernergebnissen und Kompetenzen aufgezeigt werden. Es ist zu beobachten, dass sich in der Lehre eine lernziel-/-ergebnisorientierte Didaktik hin zu einer kompetenzorientierten Didaktik entwickelt hat (Macke et al., 2016): eine rein kognitive, lernzielorientierte Didaktik und Lernzielorientierung eines Curriculums könnte mit dem Risiko einhergehen, die Komplexität und Situationsorientierung im Unterricht zu reduzieren (Oelke & Menke, 2005).
Kritisiert wurde zudem, dass eine lernzielorientierte Didaktik ihren Schwerpunkt auf das zu vermittelnde Fachwissen sowie die Entwicklung von Fähigkeiten ausrichtet. Dieser Diskurs führte zu einer Weiterentwicklung der Lernzielorientierung hin zu einer Kompetenzorientierung (Macke et al., 2016).
Zur Weiterentwicklung und zur Kompensation der exemplarisch aufgeführten, kritisch diskutierten Aspekte kann ein umfassenderer und handlungstheoretisch begründeter Zugang zum Kompetenzbegriff gewählt werden. Macke und Kollegen (2016) verbinden hierzu die bisherigen Grundlagen einer lernzielorientierten Didaktik, wie die „Stufen des Handelns" basierend auf einer modifizierten Fassung der kognitiven Bloomschen Taxonomie von Lernergebnissen (Anderson et al., 2001; Göldi, 2011) mit „Kompetenzsäulen" und „Kompetenzfacetten".

1.4.1.1 Kompetenzsäulen

Kompetentes Handeln wird dann als gegeben definiert, wenn eine Person in einer Handlungssituation mit mehreren Handlungsoptionen in der Lage ist, ihr Können, Dürfen, Wollen und Sollen/Müssen als zentrale Aspekte des Handelns zu reflektieren und ihre Entscheidung für eine der Handlungsoptionen begründen und reflektieren kann (Macke et al., 2016). Können, Dürfen, Wollen und Sollen/Müssen werden als sog. Kompetenzsäulen bezeichnet und nachfolgend kurz erläutern.
„Können" geht der Fragestellung nach, ob die handelnde Person über das erforderliche Wissen sowie die erforderlichen Fähigkeiten und Fertigkeiten verfügt, das in der Handlungssituation benötigt werden. Hierzu zählt auch die Fähigkeit, Problem- und Gefühlslagen eines Pflegeempfängers wahrzunehmen, sowie psychomotorische Kompetenzen.
„Dürfen" steht im Kontext der Klärung der Zuständigkeit und der gesellschaftlich definierten Rechtmäßigkeit der Handlung.
„Wollen" spürt der Fragestellung nach, ob die handelnde Person bereit ist, die erforderlichen Ressourcen zur Bewältigung etwa einer komplexen Pflegesituation zu mobilisieren. Auch betrifft das „Wollen" die Frage, ob die erforderlichen Handlungsoptionen mit den eigenen Wertvorstellungen vereinbar sind. Hierbei geht es unter anderem um emotionale Komponenten wie eigene Überzeugungen, Wertesysteme, Ideen und Einstellungen, die das Handeln und Lernen beeinflussen. Das „Wollen" wird stark durch die affektiven Dimensionen des Lernenden beeinflusst. Daher ist es ratsam, entsprechende Komponenten bei der Wahl von theoretischen Bezugspunkten miteinzubeziehen, z. B. die affektiven Dimensionen der Bloomschen Taxonomie (Anderson et al., 2001; Krathwohl, Bloom & Masia, 1978).

Tab. 5 Kompetenzsäulen in Anlehnung an Macke et al. (2016, S.70), übertragen auf die Handlungselemente der Pflege

Können	Dürfen	Wollen	Sollen/Müssen
» Pflegerisches Fachwissen » Kenntnisse über Pflegediagnosen » Kenntnisse über pflegerische Handlungskonzepte » Wissen über evidenzbasierte Handlungskonzepte » Fähigkeiten und Fertigkeiten im Kontext der Durchführung von Pflegehandlungen » Umfassendes Wissen aus dem Bereich der Erlebens-/Bedeutungswissenschaft sowie hermeneutisches Fallverstehen » Fähigkeiten im Kontext der Wahrnehmung von Reaktionen der Pflegeempfänger » Umfassendes Bezugswissen aus benachbarten Disziplinen wie Medizin oder Psychologie » Wissen über Kommunikations- und Wahrnehmungsfähigkeiten » Wissen über ethische Modelle der Entscheidungsfindung » Fähigkeiten und Fertigkeiten im Bereich der Methodenanwendung » usw.	» In der Patienteninteraktion verortete Zuständigkeiten » Vorbehaltsaufgaben » In der Gesellschaft verortete Zuständigkeiten in gegebenen Handlungssituationen » Im interdisziplinären Team verortete Zuständigkeiten von gegebenen Handlungssituationen » usw.	» Deckt sich das geforderte Handeln in konkreten Pflegesituationen mit eigenen Wertvorstellungen, Interessen, Motiven und/oder dem eigenen Menschenbild? (Emotionale, motivationale, soziale und volitionale[1] Bereitschaft) » Bereitschaft, sich um ein „vertieftes Patientenverstehen“ zu bemühen (Benner, 2017) » Bereitschaft, eine „pflegerische Nähe“ zuzulassen (Benner, 2017) » Bereitschaft, verschiedene Handlungsoptionen aus Perspektive der internen und externen Evidenz zu bewerten » Kann eigenes Handeln reflektieren und begründen, ist beeinflusst z. B. durch das Pflegeverständnis, das Selbstvertrauen, die Interessen, die Einstellungen oder die Beziehungsfähigkeit » Bereitschaft zu lernen und sich mit neuen Themen auseinanderzusetzen	» Gesetzlich definierte Vorbehaltsaufgaben der Pflege » Pflichten als Arbeitnehmer in einer Institution (z. B. Krankenhaus, Pflegeeinrichtung, ambulanter Pflegedienst) » Gesetzliche Rahmenbedingungen wie Qualitätsprüfungen, Abrechnungen, Hygienevorschriften usw. » Berufsrechtliche Aspekte wie z.B. Expertenstandards » Berufsethische Aspekte » usw.

„Sollen/Müssen“ stellt schließlich die Frage, ob die handelnde Person verpflichtet ist zu handeln, obwohl dies evtl. von ihr selbst nicht gewünscht ist (Macke et al., 2016).
In Tab. 5 sind exemplarisch handlungsrelevante Elemente der Pflege formuliert und dienen als Anregung, welche Grundlagen pflegerischen Handelns in der jeweiligen Kompetenzsäule berücksichtigt werden können.

1.4.1.2 Stufen des Handelns

Die verschiedenen Stufen des Handelns werden mit den Kompetenzsäulen innerhalb einer Matrix verbunden. Der dem ALF zugrunde liegenden Bezugsrahmen von Macke et al. (2016) nutzt dabei eine weiterentwickelte Fassung der kognitiven Taxonomie der Lernergebnisse von Bloom (Anderson et al., 2001; Bachmann, 2018). Sehr bekannt und häufig zitiert sind die sechs Anforderungsniveaus mit aufsteigendem Schwierigkeitsgrad nach Blooms Taxonomie der Lernziele (vgl. Abb. 1). Die Lernergebnisse (Englisch: „learning outcomes“) beschreiben den angestrebten Soll-Zustand, der von den Auszubildenden/Studierenden nach den Lehrveranstaltungen bzw. Praxisanleitungen erreicht werden soll (Bachmann, 2018). Sich an einen Sachverhalt zu erinnern und diesen wiederzugeben ist von den Komplexitätsanforderungen her betrachtet beispielsweise deutlich einfacher, als basierend auf fundiertem Fachwissen und erworbenen Fähigkeiten situationsabhängig und -angepasst eine komplexe Pflegesituation durchzuführen und zu evaluieren.

In Tab. 6 und 7 werden die „Stufen des Handelns“ mit zweierlei Ergänzungen dargestellt: der Synthese und der kritischen Reflexion, die für den pflegerischen Kontext von besonderer Bedeutung sind. Die „kritische Reflexion“ nimmt im pflegerischen Diskurs einen bedeutsamen

Tab. 6 Begriffsrahmen für Kompetenzen: Stufen des Handelns, Kompetenzsäulen und Kompetenzfacetten

	Kompetenzsäulen (Bezugspunkte des Handelns)			
Stufen des Handelns	Können	Dürfen	Wollen	Sollen/Müssen
	Fachliches Wissen	Zuständigkeiten	Individuelle Wertvorstellungen	Gesellschaftliche Normen
Verstehen	Kompetenzfacette			
Anwenden			Kompetenzfacette	
Analysieren		Kompetenzfacette		
Synthese				
Bewerten			Kompetenzfacette	
Entscheiden				
Begründen, kritische Reflexion				Kompetenzfacette

[1] Volitionale Kompetenz beschreibt Fähigkeiten der Selbststeuerung, also der bewussten, willentlichen Umsetzung von Handlungen.

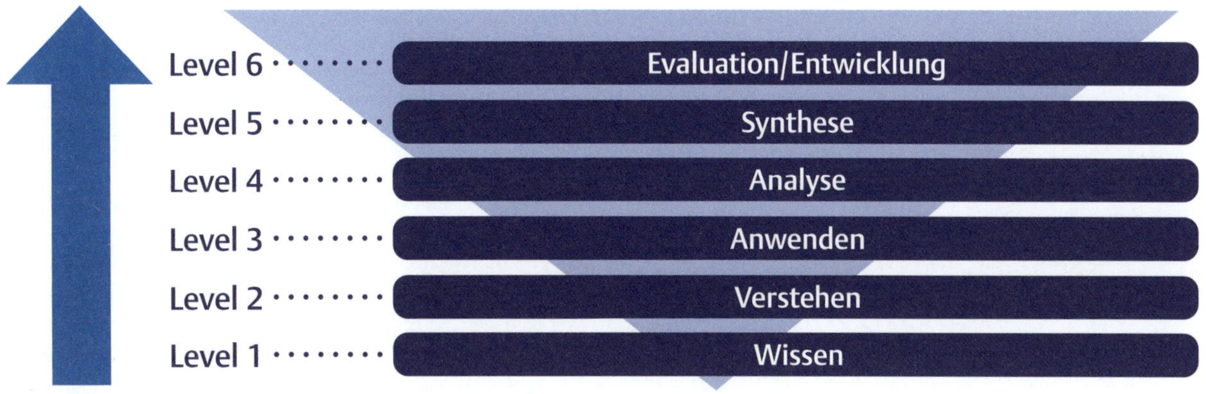

Abb. 1 Blooms Taxonomie der kognitiven Lernergebnisse

Tab. 7 Definition der adaptierten kognitiven Lernzieltaxonomie nach Bloom mit Beispielen aus der Pflege (Quelle: eigene Darstellung in Anlehnung an Macke et al., 2016)

Stufe des Handelns	Definition der Stufe	Lernergebnisse im Kontext der Pflege (Beispiele)	Verben als Hinweis für die Stufe
Verstehen	Der Auszubildende/Studierende versteht die pflegerischen Sachverhalte/Wissensinhalte und kann diese mit eigenen Worten wiedergeben, einschätzen und erklären.	Wissen: Benennt die korrekte Definition der Pflegediagnose „Risiko einer Mangelernährung“ Verstehen: Unterscheidet zwischen den beiden Pflegediagnosen „Risiko einer Mangelernährung“ und „Der Pflegeempfänger hat eine Mangelernährung“. Der Auszubildende kann die Unterschiede der beiden Pflegediagnosen benennen.	Erinnern: Aufzählen, abrufen, beschreiben, benennen, bezeichnen, definieren, darstellen, erläutern, erkennen, umschreiben, wiedergeben, verdeutlichen, zitieren Verstehen: beschreiben, gegenüberstellen, abschätzen, verknüpfen, unterscheiden, diskutieren, zusammenfassen, erklären, einschätzen, klassifizieren, lokalisieren, präsentieren, Muster erkennen
Anwenden	Der Auszubildende/Studierende kann das Fachwissen auf Handlungssituationen übertragen.	Setzt gezielt Assessments in der Interaktion mit dem Pflegeempfänger ein, um erforderliche Informationen für die Einschätzung der Mangelernährung bzw. des Risikos einer Mangelernährung zu erhalten.	Ausführen, abbilden, applizieren, benutzen, berechnen, einsetzen, entdecken, implementieren, lösen, nutzen, einen Zusammenhang herstellen, vorführen, vervollständigen, verwenden, planen
Analysieren	Der Auszubildende/Studierende kann eine Pflegesituation systematisch erfassen und alle für die Pflegesituation relevanten Aspekte und Merkmale erkennen, wahrnehmen und benennen.	Erhebt alle relevanten Informationen über den Ernährungszustand und die situativen Einflussfaktoren auf den Ernährungszustand des Pflegeempfängers und kann diese strukturieren und mit dem erworbenen Fachwissen in Bezug setzen.	Ableiten, auftrennen, anordnen, aufdecken, bestimmen, ermitteln, erheben, ordnen, systematisieren, vergleichen
Synthese	Der Auszubildende/Studierende kann alle relevanten Informationen, beobachtete Reaktionsmuster des Pflegeempfängers und eigene Gefühle gegenüber der Pflegesituation in pflegediagnostische Aussagen zusammenführen und sinnvolle Handlungsoptionen ableiten und benennen.	Führt alle relevanten Informationen, Beobachtungen, Reaktionen und Ursachen für die Ernährungssituation des Pflegeempfängers zusammen und kann eine genaue und korrekte Pflegediagnose zur Mangelernährung bzw. zum Risiko der Mangelernährung sowie verschiedene evidenzbasierte Handlungsoptionen ableiten.	Verbinden, zusammenführen, die korrekte Pflegediagnose auswählen, ableiten, verknüpfen, (pflegediagnostisches) Urteil bilden, Handlungsoptionen auswählen
Bewerten	Der Auszubildende/Studierende bewertet die verschiedenen Handlungsoptionen situations-/kontextbezogen und benennt die Beurteilungskriterien.	Wägt die verschiedenen Handlungsoptionen des Ernährungsmanagements gewissenhaft ab und berücksichtigt dabei sowohl die externe als auch interne Evidenz in der konkreten Situation des Pflegeempfängers.	Abwägen, bewerten, entscheiden, auswählen zwischen konkreten Handlungsoptionen
Entscheiden	Der Auszubildende/Studierende entscheidet sich für eine am Pflegeempfänger orientierte sowie kontext- und situationsangemessene Handlungsweise.	Entwickelt ein individuelles Ernährungsprogramm, das die Besonderheiten des Pflegeempfängers berücksichtigt.	Planen, entwickeln, erarbeiten, entwerfen, kombinieren
Begründen, kritische Reflexion	Der Auszubildende/Studierende kann die ausgewählte Handlungsoption begründen und kritisch reflektieren.	Reflektiert den Erfolg des aufgestellten Pflegeplans bezogen auf den Ernährungszustand und die Gefühle und Reaktionen des Pflegeempfängers.	Argumentieren, darlegen, belegen, rechtfertigen, evaluieren, reflektieren, bewerten, auseinandersetzen, Wirkung prüfen

Stellenwert ein (Benner, Hughes & Sutphen, 2008; Lunney, 2003, 2009; Müller-Staub, 2006) und wurde daher zu den ursprünglichen Überlegungen von Macke und Kollegen (2016) ergänzend hinzugefügt.

Zudem ist zu erwähnen, dass die ursprüngliche Fassung der Bloomschen kognitiven Lernergebnis-Taxonomie den Schritt der „Synthese" ebenfalls vorgesehen hatte, siehe hierzu Abb. 1 (Bloom et al., 1976; Göldi, 2011; Kennedy, Hyland & Ryan, 2006).

Der Schritt der Synthese hat im pflegediagnostischen Prozess eine besondere Bedeutung und wird als eine Kernkompetenz pflegerischen Handelns beschrieben (Bundesgesetzblatt (Ed.), 2018). Synthese im Kontext der Pflegediagnostik bedeutet, aus allen fragmentierten Einzelinformationen, Wahrnehmungen und Beobachtungen, die über und gemeinsam mit dem Pflegeempfänger auf verschiedenen Wegen erhoben wurden (z. B. Anamnese, Gespräche, Dokumentation, körperliche Untersuchungen u. v. a.) zu einem pflegefachlichen Urteil durch Vereinigung (Synthese) der relevanten Informationsbausteine zu gelangen – der Pflegediagnose. Die Definitionen der Stufen des Handelns in der Pflege werden in Tab. 8 vorgestellt. Dabei wurden die Modellüberlegungen von Macke et al. (2016) auf den pflegerischen Kontext übertragen.
Neben der Definition sind in Tab. 8 zu den jeweiligen Stufen beispielhafte Lernergebnisse zur Orientierung formuliert. Die dritte Spalte stellt dabei typische Verben vor, die bei der zunehmenden Tiefe und Komplexität der Denkprozesse unterscheiden helfen und bei der Lernergebnisformulierung in Kapitel 3 Anwendung finden.
Dabei wird davon ausgegangen, dass die nächsthöhere Ebene einer Lernstufe nicht erreicht werden kann, wenn die darunterliegende nicht erfolgreich bewältigt wurde.

1.4.1.3 Erweiterung der „Stufen des Handelns"

Es scheint zielführend, die „Stufen des Handelns" von Macke und Kollegen (2016) vor dem Hintergrund der spezifischen in der Pflege zu erwerbenden Kompetenzen um eine psychomotorische Dimension zu erweitern. Gerade muskuläre und motorische Fähigkeiten oder die neuromuskuläre Koordination, die z. B. bei der Durchführung von Pflegehandlungen eine hohe Relevanz haben, können durch eine entsprechende Erweiterung präziser verortet werden.
Zur besseren Nachvollziehbarkeit dieser Erweiterung werden zunächst die Dimensionen der Bloomschen Taxonomie vorgestellt. Sie beschreibt drei Domänen von Lernergebnissen: kognitiv, affektiv und psychomotorisch (Kennedy, 2007; Kennedy et al., 2006). Auf die kognitive Taxonomie der Lernergebnisse wird nicht mehr explizit eingegangen, da diese bereits in Abb. 1 dargestellt und im Kompetenzbegriff von Macke et al. (2016) definiert wurde.
Die Lernergebnisse auf den Ebenen der psychomotorischen und affektiven Domänen werden jedoch kurz vorgestellt. Im Anschluss wird eine Verbindung zum begrifflichen Kompetenzrahmen hergestellt und auf die Ergänzungen eingegangen.

Taxonomie von Lernergebnissen im psychomotorischen Bereich

Psychomotorische Lernergebnisse beziehen sich auf die Kompetenzentwicklung psychomotorischer Bereiche. Wie bereits angesprochen sind die Fähigkeiten von manuellen, taktilen und kinästhetischen Handlungen/Bewegungsabläufen in der Pflege von großer Bedeutung (vgl. z. B. Muesse, Vehma & Eppler, 2019). Sie sind entscheidend z. B. für die Bewegungs- und Berührungsqualität, den Einfluss auf Schmerzen bei der Mobilisation, die Sicherheit des Pflegeempfängers bei Transfers, die Förderung von Kompetenzen des Pflegeempfängers usw. (Citron, 2011; Muesse & Vehma, 2017). Es geht bei Lernergebnissen im psychomotorischen Bereich um pflegerische Handlungen wie etwa Lagerungen, Transfers oder Wundverbandwechsel, welche die Entwicklung zahlreicher manueller, körperlich-muskulärer sowie neuromuskulärer Fähigkeiten

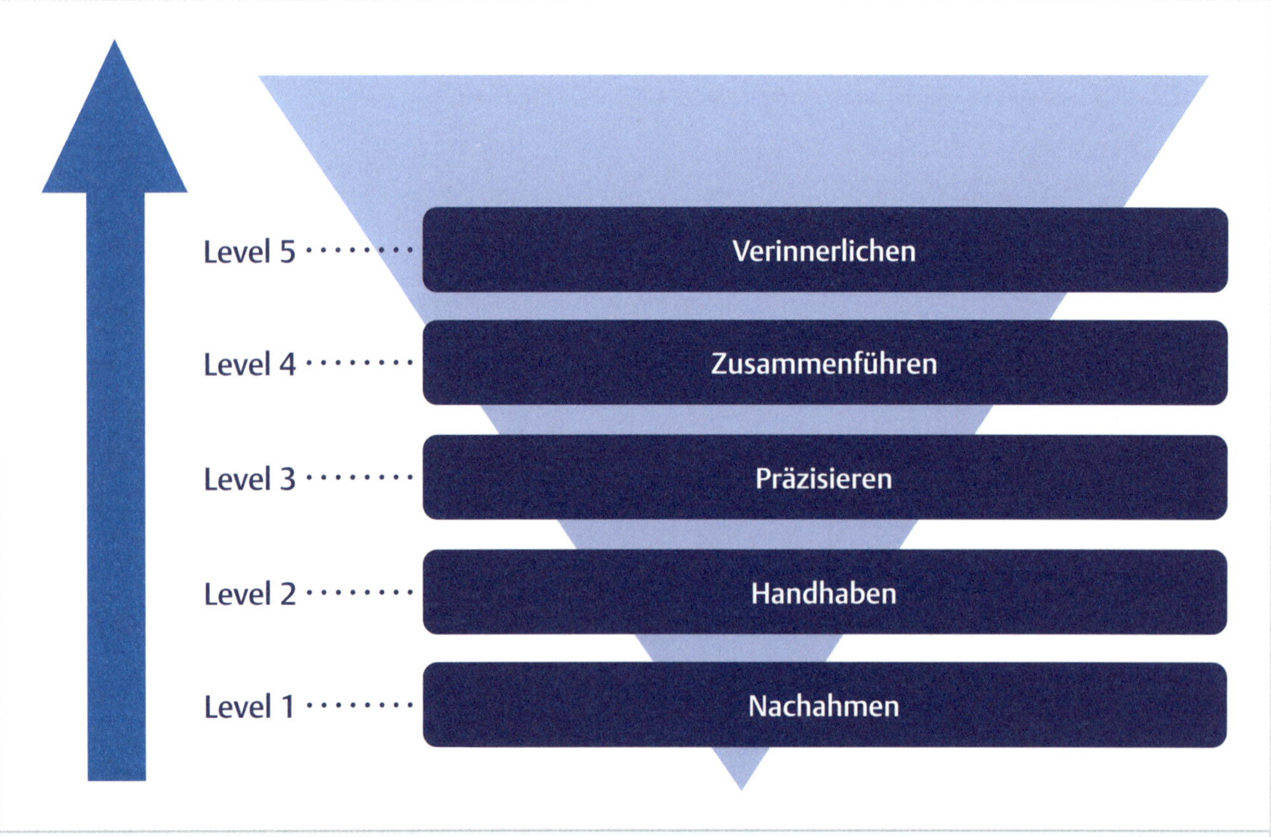

Abb. 2 Psychomotorische Stufen von Lernergebnissen (Quelle: eigene Darstellung nach Kennedy et al., 2006)

hinsichtlich Bewegungsabläufen sowie taktiles, haptisches und kinästhetisches Verständnis erfordern. Die einzelnen Stufen der psychomotorischen Dimension von Lernergebnissen werden in Abb. 2 illustriert:

- Level 1 – Nachahmen: Das Handeln einer anderen Person beobachten und die Handlung kopieren
- Level 2 – Handhaben: Fähigkeit, bestimmte Handlungen durchzuführen, indem Instruktionen gefolgt wird und Übungskenntnisse eingesetzt werden
- Level 3 – Präzisieren: Die Fähigkeit, eine(n) Handlung/Aktion/Bewegungsablauf präzise mit hoher Genauigkeit durchzuführen ist erreicht
- Level 4 – Zusammenführen: Die Fähigkeit, eine(n) Handlung/Aktion/Bewegungsablauf zu gliedern, Teilhandlungen sinnvoll zusammenzuführen und anzupassen ist erreicht
- Level 5 – Verinnerlichen: Die Handlungen/Aktionen/Bewegungsabläufe werden ohne nachzudenken mit einer Leichtigkeit auf hohem Niveau durchgeführt, jeder Schritt kann dabei reflektiert und begründet werden; es besteht eine Vermittlungskompetenz

Die Stufen der psychomotorischen Lernergebnisse haben für die Pflegeausbildung eine hohe Bedeutung und werden daher in den Begriffsrahmen der Kompetenzen von Macke et al. (2016) aufgenommen, siehe Tab. 8.

In Konsequenz werden sich manche der Lernergebnisse des dritten Kapitels auf diese psychomotorische Dimension beziehen, beispielsweise:

- Der/die Auszubildende/Studierende kann komplexe Wundverbände handhaben
- Der/die Auszubildende/Studierende hat hygienische Handlungsweisen im Kontext von Wundverbänden verinnerlicht

Taxonomie von Lernergebnissen im affektiven Bereich

Die affektive Lernergebnis-Taxonomie bezieht sich auf die Veränderung, den Wandel von Interessenlagen, die Motivation sowie Wertesysteme. Mit anderen Worten nehmen affektive Lernergebnisse Bezug auf die Bereitschaft, etwas zu tun, zu denken, zu reflektieren und durchzusetzen. Sie zielen auf eine dauerhafte Entwicklung der Werthaltungen. Abb. 3 stellt die Stufen der affektiven Dimension von Lernergebnissen im Einzelnen vor:

Im Folgenden werden die Stufen kurz erläutert (Kennedy et al., 2006):

- Level 1 – Empfangen/Aufnehmen: Beschreibt das Empfangen und die Bereitschaft zur Aufnahme von Informationen verbunden mit der Anerkennung sowie der Verpflichtung der Teilnahme am Unterrichts-/Lehrbetrieb. Verbunden hiermit ist der Respekt gegenüber anderen in der Lerngruppe.
- Level 2 – Reagieren: Die lernende Person reagiert im Lernprozess aktiv und nimmt mit Interesse am Lernprozess teil. Es besteht ein eigenes Interesse zu präsentieren, auszuprobieren, zu diskutieren und/oder Mitlernenden zu helfen.
- Level 3 – Werten/Wertschätzung: Reicht von der einfachen Akzeptanz eines Wertes, z. B. des Pflegeverständnisses, des Glaubens an Demokratie, ethischer Grundprinzipien bis hin zur aktiven Teilnahme

Tab. 8 Bezugsrahmen des Kompetenzbegriffs nach Macke et al. (2016), erweitert um eine psychomotorische Dimension

		Kompetenzsäulen (Bezugspunkte des Handelns)			
Stufen des Handelns		Können	Dürfen	Wollen	Sollen/Müssen
		Fachliches Wissen	Zuständigkeiten	Individuelle Wertvorstellungen	Gesellschaftliche Normen
Verstehen	Nachahmen				
Anwenden	Handhaben				
Analysieren	Präzisieren				
Synthese	Zusammenführen				
Bewerten	Verinnerlichen				
Entscheiden					
Begründen, kritische Reflexion					

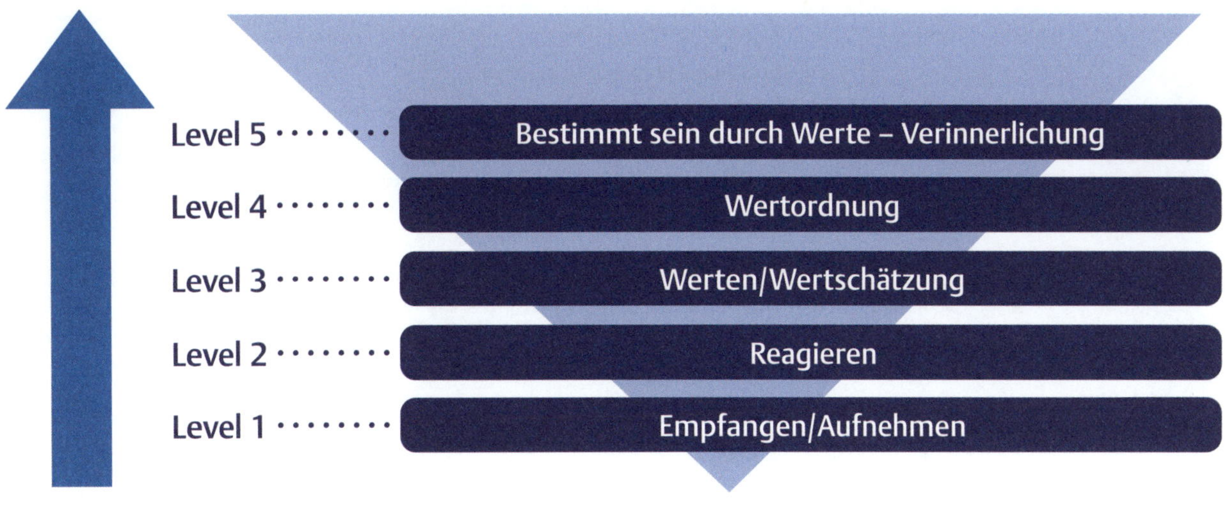

Abb. 3 Stufen der affektiven Taxonomie von Lernergebnissen (Quelle: eigene Darstellung in Anlehnung an Krathwohl et al., 1978)

(z. B. an Wahlen) sowie der ethischen Reflexion der individuellen Situation eines Pflegeempfängers.

- Level 4 – Wertordnung: Wertordnungen herzustellen bzw. zu organisieren bedeutet einen Prozess, in dem der Lernende verschiedene Werte zusammenführen und hierarchisieren muss, um ein individuelles Wertesystem aufzubauen und Wertekonflikte lösen zu können. Beispiel hierfür ist etwa das Finden eines angemessenen Maßes zwischen Fürsorge für den Pflegeempfänger und Selbstfürsorge.
- Level 5 – Bestimmtsein durch Werte/Verinnerlichung: Bedeutet, dass die Person ein Wertesystem in Bezug auf ihre Überzeugungen, Ideen und Einstellungen „lebt" und ihr Verhalten konsistent und vorhersehbar steuert. Die Werte sind in die eigene Persönlichkeit integriert, das Handeln der Person ist durch die Verinnerlichung der Werte bestimmt.

Diese Lernergebnisse sind von hoher Bedeutung und in den Kompetenzsäulen im Bereich des „Wollens" und „Sollens/Müssens" verortet. In der Ausbildung sind diese Lernergebnisse hochrelevant, da affektive Lernergebnisse maßgeblich die Motivation zu pflegerischem Handeln beeinflussen.

1.4.1.4 Kompetenzfacetten

In der Matrix können die Kompetenzfacetten definiert werden, die zum Erwerb einer kompetenten pflegerischen Handlungsweise in einer spezifischen Pflegesituation und/oder einem konkreten Lernfeld erforderlich sind. „Kompetenzfacetten sind folglich als Teilziele beim Aufbau von Kompetenzen anzusehen" (Macke et al., 2016, S. 70).

Zum Erwerb pflegerischer Handlungskompetenz in einer spezifischen Pflegesituation sind unterschiedliche Kompetenzfacetten, die als Lernergebnisse formuliert werden, erforderlich. Die Summe der erreichten Lernergebnisse führt zum Erreichen der in den Rahmenplänen der Fachkommission (Ammende et al., 2019) bzw. der Ausbildungs- und Prüfungsverordnung (Bundesgesetzblatt (Ed.), 2018) definierten pflegerischen Kompetenzen. Erst über die Operationalisierung der Kompetenzen in erfassbare, prüfbare und messbare Lernergebnisse, die sich auf eine konkrete Anforderungs- bzw. Handlungssituation beziehen, lassen sich erreichte Kompetenzniveaus einschätzen (Schaper, Hilkenmeier & Bender, 2013).

Bei einem kompetenzorientierten Lernprozess geht es darum, den selbstregulierten Lernprozess der Auszubildenden/Studierenden zu unterstützen, indem ihnen durch Lernergebnisformulierungen Orientierungspunkte angeboten werden. Die Lernergebnisse („learning outcomes", im hier herangezogenen Begriffsrahmen auch Kompetenzfacetten genannt) werden im Lernprozess zu Kompetenzen aggregiert. Hierbei ist zu beachten, dass sich die Lernergebnisse auf den verschiedenen Ebenen des Kompetenzrahmens bewegen und darauf ausgerichtet sind, die in den Rahmenplänen bzw. der Ausbildungs- und Prüfungsverordnung benannten Kompetenzniveaus erreichen zu können.

1.4.2 Kompetenzorientierte Lernergebnisse

Nachfolgend wird auf die Formulierung von kompetenzorientierten Lernergebnissen (learning outcomes) eingegangen.

Bezugsrahmen für die Lernergebnisse im ALF

Das Lernergebnis (learning outcome) macht eine Aussage darüber, was ein Auszubildender/Studierender nach Abschluss eines Lernprozesses wissen, verstehen, durchführen und/oder nachweisen kann. Die Summe aller Lernergebnisse ist dabei auf den Erwerb von Kompetenzen in einem spezifischen Lernfeld ausgerichtet (Bachmann, 2018; Kennedy, 2007; Kennedy et al., 2006; Schaper et al., 2013; Sturm, 2018).

Dabei ist eine Inhalts- und Handlungskomponente (d. h. ein Situationsbezug) in den Beschreibungen enthalten. Für Lehrveranstaltungen wie auch für Praxisanleitungen werden die Lernergebnisse aus den übergeordneten Kompetenzprofilen der Rahmenpläne bzw. der Ausbildungs- und Prüfungsverordnung auf konkrete Handlungssituationen fokussiert. Lernergebnisse sind somit Ableitungen von Kompetenzprofilen der Pflege, die u.a. auf Standards, Leitbildern, Praxisleitlinien, Curriculum-Analysen und situationsbezogenen Anforderungs- und Bedarfsanalysen konkreter Pflegesituationen basieren. Wird der Kompetenzbegriff entsprechend der Kompetenzmatrix nach Macke und Kollegen (2016) definiert, befinden sich die Lernergebnisse auf unterschiedlichen „Stufen des Handelns" und sind in den verschiedenen Kompetenzsäulen verortet (vgl. Tab. 9).

Mithilfe der im ALF formulierten Lernergebnisse soll der Auszubildende/Studierende im selbstregulierten Lernprozess Unterstützung finden. Die Lernergebnisformulierungen bieten dabei eine Orientierung über die zahlreichen Kompetenzfacetten, um am Ende die Kompetenzen, die in der Ausbildungs- und Prüfungsverordnung formuliert sind, zu erreichen. Der Bezugsrahmen des Kompetenzbegriffs (vgl. Kapitel 1.4.1) wird bei der Lernergebnisformulierung dazu genutzt, die kompetenzorientierten Lernergebnisse für die verschiedenen Lernfelder zu definieren und zu prüfen, ob alle Bereiche zur Erreichung des jeweiligen Kompetenzniveaus berücksichtigt wurden. Dabei ist zu beachten, dass nicht für jedes Lernfeld und jede Pflegesituation alle Kompetenzfacetten gleichermaßen im Vordergrund stehen. Die im ALF formulierten Lernergebnisse können zudem eine Anregung für Praxisanleiter und Lehrende sein, um Ideen für die Gestaltung und didaktische Planung des Unterrichts und der Praxisanleitung zu nutzen.

Tab. 9 Erweiterter Begriffsrahmen für Kompetenzen (Quelle: eigene Darstellung in Anlehnung an Macke et al., 2016)

		Kompetenzsäulen (Bezugspunkte des Handelns)			
Stufen des Handelns		Können	Dürfen	Wollen	Sollen/Müssen
		Fachliches Wissen	Zuständigkeiten	Individuelle Wertvorstellungen	Gesellschaftliche Normen
Verstehen	Nachahmen	Kompetenzfacette			
Anwenden	Handhaben			Kompetenzfacette	
Analysieren	Präzisieren		Kompetenzfacette		
Synthese	Zusammenführen				
Bewerten	Verinnerlichen			Kompetenzfacette	
Entscheiden					
Begründen, kritische Reflexion					Kompetenzfacette

Formulierung von kompetenzorientierten Lernergebnissen

In der Literatur werden folgende Anforderungen an die Formulierung von kompetenzorientierten Lernergebnissen aufgeführt (Bachmann, 2018; Kennedy, 2007; Schaper et al., 2013):

- Lernergebnisse sind auf das Ergebnis fokussiert, nicht auf einen zu vermittelnden Inhalt
- Lernergebnisse sind „Can-Do-Statements"
- Ein Handlungs- und Situationsbezug ist im Lernergebnis formuliert
- Das Lernergebnis bezieht sich auf eine Handlung, Aktion oder Tätigkeit, die mit einem Verb angezeigt wird
- Es sollte in einem Lernergebnis möglichst nur ein aktives Verb Verwendung finden
- Lernergebnisse sollten in kurzen, präzisen Sätzen formuliert werden
- Lernergebnisse sollten erkennbare Sachverhalte beschreiben und/ oder überprüfbar sein
- Die unterschiedlichen Lernergebnisse sollten sich auf den verschiedenen Ebenen der Lernstufen bewegen

Praxisbeispiel von Lernergebnissen auf den verschiedenen Ebenen in der erweiterten Matrix

Zur Veranschaulichung des beschriebenen handlungstheoretischen Rahmens werden einige in der Ausbildungs- und Prüfungsverordnung formulierte Kompetenzen exemplarisch in Lernergebnisse überführt.
Ausgewählt wurde beispielhaft die Pflegesituation eines Patienten mit einer Asthmaerkrankung in der Akutsituation im Krankenhaus. Am Ende der Ausbildung sollte eine Pflegeperson die Kompetenzen entwickelt haben,

Tab. 10 Praxisbeispiel für Lernergebnisse bei einem Pflegeempfänger mit Asthma

	Kompetenzsäulen (Bezugspunkte des Handelns)			
Stufen des Handelns	**Können** Fachliches Wissen	**Dürfen** Zuständigkeiten	**Wollen** Individuelle Wertvorstellungen	**Sollen/Müssen** Gesellschaftliche Normen
Verstehen	Kann spezifische Symptome und Pflegeprobleme eines Patienten mit Asthma erkennen und benennen Kann asthmaspezifische Symptome zu anderen Atemwegserkrankungen abgrenzen und unterscheiden		Zeigt Bereitschaft, die Symptome und Probleme des Pflegeempfängers systematisch zu erheben	Kennt die in der Klinik definierten Instanzen bei einem Notfall
Anwenden	Wendet Sofortmaßnahmen bei einem akuten Asthmaanfall sicher an, z. B.: » Verabreichung des verordneten Dosieraerosols » Anwendung der Sauerstofftherapie » Atemerleichternde Lagerung durchführen » Anleitung zum Einsatz der Lippenbremse » Anleitung zum Einsatz der Atemhilfsmuskulatur	Kennt die Zuständigkeit pflegerischen Handelns in der Akutsituation und informiert situationsabhängig den Arzt	Kann empfundene Panik/Todesangst des Pflegeempfängers bei einer akuten Dyspnoe wahrnehmen und beruhigend und zugewandt in der Situation reagieren	Informiert den Pflegeempfänger über verschiedene Möglichkeiten der Patientenselbsthilfe
Analysieren	Kann einzelne Informationen, Aussagen und Daten über den Asthmapatienten analysieren und mit den Symptomen und Problemen in Bezug setzen Kann systematisch Assessments einsetzen	Kann den Edukations- und Anleitungsbedarf des Pflegeempfängers analysieren und ableiten	Übernimmt die Verantwortung für den pflegediagnostischen Prozess	
Synthese, Bewerten	Kann alle relevanten Informationen beurteilen und in pflegediagnostische Aussagen überführen		Vertritt den (mutmaßlichen) Willen des Pflegeempfängers und die pflegediagnostischen Ergebnisse im interdisziplinären Kontext	
Entscheiden	Entscheidet sich für evidenzbasierte Handlungskonzepte in der konkreten Pflegesituation bei einem Patienten mit (akuter) Atemnot und kann die Entscheidung begründen, z. B. » Anleitung zum Einsatz der Lippenbremse » Atemerleichternde Lagerung durchführen » Dosieraerosol verabreichen		Fördert gezielt die Selbsthilfetechniken und Kompetenzen des Pflegeempfängers (z.B. Atemübungen)	
Begründen, kritische Reflexion	Kann Maßnahmen zur Förderung der Atemwegsclearance in einer Fallkonferenz reflektiert			

Tab. 11 Praxisbeispiel für Lernergebnisse der psychomotorischen Dimension

Stufen des Handelns	Kompetenzsäulen (Bezugspunkte des Handelns)			
	Können	Dürfen	Wollen	Sollen/Müssen
	Fachliches Wissen	Zuständigkeiten	Individuelle Wertvorstellungen	Gesellschaftliche Normen
Nachahmen	Führt den Verbandwechsel einer septischen Wunde unter Anleitung durch			
Handhaben	Kann den geübten Verbandwechsel einer septischen Wunde selbstständig durchführen	Beachtet die ärztlichen Anordnungen		Beachtet die Hygienerichtlinien
Präzisieren	Die Handlungsabläufe beim Verbandwechsel einer septischen Wunde sind sicher und Hygienerichtlinien werden eigenständig umgesetzt			
Zusammenführen	Kann eine komplexe Wundversorgung planen und durchführen		Entwickelt gemeinsam mit dem Pflegeempfänger Möglichkeiten der Wundheilungsförderung	
Verinnerlichen	Kann Wundverbände situationsabhängig korrekt anpassen	Kommuniziert Beobachtungen der Wundheilung im ärztlichen Team und unterbreitet Therapievorschläge	Kann Hygienerichtlinien auch unter herausfordernden Bedingungen umsetzen	

um (I.1) „Die Pflege von Menschen aller Altersstufen verantwortlich planen, organisieren, gestalten, durchführen, steuern und evaluieren" (§ 45 Abs. 4 PflAPrV) zu können. Dabei werden Lernergebnisse auf den unterschiedlichen Ebenen der „Stufen des Handelns" und den Kompetenzsäulen abgeleitet, siehe Tab. 10.

Es sei nochmals vermerkt, dass es nicht zielführend ist, in lückenlos jedem Matrixfeld ein Lernergebnis zu formulieren. Die Lernergebnisse sind bestimmt durch die gegebene Situation, den pflegerischen Kontext sowie das Vorwissen und die bereits vorhandenen Kompetenzen des Auszubildenden/Studierenden. Abhängig davon, welche Lernergebnisse benötigt werden, um die pflegerische Situation/Handlung adäquat lösen zu können, befinden sich die Lernergebnisse auf unterschiedlichen Stufen des Handelns.

Handelt es sich bei den zu erwerbenden Kompetenzen etwa um stark manuelle bzw. taktile Handlungen, so ist es sinnvoll, die „psychomotorischen Lernergebnisstufen" zu nutzen. Folgendes Beispiel bezieht sich auf den Kompetenzbereich III „Ärztliche Anordnungen im Pflegekontext eigenständig durchführen" (vgl. Bundesgesetzblatt (Ed.), 2018). Neben zahlreichen Lernergebnissen auf den kognitiven Stufen sind auch die manuellen/taktilen/haptischen Kompetenzen von großer Bedeutung, die auf der psychomotorischen Ebene verortet sind, siehe Tab. 11.

Unter den Kopiervorlagen am Ende des ALF befindet sich die Kompetenz-Matrix als Vorlage zur Nutzung in der Praxisanleitung und der Praxisbegleitung durch eine Lehrperson . In der jeweiligen Lernsituation können mit dem Auszubildenden/Studierenden die im ALF formulierten Lernergebnisse in der Kompetenz-Matrix genauer differenziert und aufgeschlüsselt werden. Die weitere Operationalisierung der Lernergebnisse ist dabei abhängig von der aktuellen Pflegesituation und dem Vorwissen des Auszubildenden/Studierenden.

Nutzen durch das Arbeiten mit Lernergebnissen

Die Vorteile durch das Arbeiten mit Lernergebnissen werden sowohl bei den Lernenden als auch bei den Lehrenden wirksam (Schaper et al., 2013; Sturm, 2018; Wieteck, 2011):

- Auszubildende/Studierende
  - können die Lerninhalte und Ausbildungsziele transparent nachvollziehen und ihren eigenen Lernprozess und das selbstgesteuerte Lernen optimieren
  - können den eigenen Lern-/Kompetenzlevel einschätzen
  - erhalten einen Überblick über die an sie gestellten Anforderungen bzw. Erwartungen
  - können die Prüfungsanforderungen nachvollziehen
- Lehrende und Praxisanleiter
  - können leichter die passenden Lernmethoden auswählen, welche die jeweiligen Lernergebnisse fördern und weiterentwickeln; durch die Lernergebnisdimensionen (kognitiv, affektiv und psychomotorisch) wird transparent, welche Methoden zur Zielerreichung angewendet werden sollten
  - erhalten Unterstützung, die Lehrinhalte zu einem Thema zu strukturieren und auf wesentliche Aspekte zu reduzieren
  - können die Kenntnisse und Fähigkeiten des Auszubildenden/Studierenden leichter prüfen und bewerten
- Pflegende und Praxisanleiter
  - erhalten eine Orientierung darüber, was die Auszubildenden/Studierenden in der Pflegepraxis lernen sollen
  - erhalten eine Orientierung darüber, welche Kompetenzen die Auszubildenden/Studierenden bereits entwickelt haben und können basierend hierauf die Aufgabenstellungen in der Pflegepraxis dem Niveau anpassen

1.5 Arbeiten mit den Lernergebnissen im Ausbildungsleitfaden

Information

Zusammenfassend basiert der ALF auf folgenden Eckpfeilern:

- Die Lernergebnisse im ALF sind Aussagen darüber, was ein Auszubildender/Studierender nach Abschluss eines Lernprozesses wissen, verstehen, durchführen und/oder nachweisen kann.
- Die Lernergebnisse im ALF wurden basierend auf den ausgeführten Kompetenzen der Ausbildungs- und Prüfungsverordnung sowie den Rahmenplänen der Fachkommission nach § 53 PflBG abgeleitet.
- Die inhaltliche Lernergebnis-Operationalisierung wurde zudem aus bestehenden Curricula von Pflegeausbildungen in der Alten-, Kranken-, Kinderkrankenpflege und generalistischen Ausbildungsgängen abgeleitet.

Durch unterschiedliche Lehrveranstaltungen mit wechselnden didaktischen Methoden, Übungen z. B. in Skills-Labs (Kagermann, 2015) und Praxisanleitungen am Einsatzort können die Auszubildenden/Studierenden ausgehend von einem Ist-Zustand (Ausgangslage des Wissens und der Kompetenzen) die Lernprozesse so organisieren, dass der angestrebte Soll-Zustand (Lernergebnis) erreicht wird. Die Lücke zwischen dem Ist-Zustand und Soll-Zustand kann durch unterschiedliche(s) Vorwissen und Erfahrungen verschieden groß sein. Für die Praxisanleitung ist es daher bedeutend, das Vorwissen und den gegebenen Stand des Könnens, den die Lernenden mitbringen, zu analysieren und Lernergebnisse für die Praxisanleitungssituation gezielt auszuwählen. Denn wenn der Unterschied zwischen dem „Ist" und dem „Soll" zu groß ist, kann ein Lernergebnis rasch als unerreichbar empfunden werden. Ist der Unterschied hingegen zu klein, ist das zu erreichende Lernergebnis ebenfalls nicht unbedingt zielführend. Beide Pole fördern negative Auswirkungen auf die Lernbereitschaft (Bachmann, 2018).
Vor diesem Hintergrund ist es nachvollziehbar, dass sich die Lernergebnisse im ALF auf unterschiedlichen Schwierigkeitsniveaus bzw. auf verschiedenen Ebenen der „Stufen des Handelns" bewegen. Während im ersten Ausbildungsjahr die Lernergebnisse vorwiegend weniger komplexe Stufen des Handelns fokussieren, steigen die Anforderungen bis zum letzten Ausbildungsjahr kontinuierlich an. Die komplexeren Lernergebnisse sind im Kontext von spezifischen Erkrankungen, Einschränkungen und/oder Zuständen fachabteilungsbezogen sortiert.

Zusatzinfo

Wichtig bei der Nutzung des ALFs ist, dass Sie bei der Planung von Praxisanleitungen basierend auf Ihrem aktuellen Kompetenzstand als zum Beispiel Auszubildender im ersten Lernjahr zunächst die weniger komplexen Lernergebnisse bearbeiten. Mit zunehmender Steigerung Ihrer Kompetenzen können dann komplexe Handlungssituationen von Ihnen gelöst werden.
Ebenso ist wichtig zu wissen, dass Sie im Bereich der komplexeren Lernergebnisse zu den typischen Krankheitsbildern und ihren Auswirkungen nicht alle Pflegesituationen erleben können. Hier geht es um exemplarisches Lernen. Versuchen Sie, so viele Lernsituationen kennenzulernen wie möglich.

Sowohl bei der theoretischen als auch der praktischen Ausbildung in der Pflege kann davon ausgegangen werden, dass kompetenzorientierte Lernergebnisse mehrheitlich nicht durch einmalige Anwendung, Durchführung, Demonstration oder Übung erreicht werden können. Insbesondere komplexere Aufgabenstellungen sind mehrmals in unterschiedlichen Lehr-/Lernangeboten und/oder Praxisanleitungen anzubieten, um einen entsprechenden gestuften und kumulativen Kompetenzerwerb gewährleisten zu können (Schaper et al., 2013). Dabei ist zu berücksichtigen, dass Lernangebote je nach individueller Situation der Auszubildenden/Studierenden in unterschiedlicher, angepasster Häufigkeit und Intensität angeboten werden sollten.

1.5.1 Informationen zum Führen des Ausbildungsleitfadens

Die Auszubildenden/Studierenden sind mitverantwortlich für ihren Lernzuwachs und aktiv in den Ausbildungsprozess der theoretischen und praktischen Ausbildung eingebunden. Der Nachweis der praktischen Ausbildung ist eine Voraussetzung dafür, dass am Ende der Ausbildung die Zulassung zur Prüfung erfolgen kann. Der Ausbildungsleitfaden Pflege (ALF) ist der Begleiter durch die Pflegeausbildung. Er bietet Orientierung über Lerninhalte sowie über Wissensstand bzw. Lernfortschritt.

Wenn die Lerninhalte zu den Lernergebnissen im Unterricht theoretisch oder praktisch behandelt wurden, sollte dies im ALF durch Ankreuzen bzw. Abhaken in der vorgesehenen Spalte „Theorie" dokumentiert werden. Wer diese Spalte bestätigt, kann je nach Ausbildungsbetrieb unterschiedlich geregelt sein. Die Dokumentation der theoretischen und praktischen Unterrichtsinhalte kann durch das Lehrpersonal durchgeführt werden, alternativ wird die Verantwortung für den Eintrag den Auszubildenden/Studierenden übertragen. Durch die Eintragung wird sichergestellt, dass die anleitenden Personen in der Pflegepraxis darüber informiert sind, was im Unterricht bereits gelehrt wurde.
Vermittlung der Lernergebnisse: Wenn die für die Lernergebnisse relevanten Inhalte im Unterricht theoretisch behandelt wurden, sollte dies im ALF mit einem Datum/Handzeichen dokumentiert werden.

Die im Unterricht bzw. in Vorlesungen behandelten Themen werden in der Regel in einem für jeden Ausbildungskurs zentral geführten Ausbildungsnachweisordner dokumentiert. Gegebenenfalls sind die Studieninhalte in den Modulbeschreibungen oder Modulhandbüchern ausgewiesen. In regelmäßigen Abständen sollte der Ausbildungsleitfaden überprüft und mit dem Ausbildungsnachweisordner bzw. dem Modulhandbuch verglichen werden. Die bereits vermittelten Lerninhalte werden in der Spalte „Theoretische/praktische Vermittlung im Unterricht erfolgt" eingetragen.
Nachdem die theoretischen Inhalte vermittelt wurden, beginnt die Phase des Einübens, Ausprobierens, Vertiefens und Anwendens in der Pflegepraxis. Jede Woche sollten gezielt Punkte aus dem Lernergebniskatalog aufgegriffen werden und mit den Pflegenden vor Ort, den Mentoren oder Praxisanleitern/-begleitern entsprechende Anleitungssituationen eingeplant werden. Hierbei ist es hilfreich, schrittweise das Pflegefachwissen und die Handlungskompetenzen zu lernen, zu erweitern, zu vertiefen und zu reflektieren.
In der praktischen Anleitungssituation werden die Auszubildenden/Studierenden schrittweise mit den Lerninhalten vertraut gemacht, sodass das Kompetenzniveau allmählich gesteigert wird. Dabei können verschiedene Vorgehensweisen angewandt werden:

- Theoretisches Wissen wird zunächst mit der Pflegefachperson wiederholt, bei der folgenden Durchführung der Pflegetätigkeiten führen die Auszubildenden/Studierenden eine (passive) begleitende Beobachtung mit anschließender Reflexion über die Pflegesituation durch (gezeigt = gesehen, theoretisch wiederholt).
- Eine Pflegetätigkeit wird gemeinsam mit der Pflegefachperson durchgeführt mit z. B. verbaler Unterstützung oder Übernahme von Teilsequenzen durch die Auszubildenden/Studierenden

(geübt = einüben, gemeinsam durchführen, mit Unterstützung durchführen).

- Eine Pflegetätigkeit wird unter Beobachtung der Pflegefachperson selbstständig durchgeführt mit anschließendem Reflexionsgespräch. Wurde die Pflegetätigkeit ohne Unterstützung selbstständig und korrekt durchgeführt, so wird die anleitende Pflegeperson das Feld (erreicht = können, Lernergebnis erreicht) bestätigen.
- Nach einer Praxisanleitung oder -begleitung wird der erreichte Lernstand in die entsprechende Spalte eingetragen. Insgesamt stehen für jedes Lernergebnis drei Felder zur Dokumentation mit Datumsangabe zur Verfügung. Der letzte Eintrag sollte bestätigen, dass das Lernergebnis erreicht ist. Es ist darauf zu achten, dass der Name der anleitenden Person in der Handzeichenliste geführt wird.
- Der ALF ist so konzipiert, dass er für alle Ausbildungsabschlüsse und auch die hochschulische Pflegeausbildung genutzt werden kann. Für bestimmte, berufsabschlussspezifische Lernergebnisse finden Sie daher eines der folgenden Symbole. Befindet sich in dieser Spalte kein Symbol, so ist es für alle Ausbildungsabschlüsse gültig (vornehmlich im ersten und zweiten Ausbildungsdrittel). Ist hingegen eines der Symbole eingetragen, so ist das an dieser Stelle ausgewiesene Lernergebnis ausschließlich für den jeweiligen Ausbildungszweig relevant.
  - Gesundheits- und Kinderkrankenpflege
  - Altenpflege
  - generalistische Pflegeausbildung
  - hochschulische Pflegeausbildung
- Außerdem finden Sie zu den Lernergebnissen entsprechende Querverweise auf die korrespondierenden Curricularen Einheiten (CE) der Rahmenpläne der Fachkommission nach § 53 PflBG, sowie die Kapitel der in der Ausbildungs- und Prüfungsverordnung formulierten Kernkompetenzen (siehe Abb. 4).
- Besondere Lernergebnisse, die auf Kernkompetenzen der Pflegediagnostik und der Gesprächskompetenz hinweisen, haben eine entsprechende Markierung.

Wichtig zu wissen

Abhängig vom gegebenen Lernstand ist es bei vielerlei Lernergebnissen nicht erforderlich, die Zwischenschritte „zeigen, beobachten“ und/oder „üben, ausprobieren“ durchzuführen. Es kann also durchaus sein, dass unmittelbar die Lernanforderung „durchführen und im Anschluss die Handlung reflektieren“ umgesetzt wird. Ist die entsprechende Leistung/Handlung und/oder Pflegesituation erfolgreich gemeistert, wird die Praxisanleitung/Lehrperson in der Spalte „erreicht“ das Lernergebnis mit Kürzel und Datum abzeichnen. Die offenen Felder davor müssen folglich nicht weiter bearbeitet werden.

Es ist zudem nicht möglich, dass die Auszubildenden/Studierenden in allen Themenbereichen und Handlungsfeldern der Pflege während der Ausbildung alle möglichen Varianten von Problemstellungen und Maßnahmen in den unterschiedlichsten Kontexten üben können und in der Folge lückenlos alle im ALF formulierten Lernergebnisse erreicht und bestätigt werden können. Die Pflegeausbildung ist so konzipiert, dass die Grundprinzipien und exemplarische Pflegesituationen kennengelernt und erprobt werden. Dies spiegelt sich ebenso im Lernergebniskatalog wider.

In Abb. 5 ist exemplarisch ein Lernergebnis aus dem Bereich der Atmung aufgeführt. Im ersten Beispiel sollen die Auszubildenden/Studierenden die Fähigkeit entwickeln und/oder zeigen, aus einem Spektrum von möglichen Handlungsoptionen bzw. Maßnahmen zur Sekretolyse/Sekretmobilisation, sowohl kontextbezogen als auch mit Blick auf den individuellen Pflegeempfänger, eine passende Pflegemaßnahme auswählen und die Wahl begründen zu können. So ist es denkbar, dass bei

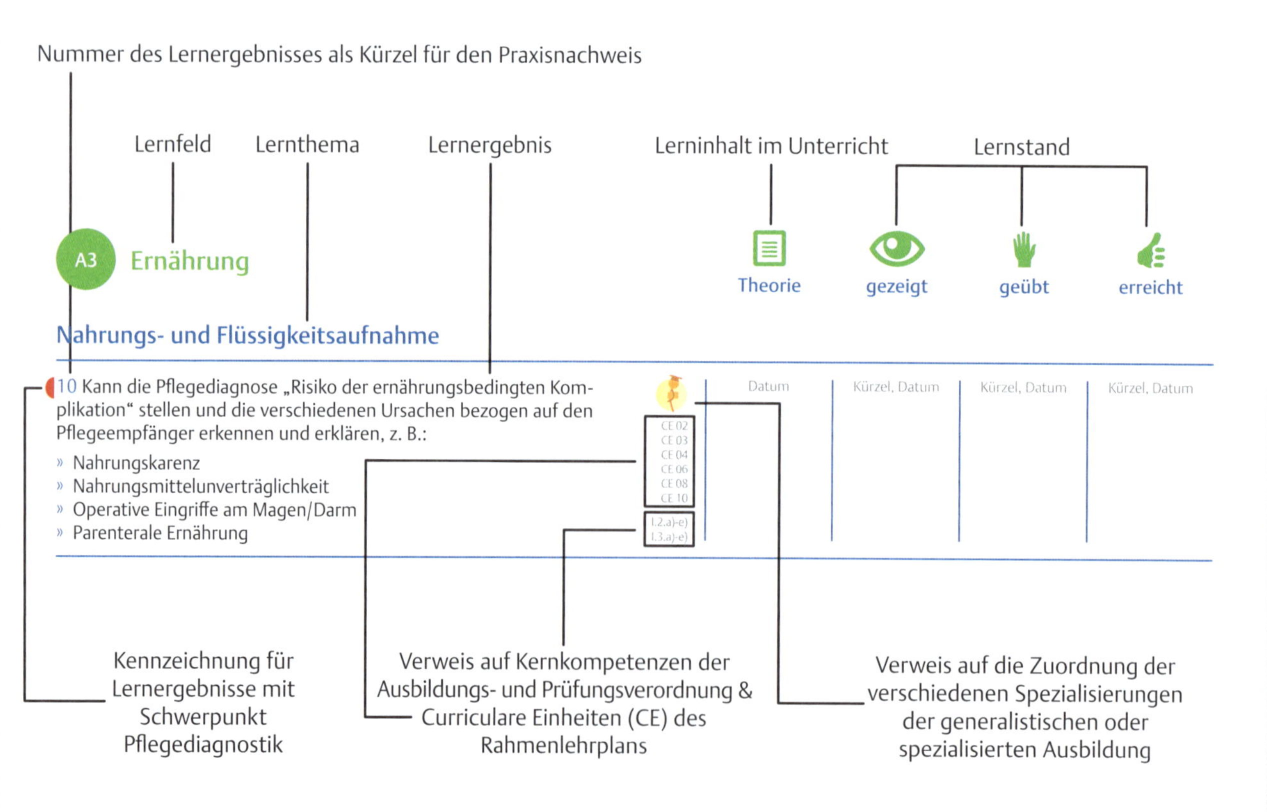

Abb. 4 Beispielhafter Auszug eines Lernergebniskatalogs

8 Kennt sekretverflüssigende/sekretlösende (Sekretolyse/-mobilisation) Pflegemaßnahmen, kann diese pflegeempfängerspezifisch auswählen, begründen und sicher durchführen: » Inhalation » Vibrationsmassage » Ultraschallvernebler » Brustwickel » Oszillierende Atemtechniken	CE 05 I.1.b-e), h)	Datum	Kürzel, Datum	Kürzel, Datum	Kürzel, Datum

Abb. 5 Exemplarisches Lernergebnis aus dem Bereich Atmung

der ersten Praxisanleitung zu diesem Themenfeld die Entscheidung auf die Pflegemaßnahme „Inhalation" fällt, bei einer anderen Anleitungssituation hingegen eine andere Pflegeintervention gewählt wird. Die gewählte Pflegehandlung sollte der Auszubildende zudem sicher und pflegeempfängerorientiert handhaben. Hat der Auszubildende beide geschilderten Aspekte erfüllt, gilt das Lernergebnis als erreicht und kann entsprechend durch den Praxisanleiter quittiert werden.
Es ist zu beachten, dass die vorgestellten Handlungsoptionen eine Auswahl der in Lehrbüchern am häufigsten aufgeführten Maßnahmen darstellt. Jederzeit können auch individuelle Maßnahmen ergänzt werden.

1.5.2 Sortierung der Lernergebnisse

Die Lernergebnisse sind in drei Bereiche eingeteilt, diese sind:

A **Lernergebnisse im Grundlagenbereich pflegerischen Handelns und Diagnostizierens.** Hier sind alle Lernergebnisse formuliert, die im ersten und teils auch im zweiten Ausbildungsdrittel bearbeitet werden sollten. Diese Lernergebnisse befinden sich auf einem einfacheren, weniger komplexen Niveau und fokussieren vornehmlich eindimensionale pflegediagnostische Problemstellungen sowie konkrete Pflegehandlungen bei weniger komplexen Pflegeempfängersituationen. Diese Lernergebnisse stellen eine Voraussetzung für die Lernergebnisse im Bereich B dar.

B **Lernergebnisse in speziellen Handlungsfeldern und Settings der Pflege.** Hier finden sich all jene Lernergebnisse wieder, die einen Kontext- und Krankheitsbezug sowie komplexere Pflegeempfängersituationen betreffen. Die Sortierung dieser Lernergebnisse ist nach Lernort (z. B. Krankenhaus, ambulanter Pflegedienst, Beratungsstelle, stationäre Altenpflege) sowie Fachabteilung strukturiert.

C **Lernergebnisse im Kontext des Pflege- und Berufsverständnisses.** Hier sind Lernergebnisse verortet, die einen übergreifenden Charakter haben und sich in der Kompetenzmatrix nach Macke und Kollegen (2016) stark auf das „Dürfen", „Wollen" und „Sollen/Müssen" beziehen. Ebenso angesprochen sind hier Aspekte der Ethik, des Qualitätsmanagements und der Berufspolitik usw. Es sei vermerkt, dass hier nur jene Lernergebnisse aufgenommen werden, die eine unmittelbare Relevanz in der praktischen Ausbildung haben.

Die vorgestellte Sortierung basiert auf keiner theoretischen Grundlage, sondern ist vor dem Hintergrund der Praktikabilität und schnellen Auffindbarkeit von Lernergebnissen in der praktischen Anwendung entstanden.

Die Lernergebnisse in Bereich A orientieren sich an den Klassen des Pflegeklassifikationssystems „European Nursing care Pathways" (ENP) (Wieteck, 2020; Wieteck et al., 2019). Die 21 Klassen von ENP haben den Vorteil, dass eine Sortierung der Lernergebnisse mit nur wenigen Überlappungen möglich ist. Abweichend von der ursprünglichen ENP-Struktur wurden im ALF in zwei Fällen zwei ENP-Klassen zu jeweils einer zusammengefasst. Folglich gliedert sich der Lernergebniskatalog im ALF in die Bereiche A1 bis A19. Die Sortierung des Bereichs B orientiert sich an gängigen Strukturen im Gesundheitswesen und greift die verbreitetsten Sektoren und Fachbereiche auf. Bereich C gliedert die Lernergebnisse in Themenbereiche, die den anderen Bereichen bisher nicht zugeordnet werden konnten. Jedem Bereich ist eine Farbe zugeordnet, was ein schnelles Auffinden der Lernergebnisse mithilfe des Daumenregisters ermöglicht.

1.5.3 Nutzungshinweise zum Ausbildungsleitfaden für Lehrende und Praxisanleiter

Grundsätzlich bestehen verschiedene Möglichkeiten sowohl zur Führung als auch zur Nutzung des ALF in Ausbildung und/oder Studium.

Führen des ALF

Die Verantwortung zur Führung des ALF kann, wie bereits erwähnt, einerseits vollständig in die Hände der Auszubildenden/Studierenden gelegt werden. Auf der anderen Seite besteht die Möglichkeit, dass die Lehrenden bereits im Unterricht bzw. den Lehrveranstaltungen Bezug auf die Lernergebnisse des ALF nehmen und Hinweise geben, welche Lerninhalte welche Lernergebnisse fokussieren und somit als im Unterricht vermittelt angegeben werden können. Sehr hilfreich ist es zudem, mit den Auszubildenden/Studierenden konkrete Aufgabenstellungen für die Praxiseinsätze bezogen auf die Lernergebnisprüfung in den Praxisanleitungen zu vereinbaren. Bei dieser Vorgehensweise besteht eine hohe Transparenz für die Lernenden, welche Erwartungen an sie gestellt werden.

Lernergebnisse in der Praxisanleitung/-begleitung nutzen

Jeder klinische Unterricht und jede Praxisanleitung/-begleitung sind Lehr-/Lernvorgänge innerhalb eines bestimmten Zeitfensters zwischen den Auszubildenden/Studierenden sowie der anleitenden Person. Dabei ist der Prozess der Anleitung ein gemeinsamer, reflektiver Lernprozess ausgehend von einem Ist-Zustand hin zu einem Soll-Zustand. Er beginnt daher mit der konkreten Formulierung der Zielsetzung sowie der Auswahl von Lernergebnissen, die in der Anleitungssituation fokussiert werden. Die Praxisanleitung/-begleitung beginnt mit einem Vorgespräch, in dem die fokussierten Lernergebnisse und der bzw. die Pflegeempfänger ausgewählt werden. Darüber hinaus sind auch personale und außerpersonale Bedingungen zu klären bzw. zu berücksichtigen:

Personale Aspekte der Auszubildenden/Studierenden:
- Persönlichkeit
- Sozialisation und bisherige Erfahrungen
- Ausbildungs- und Lernstand
- Lernbereitschaft, Motivation, Lernfähigkeit

Außerpersonale Bedingungen:
- Pflegeempfänger auf der Station/im Wohnbereich/in der häuslichen Umgebung

- Gegebene Arbeitslast sowie Zeitfenster für die Anleitungssituation
- Räumliche und materielle Ausstattung am Anleitungsort

Die ausgewählten Lernergebnisse im Fokus der Praxisanleitung/-begleitung sollten abhängig vom Lernfortschritt der Auszubildenden/Studierenden weiter operationalisiert und in der Kompetenzmatrix schriftlich und gemeinsam mit den Lernenden festgehalten werden. Bei einem fortgeschrittenen Lernstand ist dieser Prozess unter Umständen nicht mehr zwingend erforderlich. Vorteil dieser Vorgehensweise ist, dass den Auszubildenden/Studierenden sehr genau deutlich wird, wie sich in der konkreten Situation die Anforderungen gestalten, um am Ende das Lernergebnis zu erreichen. Nachfolgend wird an einem Praxisbeispiel die Nutzung der Lernergebnisse sowie der Einsatz der Kompetenzmatrix, siehe für die Vorlage S. 35, vorgestellt.

1.5.4 Beispiel für die Strukturierung der Lernergebnisse in der Praxisanleitung

Vor jeder Anleitungssituation/Praxisanleitung ist es bedeutend, mit dem Auszubildenden zu klären, welche Lernergebnisse in der Anleitungssituation erreicht werden sollen. Zu Beginn des Lernprozesses in der Praxis steht zunächst eine Analyse und Lernvereinbarung mit dem Auszubildenden. Abhängig vom Ausbildungsstand und den Vorgaben der Ausbildungsstätte sowie den bisher erworbenen Kompetenzen des Auszubildenden sollte die Lernsituation so geplant werden, dass sinnvolle Lernergebnisse ausgewählt werden, die weder zu einer Über-/ noch Unterforderung des Auszubildenden führen. Folgende Schritte zur Begleitung eines Lernprozesses in der Pflegepraxis sind hilfreich:

1) Lernvereinbarungen treffen und gemeinsam einen Lernweg festlegen
2) Abhängig vom individuellen Lernbedarf geeignete Lernergebnisse auswählen
3) Passende Lernsituationen in der Pflegepraxis auswählen und vorbereiten
4) In der Lernsituation den Auszubildenden beobachten ggf. unterstützen und über Lernhindernisse hinweghelfen
5) Reflexion und Auswertung, Einschätzung der Lernergebniserreichung

Die Auszubildende N. hat im letzten Theorieblock die Maßnahmen zur Atemvertiefung und Belüftungsförderung im Kontext der Pneumonieprophylaxe kennengelernt. Sie berichtet, dass sie noch wenig Vorstellung davon hat, wie und wann „Basaltexte“ bei einem Pflegeempfänger umgesetzt werden. In einem Vorgespräch erfahren Sie, dass die Auszubildende noch kein klares Bild darüber hat, wie die einzelnen Handlungsschritte zur Umsetzung der Pflegemaßnahme aussehen. Ebenso scheint die Indikationsstellung für diese Pflegemaßnahme noch etwas unklar zu sein. In einer anderen Pflegesituation haben Sie beobachtet, dass die Auszubildende N. bei Pflegehandlungen stark auf den Ablauf fokussiert ist und die Patientenbedarfe noch wenig beachtet. Feine Reaktionen des Pflegeempfängers, die z. B. auf Unwohlsein hinweisen, werden nicht aufgegriffen. Nachdem der individuelle Lernbedarf abgeklärt ist, vereinbaren Sie das Thema. Im Rahmen von Einzeldemonstrationen zeigen Sie der Auszubildenden im Detail die Handlungsschritte und machen ihr im Reflexionsgespräch transparent, wann Sie z. B. auf Patientenreaktionen hin die Handlung unterbrochen oder abgewandelt haben.
Für die Planung und Umsetzung der Praxisanleitung benutzen Sie als Ausgangslage das nachfolgende Lernergebnis und schlüsseln es im Vorgespräch differenziert mit der Auszubildenden in der Kompetenzmatrix auf:

Kennt die verschiedenen atemvertiefenden/belüftungsfördernden Maßnahmen der Lunge und wählt situationsspezifisch eine geeignete Pflegemaßnahme aus und kann diese sicher handhaben und durchführen:
- ASE (Atemstimulierende Einreibung)
- Basaltexte (Beeinflussung von Atemrichtung und -rhythmus taktil über Handkontakt)
- Dehnlagerungen
- Atemübungen mit dem Atemtrainer

Im Vorgespräch verfeinern Sie die Lernergebnisse bezogen auf den ausgewählten Pflegeempfänger, einem Kind von drei Jahren. Bei der Zuordnung der Lernergebnisse wird deutlich, dass sich diese in den verschiedenen Kompetenzfacetten bewegen (Tab. 12).
Sie verwenden unterschiedliche Methoden, um die Lernergebnisse mit der Auszubildenden zu erreichen. Bezogen auf das kognitive Lernergebnis „Kann begründen, warum sie sich für Basaltexte bei dem Kleinkind entschieden hat“ haben Sie der Auszubildenden den Auftrag erteilt, eine Pflegediagnose mit entsprechenden Kennzeichen und Ursachenzusam-

Tab. 12 Beispiel Zuordnung der Lernergebnisse zu den Kompetenzfacetten

		Kompetenzsäulen (Bezugspunkte des Handelns)			
Stufen des Handelns		Können	Dürfen	Wollen	Sollen/Müssen
		Fachliches Wissen	Zuständigkeiten	Individuelle Wertvorstellungen	Gesellschaftliche Normen
Verstehen	Nachahmen				
Anwenden	Handhaben	Ist sicher in der Handhabung der Basaltexte bei einem Kind			
Analysieren	Präzisieren				
Synthese	Zusammenführen				
Bewerten	Verinnerlichen			Beachtet den mutmaßlichen Willen des Kindes bei der Durchführung der Pflegemaßnahmen	
Entscheiden					
Begründen, kritische Reflexion		Kann begründen, für welche Basaltetxte sie sich bei dem Kind entschieden hat			

menhängen herauszuarbeiten und im Gespräch zu erläutern. Bezogen auf die beiden Lernergebnisse „ist sicher in der Handhabung der Basaltexte bei einem Kind“ und „beachtet den mutmaßlichen Willen des Kindes bei der Durchführung der Pflegemaßnahmen“ beobachten Sie die geplante Durchführung.
In der Situation greifen Sie einmal aktiv ein und machen die Auszubildende auf eine Reaktion des Kindes aufmerksam. Die Handlungsabläufe, die Reaktionen des Kindes sowie die Reaktion der Auszubildenden darauf werden im Nachgespräch reflektiert.

Aus der Anleitungssituation können sich weitere Lernsituationen ergeben. Die Vor-/Nachgespräche können auf entsprechenden Protokollen dokumentiert werden. Anregungen für die Protokolle finden Sie ab S. 29. Der Verlauf und die Reflexion der Praxisanleitung/-begleitung werden entweder auf dem Nachgesprächsprotokoll oder dem gemeinsamen Protokoll für Vor- und Nachbereitung dokumentiert. Gleichzeitig wird die Erreichung der Lernergebnisse mit der Kompetenzmatrix bewertet und im ALF in den Bereichen A–C entsprechend der bereits vorgestellten Logik dokumentiert. Das Kürzel weist den entsprechenden Lernstand des Auszubildenden/Studierenden aus. Das Reflexionsgespräch sollte sowohl mit der Planung neuer Lernergebnisse für die nächste Praxisanleitung als auch mit Überlegungen dahingehend enden, welche Unterstützungsmaßnahmen angeboten werden, damit die Lernenden die Lernergebnisse erreichen können.

Zur Reduzierung der Dokumentationsaufwände hat jedes Lernergebnis im ALF eine eindeutige Nummerierung. Diese kann in den Protokollen und Dokumenten als Verweis auf das jeweilige Lernergebnis genutzt werden.

Die Kompetenzentwicklung der Auszubildenden wird gelingen, wenn die verschiedenen Kompetenzfacetten im Laufe der Ausbildung abhängig von der jeweiligen Ausgangslage Beachtung finden. Es wird daher empfohlen, sich mit den verschiedenen Kompetenzfacetten auseinanderzusetzen und basierend auf der Analyse des individuellen Lernbedarfs gezielt Themen methodisch in der Praxisanleitung zu bearbeiten. Die Lernergebnisse des ALF befinden sich ebenfalls in den verschiedenen Bereichen der Kompetenzmatrix.

2 Wichtige Ausbildungsnachweise der theoretischen und praktischen Ausbildung

Dr. Pia Wieteck

In diesem Kapitel werden alle wichtigen Nachweisdokumente aufgeführt. Es ist sowohl in der theoretischen als auch in der praktischen Ausbildung darauf zu achten, diesen Bereich ordnungsgemäß zu führen. Die folgenden Nachweise sind von hoher Relevanz, um die Zulassung zur Prüfung zu erhalten. Einige Protokolle und Formulare unterstützen zudem dabei, alle relevanten Daten über Ansprechpartner für die Ausbildung bzw. das Studium verfügbar zu haben. Alle Formulare verstehen sich als Kopiervorlagen, die Sie für weitere Einträge kopieren können oder von der folgenden Website downloaden und ausdrucken können: www.recom.eu/ausbildungsleitfaden

In einigen Ausbildungsstätten werden Nachweise über Lehrinhalte und Einsatzplanung elektronisch vorgehalten. Wenn dieses der Fall sein sollte, können Sie die entsprechenden Formulare (z. B. „Einsatzübersicht in der praktischen Ausbildung“) ungenutzt lassen oder entfernen. Die Ausbildungsnachweise orientieren sich am Musterentwurf zum Ausbildungsnachweis, der vom Bundesinstitut für Berufsbildung veröffentlicht wurde (Bundesinstitut für Berufsbildung, 2019).

„Einzelne Seiten des Ausbildungsnachweises müssen von den Auszubildenden, den Praxisanleitenden und/oder den Lehrenden unterschrieben werden. Bei minderjährigen Auszubildenden soll deren gesetzliche Vertretung in angemessenen Zeitabständen von den Ausbildungsnachweisen Kenntnis erhalten und diese durch ihre Unterschrift auf den Einsatznachweisen bestätigen.“ (Bundesinstitut für Berufsbildung, 2019, S. 4)

Ihre Ansprechpartner für die Ausbildung/das Studium

In Absprache mit dem Ausbildungsbetrieb/der Hochschule können in diesem Formular wichtige Ansprechpartner vermerkt werden.

Handzeichenliste für die Ausbildungsnachweise

Die Lernergebnisse des dritten Kapitels „Lernergebnisse in pflegerischen Handlungsfeldern“ werden von den Praxisanleitern und Lehrpersonen mit einem Handzeichen quittiert. Damit nachvollziehbar ist, welche Person welchem Handzeichen zuzuordnen ist, ist es wichtig, dass alle Personen mit Namen, Funktion, Station/Facheinheit/Wohnbereich sowie Datum eingetragen werden.

Einsatzübersicht/-nachweis in der praktischen Ausbildung

Von der Praxiseinrichtung werden hier die Angaben zum Einsatzort/-bereich sowie des geplanten, als auch erbrachten Stundenumfangs (abzüglich der Fehlzeiten) ausgewiesen/nachgewiesen. Im Falle einer zentral und/oder elektronisch geführten Einsatzplanung seitens des Ausbildungsbetriebes/der Hochschule kann das manuelle Führen der Einsatzübersicht ggf. entfallen.

Nachweis der Praxisanleitungen

Während des praktischen Einsatzes werden 10 % der praktischen Einsatzzeiten durch die Praxisanleitung begleitet – umgerechnet also mindestens 250 Stunden bzw. ca. 40–60 Praxisanleitungen. Es ist wichtig, dass die praktischen Anleitungszeiten in der Übersichtstabelle erfasst und quittiert werden. Im Rahmen der Praxisanleitung können die Arbeits- und Lerninhalte bzw. -aufgaben durch die Dokumentation der Lernergebnisse in Kapitel 3 angegeben werden. Tragen Sie hierzu nur die Kapitelnummer sowie die Nummer des Lernergebnisses in der Spalte der Lerninhalte ein. Wenn zusätzlich ein Protokoll oder eine Kompetenzmatrix genutzt wurde, bitte dies in der letzten Spalte vermerken. Es ist darauf zu achten, dass alle erstellten Protokolle auch bei den Auszubildenden/Studierenden abgeheftet werden.

Nachweis der Praxisbegleitungen

Die Praxisbegleitung wird durch einen Lehrer der Pflegeschule/Hochschule mindestens einmal pro Orientierungseinsatz, Pflichteinsatz und Vertiefungseinsatz vorgesehen. Damit ergibt sich eine Mindestbegleitungsanzahl entsprechend § 5 Praxisbegleitung der Ausbildungs- und Prüfungsverordnung von 7 Praxisbegleitungen durch die Lehrperson. Ziel der Praxisbegleitungen durch die Lehrperson ist eine enge Verzahnung zwischen der theoretischen und praktischen Ausbildung sowie die fachliche Begleitung und Beurteilung des Auszubildenden.
Je nach Intention der vereinbarten Praxisbegleitung kann die Protokollierung unterschiedlich gestaltet werden. Ebenso können auch mehr Praxisbegleitungen durch Lehrpersonen geplant und durchgeführt werden. Im Musterentwurf zum Ausbildungsnachweis wird ein Formular optional vorgeschlagen (Bundesinstitut für Berufsbildung, 2019).

Nachweis zur Einweisung nach § 10 MPBetreibV

Diese exemplarische Ausfüllhilfe dient als Nachweis, dass der Auszubildende/Studierende in die einzutragenden Medizinprodukte eingewiesen wurde und zukünftig berechtigt ist, diese zu bedienen. Dieses bezieht sich auch auf alle baugleichen Geräte und Medizinprodukte.

Nachweise der praktischen Ausbildung

Die folgenden Formulare können von der Einrichtung genutzt werden, um z. B. eine differenzierte Dokumentation der Praxisanleitung mit Feedbackgespräch durchzuführen. Auch diese Dokumente orientieren sich an der Mustervorlage des BMG und/oder länderspezifischen Vorgaben.
Folgende Dokumente sind verfügbar:

- Praxisanleitungsprotokoll
- Erst-/Zwischengespräch
- Arbeits- und Lernaufgaben vereinbaren
- Kompetenzmatrix

Ihre Ansprechpartner für die Ausbildung/das Studium

Blatt-Nr.: ....

Ansprechpartner	Name, Vorname	Ausbildungsstätte/Hoch-schule/ Zimmernummer	Tel./Fax/E-Mail	Sprechzeiten usw.
(Hoch-)Schulleitung				
Stellvertr. Leitung				
Kurs-/Modulleitung				
Pflegepädagoge				

Ansprechpartner	Name, Vorname	Ausbildungsstätte/Hoch-schule/ Zimmernummer	Tel./Fax/E-Mail	Sprechzeiten usw.
Praxisanleitung				

Datum, Unterschrift

Handzeichenliste für die Ausbildungsnachweise

Blatt-Nr.: ....

Name, Vorname	Hz	Funktion	Station/Facheinheit/ Wohnbereich	Datum 1. Eintrag

(Bitte Hz „original“ von den Ausbildenden eintragen lassen)

Erst-/Zwischengespräch

Blatt-Nr.: ....

Einsatz-Nr. ....

Name der/des Auszubildenden ....

Das Erstgespräch erfolgte am .... Das Zwischengespräch erfolgte am ....

Anwesende Personen

Auszubildende/-r ....

Praxisanleiter/-in (Name) ....

Andere (Name/Funktion) ....

Dokumentation des Erst- oder Zwischengesprächs

Reflexion der Ausbildungssituation – Wie ist der Lernstand, was sind die zu vertiefenden Lerninhalte entsprechend dem Ausbildungsplan, welche Erwartungen haben der Auszubildende/der Praxisanleitende?

Vereinbarte Ziele des Praxiseinsatzes – Anzubahnende Kompetenzen nach Lernangebot und Ausbildungsplan sowie individuelle Ziele des Auszubildenden. Vereinbarte Arbeits- und Arbeitsaufgabe siehe Zusatzdokumentation

Lern- und Arbeitsaufgaben der Schule – Titel der Aufgaben ggf. Unterstützungsbedarf

Vereinbarungen über den Ablauf des geplanten Einsatzes und die geplanten Anleitungssequenzen

Die nachfolgende Unterschrift der Beteiligten bestätigt die Teilnahme am Gespräch sowie die gemeinsamen Vereinbarungen.

Praxisanleiter/-in (Datum, Unterschrift)

Auszubildende/r (Datum, Unterschrift)

Einsatzübersicht/-nachweis in der praktischen Ausbildung

Blatt-Nr.: ....

Einsatzübersicht (Nachweisblatt): Praxisstunden

Einrichtung	Datum von … – bis …	Ausbildungsjahr	Stundenzahl des Einsatzes ohne Unterrichtstage	Fehlzeiten im Einsatz (Std.)	Einsatzform	Nachtwache	Datum/Unterschrift der Einrichtung
Träger der praktischen Ausbildung: ○ Wohnbereich .... ○ Station .... ○ Fachbereich			Geplanter Stundenumfang: .... Geleisteter Stundenumfang:		○ I Orientierungseinsatz ○ II Pflichteinsatz 1. Stationäre Akutpflege 2. Stationäre Langzeitpflege 3. Ambulante Akut-/Langzeitpflege ○ III Pflichteinsatz Pädiatrie ○ IV Pflichteinsatz Psychiatrie ○ V Vertiefungseinsatz eines Pflichteinsatzes ○ VI Weiterer Einsatz im Bereich des Vertiefungseinsatzes		.... Datum/Unterschrift der Einrichtung .... Kenntnisnahme des Auszubildenden/gesetzl. Vertreters
Träger der praktischen Ausbildung: ○ Wohnbereich .... ○ Station .... ○ Fachbereich			Geplanter Stundenumfang: .... Geleisteter Stundenumfang:		○ I Orientierungseinsatz ○ II Pflichteinsatz 1. Stationäre Akutpflege 2. Stationäre Langzeitpflege 3. Ambulante Akut-/Langzeitpflege ○ III Pflichteinsatz Pädiatrie ○ IV Pflichteinsatz Psychiatrie ○ V Vertiefungseinsatz eines Pflichteinsatzes ○ VI Weiterer Einsatz im Bereich des Vertiefungseinsatzes		.... Datum/Unterschrift der Einrichtung .... Kenntnisnahme des Auszubildenden/gesetzl. Vertreter

Nachweis der Praxisanleitungen

Blatt-Nr.: ....

Nr.	Datum	Art der Anleitung Lerninhalte laut Lernergebnissen	Dauer in Std.	Organisation: Station/Facheinheit/ Wohnbereich	Name der Praxis-anleitung	Hz	Protokoll und Beurteilung vorhanden?

Nachweis zur Einweisung nach § 10 MPBetreibV

Blatt-Nr.: ....

Geräteart und Typ	
Gerätehersteller	
Organisation	
Datum der Einweisung	
Facheinheit	
Unterschrift des Gerätebeauftragten	

Geräteart und Typ	
Gerätehersteller	
Organisation	
Datum der Einweisung	
Facheinheit	
Unterschrift des Gerätebeauftragten	

Geräteart und Typ	
Gerätehersteller	
Organisation	
Datum der Einweisung	
Facheinheit	
Unterschrift des Gerätebeauftragten	

Praxisanleitungsprotokoll Teil I

Blatt-Nr.: ....

Einsatz-Nr. ....

Name der/des Auszubildenden ....

Vorgespräch, Datum: .... Zeitdauer: ....

Durchführung, Datum: .... Zeitdauer: ....

Nachgespräch, Datum: .... Zeitdauer: ....

Lerngegenstand/Lernsituation/Arbeitsauftrag – Was, Wer, Wo?

Arbeits- und Lernaufgaben – Weshalb?

Für die Praxisanleitung geplante Kompetenzen und Lernergebnisse	Kompetenzschwerpunkte Anlage ___PflAPrV				
	I	II	III	IV	V
	I	II	III	IV	V
	I	II	III	IV	V

Praxisanleitungsprotokoll Teil II

Blatt-Nr.: ....

Absprachen über die Vorgehensweise – Wie, Womit?

Feedback und Reflexion der Anleitung – Woran ist die Zielerreichung erkennbar?

Kriterium	Selbstreflexion des Auszubildenden	Reflexion des Praxisanleiters
Wie bewerten Sie die Zielerreichung und den Kompetenzerwerb?		
Wie bewerten Sie die Anleitungsmethode?		
Wie war Ihr persönliches Befinden in der Anleitungssituation?		
Sonstiges		

Praxisanleiter/-in (Datum, Unterschrift)

Auszubildende/r (Datum, Unterschrift)

Kompetenzmatrix

Blatt-Nr.: ....

Kompetenzmatrix		Thema der Praxisanleitung			
Stufen des Handelns		Kompetenzsäulen (Bezugspunkte des Handelns)			
		Können Fachliches Wissen/ motorische Fähigkeit	**Dürfen** Zuständigkeiten	**Wollen** Individuelle Wertvorstellungen	**Sollen/Müssen** Gesellschaftliche Normen
Verstehen	Nachahmen	Kompetenzfacetten	Kompetenzfacetten	Kompetenzfacetten	Kompetenzfacetten
Anwenden	Handhaben	Kompetenzfacetten	Kompetenzfacetten	Kompetenzfacetten	Kompetenzfacetten
Analysieren	Präzisieren	Kompetenzfacetten	Kompetenzfacetten	Kompetenzfacetten	Kompetenzfacetten
Synthese	Zusammenführen	Kompetenzfacetten	Kompetenzfacetten	Kompetenzfacetten	Kompetenzfacetten
Bewerten	Verinnerlichen	Kompetenzfacetten	Kompetenzfacetten	Kompetenzfacetten	Kompetenzfacetten
Entscheiden		Kompetenzfacetten	Kompetenzfacetten	Kompetenzfacetten	Kompetenzfacetten
Begründen, kritische Reflexion		Kompetenzfacetten	Kompetenzfacetten	Kompetenzfacetten	Kompetenzfacetten

Arbeits- und Lernaufgaben vereinbaren

Blatt-Nr.: ....

Einsatz-Nr. ....

Name der/des Auszubildenden ....

Im Erst-/Zwischengespräch vereinbarte Arbeits- und Lernaufgaben nach Lernangebot, Ausbildungsplan sowie individuellen Zielen der/des Auszubildenden	Kompetenzschwerpunkte Anlage ___PflAPrV				
	I	II	III	IV	V
	I	II	III	IV	V
	I	II	III	IV	V
	I	II	III	IV	V
	I	II	III	IV	V
	I	II	III	IV	V

Praxisanleiter/-in (Datum, Unterschrift)

Auszubildende/r (Datum, Unterschrift)

Strukturierungshilfe zur Entwicklung von Lernaufgaben in der Pflegepraxis

Phase	Thema

Schritt 1

Berufstypische Situation/Thema auswählen – Situationsanalyse

Wählen Sie gemeinsam mit dem Auszubildenden ein Thema aus. Berücksichtigen Sie bei der Auswahl den Ausbildungsstand, die Vorgaben der Schule sowie die individuellen Lernvoraussetzungen des Auszubildenden. Analysieren und reflektieren Sie die Merkmale der ausgewählten beruflichen Situation bzw. pflegerischen Handlung, z.B.:

» Situationsanlass und Zweck:
Was ist der pflegerische Handlungsanlass (z.B. Pflegediagnose, geäußerte Bedürfnisse des Pflegeempfängers, Anordnung eines Arztes)?

» Institutioneller Kontext/Situationsausstattung:
In welchen institutionellen Kontext ist die Situation eingebunden? Was gehört zur Ausstattung?

» Rollen- und Interaktionsstrukturen:
Welche Personen gehören zur Situation und was wird von ihnen erwartet? Wie interagieren die beteiligten Personen? Was ist dabei besonders zu beachten?

» Handlungsmuster:
Mit welchen Handlungsabläufen kann gerechnet werden? Welche Handlungsschemata gehören zur Situation und sind diese bekannt?

Schritt 2

Kompetenzen

Basierend auf den Ergebnissen der Situationsanalyse werden die erforderlichen Kompetenzen, die zur Bewältigung der Situation erforderlich sind, herausgearbeitet und formuliert. Diese sollten zwischen dem Auszubildenden und dem Praxisanleiter konsentiert werden. Dabei ist zu beachten, dass die Kompetenzen bezüglich der Anforderung im Laufe der Ausbildung gesteigert werden.
Die Kompetenzen sollten sich an der Ausbildungs- und Prüfungsverordnung und den Rahmenlehrplänen orientieren.

Schritt 3

Annäherung an die Situation und das Thema und Erinnerung

Gemeinsame Reflexion bereits ähnlicher durchgeführter Pflegehandlungen oder erlebter Pflegesituationen:

» Wo fand diese Pflegesituation statt?

» Welche Personen waren beteiligt, wie war die Interaktion?

» Wie haben Sie in der damaligen Situation gehandelt?

» Wie beurteilen Sie die damalige Vorgehensweise? Was würden Sie heute anders machen?

» Gibt es weitere Situationen und Erfahrungen, auf die Sie in der geplanten Pflegesituation zurückgreifen könnten? Wenn ja, welche?

Nutzen Sie die Protokolle früherer Praxisanleitungen. Greifen Sie die formulierten Verbesserungspotenziale gezielt auf und integrieren Sie diese in die aktuelle Planung.
Lassen Sie den Auszubildenden zur Erschließung des Falls der Praxisanleitungssituation einen Pflegeplan, eine Pflegeanamnese, Assessments zu einem Thema erstellen und beziehen Sie diese in das Gespräch mit ein. Oder gegeben Sie konkrete Vorbereitungsaufgaben, wie z.B. die Erstellung eines Handlungsablaufs.

Schritt 4

Individuelle Lernergebnisse formulieren

Formulieren Sie mit dem Auszubildenden vor dem Hintergrund der Vorinformationen und bisherigen Erfahrungen für die jeweiligen Kompetenzen, bezogen auf die ausgewählte Praxisanleitungssituation, konkrete und individuelle Lernergebnisse, die in dieser Praxisanleitungssituation erreicht werden sollen.

Phase	Thema
Schritt 5	**Handlung – Praxisanleitung durchführen** Treffen Sie Absprachen über die geplante Unterstützung im Praxisanleitungsprozess, z.B.: » Modelling » Scaffolding » Fading » Coaching » Articulation, Reflection » Exploration Führen Sie die Praxisanleitung durch.
Schritt 6	**Reflexion** Nachfolgende Fragen können bei der Reflexion unterstützen, z.B.: » Wie haben Sie sich in der Situation gefühlt? » Wie beurteilen Sie insgesamt Ihre Handlungsmuster in der Situation? » Was verlief gut, was war schwierig? » Wie verlief die Interaktion und Kommunikation mit Ihren Interaktionspartnern? » Inwieweit hat der institutionelle Kontext Ihr Handeln in der Situation beeinflusst? » Auf welche in Schritt 3 genannten Kompetenzen konnten Sie in der Situation zurückgreifen? » Welche der Lernergebnisse konnten Sie erreichen? » Welche der Lernergebnisse konnten Sie nicht erreichen? Warum konnten Sie diese nicht erreichen? » Auf welche Aspekte werden Sie in Zukunft in einer ähnlichen Situation besonders achten? » In welchen ähnlichen Situationen können Sie auf die heute erfahrenen/gelernten Kompetenzen bzw. gewonnenen Erfahrungen zurückgreifen? » Welchen weiteren Lernbedarf sehen Sie?

In Anlehnung an Schaub, A. & Wöber, J. (2016). Lernen in der praktischen Ausbildung Lernaufgaben. Retrieved from https://dve.info/resources/pdf/aus-weiterbildung/kongress/2016/freitag-4/2429-s12-schaub/file (Accessed: 22.06.2020).

Quellen

Ammende, R. et al. (2019). Rahmenpläne der Fachkommission nach § 53 PflBG. Rahmenlehrpläne für den theoretischen und praktischen Unterricht. Rahmenausbildungspläne für die praktische Ausbildung. Retrieved from https://www.bundesgesundheitsministerium.de/fileadmin/Dateien/3_Downloads/P/Pflegeberufegesetz/2019_pflgb_rahmenplaene-der-fachkommission.pdf (Accessed: 02.08.2019).

Anderson, L. W. et al. (Eds.). (2001). A Taxonomy for Learning, Teaching, and Assessing. A Revision of Bloom´s Taxonomy of Educational Objectives. New York u.a.: Addison Wesley Longman.

Bachmann, H. (Ed.). (2018). Kompetenzorientierte Hochschullehre: Die Notwendigkeit von Kohärenz zwischen Lernzielen, Prüfungsformen und Lehr-Lern-Methoden (3. ed.). Zürich: hep.

Benner, P. (2017). Stufen zur Pflegekompetenz. From Novice to Expert (3. ed.). Bern: Hogrefe.

Benner, P., Hughes, R. G., & Sutphen, M. (2008). Clinical Reasoning, Decisionmaking, and Action: Thinking Critically and Clinically. In R. G. Hughes (Ed.), AHRQ Publication No. 08-0043. Rockville, MD: Agency for Healthcare Research and Quality, pp. 1-23.

Bloom, B. S. et al. (Eds.). (1976). Taxonomie von Lernzielen im kognitiven Bereich (5. ed.). Weinheim, Basel: Beltz.

Bonse-Rohmann, M., Hüntelmann, I., & Nauerth, A. (Eds.). (2008). Kompetenzorientiert prüfen: Lern- und Leistungsüberprüfung in der Pflegeausbildung (1. ed.). München: Elsevier Urban & Fischer.

Bundesgesetzblatt (Ed.). (2017). Gesetz zur Reform der Pflegeberufe (Pflegeberufereformgesetz - PflBRefG). Teil I Nr. 49; ausgegeben am 24. Juli 2017. Retrieved from http://www.bgbl.de/xaver/bgbl/start.xav?startbk=Bundesanzeiger_BGBl&jumpTo=bgbl117s2581.pdf (Accessed: 26.09.2019).

Bundesgesetzblatt (Ed.). (2018). Ausbildungs- und Prüfungsverordnung für die Pflegeberufe (Pflegeberufe-Ausbildungs- und Prüfungsverordnung - PflAPrV). Teil I Nr. 34 ausgegeben am 10. Oktober 2018. Retrieved from http://www.bgbl.de/xaver/bgbl/start.xav?startbk=Bundesanzeiger_BGBl&jumpTo=bgbl118s1572.pdf (Accessed: 26.09.2019).

Bundesinstitut für Berufsbildung. (2019). Musterentwurf zum Ausbildungsnachweis Empfehlung für den Nachweis der praktischen Pflegeausbildung nach § 60 Abs. 5 Pflegeberufe- Ausbildungs- und Prüfungsverordnung - PflAPrV. Retrieved from http://infothek.paritaet.org/pid/fachinfos.nsf/0/e81fa458b0c77407c12584d2004c16f5/$FILE/Musterentwurf-Ausbildungsnachweis.pdf (Accessed: 13.01.2020).

Citron, I. (2011). Kinästhetik- Kommunikatives Bewegungslernen (3. ed.). Stuttgart: Thieme.

Clement, U. (2003). Fächersystematik oder Situationsorientierung als curriculare Prinzipien für die beruflich Bildung? 5(4), 1-10. Retrieved from https://www.bwpat.de/ausgabe4/clement_bwpat4.pdf, http://www.bwpat.de/ausgabe4/clement_bwpat4.shtml (Accessed: 27.09.2019).

Göldi, S. (2011). Von der bloomschen Taxonomy zu aktuellen Bildungsstandards (1. ed.). Bern: hep.

Kagermann, D. (2015). Lernen in Skills-Labs. (1), 8-13. Retrieved from http://www.kathpflegeverband.de/uploads/media/KPV_PflegeLeben_0115_150010_End.pdf (Accessed: 11.10.2019).

Kennedy, D. (2007). Writting and Using Learning Outcomes A practiacal Guide. Retrieved from https://www.cmepius.si/wp-content/uploads/2015/06/A-Learning-Outcomes-Book-D-Kennedy.pdf (Accessed: 05.10.2019).

Kennedy, D., Hyland, Á., & Ryan, N. (2006). Writing and using Learning Outcomes, Bologna Handbook, Implementing Bologna in your Institution C3.4-1. In E. Froment et al. (Eds.), The Bologna Handbook. Berlin: Raabe Academic Publisher. Retrieved from https://www.fibaa.org/fileadmin/uploads/content_uploads/Writing_and_Using_Learning_Outcomes_01.pdf (Accessed: 07.10.2019).

Knigge-Demal, B. (2003). Der situationsorientierte Ansatz in der Fachdidaktik Pflege. In B. Klemme & U. Walkenhorst (Eds.), Workshop: Fachdidaktik Ergotherapie und Physiotherapie (pp. 15-28). Bielefeld: Fachhochschule Bielefeld, Fachbereich Pflege und Gesundheit. Retrieved from https://www.fh-bielefeld.de/multimedia/Fachbereiche/Wirtschaft+und+Gesundheit/Bereich+Pflege+und+Gesundheit/Angebote+f%C3%BCr+Externe/Workshop+Reader/Nr_18+Workshop+Fachdidaktik+Ergotherapie+und+Physiotherapie-p-2164.pdf (Accessed: 27.09.2019).

Krathwohl, D. R., Bloom, B. S., & Masia, B. B. (Eds.). (1978). Taxonomie von Lernzielen im affektiven Bereich. Übersetzt von Helmut Dreesmann (2. ed.). Weinheim, Basel: Beltz.

Lunney, M. (2003). Critical Thinking and Accuracy of Nurses' Diagnoses. International Journal of Nursing Terminologies and Classifications, 14(3), pp. 96-107. doi: doi:10.1111/j.1744-618X.2003.00096.x

Lunney, M. (Ed.). (2009). Critical Thinking to Achieve Positive Health Outcomes. Nursing Case Studies and Analyses (2. ed.). Ames: Wiley-Blackwell.

Macke, G. et al. (2016). Kompetenzorientierte Hochschuldidaktik. Lehren - vortragen - prüfen - beraten (3. ed.). Weinheim, Basel: Beltz.

Mamerow, R. (2018). Praxisanleitung in der Pflege (6. ed.). Berlin, Heidelberg: Springer.

Muesse, A. & Vehma, S. (2017). ...weil es nicht egal ist, wie etwas geschieht. JuKiP - Ihr Magazin für Gesundheits- und Kinderkrankenpflege, 06(03), pp. 96-100. doi: 10.1055/s-0042-123956

Muesse, A., Vehma, S., & Eppler, S. (2019). Bleiben Sie in Bewegung! JuKiP - Fachmagazin für Gesundheits- und Kinderkrankenpflege, 08(01), pp. 8-13. doi: 10.1055/a-0792-8789

Müller-Staub, M. (2006). Klinische Entscheidungsfindung und kritisches Denken im pflegediagnostischen Prozess. Pflege, 19(5), pp. 275-279. doi: 10.1024/1012-5302.19.5.275

Oelke, U. & Menke, M. (2005). Gemeinsame Pflegeausbildung. Modellversuch und Curriculum für die theoretische Ausbildung in der Alten-, Kranken-, und Kinderkrankenpflege (2. ed.). Bern: Huber.

Olbrich, C. (2018). Pflegekompetenz (3. ed.). Bern: Hogrefe.

Schaper, N., Hilkenmeier, F., & Bender, E. (2013). Umsetzungshilfen für kompetenzorientiertes Prüfen. Retrieved from https://www.hrk-nexus.de/fileadmin/redaktion/hrk-nexus/07-Downloads/07-03-Material/zusatzgutachten.pdf (Accessed: 07.10.2019).

Sturm, N. M. (2018). Handreichung der Prüfungswerkstatt Lernzielformulierung. 10. Retrieved from https://www.zq.uni-mainz.de/files/2018/08/4_Lernziele-formulieren.pdf (Accessed: 09.10.2019).

Wieteck, P. (2011). Ausbildungsleitfaden Pflege (4. ed.). Kassel: RECOM.

Wieteck, P. (Ed.). (2020). ENP-Praxisleitlinien: Pflegediagnosen, Pflegeziele, Pflegemaßnahmen (3. ed.). Kassel: RECOM.

Wieteck, P. et al. (2019). Wissenschaftliche Hintergründe. European Nursing care Pathways - Version 3.0. Retrieved from https://www.recom.eu/files/recom/40-wissen/enp-entwicklung/einleitung/ENP_Wissenschaftliche_Hintergruende_2019_DE.pdf (Accessed: 04.19.2019).

A B C

3 Lernergebnisse in pflegerischen Handlungsfeldern

A Lernergebnisse in den Kernbereichen pflegerischer Handlungsfelder 43

B Lernergebnisse in speziellen Handlungsfeldern und Settings der Pflege 143

A

A Lernergebnisse in den Kernbereichen pflegerischer Handlungsfelder

A1 Körperpflege & Kleiden

Die Fähigkeit, bewusste Handlungen zur Reinigung, Pflege des Körpers zu planen und durchzuführen sowie für eine der Umwelt angepasste Bekleidung zu sorgen, ist bei Pflegeempfängern krankheitsbedingt, wegen körperlicher, geistiger Einschränkungen oder wegen noch nicht erworbener Fähigkeiten beeinträchtigt. Nachfolgend werden grundlegende Lernergebnisse für diesen Bereich vorgestellt. Spezifische Konzepte der Körperpflege und therapeutischen Waschungen finden sich auch bei spezifischen Krankheitsbildern.

Körperwaschung

		Theorie	gezeigt	geübt	erreicht
1 Kann aus der Informationssammlung mit Hilfe eines Assessments und/oder der pflegefachlichen Einschätzung das/den Pflegebedürfnis/-bedarf im Rahmen der Körperpflege ermitteln bzw. einschätzen, z. B.: » Waschgewohnheiten » Ressourcen	CE 02 I.1.c)	Datum	Kürzel, Datum	Kürzel, Datum	Kürzel, Datum
2 Kann die Waschgewohnheiten des Pflegeempfängers systematisch ermitteln, dokumentieren und in die Pflegehandlung integrieren	CE 02 I.1.c-f) I.2.b)	Datum	Kürzel, Datum	Kürzel, Datum	Kürzel, Datum
3 Kann die Pflegediagnose „Selbstfürsorgedefizit Körperwaschung" stellen und die verschiedenen Ursachen bezogen auf den Pflegeempfänger erkennen und erklären, z. B.: » Hemiplegie/-parese » Eingeschränkte körperliche Belastbarkeit » Bewegungseinschränkung » Desorientierung » Vigilanzminderung » Sensorische Integrationsstörung » Entwicklungsbedingt	CE 02 I.2.a-e) I.3.a-e)	Datum	Kürzel, Datum	Kürzel, Datum	Kürzel, Datum
4 Kann einen Pflegeempfänger zur Körperwaschung vorbereiten (Materialien, Information, Lagerung)	CE 02 I.1.e), I.2.b)	Datum	Kürzel, Datum	Kürzel, Datum	Kürzel, Datum
5 Kann die Körperwaschung abhängig von den Erfordernissen des Pflegeempfängers (Ressourcen, Ursachen, aktivierende Pflege), den Hygienerichtlinien und dem Hausstandard sowie Sicherheitsaspekten durchführen, z. B.: » Ganzkörperwaschung im Bett » Ganzkörperwaschung am Waschbecken » Teilkörperwaschung im Bett » Teilkörperwaschung am Waschbecken	CE 02 CE 05 CE 10 I.1.e) I.2.b) III.2.a)	Datum	Kürzel, Datum	Kürzel, Datum	Kürzel, Datum
6 Kann ein Neugeborenes bzw. einen Säugling baden (siehe auch Lernfelder der Neonatologie B8)	CE 10 I.1.e), I.2.b)	Datum	Kürzel, Datum	Kürzel, Datum	Kürzel, Datum
7 Kann die Besonderheiten der Nabelpflege beim Säugling im Rahmen der Körperpflege eigenständig durchführen (siehe auch Lernfelder der Neonatologie B8)	CE 10 I.1.e), I.2.b)	Datum	Kürzel, Datum	Kürzel, Datum	Kürzel, Datum
8 Kann den Pflegeempfänger, abhängig von den Erfordernissen und seinen Ressourcen, im Rahmen einer aktivierenden Pflege zur selbstständigen Körperpflege anleiten	CE 02 II.2.b)	Datum	Kürzel, Datum	Kürzel, Datum	Kürzel, Datum
9 Kann den Pflegeempfänger bezüglich der Auswahl und der Benutzung von Hilfsmitteln beraten	CE 02 II.2.c)	Datum	Kürzel, Datum	Kürzel, Datum	Kürzel, Datum
10 Kann Hilfsmittel zur Körperwaschung entsprechend den Bedürfnissen des Pflegeempfängers auswählen und kann diesen zur selbstständigen Nutzung anleiten, z. B.: » Griffverbreiterer » Waschhandschuh » Handtücher mit Schlaufen » Badebürste » Waschbürste mit langem Stiel	CE 02 I.1.c-d) II.2.b)	Datum	Kürzel, Datum	Kürzel, Datum	Kürzel, Datum
11 Führt die Körperpflege unter Wahrung von Intimsphäre und Schamgefühl durch, achtet dabei auf eine professionelle körperliche Nähe und Distanz sowie eine professionelle Berührung (siehe auch A12 Empfindungen/Emotionen)	CE 02, CE 03 CE 04, CE 06 CE 07, CE 08 CE 10, CE 11 I.1.e), I.2.b) I.5.c)	Datum	Kürzel, Datum	Kürzel, Datum	Kürzel, Datum

...leiden

		Theorie	gezeigt	geübt	erreicht
12 Kann die Intimtoilette unter Wahrung der Intimsphäre folgerichtig und hygienisch richtig durchführen	CE 02, CE 05 CE 10 I.1.e), I.2.b) I.5.c, III.2.a)	Datum	Kürzel, Datum	Kürzel, Datum	Kürzel, Datum
13 Kann Aspekte der Aromapflege zielgerichtet im Rahmen der Körperpflege einsetzen, um das Wohlbefinden des Pflegeempfängers positiv zu beeinflussen, z. B.: » Pfefferminzöl (kühlend, juckreizlindernd, gegen Mundgeruch) » Lavendelöl (beruhigend und stressreduzierend)	CE 02 I.1.e) I.2.b)	Datum	Kürzel, Datum	Kürzel, Datum	Kürzel, Datum
14 Kennt Möglichkeiten der Geruchsreduzierung im Rahmen der Körperwaschung und setzt diese zielgerichtet ein, z. B.: » Nutzung eines Deodorants » Waschung mit Essig-Wasser (Obst-/Kräuteressig)	CE 02 I.1.e) I.2.b)	Datum	Kürzel, Datum	Kürzel, Datum	Kürzel, Datum
15 Kennt die therapeutischen Konzepte der Körperwaschung und deren Indikationen, kann diese pflegeempfänger- und situationsspezifisch auswählen, begründen und korrekt durchführen, z. B.: » Basale Stimulation » Bobath » Affolter » Kinästhetik » Kinästhetik Infant Handling » Inhester und Zimmermann (siehe auch Lernfelder der Neurologie B2, Inneren Medizin B1, Neonatologie B8 und Pädiatrie B9)	CE 02 I.1.e) I.2.b)	Datum	Kürzel, Datum	Kürzel, Datum	Kürzel, Datum
16 Kennt religiöse Besonderheiten im Rahmen der Körperwaschung und beachtet diese beim Pflegeempfänger	CE 02, CE 08 CE 09 I.5.c)	Datum	Kürzel, Datum	Kürzel, Datum	Kürzel, Datum
17 Kennt die verschiedenen Dusch-/Badeformen sowie deren Kontraindikationen und kann diese abhängig von den Erfordernissen des Pflegeempfängers (Ressourcen, aktivierende Pflege), den Hygienerichtlinien und dem Hausstandard sowie Sicherheitsaspekten auswählen und begründen, z. B.: » Dusche » Wannenbad (Vollbad/Halbbad) » Sitzbad (Sitzbäder siehe auch Lernfelder der Gynäkologie B6 und Dermatologie B12)	CE 02 CE 08 CE 09 I.5.c)	Datum	Kürzel, Datum	Kürzel, Datum	Kürzel, Datum
18 Kann einen Pflegeempfänger unter Berücksichtigung des Wohlbefindens und der jeweiligen Sicherheitsaspekte duschen	CE 02, CE 05 CE 10 I.1.e), I.2.b) III.2.a)	Datum	Kürzel, Datum	Kürzel, Datum	Kürzel, Datum
19 Kann die angeordnete Konzentration von Badezusätzen herstellen	CE 02 I.1.e), I.2.b)	Datum	Kürzel, Datum	Kürzel, Datum	Kürzel, Datum
20 Kann ein Sitzbad vorbereiten bzw. den Pflegeempfänger zur selbstständigen Durchführung anleiten (Sitzbäder siehe auch Lernfelder der Gynäkologie B6 und Dermatologie B12)	CE 02 III.2.b)	Datum	Kürzel, Datum	Kürzel, Datum	Kürzel, Datum
21 Kann die Badelifter/Hubbadewannen und Einstiegshilfen der Station sicher anwenden	CE 02 I.1.e) I.2.b)	Datum	Kürzel, Datum	Kürzel, Datum	Kürzel, Datum
22 Kann einen Pflegeempfänger unter Berücksichtigung des Wohlbefindens und der jeweiligen Sicherheitsaspekte baden (Vollbad/Halbbad) und den Pflegeempfänger dabei nicht alleine lassen	CE 02 CE 04 I.1.e) I.2.b)	Datum	Kürzel, Datum	Kürzel, Datum	Kürzel, Datum
23 Kann die verwendeten Badehilfsmittel fachgerecht und unter Beachtung der Hygienerichtlinien aufbereiten	CE 02 CE 05 CE 10 III.2.a)	Datum	Kürzel, Datum	Kürzel, Datum	Kürzel, Datum
24 Kennt die verschiedenen Verfahren der Aufbereitung von Waschschüsseln, Pflegeutensilien, Waschbecken oder Badewannen und wendet diese unter Beachtung der Hygienrichtlinien sicher an	CE 02 CE 05, CE 10 III.2.a)	Datum	Kürzel, Datum	Kürzel, Datum	Kürzel, Datum
25 Kann die benutzten Pflegeutensilien fachgerecht entsorgen bzw. aufbereiten (Hygiene)	CE 02, CE 05 CE 10 III.2.a)	Datum	Kürzel, Datum	Kürzel, Datum	Kürzel, Datum

A1 Körperpflege & Kleiden

Hautpflege

		Theorie	gezeigt	ge…	
26 Kann aus der Informationssammlung mit Hilfe eines Assessments und/oder der pflegefachlichen Einschätzung das/den Pflegebedürfnis/-bedarf im Rahmen der Hautpflege ermitteln und einschätzen	CE 02 CE 08 CE 10 I.1.c)	Datum	Kürzel, Datum	Kürzel, Datum	Kürzel, Datum
27 Kann den Hautzustand des Pflegeempfängers beurteilen und korrekt einschätzen, z. B.: » Normale Haut (feinporig, zart, gleichmäßig, schimmert seidig matt) » Seborrhoische Haut (fettig/ölig glänzend, grobporig) » Sebostatische Haut (trocken, schuppig, feinporig) » Mischtyp (sowohl trocken, schuppig als auch in der T-Zone fettig) » Altershaut (faltig, blass, Verlust von Unterhautfettgewebe) » Pergamenthaut (sehr dünn, trocken und schuppig, oft glänzend)	CE 02 CE 08 CE 10 I.1.c)	Datum	Kürzel, Datum	Kürzel, Datum	Kürzel, Datum
28 Kennt die Möglichkeiten der typgerechten Hautpflege und wählt passende Produkte aus und wendet diese entsprechend an: » W/O-Produkte » O/W-Produkte	CE 02 CE 08 CE 10 I.1.e) I.2.b)	Datum	Kürzel, Datum	Kürzel, Datum	Kürzel, Datum
29 Kann mit dem Pflegeempfänger ein Beratungsgespräch bezüglich einer für ihn typgerechten Hautpflege durchführen und ihn zur selbstständigen Hautpflege anleiten	CE 02 CE 08 CE 10	Datum	Kürzel, Datum	Kürzel, Datum	Kürzel, Datum

Mund-/Zahnhygiene

		Theorie	gezeigt	ge…	
30 Kann aus der Informationssammlung mit Hilfe eines Assessments und/oder der pflegefachlichen Einschätzung das den Pflegebedürfnis/-bedarf im Rahmen der Mund-/Zahnhygiene ermitteln und einschätzen	CE 02 CE 08 I.1.c)	Datum	Kürzel, Datum	Kürzel, Datum	Kürzel, Datum
31 Kann die Güte und Aussagekraft der Assessments im Kontext des Mund-/Zahnstatus bewerten und sinnvolle Instrumente für die Pflegepraxis ableiten, begründen und anwenden, z. B.: » BRUSHED-Assessment » Oral Assessment Guide (OGA) » Brief Oral Health Status Examination (BOHSE) » Oral Health Assessment Tool (OHAT)	CE 02 CE 08 I.1.c)	Datum	Kürzel, Datum	Kürzel, Datum	Kürzel, Datum
32 Kann eine Mundinspektion mit entsprechenden Hilfsmitteln durchführen (Taschenlampe, Mundspatel)	CE 02, CE 08 I.1.e) I.2.b)	Datum	Kürzel, Datum	Kürzel, Datum	Kürzel, Datum
33 Kann den Mund-/Zahnstatus fachgerecht beurteilen, z. B.: » Mundgeruch » Mundtrockenheit » Beläge und Borken auf der Zunge » Schleimhautveränderungen » Zahnkaries » Zahnbelag » Zahnfleischentzündung	CE 02 CE 08 I.1.c)	Datum	Kürzel, Datum	Kürzel, Datum	Kürzel, Datum
34 Kann die Pflegediagnose im Kontext der Mundpflege stellen und Besonderheiten bzw. Ursachen bezogen auf den Pflegeempfänger erkennen und erklären, z. B.: » Selbstfürsorgedefizit Mund-/Zahn-/Prothesenpflege › Beeinträchtigte Kognition/Bewegungsfähigkeit › Entwicklungsbedingt › Ruhigstellung des Kiefers › Tragen einer Zahnprothese › Tragen einer Zahnspange » Fehlende Mundöffnung » Soor- und Parotitis-Gefahr	CE 02 CE 08 I.2.a-e) I.3.a-e)	Datum	Kürzel, Datum	Kürzel, Datum	Kürzel, Datum

A1 Körperpflege & Kleiden

		Theorie	gezeigt	geübt	erreicht
35 Kann die Materialien zur Mund- und Zahnhygiene hygienegerecht vorbereiten	CE 02, CE 05 CE 08 I.1.e), I.2.b)	Datum	Kürzel, Datum	Kürzel, Datum	Kürzel, Datum
36 Kann eine Zahnprothese patientengerecht herausnehmen, sicher reinigen und einsetzen	CE 02, CE 08 I.1.e), I.2.b)	Datum	Kürzel, Datum	Kürzel, Datum	Kürzel, Datum
37 Kann die allgemeine Mund- und Zahnhygiene entsprechend den Bedürfnissen/Ressourcen des Pflegeempfängers planen und durchführen, z. B.: » Zähne » Zahnteilprothese » Zahnvollprothese	CE 02 CE 08 I.1.e) I.2.b)	Datum	Kürzel, Datum	Kürzel, Datum	Kürzel, Datum
38 Wendet bei Bedarf die verschiedenen Möglichkeiten zur Prothesenhaftung fachgerecht an (Haftcreme, -pulver, -platten usw.)	CE 02, CE 05 CE 08, CE 10 I.1.e), I.2.b)	Datum	Kürzel, Datum	Kürzel, Datum	Kürzel, Datum
39 Kann den Pflegeempfänger zu einer gründlichen und schonenden Putztechnik der Zähne/Zahnprothese anleiten	CE 02, CE 08 I.1.e), I.2.b)	Datum	Kürzel, Datum	Kürzel, Datum	Kürzel, Datum
40 Kann den Pflegeempfänger zu einer Zahnfleischmassage anleiten	CE 02, CE 08 II.2.b)	Datum	Kürzel, Datum	Kürzel, Datum	Kürzel, Datum
41 Kann den Pflegeempfänger zu den verschiedenen Möglichkeiten zur Prothesenhaftung beraten	CE 02, CE 08 II.2.b)	Datum	Kürzel, Datum	Kürzel, Datum	Kürzel, Datum
42 Kann eine spezielle Mundpflege entsprechend den Bedürfnissen/Ressourcen des Pflegeempfängers planen und durchführen (Mundhöhle, Zahnfleisch, Zunge)	CE 02 CE 08 II.2.c)	Datum	Kürzel, Datum	Kürzel, Datum	Kürzel, Datum
43 Kennt die verschiedenen Mundpflegemittel und deren Anwendungsgebiete mit Indikation/Kontraindikationen und kann diese pflegeempfängerspezifisch auswählen und die Auswahl begründen (z. B. Mundwasser, Mundspülung, Kamille, Glycerin/Zitrone, Salbei usw.)	CE 02 CE 08 I.1.e) I.2.b)	Datum	Kürzel, Datum	Kürzel, Datum	Kürzel, Datum
44 Kennt die Notwendigkeit der Soor- und Parotitisprophylaxe und kann nachfolgende Methoden sicher anwenden, z. B.: » Therapeutische Mundpflege » Parotismassage » Lemonsticks	CE 02 CE 08 I.1.e) I.2.b)	Datum	Kürzel, Datum	Kürzel, Datum	Kürzel, Datum
45 Kennt Methoden zum Lösen von Zungenbelägen und kann diese anwenden, z. B.: » Enzymatisch mit Butter/Zucker » Enzymatisch mit H_2O_2 » Mechanisch	CE 02 CE 08 I.1.e) I.2.b)	Datum	Kürzel, Datum	Kürzel, Datum	Kürzel, Datum
46 Kann einen Soorabstrich entnehmen und für die Laboruntersuchung fachgerecht vorbereiten	CE 05 I.1.e), I.2.b) III.2.b)	Datum	Kürzel, Datum	Kürzel, Datum	Kürzel, Datum

Haar-/Bartpflege

47 Kann aus der Informationssammlung mit Hilfe eines Assessments und/oder der pflegefachlichen Einschätzung das den Pflegebedürfnis/-bedarf im Rahmen der Haar-/Bartpflege ermitteln und einschätzen	CE 02 I.1.c)	Datum	Kürzel, Datum	Kürzel, Datum	Kürzel, Datum
48 Kann die Pflegediagnose „Selbstfürsorgedefizit Haarpflege“ stellen und Besonderheiten bezogen auf den Pflegeempfänger erkennen und erklären, z. B.: » Haarpflege » Rasur » Bartpflege	CE 02 CE 07 I.2.a-e) I.3.a-e)	Datum	Kürzel, Datum	Kürzel, Datum	Kürzel, Datum

A1 Körperpflege & Kleiden

Haar-/Bartpflege

		Theorie	gezeigt	geübt	erreicht
49 Berücksichtigt die individuellen Wünsche des Pflegeempfängers bei der Haarpflege und führt diese regelmäßig durch (Kämmen, Frisur usw.)	CE 02 I.1.e) I.2.b)	Datum	Kürzel, Datum	Kürzel, Datum	Kürzel, Datum
50 Kann die Haarwäsche unter Berücksichtigung des Wohlbefindens des Pflegeempfängers durchführen, z. B.: » Im Bett » Am Waschbecken	CE 02 I.1.e) I.2.b)	Datum	Kürzel, Datum	Kürzel, Datum	Kürzel, Datum
51 Kann den Pflegeempfänger zur selbstständigen Haarpflege anleiten	CE 02 II.2.b)	Datum	Kürzel, Datum	Kürzel, Datum	Kürzel, Datum
52 Beachtet die Richtlinien im Umgang mit Haarersatz (Perücke, Toupet usw.)	CE 02 I.1.e) I.2.b)	Datum	Kürzel, Datum	Kürzel, Datum	Kürzel, Datum
53 Kann die benutzten Pflegeutensilien im Rahmen der Haarpflege fachgerecht entsorgen bzw. aufbereiten (Hygiene)	CE 02, CE 05 CE 10 III.2.a)	Datum	Kürzel, Datum	Kürzel, Datum	Kürzel, Datum
54 Kann die verschiedenen Techniken der Rasur und Bartpflege sicher anwenden und/oder den Pflegeempfänger zur Selbstständigkeit anleiten, z. B.: » Trockenrasur » Nassrasur » Rasur mit dem Elektrorasierer	CE 02 I.1.e) I.2.b) II.2.b)	Datum	Kürzel, Datum	Kürzel, Datum	Kürzel, Datum
55 Kann den Pflegeempfänger zur selbstständigen Rasur/Bartpflege anleiten	CE 02 II.2.b)	Datum	Kürzel, Datum	Kürzel, Datum	Kürzel, Datum
56 Kann die benutzten Pflegeutensilien im Rahmen der Rasur/Bartpflege fachgerecht entsorgen bzw. aufbereiten (Hygiene)	CE 02, CE 05 CE 10 III.2.a)	Datum	Kürzel, Datum	Kürzel, Datum	Kürzel, Datum

Nagelpflege

		Theorie	gezeigt	geübt	erreicht
57 Kann aus der Informationssammlung mit Hilfe eines Assessments und/oder der pflegefachlichen Einschätzung das/den Pflegebedürfnis/-bedarf im Rahmen der Nagelpflege ermitteln und einschätzen	CE 02 I.1.c)	Datum	Kürzel, Datum	Kürzel, Datum	Kürzel, Datum
58 Kann die Pflegediagnose „Selbstfürsorgedefizit Nagelpflege“ stellen und die verschiedenen Ursachen bezogen auf den Pflegeempfänger erkennen und erklären, z. B.: » Entwicklungsbedingt » Körperliche Beeinträchtigung » Desorientierung » Selbstvernachlässigung	CE 02 I.2.a-e) I.3.a-e)	Datum	Kürzel, Datum	Kürzel, Datum	Kürzel, Datum
59 Kann ein Hand-/Armbad mit den verordneten Zusätzen vorbereiten (Materialien, Information, Lagerung) und durchführen	CE 02 I.1.e) I.2.b)	Datum	Kürzel, Datum	Kürzel, Datum	Kürzel, Datum
60 Kann ein Fuß-/Beinbad mit den verordneten Zusätzen vorbereiten (Materialien, Information, Lagerung) und durchführen	CE 02 I.1.e) I.2.b) III.2.b)	Datum	Kürzel, Datum	Kürzel, Datum	Kürzel, Datum
61 Kann die Notwendigkeit der Nagelpflege erkennen und kennt mögliche Einschränkungs- und Vorsichtsmaßnahmen (Diabetes mellitus, arterielle Verschlusskrankheit), bei welchen die Nagelpflege nicht durch die Pflege durchgeführt werden sollte	CE 02 I.1.c)	Datum	Kürzel, Datum	Kürzel, Datum	Kürzel, Datum
62 Kann die Fingernägel des Pflegeempfängers nach dessen Einwilligung kürzen (rund schneiden bzw. feilen)	CE 02 I.1.e) I.2.b)	Datum	Kürzel, Datum	Kürzel, Datum	Kürzel, Datum
63 Kann die Fußnägel des Pflegeempfängers nach dessen Einwilligung kürzen (gerade schneiden bzw. feilen)	CE 02 I.1.e) I.2.b)	Datum	Kürzel, Datum	Kürzel, Datum	Kürzel, Datum
64 Kann den Pflegeempfänger zur selbstständigen Nagelpflege anleiten und beraten	CE 02 II.2.b)+c)	Datum	Kürzel, Datum	Kürzel, Datum	Kürzel, Datum

A1 Körperpflege & Kleiden

		Theorie	gezeigt	geübt	erreicht
65 Erkennt die Notwendigkeit der Fußpflege und vereinbart nach Einwilligung des Pflegeempfängers oder seinen Angehörigen/Bezugspersonen einen Termin zur medizinischen Fußpflege bzw. mit einem Podologen	CE 02 I.1.c)	Datum	Kürzel, Datum	Kürzel, Datum	Kürzel, Datum
66 Kann Nagelveränderungen erkennen und die Informationen weiterleiten, z. B.: » Tüpfelnägel » Ölflecknägel » Krümelnägel	CE 02 I.1.c I.2.a-e) I.3.a-e)	Datum	Kürzel, Datum	Kürzel, Datum	Kürzel, Datum

Augenpflege

		Theorie	gezeigt	geübt	erreicht
67 Kann aus der Informationssammlung mit Hilfe eines Assessments und/oder der pflegefachlichen Einschätzung das/den Pflegebedürfnis/-bedarf im Rahmen der Augenpflege ermitteln und einschätzen	CE 02 I.1.c)	Datum	Kürzel, Datum	Kürzel, Datum	Kürzel, Datum
68 Kann die Pflegediagnose „Selbstfürsorgedefizit Augenpflege" stellen und die verschiedenen Ursachen bezogen auf den Pflegeempfänger erkennen und erklären, z. B.: » Entwicklungsbedingt » Körperliche Beeinträchtigung » Desorientierung » Selbstvernachlässigung	CE 02 I.2.a-e) I.3.a-e	Datum	Kürzel, Datum	Kürzel, Datum	Kürzel, Datum
69 Kann zwischen einer allgemeinen und speziellen Augenpflege unterscheiden und beurteilen, welche Form der Augenpflege indiziert ist und dies begründen	CE 02 I.1.e) I.2.b)	Datum	Kürzel, Datum	Kürzel, Datum	Kürzel, Datum
70 Kann die allgemeine Augenpflege unter Berücksichtigung der Hygiene und der notwendigen Sicherheitsaspekte durchführen	CE 02, CE 04 CE 05, CE 06 CE 10 I.1.e), I.2.a) II.2.a)	Datum	Kürzel, Datum	Kürzel, Datum	Kürzel, Datum
71 Kann die spezielle Augenpflege unter Berücksichtigung der Hygiene und der notwendigen Sicherheitsaspekte durchführen	CE 02, CE 04 CE 05, CE 06 CE 10 I.1.e), I.2.b) III.2.a)	Datum	Kürzel, Datum	Kürzel, Datum	Kürzel, Datum
72 Kann die Verabreichung von Augentropfen/Augensalben unter Beachtung der notwendigen hygienischen Grundsätze sicher und fachgerecht durchführen	CE 05, CE 06 CE 07, CE 10 III.2.a)+b)	Datum	Kürzel, Datum	Kürzel, Datum	Kürzel, Datum
73 Kann die Pflegediagnose „Selbstfürsorgedefizit Augenprothesenpflege" stellen und die verschiedenen Ursachen bezogen auf den Pflegeempfänger erkennen und erklären, z. B.: » Entwicklungsbedingt » Körperliche Beeinträchtigung » Desorientierung » Selbstvernachlässigung » Wissensdefizit	CE 02 I.2.a-e) I.3.a-e)	Datum	Kürzel, Datum	Kürzel, Datum	Kürzel, Datum
74 Kann eine Augenprothese unter Beachtung der notwendigen Grundsätze sicher und fachgerecht herausnehmen bzw. einsetzen	CE 02 I.1.e), I.2.b) III.2.a)	Datum	Kürzel, Datum	Kürzel, Datum	Kürzel, Datum
75 Kann eine Augenprothese unter Beachtung der notwendigen hygienischen Grundsätze sicher und fachgerecht reinigen	CE 02, CE 05 CE 06, CE 07 I.1.e), I.2.b) III.2.a)	Datum	Kürzel, Datum	Kürzel, Datum	Kürzel, Datum
76 Kann die Augenhöhle bei Sekretbildung bzw. Verkrustung unter Beachtung der notwendigen hygienischen Grundsätze sicher und fachgerecht spülen	CE 02, CE 05 CE 06, CE 07 CE 10 I.1.e), I.2.b) III.2.a)	Datum	Kürzel, Datum	Kürzel, Datum	Kürzel, Datum
77 Kann den Pflegeempfänger zum selbstständigen Umgang mit einer Augenprothese anleiten	CE 02 II.2.b)	Datum	Kürzel, Datum	Kürzel, Datum	Kürzel, Datum

A1 Körperpflege & Kleiden

Nasenpflege

		Theorie	gezeigt	geübt	erreicht
78 Kann aus der Informationssammlung mit Hilfe eines Assessments und/oder der pflegefachlichen Einschätzung das/den Pflegebedürfnis/-bedarf im Rahmen der Nasenpflege ermitteln bzw. einschätzen	CE 02 I.1.c)	Datum	Kürzel, Datum	Kürzel, Datum	Kürzel, Datum
79 Kann die Pflegediagnose „Selbstfürsorgedefizit Nasenpflege" oder „Risiko einer Druckstelle bei liegender Nasensonde" stellen und Besonderheiten bezogen auf den Pflegeempfänger erkennen und erklären, z. B.: » Verletzungen der Nase » Sonden (Nasensonde, Sauerstoffsonde) » Entwicklungsbedingt	CE 02 I.2.a-e) I.3.a-e)	Datum	Kürzel, Datum	Kürzel, Datum	Kürzel, Datum
80 Kann die Nasenschleimhaut auf sichtbare Veränderungen inspizieren (Trockenheit, Risse usw.)	CE 02, CE 05 I.1.e), I.2.b)	Datum	Kürzel, Datum	Kürzel, Datum	Kürzel, Datum
81 Erkennt die Notwendigkeit der Nasenpflege und kann die Pflegeintervention unter Beachtung der notwendigen hygienischen Grundsätze sicher und fachgerecht durchführen	CE 02 CE 05 CE 10 I.1.c-e) I.2.b)	Datum	Kürzel, Datum	Kürzel, Datum	Kürzel, Datum
82 Kann eine spezielle Nasenpflege (z. B. bei liegenden Sonden) unter Beachtung der notwendigen hygienischen Grundsätze sicher und fachgerecht durchführen	CE 02, CE 05 CE 10 I.1.e), I.2.b) III.2.a)	Datum	Kürzel, Datum	Kürzel, Datum	Kürzel, Datum
83 Kann eine Nasenspülung unter Beachtung der notwendigen hygienischen Grundsätze und ärztlichen Anordnung sicher und fachgerecht durchführen und kennt verschiedene Spülmethoden, z. B.: » Negativ-Druck-Methode » Nasendusche	CE 02 CE 05 CE 10 I.1.e) I.2.b) III.2.a)+b)	Datum	Kürzel, Datum	Kürzel, Datum	Kürzel, Datum
84 Kann Nasentropfen unter Beachtung der notwendigen hygienischen Grundsätze und ärztlichen Anordnung sicher und fachgerecht verabreichen	CE 02, CE 05 CE 10 I.1.e), I.2.b) III.2.a)+b)	Datum	Kürzel, Datum	Kürzel, Datum	Kürzel, Datum

Ohrenpflege

		Theorie	gezeigt	geübt	erreicht
85 Kann aus der Informationssammlung mit Hilfe eines Assessments und/oder der pflegefachlichen Einschätzung das/den Pflegebedürfnis/-bedarf im Rahmen der Ohrenpflege ermitteln bzw. einschätzen	CE 02 I.1.c)	Datum	Kürzel, Datum	Kürzel, Datum	Kürzel, Datum
86 Kann die Pflegediagnose „Selbstfürsorgedefizit Ohrenpflege" stellen und Besonderheiten bezogen auf den Pflegeempfänger erkennen und erklären, z. B.: » Entwicklungsbedingt » Kognitive Einschränkungen	CE 02 I.2.a-e) I.3.a-e)	Datum	Kürzel, Datum	Kürzel, Datum	Kürzel, Datum
87 Kann eine Inspektion der Ohrmuschel und des sichtbaren Gehörganges fachgerecht durchführen	CE 02 I.1.e) I.2.b)	Datum	Kürzel, Datum	Kürzel, Datum	Kürzel, Datum
88 Erkennt die Notwendigkeit der Ohrenpflege und kann die Pflegeintervention unter Beachtung der notwendigen Grundsätze sicher und fachgerecht durchführen	CE 02 I.1.c-e) I.2.b)	Datum	Kürzel, Datum	Kürzel, Datum	Kürzel, Datum
89 Kann eine Ohrenspülung unter Beachtung der notwendigen hygienischen Grundsätze sicher und fachgerecht durchführen	CE 02, CE 05 CE 10 I.1.e), I.2.b) III.2.a)+b)	Datum	Kürzel, Datum	Kürzel, Datum	Kürzel, Datum
90 Kann Hörgeräte unter Beachtung der notwendigen Grundsätze sicher und fachgerecht herausnehmen, reinigen und wieder einsetzen	CE 02 I.1.e), I.2.b) III.2.a)	Datum	Kürzel, Datum	Kürzel, Datum	Kürzel, Datum

A1 Körperpflege & Kleiden

Selbstfürsorgedefizit Kleiden

		Theorie	gezeigt	geübt	erreicht
91 Kann aus der Informationssammlung mit Hilfe eines Assessments und/oder der pflegefachlichen Einschätzung das/den Pflegebedürfnis/-bedarf im Rahmen der Fähigkeit zum selbstständigen Kleiden ermitteln und einschätzen	CE 02 I.1.c)	Datum	Kürzel, Datum	Kürzel, Datum	Kürzel, Datum
92 Kann die Pflegediagnose „Selbstfürsorgedefizit Kleiden" stellen und Besonderheiten bezogen auf den Pflegeempfänger erkennen und erklären, z. B.: » Entwicklungsbedingt » Körperliche Beeinträchtigung » Desorientierung » Selbstvernachlässigung/Desinteresse	CE 02 I.2.a-e) I.3.a-e)	Datum	Kürzel, Datum	Kürzel, Datum	Kürzel, Datum
93 Kann saubere und angemessene Kleidung entsprechend den Bedürfnissen des Pflegeempfängers (mit diesem gemeinsam) und entsprechend den Wetterverhältnissen auswählen	CE 02 I.1.e) I.2.b)	Datum	Kürzel, Datum	Kürzel, Datum	Kürzel, Datum
94 Kann den Pflegeempfänger beim An- und Auskleiden unterstützen und gezielt anleiten	CE 02 II.2.b)	Datum	Kürzel, Datum	Kürzel, Datum	Kürzel, Datum
95 Kennt therapeutische Handlungskonzepte und kann diese im Rahmen eines Anziehtrainings mit dem Pflegeempfänger sicher anwenden, z. B.: » Affolter-Konzept » BIG-Bewegungstherapie » Kinästhetische Bewegungsabläufe	CE 05 CE 07 CE 10 I.1.e) I.2.b)	Datum	Kürzel, Datum	Kürzel, Datum	Kürzel, Datum
96 Kann den Pflegeempfänger bezüglich der Nutzung von Hilfsmitteln zum selbstständigen Kleiden beraten, z. B.: » Knopfhilfe » Strumpfanzieher » Schleifenhilfe » Schuhlöffel mit Verlängerungsstiel	CE 02 II.2.c)	Datum	Kürzel, Datum	Kürzel, Datum	Kürzel, Datum

A2 Atmung

Atmung ist ein biologischer und lebensnotwendiger Prozess des Ein- und Ausatmens, der Aufnahme von Sauerstoff und Abatmung von CO_2. Die Fähigkeit des Pflegeempfängers, ein- und auszuatmen und damit die Lungenbereiche ausreichend zu belüften, das entstehende Bronchialsekret abzuhusten oder die Diffusion des Sauerstoffes in den Blutkreislauf sowie die Abgabe des CO_2 sind komplexe Prozesse, welche beeinträchtigt sein können. Nachfolgend werden die zentralen Lernergebnisse der Pflege vorgestellt, welche im Kontext der Atmung bedeutend sind. Weitere spezifische Aspekte einer beeinträchtigten Atmung sind unter den jeweiligen Krankheitsbildern zu finden.

Atemsituation einschätzen

Lernergebnis		Theorie	gezeigt	geübt	erreicht
1 Kann die Atemsituation beim Pflegeempfänger nach folgendenden Kriterien richtig einschätzen und beurteilen, z. B.: » Atemfrequenz » Atemrhythmus » Atemgeräusche » Atemqualität » Atemtyp » Atemgeruch	CE 05 I.2.a)	Datum	Kürzel, Datum	Kürzel, Datum	Kürzel, Datum
2 Kann pathologische Atemveränderungen benennen und erkennen: » Veränderung des Atemrhythmus, z. B.: › Cheyne-Stokes-Atmung › Kußmaul-Atmung › Biot-Atmung › Schnappatmung	CE 05 I.2.a)	Datum	Kürzel, Datum	Kürzel, Datum	Kürzel, Datum

Pneumonierisiko

Lernergebnis		Theorie	gezeigt	geübt	erreicht
3 Kann aus der Informationssammlung mit Hilfe eines Assessments und/oder einer pflegefachlichen Einschätzung die Pneumoniegefährdung des Pflegeempfängers fachgerecht ermitteln	CE 05 I.1.c)	Datum	Kürzel, Datum	Kürzel, Datum	Kürzel, Datum3
4 Kennt die Risikofaktoren für die Entstehung einer Pneumonie und kann pflegeempfängerspezifische Pneumonieprophylaxemaßnahmen ableiten, z. B.: » Aspiration, Mikroaspiration bei Schluckstörungen » Unzureichende Mundpflege » Immunsuppression » Operative Eingriffe im Bereich des Abdomens/Thorax » Schmerzen » Immobilität	CE 05 I.1.c)	Datum	Kürzel, Datum	Kürzel, Datum	Kürzel, Datum
5 Kann die Pflegediagnose „Risiko der Atelektasenbildung/Pneumonie“ stellen und die verschiedenen Ursachen bezogen auf den Pflegeempfänger erklären, z. B.: » Minderbelüftung » Oberflächliche Atmung » Schmerzen » Festsitzendes Bronchialsekret usw.	CE 05 I.1.d)	Datum	Kürzel, Datum	Kürzel, Datum	Kürzel, Datum
6 Kennt die verschiedenen atemvertiefenden/belüftungsfördernden Maßnahmen der Lunge, wählt situationsspezifisch eine geeignete Pflegemaßnahme aus und kann diese sicher handhaben und durchführen, z. B.: » ASE (Atemstimulierende Einreibung) » Basaltexte (Beeinflussung von Atemrichtung und -rhythmus taktil über Handkontakt) » Dehnlagerungen » Atemübungen mit dem Atemtrainer	CE 05 I.1.b-e), h)	Datum	Kürzel, Datum	Kürzel, Datum	Kürzel, Datum
7 Kann eine Dehnung des Brustkorbes zur Atemunterstützung bzw. Belüftungsförderung beim Säugling/Neugeborenen unter Beachtung einer korrekten Kopflage sicher und korrekt durchführen	CE 05 I.1.b-e), h)	Datum	Kürzel, Datum	Kürzel, Datum	Kürzel, Datum
8 Kennt sekretverflüssigende/sekretlösende (Sekretolyse/-mobilisation) Pflegemaßnahmen, kann diese pflegeempfängerspezifisch auswählen, begründen und sicher durchführen, z. B.: » Inhalation » Vibrationsmassage » Ultraschallvernebler » Brustwickel » Oszillierende Atemtechniken	CE 05 I.1.b-e), h)	Datum	Kürzel, Datum	Kürzel, Datum	Kürzel, Datum

A2 Atmung

	Theorie	gezeigt	geübt	erreicht
9 Kennt Pflegemaßnahmen, um die Atemwege von Bronchialsekret zu befreien und kann diese patientenspezifisch auswählen, begründen und sicher handhaben, z. B.: » Lagerungsdrainage » Quincke-Hängelage » Anleitung zu produktivem Abhusten » Unterstützung beim produktiven Abhusten » Absaugen des Bronchialsekrets (oropharyngeal und nasopharyngeal) CE 05 I.1.b-e), h)	Datum	Kürzel, Datum	Kürzel, Datum	Kürzel, Datum

Dyspnoe (Atemnot)

	Theorie	gezeigt	geübt	erreicht
10 Kennt die Symptome einer Dyspnoe (Atemnot) und kann diese fachgerecht einschätzen, z. B.: » Ausmaß einer Dyspnoe » Spezifische und unspezifische Symptome einer Dyspnoe » Inspiratorische und exspiratorische Dyspnoe » Einsatz der Atemhilfsmuskulatur CE 05 I.2.a)	Datum	Kürzel, Datum	Kürzel, Datum	Kürzel, Datum
11 Kann pflegediagnostische Aspekte, welche im Zusammenhang mit einer Dyspnoe stehen, ableiten, z. B.: » Leidet an Erstickungsängsten » Risiko der respiratorischen Insuffizienz » Selbstfürsorgedefizit CE 05 I.1.b-h)	Datum	Kürzel, Datum	Kürzel, Datum	Kürzel, Datum
12 Kennt verschiedene Pflegemaßnahmen zur Atemerleichterung und kann diese situationsgerecht auswählen, begründen und sicher anwenden, z. B.: » Atemerleichterndes Sitzen (Reitsitz, Kutschersitz) » Atemerleichterndes Stehen » Atemerleichternde Lagerung CE 05 I.1.b-h)	Datum	Kürzel, Datum	Kürzel, Datum	Kürzel, Datum

Sauerstofftherapie/-verabreichung

	Theorie	gezeigt	geübt	erreicht
13 Kennt die verschiedenen Möglichkeiten und Formen der Sauerstoffverabreichung und kann die Vor- und Nachteile sowie Risiken benennen, z. B.: » Sauerstoffbrille » Nasensonde » Offene Sauerstoffmaske » Kontinuierliche und intermittierende Sauerstoffverabreichung CE 05 I.1.d)	Datum	Kürzel, Datum	Kürzel, Datum	Kürzel, Datum
14 Führt die Sauerstoffverabreichung situationsgerecht bei vorliegender Arztanordnung durch und beachtet dabei im Besonderen, z. B.: » Hygienerichtlinien im Umgang mit den O_2-Sonden » Maßnahmen zur Sauerstoffanfeuchtung » Vorsichtsmaßnahmen im Umgang mit Sauerstoffflaschen » Nebenwirkungen CE 05 I.1.e) III.2	Datum	Kürzel, Datum	Kürzel, Datum	Kürzel, Datum
15 Kann bezogen auf die aufgeführten Pflegemaßnahmen im Kontext der Atmung den Pflegeempfänger gezielt anleiten und beraten: 1. 2. 3. CE 05 II.1+2	Datum	Kürzel, Datum	Kürzel, Datum	Kürzel, Datum
16 Kennt die verschiedenen Dokumentationsanforderungen im Kontext der Atmung (A2) und dokumentiert diese eindeutig, handlungsleitend und gewissenhaft CE 02 CE 05 I.1.f)	Datum	Kürzel, Datum	Kürzel, Datum	Kürzel, Datum

A3 Ernährung

Die Fähigkeit, selbstständig die Nahrung aufzunehmen sowie die Gesamtheit aller Körperprozesse und Abläufe (wie z. B. Kauen, Schlucken, Einspeicheln, Verdauen), welche direkt mit dem Stoffwechsel und dem Ernährungsstatus des Pflegeempfängers in Verbindung stehen, sind von zentraler Bedeutung. Sind Fähigkeiten und/oder Körperprozesse in diesem Bereich beeinträchtigt, können sehr unterschiedliche Pflegebedarfe entstehen, welche in diesem Abschnitt als Lernergebnisse formuliert sind.

Ernährungs- und Flüssigkeitssituation

		Theorie	gezeigt	geübt	erreicht
1 Kann aus der Informationssammlung mit Hilfe eines Assessments und/oder der pflegefachlichen Einschätzung den Ernährungszustand ermitteln und einschätzen	CE 02, CE 03 CE 04, CE 05 CE 08, CE 10 I.1.c)	Datum	Kürzel, Datum	Kürzel, Datum	Kürzel, Datum
2 Kann den Ernährungszustand eines Pflegeempfängers ermitteln und dokumentieren: » Größe » Gewicht » Body-Mass-Index (BMI)	CE 02, CE 03 CE 04, CE 05 CE 08, CE 10 I.1.c), I.1.d) I.1.f)	Datum	Kürzel, Datum	Kürzel, Datum	Kürzel, Datum
3 Kann die Gewichtskontrolle unter Einhaltung der Wiegeregeln mit den verschiedenen Geräten durchführen (z. B. Stand-, Sitz-, Bettwaage, Patientenheber mit integrierter Waage, Säuglings- und Inkubatorwaage)	CE 02, CE 03 CE 04, CE 05 CE 08, CE 10 I.1.c), I.1.e) I.2.b)	Datum	Kürzel, Datum	Kürzel, Datum	Kürzel, Datum
4 Kennt weitere Verfahren zur Bestimmung des Ernährungszustandes und kann diese korrekt und sicher anwenden, z. B.: » Taille-Hüfte-Index » Taille-Größe-Index » Hautfaltendicke-Messung » Bauchumfang messen » Berechnung des Body-Mass-Index (BMI) bei amputierten Gliedmaßen » Perzentil-Referenztabelle	CE 02 CE 03 CE 04 CE 05 CE 08 CE 10 I.1.c)	Datum	Kürzel, Datum	Kürzel, Datum	Kürzel, Datum
5 Kann den Ernährungszustand anhand von Richtwerten richtig einschätzen, kommunizieren und dokumentieren, z. B.: » Kachexie » Reduzierter Ernährungszustand » Normaler Ernährungszustand » Übergewicht » Adipositas	CE 02 CE 03 CE 04 CE 05 CE 08 CE 10 I.1.c) +d)	Datum	Kürzel, Datum	Kürzel, Datum	Kürzel, Datum
6 Kann den Ernährungszustand eines Kindes anhand von Richtwerten (Wachstums- und Gewichtskurven) sowie körperlichen Untersuchungen einschätzen und sowohl Untergewicht in den verschiedenen Schweregraden Dystrophie, Atrophie, Kachexie als auch Übergewicht erkennen und im Rahmen der Pflegeanamnese mögliche Ursachen identifizieren	CE 02, CE 03 CE 04, CE 05 CE 08, CE 10 I.1.c)+d)	Datum	Kürzel, Datum	Kürzel, Datum	Kürzel, Datum
7 Weiß, bei welchen Pflegeempfängern eine regelmäßige Gewichtskontrolle indiziert ist, kann dies begründen und die Maßnahmen entsprechend einleiten, z. B. Pflegeempfänger mit: » Über- oder Untergewicht » Essstörungen » Herz-, Niereninsuffizienz » Tumorerkrankungen » Diabetes mellitus » Kinder und Säuglinge usw.	CE 02 CE 03 CE 04 CE 05 CE 08 CE 10 I.1.c)	Datum	Kürzel, Datum	Kürzel, Datum	Kürzel, Datum
8 Kennt allgemeine Kriterien, um eine krankheitsspezifische Mangelernährung zu identifizieren, z. B.: » BMI < 18,5 kg/m² » Unbeabsichtigter Gewichtsverlust > 10 kg binnen 3–6 Monaten » BMI < 20 kg/m² und unbeabsichtigter Gewichtsverlust > 5 % binnen 3–6 Monaten » Sowie spezifische Nährstoffmängel siehe nachfolgenden Punkt	CE 02 CE 08 CE 11 I.1.c)	Datum	Kürzel, Datum	Kürzel, Datum	Kürzel, Datum

A3 Ernährung

		Theorie	gezeigt	geübt	erreicht
9 Kennt Symptome, um einen spezifischen Nährstoffmangel zu erkennen, z. B.: » Bei Eisenmangel z. B. Müdigkeit, Blässe, Kopfschmerzen, brüchige Nägel, trockene Haut, eingerissene Mundwinkel » Bei Kalziummangel z. B. brüchige Fingernägel, Haarausfall, Muskel-, Knochen- und Gelenkschmerzen, Muskelkrämpfe » Bei Vitamin-D3-Mangel z. B. Müdigkeit, Antriebslosigkeit, Konzentrationsschwäche, Muskelkrämpfe und -verspannungen, reduzierte Immunabwehr » Bei Vitamin-D12-Mangel z. B. Müdigkeit, Blässe, Vergesslichkeit, Konzentrationsschwierigkeiten » Bei Magnesiummangel z. B. Muskelkrämpfe, Missempfindungen wie Kribbeln oder Taubheit, Schwindel, Kopfschmerzen, Herzrhythmusstörungen, Übelkeit » Bei Folsäuremangel z. B. Schlafstörung, Vergesslichkeit » Bei Jodmangel z. B. Müdigkeit, Appetitlosigkeit, Konzentrationsschwierigkeiten, Kälteempfinden, blasse und trockene Haut	CE 02 CE 03 CE 04 CE 05 CE 08 CE 10 I.1.c)+d)	Datum	Kürzel, Datum	Kürzel, Datum	Kürzel, Datum
10 Kann die Güte und Aussagekraft der Assessments im Kontext der Ernährungssituation bewerten und sinnvolle Instrumente für die Pflegepraxis ableiten, begründen und anwenden, um eine Mangelernährung oder deren Risiko rechtzeitig zu identifizieren, z. B.: » Subjective Global Assessment (SGA) » Nutritional Risk Screening (NRS-2002) » Mini Nutritional Assessment (MNA) » Malnutrition Universal Screening Tool (MUST) » Pflegerische Erfassung von Mangelernährung und deren Ursachen (PEMU)	CE 02 CE 03 CE 04 CE 05 CE 08 CE 10 I.1.c)+d)	Datum	Kürzel, Datum	Kürzel, Datum	Kürzel, Datum
11 Erkennt Ernährungsstörungen bei einem Säugling/Kind, z. B.: » Keine Anzeichen von Hunger » Das Kind braucht lange zur Nahrungsaufnahme » Verweigert Nahrungsangebote » Isst nur bei Ablenkung » Ist wählerisch bei den Nahrungsangeboten » Würgt das Essen hoch Kann die Beobachtungen interdisziplinär kommunizieren und mögliche Ursachen abklären, z. B.: » Erkennbare körperliche Ursachen » Hektik bei der Nahrungsverabreichung » Beeinträchtigte Eltern-Kind-Beziehung » Ungünstige Reaktionen der Eltern	CE 02 CE 03 CE 04 CE 05 CE 08 CE 10 I.1.c)-d)	Datum	Kürzel, Datum	Kürzel, Datum	Kürzel, Datum
12 Setzt gezielt Assessments zur Einschätzung des Ernährungsverhaltens bei Kindern ein und kann die Güte und Aussagekraft der Assessments im Kontext des Ernährungsverhaltens bewerten und die Ergebnisse sinnvoll interpretieren, z. B.: » Pediatric Nutritional Risk Score (PNRS) » Subjective Global Nutritional Assessment for Children (SGNA) » Paediatric Yorkhill Malnutrition Score (PYMS) » Screening Tool for Risk on Nutritional Status and Growth (STRONG-kids) » Screening Tool for the Assessment of Malnutrition in Paediatrics (STAMP)	CE 02 CE 03 CE 04 CE 05 CE 08 CE 10 I.1.c)+d)	Datum	Kürzel, Datum	Kürzel, Datum	Kürzel, Datum
13 Kann eine Gedeihstörung beim Kind/Jugendlichen erkennen (verzögerte somatische Entwicklung und ggf. verbunden mit motorischen und psychosozialen Auffälligkeiten), interdisziplinär kommunizieren und bei der Ursachenabklärung durch eine systematische Pflegeanamnese unterstützen	CE 02, CE 03 CE 04, CE 05 CE 08, CE 10 I.1.c)+d)	Datum	Kürzel, Datum	Kürzel, Datum	Kürzel, Datum
14 Kann die Pflegediagnose „Beeinträchtigtes Ernährungsverhalten" stellen und die verschiedenen Ursachen bezogen auf den Pflegeempfänger erkennen und erklären, z. B.: » Entwicklung einer Adipositas » Reduktion von Körpergewicht » Mangelernährung	CE 02 CE 03 CE 04 CE 05 CE 08 CE 10 I.2.a-e) I.3.a-e)	Datum	Kürzel, Datum	Kürzel, Datum	Kürzel, Datum

A3 Ernährung

Ernährungs- und Flüssigkeitssituation

Lernergebnis	Bezug	Theorie	gezeigt	geübt	erreicht
15 Kann die Pflegediagnosen „Mangelernährung“ oder „Risiko einer Mangelernährung“ stellen und die verschiedenen Ursachen bezogen auf den Pflegeempfänger erkennen und erklären, z. B.: » Kognitive Beeinträchtigung » Essstörung » Ablehnung der Nahrungsaufnahme » Vernachlässigung der Nahrungsaufnahme » Nahrungsmittelintoleranz	CE 02 CE 03 CE 04 CE 05 CE 08 CE 10 I.2.a-e) I.3.a-e)	Datum	Kürzel, Datum	Kürzel, Datum	Kürzel, Datum
16 Kann die Pflegediagnose „Risiko einer Mangelernährung“ bei einem Säugling/Kleinkind stellen und die verschiedenen Ursachen bezogen auf den Säugling erkennen und erklären, z. B.: » Beeinträchtigtes Schlucken/Saugen » Muttermilchintoleranz » Hypogalaktie der Mutter » Beeinträchtigtes Stillen der Mutter » Essstörungen » Gestörtes Essverhalten	CE 02 CE 03 CE 04 CE 05 CE 08 CE 10 I.2.a-e) I.3.a-e)	Datum	Kürzel, Datum	Kürzel, Datum	Kürzel, Datum
17 Wählt pflegefachlich begründete Pflegemaßnahmen entsprechend der externen und internen Evidenzlage aus und kann die Auswahl begründen und mit dem Pflegeempfänger kommunizieren, z. B.: » Abklärung und Behandlung organischer Ursachen durch den Arzt » Ernährungsberatung des Pflegeempfängers und/oder der Bezugspersonen/Eltern » Zusätzliche Nährstoffzufuhr » Führen eines Ernährungsprotokolls und Gewichtskontrollen » Für eine angenehme Atmosphäre beim Essen sorgen » Geregelte Essenszeiten und -pausen einhalten » Signale beim Kind beachten (z. B. Hinweise auf Hunger) und sie nutzen	CE 02 CE 03 CE 04 CE 05 CE 08 CE 10 I.1.c)+d)	Datum	Kürzel, Datum	Kürzel, Datum	Kürzel, Datum
18 Kann die Flüssigkeitssituation des Pflegeempfängers einschätzen: » Hautturgor » Schleimhäute/Zunge	CE 02, CE 03 CE 04, CE 05 CE 08, CE 10 I.1.c)+d)	Datum	Kürzel, Datum	Kürzel, Datum	Kürzel, Datum
19 Kann die Pflegediagnose „Dehydration/Exsikkose“ stellen und die verschiedenen Ursachen bezogen auf den Pflegeempfänger erkennen und erklären, z. B.: » Reduziertes Durstgefühl » Stoffwechselbedingtes Flüssigkeitsdefizit » Verlust von Körperflüssigkeit z. B. Diarrhö » Mangelnde Substitution von Flüssigkeit » Nebenwirkung von Medikamenten z. B. Diuretika	CE 02 CE 03 CE 04 CE 05 CE 06 CE 08 CE 10 I.2.a-e) I.3.a-e)	Datum	Kürzel, Datum	Kürzel, Datum	Kürzel, Datum
20 Kann die Pflegediagnose „Risiko einer Dehydration/Exsikkose“ und/oder „Risiko einer Störung des Elektrolythaushalts“ stellen und die verschiedenen Ursachen bezogen auf den Pflegeempfänger erkennen und erklären, z. B.: » Reduziertes Durstgefühl » Medizinisch indiziertes Drainagesystem » Starkes Schwitzen » Fieber » Erhöhte Defäkationsfrequenz/Diarrhö » Überschuss an Körperflüssigkeit	CE 02 CE 03 CE 04 CE 05 CE 06 CE 08 CE 10 I.2.a-e) I.3.a-e)	Datum	Kürzel, Datum	Kürzel, Datum	Kürzel, Datum
21 Wählt pflegefachlich begründete Pflegemaßnahmen entsprechend der externen und internen Evidenzlage aus, kann die Auswahl begründen und mit dem Pflegeempfänger kommunizieren, z. B.: » Flüssigkeitsbedarf individuell ermitteln » Aufforderung zur Flüssigkeitszufuhr » Maßnahmen zum Ausgleich des Elektrolythaushalts durchführen z. B. Bouillon anbieten » Flüssigkeitsverabreichung durchführen » Trinkfahrplan/Einfuhrplan führen » Subkutane Infusion	CE 02 CE 03 CE 04 CE 05 CE 08 CE 10 I.1.e) I.2.b)	Datum	Kürzel, Datum	Kürzel, Datum	Kürzel, Datum

A3 Ernährung

Nahrungs- und Flüssigkeitsaufnahme

		Theorie	gezeigt	geübt	erreicht
22 Kann aus der Informationssammlung mit Hilfe eines Assessments und/oder der pflegefachlichen Einschätzung das/den Pflegebedürfnis/-bedarf im Rahmen der Nahrungs- bzw. Flüssigkeitsaufnahme ermitteln bzw. einschätzen, z. B. notwendiger Unterstützungsgrad, Kostform usw.	CE 02, CE 03 CE 04, CE 05 CE 08, CE 10 I.1.c)+d)	Datum	Kürzel, Datum	Kürzel, Datum	Kürzel, Datum
23 Kann die Pflegediagnose „Beeinträchtigte Nahrungsaufnahme" stellen und die verschiedenen Ursachen bezogen auf den Pflegeempfänger erkennen und erklären, z. B.: » Entwicklungsbedingt » Eingeschränkte Selbstständigkeit » Störung in den Kau-/Schluckphasen » Schmerzen in Mund, Hals oder Speiseröhre » Schlechtsitzende Zahnprothese » Psychische Erkrankungen z. B. Anorexia nervosa oder Bulimia nervosa » Ernährung über Sonde » Beeinträchtigte Mund-Hand-Koordination » Eingeschränkte kognitive Fähigkeiten	CE 02 CE 03 CE 04 CE 05 CE 06 CE 08 CE 10 CE 11 I.2.a-e) I.3.a-e)	Datum	Kürzel, Datum	Kürzel, Datum	Kürzel, Datum
24 Kann die Pflegediagnose „Risiko der ernährungsbedingten Komplikation" stellen und die verschiedenen Ursachen bezogen auf den Pflegeempfänger erkennen und erklären, z. B.: » Nahrungskarenz » Nahrungsmittelunverträglichkeit » Operative Eingriffe am Magen/Darm » Parenterale Ernährung	CE 02 CE 03 CE 04 CE 06 CE 08 CE 10 I.2.a-e) I.3.a-e)	Datum	Kürzel, Datum	Kürzel, Datum	Kürzel, Datum
25 Kann den Gesamtenergiebedarf bzw. den individuellen Flüssigkeitsbedarf eines Pflegeempfängers fachgerecht berechnen	CE 02, CE 03 CE 04 I.1.c)+d)	Datum	Kürzel, Datum	Kürzel, Datum	Kürzel, Datum
26 Kennt verschiedene Kostformen bzw. Ernährungsformen und deren Indikationen und kann pflegeempfängerspezifisch den Bedarf ableiten und erklären, z. B.: » Kost ohne diätische Einschränkung (z. B. Vollkost, vegetarische oder vegane Kost) » Energiedefinierte Kost (z. B. Reduktionskost oder hochkalorische Kost) » Konsistenzveränderte Kost (z. B. flüssige, pürierte, weiche Kost, Breikost) » Gastroenterologische Kost (z. B. leichte Vollkost, Aufbaukost, ballaststoffarme/-reiche Kost) » Stoffwechseladaptierte Kost (z. B. diabetes- oder purinarme Kost) » Protein- und elektrolytdefinierte Kost (z. B. eiweißreiche/-arme, salzreduzierte, kaliumarme Kost) » Kost bei Nahrungsmittelunverträglichkeit (z. B. glutenfrei, laktosearm, fruktosearm)	CE 02 CE 03 CE 04 CE 06 CE 08 CE 10 I.1.c)+d)	Datum	Kürzel, Datum	Kürzel, Datum	Kürzel, Datum
27 Kann entsprechend der ermittelten Ernährungs- und Flüssigkeitssituation und dem individuellen Flüssigkeits- und Kalorienbedarf des Pflegeempfängers Interventionen zur Beobachtung und Gewährleistung der Nahrungszufuhr einleiten und gewissenhaft durchführen, z. B.: » Essenswünsche des Pflegeempfängers aufnehmen » Trinkfahrplan » Nahrungsprotokoll » Diäten bestellen » Mahlzeiten und Flüssigkeiten bereitstellen	CE 02 CE 03 CE 04 CE 05 CE 06 CE 08 CE 10 I.1.e) I.2.b)	Datum	Kürzel, Datum	Kürzel, Datum	Kürzel, Datum
28 Kann den Pflegeempfänger in eine physiologische Lagerung/Positionierung zur Nahrungs-/Flüssigkeitsaufnahme bringen, z. B.: » Sitzen am Tisch » Oberkörperhochlagerung im Bett	CE 02 CE 08 I.1.e) I.2.b)	Datum	Kürzel, Datum	Kürzel, Datum	Kürzel, Datum
29 Gewährleistet eine essförderliche Atmosphäre und kann die Mahlzeiten ansprechend gestalten	CE 02, CE 08 I.1.e), I.2.b)	Datum	Kürzel, Datum	Kürzel, Datum	Kürzel, Datum
30 Berücksichtigt die individuellen Gewohnheiten des Pflegeempfängers vor bzw. nach der Nahrungsaufnahme z. B. Hände waschen, Mund ausspülen bzw. Zähneputzen, Gebet sprechen usw.	CE 01, CE 02 CE 03, CE 04 CE 07, CE 08 I.1.e), I.2.b)	Datum	Kürzel, Datum	Kürzel, Datum	Kürzel, Datum

A3 Ernährung

Nahrungs- und Flüssigkeitsaufnahme

		Theorie	gezeigt	geübt	erreicht
31 Ermöglicht die Nutzung von Ess- und Trinkhilfen, welche der individuellen Situation des Pflegeempfängers angepasst sind, um die selbstständige Nahrungsaufnahme zu fördern	CE 01, CE 02 CE 04, CE 07 CE 08 I.1.e), I.2.b)	Datum	Kürzel, Datum	Kürzel, Datum	Kürzel, Datum
32 Kann Hilfsmittel zur Nahrungs-/Flüssigkeitsaufnahme entsprechend den Bedürfnissen des Pflegeempfängers auswählen und kann diesen zur selbstständigen Nutzung anleiten und beraten, z. B. Gummimatte/Haftmatte, Frühstücksbrett, Griffverbreiterer, Spezialteller/-besteck, Trinkhilfen usw.	CE 04 CE 05 CE 07 CE 08 CE 09 II.2.b)+c)	Datum	Kürzel, Datum	Kürzel, Datum	Kürzel, Datum
33 Erkennt den notwendigen Unterstützungsbedarf und kann den Pflegeempfänger im Rahmen einer aktivierenden Pflege ressourcenorientiert bei der Nahrungs-/Flüssigkeitsaufnahme anleiten	CE 02 CE 09 II.2.b)	Datum	Kürzel, Datum	Kürzel, Datum	Kürzel, Datum
34 Kann dem Pflegeempfänger Nahrung/Flüssigkeit adäquat anreichen und fördert dabei den Pflegeempfänger ressourcenorientiert	CE 02, CE 10 I.1.e) I.2.b)	Datum	Kürzel, Datum	Kürzel, Datum	Kürzel, Datum
35 Kennt therapeutische Konzepte im Rahmen der Nahrungs- und Flüssigkeitsverabreichung sowie deren Indikationen und kann diese pflegeempfänger- und situationsspezifisch auswählen und begründen, z. B.: » Gespürte Interaktionstherapie nach dem Affolter-Modell » Bobath-Konzept » Facio-Orale Trakt Therapie (F.O.T.T.) (siehe auch Lernfelder der Neurologie B2 und Gerontologie B14)	CE 02 CE 04 CE 08 CE 09 CE 10 I.2.a-e) I.3.a-e)	Datum	Kürzel, Datum	Kürzel, Datum	Kürzel, Datum
36 Kann Säuglingsnahrung brustfern fachgerecht verabreichen unter Beachtung der Hygienerichtlinien im Umgang mit Säuglingsnahrung (siehe auch Lernfelder der Neonatologie B8)	CE 02, CE 04 CE 10 I.1.e), I.2.b)	Datum	Kürzel, Datum	Kürzel, Datum	Kürzel, Datum
37 Kennt die Anforderungen an eine altersgerechte und gesunde Ernährung von Kindern und kann Eltern diesbezüglich beraten	CE 02, CE 04 CE 10 II.2.c)	Datum	Kürzel, Datum	Kürzel, Datum	Kürzel, Datum
38 Beachtet die zeitgerechte Einnahme von Medikamenten vor oder nach der Nahrungsaufnahme	CE 08 CE 10 III.2.b)	Datum	Kürzel, Datum	Kürzel, Datum	Kürzel, Datum
39 Beachtet erforderliche Maßnahmen im Rahmen der Diabetestherapie, z. B.: » Diabeteskost (Broteinheiten berechnen (BE)) » Spritz-Ess-Abstand beachten » Zwischenmahlzeiten ermöglichen (siehe auch Allgemeine Pflege: Stoffwechsel A9)	CE 04 CE 10 I.1.e) I.2.b)	Datum	Kürzel, Datum	Kürzel, Datum	Kürzel, Datum
40 Kennt Indikationen, welche eine Anpassung der Kostform erforderlich machen und kann den Pflegeempfänger diesbezüglich beraten	CE 04 II.2.c)	Datum	Kürzel, Datum	Kürzel, Datum	Kürzel, Datum
41 Ist in der Lage, das Ernährungsverhalten des Pflegeempfängers zu beobachten und in entsprechender Form schriftlich und mündlich weiterzugeben	CE 04 I.1.c) I.1.f)	Datum	Kürzel, Datum	Kürzel, Datum	Kürzel, Datum
42 Kennt verschiedene Möglichkeiten zur gesunden Ernährung und kann bei fehlgeleitetem Ernährungsverhalten beraten	CE 04 II.2.c)	Datum	Kürzel, Datum	Kürzel, Datum	Kürzel, Datum

Schluckstörung

		Theorie	gezeigt	geübt	erreicht
43 Führt eine systematische Pflegeanamnese bei dem Verdacht einer Schluckstörung durch, z. B.: » Phonationsprobe » Wasser-Schluck-Test » Aufforderung zum Husten und Räuspern	CE 02, CE 06 CE 07, CE 08 CE 09, CE 10 I.1.c)+d)	Datum	Kürzel, Datum	Kürzel, Datum	Kürzel, Datum
44 Kennt pflegespezifische Assessmentinstrumente zur Identifikation/Beurteilung einer Schluckstörung und kann deren Nutzung begründen, anwenden und die Ergebnisse im interdisziplinären Team besprechen, z. B.: » Standardized Swallowing Assessment (SSA) nach Perry » Gugging Swallowing Screen (GUSS)	CE 02, CE 06 CE 07, CE 08 CE 09, CE 10 I.1.c), I.1.+d)	Datum	Kürzel, Datum	Kürzel, Datum	Kürzel, Datum

A3 Ernährung

		Theorie	gezeigt	geübt	erreicht
45 Kann eine normale Schluckaktivität von den verschiedenen Aspekten einer Schluckstörung (Dysphagie) in den vier Phasen des Schluckaktes unterscheiden und pflegerisches Handeln ableiten, z. B.: » Präorale/orale Vorbereitungsphase » Orale Transportphase » Pharyngeale Transportphase » Ösophageale Transportphase	CE 06 CE 07 CE 10 I.1.c)+d)	Datum	Kürzel, Datum	Kürzel, Datum	Kürzel, Datum
46 Kann die Pflegediagnose „Beeinträchtigtes Schlucken" stellen und die verschiedenen Ursachen bezogen auf den Pflegeempfänger und die Schluckphasen erkennen und erklären, z. B.: » Neurologische Erkrankungen » Entzündliche Erkrankungen oder Tumore im Mund-Rachen-Raum » Schlechtsitzende Zahnprothese » Schmerzen im Mund-Rachen-Raum	CE 06, CE 07 CE 10 I.2.a-e) I.3.a-e)	Datum	Kürzel, Datum	Kürzel, Datum	Kürzel, Datum
47 Kann bei identifizierten Schluckstörungen eine Zusammenarbeit mit der Logopädie organisieren und Therapieempfehlungen umsetzen	CE 04, CE 07 CE 08, CE 09 CE 10 III.3.d)	Datum	Kürzel, Datum	Kürzel, Datum	Kürzel, Datum
48 Kennt pflegerelevante Interventions- und Therapieansätze bei Schluckstörungen, kann deren Anwendung begründen und bei der Umsetzung mitwirken, z. B.: » Funktionelle Dysphagietherapie (FDT) » Castillo-Morales-Konzept » Facio-Orale Trakt Therapie (F.O.T.T.) (siehe auch Lernfelder der Neurologie B2)	CE 06 CE 07 CE 10 I.1.e) I.2.b)	Datum	Kürzel, Datum	Kürzel, Datum	Kürzel, Datum
49 Kann kompensatorische Maßnahmen bei Pflegeempfängern mit Schluckstörungen anwenden und achtet dabei auf eine möglichst aufrechte und symmetrische Körperhaltung: » Anpassung der Kostform, Andicken von Flüssigkeiten » Beim Schlucken fazilitieren, Schluckkontrollgriff, Kieferkontrollgriff	CE 06 CE 07 CE 10 I.1.e) I.2.b)	Datum	Kürzel, Datum	Kürzel, Datum	Kürzel, Datum
50 Kann adäquat zur zugrundeliegenden Schluckstörung passgenaue Maßnahmen ableiten und anwenden, z. B.: » Stimulation des Schluck-/Würgereflexes bei fehlendem Schluckreflex » Trinktraining bei verlangsamtem Schluckreflex » Ess-/Trinktraining z. B. bei Zungenstoß » Aktivierung hypotoner Wangen-/Lippenmuskulatur vor der Nahrungsverabreichung, z. B. bei Fazialisparese » Orale basale Stimulation	CE 06 CE 07 CE 10 I.1.e) I.2.b)	Datum	Kürzel, Datum	Kürzel, Datum	Kürzel, Datum
51 Führt bei einem Pflegeempfänger mit Schluckstörung nach der Nahrungsverabreichung gewissenhaft eine Mundpflege mit Inspektion der Mundhöhle durch	CE 02 CE 08 I.1.e) I.2.b)	Datum	Kürzel, Datum	Kürzel, Datum	Kürzel, Datum
52 Kennt Möglichkeiten, einer Aspiration vorzubeugen und wendet diese konsequent und gewissenhaft an, z. B.: » Aufrechte Sitzposition mit leicht nach vorn gebeugtem Oberkörper » Auffordern zum bewussten Schlucken » Vermeidung von krümelnden oder festen Speisen » Verwendung von Trinkgefäßen mit Nasenkerbe » Mundhygiene nach der Nahrungsverabreichung » Aufrechte Sitzposition für 20 Minuten nach dem Essen	CE 02 CE 06 CE 10 I.1.e) I.2.b)	Datum	Kürzel, Datum	Kürzel, Datum	Kürzel, Datum
53 Kann Sofortmaßnahmen bei Aspiration einleiten z. B. zum kräftigen Husten auffordern, Druck auf Höhe des Zwerchfells bei gleichzeitigem Hustenstoß, Arztinformation	CE 02, CE 06 CE 10 I.4.a), I.1.e) I.2.b)	Datum	Kürzel, Datum	Kürzel, Datum	Kürzel, Datum
54 Kennt die Kernaussagen des Expertenstandards Ernährungsmanagement zur Sicherstellung und Förderung der oralen Ernährung in der Pflege (DNQP, aktuelle Ausgabe) und kann die Anforderungen des Expertenstandards in der Praxis anwenden	CE 02 CE 05 IV.1.a-d)	Datum	Kürzel, Datum	Kürzel, Datum	Kürzel, Datum
55 Kann das Auditinstrument zum Expertenstandard Ernährungsmanagement des DNQP anwenden, die Umsetzung des Standards in der Einrichtung bewerten sowie Verbesserungsmaßnahmen empfehlen	CE 02 CE 05 IV.1.a-d) Anlage 5: IV. 1.+2.	Datum	Kürzel, Datum	Kürzel, Datum	Kürzel, Datum

A3 Ernährung

Enterale Nahrungs- und Flüssigkeitszufuhr

		Theorie	gezeigt	geübt	erreicht
56 Kennt Indikationen bzw. Kontraindikationen sowie Vor- und Nachteile der verschiedenen Applikationsarten, kann diese benennen und pflegeempfängerspezifisch auswählen, z. B.: Verabreichung über: » Spritze » Pipette Verabreichung entsprechend der Arztanordnung: » Ernährungspumpe » Schwerkraft	CE 02 CE 03 CE 05 CE 06 CE 07 CE 08 CE 10 III.2.b) I.1.c)	Datum	Kürzel, Datum	Kürzel, Datum	Kürzel, Datum
57 Kennt Indikationen bzw. Kontraindikationen sowie Vor- und Nachteile der verschiedenen Applikationsformen, kann diese benennen und korrekt entsprechend der Anordnung des Arztes anwenden: » Bolusapplikation » Intermittierende Applikation » Kontinuierliche Applikation	CE 02 CE 03 CE 05 CE 06 CE 07 CE 08 CE 10 III.2.b) I.1.c)	Datum	Kürzel, Datum	Kürzel, Datum	Kürzel, Datum
58 Kennt die Notwendigkeit der Nasen-/Mundinspektion bzw. -pflege bei enteraler bzw. parenteraler Ernährung und kann diese durchführen (siehe auch Allgemeine Pflege: Körperpflege und Kleiden A1)	CE 02, CE03 CE 05, CE 06 CE 07, CE 08 CE 10 I.1.c-e) , I.2.b)	Datum	Kürzel, Datum	Kürzel, Datum	Kürzel, Datum

Enterale Nahrungs- und Flüssigkeitszufuhr über Sonde

		Theorie	gezeigt	geübt	erreicht
59 Kennt Indikationen bzw. Kontraindikationen sowie Vor- und Nachteile einer enteralen Sonden-Ernährung	CE 02, CE 03 CE 05, CE 06 CE 07, CE 08 CE 10 I.1.c)+e) I.2.b)	Datum	Kürzel, Datum	Kürzel, Datum	Kürzel, Datum
60 Kennt die unterschiedlichen Sondenformen und kann deren Verwendung und Eigenschaften benennen sowie den unterschiedlichen Pflegebedarf ableiten » Nasale Ernährungssonde (nasogastrale bzw. -jejunale Sonden) » Orale Ernährungssonde (orogastrale bzw. -jejunale Sonden) » Perkutane Ernährungssonde (perkutane endoskopische Gastrostomie (PEG), Verlängerung der PEG-Sonde ins Jejunum (Jet-PEG), perkutane endoskopische Jejunostomie (PEJ)) » Feinnadelkatheterjejunostomie (FKJ)	CE 02 CE 03 CE 05 CE 06 CE 07 CE 08 CE 10 I.1.c-e) I.2.b)	Datum	Kürzel, Datum	Kürzel, Datum	Kürzel, Datum
61 Beherrscht den Analyse- und Synthese-Prozess, um Pflegediagnosen für einen Pflegeempfänger mit einer enteralen Ernährung über Sonde abzuleiten und zu erläutern, z. B.: » Selbstfürsorgedefizit Nahrungsaufnahme » Schluckstörung » Risiko von Komplikationen durch die Sonde und/oder Sondennahrung z. B. Diarrhö, Aspiration durch Lagerveränderung der Magensonde usw.	CE 02, CE 03 CE 05, CE 06 CE 07, CE 08 CE 10 I.2.a-e) I.3.a-e)	Datum	Kürzel, Datum	Kürzel, Datum	Kürzel, Datum
62 Kann eine nasogastrale Sonde unter Beachtung der Hygienerichtlinien und der notwendigen Sicherheitsaspekte legen	CE 02, CE 03 CE 05, CE 06 CE 07, CE 08 CE 10 III.2.a)+b) I.1.e), I.2.b)	Datum	Kürzel, Datum	Kürzel, Datum	Kürzel, Datum
63 Kann eine orogastrale Sonde unter Beachtung der Hygienerichtlinien und der notwendigen Sicherheitsaspekte legen	CE 02, CE 03 CE 05, CE 06 CE 07, CE 08 CE 10 III.2.a)+b) I.1.e), I.2.b)	Datum	Kürzel, Datum	Kürzel, Datum	Kürzel, Datum
64 Beachtet die Hygienerichtlinien und die notwendigen Sicherheitsaspekte beim Umgang mit Ernährungssonden	CE 02, CE 03 CE 05, CE 06 CE 07, CE 08 CE 10 III.2.a)+b) I.1.e), I.2.b)	Datum	Kürzel, Datum	Kürzel, Datum	Kürzel, Datum

A3 Ernährung

		Theorie	gezeigt	geübt	erreicht
65 Kann die richtige Lage der liegenden gastralen Sonde kontrollieren und führt diese zuverlässig vor der Nahrungsapplikation durch: » Kontrolle auf Atemgeräusche aus der Sonde » Luftinsufflation und Auskultation » Aspiration von Magensaft	CE 02, CE 03 CE 05, CE 06 CE 07, CE 08 CE 10 I.1.e), I.2.b)	Datum	Kürzel, Datum	Kürzel, Datum	Kürzel, Datum
66 Kann die Sonde sicher fixieren	CE 02, CE 03 CE 05, CE 06 CE 07, CE 08 CE 10 I.1.e), I.2.b)	Datum	Kürzel, Datum	Kürzel, Datum	Kürzel, Datum
67 Kennt mögliche Komplikationen bei liegenden Sonden (z. B. Druckstellen, ausgetrocknete Schleimhäute, Aspiration, gastrointestinale Symptome, Wundinfektionen usw.) und kann diesen vorbeugen	CE 02, CE 03 CE 05, CE 06 CE 07, CE 08 CE 10 I.1.e), I.2.b)	Datum	Kürzel, Datum	Kürzel, Datum	Kürzel, Datum
68 Kennt die unterschiedlichen Arten von Sondennahrung zur enteralen Nahrungssupplementation sowie deren Indikationen und kann diese pflegeempfänger- und situationsspezifisch auswählen und begründen, z. B.: » Niedermolekulare Substrate » Hochmolekulare Substrate » Stoffwechseladaptierte Substrate » Supplemente	CE 02, CE 03 CE 05, CE 06 CE 07, CE 08 CE 10 I.1.c)+d) III.2.b), III.3.b)	Datum	Kürzel, Datum	Kürzel, Datum	Kürzel, Datum
69 Kann aus dem Gesamtenergiebedarf des Pflegeempfängers und der Energiedichte des Substrats die erforderliche Menge Sondenkost und die notwendige Flüssigkeitszufuhr berechnen, interdisziplinär kommunizieren und nach Arztanordnung korrekt umsetzen	CE 02, CE 03 CE 05, CE 06 CE 07, CE 08 CE 10 I.1.e), I.2.b) III.2.b), III.3.b)	Datum	Kürzel, Datum	Kürzel, Datum	Kürzel, Datum
70 Kann abhängig von der Form der Sonde und den Besonderheiten des Pflegeempfängers die geeignete Applikationsart, -form und Sondenkost wählen, begründen, interdisziplinär kommunizieren und nach Arztanordnung korrekt umsetzen	CE 02, CE 03 CE 05, CE 06 CE 07, CE 08 CE 10 I.1.e), I.2.b) III.2.b), III.3.b)	Datum	Kürzel, Datum	Kürzel, Datum	Kürzel, Datum
71 Kann Sondenkost unter Beachtung der notwendigen hygienischen Grundsätze und der notwendigen Sicherheitsaspekte verabreichen	CE 02, CE 03 CE 05, CE 06 CE 07, CE 08 CE 10 I.1.e), I.2.b) III.2.a)	Datum	Kürzel, Datum	Kürzel, Datum	Kürzel, Datum
72 Beachtet bei einer neu angelegten Ernährungssonde eine langsame Aufbauphase von Sondenkost und kann den enteralen Kostaufbau nach Anordnung korrekt umsetzen und den Pflegeempfänger auf mögliche Komplikationen beobachten	CE 02, CE 03 CE 05, CE 06 CE 07, CE 08 CE 10 I.1.e), I.2.b)	Datum	Kürzel, Datum	Kürzel, Datum	Kürzel, Datum
73 Beachtet das Vor- und Nachspülen bei der Verabreichung von Sondenkost	CE 02, CE 03 CE 05, CE 06 CE 07, CE 08 CE 10 I.1.e), I.2.b) III.2.a)	Datum	Kürzel, Datum	Kürzel, Datum	Kürzel, Datum
74 Kennt mögliche Nebenwirkungen und Unverträglichkeitsreaktionen bei der Applikation von Sondenkost und kann diesen adäquat begegnen und ggf. Sofortmaßnahmen einleiten	CE 06 I.1.e) I.2.b) I.4.a)	Datum	Kürzel, Datum	Kürzel, Datum	Kürzel, Datum
75 Kennt Maßnahmen zur Aspirationsprophylaxe und kann im Falle einer Aspiration angemessen reagieren	CE 06 I.1.e) I.2.b)	Datum	Kürzel, Datum	Kürzel, Datum	Kürzel, Datum
76 Kann den Pflegeempfänger über den Umgang mit einer Ernährungssonde und der enteralen Ernährung informieren und beraten	CE 07 II.2.a)+c)	Datum	Kürzel, Datum	Kürzel, Datum	Kürzel, Datum
77 Kennt Zeitpunkt sowie Kontraindikationen der Medikamentenverabreichung über eine Ernährungssonde und kann diese sicher durchführen	CE 06 I.1.e) I.2.b)	Datum	Kürzel, Datum	Kürzel, Datum	Kürzel, Datum
78 Kann eine nasogastrale/orogastrale Sonde unter Beachtung der Hygienerichtlinien und der notwendigen Sicherheitsaspekte patientengerecht entfernen	CE 04 III.2.a)+b)	Datum	Kürzel, Datum	Kürzel, Datum	Kürzel, Datum

Ernährung

A3 Ernährung

Parenterale Nahrungs- und Flüssigkeitszufuhr

		Theorie	gezeigt	geübt	erreicht
79 Kennt Indikationen bzw. Kontraindikationen sowie Vor- und Nachteile einer parenteralen Ernährung	CE 03 I.1c)	Datum	Kürzel, Datum	Kürzel, Datum	Kürzel, Datum
80 Kennt die unterschiedlichen Zugangsformen für eine parenterale Ernährung und kann die jeweiligen Indikationen und Vor- und Nachteile benennen sowie pflegerisches Handeln ableiten: » Periphervenös: standardisierte periphervenöse Ernährung (hypokalorisch) » Zentralvenös: standardisierte zentralvenöse Ernährung (normokalorisch) oder bilanzierte zentralvenöse Ernährung	CE 06 CE 10 I.1.e) I.2.b) III.2.b)	Datum	Kürzel, Datum	Kürzel, Datum	Kürzel, Datum
81 Kann parenterale Substrate unterscheiden, kennt deren Erhaltungs- und Basislösungen: » Elektrolytlösungen (Eindrittel-, Halb-, Zweidrittel-, Vollelektrolytlösungen) » Kohlenhydratlösungen (Glucose-, Fructose-, Sorbit- oder Xylitlösungen) » Aminosäurelösungen, Fettlösungen » Kombinationslösungen, Korrekturlösungen » Ersatzlösungen, Besonderheiten werden konsequent beachtet » Tropfgeschwindigkeit der Substrate nach Arztanordnung » Lichtgeschütztes Verabreichen bei bestimmten Lösungen » Blutzuckerkontrollen nach Arztanordnung	CE 06 CE 10 I.1.e) I.2.b) III.2.b)	Datum	Kürzel, Datum	Kürzel, Datum	Kürzel, Datum
82 Kann parenterale Substrate nach Arztanordnung vorbereiten und verabreichen und beachtet dabei die Hygienerichtlinien und die notwendigen Sicherheitsaspekte	CE 06 CE 10 III.2.a)+b)	Datum	Kürzel, Datum	Kürzel, Datum	Kürzel, Datum
83 Kann aus dem Gesamtenergiebedarf und der Energiedichte des Substrats die erforderliche Menge Sondenkost und die notwendige Flüssigkeitszufuhr berechnen	CE 06, CE 10 I.1.c+e) I.2.b)	Datum	Kürzel, Datum	Kürzel, Datum	Kürzel, Datum
84 Kennt die Notwendigkeit der Messung des zentralen Venendruckes (ZVD) im Rahmen einer parenteralen Ernährung (siehe auch Lernfelder auf einer Intensivstation B5)	CE 06, CE 10 I.1.e), I.2.b) III.2 a)+b)	Datum	Kürzel, Datum	Kürzel, Datum	Kürzel, Datum
85 Kann den Pflegeempfänger über den Umgang mit den zuleitenden Systemen und der parenteralen Ernährung informieren und beraten	CE 06 CE 10 II.2.a)+b)	Datum	Kürzel, Datum	Kürzel, Datum	Kürzel, Datum
86 Kennt mögliche Komplikationen bei einer parenteralen Ernährung, kann diese erkennen und diesen vorbeugen, z. B.: » Störungen des Flüssigkeits-/Elektrolyt-, Säure-/Basen- oder Vitamin-/Spurenelementhaushalts » Hyper-/Hypoglykämie » Mikrobielle Besiedelung des Katheters, Refeeding-Syndrom	CE 06 CE 10 III.2.a) I.4.a)	Datum	Kürzel, Datum	Kürzel, Datum	Kürzel, Datum
87 Beherrscht den Analyse- und Synthese-Prozess, um Pflegediagnosen für einen Pflegeempfänger mit parenteraler Ernährung abzuleiten und zu erläutern, z. B.: » Risiko von ernährungsbedingten Komplikationen » Risiko von Soor und Parotitis » Risiko des Refeeding-Syndroms » Risiko der Mangelernährung	CE 02 CE 04 CE 08 CE 10 I.2.a-e) I.3.a-e)	Datum	Kürzel, Datum	Kürzel, Datum	Kürzel, Datum
88 Wählt pflegefachlich begründete Pflegemaßnahmen entsprechend der externen und internen Evidenzlage aus und kann die Auswahl begründen und mit dem Pflegeempfänger kommunizieren, z. B.: » Orale Stimulation, therapeutische Mundpflege » Gewichtskontrollen, Beobachtung der Ernährungs- und Flüssigkeitssituation, Blutzuckerkontrollen usw. » Beratungs- und Aufklärungsgespräche	CE 02 CE 07 CE 08 CE 10 I.1.e) I.2.b)	Datum	Kürzel, Datum	Kürzel, Datum	Kürzel, Datum

A3 Ernährung

Essensbestellung

		Theorie	gezeigt	geübt	erreicht
89 Kann die Essenswünsche des Patienten erfragen und im Essensplan aufnehmen	CE 02 I.1.d)	Datum	Kürzel, Datum	Kürzel, Datum	Kürzel, Datum
90 Verfügt über Informations-, Beratungs- und Anleitungskompetenz zur Sicherstellung einer bedürfnisorientierten und bedarfsgerechten Ernährung	CE 02 II.2.a)+c)	Datum	Kürzel, Datum	Kürzel, Datum	Kürzel, Datum
91 Ist in der Lage, eine bedürfnis- und bedarfsgerechte Kostform auszuwählen und zu bestellen	CE 02 I.1.c)+d)	Datum	Kürzel, Datum	Kürzel, Datum	Kürzel, Datum
92 Kann Änderungen im Rahmen der Essensbestellung an die Küche weiterleiten	CE 02 I.1.d), III.3.	Datum	Kürzel, Datum	Kürzel, Datum	Kürzel, Datum
93 Kontrolliert bei der Essensausgabe, ob die gelieferte Kostform der Bestellung entspricht	CE 02 I.1.c)	Datum	Kürzel, Datum	Kürzel, Datum	Kürzel, Datum

A4 Ausscheidung

Theorie | gezeigt | geübt | erreicht

Die Fähigkeit, zur Toilette zu gehen und die Harnblase und/oder den Mastdarm willentlich zu entleeren, kann beeinträchtigt sein. Auch die in der Regel ungewollte Entleerung des Mageninhaltes durch Muskelkontraktion (Erbrechen) zählt zu den Ausscheidungsprozessen, sowie die Ausscheidung von Schweiß über die Haut oder Sputum durch z.B. Abhusten von Bronchialsekret. Durch unterschiedliche Ursachen können normale Ausscheidungsprozesse verändert, beeinträchtigt oder gestört sein und es entsteht ein Pflegebedarf. Nachfolgende Lernergebnisse sind bedeutend für die Pflegeausbildung.

Selbstfürsorge Urin-/Stuhlausscheidung

Lernergebnis		Theorie	gezeigt	geübt	erreicht
1 Kennt erforderliche Hygienerichtlinien im Umgang mit Ausscheidungen und hält diese konsequent ein, z. B.: » Händedesinfektion » Schutzkleidung » Desinfektion von Gebrauchsgegenständen nach Kontamination » Benutzung des Steckbeckenspülers » Reinigung von Toilettenstuhl nach Benutzung	CE 02 III 2.a)	Datum	Kürzel, Datum	Kürzel, Datum	Kürzel, Datum
2 Kann empathisch mit der Intimsphäre des Pflegeempfängers umgehen und entsprechend rücksichtsvoll handeln in Bezug auf, z. B.: » Sexuelle Orientierung » Kulturellen Hintergrund » Religiöse Hintergründe » Individuelle Rituale » Schamgefühle	CE 02 CE 03 CE 05 I.2.a) I.5.c)	Datum	Kürzel, Datum	Kürzel, Datum	Kürzel, Datum
3 Beherrscht den Analyse- und Synthese-Prozess, um Pflegediagnosen im Kontext einer beeinträchtigten Urin-/Stuhlausscheidung zu stellen, z. B.: » Beeinträchtigte Toilettennutzung aufgrund von Mobilitäts-/Kognitionseinschränkungen » Selbstversorgungsdefizit bei Harn- oder Stuhlinkontinenz » Enuresis/Enkopresis	CE 02 I.1+2	Datum	Kürzel, Datum	Kürzel, Datum	Kürzel, Datum
4 Kennt die verschiedenen Möglichkeiten, einen Pflegeempfänger bei der Ausscheidung zu unterstützen und kann diese situationsgerecht auswählen, die Auswahl erläutern und sicher durchführen, z. B.: » Ausscheidungsunterstützung auf dem Toilettenstuhl » Anlegen einer Urinflasche » Ausscheidungsunterstützung mit dem Steckbecken » Unterstützung bei der Toilettennutzung » Nutzung einer Toilettenerhöhung	CE 02 I.1.e)	Datum	Kürzel, Datum	Kürzel, Datum	Kürzel, Datum
5 Kennt die Entwicklungsphasen des Kindes bezogen auf die Selbstständigkeit der Ausscheidungen und kann diese beim Säugling/Kind beobachten	CE 02 1.2.a)	Datum	Kürzel, Datum	Kürzel, Datum	Kürzel, Datum

Kontinenzförderung – Selbstfürsorgedefizit bei Inkontinenz

Lernergebnis		Theorie	gezeigt	geübt	erreicht
6 Kennt die verschiedenen Möglichkeiten der Informationssammlung und spezifischen Assessmentverfahren, um die Kontinenz-/Ausscheidungssituation einzuschätzen und kann diese anwenden, z. B.: » Miktionsprotokoll » Ein-Stunden-Pad-Test, 24-Stunden-Pad-Test » Pflegefachliche Einschätzung von Blasenkapazität, Frequenz » Schamgefühl » Begleitsymptome usw., Hustentest » International Consultation on Incontinence Questionnaire on Urinary Incontinence (ICIQ-UI)	CE 02 CE 03 CE 07 I.1.c) I.2.a)	Datum	Kürzel, Datum	Kürzel, Datum	Kürzel, Datum
7 Beherrscht den Analyse- und Synthese-Prozess, um Pflegediagnosen für einen Pflegeempfänger mit Urininkontinenz abzuleiten und zu erläutern. In Frage kommen z. B. Selbstfürsorgedefizite im Kontext von: » Belastungsinkontinenz » Drangurininkontinenz » Reflexurininkontinenz » Funktionale Urininkontinenz » Extraurethrale Urininkontinenz » Mischformen » Beeinträchtigtes Hilfesuchverhalten	CE 02 CE 07 I.1+2	Datum	Kürzel, Datum	Kürzel, Datum	Kürzel, Datum

A4 Ausscheidung

		Theorie	gezeigt	geübt	erreicht
8 Beherrscht den Analyse- und Synthese-Prozess, um Pflegediagnosen für ein Kind mit Enuresis abzuleiten und zu erläutern	CE 02, CE 07 I.1+2	Datum	Kürzel, Datum	Kürzel, Datum	Kürzel, Datum
9 Wählt pflegefachlich begründete Pflegemaßnahmen entsprechend der externen und internen Evidenzlage zur Kontinenzförderung aus, kann die Auswahl begründen und die Maßnahmen pflegeempfängerspezifisch sicher durchführen, z. B.: » Inkontinenzhilfsmitteleinsatz » Toilettentraining » Blasentraining » Miktionstraining » Beckenbodentraining » Einsatz von Vaginaltampons	CE 02 CE 07 I.1.e)	Datum	Kürzel, Datum	Kürzel, Datum	Kürzel, Datum
10 Kann Inkontinenzhilfsmittel entsprechend der Inkontinenzform und den Gegebenheiten des Pflegeempfängers auswählen, die Auswahl begründen und die Inkontinenzhilfsmittel korrekt anlegen bzw. anleiten z. B.: » Einlagen/Vorlagen » Netzhosen, Fixierhosen » Inkontinenzhosen » Pants, Slips » Urinalkondome/Kondomurinal	CE 02 CE 07 I.1.e)	Datum	Kürzel, Datum	Kürzel, Datum	Kürzel, Datum
11 Kann Angehörige/Bezugspersonen/den Pflegeempfänger beim Einsetzen von Inkontinenzhilfsmitteln gezielt anleiten und beraten	CE 02 CE 07 II.2	Datum	Kürzel, Datum	Kürzel, Datum	Kürzel, Datum
12 Kennt die verschiedenen Arten eines Toilettentrainings und kann den Unterschied erklären, abhängig von Pflegeempfänger und Situation auswählen, begründen, sicher durchführen und den Erfolg evaluieren: » Angebotener Toilettengang » Toilettengang zu individuellen Entleerungszeiten » Toilettengang zu festgelegten Entleerungszeiten	CE 02 CE 07 I.1.e)	Datum	Kürzel, Datum	Kürzel, Datum	Kürzel, Datum
13 Kennt den Expertenstandard zur Förderung der Harninkontinenz in der Pflege und kann die dort formulierten Anforderungen an die Versorgung eines Pflegeempfängers mit Harninkontinenz mit den hier formulierten Lernergebnissen in Verbindung bringen	CE 02 CE 07 IV.1.b)	Datum	Kürzel, Datum	Kürzel, Datum	Kürzel, Datum
14 Kann mit einem Pflegeempfänger gemeinsam den angestrebten Kontinenzlevel vereinbaren	CE 02 CE 07 I.1.e)	Datum	Kürzel, Datum	Kürzel, Datum	Kürzel, Datum
15 Kann Maßnahmen zur Kontinenzförderung/Sauberkeitsentwicklung entsprechend den Gegebenheiten und dem Entwicklungsstand des Kindes auswählen und begründen, z. B.: » Konditionierungstraining » Beckenbodentraining » Klingelbetten einsetzen	CE 02 CE 07 I.1.e)	Datum	Kürzel, Datum	Kürzel, Datum	Kürzel, Datum
16 Kann Angehörige/Bezugspersonen/den Pflegeempfänger bezüglich der Maßnahmen zur Kontinenzförderung gezielt anleiten und beraten: 1. 2. 3.	CE 02 CE 07 II.2	Datum	Kürzel, Datum	Kürzel, Datum	Kürzel, Datum
17 Kann ein individuelles wissensbasiertes, pflegerisches Beratungskonzept zur Kontinenzförderung entwickeln und umsetzen und dabei aktuelle Forschungsarbeiten berücksichtigen/integrieren	Anlage 5 II.3	Datum	Kürzel, Datum	Kürzel, Datum	Kürzel, Datum
18 Kann die Wirkung von Kontinenzfördermaßnahmen in einem Setting evaluieren	Anlage 5 II.3	Datum	Kürzel, Datum	Kürzel, Datum	Kürzel, Datum
19 Führt zur Kontinenzförderung in der Einrichtung basierend auf dem Expertenstandard zur Förderung der Harnkontinenz ein Projekt durch, z. B.: » Einführung des Expertenstandards » Literaturanalyse zu Teilementen des Expertenstandards im Sinne einer Aktualisierung » Audit zur Umsetzung des Expertenstandards	Anlage 5 IV 1-3	Datum	Kürzel, Datum	Kürzel, Datum	Kürzel, Datum

A4 Ausscheidung

Kontinenzförderung – Selbstfürsorgedefizit bei Inkontinenz

		Theorie	gezeigt	geübt	erreicht
20 Kann das Stuhlausscheidungsverhalten des Pflegeempfängers beobachten und einschätzen und die Informationen für ein mögliches Kontinenztraining auswerten, z. B.: » Stuhltagebuch	CE02 CE07 I.1.c) I.2.a)	Datum	Kürzel, Datum	Kürzel, Datum	Kürzel, Datum
21 Kann die Ausprägung einer Stuhlinkontinenz einschätzen und ausgewählte Assessments anwenden, z. B.: » Parks-Klassifikation » CACP-Kontinenz-Score » CCS-Inkontinenz-Score » Fecal Incontinence Quality of Life Scale (FIQL)	CE 02 CE 07 I.1.c) I.2.a)	Datum	Kürzel, Datum	Kürzel, Datum	Kürzel, Datum
22 Beherrscht den Analyse- und Synthese-Prozess, um Pflegediagnosen für einen Pflegeempfänger mit Stuhlinkontinenz abzuleiten und zu erläutern	CE 02 CE 07 I.1.+2.	Datum	Kürzel, Datum	Kürzel, Datum	Kürzel, Datum
23 Beherrscht den Analyse- und Synthese-Prozess, um Pflegediagnosen für ein Kind mit Enkopresis abzuleiten und zu erläutern	CE 02, CE 07 I.1+2	Datum	Kürzel, Datum	Kürzel, Datum	Kürzel, Datum
24 Kennt unterstützende Pflegemaßnahmen zur Förderung der Stuhlkontinenz und kann diese entsprechend für einen Pflegeempfänger auswählen, begründen und korrekt durchführen, z. B.: » Ernährungsumstellung » Toilettentraining » Beckenbodentraining » Einsatz von Analtamponade oder Stuhldrainagesysteme	CE 02 CE 07 I.1.e)	Datum	Kürzel, Datum	Kürzel, Datum	Kürzel, Datum
25 Kann Angehörige/Bezugspersonen/den Pflegeempfänger bei den unterstützenden Pflegemaßnahmen zur Förderung der Stuhlkontinenz gezielt anleiten und beraten: 1. 2. 3.	CE 02 CE 07 II.2	Datum	Kürzel, Datum	Kürzel, Datum	Kürzel, Datum

Krankenbeobachtung Urin und Stuhlgang sowie Unterstützung bei der Diagnostik

		Theorie	gezeigt	geübt	erreicht
26 Kann die Ausscheidungen des Pflegeempfängers nach folgenden Kriterien einschätzen und beurteilen: » Farbe » Menge » Geruch » Beimengungen » Frequenz » Probleme/Störungen	CE 02 CE 05 I.2.a)	Datum	Kürzel, Datum	Kürzel, Datum	Kürzel, Datum
27 Kann das spezifische Gewicht unter Berücksichtigung der Temperatur bestimmen und die Ergebnisse bewerten	CE 02 III.2.b)	Datum	Kürzel, Datum	Kürzel, Datum	Kürzel, Datum
28 Kennt die Methoden zur Uringewinnung/-sammlung zur Diagnostik (z. B. bakterielle Untersuchungen, Kreatininclearance), kann die Bedeutung erklären, Ergebnisse interpretieren und den Pflegeempfänger bei der Uringewinnung anleiten bzw. diese durchführen: » Morgenurin » Spontanurin » Mittelstrahlurin » Katheterurin » Sammeluringewinnung » Beuteluringewinnung » Urinschnelltest	CE 02 III.2.b)	Datum	Kürzel, Datum	Kürzel, Datum	Kürzel, Datum
29 Kennt die Besonderheiten der Uringewinnung beim Säugling/Kleinkind und kann diese sicher anwenden	CE 02 III.2.b)	Datum	Kürzel, Datum	Kürzel, Datum	Kürzel, Datum

A4 Ausscheidung

		Theorie	gezeigt	geübt	erreicht
30 Kann die Stuhlausscheidung nach folgenden Kriterien beobachten und beurteilen, sowie typische Veränderungen Krankheitsbildern zuordnen: » Menge » Farbe » Geruch » Beimengungen » Konsistenz » Ausscheidungsfrequenz	CE 02 I.2.a)	Datum	Kürzel, Datum	Kürzel, Datum	Kürzel, Datum
31 Kann den Pflegeempfänger über die Untersuchung des Stuhlgangs z. B. auf okkultes Blut aufklären, bei der Probengewinnung unterstützen und das Untersuchungsmaterial versandfertig machen	CE 02 III.2.b)	Datum	Kürzel, Datum	Kürzel, Datum	Kürzel, Datum

Obstipation und Obstipationsprophylaxe

		Theorie	gezeigt	geübt	erreicht
32 Kennt die spezifischen Symptome einer Obstipation, kann diese wahrnehmen, zuordnen und erklären, z. B.: » Akute Obstipation » Chronische Obstipation » Passagere Obstipation	CE 05 CE 08 I.2.a)	Datum	Kürzel, Datum	Kürzel, Datum	Kürzel, Datum
33 Kann aus der Informationssammlung mit Hilfe eines Assessments und/oder einer pflegefachlichen Einschätzung das Obstipationsrisiko des Pflegeempfängers ermitteln. Risikofaktoren können z. B. sein: » Abdominalchirurgische Eingriffe » Eingeschränkte Mobilität » Ballaststoffarme Ernährung » Reduzierte Flüssigkeitszufuhr » Laxanzienabusus	CE 05 CE 08 I.1.c) I.2.a)	Datum	Kürzel, Datum	Kürzel, Datum	Kürzel, Datum
34 Kann die Pflegediagnose „Risiko einer Obstipation" ODER „hat eine Obstipation, Risiko von Komplikationen" stellen und die verschiedenen Ursachenzusammenhänge bezogen auf den Pflegeempfänger erklären, z. B.: » Psychogen » Habituell » Neurogen » Endokrin » Metabolisch » Mechanisch » Nebenwirkungen von Medikamenten	CE 05 CE 08 I.1+2	Datum	Kürzel, Datum	Kürzel, Datum	Kürzel, Datum
35 Kann für den Pflegeempfänger mit Obstipation/Obstipationsrisiko einen individuellen Pflegeplan (Pflegediagnosen, Pflegeziele und Pflegemaßnahmen) erstellen	CE 05 CE 08 I.1+2	Datum	Kürzel, Datum	Kürzel, Datum	Kürzel, Datum
36 Kennt die verschiedenen pflegerischen Handlungskonzepte bei Obstipation/Obstipationsrisiko und kann diese pflegeempfänger- und situationsspezifisch auswählen, begründen und korrekt durchführen: » Ernährungsumstellung (ballaststoff-, zellulosereiche Kost, probiotische Lebensmittel usw.) » Flüssigkeitszufuhr anpassen » Colonmassage durchführen » Feuchtwarmen Bauchwickel anwenden » Stuhlgangfördernde Medikamente nach Arztanordnung » Beratungsgespräch zur Gesundheitsförderung und Prävention	CE 05 CE 08 I.1.e)	Datum	Kürzel, Datum	Kürzel, Datum	Kürzel, Datum
37 Kann ein Beratungsgespräch zur Prävention und Gesundheitsförderung im Kontext der Obstipationsprophylaxe abhängig von den verschiedenen Altersgruppen (Säugling, Kind, Erwachsener, alter Mensch) durchführen	CE 05 CE 08 II.2	Datum	Kürzel, Datum	Kürzel, Datum	Kürzel, Datum

A4 Ausscheidung

Darmeinlauf, digitales Ausräumen und Stomapflege

		Theorie	gezeigt	geübt	erreicht
38 Kennt die verschiedenen Indikationen von Einläufen, kann die Unterschiede erklären und die Maßnahme korrekt und sicher durchführen, z. B.: » Mikroklist » Klistier » Reinigungseinlauf retrograd » Hoher Einlauf » Schwenk-/Schaukeleinlauf » Medikamentöser Einlauf	CE0 5 CE 08 III.2	Datum	Kürzel, Datum	Kürzel, Datum	Kürzel, Datum
39 Kennt die Indikationsstellung für digitales Ausräumen und kann die Gefahren bei der Durchführung benennen, z. B.: » Koprostase » Kotsteine	CE 05 CE 08 III.2	Datum	Kürzel, Datum	Kürzel, Datum	Kürzel, Datum
40 Kann eine digitale Ausräumung des Enddarmes unter Beachtung der Intimsphäre und Hygiene durchführen	CE 05 CE 08 III 2.a)	Datum	Kürzel, Datum	Kürzel, Datum	Kürzel, Datum
41 Kennt die verschiedenen Stomaarten und kann die Besonderheiten für die Versorgung des Stomas ableiten und erklären, z. B.: » Darmstoma: Endständiges Stoma, doppelläufiges Stoma, Dickdarmstoma, Dünndarmstoma » Urostoma	CE 05 CE 08 III.2. I.1.e) I.2.a)	Datum	Kürzel, Datum	Kürzel, Datum	Kürzel, Datum
42 Kennt die Bedeutung der präoperativen Markierung der Stomaanlage und motiviert den Pflegeempfänger, sich aktiv zu beteiligen und seine Wünsche zu kommunizieren	CE 04, CE 05 CE 08 II.2 II.1.d)	Datum	Kürzel, Datum	Kürzel, Datum	Kürzel, Datum
43 Führt ein präoperatives Assessment über die Fähigkeiten und Ressourcen des Pflegeempfängers im Umgang mit der Erkrankung und zu erwartenden OP durch und stellt ein individuelles Beratungs-/Schulungsprogramm präoperativ zusammen und führt dieses durch	Anlage 5 I.1-7 II.3	Datum	Kürzel, Datum	Kürzel, Datum	Kürzel, Datum
44 Kann ein Assessment durchführen und z. B. folgende Aspekte einschätzen, z. B.: » Selbstversorgungskompetenzen des Pflegeempfängers » Beurteilung des Stomas » Stoma-Komplikationen » Standardisierte Assessments wie z. B. LSD-Score	CE 05 CE 08 I.1.c) I.2.a)	Datum	Kürzel, Datum	Kürzel, Datum	Kürzel, Datum
45 Kann die Aussagekraft, den Nutzen und die Güte von standardisierten Assessmentinstrumenten im Rahmen der Versorgung von Pflegeempfängern mit einem Stoma kritisch reflektieren und sinnvoll anwenden, z. B.: » LSD-Score » Ostomy Skin Tool	Anlage 5 I.1+2	Datum	Kürzel, Datum	Kürzel, Datum	Kürzel, Datum
46 Beherrscht den Analyse- und Synthese-Prozess, um Pflegediagnosen für einen Pflegeempfänger mit einer Stomaanlage abzuleiten und zu erläutern, z. B.: » Selbstfürsorgedefizit Stomaversorgung » Risiko von Stomakomplikationen » Beeinträchtigte Stomaversorgung » Risiko der sozialen Isolation	CE 05 CE 08 CE 09 I.1+2	Datum	Kürzel, Datum	Kürzel, Datum	Kürzel, Datum
47 Kann für den Pflegeempfänger mit einer Stomaanlage einen individuellen Pflegeplan (Pflegediagnosen, Pflegeziele und Pflegemaßnahmen) erstellen	CE 05 CE 08 I.1+2	Datum	Kürzel, Datum	Kürzel, Datum	Kürzel, Datum
48 Kennt die verschiedenen Stomaversorgungssysteme und kann die Stomaversorgung pflegeempfänger- und situationsspezifisch anpassen, auswählen und dies begründen, z. B.: » Geschlossener Beutel mit oder ohne integrierten Hautschutz » Basisplatte mit Rasterring und Beutel zum Aufdrücken » Postoperatives Versorgungssystem mit sterilem Ausstreifbeutel	CE 05 CE 08 I.1.c)	Datum	Kürzel, Datum	Kürzel, Datum	Kürzel, Datum
49 Kann ein Stoma ohne Stomakomplikationen sicher versorgen	CE 05, CE 08 I.1.c)	Datum	Kürzel, Datum	Kürzel, Datum	Kürzel, Datum

A4 Ausscheidung

		Theorie	gezeigt	geübt	erreicht
50 Kann die Stomaversorgung mit unterschiedlichsten Versorgungssystemen pflegeempfänger- und situationsspezifisch sicher durchführen: 1. 2. 3.	CE05 CE08 I.1.c)	Datum	Kürzel, Datum	Kürzel, Datum	Kürzel, Datum
51 Kann ein frisch angelegtes Stoma postoperativ neu verbinden und versorgen	CE05 CE08 I.1.c)	Datum	Kürzel, Datum	Kürzel, Datum	Kürzel, Datum
52 Kann ein Stoma mit einer Stoma-Komplikation situationsgerecht versorgen, z. B.: » Stomaretraktion » Mykose, Hautveränderungen » Stomanekrose » Stomaprolaps » Parastomale Hernie	CE05 CE08 I.1.c)	Datum	Kürzel, Datum	Kürzel, Datum	Kürzel, Datum
53 Kann den Pflegeempfänger und/oder Angehörige/Bezugspersonen bezüglich der Stomaversorgung beraten, z. B.: » Sicherstellung der Stomaversorgung im Alltag » Krankenbeobachtung, Hautirritationen und mögliche metabolische Komplikationen » Risiko der sozialen Isolation, Selbsthilfegruppen » Möglichkeiten einer Irrigation	CE05 CE08 CE09 II.2	Datum	Kürzel, Datum	Kürzel, Datum	Kürzel, Datum
54 Eltern und ggf. Kind werden in der Stomaversorgung schrittweise angeleitet und auf die Versorgung zu Hause vorbereitet	CE05 ,CE08 CE09 II.2	Datum	Kürzel, Datum	Kürzel, Datum	Kürzel, Datum

Katheterisieren der Harnblase – Katheterpflege

		Theorie	gezeigt	geübt	erreicht
55 Kennt die Indikationsstellung für das Legen eines Blasendauerkatheters, z. B.: » Bilanzierung (siehe auch B1.7) » Diagnostische oder therapeutische ärztliche Indikationsstellung (Spülbehandlung, urodynamische Messungen usw.) » Akuter Harnverhalt » Patientenkomfort z. B. in der Sterbephase	CE 05 1.2.a)	Datum	Kürzel, Datum	Kürzel, Datum	Kürzel, Datum
56 Kennt die beiden Arten der Katheterisierung und kann Unterschiede benennen sowie die jeweiligen Risiken der Verfahren: » Transurethraler Blasenkatheter » Suprapubischer Blasenkatheter	CE 05 1.2.a)	Datum	Kürzel, Datum	Kürzel, Datum	Kürzel, Datum
57 Kann bei einem männlichen Pflegeempfänger einen Blasenkatheter unter Beachtung der Hygiene, Sterilität und Wahrung der Intimsphäre sicher legen	CE 05 CE 03 I.1.c) III.2.a)	Datum	Kürzel, Datum	Kürzel, Datum	Kürzel, Datum
58 Kann bei einem weiblichen Pflegeempfänger einen Blasenkatheter unter Beachtung der Hygiene, Sterilität und Wahrung der Intimsphäre sicher legen	CE 05 CE 03 I.1.c) III.2.a)	Datum	Kürzel, Datum	Kürzel, Datum	Kürzel, Datum
59 Beachtet im Falle eines vorangegangenen Harnverhalts die notwendige Blasenentlastung und kann die Risiken erklären	CE 05 I.1.c) III.2.a)	Datum	Kürzel, Datum	Kürzel, Datum	Kürzel, Datum
60 Kann einen Blasendauerkatheter entfernen und den Pflegeempfänger auf spontane Miktion und mögliche Komplikationen beobachten	CE 05 I.1.c) III.2.a)	Datum	Kürzel, Datum	Kürzel, Datum	Kürzel, Datum
61 Kann die Materialien für das Legen einer suprapubischen Blasendrainage vorbereiten und dem Arzt assistieren	CE 05 I.1.c) III.2.a)	Datum	Kürzel, Datum	Kürzel, Datum	Kürzel, Datum
62 Ist sicher im Umgang mit den Harnableitungssystemen und führt die erforderlichen Maßnahmen sicher durch, z. B.: » Korrektes Aufhängen des Katheterbeutels » Beutel vor Mobilisierungsmaßnahmen entleeren und Zuleitungsschlauch abklemmen » Beachtung der Hygienerichtlinien beim Leeren des Urinbeutels » Desinfektion der Konnektionsstelle bei Diskonnektion	CE 05 I.1.c) III.2.a)	Datum	Kürzel, Datum	Kürzel, Datum	Kürzel, Datum

A4 Ausscheidung

Katheterisieren der Harnblase – Katheterpflege

		Theorie	gezeigt	geübt	erreicht
63 Kennt die notwendigen Hygienerichtlinien und die fachgerechte Handhabung im Umgang mit geschlossenen Urinableitungssystemen	CE05, CE03 I.1.c) III.2.a)	Datum	Kürzel, Datum	Kürzel, Datum	Kürzel, Datum
64 Kann den Pflegeempfänger im Umgang mit den geschlossenen Urinableitungssystemen entsprechend instruieren/anleiten	CE04, CE05 CE07 II.2.c)	Datum	Kürzel, Datum	Kürzel, Datum	Kürzel, Datum
65 Kann den Pflegeempfänger und/oder Angehörige/Eltern zum Katheterismus und/oder Selbst-Katheterismus anleiten und beraten	CE04, CE05 CE07 II.2.c)	Datum	Kürzel, Datum	Kürzel, Datum	Kürzel, Datum
66 Erkennt Begrenzungen im Beratungsprozess z. B. nicht zuverlässige Katheterisierung durch Eltern/Bezugspersonen, und entwickelt alternative Versorgungsstrategien	CE04 CE05 CE07 II.2.d)	Datum	Kürzel, Datum	Kürzel, Datum	Kürzel, Datum

Zystitis, Harnwegsinfektion

		Theorie	gezeigt	geübt	erreicht
67 Kennt die Kennzeichen einer Zystitis und/oder eines Harnwegsinfekts und kann diese benennen und beim Pflegeempfänger wahrnehmen: » Unterbauchschmerzen » Dysurie z. B. Brennen beim Wasserlassen » Pollakisurie, Harndrang » Erhöhte Keimzahl im Mittelstrahlurin	CE 04 CE 05 I.2.a)	Datum	Kürzel, Datum	Kürzel, Datum	Kürzel, Datum
68 Kann den Pflegeempfänger zur Zystitisprophylaxe aufklären und beraten, z. B.: » Flüssigkeitszufuhr » Angemessene Kleidung » Hygienemaßnahmen	CE 04 II.2 III.2.a)	Datum	Kürzel, Datum	Kürzel, Datum	Kürzel, Datum
69 Kennt die Risikofaktoren für eine katheterassoziierte Harnwegsinfektion, z. B.: » Immunsuppression » Diskonnektion » Mangelnde Katheterpflege » Lange Liegedauer » Diabetes mellitus	CE 05 III.2.a)	Datum	Kürzel, Datum	Kürzel, Datum	Kürzel, Datum
70 Kann die Pflegediagnose „Risiko der Infektion der Harnwege/Harnblase" stellen und die verschiedenen Ursachen bezogen auf den Pflegeempfänger erklären, z. B.: » Blasendauerkatheter » Immunabwehrschwäche	CE 05 I.1+2	Datum	Kürzel, Datum	Kürzel, Datum	Kürzel, Datum
71 Kennt die verschiedenen Pflegemaßnahmen zur Zystitisprophylaxe und kann diese pflegeempfänger- und situationsspezifisch auswählen und begründen, z. B.: » Flüssigkeitszufuhr » Intimtoilette » Wärme » Unterwäsche	CE 05 III.2.a)	Datum	Kürzel, Datum	Kürzel, Datum	Kürzel, Datum
72 Kennt die verschiedenen Pflegemaßnahmen zur Prophylaxe einer katheterassoziierten Harnwegsinfektion und kann diese pflegeempfänger- und situationsspezifisch auswählen, begründen und korrekt durchführen, z. B.: » Katheterpflege » Silikon-Harnblasendrainagen » Korrekte Kathetergröße » Aseptisches Arbeiten beim Legen	CE 05 III.2.a)	Datum	Kürzel, Datum	Kürzel, Datum	Kürzel, Datum

A4 Ausscheidung

	Theorie	gezeigt	geübt	erreicht

Krankenbeobachtung Erbrechen, Schweiß, Sputum

		Theorie	gezeigt	geübt	erreicht
73 Kennt die unterschiedlichen Ursachen für die Symptome Übelkeit und Erbrechen, z. B.: » Gastrointestinale Ursachen » Infektionen bakteriell/viral » Metabolisch/endokrin » Zentrales Nervensystem » Medikamente » Kardial bedingt	CE 05 I2.a)	Datum	Kürzel, Datum	Kürzel, Datum	Kürzel, Datum
74 Kann die verschiedenen Charakteristika des Erbrechens beschreiben und mögliche Ursachen zuordnen und erklären: » Aussehen » Geruch » Art (Hämatemesis, Galle, Miserere) » Schwallartiges Erbrechen » Zeitpunkt des Erbrechens (postprandial, 1 Stunde postprandial, Intervall)	CE 05 CE 08 I2.a)	Datum	Kürzel, Datum	Kürzel, Datum	Kürzel, Datum
75 Beherrscht den Analyse- und Synthese-Prozess, um Pflegediagnosen für einen Pflegeempfänger mit Übelkeit/Erbrechen abzuleiten und zu erläutern, z. B.: » Selbstfürsorgedefizit » Risiko einer Aspiration » Risiko der Dehydration/eines Elektrolytdefizits » Beeinträchtigtes Wohlbefinden	CE 05 CE 08 I.1+2	Datum	Kürzel, Datum	Kürzel, Datum	Kürzel, Datum
76 Kennt Pflegemaßnahmen im Kontext von Übelkeit und Erbrechen und kann diese pflegeempfänger- und situationsspezifisch auswählen, begründen und korrekt durchführen: » Maßnahmen zur Förderung des individuellen Wohlbefindens » Unterstützung beim Erbrechen » Unterstützende komplementäre Maßnahmen » Ernährungsempfehlung » Auslösende Faktoren identifizieren (z. B. Gerüche) und ausschalten	CE 05 CE 08 I.1.e)	Datum	Kürzel, Datum	Kürzel, Datum	Kürzel, Datum
77 Kann Sputum nach folgenden Kriterien beobachten und beurteilen: » Menge » Aussehen » Farbe » Beimengungen » Geruch » Konsistenz » Zeitpunkt	CE 05 CE 08 I2.a)	Datum	Kürzel, Datum	Kürzel, Datum	Kürzel, Datum
78 Kennt die Methoden der Sputumgewinnung für Untersuchungszwecke und kann den Pflegeempfänger anleiten, die Sputumgewinnung zu unterstützen	CE 05 CE 08 III.2.b)	Datum	Kürzel, Datum	Kürzel, Datum	Kürzel, Datum
79 Kann die verschiedenartigen Formen des Schwitzens mit dem Zustand des Pflegeempfängers und möglichen Ursachen in Zusammenhang bringen: » Kleinperlig, großperlig » Kaltschweißig, warmschweißig » Geruch » Nachtschweiß	CE 05 CE 08 1.2.a)	Datum	Kürzel, Datum	Kürzel, Datum	Kürzel, Datum

Ausscheidung

A5 Kreislauf

Der physiologische Blutkreislauf in den Blutgefäßen des Pflegeempfängers (Arterien, Venen und Blutkapillaren) ist lebensnotwendig, um das Körpergewebe zu versorgen. Durch komplexe neuronale und hormonelle Regelsysteme wird der Blutkreislauf durch eine effiziente Pumpleistung unseres Herzens aufrechterhalten. Bei Störungen des Blutkreislaufs entstehen Risiken und medizinischer Handlungsbedarf für den Pflegeempfänger. Nachfolgende Lernergebnisse stellen zentrale Bereiche der Überwachung und Prävention dar.

Puls

		Theorie	gezeigt	geübt	erreicht
1 Kann den Puls des Pflegeempfängers ertasten und korrekt ermitteln: » Periphere Pulsmessung » Zentrale Pulsmessung » Fontanelle beim Neugeborenen	CE 05 CE 06 CE 10 I.1.e) I.2.b)	Datum	Kürzel, Datum	Kürzel, Datum	Kürzel, Datum
2 Kann die ermittelten Pulswerte des Pflegeempfängers in der Pflegedokumentation/auf der Fieberkurve korrekt dokumentieren	CE 05 CE 06 CE 10 I.1.f)	Datum	Kürzel, Datum	Kürzel, Datum	Kürzel, Datum
3 Kennt das Messverfahren der Pulsoxymetrie und kann die Messwerte (Pulsfrequenz und Sauerstoffgehalt) korrekt ablesen und bewerten	CE 05, CE 06 CE 10 I.1.e), I.2.b)	Datum	Kürzel, Datum	Kürzel, Datum	Kürzel, Datum
4 Kann den Puls des Pflegeempfängers abhängig vom Alter korrekt bewerten und pathologische Abweichungen nach folgenden Kriterien einschätzen, beurteilen und den Arzt informieren, z. B.: » Rhythmus, Frequenz, Qualität » Veränderungen/Störungen » Pulsdefizit (siehe B1.7)	CE 05 CE 06 CE 10 I.1.c)	Datum	Kürzel, Datum	Kürzel, Datum	Kürzel, Datum

Blutdruck

		Theorie	gezeigt	geübt	erreicht
5 Kann den Blutdruck des Pflegeempfängers mit Hilfe eines Stethoskops und Blutdruckmessgerätes mit Manschette korrekt durchführen: » Indirekte Messung › auskultatorisch › palpatorisch	CE 05 CE 06 CE 10 I.1.e) I.2.b)	Datum	Kürzel, Datum	Kürzel, Datum	Kürzel, Datum
6 Kann den Blutdruck des Pflegeempfängers mit Hilfe eines digitalen Blutdruckmessgerätes (oszillometrische Messung) korrekt durchführen	CE 05 CE 06 CE 10 I.1.e) I.2.b)	Datum	Kürzel, Datum	Kürzel, Datum	Kürzel, Datum
7 Kann die ermittelten Blutdruckwerte des Pflegeempfängers in der Pflegedokumentation/auf der Fieberkurve korrekt dokumentieren	CE 05, CE 06 CE 10 I.1.f)	Datum	Kürzel, Datum	Kürzel, Datum	Kürzel, Datum
8 Kann den Blutdruck des Pflegeempfängers nach folgenden Kriterien einschätzen und beurteilen: » Systolischer Wert » Diastolischer Wert » Blutdruckamplitude	CE 05 CE 06 CE 10 I.1.c)+d)	Datum	Kürzel, Datum	Kürzel, Datum	Kürzel, Datum
9 Kennt Symptome einer symptomatischen Hypotonie und kann diese beim Pflegeempfänger erkennen und verifizieren, z. B.: » Blässe der Haut und Schleimhaut » Kalte Hände und Füße, Frieren » Schwindel, Verwirrtheit » Müdigkeit und Erschöpfung, Konzentrationsschwäche » Tachykardie, Herzrasen » Kreislaufkollaps › Übelkeit und Erbrechen › Augenflimmern › Ohrensausen (siehe auch B1.7)	CE 05 CE 06 CE 09 CE 10 I.1.f)	Datum	Kürzel, Datum	Kürzel, Datum	Kürzel, Datum

A5 Kreislauf

		Theorie	gezeigt	geübt	erreicht
10 Beherrscht den Analyse- und Synthese-Prozess, um Pflegediagnosen bei einem Pflegeempfänger mit einem symptomatischen hypotonen Blutdruck abzuleiten und zu erläutern, z. B.: » Risiko des Kreislaufkollapses » Risiko eines Sturzes » Selbstfürsorgedefizit im Bereich der Körperpflege, Mobilität, Ausscheidung, Ernährung	CE 05 CE 06 CE 10 I.2.a-e) I.3.a-e)	Datum	Kürzel, Datum	Kürzel, Datum	Kürzel, Datum
11 Kann die verschiedenen Pflegehandlungen zur Unterstützung der hypotonen Kreislaufsituation sicher durchführen: » Vitalzeichenkontrolle » Aktive/passive Bewegungsübungen » Kreislaufstabilisierende Lagerungen » Flüssigkeitsgabe oral » Beine hochlagern	CE 05 CE 06 CE 10 I.1.e) I.2.b)	Datum	Kürzel, Datum	Kürzel, Datum	Kürzel, Datum
12 Kennt Symptome einer schweren Hypertonie und kann diese beim Pflegeempfänger erkennen und verifizieren, z. B.: » Kopfschmerzen, Schwindel, Ohrensausen » Nervosität, Herzklopfen » Brustschmerz, Belastungsdyspnoe (siehe auch B1.7)	CE 05 CE 06 CE 10 I.1.c)+d)	Datum	Kürzel, Datum	Kürzel, Datum	Kürzel, Datum

Kreislaufstörungen erkennen und Sofortmaßnahmen einleiten können

		Theorie	gezeigt	geübt	erreicht
13 Kennt die Symptome einer Kreislaufstörung (Synkope, Schock), z. B.: » Hypotone oder hypertone Blutdruckwerte mit entsprechenden Symptomen » Arrhythmie, Tachykardie oder Bradykardie » Zyanose, Atemnot » Quantitative Bewusstseinsveränderung	CE 05 CE 06 CE 10 I.1.c)+d)	Datum	Kürzel, Datum	Kürzel, Datum	Kürzel, Datum
14 Kann Sofortmaßnahmen bei einem Pflegeempfänger mit einer Synkope (Kreislaufkollaps) bis zum Eintreffen des Arztes einleiten, z. B.: » Beine hochlagern » Kreislaufmonitoring	CE 05, CE 06 CE 10 I.1.e), I.2.b) I.4.a)+b)	Datum	Kürzel, Datum	Kürzel, Datum	Kürzel, Datum
15 Kann Sofortmaßnahmen bei einem Pflegeempfänger mit einem Schock bis zum Eintreffen des Arztes abhängig von der Schockursache einleiten, z. B.: » Hypovolämischer Schock » Septischer Schock » Anaphylaktischer Schock › Trendelburg-Lagerung/Autotransfusionslagerung › Blutung stoppen » Kardiogener Schock › Herzbettlage » Kreislaufmonitoring, Notfallmedikamente vorbereiten (siehe auch B1 und B5)	CE 05 CE 06 CE 10 I.4.a) I.4.b) I.4.c)	Datum	Kürzel, Datum	Kürzel, Datum	Kürzel, Datum

Thromboserisiko

		Theorie	gezeigt	geübt	erreicht
16 Erhebt eine systematische Pflegeanamnese eines Pflegeempfängers zur Abklärung eines Thromboserisikos, z. B. mit Hilfe » eines standardisierten Assessments » der Durchführung einer Bewegungsanalyse » der Ermittlung der Risikofaktoren	CE 02 I.1.c)	Datum	Kürzel, Datum	Kürzel, Datum	Kürzel, Datum
17 Setzt ein standardisiertes Assessment zur Risikobewertung einer Thrombose korrekt ein und kann die Ergebnisse bewerten, z. B.: » Autar-DVT-Scale » Messskala der Thrombosegefährdung nach Kümpel » Skala zur Erfassung des Thromboserisikos nach Frowein	CE 02 I.1.c)	Datum	Kürzel, Datum	Kürzel, Datum	Kürzel, Datum

A5 Kreislauf

Thromboserisiko

		Theorie	gezeigt	geübt	erreicht
18 Kennt die Risikofaktoren für die Entstehung einer Thrombose und kann pflegeempfängerspezifische Prophylaxemaßnahmen ableiten, z. B.: » Störung der Blutgerinnung » Immobilität » Höheres Lebensalter » Übergewicht » Gefäßerkrankungen » Operative Eingriffe z. B. im Bein-/Beckenbereich » Tumorerkrankung	CE 05 CE 06 I.1.c) I.1.e) I.2.b)	Datum	Kürzel, Datum	Kürzel, Datum	Kürzel, Datum
19 Kann die Pflegediagnose „Risiko einer Thrombose " stellen und die verschiedenen Ursachenzusammenhänge bezogen auf den Pflegeempfänger erklären, z. B.: » Geringere körperliche Aktivität » Veränderung der Gefäße » Veränderungen der Gefäßinnenhaut » Verringerte Muskelpumpe durch abnehmende muskuläre Masse » Erhöhte Verletzungsneigung	CE 05 CE 06 I.2.a-e) I.3.a-e)	Datum	Kürzel, Datum	Kürzel, Datum	Kürzel, Datum
20 Wählt pflegefachlich begründete Maßnahmen entsprechend der externen und internen Evidenzlage zur Thromboseprophylaxe aus und kann diese begründen	CE 05 CE 06 I.1.e) I.2.b)	Datum	Kürzel, Datum	Kürzel, Datum	Kürzel, Datum
21 Kann für einen Pflegeempfänger zu einem bestehenden Thromboserisiko einen individuellen Pflegeplan (Pflegediagnose, Pflegeziele und Pflegemaßnahmen) erstellen	CE 05 CE 06 I.1.f)	Datum	Kürzel, Datum	Kürzel, Datum	Kürzel, Datum
22 Kann die verschiedenen Pflegehandlungen der Thromboseprophylaxe sicher durchführen, z. B.: » Frühmobilisation » Bewegungsübungen aktiv/passiv » Kompressionsverband » Medizinische Thromboseprophylaxestrümpfe » Medikamentöse Thromboseprophylaxe laut Arztanordnung	CE 05 CE 06 I.1.e) I.2.b)	Datum	Kürzel, Datum	Kürzel, Datum	Kürzel, Datum
23 Kann die medizinischen Thromboseprophylaxestrümpfe ordnungsgemäß ausmessen, auswählen und anziehen	I.1.c)	Datum	Kürzel, Datum	Kürzel, Datum	Kürzel, Datum
24 Kann fachgerecht einen Kompressionsverband nach den unterschiedlichen Methoden anlegen, z. B.: » Modifiziert nach Pütter » Kornährenverband	CE 05 CE 06 CE 10 I.1.e) I.2.b)	Datum	Kürzel, Datum	Kürzel, Datum	Kürzel, Datum
25 Kann Angehörige/Bezugspersonen und den Pflegeempfänger bezüglich der Maßnahmen zur Einschätzung des/der Thromboserisikos/-prophylaxe gezielt anleiten und beraten, z. B.: » Einsatz der Muskelpumpe » Bewegungsübungen im Bett » Anzeichen einer Thrombose	CE 02 CE 04 CE 05 CE 06 CE 10 II.2.b-c)	Datum	Kürzel, Datum	Kürzel, Datum	Kürzel, Datum

A6 Bewegung & Mobilität

Theorie | gezeigt | geübt | erreicht

Die Fähigkeit zur willkürlichen Bewegung und damit erreichten Mobilität also Fähigkeit zur Fortbewegung ist von zentraler Bedeutung für den Pflegeempfänger, um ein selbstbestimmtes Leben zu ermöglichen und Risiken und Gesundheitsschäden abzuwenden. Durch zahlreiche Erkrankungen, Altersschwäche oder andere Gründe kann diese Fähigkeit eingeschränkt sein und es entsteht ein Pflegebedarf. Nachfolgende Lernergebnisse beschreiben die Ausbildungsziele im Kontext der Mobilität. Weitere spezifische Lernergebnisse im Kontext der Mobilität befinden sich bei den jeweiligen Krankheitsbildern.

Orts- und Positionswechsel im Bett unterstützen

		Theorie	gezeigt	geübt	erreicht
1 Bezieht das Bett des Pflegeempfängers systematisch unter hygienischen Aspekten sowie unter Beachtung der Anforderungen des Pflegeempfängers und mit Hilfe von rückenschonenden Arbeitsmethoden: » Betten eines leeren Bettes » Betten eines teilmobilen Patienten » Betten eines immobilen Patienten	CE 02 I.1 e) I.2.b)	Datum	Kürzel, Datum	Kürzel, Datum	Kürzel, Datum
2 Kann den Pflegeempfänger in die sichere Bedienung der Funktionen des Bettes einweisen, z. B.: » Höhenverstellbarkeit	CE 02 I.2a)	Datum	Kürzel, Datum	Kürzel, Datum	Kürzel, Datum
3 Kennt verschiedene Techniken, einen Pflegeempfänger im Bett zu bewegen, und kann diese situations- und pflegeempfängerspezifisch auswählen und begründen, z. B.: » Körpermassen einzeln an den Bettrand bewegen (nach kinästhetischen Prinzipien) Zur Seite drehen: » Drehen im Bett vom Oberkörper ausgehend (nach kinästhetischen Prinzipien) » Drehen im Bett vom Becken ausgehend (nach kinästhetischen Prinzipien) » Drehen „en bloc“ zu zweit Liegend im Bett nach oben bewegen: » In sanften, wechselseitigen „Wippbewegungen“ mit zwei Pflegepersonen im Bett nach oben bewegen (nach kinästhetischen Prinzipien) » Kinästhetisch im Bett nach oben bewegen (nach kinästhetischen Prinzipien)	CE 02 I.1 e) I.2.b)	Datum	Kürzel, Datum	Kürzel, Datum	Kürzel, Datum
4 Kann die verschiedenen Lagerungsarten sicher und rückenschonend anwenden und die jeweiligen Indikationen begründen, z. B.: » Rückenlagerung » Oberkörperhochlagerung » Trendelenburg-Lagerung » Beintieflagerung » Beinhochlagerung » Bauchlagerung » Stabile Seitenlagerung » 90°-Seitenlagerung » 30°-Seitenlagerung » 135°-Seitenlagerung » Atemerleichternde Lagerung » Herzbettlagerung » LiN-Lagerung » Känguru-Lagerung » Bobath-Lagerung (siehe auch B2) » Flachlagerung » Schocklagerung » Bauchdeckenentspannende Lagerung » Nestlagerung (siehe auch die Lagerungsarten speziell zur Dekubitusprophylaxe unter Gewebeintegrität A8)	CE 02 I.1 e) I.2.b)	Datum	Kürzel, Datum	Kürzel, Datum	Kürzel, Datum

A6 Bewegung & Mobilität

Orts- und Positionswechsel im Bett unterstützen

		Theorie	gezeigt	geübt	erreicht
5 Kann situations- und pflegeempfängerspezifisch die passende Form einer guten Berührung auswählen, um dem Pflegeempfänger bei der Unterstützung bei Bewegungen/Transfers Sicherheit, Geborgenheit oder Halt zu vermitteln, und wendet die verschiedenen Griffe in der Pflege sicher an, z. B.: » Wiegegriff (zur Bewegung und zum Anheben der Extremitäten) » Hakengriff » Handgelenkgriff » Daumengriff » Händeschüttelgriff » Stützgriff » Schultergriff	CE 02 I.1 e) I.2 b	Datum	Kürzel, Datum	Kürzel, Datum	Kürzel, Datum
6 Kann verschiedene Lagerungshilfsmittel gezielt und individuell auf die Körperlichkeit des Patienten abgestimmt auswählen und einsetzen, z. B.: » Kissen » Schaumstoffkeile » Matratzen oder Spezialbetten	CE 02 I.1 e) I.2.b)	Datum	Kürzel, Datum	Kürzel, Datum	Kürzel, Datum

Beim Transfer unterstützen/den Transfer übernehmen

		Theorie	gezeigt	geübt	erreicht
7 Kennt die verschiedenen Methoden zur Unterstützung eines Transfers z. B. vom Bett in den Rollstuhl, Rollstuhl in den Stuhl usw. und kann diese situationsgerecht und pflegeempfängerspezifisch auswählen und begründen, z. B.: » Transfer mit Drehen im blockierten Stand » Nach kinästhetischen Prinzipien	CE 02 I.1 e) I.2.b)	Datum	Kürzel, Datum	Kürzel, Datum	Kürzel, Datum
8 Kennt die verschiedenen Arten und Methoden zur Unterstützung eines Transfers und kann passende Handlungsabläufe beim Transfer unter Einbeziehung der Ressourcen des Pflegeempfängers planen, erklären und sicher und rückenschonend durchführen, z. B.: » Transfer von Bett zu Bett/Liege » Transfer vom Bett in den Rollstuhl oder zurück » Transfer vom Rollstuhl in die Badewanne und zurück » Transfer von Rollstuhl zu Stuhl und zurück	CE 02 I.1 e) I.2.b)	Datum	Kürzel, Datum	Kürzel, Datum	Kürzel, Datum
9 Kennt Methoden der Mobilitäts- und Transferunterstützung (bei Bedarf) unter Zuhilfenahme von Hilfsmitteln, z. B: » Patientenlifter » Bewegungshilfen, z. B.: › Drehkissen › Rutschbretter › Gleitmatten	CE 02 I.1 e) I.2.b)	Datum	Kürzel, Datum	Kürzel, Datum	Kürzel, Datum
10 Kennt Möglichkeiten eines Transfers nach therapeutischen Konzepten und kann diese situationsspezifisch und abhängig vom Pflegeempfänger auswählen, begründen und entsprechend den Prinzipien des Konzeptes durchführen, z. B.: » Transfer über den Stand durch Schultergriff, Blockieren der Knie und Gewichtsverlagerung unterstützen » Transfer nach dem NDT-Konzept mit Fazilitation über den Stand » Tiefer Transfer mit vorgebeugtem Oberkörper des Pflegeempfängers und blockierten Knien	CE 02 I.1 e) I.2.b)	Datum	Kürzel, Datum	Kürzel, Datum	Kürzel, Datum
11 Kennt die Grundprinzipien (z. B. „Massen fassen – Zwischenräume spielen lassen") und Methoden der Kinästhetik und kann den Pflegeempfänger beim Transfer nach kinästhetischen Grundsätzen unterstützen, z. B.: » Aufsetzen vom Liegen zum Sitzen auf der Bettkante, Bewegungsablauf sequenziell und en bloc » Vom Sitzen zum Stehen » Mit dem „Schinkengang" Sitzposition optimieren » Begleitung beim Gehen » Auswirkung von Umgebungsveränderung in Sitzpositionen	CE 02 I.1 e) I.2.b)	Datum	Kürzel, Datum	Kürzel, Datum	Kürzel, Datum

A6 Bewegung & Mobilität

		Theorie	gezeigt	geübt	erreicht
12 Kennt die Kontraindikationen für die Anwendung von kinästhetischen Bewegungsmöglichkeiten und kann alternative Methoden (z. B. „en-bloc"-Drehen) anwenden bei, z. B.: » Wirbelfrakturen » Bandscheiben-OP » Extensionsbehandlung » Sternotomie » Phlebothrombose	CE 02 I.1 e) I.2.b)	Datum	Kürzel, Datum	Kürzel, Datum	Kürzel, Datum
13 Kann den Pflegeempfänger zum selbstständigen Lagewechsel im Bett anleiten und motivieren	CE 02 I.1 e) I.2.b)	Datum	Kürzel, Datum	Kürzel, Datum	Kürzel, Datum
14 Kann die für den Pflegeempfänger passende Methode der Geh-Unterstützung bestimmen und begründen	CE 02 I.1 e) I.2.b)	Datum	Kürzel, Datum	Kürzel, Datum	Kürzel, Datum
15 Kann den Pflegeempfänger sicher führen bzw. beim Gehen unterstützen, z. B.: » Führen von vorne » Führen von der Seite » Führen mit zwei Pflegepersonen	CE 02 I.1 e) I.2.b)	Datum	Kürzel, Datum	Kürzel, Datum	Kürzel, Datum
16 Setzt Gehhilfen unter Beachtung der Sicherheitsvorkehrungen gezielt ein, z. B.: » Gehgestell mit Rollen, Gehbock » Rollmobil, Rollator » Deltarad, Gehwagen mit Achselstütze » Gehstock	CE 02 I.1 e) I.2.b)	Datum	Kürzel, Datum	Kürzel, Datum	Kürzel, Datum
17 Kann den Pflegeempfänger beim Erlernen des Gehens mit Unterarmgehstützen gezielt anleiten und diese körpergerecht einstellen, z. B.: » Zweipunktgang ohne Belastung » Vierpunktgang mit Belastung » Zweipunktgang mit Belastung » Dreipunktgang mit Teilbelastung » Treppengehen	CE 02 I.1 e) I.2.b)	Datum	Kürzel, Datum	Kürzel, Datum	Kürzel, Datum
18 Kann den Pflegeempfänger beim Erlernen des Gehens mit Prothesen gezielt anleiten und unterstützen, z. B.: » Fußprothesen » Unterschenkelprothesen » Oberschenkelprothesen	CE 02 I.1 e) I.2.b)	Datum	Kürzel, Datum	Kürzel, Datum	Kürzel, Datum

Bewegungs- und Mobilitätseinschränkungen

		Theorie	gezeigt	geübt	erreicht
19 Erhebt eine systematische Pflegeanamnese eines Pflegeempfängers mit Bewegungs- und Mobilitätseinschränkungen, z. B.: » Bewegungsanalyse » Abklärung von Beschwerden » Biografische Hintergründe » Körperliche Untersuchung der Bewegungsfähigkeit von Gelenken » Schmerzsituation » Muskeltonus » Spastische Bewegungsmuster (siehe Neurologie B2) » Komplexe Situationen in ihrer Bedeutung für die Beweglichkeit analysieren und beurteilen » Kann Abweichungen der Bewegungsentwicklung vom Neugeborenen zum Kind erheben	CE 02 I.1.c	Datum	Kürzel, Datum	Kürzel, Datum	Kürzel, Datum
20 Kann die Güte und Aussagekraft der Assessments im Kontext der Bewegung und Mobilität bewerten und sinnvolle Instrumente für die Pflegepraxis ableiten, begründen und z. B. eine Risikobewertung für die Entstehung eines Dekubitus anwenden: » Hendrich-Sturzrisiko-Modell » Norton-Skala » Braden-Skala » Braden-Q-Skala (für Kinder) » Waterlow-Skala » Cubbin-Jackson-Skala	CE 02 I.1.c	Datum	Kürzel, Datum	Kürzel, Datum	Kürzel, Datum

A6 Bewegung & Mobilität

Bewegungs- und Mobilitätseinschränkungen

		Theorie	gezeigt	geübt	erreicht
21 Beherrscht den Analyse- und Synthese-Prozess, um Pflegediagnosen für einen Pflegeempfänger mit Bewegungs-/Mobilitätseinschränkungen abzuleiten und zu erläutern, z. B.: » Selbstfürsorgedefizit als Folge von Bewegungseinschränkungen » Beeinträchtigtes Gehen » Beeinträchtigtes Sitzen » Beeinträchtigter Transfer » Bewegungsarmer Lebensstil	CE 02 I.2. a-e) I.3.a-e)	Datum	Kürzel, Datum	Kürzel, Datum	Kürzel, Datum
22 Kann für einen Pflegeempfänger mit Bewegungs-/Mobilitätseinschränkungen einen individuellen Pflegeplan (Pflegediagnosen, Pflegeziele und Pflegemaßnahmen) erstellen	CE 02 CE 05 I.2. a-e) I.3.a-e)	Datum	Kürzel, Datum	Kürzel, Datum	Kürzel, Datum
23 Wählt pflegefachlich begründete Pflegemaßnahmen entsprechend der externen und internen Evidenzlage aus und kann die Auswahl begründen: » Mobilisierungsmaßnahmen » Maßnahmen im Kontext der Positionierung » Prophylaktische Maßnahmen	CE 05 I.1 e) I.2.b)	Datum	Kürzel, Datum	Kürzel, Datum	Kürzel, Datum
24 Kann durchgeführte Pflegemaßnahmen und Beobachtungen in der Pflegedokumentation (auch digital) dokumentieren	CE 05 I.1.f)	Datum	Kürzel, Datum	Kürzel, Datum	Kürzel, Datum
25 Kennt physiologische Veränderungen der Motorik im Alter und kann diese beim Pflegeempfänger erkennen und einen erhöhten Pflegebedarf ableiten, z. B.: » Sturzprophylaxe » Kontrakturenprophylaxe	CE 02 I.1 e) I.2.b)	Datum	Kürzel, Datum	Kürzel, Datum	Kürzel, Datum
26 Expertenstandard Erhaltung und Förderung der Mobilität in der Pflege (DNQP 2017): » Kennt den Expertenstandard » Kennt die Umsetzungsverfahren des Expertenstandards in der Klinik » Kann den Expertenstandard individuell auf den Pflegeempfänger bezogen adäquat umsetzen	CE 02 IV 1.a-d)	Datum	Kürzel, Datum	Kürzel, Datum	Kürzel, Datum
27 Kann Menschen über die Bedeutung von Mobilität in Bezug auf Prävention informieren und entwickelt mit dem Pflegeempfänger ein individuelles Bewegungsprogramm	CE 02 II.2.b)+c)	Datum	Kürzel, Datum	Kürzel, Datum	Kürzel, Datum
28 Kann Pflegeempfänger mit einem bewegungsarmen Lebensstil in Bezug auf mobilitäts- und entwicklungsfördernde Konzepte beraten und die Auswirkungen auf das Wohlbefinden evaluieren	CE 02 II.2 b)+c)	Datum	Kürzel, Datum	Kürzel, Datum	Kürzel, Datum

Risiko einer Kontraktur

		Theorie	gezeigt	geübt	erreicht
29 Erhebt eine systematische Pflegeanamnese eines Pflegeempfängers zur Abklärung eines Kontrakturrisikos und/oder einer bestehenden Kontraktur, z. B.: » Mit Hilfe einer Bewegungsanalyse der Gelenke » Abklärung von Risikofaktoren	CE 02 I.1.c)	Datum	Kürzel, Datum	Kürzel, Datum	Kürzel, Datum
30 Kann die Pflegediagnose „Risiko einer Kontraktur" stellen und die verschiedenen Ursachen bezogen auf den Pflegeempfänger erklären, z. B.: » Immobilität » Muskelschwäche » Ruhigstellung » Lähmungen » Sedierung, Fixierung » Spastizität » Hemiplegie » Schmerzbedingte Fehlhaltungen » Kontrakturen infolge von anderen Erkrankungen z. B. dermatogene Kontrakturen	CE 02 I.2. a)-e) I.3.a-e)	Datum	Kürzel, Datum	Kürzel, Datum	Kürzel, Datum

A6 Bewegung & Mobilität

		Theorie	gezeigt	geübt	erreicht
31 Kennt die verschiedenen Pflegemaßnahmen zur Kontrakturenprophylaxe und wählt situationsspezifisch geeignete Pflegemaßnahmen aus, kann die Auswahl begründen und die Maßnahmen sicher durchführen, z. B.: » Aktive Bewegungsübungen » Assistive Bewegungsübungen » Passive Bewegungsübungen » Gelenke in die physiologische Mittelstellung bringen » Frühmobilisation	CE 05 I.1.e), I.2.b)	Datum	Kürzel, Datum	Kürzel, Datum	Kürzel, Datum
32 Kann passive/assistive Bewegungsübungen an folgenden Gelenken korrekt durchführen: » Handgelenk » Schultergelenk » Ellenbogengelenk » Sprunggelenk » Knie- und Hüftgelenk	CE 02 I.1.e), I.2.b)	Datum	Kürzel, Datum	Kürzel, Datum	Kürzel, Datum
33 Kann bei bestehender Kontraktur passende Pflegemaßnahmen zur Mobilisierung benennen und Gefahren erkennen, z. B.: » Mobilisierung » Aktive Bewegungsübungen » Physiotherapeuten einschalten	CE 02 CE 05 I.1.e), I.2.b)	Datum	Kürzel, Datum	Kürzel, Datum	Kürzel, Datum
34 Kennt die Möglichkeiten, der Entstehung eines Spitzfußes vorzubeugen und setzt unter Beachtung von Kontraindikationen gezielte Maßnahmen ein: » Fußstütze mit Lagerungskissen » Hohe Turnschuhe » Bettbogen » Intermittierende Seitenlagerung 90°	CE 02 I.1.e), I.2.b)	Datum	Kürzel, Datum	Kürzel, Datum	Kürzel, Datum
35 Kann den Pflegeempfänger zu aktiven Bewegungsübungen motivieren und anleiten	CE 02 II.2.a)	Datum	Kürzel, Datum	Kürzel, Datum	Kürzel, Datum

Risiko eines Sturzes

		Theorie	gezeigt	geübt	erreicht
36 Erhebt eine systematische Pflegeanamnese eines Pflegeempfängers zur Abklärung eines Sturzrisikos, z. B.: » Abklärung von Risikofaktoren » Systematisches Assessment z. B. » Personenbezogene Risikofaktoren » Medikamentenbezogene Sturzrisikofaktoren » Umgebungsbezogene Sturzrisikofaktoren	CE 02 I.1.c)	Datum	Kürzel, Datum	Kürzel, Datum	Kürzel, Datum
37 Kann ein systematisches Assessment zur Einschätzung des Sturzrisikos durchführen und die Aussagekraft einschätzen » Mobilitätstest nach Tinetti » Risikoeinschätzung nach Hendrich » Risikoeinschätzung nach Morse-Skala	CE 02 I.1.c)	Datum	Kürzel, Datum	Kürzel, Datum	Kürzel, Datum
38 Kann die Pflegediagnose „Risiko eines Sturzes" stellen und die verschiedenen Risikofaktoren bezogen auf den Pflegeempfänger erklären, z. B.: » Intrinsische Risikofaktoren, z. B.: › Veränderungen im Gangbild › Störung des Gleichgewichts › Beeinträchtigung der Balance- und Koordinationsleistung › Sehbeeinträchtigung › Schmerzen › Einschränkungen durch Erkrankungen (z. B. Demenz, Rheuma, Parkinson, Osteoporose oder Apoplex) › Schwindel › Herz-Kreislauf-Probleme z. B. Hypotonie » Extrinsische Faktoren, z. B. › nicht angemessene Milieugestaltung wie fehlende Haltegriffe, unzureichende Beleuchtung › Medikamente › unangepasste Hilfsmittel › ungeeignete Kleidung und schlechtsitzendes Schuhwerk	CE 02 I.2.a-e) I.3.a-e)	Datum	Kürzel, Datum	Kürzel, Datum	Kürzel, Datum

A6 Bewegung & Mobilität

Risiko eines Sturzes

Lernergebnis		Theorie	gezeigt	geübt	erreicht
39 Expertenstandards Erhaltung und Förderung der Mobilität (DNQP 2017) und Sturzprophylaxe in der Pflege (DNQP 2013): » Kennt den Expertenstandard » Kennt die Umsetzungsverfahren des Expertenstandards in der Klinik » Kann die Expertenstandards individuell auf den Pflegeempfänger bezogen adäquat umsetzen	CE 02 IV.1.a-d)	Datum	Kürzel, Datum	Kürzel, Datum	Kürzel, Datum
40 Kann die im Expertenstandard vorgesehenen Audits durchführen und die Maßnahmen zur Sturzprophylaxe in der Organisation bewerten	CE 02 IV.1.a-d)	Datum	Kürzel, Datum	Kürzel, Datum	Kürzel, Datum
41 Kennt die verschiedenen Handlungskonzepte zur Sturzprophylaxe, plant für den Pflegeempfänger abhängig von den individuellen Risikofaktoren multidimensionale Pflegemaßnahmen und führt diese sicher und korrekt durch, z. B.: » Gleichgewichtsstörungen beobachten und Ursachen abklären » Gleichgewichtsübungen durchführen » Sturzrisikoreduzierende Umfeldgestaltung durchführen » Multidimensionales Bewegungstraining durchführen » Gehtraining mit aufrechter Körperhaltung durchführen » Zur Handhabung/zum Einsatz von Gehhilfen anleiten » Niederflurbett nutzen/Matratze mit Bettzeug auf den Fußboden verlegen » Sturzprotektoren/Sturzhelme einsetzen » Beim Gehen und bei der Mobilisierung unterstützen	CE 02 CE 05 IV.1.a-d) I.1.e), I.2.b)	Datum	Kürzel, Datum	Kürzel, Datum	Kürzel, Datum
42 Kann ein Beratungsgespräch zur Sturzprophylaxe situations- und pflegeempfängerspezifisch durchführen und evaluieren	CE 02 CE 05 II.2a	Datum	Kürzel, Datum	Kürzel, Datum	Kürzel, Datum
43 Kann die Sturzrisikofaktoren und Verletzungsrisiken bei einem Säugling/Kleinkind abhängig vom Bewegungsdrang und Entwicklungsstand gezielt bewerten und Präventivmaßnahmen einleiten, z. B.: » Kind nie unbeaufsichtigt auf Wickeltisch, Waage oder erhöhten Ablagen liegen lassen » Sturzsicherungen im Bereich Treppen, Abgängen und Schächten	CE 02 CE 05 IV.1.a-d) I.1.e), I.2.b)	Datum	Kürzel, Datum	Kürzel, Datum	Kürzel, Datum

A7 Entspannung, Schlafen, Ruhen

Die Fähigkeit, sich zu entspannen, mit Stress und Belastungssituationen ausgewogen umzugehen sowie für einen regelmäßigen, ausreichenden physiologischen Schlaf zu sorgen, um einen physiologischen Erholungszustand zu erreichen, kann durch Krankheit und Umfeld beeinträchtigt sein und zu Gesundheitsrisiken/-störungen führen. Die Lernergebnisse zielen darauf ab, den Pflegeempfänger in diesem Bereich zu unterstützen, um Gesundheit zu fördern.

Schlafen

		Theorie	gezeigt	geübt	erreicht
1 Kennt die Bedeutung eines normalen Zeitpunktes, der Dauer und Qualität des Schlafes für die psychische und physische Gesundheit des Pflegeempfängers und kann einen normalen Schlaf von einem beeinträchtigten Schlaf unterscheiden, z. B.: » Akute Insomnie, Schlafstörung liegt mind. 4 Wochen vor » Chronische Insomnie, Schlafstörung liegt mind. 3 Monate vor » Schlafbedarf je Lebensalter: › mit 6 Monaten ca. 14 h › mit 3 Jahren ca. 12 h › mit 6 Jahren ca. 10,5 h › mit 10 Jahren ca. 10 h › mit 14 Jahren ca. 9 h › mit 16 Jahren ca. 8 h › ab 17 Jahren: Schlafbedarf eines Erwachsenen ca. 7–8 h » Einflussfaktoren auf den Schlaf wie z. B. Geschlecht, Alter, sozial benachteiligte Personen, gewohnheitsmäßiger Kaffeekonsum, körperliche Aktivität » Schlafphasen/-zyklen » Albträume, psychische Belastungen	CE 02 CE 04 CE 08 CE 10 CE 11 I.1.c)+f)	Datum	Kürzel, Datum	Kürzel, Datum	Kürzel, Datum
2 Kann den Schlaf eines Patienten systematisch beobachten und die verschiedenen Schlafstörungen erkennen und klassifizieren	CE 02 I.1.c)+d)	Datum	Kürzel, Datum	Kürzel, Datum	Kürzel, Datum
3 Kann aus der Informationssammlung mit Hilfe eines Assessments und/oder einer pflegefachlichen Einschätzung eine Schlafstörung des Pflegeempfängers ermitteln und einschätzen. Mögliche Assessments und Datenquellen: » Pittsburgh Sleep Quality Index (PSQI) Schlafqualitäts-Fragebogen » Epworth-Schläfrigkeitsskala (ESS) » Children's Sleep Habits Questionnaire (CSHQ-DE) » Sleep Disturbance Scale (SDSC) » Schlaftagebuch	CE 02 CE 04 CE 08 CE 10 CE 11 I.1.c)+f)	Datum	Kürzel, Datum	Kürzel, Datum	Kürzel, Datum
4 Kann die Güte der Assessmentinstrumente zur Beurteilung des Schlafes bewerten und die Aussagekraft sowie den Nutzen der Messinstrumente im Rahmen von Forschungsarbeiten einschätzen und bewerten	CE 02, CE 04 CE 08, CE 10 CE 11 V.1	Datum	Kürzel, Datum	Kürzel, Datum	Kürzel, Datum
5 Erkennt Symptome, die auf einen Schlafmangel oder eine Schlafstörung hinweisen und kann diese bewerten und strukturiert dokumentieren, z. B.: » Starke Erschöpfung » Anzeichen von Müdigkeit wie Gähnen, Frieren, Napping, Konzentrationsschwierigkeiten » Kopfschmerzen » Einschlaf-/Durchschlafstörungen » Veränderter Tag-Nacht-Rhythmus » Nächtliches Umherwandern » Schlaf-Apnoe-Syndrom	CE 02, CE 04 CE 08, CE 10 CE 11 I.1.c)+f)	Datum	Kürzel, Datum	Kürzel, Datum	Kürzel, Datum
6 Beherrscht den Analyse- und Synthese-Prozess, um Pflegediagnosen beim Pflegeempfänger mit einem beeinträchtigten Schlaf zu stellen, z. B.: » Risiko des Schlafdefizites infolge einer Durch-/Einschlafstörung » Bestehendes Schlafdefizit infolge einer chronischen Schlafstörung » Risiko der Verletzung infolge von Schlafwandeln, Sekundenschlaf usw. » Risiko eines Selbstfürsorgedefizites infolge einer Hypersomnie/Tagesschläfrigkeit	CE 02 CE 04 CE 08 CE 10 CE 11 I.2.a-e) I.3.a-e)	Datum	Kürzel, Datum	Kürzel, Datum	Kürzel, Datum

A7 Entspannung, Schlafen, Ruhen

Schlafen

		Theorie	gezeigt	geübt	erreicht
7 Wählt pflegefachlich begründete Pflegemaßnahmen zur Förderung eines gesunden Schlafes entsprechend der externen und internen Evidenzlage pflegeempfängerspezifisch aus, z. B.: » Verbesserung der individuellen Schlafhygiene » Klientenzentrierte Gespräche » Schlaftagebuch/Protokoll führen » Störfaktoren ermitteln und beheben » Entspannungstechniken » Bewegungsangebote » Bestehende Schlaf-Rituale ermitteln, ermöglichen und/oder einführen » Aromatherapie » Massagen/Bäder » Wickel/Auflagen » Beschäftigungsangebote » Reizreduktion, z. B. Medien » Tai-Chi	CE 02 CE 04 CE 08 CE 10 CE 11 I.1.e I.2.b	Datum	Kürzel, Datum	Kürzel, Datum	Kürzel, Datum
8 Kann in einer Pflegesituation eine ausgewählte Pflegemaßnahme zur Förderung eines gesunden Schlafes sicher handhaben und durchführen: 1. 2. 3.	CE 02 CE 04 CE 08 CE 10 CE 11 I.1.e I.2.b	Datum	Kürzel, Datum	Kürzel, Datum	Kürzel, Datum
9 Kann Angehörige/Bezugspersonen und den Pflegeempfänger über die Maßnahmen zur Verbesserung der individuellen Schlafhygiene sowie zur Schlafförderung/-erziehung anleiten und beraten	CE 02, CE 04 CE 08, CE 10 CE 11 II.2.c)	Datum	Kürzel, Datum	Kürzel, Datum	Kürzel, Datum

Anspannung und Entspannung

		Theorie	gezeigt	geübt	erreicht
10 Kann eine chronische psychische und/oder körperliche Anspannung bei einem Pflegeempfänger erkennen, z. B.: » Berichtet über Stress, Ängste, Sorgen, innere Unruhe » Berichtet über Schlafstörungen » Erkennbare Nervosität, Unruhe, Gereiztheit, Verspannungen der Muskulatur	CE 04 CE 06 CE 07 CE 10 CE 11 I.1.c)+f)	Datum	Kürzel, Datum	Kürzel, Datum	Kürzel, Datum
11 Beherrscht den Analyse- und Synthese-Prozess, um die Pflegediagnose „kann sich nicht entspannen“ und deren mögliche Ursachenzusammenhänge zu benennen, z. B.: » Sinnkrise durch Krankheit » Schwere soziale Krise » Stress » Aktuelle Sorgen und Ängste	CE 04 CE 06 CE 07 CE 10 CE 11 I.2.a-e) I.3.a-e)	Datum	Kürzel, Datum	Kürzel, Datum	Kürzel, Datum
12 Kann Maßnahmen zur Förderung der Entspannung für einen Pflegeempfänger gezielt auswählen, begründen und korrekt durchführen, z. B.: » Aromapflege » Progressive Muskelentspannung » Anleitung zum autogenen Training » Musikreise » Massage » Entspannungsbad anbieten » Imaginationsübungen durchführen	CE 04 CE 06 CE 07 CE 10 CE 11 I.1.e) I.2.b)	Datum	Kürzel, Datum	Kürzel, Datum	Kürzel, Datum
13 Kann Angehörige/Bezugspersonen und den Pflegeempfänger über die Maßnahmen zur Förderung von Entspannung und Abbau von Stress beraten	CE 04, CE 06 CE 07, CE 10 CE 11 II.2.c)	Datum	Kürzel, Datum	Kürzel, Datum	Kürzel, Datum

A7 Entspannung, Schlafen, Ruhen

Stress

		Theorie	gezeigt	geübt	erreicht
14 Kann eine Stressüberlastung bei einem Pflegeempfänger erkennen und interdisziplinär kommunizieren, z. B.: » Anspannung » Beeinträchtigte Entscheidungsfindung » Berichtet über wahrgenommenen Stress	CE 04 CE 06 CE 07 CE 10 CE 11 I.1.c) I.1.f) III.3	Datum	Kürzel, Datum	Kürzel, Datum	Kürzel, Datum
15 Erkennt und erhebt das Stress- und Belastungserleben von Bezugspersonen/der Familie bei chronischen Erkrankungen und kann die erhobenen Informationen dokumentieren und interdisziplinär kommunizieren	CE 04, CE 06 CE 07, CE 10 CE 11 I.1.c)+f) III.3	Datum	Kürzel, Datum	Kürzel, Datum	Kürzel, Datum
16 Beherrscht den Analyse- und Synthese-Prozess, um die Pflegediagnose „Stressüberlastung" zu stellen und deren mögliche Ursachenzusammenhänge zu benennen, z. B.: » Stressoren durch die veränderte Lebenssituation bei Krankheit » Lebenskrisen	CE 04 CE 06 CE 07 CE 10 CE 11 I.2.a-e) I.3.a-e)	Datum	Kürzel, Datum	Kürzel, Datum	Kürzel, Datum
17 Kennt Maßnahmen zur Stressreduktion und kann für einen Pflegeempfänger individuell passende Maßnahmen auswählen und begründen, um ein erfolgreiches Stressmanagement zu fördern, z. B.: » Systematische Entspannung » Methoden der Autoregulation » Förderung der Achtsamkeit gegenüber Symptomen von Stress » Verbesserung des Zeitmanagements » Kognitive Verfahren zur Veränderung von Einstellungen und Sichtweisen	CE 04 CE 06 CE 07 CE 10 CE 11 I.1.e) I.2.b)	Datum	Kürzel, Datum	Kürzel, Datum	Kürzel, Datum

A8 Gewebeintegrität

Theorie | gezeigt | geübt | erreicht

Durch eine Schädigung des Gewebes (Schleimhaut, Haut, Bindegewebe, Muskeln, Sehnen, Knochen usw.) ist die normale Funktion des Gewebes, des Körpers des Pflegeempfängers in unterschiedlichster Weise beeinträchtigt und/oder einem gesundheitsgefährdenden Risiko ausgesetzt. Pflegerische Kompetenzen fokussieren die Prävention von Gewebeschädigungen ebenso wie die Unterstützung von Heilungsprozessen. Lernergebnisse zur Hautschädigung und Risiko einer Hautschädigung über die Bereiche Dekubitus und Intertrigo hinausgehend befinden sich im Bereich Dermatologie B12.

Beobachtung, Beurteilung und Hautschutz

Lernergebnis		Theorie	gezeigt	geübt	erreicht
1 Kann ein(e) systematische(s) körperliche(s) Beurteilung/Assessment der Haut- und Gewebeintegrität durchführen und begründen, z. B.: » Hautverfärbungen, Hautreaktionen z. B. Risse » Hautveränderungen z. B. durch Hautrisse, Wunden, Prellungen usw.	CE 02 CE 05 CE 06 I.1.c)	Datum	Kürzel, Datum	Kürzel, Datum	Kürzel, Datum
2 Kann eine Inspektion der Haut durchführen und dabei Hautveränderungen erkennen und unterscheiden, ob physiologische oder pathologische Ursachen vorliegen, z. B.: » Spannungszustand » Farbe der Oberflächenbeschaffenheit » Farbveränderung (Blässe, weißliche Verfärbung, Rötung, bläuliche Verfärbung usw.) » Veränderungen der Hautoberfläche (Blasen, Knoten, Pusteln, Quaddeln, Zysten usw.)	CE 02 CE 05 CE 06 CE 08 CE 10 I.1.c)				
3 Kann Hautveränderungen erkennen und deren Hinweise auf mögliche Störungen des Organismus deuten, im interdisziplinären Team kommunizieren und adäquat dokumentieren, z. B.: » Hautfarbe bei Hochdruck und/oder Durchblutungsstörungen » Hautveränderungen bei Soffwechselerkrankungen » Hautveränderungen bei Entzündungen	CE 02 CE 05 CE 06 CE 08 CE 10 I.1.c)+ f)	Datum	Kürzel, Datum	Kürzel, Datum	Kürzel, Datum
4 Kann den Hauttyp und den Pflege-/Schutzbedarf der Haut einschätzen und geeignete Pflegemaßnahmen adäquat durchführen und erklären, z. B.: » Hautpflege bei trockener Haut/Mischhaut/fettiger Haut » Hautschutzcreme	CE 02 CE 05 CE 06 I.1.b)+c)+e)	Datum	Kürzel, Datum	Kürzel, Datum	Kürzel, Datum
5 Beherrscht den Analyse- und Synthese-Prozess, um Pflegediagnosen für einen Pflegeempfänger mit dem „Risiko einer Hautschädigung" abzuleiten, z. B.: » Risiko der Dermatitis » Starkes Schwitzen » Neigung zu Intertrigo » Trockene Haut, trockene Lippen » Hypersensitive/-reaktive Haut » Bestrahlung, Strahlentherapie » Ausscheidungsbedingt	CE 02 CE 05 CE 06 I.1.c) I.2.a-e) I.3.a-e)	Datum	Kürzel, Datum	Kürzel, Datum	Kürzel, Datum
6 Kennt Maßnahmen zum Hautschutz und kann diese entsprechend dem Hautzustand anwenden: » Sonstige Hautschutzcremes (z. B. Cavilon-Creme) » Zinkhaltige Hautschutzcremes/-pasten (z. B. Multilind-Heilpaste) » Dexpanthenolhaltige Wundcremes (z. B. Bepanthen-Salbe)	CE 02 CE 05 CE 06 I.1.e) I.2.b)	Datum	Kürzel, Datum	Kürzel, Datum	Kürzel, Datum

Dekubitus und Dekubitusrisiko

Lernergebnis		Theorie	gezeigt	geübt	erreicht
7 Kann ein systematisches Hautassessment durchführen und dokumentieren, z. B.: » Fingertest bei geröteten Hautstellen durchführen (bei dunkler Pigmentierung zusätzlich Beurteilung der Temperatur, Weichheit und Konsistenz der Haut) » Hautinspektion auf Schmerzempfindung, Verhärtungen, Ödeme, Temperatur, Weichheit, Konsistenz und vermehrte Durchblutung » Areale der Knochenvorsprünge auf Veränderungen der Hautbeschaffenheit und Hautfarbe untersuchen » Areale unter und um medizinische(n) Geräte(n) auf druckbedingte Veränderungen und Verletzungen inspizieren	CE 02 CE 05 CE 06 I.1.c)	Datum	Kürzel, Datum	Kürzel, Datum	Kürzel, Datum

A8 Gewebeintegrität

		Theorie	gezeigt	geübt	erreicht
8 Kann die Güte und Aussagekraft der Verlaufsassessments und Risikoassessments im Kontext des Dekubitusrisikos bewerten und sinnvolle Instrumente für die Pflegepraxis ableiten, begründen und anwenden, z. B.: » Braden-Skala » Waterlow-Skala » Andersen-Skala » Medley-Skala » Prölß-Skala » RAPS-Skala (Risk Assessment Pressure Score) » Cubbin-Jackson-Skala Für Kinder: » NSRAS (Neonatal Skin Risk Assessment Scale) » Starkid Skin Scale » Braden-Q-Skala » Glamorgan Scale	CE 02 CE 05 CE 06 I.1.c)+e) I.2.b)	Datum	Kürzel, Datum	Kürzel, Datum	Kürzel, Datum
9 Kennt Prädilektionsstellen (dekubitusgefährdete Körperstellen), beobachtet diese regelmäßig bezüglich der Dekubitusgefährdung und dokumentiert die Ergebnisse angemessen (auch digital). Generell knöcherne Vorsprünge, z. B.: » Gesäß » Trochanter » Fersen » Kopf » Beckenkamm » Dornfortsätze	CE 02 CE 05 CE 06 I.1.c)+f)	Datum	Kürzel, Datum	Kürzel, Datum	Kürzel, Datum
10 Kann die verschiedenen Ursachen und Risikofaktoren bezogen auf den Pflegeempfänger erkennen und erklären, z. B.: » Immobilitätssyndrom » Fehlende oder reduzierte Spontanbewegung » Veränderte Mikrozirkulation unterschiedlicher Genese » Hohes Alter » Adipositas	CE 02 CE 05 CE 06 I.1.c) I.2.a-e) I.3.a-e)	Datum	Kürzel, Datum	Kürzel, Datum	Kürzel, Datum
11 Kann die verschiedenen Ursachen der Dekubitusentstehung bezogen auf den Pflegeempfänger erklären und sinnvolle Maßnahmen ursachenbezogen ableiten, z. B.: » Druck, Scherkräfte » Eingeschränkte Bewegung und Mobilität » Reduzierter Allgemeinzustand » Ernährung » Adipositas » Kachexie » Mangelernährung/Ernährungsdefizite	CE 02 CE 05 CE 06 I.2.a-e) I.3.a-e) I.1.e) I.2.b)	Datum	Kürzel, Datum	Kürzel, Datum	Kürzel, Datum
12 Kennt Maßnahmen zur Vermeidung von Druck- und Scherkräften und kann diese pflegeempfängerspezifisch auswählen und begründen und sicher durchführen, z. B.: » Einsatz von Hilfsmitteln wie Gelkissen, Schaumstoff, Sitzpolster, Fellen, Trockenpolymerauflagen usw. » Herunterrutschen bei Oberkörperhochlagerung vorbeugen » Herunterrutschen im (Lehn-/Roll-)Stuhl vorbeugen » Sichere Position der Füße direkt auf dem Boden oder mit Hilfe der Fußstützen	CE 02 CE 08 I.1.e) I.2.b)	Datum	Kürzel, Datum	Kürzel, Datum	Kürzel, Datum
13 Kann die Pflegediagnose „hat ein Dekubitusrisiko“ stellen und Risikofaktoren erkennen, benennen und erläutern	CE 02 I.2.a-e) I.3.a-e)	Datum	Kürzel, Datum	Kürzel, Datum	Kürzel, Datum
14 Kann eine Pflegediagnose bei bestehendem Dekubitus stellen, z. B.: » Risiko der Hautschädigung bei Dekubitus Kategorie I » Risiko der beeinträchtigten Wundheilung bei Dekubitus Kategorie II–IV	CE 02 I.2.a-e) I.3.a-e)	Datum	Kürzel, Datum	Kürzel, Datum	Kürzel, Datum

A8 Gewebeintegrität

Dekubitus und Dekubitusrisiko

Lernergebnis		Theorie	gezeigt	geübt	erreicht
15 Expertenstandard Dekubitusprophylaxe in der Pflege (DNQP 2017): » Kennt den Expertenstandard » Kennt die Umsetzungsverfahren des Expertenstandards in der Klinik » Kann den Expertenstandard individuell auf den Pflegeempfänger bezogen adäquat umsetzen » Kann anhand des Auditsystems den Umsetzungsgrad in der Einrichtung bewerten	CE 02 Anlage 5: IV. 1.+2.	Datum	Kürzel, Datum	Kürzel, Datum	Kürzel, Datum
16 Kann den Pflegeempfänger bezüglich allgemeiner (Verhaltens-) Maßnahmen zur Dekubitusprophylaxe/Förderung der Abheilung eines bestehenden Dekubitus beraten und anleiten, z. B.: » Mobilitätsförderung durch z. B. Transfertechniken, Bewegungsübungen, Mikrobewegungen, Bewegungsförderung bei Alltagsaktivitäten usw. » Vermeidung von Druck und Scherkräften » Gewichtsabnahme bei Adipositas » Gewichtszunahme bei Kachexie » Kompensation von Mangelernährung und Ernährungsdefiziten » Hautpflege sowie Hautschutz	CE 02 CE 08 II.2.a)+c)	Datum	Kürzel, Datum	Kürzel, Datum	Kürzel, Datum
17 Kennt Maßnahmen zum Schutz der Hautintegrität durch Druckentlastung und wählt situationsspezifisch eine geeignete Pflegemaßnahme aus, z. B.: » Systematische Mobilisierungsanreize im Rahmen von Alltagshandlungen » Bewegungsförderliche, barrierefreie Umfeldgestaltung » Individuelle Auswahl geeigneter Hilfsmittel/Lagerungsmaterialien	CE 02 CE 08 I.1.e) I.2.b)	Datum	Kürzel, Datum	Kürzel, Datum	Kürzel, Datum
18 Wählt pflegefachlich begründete druckverteilende Spezialmatratzen/-betten aus und handhabt den Einsatz der Spezialbetten korrekt und sicher, z. B.: » Schaumstoffmatratzen » Wechseldruckmatratze » Wechseldruckauflagen » Luftgebläsebett	CE 02 CE 08 I.1.e) I.2.b)	Datum	Kürzel, Datum	Kürzel, Datum	Kürzel, Datum
19 Kann verschiedene Lagerungsarten zur Dekubitusprophylaxe sicher anwenden und die jeweiligen Indikationen begründen, z. B.: » 30°-Lagerung rechts/links durchführen (Wechselpositionierung) » 40°-Lagerung rechts/links durchführen (Wechselpositionierung) » Rückenlagerung durchführen (Wechselpositionierung) » Bauchlagerung durchführen » Mikrolagerungen durchführen	CE 02 CE 08 I.1.e) I.2.b)	Datum	Kürzel, Datum	Kürzel, Datum	Kürzel, Datum
20 Kann das individuell erforderliche Lagerungs-/Positionierungsintervall pflegeempfängerspezifisch festlegen und begründen, z. B. : » Positionswechsel zweistündlich	CE 02 CE 08 I.1.e) I.2.b)	Datum	Kürzel, Datum	Kürzel, Datum	Kürzel, Datum
21 Führt bei vorhandenem Dekubitus der Kategorie II–IV eine begründete Wundversorgung entsprechend der externen und internen Evidenzlage entsprechend den Hygienerichtlinien durch und kann die Auswahl begründen/oder entsprechend der Arztanordnung: » Débridement (Reinigung der Wunde, Entfernung von abgestorbenem Gewebe) » Förderung des Granulationsgewebes (durch Feuchthalten der Wunde) » Förderung der Epithelisierung (Feuchthalten und Schutz des Epithels) » Schmerztherapie vor einem Verbandwechsel	CE 02 CE 08 I.1.e) I.2.b) III.2.e)	Datum	Kürzel, Datum	Kürzel, Datum	Kürzel, Datum
22 Fördert und unterstützt die Adhärenz (früher Compliance) des Pflegeempfängers im Rahmen der Wundheilung, z. B.: » Informiert über Pflegemaßnahmen und motiviert zur Mitarbeit » Fördert Entscheidungsmöglichkeiten und Verantwortungsübernahme des Pflegeempfängers » Entwickelt Lösungswege im Gespräch » Informiert über Konsequenzen verschiedener Handlungsalternativen » Fördert vorhandene Kompetenzen und Ressourcen	CE 02 CE 08 II.2.a+c)	Datum	Kürzel, Datum	Kürzel, Datum	Kürzel, Datum

A8 Gewebeintegrität

Intertrigo und Risiko des Intertrigos

		Theorie	gezeigt	geübt	erreicht
23 Kennt die Risikofaktoren für die Entstehung eines Intertrigos und kennt besonders gefährdete Hautstellen, z. B.: » Große Hautfalten, z. B. Achselhöhlen, unter den Brüsten, Bauchfalten, Leistenbeuge, unter dem Hodensack usw. » Kontrakturen » Spastik » Immobilität » Starkes Schwitzen	CE 02 I.1.c)	Datum	Kürzel, Datum	Kürzel, Datum	Kürzel, Datum
24 Kann die Pflegediagnose „hat ein Intertrigorisiko“ korrekt stellen und die verschiedenen Ursachen/Risikofaktoren auf den Pflegeempfänger bezogen erklären und sinnvolle Pflegemaßnahmen auswählen/vorschlagen und adäquat durchführen, z. B.: » Hautschutz auftragen » Maßnahmen zur Vermeidung eines feuchtes Hautmilieus » Mögliche Pilzinfektion durch Abstrich ausschließen	CE 02 I.2.a-e) I.3.a-e) I.1.e) III.2.a)	Datum	Kürzel, Datum	Kürzel, Datum	Kürzel, Datum
25 Kennt abheilungsfördernde Maßnahmen eines bestehenden Intertrigos und kann diese anwenden, z. B.: » Dünner Hydrokolloidverband » Dünner Folienverband » Trocken halten » Behandlung laut ärztlicher Anordnung durchführen	CE 02 I.1.e) I.2.b)	Datum	Kürzel, Datum	Kürzel, Datum	Kürzel, Datum
26 Kann ein Beratungsgespräch mit Angehörigen/Bezugspersonen und/oder dem Pflegeempfänger zur Intertrigoprophylaxe durchführen	CE 02 II.2.c)	Datum	Kürzel, Datum	Kürzel, Datum	Kürzel, Datum

Schleimhautveränderungen und Risiko der Schleimhautveränderungen

		Theorie	gezeigt	geübt	erreicht
27 Führt ein systematisches Assessment zur Einschätzung des Mund-/Zahnstatus und zu den Auswirkungen für den Pflegeempfänger durch und bespricht im interdisziplinären Team die Behandlungsstrategie: » Oral Assessment Guide (OGA) » Brief Oral Health Status Examination (BOHSE) » Oral Health Assessment Tool (OHAT)	CE 02, CE 08 CE 07, CE 10 I.1.c)	Datum	Kürzel, Datum	Kürzel, Datum	Kürzel, Datum
28 Kennt die verschiedenen Arten von Schleimhautveränderungen und kann diese richtig einschätzen, entsprechende Pflegeinterventionen ableiten sowie die Informationen an den ärztlichen Dienst weiterleiten: » Mukositis » Soor » Stomatitis » Aphthen » Rhagaden » Parotitis » Herpes labialis	CE 02 CE 08 CE 07 CE 10 I.1.c)+e) I.2.b) III.1.	Datum	Kürzel, Datum	Kürzel, Datum	Kürzel, Datum
29 Beherrscht den Analyse- und Synthese-Prozess, um Pflegediagnosen für einen Pflegeempfänger mit dem „Risiko der Schleimhaut- und/oder Hautschädigung“ abzuleiten und zu erläutern, z. B.: » Selbstfürsorgedefizit » Mundtrockenheit » Trockene Lippen » Zäher Speichel » Reduzierte(r) Speichelproduktion/-fluss » Fehlende/reduzierte Kautätigkeit » Schädigungen aufgrund einer Gaumenplatte	CE 02 CE 07 CE 08 CE 10 I.2.a-e) I.3.a-e)	Datum	Kürzel, Datum	Kürzel, Datum	Kürzel, Datum
30 Kann die Pflegediagnose „Veränderte Mundschleimhaut“ stellen und die verschiedenen Ursachen bezogen auf den Pflegeempfänger erklären, z. B.: » Stomatitis » Soorinfektion » Aphthen » Rhagaden » Parotitis » Herpes labialis	CE 02 CE 07 CE 08 CE 10 I.2.a-e) I.3.a-e)	Datum	Kürzel, Datum	Kürzel, Datum	Kürzel, Datum

A8 Gewebeintegrität

Theorie	gezeigt	geübt	erreicht

Schleimhautveränderungen und Risiko der Schleimhautveränderungen

31 Kennt die verschiedenen Mundpflegemittel und deren Anwendungsgebiete mit Indikation/Kontraindikationen und kann diese pflegeempfängerspezifisch auswählen und die Auswahl begründen, z. B.:

- Mundwasser
- Mundspülung
- Kamille
- Glycerin/Zitrone
- Salbei

CE 02 CE 07 CE 08 CE 10 I.1.e) I.2.b)

Theorie	gezeigt	geübt	erreicht
Datum	Kürzel, Datum	Kürzel, Datum	Kürzel, Datum

Hornhautveränderungen und Risiko von Hornhautveränderungen

32 Kann die Pflegediagnose „Risiko der Hornhautschädigung" stellen und die verschiedenen Ursachen bezogen auf den Pflegeempfänger benennen und erklären, z. B. beeinträchtigter Lidschluss aufgrund:

- Beatmung
- Fazialisparese
- Bewusstlosigkeit
- Apallisches Syndrom
- Wachkoma
- Augenlidlähmung

CE 04 CE 06 CE 11 I.2.a-e) I.3.a-e)

Theorie	gezeigt	geübt	erreicht
Datum	Kürzel, Datum	Kürzel, Datum	Kürzel, Datum

33 Kennt Maßnahmen zur Behandlung des Risikos der Hornhautschädigung und kann diese anwenden, z. B.:

- Tränenersatz in den unteren Bindehautsack geben
- Augentropfen verabreichen
- Therapeutische Augenpflege durchführen
- Augenverbände anlegen, z. B. Uhrglasverband, Siebklappenverband, Druckverband, Salbenverband, Rollverband usw.

CE 04 CE 06 CE 11 I.1.e) I.2.b)

Theorie	gezeigt	geübt	erreicht
Datum	Kürzel, Datum	Kürzel, Datum	Kürzel, Datum

Beeinträchtigte Wundheilung

34 Erhebt eine systematische Pflegeanamnese eines Pflegeempfängers mit einer beeinträchtigten Wundheilung
Wundanamnese, z. B.:

- Psychosoziale Aspekte
- Wundauslösende Faktoren
- Die Abheilung negativ beeinflussende Faktoren

Wundanalyse, z. B.:

- Medizinische Wunddiagnose
- Wundklassifikation
- Schweregradeinteilung
- Lokalisation
- Wunddauer
- Rezidivzahl
- Wundgröße
- Wundrand/-umgebung
- Wundgeruch
- Exsudation
- Infektionszeichen
- Wundschmerzen

Wunddokumentation, z. B.:

- Bildliche Dokumentation (nach Zustimmung)

CE 05 CE 06 I.1.c)

Theorie	gezeigt	geübt	erreicht
Datum	Kürzel, Datum	Kürzel, Datum	Kürzel, Datum

35 Beherrscht den Analyse- und Synthese-Prozess, um Pflegediagnosen für einen Pflegeempfänger mit dem „Risiko der beeinträchtigten Wundheilung" abzuleiten und zu erläutern, z. B. aufgrund folgender Ursachen:

- Intertrigo
- Vaginale Entbindung
- Risiko der Wunddehiszenz (postoperativ)
- Verbrennung
- Hautschädigung im Intimbereich
- Keimbesiedlung der Haut im OP-Gebiet
- Drahtein-/-austrittsstelle im Rahmen einer Frakturbehandlung

CE 05 CE 06 I.2.a-e) I.3.a-e)

Theorie	gezeigt	geübt	erreicht
Datum	Kürzel, Datum	Kürzel, Datum	Kürzel, Datum

A8 Gewebeintegrität

		Theorie	gezeigt	geübt	erreicht
36 Beherrscht den Analyse- und Synthese-Prozess, um Pflegediagnosen für einen Pflegeempfänger mit einer „beeinträchtigten Wundheilung“ abzuleiten und zu erläutern, z. B. aufgrund folgender Ursachen: » Sekundär heilende Wunde » Diabetisches Fußsyndrom » Ulcus cruris arteriosum » Ulcus cruris venosum » Ulcus cruris mixtum/nicht kategorisiertes Ulcus » Ausscheidungs-/inkontinenzassoziierte Dermatitis	CE 05 CE 06 I.2.a-e) I.3.a-e)	Datum	Kürzel, Datum	Kürzel, Datum	Kürzel, Datum
37 Führt bei vorhandenem Ulcus cruris ateriosum eine pflegefachlich begründete Wundbehandlung/Therapie entsprechend der externen und internen Evidenzlage durch, z. B.: » Erkennen, beschreiben und dokumentieren » Unter aseptischen Bedingungen verbinden » Reinigen und Desinfizieren der Wunde » Kompression vermeiden » Verletzungsminimierende Umfeldgestaltung » Bewegungsförderung (Kontraindikationen abklären) » Schmerztherapie » Durchblutungssituation der betroffenen Extremität einschätzen » Beintieflagerung durchführen » Bettbogen einsetzen » Betroffenen Fuß weich lagern » Lockeren Watteverband anlegen » Gefäßabknickungen in der Leiste vorbeugen » Durchführung der angeordneten Wundbehandlung	CE 05 CE 06 I.1.c)+e)+f) I.2.a-e) I.3.a-e) III.2.b.)+e)	Datum	Kürzel, Datum	Kürzel, Datum	Kürzel, Datum
38 Führt bei vorhandenem Ulcus cruris venosum eine begründete Wundbehandlung/Therapie entsprechend der externen und internen Evidenzlage durch, z. B.: » Erkennen, beschreiben und dokumentieren » Verband unter aseptischen Bedingungen » Reinigen und Desinfizieren der Wunde » Kompressionstherapie (Kompressionsstrümpfe, Kompressionsverbände usw.) » Bewegungsförderung, Gehtraining » Bettfahrrad einsetzen » Schmerztherapie » Durchführung der angeordneten Wundbehandlung	CE 05 CE 06 I.1.c)+e)+f) I.2.a-e) I.3.a-e) III.2.b.)+e)	Datum	Kürzel, Datum	Kürzel, Datum	Kürzel, Datum
39 Führt bei vorhandenem Ulcus cruris mixtum/kategorisiertem Ulcus eine begründete Wundbehandlung/Therapie entsprechend der externen und internen Evidenzlage durch, z. B.: » Erkennen, beschreiben und dokumentieren » Aseptischer Verband » Reinigen und Desinfizieren der Wunde » Kompressionstherapie (Kompressionsstrümpfe, Kompressionsverbände usw.) » Bewegungsförderung (Kontraindikationen abklären) » Kontrolliertes Gehtraining » Schmerztherapie laut Arztanordnung » Durchblutungssituation der betroffenen Extremität einschätzen » Betroffenen Fuß weich lagern » Gehtraining » Gefäßabknickungen in der Leiste vorbeugen » Durchführung der angeordneten Wundbehandlung	CE 05 CE 06 I.1.c)+e)+f) I.2.a-e) I.3.a-e) III.2.b.)+e)	Datum	Kürzel, Datum	Kürzel, Datum	Kürzel, Datum
40 Führt bei vorhandenem Diabetischem Fußsyndrom eine begründete Wundbehandlung/Therapie entsprechend der externen und internen Evidenzlage durch z. B.: » Druckentlastung (druckverteilende Hilfsmittel usw.) » Neuropathie Screening » Entlastung (des betroffenen Fußes) » Verletzungsminimierende Umgebungsgestaltung » Beintieflage durchführen » Betroffenen Fuß weich lagern » Bettbogen einsetzen » Schmerztherapie	CE 05 CE 06 I.1.c)+e)+f) I.2.a-e) I.3.a-e) III.2.b.)+e)	Datum	Kürzel, Datum	Kürzel, Datum	Kürzel, Datum

A8 Gewebeintegrität

Wundversorgung

		Theorie	gezeigt	geübt	erreicht
41 Kennt unterschiedliche (nach ihrer Entstehungsart benannte) Wunden, z. B.: » Mechanische Wunden » Thermische Wunden » Chemische Wunden » Strahlenbedingte Wunden » Iatrogene Wunden (z. B. Punktionen, Gewebeentnahmen) » Ulkus-Wunden » Chronische Wunden	CE 05 CE 06 I.1.c)+e)+f) I.2.a-e) I.3.a-e) III.2.b.)+e)	Datum	Kürzel, Datum	Kürzel, Datum	Kürzel, Datum
42 Expertenstandard Pflege von Menschen mit chronischen Wunden (DNQP 2015): » Kennt den Expertenstandard » Kennt die Umsetzungsverfahren des Expertenstandards in der Klinik » Kann den Expertenstandard individuell auf den Patienten bezogen adäquat umsetzen » Kann anhand des Auditsystems den Umsetzungsgrad in der Einrichtung bewerten	CE 05 CE 06 IV.1.c) III.2.e) Anlage 5: IV. 1.+2.	Datum	Kürzel, Datum	Kürzel, Datum	Kürzel, Datum
43 Kennt verschiedene Pflegemaßnahmen und Wundauflagen, wählt situationsspezifisch geeignete Pflegemaßnahme/Produkte aus und wendet die Wundauflagen korrekt an, z. B.: » Débridement » Wundspülungen (Spüllösungen, Antiseptika usw.) Wundauflagen: » Hydrogele » Hydroaktive Wundauflagen zur Nasstherapie » Alginate » Silberhaltige Wundauflagen » Aktivkohleauflagen mit Silber » Wirkstofffreie Wundauflage mit hydrophober Wechselwirkung » Aktivkohlekompressen » Vlieskompressen mit Superabsorber » Hydrofaser » Polyurethanschaum-/Hydropolymerverbände » Hydrokolloidverbände » Transparenter Hydroaktivverband » Hydrogelkompressen » Semipermeable Transparentfolienverbände	CE 05 CE 06 I.1.e) I.2.b) III.2.	Datum	Kürzel, Datum	Kürzel, Datum	Kürzel, Datum
44 Kennt die Grundsätze der Wundreinigung und richtet die Wund versorgung und Wundbehandlung danach aus, z. B.: » Unterscheidung nach dem Grad der Keimbesiedlung: aseptisch, kontaminiert, kolonisiert, infiziert » Sterile Arbeitsweise » Bei aseptischen Wunden Wundreinigung von innen nach außen » Bei infizierten Wunden Wundreinigung von außen nach innen » Primäre Wundheilung: nicht älter als 4–6 h, sauber, keimfrei, gut durchblutet, glatte Wundränder, kann genäht oder geklammert werden » Sekundäre Wundheilung: zerklüftet, tief, verschmutzt, oder älter als 6 h, muss offen d.h. sekundär heilen » Feucht oder trocken entsprechend der Wundheilungsphase » Unterscheidung zwischen akuten und chronischen Wunden	CE 05 CE 06 I.1.e) I.2.b) III.2.b +e)	Datum	Kürzel, Datum	Kürzel, Datum	Kürzel, Datum
45 Kann ein Beratungsgespräch zur Wundversorgung führen, z. B.: » Verwendete Produkte und deren Aufbewahrung » Hygienemaßnahmen » Durchführung (und Häufigkeit) » Beobachtungskriterien z. B. Blasen, Druckstellen, Juckreiz, Feuchtigkeit	CE 05 CE 06 II.2.c)	Datum	Kürzel, Datum	Kürzel, Datum	Kürzel, Datum
46 Kann Drainagesysteme unter sterilen Bedingungen wechseln	CE 05 I.1.e) I.2.b)	Datum	Kürzel, Datum	Kürzel, Datum	Kürzel, Datum

A8 Gewebeintegrität

		Theorie	gezeigt	geübt	erreicht
47 Kann einen Verbandwechsel bei einer suprapubischen Blasendrainage fachgerecht und unter Beachtung der Hygiene durchführen	CE 05 I.1.e), I.2.b)	Datum	Kürzel, Datum	Kürzel, Datum	Kürzel, Datum
48 Kann periphere Venenverweilkanülen fachgerecht verbinden	CE 05 I.1.e), I.2.b)	Datum	Kürzel, Datum	Kürzel, Datum	Kürzel, Datum
49 Kann eine perkutane endoskopische Gastrostomie (PEG) verbinden	CE 05 I.1.e), I.2.b)	Datum	Kürzel, Datum	Kürzel, Datum	Kürzel, Datum
50 Kann einen Verbandwechsel bei einem zentralen Venenkatheter fachgerecht und sicher durchführen	CE 05 I.1.e) I.2.b)	Datum	Kürzel, Datum	Kürzel, Datum	Kürzel, Datum
51 Kann bei chronischen Wunden durchgeführte Pflegemaßnahmen und Beobachtungen in der Pflegedokumentation differenziert (auch digital) dokumentieren, z. B.: » Mobilität und andere Einschränkungen, Schmerzen, Wundgeruch » Exsudat, Ernährungsstatus, psychische Verfassung, Selbstmanagementkompetenzen des Pflegeempfängers » Spezifische medizinische Wunddiagnose, Rezidivzahl, Wunddauer, -lokalisation, -größe-, rand, -umgebung und Entzündungszeichen	CE 05 I.1.e)+f) I.2.b)	Datum	Kürzel, Datum	Kürzel, Datum	Kürzel, Datum

A9 Stoffwechsel

Theorie | gezeigt | geübt | erreicht

Stoffwechsel sind alle erforderlichen biochemischen Vorgänge, die innerhalb der Zellen ablaufen und dafür sorgen, dass Zellen Nährstoffe zugeführt werden und Abbauprodukte der Zellen abtransportiert und ausgeschieden werden. Zudem sind für den Stoffwechsel Hormone und Enzyme bedeutend, durch welche die Stoffwechselprozesse gesteuert werden. Störungen der Stoffwechselprozesse (Kohlenhydrat-, Eiweiß-, Fett- und Mineralstoffwechsel) eines Pflegeempfängers können zu Krankheiten mit unterschiedlichsten Veränderungen führen und einen Pflegebedarf hervorrufen. Sie sind nachfolgend als Lernergebnisse formuliert aufgeführt.

Gewichtsveränderungen können auf Stoffwechselstörungen hinweisen

1 Kann eine gezielte Pflegeanamnese durchführen, um ungewollte deutliche Gewichtsveränderungen, die auf eine Stoffwechselstörung hinweisen könnten, zu erkennen und sie interdisziplinär kommunizieren. Stoffwechselbedingte Gewichtsverluste sind z. B. zurückzuführen auf:

» Überfunktion der Schilddrüse (Hyperthyreose)
» Diabetes Typ 1

Stoffwechselbedingte Gewichtszunahme ist z. B. zurückzuführen auf:

» Unterfunktion der Schilddrüse (Hypothyreose)
» Morbus Cushing bedingt durch ein Überangebot an Glukokortikoiden

CE 05 CE 10 I.1.c) III.3.b)

Datum	Kürzel, Datum	Kürzel, Datum	Kürzel, Datum

2 Kennt die Auswirkungen von Medikamenten, die Einfluss auf den Stoffwechsel haben und das Körpergewicht beeinflussen können, z. B.:

» Hormonpräparate
» Kortison
» Psychopharmaka

CE 05 CE 10 CE 06 I.1.c)

Datum	Kürzel, Datum	Kürzel, Datum	Kürzel, Datum

Verändertes Durst- und Hungergefühl kann auf Stoffwechselstörungen hinweisen

3 Kann vom Pflegeempfänger beschriebene und/oder beobachtete Heißhungeranfälle erkennen, einordnen und im interdisziplinären Team kommunizieren und dokumentieren, z. B.:

» Stoffwechselbedingte Heißhungerattacken bei Diabetes mellitus können Hinweise auf eine Unterzuckerung sein
» Hyperthyreose

CE 10 I.1.c)+f) III.3.b)

Datum	Kürzel, Datum	Kürzel, Datum	Kürzel, Datum

4 Kann ein gesteigertes Durstgefühl (Polydipsie) von einem physiologischen Durstgefühl unterscheiden und Beobachtungen interdisziplinär kommunizieren und dokumentieren. Ein gesteigertes Durstgefühl kann auf folgende Stoffwechselkrankheiten hinweisen:

» Diabetes mellitus (Zuckerkrankheit)
» Schilddrüsenüberfunktion

CE 05 CE 10 I.1.c)+f) III.3.b)

Datum	Kürzel, Datum	Kürzel, Datum	Kürzel, Datum

Hautveränderungen können auf Stoffwechselstörungen hinweisen

5 Kann Einlagerungen von Fett in der Haut, die auf Fettstoffwechselstörungen hinweisen, erkennen, im interdisziplinären Team kommunizieren und die Beobachtungen adäquat dokumentieren, z. B.:

» Xanthom (orange-gelblich schimmernde, knoten- bis plaqueartige Fettablagerungen in der Haut, auch Gelbknoten genannt)
» Xanthelasmen (gelbliche und/oder scharf begrenzte Einlagerung von Fett in der Haut)

CE 05 CE 10 I.1.c)+f) III.3.b)

Datum	Kürzel, Datum	Kürzel, Datum	Kürzel, Datum

6 Kann typische Hautveränderungen bei Störungen des Kohlenhydratstoffwechsels (z. B. Diabetes mellitus) bei einem Pflegeempfänger erkennen, im interdisziplinären Team kommunizieren und dokumentieren, z. B.:

» Pruritus diabeticorum (Hauttrockenheit und Juckreiz)
» Erhöhte Anfälligkeit für Hautinfektionen und Nagelpilz

CE 05 CE 10 I.1.c)+f) III.3.b)

Datum	Kürzel, Datum	Kürzel, Datum	Kürzel, Datum

A9 Stoffwechsel

		Theorie	gezeigt	geübt	erreicht
7 Kann typische Hautveränderungen bei einem Pflegeempfänger mit einer Störung des Bilirubinstoffwechsels erkennen, im interdisziplinären Team kommunizieren und dokumentieren, z. B.: » Ikterus (Gelbverfärbung der Haut) » Gelbverfärbung der Skleren	CE 05 CE 10 I.1.c)+f) III.3.b)	Datum	Kürzel, Datum	Kürzel, Datum	Kürzel, Datum
8 Kann ein nichtinvasives Bilirubin-Screening mit transkutanem Bilirubinometer zuverlässig durchführen und die Ergebnisse interdisziplinär kommunizieren und dokumentieren: » Kennt mögliche Abweichungen der Messmethode gegenüber der blutigen GSB-Kontrolle z. B. unmittelbar nach einer Fototherapie und beachtet dies bei der Bewertung der Messwerte » Kritische Messwerte > 18–20 mg/dl werden unverzüglich dem Arzt gemeldet	CE 05 CE 10 I.1.c)+f) III.3.b)	Datum	Kürzel, Datum	Kürzel, Datum	Kürzel, Datum
9 Beobachtet/erkennt Hinweise auf Juckreiz (Pruritus) z. B. durch Kratzspuren auf der Haut des Pflegeempfängers, kann die Beobachtungen interdisziplinär kommunizieren und dokumentieren sowie Stoffwechselkrankheiten benennen, die mit einem Juckreiz in Verbindung stehen, z. B.: » Stoffwechselbedingte (metabolische) Azidose bei Niereninsuffizienz » Diabetes mellitus » Bilirubinstoffwechselstörungen	CE 05 CE 10 I.1.c)+f) III.3.b)	Datum	Kürzel, Datum	Kürzel, Datum	Kürzel, Datum

Geruchsveränderungen (Atmung, Mund-/Körpergeruch usw.) können auf Stoffwechselstörungen hinweisen

10 Kann Veränderungen des Mund-/Atemgeruchs, die auf Stoffwechselstörungen hinweisen können, wahrnehmen, interdisziplinär kommunizieren und dokumentieren, z. B.: » Acetongeruch bei sehr hohen Blutzuckerwerten oder Diäten » Foetor uraemicus (harnähnlicher Geruch über Mund und Haut ausgedünstet bei Nierenversagen) » Foetor hepaticus (süßlicher, leicht fauliger Geruch nach frischem Obst/Leber, weist auf Leberversagen hin)	CE 05 CE 10 I.1.c)+f) III.3.b)	Datum	Kürzel, Datum	Kürzel, Datum	Kürzel, Datum
11 Kann stoffwechselbedingte Veränderungen des Körpergeruchs wahrnehmen, interdisziplinär kommunizieren, dokumentieren und abklären, z. B.: » Starker schweißartiger Geruch durch kurzkettige Fettsäuren » Schweiß riecht nach Urin » Geruch nach Essig z. B. bei Hypothyreose	CE 05, CE 10 I.1.c)+f) III.3.b)	Datum	Kürzel, Datum	Kürzel, Datum	Kürzel, Datum

Auffälligkeiten bei der Ausscheidung können auf Stoffwechselstörungen hinweisen

12 Erkennt eine Polyurie (übermäßige Harnausscheidung > 2,5 l/Tag) und kann mögliche Ursachen interdisziplinär kommunizieren, dokumentieren und abklären, z. B.: » Hormonell bedingte Stoffwechselentgleisung (bei Diabetes mellitus/insipidus) » Mögliche Nierenerkrankung » Diuretika-Einnahme	CE 02, CE 05 CE 10 I.1.c)+f) III.3.b)	Datum	Kürzel, Datum	Kürzel, Datum	Kürzel, Datum
13 Kann Acetongeruch im Urin (obstartig-säuerlicher Geruch) erkennen, im interdisziplinären Team kommunizieren, dokumentieren und abklären, z. B. bei: » Diabetes mellitus » Anhaltender Diät und Hunger » Niereninsuffizienz	CE 02, CE 05 CE 10 I.1.c)+f) III.3.b)	Datum	Kürzel, Datum	Kürzel, Datum	Kürzel, Datum

A9 Stoffwechsel

Auffälligkeiten bei der Ausscheidung können auf Stoffwechselstörungen hinweisen

	Theorie	gezeigt	geübt	erreicht
14 Kann einen Urinstreifentest fachgerecht und zuverlässig zur Ermittlung möglicher Stoffwechselstörungen durchführen und interdisziplinär die Ergebnisse kommunizieren und dokumentieren, z. B.: » Status des Kohlenhydratstoffwechsels » Status der Nieren- und Leberfunktion » Gleichgewicht des Säure-Basen-Haushalts CE 02, CE 05 CE 10 I.1.c)+f) III.3.b)	Datum	Kürzel, Datum	Kürzel, Datum	Kürzel, Datum

Veränderungen an Gelenken können auf Stoffwechselstörungen hinweisen

	Theorie	gezeigt	geübt	erreicht
15 Kann schmerzhafte mit Rötung, Schwellung und Überwärmung einhergehende Gelenksveränderungen erkennen, interdisziplinär kommunizieren und dokumentieren, z. B. bei: » Gicht (Arthritis urica), Störung des Purinstoffwechsels CE 05 CE 10 I.1.c)+f) III.3.b)	Datum	Kürzel, Datum	Kürzel, Datum	Kürzel, Datum
16 Kann Müdigkeit und reduzierte Leistungsfähigkeit beobachten und Ursachen, die stoffwechselbedingt sein können, gegenüber anderen Ursachen abgrenzen, z. B. bei: » Hochbetagten durch eine reduzierte Stoffwechselaktivität » Schilddrüsenunterfunktion (Hypothyreose) CE 05 CE 10 I.1.c)	Datum	Kürzel, Datum	Kürzel, Datum	Kürzel, Datum

Blutzuckerentgleisung erkennen können – Diabetes mellitus

	Theorie	gezeigt	geübt	erreicht
17 Kennt die zentralen Funktionsparameter des Zuckerstoffwechsels und kann gemessene Blutzuckermesswerte beurteilen Erwachsener: » Nüchtern: 50–100 mg/100 ml » 2 h nach Nahrungsaufnahme: < 130 mg/100 ml Kinder: » Nüchtern: 65–100 mg/100 ml » 2 h nach Nahrungsaufnahme: 80-126 mg/100ml Neugeborener: » Ziel: 50-65 mg/dl CE 05 CE 10 I.2a	Datum	Kürzel, Datum	Kürzel, Datum	Kürzel, Datum
18 Kennt die verschiedenen Möglichkeiten und Besonderheiten der Blutzuckerkontrollen: » Blutzuckerbestimmung mit visuell auszuwertenden Teststreifen » Blutzuckerbestimmung mit elektronischem Messgerät und Codestreifen » Kontinuierliche automatische Glukosemessung im Unterhautfettgewebe (CGM) » Gewebeglukosebestimmung mittels Flash Glucose Monitoring (FGM) CE 05 CE 10 I.1.e) I.2.b) III.2.b)	Datum	Kürzel, Datum	Kürzel, Datum	Kürzel, Datum
19 Kann die verschiedenen Methoden der Blutzuckerbestimmungen selbstständig und zuverlässig durchführen: 1. 2. 3. (siehe auch B1.6 Pflege eines Pflegeempfängers mit Diabetes) CE 05 CE 10 I.1.e), I.2.b) III.2.b)	Datum	Kürzel, Datum	Kürzel, Datum	Kürzel, Datum
20 Kennt Risikofaktoren für Stoffwechselerkrankungen, wie z. B.: » Ungesunde Ernährung » Bewegungsarmer Lebensstil » Rauchen, Alkoholkonsum » Strahlung und Gifte Kann den Pflegeempfänger bezüglich einer gesunden Lebensweise beraten und motivieren, z. B.: » Gesunde Ernährung » Bewegungsreicher Lebensstil CE 02 CE 05 CE 10 I.1.c) II.2.c)	Datum	Kürzel, Datum	Kürzel, Datum	Kürzel, Datum

A10 Fortpflanzung

Theorie | gezeigt | geübt | erreicht

Die Fähigkeit der Zeugung des Nachwuchses verbunden mit einer Fähigkeit zur sexuellen Erregbarkeit bis hin zum Orgasmus und einem befriedigenden Wohlgefühl nach dem Sexualverkehr kann in unterschiedlichsten Facetten gestört sein. Im Kontext der Pflege steht der Schutz vor sexueller Gewalt, der Schutz des Pflegeempfängers vor sexuell unangemessenem Verhalten sowie Beratung zur Vermeidung von ungewollter Schwangerschaft im Fokus.

Beeinträchtigte Sexualität

		Theorie	gezeigt	geübt	erreicht
1 Kennt die Bedeutung des subjektiven Leistungsdrucks bei einer beeinträchtigten/unbefriedigenden Sexualität, z. B. durch: » Ejakulationsstörungen bei vorhandener Libido » Frigidität und Anorgasmie » Vorzeitigen Samenerguss (Ejaculatio praecox) » Vaginismus » Dyspareunie » Sexuelle Probleme in der Partnerschaft » Besondere Sexualpraktiken und Neigungen	CE 04 CE 07 CE 11 I.1.c)	Datum	Kürzel, Datum	Kürzel, Datum	Kürzel, Datum
2 Erkennt bei einem Pflegeempfänger die Symptome einer beeinträchtigten Sexualität und kann diese in einer angemessenen Weise ansprechen	CE 04 CE 11 I.1.c)	Datum	Kürzel, Datum	Kürzel, Datum	Kürzel, Datum
3 Erhebt eine systematische Pflegeanamnese eines Pflegeempfängers mit einem unbefriedigenden Sexualleben, z. B.: » Sexualanamnese » Biografische Anamnese » Fragen zur Partnerschaft	CE 04 CE 07 CE 11 I.1.c)	Datum	Kürzel, Datum	Kürzel, Datum	Kürzel, Datum
4 Beherrscht den Analyse- und Synthese-Prozess, um eine Pflegediagnose im Kontext der beeinträchtigten Sexualität zu stellen, wie z. B.: » Unfähigkeit zum befriedigenden Sexualverkehr bei vorhandener Libido » Kann Probleme im Sexualleben nicht ansprechen	CE 04 CE 07 CE 11 I.2. a-e); I.3.a-e)	Datum	Kürzel, Datum	Kürzel, Datum	Kürzel, Datum
5 Kann einen Pflegeempfänger mit beeinträchtigtem Sexualleben beraten, z. B.: » Aufklärung und sexuelle Beratung » Empfehlung vorläufiger sexueller Abstinenz » Möglichkeiten der sexuellen Befriedigung » Verhaltens- und sexualtherapeutische Maßnahmen » Entspannungsübungen » Vermittlung von Kontaktadressen zur Therapie und/oder Beratung	CE 04 CE 05 CE 07 CE 11 II.2.c)	Datum	Kürzel, Datum	Kürzel, Datum	Kürzel, Datum
6 Kann die Penisschwellung während der REM-Schlafphase zur Einschätzung körperlicher Ursachen beobachten und bei ärztlichen Untersuchungen unterstützen	CE 04, CE 11 I.1.c), III.2.b)	Datum	Kürzel, Datum	Kürzel, Datum	Kürzel, Datum
7 Kann den Pflegeempfänger und seinen Sexualpartner im gemeinsamen Gespräch beraten, um die Sexualpraktiken durch Krankheitsanforderungen entsprechend anzupassen, z. B. bei: » Querschnitt » Stomaanlage » Inkontinenz	CE 04 CE 05 CE 07 CE 11 II.2.c)	Datum	Kürzel, Datum	Kürzel, Datum	Kürzel, Datum
8 Kann mit dem Pflegeempfänger ein klientenzentriertes Gespräch über dessen Sexualleben und -verhalten führen	CE 01, CE 03 CE 04, CE 08 CE 09, CE 10 CE 11 II.1.c)+d)	Datum	Kürzel, Datum	Kürzel, Datum	Kürzel, Datum
9 Kann dem Pflegeempfänger professionelle Stellen zur Lösung von Beziehungsschwierigkeiten nennen und vermitteln	CE 06 III.3.d)+f)	Datum	Kürzel, Datum	Kürzel, Datum	Kürzel, Datum
10 Kann für den Pflegeempfänger Möglichkeiten der sexuellen Befriedigung im abgesprochenen Rahmen organisieren	CE 04 CE 11 I.1.e) I.2.b)	Datum	Kürzel, Datum	Kürzel, Datum	Kürzel, Datum
11 Kann den Pflegeempfänger zu Möglichkeiten der sexuellen Befriedigung beraten	CE 04, CE 05 CE 07, CE 11 II.2.c)	Datum	Kürzel, Datum	Kürzel, Datum	Kürzel, Datum

A10 Fortpflanzung

Vermeidung einer ungewollten Schwangerschaft

		Theorie	gezeigt	geübt	erreicht
12 Wählt pflegefachlich begründete Pflegemaßnahmen entsprechend der externen und internen Evidenzlage aus und kann die Auswahl begründen, z. B.: » Patientin daran hindern, sich schamlos/enthemmt vor Mitpatienten zu präsentieren » Sexuellen Kontakt wenn möglich unterbinden » An Verhütung erinnern	CE 02 CE 07 CE 10 I.1.e) I.2 b)	Datum	Kürzel, Datum	Kürzel, Datum	Kürzel, Datum
13 Kann Pflegeempfängerin zu Empfängnisverhütung und deren Wirksamkeit beraten, z. B.: » Hormonelle Kontrazeptiva » Nichthormonelle Kontrazeptiva	CE 04 CE 05 CE 07 CE 11 II.2.c)	Datum	Kürzel, Datum	Kürzel, Datum	Kürzel, Datum
14 Kann ein Pflegefachgespräch über die Pille und damit verbundene Gefahren sowie alternative Verhütungsmöglichkeiten führen	CE 04, CE 05 CE 07, CE 11 II.1.c)+d) II.2.c)	Datum	Kürzel, Datum	Kürzel, Datum	Kürzel, Datum
15 Kennt die richtige Einnahmeregelung und kann die Pflegeempfängerin dazu anleiten	CE 04, CE 05 CE 07, CE 11 II.2.b)	Datum	Kürzel, Datum	Kürzel, Datum	Kürzel, Datum
16 Kennt die richtige Durchführung der Basaltemperaturmessmethode und kann die Pflegeempfängerin dazu anleiten	CE 04, CE 05 CE 07, CE 11 II.2.b)	Datum	Kürzel, Datum	Kürzel, Datum	Kürzel, Datum
17 Kann ein Beratungsgespräch über die Temperaturmessmethode zur Verhütung führen	CE 04, CE 05 CE 07, CE 11 II.1.c)+d)	Datum	Kürzel, Datum	Kürzel, Datum	Kürzel, Datum

Sexualität in Organisationen und Einrichtungen – Übergriffe

18 Erkennt grenzverletzendes Verhalten und sexuelle Übergriffe und kann diese im Pflegeteam ansprechen, z. B.: » Zwang, Druck, Schläge » Anzügliche Bemerkungen über den Körper, die Person » Unerwünschtes Zeigen von pornografischem Material » Bewusste sexuelle Erregung z. B. bei der Körperpflege oder dem Entkleiden » Anzügliches Berühren der Intimzonen » Geschlechtsverkehr	CE 04 CE 11 III.3c)	Datum	Kürzel, Datum	Kürzel, Datum	Kürzel, Datum
19 Kennt Maßnahmen zur Prävention sexueller Gewalt und kann den Pflegeempfänger beraten bzw. Maßnahmen einleiten	CE 04 CE 11 III.3c)	Datum	Kürzel, Datum	Kürzel, Datum	Kürzel, Datum

A11 Körpertemperatur

Theorie | gezeigt | geübt | erreicht

Zur Aufrechterhaltung aller lebensnotwendigen Funktionen im Körper wird eine konstante Körpertemperatur aufrechterhalten. Durch unterschiedliche Störungen und/oder äußere Einflüsse kann die physiologische Körpertemperatur von ca. 37 °C abweichend verändert sein. Durch Hyper-, Hypothermie und/oder Fieber entstehen Risiken für den Pflegeempfänger. Nachfolgend finden Sie die wichtigsten Lernergebnise im Kontext der Überwachung und Pflege zur Aufrechterhaltung einer physiologischen Körpertemperatur.

Körpertemperatur einschätzen

Lernergebnis		Theorie	gezeigt	geübt	erreicht
1 Kennt die physiologische Körperkerntemperatur und kann Abweichungen fachgerecht einschätzen: » Normaltemperatur: 36,5–37,4 °C » Erhöhte Temperatur 37,5–38 °C » Leichtes Fieber 38,1–38,5 °C » Mittleres Fieber 38,6–39 °C » Hohes Fieber 39,1–39,9 °C » Sehr hohes Fieber ab 40 °C, ab 42 °C wird Fieber lebensgefährlich	CE 05 I.1.c)	Datum	Kürzel, Datum	Kürzel, Datum	Kürzel, Datum
2 Kennt den Unterschied zwischen Körperkerntemperatur und Körperschalentemperatur und kann diesen erklären	CE 05 I.1.c)	Datum	Kürzel, Datum	Kürzel, Datum	Kürzel, Datum
3 Kennt mögliche Auswirkungen einer veränderten Körperkerntemperatur und kann diese benennen	CE 05 I.2.a-e) I.3.a-e)	Datum	Kürzel, Datum	Kürzel, Datum	Kürzel, Datum
4 Kennt Beobachtungskriterien, die auf eine veränderte Körpertemperatur hinweisen können und kann diese benennen, z. B.: » Rötung oder Blässe der Haut » Schwitzen » Gänsehaut, Zittern, Schüttelfrost » Starkes Durstgefühl » Verminderte Urinausscheidung	CE 05 I.1.c)	Datum	Kürzel, Datum	Kürzel, Datum	Kürzel, Datum
5 Kennt und beachtet Indikationen, die eine Temperaturkontrolle erforderlich machen	CE 05 I.1.c)-e) I.2.b)	Datum	Kürzel, Datum	Kürzel, Datum	Kürzel, Datum
6 Kennt die verschiedenen Thermometermodelle zur Ermittlung der Körpertemperatur sowie die entsprechenden Messwertdifferenzen: » Digitalthermometer » Elektronisches Thermometer » Maximumthermometer » Kontinuierliche Messung » Infrarot-Ohrthermometer » Infrarot-Sensoren	CE 05 I.1.c)	Datum	Kürzel, Datum	Kürzel, Datum	Kürzel, Datum
7 Kennt die verschiedenen Messorte zur Ermittlung der Körpertemperatur sowie die entsprechenden Messwertdifferenzen und möglichen Fehlerquellen: » Im Ohr (aurikulär) » Unter der Zunge (sublingual) » In der Mundhöhle (oral) » An der Achsel (axiallar) » Im Mastdarm (rektal) » An der Leiste (inguinal) » In der Scheide (vaginal) » An der Stirn	CE 05 I.1.c)	Datum	Kürzel, Datum	Kürzel, Datum	Kürzel, Datum
8 Kann Vor- und Nachteile der verschiedenen Messorte benennen und weiß, wann diese nicht anzuwenden sind	CE 05 I.1.c)	Datum	Kürzel, Datum	Kürzel, Datum	Kürzel, Datum
9 Kann den Pflegeempfänger und erforderliche Materialien zur Temperaturmessung vorbereiten und diese fachgerecht und unter Beachtung der Hygiene durchführen	CE 02, CE 05 CE 10 I.1.e), I.2.b) III.2.a)	Datum	Kürzel, Datum	Kürzel, Datum	Kürzel, Datum

A11 Körpertemperatur

Fieber

Lernergebnis	Bezug	Theorie	gezeigt	geübt	erreicht
10 Beherrscht den Analyse- und Synthese-Prozess, um Pflegediagnosen für einen Pflegeempfänger mit Fieber abzuleiten bzw. zu erläutern, z. B.: » Risiko von Komplikationen wie: › Dehydration, Desorientiertheit › Fieberdelir, Fieberkrämpfe › Fieberkrise	CE 05 CE 08 CE 10 I.2.a-e) I.3.a-e)	Datum	Kürzel, Datum	Kürzel, Datum	Kürzel, Datum
11 Kann zwischen Fieber und subfibriler Temperatur unterscheiden	CE 05, CE 10 I.2.a-e) I.3.a-e)	Datum	Kürzel, Datum	Kürzel, Datum	Kürzel, Datum
12 Kann zwischen subjektiven und objektiven Fieberzeichen differenzieren und diese bei einem Pflegeempfänger wahrnehmen	CE 05, CE 10 I.2.a-e) I.3.a-e)	Datum	Kürzel, Datum	Kürzel, Datum	Kürzel, Datum
13 Kennt die verschiedenen Fiebertypen und deren Ursachen und kann diese benennen, z. B.: » Kontinuierliches Fieber » Intermittierendes Fieber » Remittierendes Fieber » Rekurrierendes Fieber » Undulierendes Fieber » Biphasisches Fieber	CE 05 CE 10 I.2.a-e) I.3.a-e)	Datum	Kürzel, Datum	Kürzel, Datum	Kürzel, Datum
14 Kann die verschiedenen Fieberverlaufsphasen unterscheiden und entsprechend dem Fieberverlauf reagieren: » Fieberanstieg » Fieberhöhe » Fieberabfall (Lysis/Krisis)	CE 05 CE 10 I.1.e) I.2.a-e) I.3.a-e)	Datum	Kürzel, Datum	Kürzel, Datum	Kürzel, Datum
15 Kann pflegerische Maßnahmen entsprechend den Fieberverlaufsphasen einleiten und fachgerecht durchführen	CE 02, CE 05 CE 10 I.1.e), I.2.b)	Datum	Kürzel, Datum	Kürzel, Datum	Kürzel, Datum
16 Kann die Ernährung und Flüssigkeitszufuhr entsprechend den Fieberphasen anpassen	CE 02, CE 05 CE 10 I.1.e), I.2.b)	Datum	Kürzel, Datum	Kürzel, Datum	Kürzel, Datum
17 Kennt verschiedene physikalische Methoden, die Körpertemperatur zu reduzieren, und kann diese entsprechend den Bedürfnissen des Pflegeempfängers bzw. messwertorientiert auswählen und fachgerecht anwenden: » Pfefferminzwaschung » Kühle Teilkörperwaschung » Kühle Ganzkörperwaschung » Wadenwickel, Coldpacks	CE 02 CE 05 CE 10 I.1.e) I.2.b)	Datum	Kürzel, Datum	Kürzel, Datum	Kürzel, Datum

Physikalische Maßnahmen

Lernergebnis	Bezug	Theorie	gezeigt	geübt	erreicht
18 Kälteanwendung: Kennt die verschiedenen Möglichkeiten, Indikationen und Kontraindikationen für Kälteanwendungen	CE 05, CE 10 I.1.e) I.2.b)	Datum	Kürzel, Datum	Kürzel, Datum	Kürzel, Datum
19 Kann die Kälteanwendungen sicher und unter Ausschluss von Risiken für den Pflegeempfänger einsetzen, z. B.: » Coldpacks » Zitronenwickel » Quarkauflage » Kalte Güsse (siehe auch Lernfelder auf einer Intensivstation B5)	CE 05 CE 10 I.1.e) I.2.b)	Datum	Kürzel, Datum	Kürzel, Datum	Kürzel, Datum
20 Wärmeanwendung: Kennt die verschiedenen Möglichkeiten, Indikationen und Kontraindikationen für Wärmeanwendungen und kann pflegeempfängerspezifische passende Anwendungen auswählen, z. B.: » Chronischer Schmerz » Kalte Füße	CE 05 CE 10 I.1.e) I.2.b)	Datum	Kürzel, Datum	Kürzel, Datum	Kürzel, Datum
21 Kann die Wärmeanwendungen sicher und unter Ausschluss von Risiken für den Pflegeempfänger einsetzen: » Breiumschläge, Wärmflasche » Rotlicht, Dampfkompresse » Heusack (siehe auch Lernfelder auf einer Intensivstation B5)	CE 05 CE 10 I.1.e) I.2.b)	Datum	Kürzel, Datum	Kürzel, Datum	Kürzel, Datum

A12 Empfindungen & Emotionen

Theorie | gezeigt | geübt | erreicht

Belastende und/oder die Entwicklung hemmende Emotionen entstehen auf der psychischen und/oder physischen Ebene durch äußere und/oder innere Reize oder durch von Kognitionen hervorgerufene Empfindungen. Pflegende unterstützen den Pflegeempfänger dabei, belastende und/oder negative Empfindungen/Emotionen zu bewältigten.

Schmerzempfinden/-management

		Theorie	gezeigt	geübt	erreicht
1 Kennt die Bedeutung des subjektiven Schmerzerlebens des Pflegeempfängers in Bezug auf: » Physische Faktoren (z. B. Kraftlosigkeit) » Soziale Faktoren (z. B. Rollenverhalten) » Geistige Faktoren (z. B. Leiden) » Psychische Faktoren (z. B. Angst) » Kulturelle Faktoren (z. B. Klagen)	CE 02 CE 05 CE 06 CE 07 CE 08 I.1.c)	Datum	Kürzel, Datum	Kürzel, Datum	Kürzel, Datum
2 Kann die Schmerzsituation nach folgenden Kriterien abhängig vom Pflegeempfänger (Säugling, Kind, Erwachsener, alter Mensch) erkennen, einschätzen und beurteilen: » Zeitpunkt, Intensität, Dauer, Art, Lokalisation, Frequenz » Akuter Schmerz » Chronischer Schmerz (DNQP 2014) » Lethargie, Grimassieren, Faustschluss » Weinen, Zittern	CE 02 CE 05 CE 06 CE 07 CE 08 I.1.c)	Datum	Kürzel, Datum	Kürzel, Datum	Kürzel, Datum
3 Kann gezielt eine fachgerechte Schmerzeinschätzung durchführen und setzt spezifische Assessmentinstrumente ein, z. B.: Initiales Assessment » BPI (Brief Pain Inventory) Selbsteinschätzung » NRS (Numerische Rating-Skala) » VRS (Verbale Rating-Skala) » VAS (Visuelle Analogskala) Fremdeinschätzung » BESD (Beurteilung von Schmerzen bei Demenz) » BISAD (Beobachtungsinstrument für das Schmerzassessment bei alten Menschen mit Demenz) » Zopa (Zurich Observation Pain Assessment) (beatmete, sedierte und temporär kognitiv beeinträchtigte Pflegeempfänger) » Behavioural Pain Scale » KUSS (Kindliche Unbehagens- und Schmerzskala) » NIPS (Neonatal Infant Pain Scale)	CE 02 CE 05 CE 06 CE 07 CE 08 CE 10 I.1.c)	Datum	Kürzel, Datum	Kürzel, Datum	Kürzel, Datum
4 Beherrscht den Analyse- und Synthese-Prozess, um eine Pflegediagnose zu stellen, wie z. B.: » Hat akute Schmerzen » Hat chronische Schmerzen » Hat aufgrund einer Amputation Phantomschmerzen » Hat aufgrund von Meteorismus/Flatulenz Bauchschmerzen » Leidet an Gelenkschmerzen	CE 02 CE 05 CE 06 CE 07 CE 08 I.2.a-e) I.3.a-e)	Datum	Kürzel, Datum	Kürzel, Datum	Kürzel, Datum
5 Kennt den Inhalt des Expertenstandards Schmerzmanagement (DNQP, 2011) und setzt diesen in Bezug zu den üblichen Verfahren der Einrichtung um und/oder kann Unterschiede benennen und erklären	CE 02, CE 05 CE 08 I.1.c)+e) I.2.b)	Datum	Kürzel, Datum	Kürzel, Datum	Kürzel, Datum
6 Kann das Auditverfahren zum Expertenstandard Schmerz in der Organisation(seinheit) durchführen, die Ergebnisse bewerten und Verbesserungsmaßnahmen entwickeln	Anlage 5: IV. 1.+2. IV.1.a-d)	Datum	Kürzel, Datum	Kürzel, Datum	Kürzel, Datum

A12 Empfindungen & Emotionen

Schmerzempfinden/-management

Lernergebnis		Theorie	gezeigt	geübt	erreicht
7 Kennt nichtmedikamentöse Handlungskonzepte, um einen Pflegeempfänger beim Schmerzmanagement zu unterstützen und kann diese situationsgerecht auswählen und erläutern, z. B.: » Psychisch-körperlich orientierte Therapie (Ablenkung, Entspannung, Imagination) » Physikalische Therapie (Massage, Einreibungen, Kälte- und Wärmebehandlungen, Elektrotherapie z. B. TENS, Lagerungen und Positionswechsel z. B. bauchdeckenentspannend oder Stufenbett) » Akupunktur, Akupressur » Aromatherapie	CE 05 CE 06 CE 07 CE 08 I.1.e) I.2.b)	Datum	Kürzel, Datum	Kürzel, Datum	Kürzel, Datum
8 Kann die medikamentöse Schmerztherapie laut Arztanordnung korrekt durchführen, z. B.: » Orale Schmerzmedikation » Subkutane Schmerzmedikation » Unterstützung des Pflegeempfängers bei der Schmerzmedikaton über PCA (Patient Controlled Analgesia)	CE 05 CE 06 CE 07 CE 08 III.2.b)	Datum	Kürzel, Datum	Kürzel, Datum	Kürzel, Datum
9 Kennt die wichtigsten Nebenwirkungen und Risiken von Schmerzmedikamenten und kann diese beim Pflegeempfänger erkennen, z. B.: » Azetylsalizylsäure, Diflunisal, Ibuprophen, Paracetamol » Morphin/-artig wirkende Analgetika » Opiate » Lokalanästhetika	CE 05 CE 06 CE 07 CE 08 I.1.c)	Datum	Kürzel, Datum	Kürzel, Datum	Kürzel, Datum
10 Kennt die Besonderheiten der Pharmakodynamik von Früh- und Neugeborenen und kann diese erklären, z. B.: » Veränderte Verteilungsvolumina » Unreife Blut-Hirn-Schranke » Eingeschränkter Stoffwechsel	CE 05 CE 06 I.1.c)	Datum	Kürzel, Datum	Kürzel, Datum	Kürzel, Datum
11 Kennt die Nebenwirkungen von analgetischen Maßnahmen bei Früh- und Neugeborenen und kann diese erkennen, z. B.: » Traubenzuckergabe » EMLA » Morphine » Fentanyl » Sedierung mit Benzodiazepinen	CE 05 CE 06 I.1.c)	Datum	Kürzel, Datum	Kürzel, Datum	Kürzel, Datum
12 Kennt die Gründe für edukative Maßnahmen im Schmerzmanagement und kann die Erkenntnisse in der aktuellen Forschungslage in konkrete Beratungs- und Trainingsprogramme überführen	CE 05, CE 06 I.1.c) II.2.a-d)	Datum	Kürzel, Datum	Kürzel, Datum	Kürzel, Datum

Angst, Furcht, Panikattacken

Lernergebnis		Theorie	gezeigt	geübt	erreicht
13 Kennt die spezifischen Symptome von Angstzuständen, kann diese wahrnehmen, zuordnen und kommunizieren, z. B.: » Tachykardie, Herzklopfen » Mundtrockenheit » Anspannung » Unruhe » Atemnot » Schweißausbrüche	CE 02 CE 04 CE 05 CE 06 CE 07 CE 08 CE 10 CE 11 I.1.c)	Datum	Kürzel, Datum	Kürzel, Datum	Kürzel, Datum

A12 Empfindungen & Emotionen

		Theorie	gezeigt	geübt	erreicht
14 Erhebt eine systematische Pflegeanamnese eines Pflegeempfängers mit Ängsten/Angstzuständen, z. B.: » Symptome: siehe oben » Empfindungen im Zusammenhang mit der Angst: erlebte Hilflosigkeit, Bedrohungsgefühl, Beklemmungsgefühl » Zusammenhang der Ängste mit dem Auftreten: bevorstehende Eingriffe, Befunderöffnungen, bevorstehender Tod, psychiatrische Erkrankungen » Flugangst, Spinnenphobie, Klaustrophobie, Höhenangst usw.	CE 02 CE 04 CE 05 CE 06 CE 07 CE 08 CE 10 CE 11 I.1.c)	Datum	Kürzel, Datum	Kürzel, Datum	Kürzel, Datum
15 Kann die Güte und Aussagekraft von Assessments zur Einschätzung von Ängsten bewerten, sinnvolle Instrumente für die Pflegepraxis auswählen, begründen und anwenden: » Selbstbeurteilungs-Angstskala (SAS) » Panik- und Agoraphobieskala (PAS) » Hamilton-Angstskala (HAMA)	CE 02, CE 04 CE 05, CE 06 CE 07, CE 08 CE 10, CE 11 I.1.c)	Datum	Kürzel, Datum	Kürzel, Datum	Kürzel, Datum
16 Beherrscht den Analyse- und Synthese-Prozess und kann die Pflegediagose „empfindet aufgrund einer realen/fiktiven Bedrohung Furcht/Angst“ mit Ursachen und Kennzeichen stellen und erläutern	CE 02, CE 04 CE 05, CE 06 CE 07, CE 08 CE 10, CE 11 I.2.a-e) I.3.a-e)	Datum	Kürzel, Datum	Kürzel, Datum	Kürzel, Datum
17 Kennt die verschiedenen Pflegemaßnahmen zur Angstreduktion/Unterstützung bei Angstzuständen, wählt eine geeignete Pflegemaßnahme situations- und pflegeempfängerspezifisch aus und kann die Auswahl begründen, z. B.: » Angstursachen wenn möglich ausschalten » Aufklärung, Anleitung, Beratung zu behandlungs-/therapiespezifischen Ängsten und Sorgen » Für eine angstfreie Atmosphäre sorgen » Zu Entspannungstechniken anleiten » Aromatherapie einsetzen » Ablenkung, musikalische Interventionen, Therapeutic Touch	CE 02 CE 04 CE 05 CE 06 CE 07 CE 08 CE 10 CE 11 I.1.e I.1.b)+e)	Datum	Kürzel, Datum	Kürzel, Datum	Kürzel, Datum

Beeinträchtigtes Wohlbefinden

		Theorie	gezeigt	geübt	erreicht
18 Kennt die spezifischen Symptome und Gründe, die auf ein beeinträchtigtes aktuelles oder habituelles Wohlbefinden hinweisen, kann diese bei einem Pflegeempfänger wahrnehmen, zuordnen und kommunizieren, z. B.: » Beeinträchtigtes aktuelles Wohlbefinden: Vorliegen von aktuellem Unbehagen (z. B. Schmerz, Angst, Übelkeit, Missempfindungen, Frieren, Schwitzen, soziales Unbehagen, Unruhe, Hunger-, Durstgefühl, Misserfolgserlebnisse) sowie psychische Aspekte (z. B. aktuelle Niedergeschlagenheit, empfundene Lustlosigkeit, Traurigkeit, fehlende soziale Interaktion, Schamgefühl) » Beeinträchtigtes habituelles Wohlbefinden: Äußert Unzufriedenheit über den körperlichen Zustand (z. B. kontinuierlich erlebte Anspannung, Müdigkeit), berichtet über ein reduziertes Selbstwertgefühl oder eine Sinnkrise, äußert, sich nicht integriert zu fühlen, empfindet religiöse Überzeugungen/Rollen als einengend usw., wirkt ständig gereizt, zeigt eine antriebslose oder depressive Grundstimmung	CE 05 CE 07 CE 08 CE 10 I.1.c)	Datum	Kürzel, Datum	Kürzel, Datum	Kürzel, Datum
19 Kennt standardisierte Assessmentinstrumente zur Erfassung der Lebensqualität/des Wohlbefindens, z. B.: » H.I.L.D.E. zur Erfassung der Lebensqualität von Menschen mit Demenz in stationären Langzeitpflegeeinrichtungen » Fragebogen zum aktuellen körperlichen Wohlbefinden (FAW)	CE 02 CE 05 CE 06 CE 07 CE 08 CE 10 I.1.c)	Datum	Kürzel, Datum	Kürzel, Datum	Kürzel, Datum

A12 Empfindungen & Emotionen

Beeinträchtigtes Wohlbefinden

		Theorie	gezeigt	geübt	erreicht
20 Kann die Herausforderungen bei der Messung von Wohlbefinden und Lebensqualität bei Kindern benennen und sinnvolle Strategien entwickeln, um das Wohlbefinden zu evaluieren, z. B. durch: » Beobachtung von Verhaltensweisen des Kindes, im Spiel mit dem Kind » Befragung der Eltern/Bezugspersonen » Einsatz von standardisierten Assessments z. B. EQ-5D-Y » Neonatal Comfort Scale (NCS)	CE 05 CE 07 CE 10 I.1.c)	Datum	Kürzel, Datum	Kürzel, Datum	Kürzel, Datum
21 Erhebt im Rahmen von Pflegeanamnesegesprächen gezielt Dimensionen des aktuellen Wohlbefindens	CE 05, CE 06 CE 08, CE 10 I.1.c)	Datum	Kürzel, Datum	Kürzel, Datum	Kürzel, Datum
22 Beherrscht den Analyse- und Synthese-Prozess, um eine Pflegediagnose im Kontext des Wohlbefindens zu stellen, z. B.: » Hat z. B. aufgrund von Nausea, Pruritus, Schmerzen, Missempfindungen ein beeinträchtigtes Wohlbefinden » Ist im Wohlbefinden aufgrund erlebter Ausgrenzung, Isolation, Rollenüberlastung beeinträchtigt » Ist aufgrund von Sinn- und Lebenskrisen im Wohlbefinden beeinträchtigt	CE 05 CE 06 CE 08 CE 10 I.2.a-e) I.3.a-e)	Datum	Kürzel, Datum	Kürzel, Datum	Kürzel, Datum
23 Kennt Handlungskonzepte zur Förderung des Wohlbefindens und kann diese situations- und pflegeempfängerspezifisch auswählen, erläutern sowie sicher anwenden, z. B.: » Maßnahmen zur Linderung/zum Abstellen körperlicher Beschwerden z. B. durch Massagen, Lagerungen, Wärme-/Kälteanwendungen, Aromatherapie usw. » Achtsamkeitstraining » Entspannungstraining » Therapeutic Touch » Musiktherapie » Positive Verstärkung » Förderung der Selbstakzeptanz » Förderung der Partnerschaft	CE 05 CE 07 CE 08 CE 10 I.1.e) I.2.b)	Datum	Kürzel, Datum	Kürzel, Datum	Kürzel, Datum
24 Kennt Handlungskonzepte zur Förderung des Wohlbefindens beim Früh-/Neugeborenen, z. B.: » Bounding zur Bindungsförderung » Babymassage	CE 04, CE 05 CE 10 I.1.e), I.2.b)	Datum	Kürzel, Datum	Kürzel, Datum	Kürzel, Datum

Schamgefühl

		Theorie	gezeigt	geübt	erreicht
25 Kennt die spezifischen Symptome/Ausdrucksformen, die auf Schamgefühle hinweisen, kann diese bei einem Pflegeempfänger wahrnehmen, zuordnen und kommunizieren, z. B.: » Erröten des Gesichtes » Unruhige Augenbewegung, Blinzeln, niedergeschlagene Augen » Vermeiden von Blickkontakt » Nervöses Berühren von Körperteilen » Leise monotone Stimme	CE 02 CE 03 CE 04 I.1.c)	Datum	Kürzel, Datum	Kürzel, Datum	Kürzel, Datum
26 Erkennt schamauslösende Situationen, z. B.: » Verletzung der Intimitätsgrenzen » Aktive Demütigung und Bloßstellung » Erkennen einer Diskrepanz zwischen Selbst- und Idealvorstellung » Verlust von Selbstwertgefühl und Selbstkontrolle und kann prophylaktische Maßnahmen einleiten, z. B.: » Würdevoll mit Schamgefühlen umgehen » Intimsphäre achten	CE 02 CE 03 CE 04 I.1.e) I.2.b)	Datum	Kürzel, Datum	Kürzel, Datum	Kürzel, Datum

A12 Empfindungen & Emotionen

Heimweh

Kompetenz		Theorie	gezeigt	geübt	erreicht
27 Kennt die spezifischen Symptome, die auf Heimweh hinweisen, kann diese bei einem Pflegeempfänger wahrnehmen, zuordnen und kommunizieren, z. B.: » Berichtet über akute Sehnsucht nach dem Zuhause » Äußert Gefühle der Einsamkeit » Rückzugtendenzen, Appetitlosigkeit, Schlafstörungen, Bauchschmerzen, Kopfschmerzen » Antriebslosigkeit » Kinderspezifische Symptome: vermehrtes Weinen/Schreien, Unruhe, Quengeln, verweigerndes Verhalten, sich von Fremden nicht trösten lassen usw. » Sucht die Eltern/Kinder/das „alte“ Zuhause immer wieder	CE 05 CE 06 CE 08 CE 10 I.1.c)	Datum	Kürzel, Datum	Kürzel, Datum	Kürzel, Datum
28 Erhebt eine systematische Pflegeanamnese über die Symptome und möglichen Ursachen von Heimweh, z. B.: » Hospitalisierung » Akute Ortsveränderung » Migrationserfahrung/-hintergrund » Sprachbarrieren und damit verbundene erschwerte Integration	CE 05 CE 06 CE 08 CE 10 I.1.c)	Datum	Kürzel, Datum	Kürzel, Datum	Kürzel, Datum
29 Beherrscht den Analyse- und Synthese-Prozess, um die Pflegediagnose „leidet unter Heimweh“ für einen Pflegeempfänger zu stellen und zu begründen	CE 05, CE 06 CE 08, CE 10 I.2.a-e) I.3.a-e)	Datum	Kürzel, Datum	Kürzel, Datum	Kürzel, Datum
30 Kennt Handlungskonzepte zur Regulierung von Heimweh und kann situations- und pflegeempfängerspezifisch Maßnahmen auswählen und begründen, z. B.: » Abbau von Ungewissheit und Förderung von Kontrolle und Autonomie bei Entscheidungen » Konstruktive Beziehungsgestaltung und Aufbau von Vertrauen » Rituale beibehalten » Ablenkungen schaffen	CE 05 CE 06 CE 08 CE 10 I.1.3) I.2.b)	Datum	Kürzel, Datum	Kürzel, Datum	Kürzel, Datum
31 Kann Eltern bezüglich präventiver Maßnahmen zur Vorbeugung von Heimweh bei einem bevorstehenden Krankenhausaufenthalt beraten	CE 04, CE 06 CE 08 II.2.c)	Datum	Kürzel, Datum	Kürzel, Datum	Kürzel, Datum
32 Kann ein Beratungsgespräch mit Angehörigen und dem Pflegeempfänger bei Heimeinzug führen, um den Übergang in die neue „Heimat“ zu erleichtern, z. B.: » Gestaltung des Bewohnerzimmers mit liebgewordenen Gegenständen » Fotoalben	CE 04 CE 06 CE 08 II.2.c)	Datum	Kürzel, Datum	Kürzel, Datum	Kürzel, Datum

Hoffnung und Hoffnungslosigkeit

Kompetenz		Theorie	gezeigt	geübt	erreicht
33 Kennt das Konzept Hoffnung und Hoffnungslosigkeit, kann diese bei einem Pflegeempfänger wahrnehmen, zuordnen und gegenüber verwandten Konzeptbegriffen wie Wunschdenken, Optimismus, Erwartung abgrenzen, z. B.: » Kennzeichen von Hoffnung z. B.: Vertrauen in andere und die Zukunft haben, Zielsetzungen verbunden mit der Energie, diese umzusetzen usw. » Kennzeichen von Hoffnungslosigkeit z. B.: Passivität, wirkt teilnahmslos, desinteressiert, fehlende Eigeninitiative und Beteiligung, äußert eine fehlende oder negative Zukunftsperspektive usw.	CE 07 CE 08 I.1.c)	Datum	Kürzel, Datum	Kürzel, Datum	Kürzel, Datum
34 Erhebt eine systematische Pflegeanamnese zur Erfassung der Ressource Hoffnung bzw. eines möglichen Pflegebedarfs bei bestehender Hoffnungslosigkeit	CE 07 CE 08 I.1.c)	Datum	Kürzel, Datum	Kürzel, Datum	Kürzel, Datum

A12 Empfindungen & Emotionen

Hoffnung und Hoffnungslosigkeit

		Theorie	gezeigt	geübt	erreicht
35 Kann Assessmentinstrumente zur Einschätzung von Hoffnung und Hoffnungslosigkeit einsetzen und die Ergebnisse bewerten, z. B.: » Erickson Hope Scale (EHS) » Herth Hope Index (HHI) » Hope Scale (SNHS) » Hopefulness Scale (HFS)	CE 07 CE 08 I.1.c)	Datum	Kürzel, Datum	Kürzel, Datum	Kürzel, Datum
36 Beherrscht den Analyse- und Synthese-Prozess, um eine Pflegediagnose im Kontext von Hoffnungslosigkeit für einen Pflegeempfänger zu stellen und zu begründen, z. B.: » Ist aufgrund von Hoffnungslosigkeit im Coping beeinträchtigt » Hat aufgrund von Hoffnungslosigkeit ein beeinträchtigtes zukunftsorientiertes Denken » Ist aufgrund von erlebter Hoffnungslosigkeit suizidgefährdet	CE 07 CE 08 I.2.a-e) I.3.a-e)	Datum	Kürzel, Datum	Kürzel, Datum	Kürzel, Datum
37 Kennt Pflegemaßnahmen, um die Entwicklung von Hoffnung zu fördern und kann diese situations- und pflegeempfängerspezifisch auswählen und begründen, z. B.: » Förderung sozialer Beziehungen zu anderen Menschen » Unterstützen, realistische Ziele zu formulieren und zu erreichen » Spirituellen Glauben fördern » Angemessener Humor und Fröhlichkeit im Umgang mit dem Pflegeempfänger » Sinn im Leben identifizieren » Trost spenden, Symptomen wie Angst, Schmerz usw. vorbeugen	CE 07 CE 08 I.1.e) I.2.b)	Datum	Kürzel, Datum	Kürzel, Datum	Kürzel, Datum
38 Kennt die Bedeutung von Hoffnung im Kontext von Krankheitsbewältigung und kann die Erkenntnisse aus dem Bereich der Pflegeforschung in Handlungskonzepte überführen	CE 07, CE 08 V.1.a-d)	Datum	Kürzel, Datum	Kürzel, Datum	Kürzel, Datum

Gefühl der Machtlosigkeit

		Theorie	gezeigt	geübt	erreicht
39 Kennt das Konzept Machtlosigkeit, kann diese bei einem Pflegeempfänger wahrnehmen, zuordnen und gegenüber verwandten/sich gegenseitig beeinflussenden Konzeptbegriffen wie Hoffnungslosigkeit, erlernte Hilflosigkeit abgrenzen: » Kennzeichen von Machtlosigkeit, z. B.: › Berichtet über den Verlust der Kontrolle › Trifft keine Entscheidungen › Lässt Aktivitäten über sich ergehen › Emotionale Reaktionen wie Rückzug, ungerichteter Ärger	CE 07 CE 08 CE 10 CE 11 I.1.c)	Datum	Kürzel, Datum	Kürzel, Datum	Kürzel, Datum
40 Erhebt im Rahmen der Pflegeanamnese und/oder im Pflegeprozess Informationen, die auf das Gefühl von Machtlosigkeit hinweisen	CE 07, CE 08 CE 10, CE 11 I.1.c)	Datum	Kürzel, Datum	Kürzel, Datum	Kürzel, Datum
41 Kann Assessmentinstrumente zur Einschätzung der Ausprägung von Machtlosigkeit einsetzen und die Ergebnisse bewerten	CE 07, CE 08 CE 10, CE 11 I.1.c)	Datum	Kürzel, Datum	Kürzel, Datum	Kürzel, Datum
42 Beherrscht den Analyse- und Synthese-Prozess, um eine Pflegediagnose im Kontext von Machtlosigkeit für einen Pflegeempfänger zu stellen und zu begründen, z. B.: » Ist aufgrund einer wahrgenommenen Machtlosigkeit › in der Entscheidungsfähigkeit beeinträchtigt › in der Fähigkeit, sich an veränderte Gesundheitszustände anzupassen, beeinträchtigt › suizidgefährdet » Zeigt aufgrund von wahrgenommener Machtlosigkeit ein gereiztes/aggressives Verhalten, es besteht eine beeinträchtigte Interaktion	CE 07 CE 08 CE 10 CE 11 I.2.a-e) I.3.a-e)	Datum	Kürzel, Datum	Kürzel, Datum	Kürzel, Datum

A12 Empfindungen & Emotionen

Kompetenz		Theorie	gezeigt	geübt	erreicht
43 Kennt Pflegemaßnahmen, um die wahrgenommene Machtlosigkeit zu reduzieren, kann diese situations- und pflegeempfängerspezifisch auswählen und begründen, z. B.: » Förderung der Selbstwirksamkeit und Handlungskompetenz » Anleitung und Vermittlung von Kenntnissen zur Krankheitsbewältigung » Verantwortung und eigene Entscheidungen fördern	CE 07 CE 08 CE 10 CE 11 I.1.e) I.2.b)	Datum	Kürzel, Datum	Kürzel, Datum	Kürzel, Datum
44 Kennt die Bedeutung von Machtlosigkeit und Selbstwirksamkeit im Kontext von Krankheitsbewältigung und kann die Erkenntnisse aus dem Bereich der Pflegeforschung in Handlungskonzepte überführen	CE 07, CE 08 CE 10, CE 11 V.1. a-d)	Datum	Kürzel, Datum	Kürzel, Datum	Kürzel, Datum

Gefühl der Langeweile

Kompetenz		Theorie	gezeigt	geübt	erreicht
45 Kann Symptome von Langeweile bei einem Pflegeempfänger wahrnehmen, z. B.: » Äußert, sich zu langweilen » Berichtet über die subjektive Erfahrung von Leere und des Nichtausgefülltseins » Wirkt ziellos, interesselos, lustlos » und mögliche Ursachen wie Unter-/Überangebote von Stimulation erkennen	CE 11 I.1.c)	Datum	Kürzel, Datum	Kürzel, Datum	Kürzel, Datum
46 Erhebt im Rahmen der Pflegeanamnese und/oder im Pflegeprozess Informationen, die auf das Gefühl der Langeweile hinweisen	CE 11 I.1.c)	Datum	Kürzel, Datum	Kürzel, Datum	Kürzel, Datum
47 Beherrscht den Analyse- und Synthese-Prozess, um eine Pflegediagnose im Kontext von Langeweile für einen Pflegeempfänger zu stellen und zu begründen, z. B.: » Empfindet aufgrund fehlender sinnvoller Aufgaben Langeweile » Hat aufgrund eines passiven Freizeitverhaltens das Risiko einer unbefriedigenden Freizeitgestaltung und Langeweile	CE 11 I.2.a-e) I.3.a-e)	Datum	Kürzel, Datum	Kürzel, Datum	Kürzel, Datum
48 Kennt Pflegemaßnahmen, um die Langeweile zu reduzieren, kann diese situations- und pflegeempfängerspezifisch auswählen, begründen und durchführen, z. B.: » Beschäftigungstherapie » Aktivierungstherapie » Förderung von Freizeitaktivitäten » Spielangebote für Kinder	CE 11 I.1.e) I.2.b)	Datum	Kürzel, Datum	Kürzel, Datum	Kürzel, Datum

Gefühl von Trauer und Verlust

Kompetenz		Theorie	gezeigt	geübt	erreicht
49 Kann Äußerungsformen von Trauer bei einem Pflegeempfänger wahrnehmen, z. B.: » Schlafstörungen » Erschöpfung » Alkoholmissbrauch » Ängste » Labiler Gemütszustand	CE 07 CE 08 CE 10 I.1.c)+ d)	Datum	Kürzel, Datum	Kürzel, Datum	Kürzel, Datum
50 Erhebt im Rahmen der Pflegeanamnese und/oder im Pflegeprozess Informationen z. B. über: » Verluste und deren Bedeutung für den Pflegeempfänger » Äußerungsformen von Trauer » Feststellen der Trauerphase » Ressourcen im Kontext von Bewältigung	CE 07 CE 08 CE 10 I.1.c)	Datum	Kürzel, Datum	Kürzel, Datum	Kürzel, Datum

A12 Empfindungen & Emotionen

Gefühl von Trauer und Verlust

		Theorie	gezeigt	geübt	erreicht
51 Beherrscht den Analyse- und Synthese-Prozess, um eine Pflegediagnose im Kontext von Verlusterlebnissen/Trauer zu stellen und zu begründen, z. B.: » Verzögertes, gehemmtes Trauern » Gesteigertes Trauern » Erschwertes Trauern	CE 07 CE 08 CE 10 I.2.a-e) I.3.a-e)	Datum	Kürzel, Datum	Kürzel, Datum	Kürzel, Datum
52 Kennt Pflegemaßnahmen, um die Trauerverarbeitung zu unterstützen und kann diese situations- und pflegeempfängerspezifisch auswählen, begründen und anwenden, z. B.: » Gespräche über den Verlust und dessen Bedeutung anbieten » Entlastung bei Verpflichtungen und Aufgaben anbieten	CE 07 CE 08 CE 10 I.1.e) I.2.b)	Datum	Kürzel, Datum	Kürzel, Datum	Kürzel, Datum

Kulturbezogene Unterschiede im Kontext von Empfindungen/Gefühlen

		Theorie	gezeigt	geübt	erreicht
53 Kennt die verschiedenen ethnischen und kulturbezogenen Besonderheiten im Umgang mit Empfindungen/Gefühlsäußerungen und begegnet diesen mit Respekt und kann eine kultursensible (Pflege-)Handlung ableiten in Bezug auf, z. B.: » Schmerzerleben/-empfinden » Schamgefühl » Körperlichkeit » Sexualität » Trauerreaktionen	CE 01 CE 02 CE 03 CE 04 CE 05 CE 07 CE 08 CE 09 CE 10 CE 11 I.5.c)	Datum	Kürzel, Datum	Kürzel, Datum	Kürzel, Datum
54 Kann Reaktionen und Wünsche des Pflegeempfängers/der Bezugspersonen anderer Kulturkreise einordnen und adäquat mit pflegerischen Angeboten darauf reagieren und/oder sie weiterleiten	CE 01, CE 02 CE 03, CE 04 CE 05, CE 07 CE 08, CE 09 CE 10, CE 11 I.1.e) I.2.b),I.5.c)	Datum	Kürzel, Datum	Kürzel, Datum	Kürzel, Datum

A13 Wahrnehmung

Theorie | gezeigt | geübt | erreicht

Wahrnehmung ist ein Prozess der Aufnahme und Verarbeitung von sensorischen Informationen bzw. Reizen durch unsere Sinnesorgane. Werden diese Sinneswahrnehmungen kognitiv verarbeitet, kann der Pflegeempfänger adäquat reagieren, mit seiner Umwelt interagieren und Gefühle entwickeln. Als Pflegeperson ist es bedeutend, die verschiedenen Beeinträchtigungen und Folgen von Wahrnehmungsstörungen zu erkennen und Maßnahmen zur Förderung der Wahrnehmungsfähigkeit einzuleiten.

Beeinträchtigte Wahrnehmung (Perzeption)

		Theorie	gezeigt	geübt	erreicht
1 Kann die Wahrnehmungsfähigkeit eines Pflegeempfängers systematisch einschätzen und altersbedingte Abweichungen der Wahrnehmung erkennen, benennen und dokumentieren, z. B.: » Sehfähigkeit (visuelle Wahrnehmung) » Hörfähigkeit (auditive Wahrnehmung) » Gleichgewichtsfähigkeit (vestibuläre Wahrnehmung) » Fühlen können (taktile, haptische, vibratorische, propriozeptive Wahrnehmung) » Geruchsfähigkeit (olfaktorische Wahrnehmung) » Geschmacksfähigkeit (gustatorische Wahrnehmung)	CE 02 CE 08 CE 10 I.1.c)+f)	Datum	Kürzel, Datum	Kürzel, Datum	Kürzel, Datum
2 Beherrscht den Analyse- und Synthese-Prozess, um Pflegediagnosen für einen Pflegeempfänger mit einer beeinträchtigten Wahrnehmung abzuleiten und zu erläutern, z. B.: » Hat eine Gleichgewichtsstörung, Risiko eines Sturzes » Ist aufgrund von Blindheit in der Selbstfürsorge beeinträchtigt » Ist aufgrund von Schwerhörigkeit (Hypakusis) in der Kommunikation beeinträchtigt » Hat aufgrund einer Sensibilitätsstörung das Risiko einer Verletzung/Hautschädigung	CE 02 CE 05 CE 08 CE 10 I.2.a-e) I.3.a-e)	Datum	Kürzel, Datum	Kürzel, Datum	Kürzel, Datum
3 Kennt die Bedeutung der Wahrnehmungsförderung und kann gezielt pflegeempfängerspezifische Handlungskonzepte zur Förderung der Wahrnehmung auswählen und begründen, z. B.: » Gespürte Interaktionstherapie nach dem Affolter-Modell » Basale Stimulation » Kinaesthetics (Siehe auch nachfolgende konkrete Beispiele, die auf den Konzepten basieren)	CE 02 CE 05 CE 08 CE 10 I.1.e) I.2.b)	Datum	Kürzel, Datum	Kürzel, Datum	Kürzel, Datum
4 Kennt verschiedene Möglichkeiten der somatischen Stimulation und setzt situations- und pflegeempfängerspezifisch geeignete Pflegemaßnahmen ein und kann diese sicher handhaben, z. B.: » Auf die Qualität der Berührung achten: › Initialberührung › flächige Berührung mit der ganzen Hand › konstant, mit mittelstarkem Druck › mit ruhiger, langsam-fließender Bewegung › klar und eindeutig, deutlich beginnend und endend » Wahrnehmungsorientierte Waschungen » Wahrnehmungsorientierte Einreibungen/Ausstreichungen » Wahrnehmungsorientierte Positionierungen: › körperumgrenzende Positionierung › körperverbindende Positionierung › körperlänge- und flächenorientierte Positionierung › bewegungsfördernde Positionierung » Pflegerisches Führen oder elementares Führen bei Alltagsaktivitäten nach dem Affolter-Modell	CE 02 CE 05 CE 08 CE 10 I.1.e) I.2.b)	Datum	Kürzel, Datum	Kürzel, Datum	Kürzel, Datum
5 Kennt verschiedene Möglichkeiten der vibratorischen Stimulation und setzt situations- und pflegeempfängerspezifisch geeignete Pflegemaßnahmen ein und kann diese sicher handhaben: » Vibrationserfahrungen vermitteln durch Vibrierenlassen der Hände am Körper » Verwendung von vibrierenden Geräten (z. B. Rasierer und elektrische Zahnbürste)	CE 02 CE 05 CE 08 CE 10 I.1.e) I.2.b)	Datum	Kürzel, Datum	Kürzel, Datum	Kürzel, Datum

A13 Wahrnehmung

Beeinträchtigte Wahrnehmung (Perzeption)

		Theorie	gezeigt	geübt	erreicht
6 Kennt verschiedene Möglichkeiten der vestibulären Stimulation und setzt situations- und pflegeempfängerspezifisch geeignete Pflegemaßnahmen ein und kann diese sicher handhaben: » Gestaltung von leichten Schaukel-, Wipp-, Drehbewegungen » Regelmäßige Lageveränderungen » Gleichgewichtsübungen durchführen z. B. Kornährenfeld-Übung (Siehe auch Bewegung A6, Sturzrisikoreduzierende Umfeldgestaltung)	CE 02 CE 05 CE 08 CE 10 I.1.e) I.2.b)	Datum	Kürzel, Datum	Kürzel, Datum	Kürzel, Datum
7 Kennt verschiedene Möglichkeiten der visuellen Stimulation und setzt situations- und pflegeempfängerspezifisch geeignete Pflegemaßnahmen ein und kann diese sicher handhaben, z. B. allgemein: » Sehhilfen anbieten: Brillen, Kontaktlinsen, Lupe, vergrößerte Darstellungen » Visuell anregende (kontrastreiche) Objekte im Blickfeld, Mobiles, Poster, Bilder, Lichtsäulen usw. » Gegenstände als reale Objekte taktil erfahren lassen » Bildtafeln, Lesegerät, elektronische computergestützte Hilfen (z. B. Sprachsteuerung) anbieten » Bei der Körperpflege die Möglichkeit geben, die Waschbewegung der Pflegeperson mitzuverfolgen	CE 02 CE 05 CE 08 CE 10 I.1.e) I.2.b)	Datum	Kürzel, Datum	Kürzel, Datum	Kürzel, Datum
8 Kennt verschiedene Möglichkeiten der auditiven Stimulation und setzt situations- und pflegeempfängerspezifisch geeignete Pflegemaßnahmen ein und kann diese sicher handhaben, z. B.: » Hörgeräte einsetzen » Mittelaut, deutlich und langsam sprechen » Beim Sprechen das Gesicht zuwenden » Stimulation durch Klang, Tonfall, Lautstärke und Melodie der Stimme » Vertraute Geräusche z. B. Spieluhren, von Angehörigen besprochene Tonträger, Stimulation durch Musikangebote » Beschreibung der aktuellen Pflegehandlungen (Siehe auch Interaktion A14, Kommunikationshilfsmittel)	CE 02 CE 05 CE 08 CE 10 I.1.e) I.2.b) I.6.c)	Datum	Kürzel, Datum	Kürzel, Datum	Kürzel, Datum
9 Kennt verschiedene Möglichkeiten der oralen und olfaktorischen Stimulation und setzt situations- und pflegeempfängerspezifisch geeignete (den individuellen Vorlieben entsprechende) Pflegemaßnahmen ein und kann diese sicher handhaben, z. B.: Oral/gustatorisch: » Bestreichen der Lippen mit einer wohlschmeckenden Flüssigkeit (zum Öffnen des Mundes) » In angefeuchtete Mullkompressen können kurzzeitig angenehme Geschmacksrichtungen in den Mund gelegt werden, z. B. Obst Olfaktorisch: » Vertraute Düfte und Gerüche („Heimatgerüche“) anbieten, z. B. durch Pflegeartikel, Seifen, Cremes, Parfüme, getragene Wäschestücke, eigene Kopfkissen usw. » Nahrungsgerüche z. B. Gerüche von Gewürzen wie Anis, Zimt, Thymian usw.	CE 02 CE 05 CE 08 CE 10 I.1.e) I.2.b)	Datum	Kürzel, Datum	Kürzel, Datum	Kürzel, Datum
10 Kennt verschiedene Möglichkeiten der taktil-haptischen Stimulation und setzt situations- und pflegeempfängerspezifisch geeignete Pflegemaßnahmen ein und kann diese sicher handhaben, z. B. Anregung des Greifens und Tastens durch: » Gegenstände in die Hände geben und explorieren (erkunden) lassen z. B. Waschlappen, Zahnbürste, Schwamm, Wollknäuel, Stein usw. » Zusammenstellen eines „Tastbrettes“ mit vertrauten Materialien » Spielerisches Entwickeln mit Kindern	CE 02 CE 05 CE 08 CE 10 I.1.e) I.2.b)	Datum	Kürzel, Datum	Kürzel, Datum	Kürzel, Datum
11 Kann die durchgeführten Pflegeangebote und die entsprechende Reaktion des Pflegeempfängers evaluieren und reflektieren sowie Angebote bei Bedarf anpassen und mit dem Pflegeempfänger kommunizieren: » Welche Ziele, welche Wirkung wurden erreicht (z. B. durch eine basal stimulierende Pflege)? » Inwieweit wurde die Selbstbestimmung des Pflegeempfängers gefördert? » Inwieweit wurde der Pflegeempfänger in seinen Ressourcen unterstützt? » Inwieweit haben die Angebote einen Bezug zur Lebenserfahrung/Biografie des Pflegeempfängers? » Inwieweit wirkte das eigene Verhalten auf den Pflegeempfänger kongruent (echt), emphatisch und vertrauenswürdig?	CE 02 CE 05 CE 08 CE 10 I.1.c) I.2.a-e) I.3.a-e) II.2.a)	Datum	Kürzel, Datum	Kürzel, Datum	Kürzel, Datum

A13 Wahrnehmung

Veränderungen des Bewusstseins

		Theorie	gezeigt	geübt	erreicht
12 Kann bei einem Pflegeempfänger Bewusstseinsveränderungen erkennen, zwischen qualitativen und quantitativen Bewusstseinsveränderungen unterscheiden, diese interdisziplinär kommunizieren und dokumentieren » Quantitative Bewusstseinsstörungen, Veränderung der Wachheit (Vigilanz): › Benommenheit › Somnolenz › Sopor › Koma » Qualitative Bewusstseinsstörungen: › Verwirrtheit z. B. bei Demenz › Wahrnehmungsstörungen z. B. Halluzinationen	CE 05 CE 06 CE 09 I.1.c)	Datum	Kürzel, Datum	Kürzel, Datum	Kürzel, Datum
13 Kann Anzeichen eines Delirs erkennen und im interdisziplinären Team kommunizieren und die Beobachtungen dokumentieren, z. B.: » Ängstliche, schwankende Grundstimmung » Beeinträchtigte Merkfähigkeit und Konzentration » Eingeschränkte(s) Urteilsvermögen, Orientierung » Sprunghaftes, verlangsamtes Denken » Verwirrtheit und Halluzinationen	CE 05, CE 06 CE 11 I.1.c)+f) III.3.a)+b)	Datum	Kürzel, Datum	Kürzel, Datum	Kürzel, Datum
14 Erhebt eine systematische Pflegeanamnese eines Pflegeempfängers mit dem (Risiko von) Bewusstseinsstörungen z. B. durch: » Einschätzen der Pupillenreaktion » Gezielte Fragen zu Person, Ort, Zeit » Gezielte Aufforderungen zu Handlungen, Bewegungen	CE 05 CE 06 CE 10 CE 11 I.1.c)	Datum	Kürzel, Datum	Kürzel, Datum	Kürzel, Datum
15 Setzt Assessmentinstrumente zur Bewertung von Bewusstseinsveränderungen korrekt ein und kann die Ergebnisse zuverlässig einordnen und dokumentieren, z. B.: » Glasgow-Koma-Skala (GCS) » Koma-Remissions-Skala (KRS) » Ramsay-Skala (bei sedierten Pflegeempfängern) » Skala Expressive Kommunikation und Selbstaktualisierung (SEKS) » Nursing Delirium Screening Scale (Nu-DESC) » Erweiterter Barthel-Index	CE 05 CE 06 CE 10 CE 11 I.1.c)+f)	Datum	Kürzel, Datum	Kürzel, Datum	Kürzel, Datum
16 Kann die Güte und Aussagekraft der Assessments im Kontext einer Bewusstseinsstörung bewerten und sinnvolle Instrumente für die Pflegepraxis ableiten, begründen und anwenden	CE 05, CE 06 CE 10, CE 11 I.1.c)+f)	Datum	Kürzel, Datum	Kürzel, Datum	Kürzel, Datum
17 Beherrscht den Analyse- und Synthese-Prozess, um Pflegediagnosen für einen Pflegeempfänger mit einer quantitativen Bewusstseinsstörung abzuleiten und zu erläutern, z. B.: » Hat infolge einer quantitativen Bewusstseinseinschränkung ein Selbstfürsorgedefizit im Bereich Körperpflege, Ausscheidung, Nahrungsaufnahme » Es besteht ein Risiko von Komplikationen, wie z. B. Pneumonie, Kontrakturen, Dekubitus	CE 05 CE 06 CE 10 CE 11 I.2.a-e) I.3.a-e)	Datum	Kürzel, Datum	Kürzel, Datum	Kürzel, Datum
18 Wählt pflegefachlich begründete Pflegemaßnahmen entsprechend der externen und internen Evidenzlage aus und kann die Auswahl begründen und mit dem Pflegeempfänger kommunizieren, z. B.: » Beobachtung der Bewusstseinslage » Prophylaktische Maßnahmen » Maßnahmen im Kontext der Selbstfürsorge z. B. basalstimulierende Ganzkörperwaschung nach Bienstein » Maßnahmen im Kontext der individuellen Wahrnehmungsförderung	CE 05 CE 06 CE 10 CE 11 I.1.e) I.2.b) II.2.a)	Datum	Kürzel, Datum	Kürzel, Datum	Kürzel, Datum

A13 Wahrnehmung

Veränderungen des Bewusstseins

Lernergebnis		Theorie	gezeigt	geübt	erreicht
19 Beherrscht den Analyse- und Synthese-Prozess, um Pflegediagnosen für einen Pflegeempfänger mit einer qualitativen Bewusstseinsstörung abzuleiten und zu erläutern, z. B.: » Beeinträchtigte Tages- und Lebensgestaltung » Beeinträchtigte Straßenverkehrstüchtigkeit » Risiko der Mangelernährung » Weg-/Hinlauftendenz (Siehe auch B14 Gerontologie)	CE 05 CE 06 CE 11 I.2.a-e) I.3.a-e)	Datum	Kürzel, Datum	Kürzel, Datum	Kürzel, Datum
20 Wählt pflegefachlich begründete Pflegemaßnahmen entsprechend der externen und internen Evidenzlage aus und kann die Auswahl begründen und mit dem Pflegeempfänger kommunizieren, z. B.: Maßnahmen zur Förderung einer räumlichen Orientierung » Orientierungs- und Mobilitätstraining » Farbliche Kennzeichnung z. B. von wichtigen Türen » Farbige bzw. bildliche Markierungen (Piktogramme) im Gebäude anbringen » Aufrichten des Pflegeempfängers zur besseren räumlichen Orientierung/Verfolgung des Geschehens (Weitere Handlungskonzepte siehe Gerontologie B14)	CE 05 CE 06 CE 11 I.1.e) I.2.b) II.2.a)	Datum	Kürzel, Datum	Kürzel, Datum	Kürzel, Datum

Beeinträchtigte(s) Gleichgewicht/Balance

Lernergebnis		Theorie	gezeigt	geübt	erreicht
21 Kann eine beeinträchtigte Balancefähigkeit/ein beeinträchtigtes Gleichgewicht eines Pflegeempfängers erkennen, beschreiben und interdisziplinär kommunizieren z. B. bei Berichten/Beobachtungen zu: » Schwindel wie Dreh-, Lage-, Schwank- oder Liftschwindel » Schwankender, unsicherer Gang » Versucht sich überall festzuhalten » Kippt zu einer Seite, z. B. beim Sitzen	CE 05 CE 06 CE 10 I.1.c)+f) III.3.a)+b)	Datum	Kürzel, Datum	Kürzel, Datum	Kürzel, Datum
22 Kann die Güte und Aussagekraft der Assessments im Kontext von Gleichgewichtsstörungen bewerten und sinnvolle Instrumente für die Pflegepraxis ableiten, begründen und anwenden, z. B.: » Berg Balance Scale (mit Testmanual) » Timed „Up & Go"-Test (Siehe auch Sturzrisikoassessment in A6 Bewegung und Mobilität)	CE 05, CE 06 CE 10 I.1.c)+f)	Datum	Kürzel, Datum	Kürzel, Datum	Kürzel, Datum
23 Beherrscht den Analyse- und Synthese-Prozess, um Pflegediagnosen für einen Pflegeempfänger mit beeinträchtigtem Gleichgewicht/beeinträchtigter Balancefähigkeit abzuleiten, z. B.: » Selbstfürsorgedefizit im Bereich Bewegung, Ausscheidung » Risiko eines Sturzes » Angst vor einem Sturz » Unwohlsein infolge eines Schwindels	CE 05 CE 06 CE 10 I.2.a-e) I.3.a-e)	Datum	Kürzel, Datum	Kürzel, Datum	Kürzel, Datum
24 Kennt verschiedene Pflegemaßnahmen bei Menschen mit beeinträchtigtem Gleichgewicht/beeinträchtigter Balance und wählt situationsspezifisch geeignete Pflegemaßnahmen aus, z. B.: Unterstützung bei der Mobilität: » Gehtraining durchführen » Übungen zur Förderung des Gleichgewichts durchführen » Aktivierungsprogramme in Absprache mit den Beteiligten erstellen » Standtraining durchführen	CE 05 CE 06 CE 10 I.1.e) I.2.b)	Datum	Kürzel, Datum	Kürzel, Datum	Kürzel, Datum
25 Kann den Pflegeempfänger bezüglich Prävention und Gesundheitsförderung zur Förderung des Gleichgewichts und der Balancefähigkeit beraten, z. B.: » Gezieltes Gleichgewichtstraining in Alltagsaktivitäten einbauen » Aktivierungsprogramme » Maßnahmen bei Schwindel » Umgang mit der Angst vor (erneuten) Gleichgewichtsausfällen/Stürzen » Nachvollziehbare Aufklärung bezüglich des Krankheitsgeschehens, falls bekannt » Information bezüglich Selbsthilfeorganisationen z. B. Deutsche Tinnitus-Liga e.V., KIMM (Kontakte und Informationen zu Morbus Menière e. V.)	CE 05 CE 06 CE 10 II.2.c)	Datum	Kürzel, Datum	Kürzel, Datum	Kürzel, Datum

A14 Soziale Interaktion

Theorie | gezeigt | geübt | erreicht

Die Fähigkeit des Pflegeempfängers zur sozialen Interaktion – also einer wechselseitig aufeinander bezogenen Handlung zwischen Personen und/oder Gruppen durch wechselseitige Reaktionen, den Umgang und/oder die Kommunikation miteinander sowie gegenseitige Beeinflussung und/oder Steuerung – kann beeinträchtigt sein. Hieraus entstehen unterschiedliche Pflegebedarfe und Risiken für den Pflegeempfänger.

Kommunikation/Gesprächsführung

		Theorie	gezeigt	geübt	erreicht
1 Kann ein Gespräch mit dem Pflegeempfänger und Angehörigen auf der Grundlage der klientenzentrierten Gesprächsführung nach Carl Rogers führen und insbesondere ein verständigungs- und beteiligungsorientiertes Gespräch fördern, z. B.: » Einfühlendes Verstehen (Empathie) » Unbedingte Wertschätzung » Kongruenz (Echtheit) » Aktives Zuhören » Verbalisieren » Paraphrasieren	CE 01 CE 02 CE 03 CE 04 CE 05 CE 06 CE 08 CE 09 CE 10 CE 11 II.1 II.2	Datum	Kürzel, Datum	Kürzel, Datum	Kürzel, Datum
2 Berücksichtigt in einem Gespräch mit dem Pflegeempfänger und/oder dessen Bezugspersonen die Grundlagen des Kommunikationsmodells von Schulz von Thun und kann Gesprächssituationen analysieren und z. B. auf Selbstoffenbarungsbotschaften des Pflegeempfängers eingehen. Die 4 Seiten einer Nachricht: » Sachseite (Sachinformation, worüber ich informiere) » Selbstoffenbarungsseite (was ich von mir zu erkennen gebe) » Beziehungsseite (was ich von dir halte und wie ich zu dir stehe) » Appellseite (was ich bei dir erreichen möchte)	CE 01 CE 02 CE 03 CE 04 CE 05 CE 06 CE 08 CE 09 CE 10 CE 11 II.1 II.2	Datum	Kürzel, Datum	Kürzel, Datum	Kürzel, Datum
3 Berücksichtigt in der Kommunikation und im Umgang mit demenziell erkrankten Menschen die Grundannahmen einer personenzentrierten Pflege von Tom Kitwood und fördert somit eine konstruktive, wertschätzende Interaktion mit dem Pflegeempfänger: » Allem, was Menschen mit Demenz tun und sagen, kommt Sinn und Bedeutung zu » „Problemverhalten" wird als Handlung gedeutet, die verstanden werden muss » Das Verhalten ist Ausdruck eines zugrunde liegenden Bedürfnisses	CE 01 CE 02 CE 03 CE 04 CE 05 CE 06 CE 08 CE 09 CE 10 CE 11 II.1 II.2	Datum	Kürzel, Datum	Kürzel, Datum	Kürzel, Datum
4 Kann ein Gespräch mit dem Pflegeempfänger und Angehörigen auf der Grundlage der Kommunikationstheorie „Axiome der Kommunikation" von Paul Watzlawick führen und reflektieren: » Man kann nicht nicht kommunizieren » Jede Kommunikation hat einen Inhalts- und einen Beziehungsaspekt » Kommunikation ist immer Ursache und Wirkung » Menschliche Kommunikation bedient sich analoger und digitaler Modalitäten » Kommunikation ist symmetrisch oder komplementär	CE 02 CE 04 CE 05 CE 06 CE 08 CE 11 II.1 II.2	Datum	Kürzel, Datum	Kürzel, Datum	Kürzel, Datum
5 Kann ein Gespräch mit dem Pflegeempfänger und Angehörigen auf der Grundlage der Transaktionsanalyse von Eric Berne anhand der Ich-Zustände reflektieren und mögliche Störungen identifizieren/analysieren sowie Lösungswege zum Abbau identifizierter Störungen entwickeln: » Eltern-Ich » Erwachsenen-Ich » Kind-Ich	CE 11 II.1 II.2	Datum	Kürzel, Datum	Kürzel, Datum	Kürzel, Datum
6 Kann situationsbezogen die richtigen Modelle auswählen, bezogen auf den Pflegeempfänger erklären und hat die Gesprächsmethoden verinnerlicht	CE 01, CE 02 CE 03, CE 04 CE 05, CE 06 CE 08, CE 09 CE 10, CE 11 II.1, II.2	Datum	Kürzel, Datum	Kürzel, Datum	Kürzel, Datum

Soziale Interaktion

A14 Soziale Interaktion

Kommunikation/Gesprächsführung

		Theorie	gezeigt	geübt	erreicht
7 Kennt (die) Techniken und Grundsätze der Gesprächsführung und kann diese pflegeempfänger- und situationsspezifisch auswählen, begründen und anwenden, z. B.: » Offene Fragen stellen » Aufmerksamkeit und Verständnis signalisieren » Auf inkongruentes Verhalten aufmerksam machen » Zusammenfassen » Nachfragen » Aktives Zuhören » Verbale und nonverbale Interaktion » Nonverbale, basale Kommunikation (basale Stimulation) » Direktive und nondirektive Gesprächsführung » Ich-Botschaften » Spiegeln, Verbalisieren, Paraphrasieren » Kommunikationshemmer und -förderer » Metakommunikation » Konstruktiv kritisches Feedback, positives Feedback » Gestaltung und Ablauf eines gelenkten Gespräches » Das Gespräch als soziale Situation » Wertfreie, akzeptierende Gesprächshaltung » Sachlich und gut verständlich » Bedeutungen und Möglichkeiten des Zuhörens » Schweigen aushalten » Pflegeempfänger da abholen, wo sie stehen	CE 01 CE 02 CE 03 CE 04 CE 05 CE 06 CE 08 CE 09 CE 10 CE 11 II.1 II.2	Datum	Kürzel, Datum	Kürzel, Datum	Kürzel, Datum
8 Kann Konfliktgespräche situations- und pflegeempfängerspezifisch auf der Grundlage der unterschiedlichen Konfliktarten durchführen und evaluieren: » Ziel- und Wertekonflikte » Methodenkonflikte » Verteilungskonflikte » Beziehungskonflikte	CE 01, CE 02 CE 03, CE 04 CE 05, CE 06 CE 08, CE 09 CE 10, CE 11 II.1, II.2	Datum	Kürzel, Datum	Kürzel, Datum	Kürzel, Datum
9 Kann zu Pflegeempfängern unterschiedlicher Altersstufen und individueller persönlicher Kontexte (z. B. Nationalität, sozialer Status) wertfreien, wertschätzenden und beteiligungsorientierten Kontakt aufnehmen	CE 01, CE 02 CE 03, CE 04 CE 05, CE 06 CE 08, CE 09 CE 10, CE 11 II.1, II.2	Datum	Kürzel, Datum	Kürzel, Datum	Kürzel, Datum
10 Kann grundlegende, insbesondere gesundheits-, alters- oder kulturbedingte Kommunikationsbarrieren erkennen und setzt unterstützende Maßnahmen ein, um diese zu überbrücken, z. B.: » Dolmetscher » Nonverbale Kommunikation	CE 03 CE 05 CE 06 CE 07 CE 09 CE 11 II.1.a)+e)	Datum	Kürzel, Datum	Kürzel, Datum	Kürzel, Datum
11 Kann Gespräche im Sinne der gesamttherapeutischen Zielsetzungen mit dem Pflegeempfänger führen	CE 11 II.1 II.2	Datum	Kürzel, Datum	Kürzel, Datum	Kürzel, Datum
12 Kann Informationen und Beobachtungen zusammenfassen – ohne diese zu bewerten oder eigene Interpretationen vorzunehmen – und in der Pflegedokumentation (auch digital) dokumentieren	CE 02 I.1.f)	Datum	Kürzel, Datum	Kürzel, Datum	Kürzel, Datum
13 Erkennt divergierende (sich voneinander unterscheidende) Interessen und Probleme in der pflegerischen Kommunikation, z. B.: » Abhängigkeit des Pflegeempfängers » Rollenkonflikte » Zeitdruck » Kostenorientierung vs. Patientenorientierung	CE 03 CE 04 CE 05 CE 06 CE 07 CE 09 CE 10 CE 11 II.1.b)+e)	Datum	Kürzel, Datum	Kürzel, Datum	Kürzel, Datum
14 Erhebt eine systematische Pflegeanamnese eines Pflegeempfängers mit Kommunikationsschwierigkeiten, z. B. Abklärung von Risikofaktoren: » Krankheitsbedingte Ursachen » Sprachhindernisse » Sprachentwicklungsstörungen » Personenbezogene Ursachen z. B. Bedürfnis nach Macht, Anerkennung, Selbstbestätigung	CE 01 CE 02 CE 03 CE 04 CE 05 CE 06 CE 08 CE 09 CE 10 CE 11 II.1 II.2	Datum	Kürzel, Datum	Kürzel, Datum	Kürzel, Datum

A14 Soziale Interaktion

		Theorie	gezeigt	geübt	erreicht
15 Kann die Güte und Aussagekraft der Assessments im Kontext der Kommunikationsschwierigkeiten bewerten und sinnvolle Instrumente für die Pflegepraxis ableiten, begründen und anwenden, z. B.: » Assessment of Communication and Interaction Skills (ACIS)	CE 03, CE 05 CE 06, CE 07 CE 08, CE 09 CE 10, CE 11 II.1. Anlage 5 1. + 2.	Datum	Kürzel, Datum	Kürzel, Datum	Kürzel, Datum
16 Beherrscht den Analyse- und Synthese-Prozess, um Pflegediagnosen für einen Pflegeempfänger mit einer „beeinträchtigten Kommunikation" unter Beachtung der Ursachen und beeinflussenden Faktoren abzuleiten und zu erläutern. Ursachen und beeinflussende Faktoren können sein, z. B.: » Schwerhörigkeit » Gehörlosigkeit » Physische Schwäche » Aphasien » Dysarthrie » Poltern » Gestörte Tonbildung » Formale Denkstörungen » Sprachbarrieren » Kognitive Beeinträchtigungen	CE 05 CE 06 CE 07 CE 08 CE 09 CE 10 CE 11 I.2.a)-e) I.3.a)-e)	Datum	Kürzel, Datum	Kürzel, Datum	Kürzel, Datum
17 Kennt die verschiedenen Methoden zur Unterstützung bei bestehenden Kommunikationsschwierigkeiten und kann diese situationsgerecht und pflegeempfängerspezifisch auswählen und begründen, z. B.: » (Gebärden-)Dolmetscher einbeziehen » Logopäden einbeziehen » Lippenlesen ermöglichen » Bilder-/Symbolsprache einsetzen	CE 05 CE 06 CE 07 CE 08 CE 09 CE 10 CE 11 II.1.e) I.1.e) I.2.b)	Datum	Kürzel, Datum	Kürzel, Datum	Kürzel, Datum
18 Kann angemessene Kommunikationshilfsmittel einsetzen und den Pflegeempfänger dazu anleiten und motivieren, z. B.: » Hörgerät » Brille » Kontaktlinsen » Lupe » Bildtafeln » Lesegerät » Elektronische computergestützte Hilfen (Sprachsteuerung usw.) » Sensorklingel » Sprechventil einsetzen » Papier und Stift zur Verfügung stellen	CE 05 CE 06 CE 07 CE 08 CE 09 CE 10 CE 11 II.1.e) I.1.e) I.2.b) II.2.b)	Datum	Kürzel, Datum	Kürzel, Datum	Kürzel, Datum
19 Kann die Pflegediagnose „beeinträchtigte Interaktion" stellen und die verschiedenen Ursachen bezogen auf den Pflegeempfänger identifizieren und erklären, z. B.: » Emotionale/affektive Verhaltensmuster » Hemmungen » Zwanghaftes in den Mittelpunkt stellen müssen	CE 05 CE 06 CE 07 CE 08 CE 09 CE 10 CE 11 I.2.a)-e) I.3.a)-e)	Datum	Kürzel, Datum	Kürzel, Datum	Kürzel, Datum
20 Kann die sozialen Machtverhältnisse der Interaktion erkennen (und ist bestrebt, mit ihrem Handeln dagegenzuwirken bzw. zu vermitteln), z. B.: » Asymmetrien und institutionelle Einschränkungen in der pflegerischen Kommunikation » Soziale Machtverhältnisse in der Interaktion (siehe Machtlosigkeit A12) » Verwendung von Fachsprache » Kontrolle des Sprechkanals	CE 05 CE 06 CE 07 CE 08 CE 09 CE 10 CE 11 II.1.f)+g)	Datum	Kürzel, Datum	Kürzel, Datum	Kürzel, Datum
21 Kann in der Kommunikation neben verbalen auch nonverbale, paralinguistische und leibliche Interaktionsformen berücksichtigen: » Mimik, Gestik, Augenkontakt » Stimmlage, Tonfall, Resonanzraum » Berührungen, Körperkontakt	CE 02 CE 05 CE 06 CE 07 CE 09 CE 11 II.1.c) I.1.e) I.2.b)	Datum	Kürzel, Datum	Kürzel, Datum	Kürzel, Datum

Soziale Interaktion

A14 Soziale Interaktion

Spezielle Gesprächsformen

Lernergebnis	Bezug	Theorie	gezeigt	geübt	erreicht
22 Kann ein Aufnahmegespräch mit dem Pflegeempfänger unter Berücksichtigung der Gesprächstechniken führen und entsprechend die Erkenntnisse auf dem Pflegeanamnesebogen dokumentieren	CE 05, CE 06 CE 07, CE 09 CE 11 II.1+2 I.1.c)+f)	Datum	Kürzel, Datum	Kürzel, Datum	Kürzel, Datum
23 Kennt die Anforderungen eines Übergabegespräches bei Schichtwechsel und kann eine Übergabe der versorgten Pflegeempfänger an die nächste Schicht vorbereiten und qualitativ durchführen	CE 01 CE 03 III.2.a)	Datum	Kürzel, Datum	Kürzel, Datum	Kürzel, Datum
24 Kann ein Entlassungsgespräch führen und einen Entlassungsbericht verfassen	CE 05, CE 06 CE 07, CE 08 CE 09, CE 11 III.3.d)	Datum	Kürzel, Datum	Kürzel, Datum	Kürzel, Datum
25 Kann im Rahmen der Pflegevisiten und/oder Fallbesprechungen das Gespräch moderieren und die Ergebnisse in der Dokumentation entsprechend festhalten	CE 01 CE 03 III 1.	Datum	Kürzel, Datum	Kürzel, Datum	Kürzel, Datum
26 Kennt die speziellen Anforderungen eines Informations-/Beratungsgespräches und kann diese in verschiedenen Gesprächssituationen mit dem Pflegeempfänger und Angehörigen individuell gestalten und anwenden. Siehe auch bei den jeweiligen Themenbereichen, z. B.: » Stillberatung » Beratung bei Inkontinenz » Beratung im Kontext eines Stomas	CE 03 CE 04 CE 05 CE 06 CE 07 CE 09 CE 10 CE 11 II.2.a)+c)	Datum	Kürzel, Datum	Kürzel, Datum	Kürzel, Datum

Beziehungen/Bindungen

Lernergebnis	Bezug	Theorie	gezeigt	geübt	erreicht
27 Erhebt eine systematische Pflegeanamnese eines Pflegeempfängers mit einer beeinträchtigten Beziehungsfähigkeit, z. B.: » Abklärung von Risikofaktoren » Gehemmtes oder enthemmtes Verhalten, Aggressivität » Traumata » Unverarbeitete Missbrauchs-/Vergewaltigungserlebnisse	CE 05 CE 06 CE 07 CE 09 CE 11 I.1.c) I.5 a)	Datum	Kürzel, Datum	Kürzel, Datum	Kürzel, Datum
28 Kann die Güte und Aussagekraft der Assessments im Kontext der Bindungsfähigkeit bewerten und sinnvolle Instrumente für die Pflegepraxis ableiten, begründen und anwenden: » Fremde-Situations-Test (FST) » Attachment Q-Set (AQS) » Parenting Stress Index, Short Form » Adult Adolescent Parenting Inventory » Edinburgh Postnatal Depression Scale	CE 05 CE 06 CE 07 CE 09 CE 11 I.1.c)	Datum	Kürzel, Datum	Kürzel, Datum	Kürzel, Datum
29 Kann Pflegediagnosen im Kontext einer beeinträchtigten Beziehungs- und Bindungsfähigkeit stellen und die verschiedenen Ursachen bezogen auf den Pflegeempfänger erklären: » Beeinträchtigte Beziehungs-/Bindungsfähigkeit zu den Eltern/Erziehungsberechtigten » Beeinträchtigte Beziehung zu Angehörigen/nahestehenden Personen » Beeinträchtigte Liebes-/Sexualbeziehungen » Kommunikationsbarrieren z. B. nonverbale Kommunikation	CE 05 CE 06 CE 07 CE 09 CE 11 I.2.a-e) I.3.a-e)	Datum	Kürzel, Datum	Kürzel, Datum	Kürzel, Datum
30 Kann therapeutische Beziehungen zu Pflegeempfängern gezielt aufnehmen, gestalten und beenden	CE 05, CE 06 CE 07, CE 09 CE 11 II.1	Datum	Kürzel, Datum	Kürzel, Datum	Kürzel, Datum

Teamentwicklungsprozesse

Lernergebnis	Bezug	Theorie	gezeigt	geübt	erreicht
31 Kann sich an Teamentwicklungsprozessen beteiligen, z. B.: » Unterstützt das „Wir-Gefühl“ » Übernimmt Verantwortung » Ist offen, engagiert und motiviert » Arbeitet zielorientiert und effizient » Zeigt einen wertschätzenden Umgang im Team	CE 01 CE 03 III.1.e)	Datum	Kürzel, Datum	Kürzel, Datum	Kürzel, Datum
32 Kann Teamentwicklungsprozesse analysieren, leiten und steuern und wendet entsprechende Methoden an, z. B.: » Themenzentrierte Interaktion (TZI) nach Ruth Cohn	CE 01, CE 03 III.1 Anlage 5 III.	Datum	Kürzel, Datum	Kürzel, Datum	Kürzel, Datum

A15 Handlung & Verhalten

Theorie | gezeigt | geübt | erreicht

Verhalten ist eine Handlung/Aktivität, die vom Pflegeempfänger ausgeht und zielgerichtet ist. Verhalten wird in konkreten lebenspraktischen Situationen im Allgemeinen von Reizen ausgelöst und durch die individuellen Motive, Gründe, Erfahrungen und Umfeldbedingungen des Pflegeempfängers beeinflusst. Herausforderndes Verhalten oder Verhaltensweisen, die nicht der allgemeinen Norm unserer Gesellschaft entsprechen, bedürfen in der Pflege einer besonderen Aufmerksamkeit. Nachfolgend werden einige bedeutende Verhaltensweisen und Lernergebnisse in diesem Kontext vorgestellt. Weitere Lernergebnisse zu pathologischen Verhaltensweisen (z. B. Selbstverletzung, Suizid, Gewalthandlungen usw.) werden im Kontext der psychiatrischen Pflege vorgestellt.

Herausforderndes Verhalten

1 Kennt die verschiedenen Ausdrucksformen von herausforderndem Verhalten und hat ein Verständnis dafür entwickelt, dass diese Verhaltensweisen Ausdruck eines starken Leidensdrucks der Betroffenen sind, z. B.:

- » Gereiztes, aggressives Verhalten
- » Agitation (krankhafte, gesteigerte unproduktive Unruhe mit heftigen, hastigen Bewegungen)
- » Zielloses Umherwandern
- » Apathie/Rückzugsverhalten
- » Schreien, Rufen
- » Abwehrverhalten gegenüber Pflegehandlungen

CE 04 CE 11 I.1.

Datum | Kürzel, Datum | Kürzel, Datum | Kürzel, Datum

2 Kann die verschiedenen Ausdrucksformen von herausforderndem Verhalten im Kontext des biografischen Hintergrundes und der aktuellen Situation deuten und sinnvolle Handlungsstrategien ableiten, z. B.:

- » Individuelle Maßnahmen zur Förderung des situativen Wohlbefindens des Pflegeempfängers
- » Achtung und Förderung von Selbstbestimmung, Autonomie und das Gefühl, Person sein zu können, ohne dabei zu überfordern
- » Wählt gezielt einen neuen Zugang zum Pflegeempfänger, um Abwehrreaktionen abzubauen

(Siehe auch Vertiefende Analyse- und Handlungsstrategien in B14)

CE 04 CE 11 I.1.e) I.2.b)

Datum | Kürzel, Datum | Kürzel, Datum | Kürzel, Datum

Aggression und Gewalt

3 Kennt den Unterschied der Konzepte Gewalt, Aggression sowie Vernachlässigung und kann diese bezogen auf eine Pflegesituation differenzieren und erklären:

- » Gewalt: eine unangemessene und nicht legitimierbare Anwendung von Machtmitteln, um Absichten gegenüber anderen Personen durchzusetzen
- » Das Ignorieren von Bedürfnissen und Nichtreagieren wird als passive Gewalt definiert
- » Aggression enthält das Merkmal einer „schädigenden Absicht" und kann in Form verbalen, nonverbalen oder körperlichen Verhaltens ausgedrückt werden. Durch dieses Verhalten kann der Pflegeempfänger selbst (Autoaggression), andere Personen (Fremdaggression) oder Eigentum zu Schaden kommen

CE 04 CE 05 CE 07 CE 11 I.1.

Datum | Kürzel, Datum | Kürzel, Datum | Kürzel, Datum

4 Kann Anzeichen einer steigenden inneren Anspannung erkennen, die aggressives Handeln ankündigt und kann die Beobachtungen im interdisziplinären Team kommunizieren, z. B.:

- » Zunehmende feindselige Grundstimmung
- » Anzeichen von psychomotorischer Erregung (geballte Fäuste, Anspannung usw.)
- » Verbale Gewaltandrohung und/oder gewalttätige Gestik

CE 04 CE 05 CE 07 CE 11 I.1.

Datum | Kürzel, Datum | Kürzel, Datum | Kürzel, Datum

5 Kennt Maßnahmen zur Deeskalation und kann diese gezielt bei aufgetretenem aggressivem Verhalten einsetzen, z. B.:

- » Selbstbewusstes Auftreten ohne Provokation
- » Ruhiges Verhalten zeigen
- » Gemeinsam nach einer Lösung für das Problem suchen
- » Empathische, wertschätzende Grundhaltung und Fairness als Kommunikationsbasis umsetzen
- » Möglichkeit geben, den empfundenen Ärger zu äußern

CE 04 CE 05 CE 07 CE 11 I.1.e) I.2.b)

Datum | Kürzel, Datum | Kürzel, Datum | Kürzel, Datum

A15 Handlung & Verhalten

	Theorie	gezeigt	geübt	erreicht

Vernachlässigung

6 Erkennt mögliche Anzeichen einer körperlichen, seelischen und/oder medizinischen Vernachlässigung bei einem Kind und kann die Beobachtungen im interdisziplinären Team kommunizieren
Kennzeichen einer körperlichen Vernachlässigung, z. B.:

- Anzeichen einer Mangelernährung, Gedeihstörungen
- Erkennbare Vernachlässigung der Körperhygiene, schlechter Zahnstatus
- Verletzungen, die auf eine fehlende Aufsichtspflicht hinweisen
- Fehlende Wahrnehmung der gesundheitlichen Vorsorge
- Kennzeichen emotionaler Vernachlässigung, z. B.:
- Eltern zeigen keine Zuwendung, Liebe, Wertschätzung gegenüber dem Kind
- Verhaltensauffälligkeiten des Kindes
- Fehlende Grenzsetzung oder gezielte Förderung der sozialen Kompetenzen des Kindes
- Entwicklungsstörungen des Kindes

CE 04
I.1.

Theorie	gezeigt	geübt	erreicht
Datum	Kürzel, Datum	Kürzel, Datum	Kürzel, Datum

Selbstvernachlässigung

7 Kennt das Pflegekonzept der Selbstvernachlässigung (Verwahrlosung) und erkennt bei einem Pflegeempfänger Anzeichen einer gesundheitsgefährdenden Selbstvernachlässigung, z. B.:

- Massiv beeinträchtigte Körperhygiene
- Ungeziefer im Haushalt

CE 04
CE 11
I.1.

Theorie	gezeigt	geübt	erreicht
Datum	Kürzel, Datum	Kürzel, Datum	Kürzel, Datum

8 Kann ein systematisches Assessment und/oder Pflegeanamnese zur Einschätzung einer potenziellen/tatsächlichen Selbstvernachlässigung durchführen, z. B.:

- Appraisal of Self-care Agency (ASA-Skala)
- Allgemeine Selbstpflege-Skala für die Beurteilung des Selbstpflegehandelns bei psychiatrisch erkrankten Pflegeempfängern

CE 04
CE 11
I.1.

Theorie	gezeigt	geübt	erreicht
Datum	Kürzel, Datum	Kürzel, Datum	Kürzel, Datum

9 Kann die Pflegediagnose „hat aufgrund von selbstvernachlässigendem Verhalten (Self-Neglect) ein Risiko für die Entstehung von Gesundheitsschäden" stellen und pflegeempfängerspezifische Ursachenzusammenhänge erläutern, z. B.:

- Isolation, Einsamkeit, lebt allein
- Distanzierte Persönlichkeit
- Hohes Alter
- Chronische Krankheit
- Demenz
- Psychische Störungen
- Aktivitätsintoleranz

CE 04
CE 11
I.2.a-e)
I.3.a-e)

Theorie	gezeigt	geübt	erreicht
Datum	Kürzel, Datum	Kürzel, Datum	Kürzel, Datum

10 Wählt pflegefachlich begründete Pflegemaßnahmen entsprechend der externen und internen Evidenzlage aus und kann die Auswahl begründen und sicher durchführen, z. B.:

- Pflegetherapeutische Gespräche zur Förderung der Wahrnehmung bezüglich der Gesundheitsrisiken und Ursachen
- Gemeinsames Erarbeiten von Unterstützungsmaßnahmen

CE 04
CE 11
I.1.e)
I.2.b)

Theorie	gezeigt	geübt	erreicht
Datum	Kürzel, Datum	Kürzel, Datum	Kürzel, Datum

Distanzlosigkeit – enthemmtes, grenzverletzendes Verhalten

11 Erkennt distanzloses, grenzverletzendes Verhalten in einer Interaktion mit einem Pflegeempfänger, z. B.:

- Missachtung einer adäquaten körperlichen Distanz durch z. B. Berührung intimer Körperregionen im alltäglichen Umgang
- Missachtung eines respektvollen Umgangsstils z. B. durch öffentliches Bloßstellen
- Missachtung von Schamgrenzen und sexuell anerkannten Normen
- Missachtung der professionellen Rolle z. B. Austausch von Zärtlichkeiten
- Sexuelle Übergriffe

und kann klare Grenzen setzen, eine professionelle Distanz herstellen und das herausfordernde Verhalten im Team kommunizieren

CE 02
CE 03
I.1.c)
II.1.a-c)

Theorie	gezeigt	geübt	erreicht
Datum	Kürzel, Datum	Kürzel, Datum	Kürzel, Datum

A15 Handlung & Verhalten

Theorie | gezeigt | geübt | erreicht

Distanzlosigkeit – enthemmtes, grenzverletzendes Verhalten

		Theorie	gezeigt	geübt	erreicht
12 Kennt krankheitsbedingte Ursachen für distanzloses und grenzverletzendes Verhalten von Pflegeempfängern, z. B.: » Kognitive Einschränkungen z. B. bei Demenz, geistiger Retardierung usw. » Beeinträchtigte Impulskontrolle » Psychiatrische Erkrankungen wie z. B. Manie und entwickelt im Rahmen von Fallbesprechungen im Pflegeteam pflegeempfängerspezifische Handlungsstrategien, um den Übergriffen adäquat zu begegnen	CE 02 CE 03 I.1.c) II.1.a-c) III.1.a)	Datum	Kürzel, Datum	Kürzel, Datum	Kürzel, Datum

Misshandlung

		Theorie	gezeigt	geübt	erreicht
13 Erkennt mögliche Anzeichen einer Misshandlung und kann die Beobachtungen im interdisziplinären Team kommunizieren, z. B.: » Verletzungsmuster passen nicht zur angegebenen Beschreibung und bestehen aus vagen, unpräzn Erklärungsmustern zum Verletzungshergang » Im Verlauf kommt es zu wechselnden Aussagen über den Verletzungshergang » Nicht angegebene verheilte Verletzungsanzeichen, Frakturen unklarer Genese	CE 04 CE 11 I.1.c) III.1.a)	Datum	Kürzel, Datum	Kürzel, Datum	Kürzel, Datum

A16 Persönliche Entwicklung

Theorie | gezeigt | geübt | erreicht

Die Fähigkeit zur persönlichen Entwicklung bezeichnet die Aneignung von Fähigkeiten (z. B. Sprachentwicklung, Fortbewegung), Wissen, Qualifikationen, die Auseinandersetzung mit eigenen Gefühlen, Verhaltensweisen, Glaubenssätzen zum Zwecke einer autonomen und selbstbestimmten Lebensgestaltung und persönlichem Wachstum. Die Entwicklungsfähigkeit kann durch körperliche, geistige Einschränkungen oder Krankheit beeinträchtigt, verzögert oder gestört sein.

Beeinträchtigte, gehinderte Persönlichkeitsentwicklung

		Theorie	gezeigt	geübt	erreicht
1 Erkennt individuelle Persönlichkeiteigenschaften eines Pflegeempfängers und kann diese im Rahmen der Pflegeanamnese und/oder im Versorgungsverlauf wahrnehmen und interdisziplinär kommunizieren sowie dokumentieren, z. B.: » Vertrauen haben, Misstrauen zeigen » Soziale Beziehungsfähigkeit » Emotionale Reaktionen » Selbstvertrauen, Selbstbewusstsein, Selbstkonzept » Achtsamkeit gegenüber anderen » Gewohnheiten » Abweichungen gegenüber der Mehrheit der Bevölkerung bezogen auf Wahrnehmen, Denken, Fühlen, in Beziehung treten usw.	CE 04 CE 10 CE 11 I.1.c)+d)	Datum	Kürzel, Datum	Kürzel, Datum	Kürzel, Datum
2 Kann Persönlichkeits- und Verhaltensauffälligkeiten ggf. in Bezug auf Einflüsse, die sich negativ auf die Persönlichkeitsentwicklung des Pflegeempfängers ausgewirkt haben können, wahrnehmen, kommunizieren und dokumentieren, z. B.: » Persönlich erfahrenes Leid » Missbrauchshintergründe » Beeinträchtigtes, fehlendes Bonding beim Neugeborenen/Frühgeborenen » Gewalterfahrungen » Substanzmissbrauch » Entwicklungshinderliches familiäres Umfeld	CE 04 CE 10 CE 11 I.1.c)+f)	Datum	Kürzel, Datum	Kürzel, Datum	Kürzel, Datum
3 Beherrscht den Analyse- und Synthese-Prozess, um Pflegediagnosen für einen Pflegeempfänger mit einer Persönlichkeitsveränderung abzuleiten und zu erläutern, z. B.: » Beeinträchtigter Umgang mit Krisen » Beeinträchtigte Zukunftsperspektive » Beeinträchtigte Entscheidungsfähigkeit » Beeinträchtigte Anpassungsfähigkeit » Herausforderndes Verhalten » Beeinträchtigte Bindungsfähigkeit » Beeinträchtigte Lebensqualität » Beeinträchtigtes Selbstwertgefühl » Beeinträchtigtes Selbstvertrauen » Risiko einer beeinträchtigten Entwicklung » Selbstschädigendes Verhalten » Beeinträchtigte emotionale Impulskontrolle » Beeinträchtigte soziale Interaktion	CE 04 CE 10 CE 11 I.2.a-e) I.2.b)	Datum	Kürzel, Datum	Kürzel, Datum	Kürzel, Datum
4 Wählt pflegefachlich begründete Pflegemaßnahmen entsprechend der externen und internen Evidenzlage aus und kann die Auswahl begründen, mit dem Pflegeempfänger und dem interdisziplinären Team kommunizieren, z. B.: » Entwicklungsniveau beobachten und einschätzen » Entscheidungsfähigkeit/Autonomie im Rahmen von Alltagsaktivitäten gezielt fördern » Selbstachtung und Selbstwertgefühl stärken » Entwicklungshemmendes Verhalten analysieren und Problemlösungen entwickeln	CE 04 CE 10 CE 11 I.1.e) I.2.b)	Datum	Kürzel, Datum	Kürzel, Datum	Kürzel, Datum

A16 Persönliche Entwicklung

Intelligenzminderung/mentale Retardierung (IQ<70)

		Theorie	gezeigt	geübt	erreicht
5 Kennt Erkrankungen, die mit einer Intelligenzminderung einhergehen können (z. B. Fragiles-X-Syndrom, Down-Syndrom, Prader-Willi-Syndrom, Williams-Beuren-Syndrom, Smith-Magenis-Syndrom) und kann Anzeichen einer Intelligenzminderung erkennen und interdisziplinär kommunizieren, z. B.: » „Mongoloide" Lidachsenstellung » Minder-/Kleinwuchs » Beeinträchtigte Kommunikation » Bewegungsstereotypien » Inkontinenz » Eingeschränkte Bindungsfähigkeit » Dissonanz zwischen emotionaler und kognitiver Entwicklung » Irritabilität, Hyperaktivität » Herausforderndes, auffälliges Verhalten	CE 02 CE 06 CE 07 CE 08 CE 09 CE 10 I.1.c)	Datum	Kürzel, Datum	Kürzel, Datum	Kürzel, Datum
6 Ist sich der zeitlichen kognitiven Entwicklungsverzögerung bei Pflegeempfängern mit einer Intelligenzminderung bewusst und kann den pflegeempfängerspezifischen individuellen Pflegebedarf ermitteln	CE 02, CE 06 CE 07, CE 08 CE 09, CE 10 I.1.c+d)	Datum	Kürzel, Datum	Kürzel, Datum	Kürzel, Datum
7 Kennt die kognitiven, sozialen und emotionalen Einschränkungen eines Pflegeempfängers mit einer Intelligenzminderung und kann diese im Rahmen der Pflegeanamnese ermitteln und interdisziplinär kommunizieren: Kognitiv z. B.: » Logisches Denken » Probleme mit dem Verstehen komplexer Botschaften » Probleme mit abstraktem Denken, Missverhältnis zwischen Anforderung und individueller Möglichkeit des Pflegeempfängers Sozial z. B.: » Gebunden an wichtige Personen » Angepasst an Regeln » Schwache soziale Verantwortlichkeit Emotional z. B.: » Beeinträchtigte Bindungsfähigkeit » Mögliche Probleme mit Aggressionsregulierung » Vergangenheit bestimmend für jetzige Gefühle	CE 02 CE 06 CE 07 CE 08 CE 09 CE 10 I.1.c) I.6.a)	Datum	Kürzel, Datum	Kürzel, Datum	Kürzel, Datum
8 Beherrscht den Analyse- und Synthese-Prozess, um Pflegediagnosen für einen Pflegeempfänger mit Intelligenzminderungmentaler Retardierung zu stellen z. B.: » Beeinträchtigtes Sprachverständnis » Beeinträchtigte Orientierung zu Zeit und Ort » Risiko der Selbst-/Fremdgefährdung » Risiko eines Selbstversorgungsdefizites » Beeinträchtigte Beziehungsfähigkeit » Beeinträchtigte soziale Interaktion » Risiko der beeinträchtigten Teilhabe	CE 02 CE 06 CE 07 CE 08 CE 09 CE 10 I.6.a-c)	Datum	Kürzel, Datum	Kürzel, Datum	Kürzel, Datum
9 Wählt pflegefachlich begründete Pflegemaßnahmen entsprechend der externen und internen Evidenzlage aus und kann die Auswahl begründen und mit dem Pflegeempfänger kommunizieren, z. B.: » Maßnahmen zur Förderung der Teilhabe » Maßnahmen zur Unterstützung und Förderung der Autonomie im Bereich der Selbstversorgung » Maßnahmen zum Schutz des Pflegeempfängers z. B. vor Überforderung, Reizüberflutung	CE 02, CE 06 CE 07, CE 08 CE 09, CE 10 I.1.e), I.2.b) I.6.	Datum	Kürzel, Datum	Kürzel, Datum	Kürzel, Datum
10 Begegnet dem Pflegeempfänger mit einer Intelligenzminderung auf dessen Ebene, schafft Vertrauen und zeigt Wertschätzung	CE 02, CE 06 CE 07, CE 08 CE 09, CE 10 I.6.a)	Datum	Kürzel, Datum	Kürzel, Datum	Kürzel, Datum

A16 Persönliche Entwicklung

Verzögerte Entwicklung/Risiko einer verzögerten Entwicklung

		Theorie	gezeigt	geübt	erreicht
11 Kennt eine normale soziale, sprachliche und kognitive Entwicklung, nimmt Anzeichen einer verzögerten/beeinträchtigten Entwicklung wahr und kann dieses interdisziplinär kommunizieren und dokumentieren, z. B.: » Blickkontakt aufnehmen können » Imitationsvermögen » Altersentsprechende Fortbewegung » Sprachliche Entwicklung » Emotionale Entwicklung » Autonomientwicklung	CE 02 CE 04 CE 06 CE 07 CE 08 CE 09 CE 10 I.1.c)-f)	Datum	Kürzel, Datum	Kürzel, Datum	Kürzel, Datum
12 Kann pathopsychologische Zustandsveränderungen eines frühgeborenen Säuglings erkennen, die Beobachtungen interdisziplinär kommunizieren und dokumentieren, z. B.: » Reduzierte Reflexantwort beim Saugen » Angestrengte Atmung » Unfähigkeit, Saugen, Schlucken und Atmen zu koordinieren	CE 02 CE 04 CE 06 CE 07 CE 08 CE 09 CE 10 I.1.c)	Datum	Kürzel, Datum	Kürzel, Datum	Kürzel, Datum
13 Kennt Anzeichen einer trennungsbedingten Entwicklungsverzögerung, kann die Beobachtungen kommunizieren und dokumentieren, z. B.: » Weinen » Jammern » Lässt sich nicht ablenken » Wirkt zurückgezogen/verschlossen	CE 02 CE 04 CE 06 CE 07 CE 08 CE 09 CE 10 I.1.c)	Datum	Kürzel, Datum	Kürzel, Datum	Kürzel, Datum
14 Kann die Pflegediagnose „verzögerte/beeinträchtigte Entwicklung" oder „Risiko einer verzögerten Entwicklung" stellen und die verschiedenen pflegeempfängerspezifischen Ursachen erklären, z. B.: » Beeinträchtigte/fehlende elterliche Fürsorge » Gestörter Beziehungsaufbau zu den Eltern » Fehlendes Bonding » Krankheiten	CE 02 CE 06 CE 07 CE 08 CE 09 CE 10 I.2.a-e) I.3.a-e)	Datum	Kürzel, Datum	Kürzel, Datum	Kürzel, Datum
15 Kennt Pflegemaßnahmen zur Entwicklungsförderung, kann diese pflegeempfängerspezifisch auswählen, begründen und sicher umsetzen, z. B.: » Umgebung entwicklungsfördernd gestalten » Kontakte entwicklungsfördernd gestalten » Beim Erlernen entwicklungsbezogener Aufgaben unterstützen » Eltern-Kind-Beziehung fördern » Angebote der Basalen Stimulation durchführen » Beratungs- und Förderangebote vermitteln	CE 02 CE 04 CE 06 CE 07 CE 08 CE 09 CE 10 I.1.e) I.2.b) III.3.d)-f)	Datum	Kürzel, Datum	Kürzel, Datum	Kürzel, Datum
16 Kann Angehörige/Bezugspersonen zu einer entwicklungsfördernden Beziehungs- und Umgebungsgestaltung beraten und anleiten	CE 02 CE 04 CE 06 CE 07 CE 08 CE 09 CE 10 II.2.c)	Datum	Kürzel, Datum	Kürzel, Datum	Kürzel, Datum
17 Kann eine systematische Beobachtung des Kindes durchführen und die Beobachtungen dokumentieren, z. B.: » Auffällige Verhaltensweisen » Bindungsfähigkeit » Interaktion	CE 02 CE 04 CE 06 CE 07 CE 08 CE 09 CE 10 I.1.c)-f)	Datum	Kürzel, Datum	Kürzel, Datum	Kürzel, Datum

Risiko einer/beeinträchtigte(n) Bindungsfähigkeit (Bonding)

		Theorie	gezeigt	geübt	erreicht
18 Erhebt eine systematische Pflegeanamnese eines Pflegeempfängers, um die Bindungsfähigkeit einschätzen zu können, z. B. mit einem Elternfrageboge, standardisierten AssessmentsBeobachtungen der Eltern-Kind-Interaktion und des Entwicklungsstandes des Kindes	CE 10 CE 11 I.1.c)	Datum	Kürzel, Datum	Kürzel, Datum	Kürzel, Datum
19 Beherrscht den Analyse- und Synthese-Prozess, um die Pflegediagnose „Risiko der Entwicklung einer beeinträchtigten Bindungsfähigkeit" bei einem Kind/Neugeborenen zu stellen, z. B. bedingt durch: » Geringen sozioökonomischen Status der Familie » Vernachlässigungstendenzen der Bezugspersonen z. B. infolge psychischer Erkrankungen » Behinderungen des Kindes, Frühgeburt	CE 10 CE 11 I.2.a-e) I.3.a-e)	Datum	Kürzel, Datum	Kürzel, Datum	Kürzel, Datum

A16 Persönliche Entwicklung

		Theorie	gezeigt	geübt	erreicht
20 Wählt pflegefachlich begründete Pflegemaßnahmen entsprechend der externen und internen Evidenzlage aus und kann die Auswahl begründen, mit dem Pflegeempfänger und dem interdisziplinären Team kommunizieren, z. B.: » Maßnahmen zur Förderung des Bondings durchführen » Eltern-Kind-Beziehung unterstützen	CE 10 CE 11 I.1.e) I.2.b)	Datum	Kürzel, Datum	Kürzel, Datum	Kürzel, Datum
21 Beratungsgespräche zur Förderung der Eltern-Kind-Bindung durchführen, z. B.: » Förderung der Eltern, auf Signale des Kindes adäquat zu reagieren » Verständnis über die kindliche Entwicklung in Gesprächen fördern » Eine sichere häusliche Umgebung mit optimalen Entwicklungsmöglichkeiten fördern	CE 10 CE 11 II.2.c)	Datum	Kürzel, Datum	Kürzel, Datum	Kürzel, Datum

Missbrauch/Risiko eines Missbrauchs

		Theorie	gezeigt	geübt	erreicht
22 Erkennt Anzeichen eines Missbrauchs (körperlich, emotional, sexuell) des Pflegeempfängers, z. B.: » Verhaltensauffälligkeiten, z. B. desorganisierte Bindungsstrategien » Beeinträchtigtes Selbstwertgefühl » Scham- und Schuldgefühle » Schwierigkeiten im zwischenmenschlichen Bereich » Misstrauenshaltung » Verletzungen ohne plausible Erklärung » Genitale oder rektale Verletzungen	CE 04 CE 06 CE 10 CE 11 I.1.c)	Datum	Kürzel, Datum	Kürzel, Datum	Kürzel, Datum
23 Kann eine systematische Pflegeanamnese durchführen und Beobachtungen im interdisziplinären Team kommunizieren, z. B.: » Erkennbare Auswirkungen des Missbrauchs » Dimensionen des Missbrauchsgeschehens » Klärung möglicher Gefährdungen » Klärung des Selbstbildes/Körperbildes	CE 04 CE 06 CE 10 CE 11 I.1.c)	Datum	Kürzel, Datum	Kürzel, Datum	Kürzel, Datum
24 Kann eine fundierte Risikoeinschätzung eines potenziellen Missbrauchs durchführen	CE 04, CE 06 I.1.c)	Datum	Kürzel, Datum	Kürzel, Datum	Kürzel, Datum
25 Kann bei Bedarf Kontakt zu Hilfeeinrichtungen und anderen speziellen Organisationen herstellen und vermitteln	CE 04, CE 06 III.3.d)+f)	Datum	Kürzel, Datum	Kürzel, Datum	Kürzel, Datum
26 Beherrscht den Analyse- und Synthese-Prozess, um eine Pflegediagnose zu stellen, wie z. B. » Hat aufgrund einer körperlichen Misshandlung das Risiko einer Entwicklungsverzögerung » Hat das Risiko einer körperlichen Misshandlung » Hat aufgrund einer sexuellen Misshandlung/Vergewaltigung das Risiko einer beeinträchtigten Entwicklung » Hat aufgrund des Verdachts einer sexuellen Misshandlung/Vergewaltigung das Risiko einer beeinträchtigten EntwicklunHat aufgrund einer emotionalen/seelischen Misshandlung das Risiko einer beeinträchtigten Entwicklung » Hat aufgrund einer körperlichen/medizinischen Vernachlässigung das Risiko einer beeinträchtigten Entwicklung	CE 04 CE 06 CE 10 CE 11 I.2.-e) I.3.-e)	Datum	Kürzel, Datum	Kürzel, Datum	Kürzel, Datum
27 Wählt pflegefachlich begründete Pflegemaßnahmen entsprechend der externen und internen Evidenzlage aus und kann die Auswahl begründen und mit dem Pflegeempfänger kommunizieren, z. B.: » Förderung einer tragfähigen positiven Pflegebeziehung zum Pflegeempfänger » Besondere Vorsicht bei körperbezogenen Handlungen zur Vermeidung einer Retraumatisierung	CE 04 CE 06 CE 10 CE 11 I.1.e) I.2.b)	Datum	Kürzel, Datum	Kürzel, Datum	Kürzel, Datum

A16 Persönliche Entwicklung

Beeinträchtigte Entscheidungsfähigkeit

		Theorie	gezeigt	geübt	erreicht
28 Erkennt Anzeichen einer beeinträchtigten Entscheidungsfähigkeit beim Pflegeempfänger, kann Beobachtungen interdisziplinär kommunizieren und dokumentieren, z. B.: » Angehörige übernehmen Entscheidungen » Angehörige übernehmen das Gespräch für den Pflegeempfänger » Äußert Ängste bzgl. möglicher Konsequenzen bei Entscheidungen	CE 02 CE 04 CE 06 CE 07 CE 08 CE 09 CE 10 I.1.c)	Datum	Kürzel, Datum	Kürzel, Datum	Kürzel, Datum
29 Kann Eltern/Bezugspersonen im Umgang mit Erziehungsstrategien anleiten und beraten, z. B. in Bezug auf: » Förderung der Autonomie und Entscheidungsfähigkeit des Kindes	CE 01, CE 03 CE 04, CE 05 CE 06, CE 11 II.2.c)	Datum	Kürzel, Datum	Kürzel, Datum	Kürzel, Datum
30 Beherrscht den Analyse- und Synthese-Prozess, um eine Pflegediagnose zu stellen, z. B. » Ist in der Entscheidungsfähigkeit beeinträchtig » Ist aufgrund einer sehr engen Bindung zu Angehörigen/Bezugspersonen in der eigenen Entscheidungsfähigkei eingeschränkt	CE 02 CE 04 CE 06 CE 07 CE 08 CE 09 CE 10 I.2.a-e) I.3.a-e)	Datum	Kürzel, Datum	Kürzel, Datum	Kürzel, Datum
31 Kann die Entscheidungsfähigkeit des Pflegeempfängers bei Alltagsaktivitäten gezielt fördern, z. B.: » Aktives Abfragen von Kleidungswünschen » Förderung der Eigenverantwortlichkeit und Autonomie im Gespräch » Selbstwertgefühl fördern » Keine Entscheidungen vorwegnehmen	CE 02 CE 04 CE 06 CE 07 CE 08 CE 09 CE 10 I.6.b) II.1.f)	Datum	Kürzel, Datum	Kürzel, Datum	Kürzel, Datum

A17 Wissen & Information

Fehlende Informationen und/oder Wissen über Gesundheitsförderung, Krankheit und deren Therapie und Bewältigungsstrategien sowie Anpassungsmöglichkeiten erschweren den Gesundungsprozess, die Therapietreue und können sogar Gesundheit und Leben gefährden. Zu den zentralen Aufgaben der Pflege gehört es, Wissen und Informationen über Prävention, Gesundheitsförderung sowie Krankheitsbewältigung pflegeempfängerspezifisch zu vermitteln.

Fehlende Information

		Theorie	gezeigt	geübt	erreicht
1 Erkennt das Vorliegen eines Informations- bzw. Wissensdefizites beim Pflegeempfänger und/oder dessen Angehörigen/Bezugspersonen	CE 04, CE 05 CE 06, CE 07 CE 09, CE 10 CE 11 I.1.c+d)	Datum	Kürzel, Datum	Kürzel, Datum	Kürzel, Datum
2 Kann die Pflegediagnose „Fehlende Informationen/Fähigkeiten“ stellen und die verschiedenen Ursachen bezogen auf den Pflegeempfänger erkennen und erklären, z. B.: » Entwicklungsbedingt » Eingeschränkte oder fehlende kognitive Fähigkeiten » Fehlende Zugangsmöglichkeit zu den entsprechenden Informationen	CE 04 CE 05 CE 06 CE 07 CE 09 CE 10 CE 11 I.2.a-e) I.3.a-e)	Datum	Kürzel, Datum	Kürzel, Datum	Kürzel, Datum
3 Kennt die speziellen Anforderungen eines Informations- und/oder Beratungsgespräches und kann diese in verschiedenen Gesprächssituationen mit dem Pflegeempfänger individuell anwenden (siehe auch A14 Soziale Interaktion)	CE 04, CE 05 CE 06, CE 07 CE 09, CE 10 CE 11 II.2.c), II.1.e)	Datum	Kürzel, Datum	Kürzel, Datum	Kürzel, Datum
4 Kann Informations- bzw. Wissensdefizite bei dem Pflegeempfänger und/oder dessen Angehörigen/Bezugspersonen erkennen und durch Informations- und/oder Beratungsgespräche abbauen, z. B. im Hinblick auf: » Krankheit/Krankheitsbild » Wirkung/Nebenwirkung von Medikamenten » Pflege-/Therapie-/Behandlungsplan	CE 04 CE 05 CE 06 CE 07 CE 09 CE 10 CE 11 II.2.a)+c) II.1.e)	Datum	Kürzel, Datum	Kürzel, Datum	Kürzel, Datum
5 Kann ein Pflegefachgespräch mit dem Pflegeempfänger und/oder dessen Angehörigen/Bezugspersonen führen. Themenschwerpunkte können sein: » Stationäre Aufnahme » Pflege-/Betreuungs- und Behandlungsprozess » Anleitungssituation » Strategien zur Krankheitsbewältigung » Strategien zur Alltagsbewältigung » Überleitung/Entlassung	CE 04 CE 05 CE 06 CE 07 CE 09 CE 10 CE 11 II.2.a)+c) II.1.e)	Datum	Kürzel, Datum	Kürzel, Datum	Kürzel, Datum
6 Erkennt Unterstützungsbedarf aufgrund eines Informations- bzw. Wissensdefizites und kann den Pflegeempfänger und/oder dessen Angehörige/Bezugspersonen bezüglich unterstützender Versorgungsmöglichkeiten beraten, z. B.: » Hilfsmittel, Pflegegeld » Pflegesachleistungen » Kombinationsleistungen » Fahrtendienst » Besuchsdienst » Aktivitätsangebote » Selbsthilfegruppen » Ambulante/häusliche Pflege » Tages-/Nachtpflege » Verhinderungspflege » Kurzzeit-/Langzeitpflege » Häusliche Betreuungs-/Entlastungsleistungen » Pflegeberatung	CE 04 CE 05 CE 06 CE 07 CE 09 CE 10 CE 11 II.2.c) II.1.e)	Datum	Kürzel, Datum	Kürzel, Datum	Kürzel, Datum

Beeinträchtigte Informationsverarbeitung

		Theorie	gezeigt	geübt	erreicht
7 Kann aus der Informationssammlung mit Hilfe eines Assessments und/oder der pflegefachlichen Einschätzung eine beeinträchtigte Informationsverarbeitung des Pflegeempfängers identifizieren bzw. einschätzen	CE 04, CE 05 CE 06, CE 07 CE 09, CE 10 CE 11 I.1.c)+d), I.1.d)	Datum	Kürzel, Datum	Kürzel, Datum	Kürzel, Datum

A17 Wissen und Information

Beeinträchtigte Informationsverarbeitung

		Theorie	gezeigt	geübt	erreicht
8 Kann die Pflegediagnose „Beeinträchtigte Informationsverarbeitung" stellen und die verschiedenen Ursachen bezogen auf den Pflegeempfänger erkennen und erklären, z. B.: » Entwicklungsbedingt » Eingeschränkte oder fehlende kognitive Fähigkeit z. B. bei: › degenerativen neurologischen Erkrankungen › Neurologischer Hirnschädigung › Intoxikation › Delir › Koma › Demenz	CE 04 CE 05 CE 06 CE 07 CE 09 CE 10 CE 11 I.2.a-e) I.3.a-e)	Datum	Kürzel, Datum	Kürzel, Datum	Kürzel, Datum
9 Kann dem Pflegeempfänger Informationen bedarfs- und bedürfnisgerecht vermitteln	CE 04, CE 05 CE 06, CE 07 CE 09, CE 10 CE 11 I.1.e), I.2.b)	Datum	Kürzel, Datum	Kürzel, Datum	Kürzel, Datum
10 Kennt das Risiko von Fehlinterpretationen, wenn die Umgebungsreize durch den Pflegeempfänger nicht adäquat wahrgenommen und verarbeitet werden und beachtet dies im Rahmen der pflegerischen Tätigkeiten, z. B.: » Informationen beim Betreten des Zimmers geben » Begrüßungsritual vereinbaren und durchführen » Sichere Gestaltung der Umgebungsfaktoren » Klare taktile und verbale Informationen vor jeder Pflegetätigkeit geben (siehe auch A13 Wahrnehmung)	CE 04 CE 05 CE 06 CE 07 CE 09 CE 10 CE 11 I.1.e) I.2.b)	Datum	Kürzel, Datum	Kürzel, Datum	Kürzel, Datum

Wissen über Maßnahmen der Prävention und Gesundheitsförderung

		Theorie	gezeigt	geübt	erreicht
11 Kennt den Unterschied zwischen Primär-, Sekundär- und Tertiärprävention: » Primärprävention: Erhalt der Gesundheit bzw. Verhinderung von Krankheit z. B. durch gesunde Lebensweise, Impfungen, Maßnahmen zur Unfallverhütung, Vorsorgeuntersuchungen » Sekundärprävention: Früherkennung bzw. Verhinderung des Fortschreitens einer Krankheit z. B. durch Früherkennungs- und Vorsorgeuntersuchungen » Tertiärprävention: Verhinderung der Verschlechterung bzw. Vermeidung von Komplikationen bei einer manifesten Erkrankung z. B. durch Anschlussheilbehandlung, Rehabilitationsmaßnahmen oder Rezidivprophylaxe	CE 04 I.2.b)	Datum	Kürzel, Datum	Kürzel, Datum	Kürzel, Datum
12 Kennt den Unterschied zwischen Verhaltens- und Verhältnisprävention: » Verhaltensprävention: individueller Ansatz, den einzelnen Menschen und dessen individuelles Gesundheitsverhalten betreffend » Verhältnisprävention: Setting-Ansatz, berücksichtigt Lebens- und Arbeitsverhältnisse	CE 04 CE 09 I.2.b)	Datum	Kürzel, Datum	Kürzel, Datum	Kürzel, Datum

Primärprävention

		Theorie	gezeigt	geübt	erreicht
13 Kann zwischen unspezifischen und spezifischen Maßnahmen im Rahmen der Primärprävention unterscheiden: » Unspezifisch: gesundheitsfördernde Maßnahmen im Allgemeinen z. B. durch eine ausgewogene und vollwertige Ernährung und regelmäßiges körperliches Training » Spezifisch: Maßnahmen, um bestimmten Krankheiten vorzubeugen z. B. durch Beseitigung von gesundheitsschädigendem Verhalten oder krankheitsverursachenden Faktoren	CE 04 I.1.e) I.2.b)	Datum	Kürzel, Datum	Kürzel, Datum	Kürzel, Datum

A17 Wissen und Information

		Theorie	gezeigt	geübt	erreicht
14 Kennt primärpräventive Maßnahmen im eigenen beruflichen Kontext und wendet diese an, z. B.: » Rückenschonende Arbeitsweise » Unfallverhütung durch festes Schuhwerk und geeignete Berufskleidung » Psychohygiene	CE 04 V.2.c)	Datum	Kürzel, Datum	Kürzel, Datum	Kürzel, Datum
15 Kennt primärpräventive Maßnahmen der Verhaltensprävention, die in den Aufgabenbereich der Pflege fallen und kann ein Beratungsgespräch mit dem Pflegeempfänger und/oder dessen Angehörigen/Bezugspersonen führen, sodass die Inhalte verstanden werden und der Gesprächspartner motiviert wird, die gesundheitsförderlichen Verhaltensregeln zu beachten, z. B. Beratung in Bezug auf: » Impfmöglichkeiten bei Infektionskrankheiten » Zahnhygiene zur Mundgesundheit » Gesunde und ausgewogene Ernährung bei fehlgeleitetem Ernährungsverhalten » Sport- und Bewegungsangebote bei Adipositas oder Bewegungsmangel » Verminderung von Risikofaktoren und Suchtberatung bei Medikamenten-, Alkohol-, Zigaretten- oder Drogenkonsum » Beckenboden- oder Kontinenztraining bei Kontinenzschwäche oder Inkontinenz	CE 04 I.1.e) I.2.b) II.2	Datum	Kürzel, Datum	Kürzel, Datum	Kürzel, Datum
16 Kennt primärpräventive Maßnahmen der Verhältnisprävention, die in den Aufgabenbereich der Pflege fallen, z. B.: » Gesundheitspädagogik zur Vermeidung von Berufskrankheiten oder chronischen Krankheiten » Freizeitangebote für ältere Menschen zur Vermeidung von sozialer Isolation und Depression	CE 04 I.1.e) I.2.b) II.2	Datum	Kürzel, Datum	Kürzel, Datum	Kürzel, Datum
17 Ist sich der Notwendigkeit von Grund- und Auffrischungsimpfungen bewusst und kann den Pflegeempfänger situationsspezifisch informieren und beraten	CE 04 II.2.a)+c)	Datum	Kürzel, Datum	Kürzel, Datum	Kürzel, Datum
18 Kennt Grund-, Auffrischungs- und Nachholimpfungen für Kinder und Jugendliche, die von der ständigen Impfkommission (STIKO) empfohlen und von der gesetzlichen Krankenversicherung (GKV) bezahlt werden und kann Eltern/Bezugspersonen entsprechend beraten Dazu gehören: Rotaviren, Tetanus (Wundstarrkrampf), Diphtherie, Pertussis (Keuchhusten), Poliomyelitis (Kinderlähmung), Hepatitis B, Pneumokokken, Hib (Haemophilus influenzae Typ b), Meningokokken C, Masern, Mumps (Ziegenpeter), Röteln, Varizellen (Windpocken) Zusätzlich für Mädchen und Jungen im Alter von 9–14 Jahren: Humane Papillomviren (HPV)	CE 04 II.2.a)+c)	Datum	Kürzel, Datum	Kürzel, Datum	Kürzel, Datum
19 Kennt (Schutz-)Impfungen für Erwachsene, die von der ständigen Impfkommission (STIKO) empfohlen und von der gesetzlichen Krankenversicherung (GKV) bezahlt werden und kann den Pflegeempfänger und/oder Angehörige/Bezugspersonen entsprechend beraten Zu den wichtigsten Auffrischungsimpfungen zählen: » Tetanus und Diphtherie: alle 10 Jahre » Keuchhusten: einmal im Alter von 18–60 Jahren » Masern: sofern in der Kindheit nur einmalig geimpft wurde » FSME: für alle Menschen in einem Zecken-Risikogebiet » Pneumokokken: einmalig ab 60 Jahren » Herpes Zoster (Gürtelrose): einmalig ab 60 Jahren, ggf. ab 50 Jahren bei Diabetes oder Asthma » Grippe: einmal jährlich, empfohlen für chronisch Kranke, Schwangere, Personen ab 60 Jahren und Menschen mit erhöhter Infektionsgefahr	CE 04 II.2.a)+c)	Datum	Kürzel, Datum	Kürzel, Datum	Kürzel, Datum

A17 Wissen und Information

Sekundärprävention

		Theorie	gezeigt	geübt	erreicht
20 Kennt sekundärpräventive Maßnahmen, die in den Aufgabenbereich der Pflege fallen (z. B. Beratung bezüglich Früherkennungs- und Vorsorgeuntersuchungen oder Gesundheits-Check-ups) und ist sich der Notwendigkeit und der entsprechenden gesetzlichen Ansprüche bewusst	CE 04 I.1.e) I.2.b)	Datum	Kürzel, Datum	Kürzel, Datum	Kürzel, Datum
21 Kennt Früherkennungs-/Vorsorgeuntersuchungen für Kinder und Jugendliche, die von der gesetzlichen Krankenversicherung (GKV) bezahlt werden und kann Eltern/Bezugspersonen entsprechend beraten » U-Untersuchungen U1–U9: von der Geburt bis zum 6.L ebensjahr insgesamt 9 Untersuchungen » J-Untersuchung J1: 13.–14. Lebensjahr	CE 04 II.2.a)+c)	Datum	Kürzel, Datum	Kürzel, Datum	Kürzel, Datum
22 Kennt Krebs-Früherkennungsuntersuchungen, die von der gesetzlichen Krankenversicherung (GKV) für Erwachsene bezahlt werden und kann den Pflegeempfänger und/oder Angehörige/Bezugspersonen entsprechend beraten: » Gebärmutterhalskrebs: Frauen ab 20 Jahren: jährliche Genitaluntersuchung » Brustkrebs: Frauen ab 30 Jahren: jährliche Brustuntersuchung » Frauen von 50–69 Jahren: alle 2 Jahre Mammografie-Screening » Hautkrebs: Frauen und Männer ab 35 Jahren: alle 2 Jahre Screening » Prostatakrebs: Männer ab 45 Jahren: jährliche Genitaluntersuchung » Darmkrebs: Frauen und Männer von 50–54 Jahren: jährlicher Test auf verborgenes Blut im Stuhl » Männer ab 50 Jahren/Frauen ab 55 Jahren: zwei Darmspiegelungen im Abstand von 10 Jahren	CE 04 II.2.a)+c)	Datum	Kürzel, Datum	Kürzel, Datum	Kürzel, Datum
23 Kennt Untersuchungen im Rahmen der Schwangerschaftsvorsorge die von der gesetzlichen Krankenversicherung (GKV) bezahlt werden und kann den Pflegeempfänger und/oder Angehörige/Bezugspersonen entsprechend beraten Erstuntersuchung: ausführliche Anamnese Vorsorgeuntersuchungen: » Zunächst monatlich » Ab der 32. Schwangerschaftswoche (SSW) alle 2 Wochen Inhalte der Untersuchung: » Blutdruck, Gewicht, Urin, Stand der Gebärmutter, Lage des Kindes, Herztöne Zudem in regelmäßigen Abständen: » Blut und drei Ultraschalluntersuchungen	CE 04 II.2.a)+c)	Datum	Kürzel, Datum	Kürzel, Datum	Kürzel, Datum
24 Kennt Maßnahmen im Rahmen des Gesundheits-Check-up, die von der gesetzlichen Krankenversicherung (GKV) für Erwachsene bezahlt werden und kann den Pflegeempfänger und/oder Angehörige/Bezugspersonen entsprechend beraten: » 18–34 Jahre: einmalige Gesundheitsuntersuchung (Anamnese, Impfstatus, körperliche Untersuchung, ggf. Messung von Blutfettwerten und Nüchternblutzucker, ggf. Beratung zu Gesundheitsförderung/ Prävention) » Ab 35 Jahren: alle drei Jahre Gesundheitsuntersuchung (Anamnese, Impfstatus, körperliche Untersuchung, Untersuchung bestimmter Blutwerte und des Nüchternblutzucker, Urinuntersuchung, ggf. Beratung Gesundheitsförderung/Prävention) » Männer ab 65 Jahren: einmalige Ultraschalluntersuchung zur Früherkennung eines Bauchaortenaneurysmas	CE 04 II.2.a)+c)	Datum	Kürzel, Datum	Kürzel, Datum	Kürzel, Datum

A17 Wissen und Information

	Theorie	gezeigt	geübt	erreicht
25 Kennt Maßnahmen im Rahmen der Zahnvorsorgeuntersuchung, die von der gesetzlichen Krankenversicherung (GKV) bezahlt werden und kann den Pflegeempfänger und/oder Angehörige/Bezugspersonen entsprechend beraten Kinder/Jugendliche: » Bis zum 6. Lebensjahr: sechs Untersuchungen › 6.–9. Lebensmonat › 10.–20. Lebensmonat › 21.–33. Lebensmonat › 3 weitere Untersuchungen bis zum 6. Lebensjahr » 6–18 Jahre: einmal im Halbjahr ab 12 Jahren: Eintragungen im Bonusheft möglich Erwachsene: » Einmal im Halbjahr (eingehende Untersuchung/Untersuchung im Rahmen des Bonushefts) CE 04 II.2.a)+c)	Datum	Kürzel, Datum	Kürzel, Datum	Kürzel, Datum
26 Kennt weitere Vorsorgeuntersuchungen, die von der gesetzlichen Krankenversicherung (GKV) bezahlt werden und kann den Pflegeempfänger und/oder Angehörige/Bezugspersonen entsprechend beraten » Chlamydien-Screening: Frauen bis 24 Jahre: einmal jährlich » Bei Diabetikern jeweils einmal jährlich: Spiegelung des Augenhintergrunds, Testung der Nervenfunktion, EKG sowie Blutdruck und Pulskontrolle, Nierenfunktionsprüfung; alle 3 Monate Testung des Urins auf Mikroalbumin und regelmäßige Kontrolle der Füße/Unterschenkel CE 04 II.2.a)+c)	Datum	Kürzel, Datum	Kürzel, Datum	Kürzel, Datum

Tertiärprävention

27 Kennt tertiärpräventive Maßnahmen, die in den Aufgabenbereich der Pflege fallen und kann diese sicher anwenden, z. B.: » Disease-Management-Programme (DMP) » Aktivierend-therapeutische Pflege » Maßnahmen und Prophylaxen im Bereich der Gesundheitsversorgung, zur Vermeidung von Lymphödemen, Pneumonie, Dekubitus, Spitzfuß, Kontrakturen usw. » Patientenschulung und -beratung zur Reduktion von beeinflussbaren Risikofaktoren mit dem Ziel der Vermeidung von Verschlechterung, Komplikationen oder Rezidiven CE 04 CE 07 CE 10 CE 11 I.1.e) I.2.b) II.2.b)	Datum	Kürzel, Datum	Kürzel, Datum	Kürzel, Datum
28 Weiß, dass die Leistungen der Tertiärprävention oftmals fließend in Maßnahmen der Kuration oder Rehabilitation übergehen und kann den individuellen Pflegebedarf ableiten und begründen CE 04 CE 07 CE 10 CE 11 I.1.e) I.2.b)	Datum	Kürzel, Datum	Kürzel, Datum	Kürzel, Datum

A18 Gesellschaft

Theorie | gezeigt | geübt | erreicht

In einer Gesellschaft leben Pflegeempfänger mit einer begrenzten Anzahl von Personen zusammen und ihr soziales Handeln ist miteinander direkt oder indirekt verknüpft. Durch Krankheit, Handicap oder Pflegebedürftigkeit kann es zum Verlust oder zu Beeinträchtigungen der gesellschaftlichen/gemeinschaftlichen Teilhabe kommen. Nachfolgend werden zentrale Lernergebnisse im Kontext der gesellschaftlichen Teilhabe aufgeführt, die eine Bedeutung für die Pflegesituation haben können.

Teilhabe, soziale Ausgrenzung und Stigmatisierung

Lernergebnis		Theorie	gezeigt	geübt	erreicht
1 Kennt die Bedeutung der Teilhabe und ihre Facetten (z. B. Einbezogensein in die Lebenssituation einer Gemeinschaft, Partizipation, berufliche Rehabilitation) sowie Risiken für eine beeinträchtigte Teilhabe z. B. bei Pflegeempfängern mit: » einer körperlichen/geistigen Behinderung » einer psychiatrischen Erkrankung » schweren chronischen Krankheitsverläufen	CE 02 CE 07 CE 09 CE 10 CE 11 I.1.a)	Datum	Kürzel, Datum	Kürzel, Datum	Kürzel, Datum
2 Kennt Assessmentinstrumente, um die Teilhabe einzuschätzen, z. B.: » Index zur Messung von Einschränkungen der Teilhabe (IMET) » SINGER (Fremdbeurteilungsinstrument)	CE 02, CE 07 CE 09, CE 10 CE 11 I.1.c)	Datum	Kürzel, Datum	Kürzel, Datum	Kürzel, Datum
3 Kennt die Ursachen der sozialen Ausgrenzung und ihre Bedeutung für einen Pflegeempfänger, z. B.: » Deviantes oder sexuell distanzloses, enthemmtes Verhalten » Beeinträchtigte Eltern-Kind-Beziehung » Schulden, niedriger Bildungsstand, Arbeitslosigkeit » Drogenkonsum/-missbrauch » Prostitution » Immigration (siehe auch B15)	CE 07 CE 11 I.1.a)	Datum	Kürzel, Datum	Kürzel, Datum	Kürzel, Datum
4 Kann eine soziale Ausgrenzung/das Risiko einer sozialen Ausgrenzung bei einem Pflegeempfänger erkennen, einschätzen und im Team kommunizieren	CE 07 CE 11 I.1.c) III.3.a)	Datum	Kürzel, Datum	Kürzel, Datum	Kürzel, Datum
5 Erkennt die spezifischen Symptome, die auf eine soziale Ausgrenzung hinweisen könnten, kann diese wahrnehmen, zuordnen und kommunizieren, z. B.: » Selbstüberschätzung » Deviante Verhaltensweisen » Grenzüberschreitung » Hält Regeln nicht ein » Selbstwertgefühl ist geschwächt » Kommunikationsbarrieren	CE 07 CE 11 I.1.c) I.5.a) III.3.a)	Datum	Kürzel, Datum	Kürzel, Datum	Kürzel, Datum
6 Kennt und erkennt das Phänomen der Stigmatisierung und der Wirkfaktoren, z. B.: » Sozialer Rückzug » Verlust an Selbstvertrauen » Verlust an Selbstwirksamkeit	CE 07 CE 11 I.1.a)+c)	Datum	Kürzel, Datum	Kürzel, Datum	Kürzel, Datum
7 Entwickelt Ideen in der eigenen Interaktion mit dem Pflegeempfänger, um Partizipation, Selbstvertrauen, Selbstwirksamkeit und Selbstwertgefühl zu fördern	CE 04, CE 07 CE 09, CE 11 I.1.a)+c) II.1.a)	Datum	Kürzel, Datum	Kürzel, Datum	Kürzel, Datum
8 Kennt die Bedeutung der Biografiearbeit im pflegerischen Kontext, hinterfragt biografische Bezüge, um Teilhabe, Wohlbefinden und Integration pflegeempfängerspezifisch gestalten zu können	CE 09 I.5.a)	Datum	Kürzel, Datum	Kürzel, Datum	Kürzel, Datum

Risiko der beruflichen Ausgliederung

Lernergebnis		Theorie	gezeigt	geübt	erreicht
9 Kennt die Bedeutung für das Risikos der beruflichen Ausgliederung des Pflegeempfängers in Bezug auf: » Scham » Umgang mit sozialen Beziehungen » Verlust der Existenzgrundlage/des Besitzes	CE 07 CE 11 I.1.c) I.5.a) III.3.a)	Datum	Kürzel, Datum	Kürzel, Datum	Kürzel, Datum

A18 Gesellschaft

		Theorie	gezeigt	geübt	erreicht
10 Kennt die spezifischen Symptome und Gründe, die auf ein Risiko der beruflichen Ausgliederung hinweisen, kann diese bei einem Pflegeempfänger wahrnehmen, zuordnen und kommunizieren, z. B.: » Kann den erlernten/praktizierten Beruf nicht mehr ausüben » Körperliche Einschränkungen » Fehlende körperliche/kognitive Fähigkeiten » Suchtkrankheit	CE 07 CE 11 I.1.c) I.5.a)	Datum	Kürzel, Datum	Kürzel, Datum	Kürzel, Datum
11 Erhebt im Rahmen von Pflegeanamnesegesprächen gezielt Dimensionen des Risikos der beruflichen Ausgliederung und kann Unterstützungsangebote durch z. B. Einschalten eines Sozialabeiters, eines Casemanagers vermitteln	CE 07 CE 11 I.1.c) I.5.a) III.3.d)	Datum	Kürzel, Datum	Kürzel, Datum	Kürzel, Datum

Einsamkeit, soziale Isolation, Rückzugsverhalten

12 Kennt die spezifischen Symptome und Gründe von Einsamkeit und/oder sozialer Isolation, kann diese wahrnehmen, zuordnen und kommunizieren, z. B.: » Pflegeempfänger zieht sich vom sozialen Geschehen zurück » Veränderter Schlaf-Wach-Rhythmus » Rückzugstendenz » Meidet persönliche Kontakte » Äußerungen des Betroffenen » Rückzugsverhalten » Fehlendes soziales Netzwerk » Fehlendes Zugehörigkeitsgefühl » Fehlende soziale Integration	CE 02 I.1.c) I.5.a) III.3.a)	Datum	Kürzel, Datum	Kürzel, Datum	Kürzel, Datum
13 Erhebt eine systematische Pflegeanamnese des sozialen Umfeldes eines Pflegeempfängers im Bezug auf die Gefahr der sozialen Isolation	CE 02 I.1.c) I.5.a)	Datum	Kürzel, Datum	Kürzel, Datum	Kürzel, Datum
14 Entwickelt innerhalb der Organisation Möglichkeiten, dem Gefühl der Einsamkeit und der sozialen Isolation entgegenzuwirken, z. B. durch: » Unterstützung bei der Kontaktherstellung » Vermittlung von Besuchsdiensten » Ermöglichung der Teilnahme an gemeinsamen Aktivitäten	CE 02 I.1.c) I.5.a)+b)	Datum	Kürzel, Datum	Kürzel, Datum	Kürzel, Datum

Beeinträchtigte Religions-/Glaubensausübung

15 Kennt die Bedeutung der beeinträchtigten Religions-/Glaubensausübung des Pflegeempfängers und erfasst systematisch in der Pflegeanamnese die Besonderheiten in Bezug auf, z. B.: » Ausübung der Religion » Ausübung von Ritualen » Einhalten von Ernährungsvorschriften » Wichtigkeit von religiösen Gegenständen	CE 06 CE 08 I.1.c) I.5.a)	Datum	Kürzel, Datum	Kürzel, Datum	Kürzel, Datum
16 Kennt Handlungskonzepte der uneingeschränkten Religions-/Glaubensausübung und kann diese situations- und pflegeempfängerspezifisch auswählen und erläutern, z. B.: » Klientenzentriertes Gespräch » Teilnahme am Gottesdienst ermöglichen » Termin mit geistlichem Glaubensvertreter organisieren » Spirituelle Gegenstände bereitstellen	CE 06 CE 08 I.1.e) I.2.b) I.5.c)	Datum	Kürzel, Datum	Kürzel, Datum	Kürzel, Datum

A19 Gesundheitsrisiken

Zahlreiche Risiken im Kontext der Pflege und Behandlung von Pflegeempfängern in Krankenhäusern oder anderen Gesundheitsinstitutionen sowie in Verbindung mit Therapien oder möglichen Komplikationen bei Erkrankungen können die Gesundheit – einen Zustand des vollständigen körperlichen, geistigen und sozialen Wohlergehens – beeinträchtigten. Die Aufgabe der Pflegenden besteht darin, Risiken zu erkennen und Präventionsmaßnahmen einzuleiten.

Persönliche und allgemeine Hygiene

		Theorie	gezeigt	geübt	erreicht
1 Verhält sich entsprechend den Hygieneanforderungen in der Einrichtung und beachtet die persönliche Hygiene, z. B.: » Saubere Dienstkleidung » Zusammengebundene Haare » Kein Schmuck » Kein Nagellack	CE 02 CE 05 III.2.a)	Datum	Kürzel, Datum	Kürzel, Datum	Kürzel, Datum
2 Setzt Maßnahmen der Standardhygiene sicher und korrekt um, z. B.: » Umgang mit Schmutzwäsche » Abfallentsorgung » Verhalten beim Husten, Niesen und Schnäuzen	CE 02 CE 05 III.2.a)	Datum	Kürzel, Datum	Kürzel, Datum	Kürzel, Datum

Desinfektionsmaßnahmen

		Theorie	gezeigt	geübt	erreicht
3 Kann unterscheiden, wann das Waschen der Hände und wann die Desinfektion der Hände erforderlich ist und wendet dieses Wissen situationsspezifisch korrekt an	CE 02 CE 05 III.2.a)	Datum	Kürzel, Datum	Kürzel, Datum	Kürzel, Datum
4 Kennt unterschiedliche Händedesinfektionsmittel und deren Indikationen und wählt situationsspezifisch korrekte Mittel aus	CE 02 CE 05 III.2.a)	Datum	Kürzel, Datum	Kürzel, Datum	Kürzel, Datum
5 Kann die hygienische Händedesinfektion fachlich korrekt durchführen und hält die entsprechende Einwirkzeit exakt ein	CE 02 CE 05 III.2.a)	Datum	Kürzel, Datum	Kürzel, Datum	Kürzel, Datum
6 Nutzt Desinfektionsmittelspender z. B. Wandspender hygienisch korrekt	CE 02 CE 05 III.2.a)	Datum	Kürzel, Datum	Kürzel, Datum	Kürzel, Datum
7 Kennt Maßnahmen der nachhaltigen Hautpflege, kann diese schlüssig begründen und wendet diese an	CE 02 CE 05 III.2.a)	Datum	Kürzel, Datum	Kürzel, Datum	Kürzel, Datum
8 Kennt und beachtet den hausinternen Desinfektions- und Hygieneplan	CE 02 CE 05 III.2.a)	Datum	Kürzel, Datum	Kürzel, Datum	Kürzel, Datum
9 Kennt Grundregeln und Schutzmaßnahmen im Umgang mit Desinfektionsmittellösungen, z. B. Nutzung von Handschuhen, Schutzbrille, Umgang mit Reinigungstuch/-lappen	CE 02 CE 05 III.2.a)	Datum	Kürzel, Datum	Kürzel, Datum	Kürzel, Datum
10 Ist in der Lage, Desinfektionsmittellösungen in der gewünschten Konzentration und unter Berücksichtigung der Herstellungs- und Anwendungsvorschriften zu berechnen und fach- und sachgerecht herzustellen	CE 02 CE 05 III.2.a)	Datum	Kürzel, Datum	Kürzel, Datum	Kürzel, Datum
11 Kennt und beachtet gewissenhaft den korrekten Umgang mit Desinfektionsmitteln, z. B.: » Indikation und Häufigkeit » Dosierung » Einwirkzeit » Haltbarkeit	CE 02 CE 05 III.2.a)	Datum	Kürzel, Datum	Kürzel, Datum	Kürzel, Datum
12 Kennt verschiedene Arten von Desinfektionsmittel und ist in der Lage, diese unter Berücksichtigung der Herstellungs- und Anwendungsvorschriften fach- und sachgerecht einzusetzen, z. B. zur Desinfektion von: » Haut/Händen » Schleimhäuten » Flächen » Geräten » Instrumenten » Flaschen und Saugern	CE 02 CE 05 III.2.a)	Datum	Kürzel, Datum	Kürzel, Datum	Kürzel, Datum

A19 Gesundheitsrisiken

		Theorie	gezeigt	geübt	erreicht
13 Kennt Desinfektionsverfahren im Pflegealltag und wendet diese unter Beachtung der hygienischen Richtlinien sicher und situationsabhängig korrekt an, z. B.: » Einlegemethode (z. B. benutzte Nagelscheren) » Wischdesinfektion (kontaminierte Oberflächen » Sprühdesinfektion » Thermisch-chemische Desinfektion (z. B. Urinflasche)	CE 02 CE 05 III.2.a)	Datum	Kürzel, Datum	Kürzel, Datum	Kürzel, Datum

Sterilisationsmaßnahmen und Umgang mit Sterilgut

		Theorie	gezeigt	geübt	erreicht
14 Weiß, welche gebrauchten Instrumente bzw. Gegenstände fach- und sachgerecht entsorgt werden müssen und welche im Rahmen des Instrumentenkreislaufs der Wiederaufbereitung zugeführt werden müssen	CE 02 CE 05 III.2.a)	Datum	Kürzel, Datum	Kürzel, Datum	Kürzel, Datum
15 Kennt die gebräuchlichen Instrumentenreinigungs- und -pflegemaßnahmen, kann diese theoretisch erklären und korrekt durchführen, z. B.: » Manuelle Reinigung » Ultraschallbecken » Instrumentenpflege	CE 02 CE 05 III.2.a)	Datum	Kürzel, Datum	Kürzel, Datum	Kürzel, Datum
16 Kann die gängigen Sterilisationsverfahren theoretisch erklären und diese inklusive Instrumentenvorbereitung und -verpackung selbstständig korrekt durchführen, z. B.: » Heißdampfsterilisation » Heißluftsterilisation » Sterilisation mit ionisierenden Strahlen » Plasmasterilisation » Gassterilisation » Niedertemperatursterilisation » Pyrogenfreiheit	CE 02 CE 05 III.2.a)	Datum	Kürzel, Datum	Kürzel, Datum	Kürzel, Datum
17 Kennt und beachtet Sicherheitsmaßnahmen im Umgang mit sterilisierten Produkten, z. B. die Haltbarkeitsdauer entsprechend der verwendeten Sterilisationsart, die Art und Weise des Transports, die Lagerung sowie Kontrolle vor Benutzung	CE 02 CE 05 III.2.a)	Datum	Kürzel, Datum	Kürzel, Datum	Kürzel, Datum
18 Kennt die korrekte Handhabung bzw. Verwendung von sterilen Produkten und kann diese unter Beachtung der hygienischen und aseptischen Aspekte sicher im jeweiligen Anwendungsbereich einsetzen, z. B.: » Steriles Material aseptisch beim Verbandswechsel anreichen	CE 02 CE 05 III.2.a)	Datum	Kürzel, Datum	Kürzel, Datum	Kürzel, Datum

Infektionsschutz und Isolationsmaßnahmen

		Theorie	gezeigt	geübt	erreicht
19 Beachtet den Infektionsschutz zum Eigen- und Fremdschutz konsequent im Umgang mit dem Pflegeempfänger und kann eine Infektionsgefahr pflegeempfängerspezifisch einschätzen	CE 02 CE 05 III.2.a)	Datum	Kürzel, Datum	Kürzel, Datum	Kürzel, Datum
20 Kennt die Infektionswege und leitet entsprechende Interventionen zur Prävention ein, kann diese begründen und reflektieren	CE 02 CE 05 III.2.a)	Datum	Kürzel, Datum	Kürzel, Datum	Kürzel, Datum
21 Kennt und beachtet Grundsätze und Maßnahmen zur Vermeidung von Infektionen durch Blutkontakt, z. B.: » Ordnung auf dem Spritzentablett » Schutzhandschuhe tragen » Korrekte Injektionstechnik beachten » Verbot des „Recapping“ einhalten » Kanüle nach dem Gebrauch im Kanülenabwurf entsorgen » Sicherheitsinstrumente nur entsprechend den Herstellerangaben benutzen	CE 02 CE 05 III.2.a)	Datum	Kürzel, Datum	Kürzel, Datum	Kürzel, Datum

A19 Gesundheitsrisiken

Infektionsschutz und Isolationsmaßnahmen

	Theorie	gezeigt	geübt	erreicht
22 Kennt Sofortmaßnahmen nach Kontakt mit infektiösem Material und kann diese sicher umsetzen: » Stich-/Schnittverletzung: › Blutfluss vorerst nicht stoppen › keine Manipulation des Bereiches durch Ausdrücken oder Quetschen › Bereich gründlich mit Wasser und Seife waschen und danach einige Minuten lang desinfizieren › aus versicherungsrechtlichen Gründen: Meldung des Vorfalls, Eintrag ins Verbandsbuch und Durchgangsarzt aufsuchen » Exposition von Mundschleimhaut/Augen: › sofortige intensive Spülung mit Wasser oder 0,9%iger Kochsalzlösung » Offene Hautstellen: › Bereich gründlich mit Wasser und Seife waschen › Hautareal mit hautverträglichem Antiseptikum besprühen CE 02 CE 05 III.2.a)	Datum	Kürzel, Datum	Kürzel, Datum	Kürzel, Datum
23 Kennt Krankheitsbilder, die eine Isolation des Pflegeempfängers notwendig machen und kann die unterschiedlichen Isolationsmaßnahmen entsprechend dem Hygieneplan vorbereiten und einhalten: » Umkehr-/Schutzisolation » Einzelisolation » Kohortenisolation CE 02 CE 05 III.2.a)	Datum	Kürzel, Datum	Kürzel, Datum	Kürzel, Datum
24 Kennt und beachtet die Grundsätze zur Vermeidung einer Keimübertragung durch Einhaltung von Hygienemaßnahmen bei Kontakt mit z. B.: » Infektiösen Pflegeempfängern » Infektiösem Material » Schmutzwäsche CE 02 CE 05 III.2.a)	Datum	Kürzel, Datum	Kürzel, Datum	Kürzel, Datum
25 Kennt und beachtet allgemeine Regeln zur Infektionsprophylaxe im Rahmen von Isolationsmaßnahmen, z. B.: » Pflegewagen darf nicht mit ins Zimmer genommen werden » Tagesbedarf an Einwegmaterial im Zimmer lagern » Pflegeutensilien werden patientenbezogen genutzt, verbleiben im Zimmer und werden täglich wischdesinfiziert » Tägliche Wischdesinfektion der patientennahen Gegenstände und Flächen » Wäsche, Abfall und Geschirr werden im Zimmer gesammelt, gekennzeichnet und täglich entsorgt » Pflegeempfänger darf nur für Untersuchungen und mit Schutzmaßnahmen das Zimmer verlassen » Anzahl der Kontaktpersonen gering halten CE 02 CE 05 III.2.a)	Datum	Kürzel, Datum	Kürzel, Datum	Kürzel, Datum
26 Setzt Maßnahmen zum Eigenschutz gezielt und abhängig vom Infektionsrisiko des Pflegeempfängers ein, z. B.: » Handschuhe » Einmalschürze » Schutzkittel » Schutzanzug » Mund-/Nasenschutz » Atemschutzmaske » Schutzbrille/Gesichtsschild/Augenschutz » Haube » Schuhüberzieher CE 02 CE 05 III.2.a)	Datum	Kürzel, Datum	Kürzel, Datum	Kürzel, Datum
27 Kann eigenes Handeln im Bereich der Hygiene reflektieren, mögliche „Hygienefehler" erkennen und Handlungsstrategien entwickeln, um diese künftig zu vermeiden CE 02 CE 05 III.2.a)	Datum	Kürzel, Datum	Kürzel, Datum	Kürzel, Datum
28 Beachtet die psychische Situation bei Kindern in Isolationsmaßnahmen und sorgt für kindgerechte Informationen, beruhigende Gespräche und eine angemessene Beschäftigung des Kindes CE 02, CE 05 III.2.a)	Datum	Kürzel, Datum	Kürzel, Datum	Kürzel, Datum

A19 Gesundheitsrisiken

		Theorie	gezeigt	geübt	erreicht
29 Kann den Pflegeempfänger und/oder seine Angehörigen/Bezugspersonen über den Sinn der Isolationsmaßnahmen sowie notwendiger Maßnahmen informieren und beraten	CE 02 CE 05 III.2.a)	Datum	Kürzel, Datum	Kürzel, Datum	Kürzel, Datum

Umgang mit Medikamenten und Medikamentenverabreichung

		Theorie	gezeigt	geübt	erreicht
30 Kennt die verschiedenen Arzneimittelformen/-arten und beachtet die damit verbundenen Besonderheiten bei der Applikation, z. B.: » Magensaftresistente Tabletten dürfen nicht geteilt werden » Retardtabletten dürfen nicht geteilt werden (außer dies ist ausdrücklich in der Gebrauchsanweisung erlaubt) » Schmelztabletten dürfen nicht durch die Blisterfolie gedrückt werden, sondern diese muss vorsichtig geöffnet werden » Schmerzpflaster geben mehr Wirkstoff frei bzw. die Haut nimmt mehr Wirkstoff auf, wenn die Hauttemperatur stark erhöht ist z. B. bei der Nutzung einer Wärmflasche, Heizdecke oder durch Fieber ► Gefahr der Überdosierung	CE 06 CE 07 CE 08 CE 10 CE 11 III.2.b)	Datum	Kürzel, Datum	Kürzel, Datum	Kürzel, Datum
31 Kennt und beachtet Besonderheiten bei der Medikamentengabe, z. B.: » Tageszeit: bei Medikamenten mit unterschiedlich starker Wirkung abhängig vom Tag-Nacht-Rhythmus » Mahlzeiten › Einnahme nüchtern, nach oder zusammen mit Mahlzeit › Einige Lebensmittel können die Wirkung von Arzneimitteln beeinflussen, z. B. Milch, Käse, Grapefruitsaft	CE 06 CE 07 CE 08 CE 10 CE 11 III.2.b)	Datum	Kürzel, Datum	Kürzel, Datum	Kürzel, Datum
32 Kann den Pflegeempfänger bei der Einnahme der angeordneten Medikation unterstützen und beachtet dabei die 6-R-Regel: » Richtiger Patient » Richtiges Medikament » Richtige Dosierung » Richtiger Zeitpunkt » Richtige Applikationsform » Richtige Dokumentation	CE 06 CE 07 CE 08 CE 10 CE 11 III.2.b)	Datum	Kürzel, Datum	Kürzel, Datum	Kürzel, Datum
33 Informiert Eltern/Bezugspersonen über die Notwendigkeit der Medikamentengabe und klärt diese diesbezüglich auf, sodass die Medikamentengabe bei einem Kind (falls möglich und erwünscht) von Eltern/Bezugspersonen übernommen werden kann	CE 10 II.2a)b) III.2.b)	Datum	Kürzel, Datum	Kürzel, Datum	Kürzel, Datum
34 Kennt spezielle Applikationstechniken und kann diese sicher, fachgerecht und unter Beachtung der hygienischen Aspekte anwenden, z. B.: » Pen-Systeme (z. B. für Insulin) » Implantierbare/tragbare Pumpensysteme » Pulver-Inhalatoren » Depotpflaster oder transdermale therapeutische Systeme	CE 06 CE 07 CE 08 CE 10 CE 11 III.2.b)	Datum	Kürzel, Datum	Kürzel, Datum	Kürzel, Datum
35 Kennt und beachtet den korrekten Umgang mit Medikamenten, die unter das Betäubungsmittelgesetz fallen (Aufbewahrung, Umgang mit dem Betäubungsmittelbuch: Zugang, Entnahme, fehlerhafte Eintragungen und Prüfung) und kann diese dem Pflegeempfänger ordnungsgemäß verabreichen und dokumentieren	CE 06 CE 07 CE 08 CE 10 CE 11 III.2.b)	Datum	Kürzel, Datum	Kürzel, Datum	Kürzel, Datum
36 Kann Medikamente in Dispenser richten, zuverlässig und mit Hilfe des Dokumentationssystems	CE 06, CE 07 CE 08, CE 10 CE 11 III.2.b)	Datum	Kürzel, Datum	Kürzel, Datum	Kürzel, Datum
37 Kennt und beachtet den richtigen Umgang mit Tropfen und Salben (z. B. Anbruchdatum, Lagerung, Dosierung) und kann diese korrekt vorbereiten und anwenden/verabreichen	CE 06 CE 07 CE 08 CE 10 CE 11 III.2.b)	Datum	Kürzel, Datum	Kürzel, Datum	Kürzel, Datum
38 Kann den Pflegeempfänger bezüglich der Wirkung und Nebenwirkung der medikamentösen Therapie beobachten und Besonderheiten schriftlich bzw. mündlich an den ärztlichen Dienst weitergeben sowie ggf. Sofortmaßnahmen einleiten. Patientenbeobachtung z. B.: Vitalzeichen, Körpertemperatur, Blutzucker, Miktions-/Defäkationsverhalten, Übelkeit/Erbrechen, Abfrage der Befindlichkeit usw.	CE 06 CE 07 CE 08 CE 10 CE 11 III.2.b)	Datum	Kürzel, Datum	Kürzel, Datum	Kürzel, Datum

A19 Gesundheitsrisiken

Umgang mit Medikamenten und Medikamentenverabreichung

		Theorie	gezeigt	geübt	erreicht
39 Kennt die Anforderungen an die Lagerung und Bevorratung sowie die Anforderungen an den Umgang mit Arzneimitteln und beachtet diese	CE 06, CE 07 CE 08, CE 10 CE 11 III.2.b)	Datum	Kürzel, Datum	Kürzel, Datum	Kürzel, Datum

Hinweis: Lernergebnisse in Hinblick auf typische Medikamente einzelner Facheinheiten finden Sie in den jeweiligen Kapiteln der „Lernergebnisse in speziellen Handlungsfeldern". Siehe auch die Lernergebnisse des Schmerzmanagements in Empfindungen & Emotionen A12.

Injektion

		Theorie	gezeigt	geübt	erreicht
40 Weiß, dass jede Injektion im Sinne des Strafgesetzbuches eine Körperverletzung darstellt und beachtet dies, indem vor der ärztlich angeordneten Injektion das Einverständnis des Pflegeempfängers, seines Erziehungsberechtigten oder seines gesetzlichen Betreuers/Vormundes einholt wird	CE 06 CE 07 CE 08 CE 10 CE 11 III.2.b)	Datum	Kürzel, Datum	Kürzel, Datum	Kürzel, Datum
41 Kennt unterschiedliche Injektionsarten, die von der Pflege durchgeführt werden dürfen, deren Injektionsbereiche, -tiefe und -winkel sowie deren Vor- und Nachteile – z. B. intrakutan (i.c.), subcutan (s.c.), intramuskulär (i.m.) und mit i.d.R. Intensivweiterbildung intravenös (i.v.) – und kann die Unterschiede und Besonderheiten erklären	CE 06 CE 07 CE 08 CE 10 CE 11 III.2.b)	Datum	Kürzel, Datum	Kürzel, Datum	Kürzel, Datum
42 Kann eine Injektion unter Beachtung der hygienischen Aspekte und des Arbeitsschutzes vorbereiten: » Vorbereitung von Material und Arbeitsplatz » Injektionslösung/Medikamente aufziehen (Medikamente aus Glas-, Plastik-, Stechampullen, Auflösen von Trockensubstanzen) » Sterilität prüfen (Überprüfung der verwendeten Produkte auf Haltbarkeit und Unversehrtheit) » Beachtung der 6-R-Regel	CE 06 CE 07 CE 08 CE 10 CE 11 III.2.b)	Datum	Kürzel, Datum	Kürzel, Datum	Kürzel, Datum
43 Weiß, an welchen Hautstellen und bei welchen Situationen keine Injektion erfolgen soll und kann dieses erklären und pflegeempfängerspezifisch in der Umsetzung beachten: » Bei Störung der Hautdurchblutung (z. B. Hämatome, Narbengewebe, gelähmte Extremitäten, Muttermale usw.) » In Hautgebiete mit Ödemen » In entzündete Hautgebiete/-gewebe » Bei lokalen Hauterkrankungen » In ein geplantes Operationsgebiet » In die Nähe eines Wundgebietes » Bei Schockzustand und Zentralisation des Blutvolumens » Keine i.m.-Injektion zusätzlich bei Pflegeempfängern mit Gerinnungsstörungen, vor/nach Lysetherapie, Verdacht auf Infarkt	CE 06 CE 07 CE 08 CE 10 CE 11 III.2.b)	Datum	Kürzel, Datum	Kürzel, Datum	Kürzel, Datum
44 Kann eine Subkutaninjektion (s.c.) sicher und unter Berücksichtigung der 6-R-Regel, der Arbeitssicherheit und der Hygienerichtlinien durchführen, z. B.: » Insulin (bei Kindern nicht im Oberarm, Gefahr der versehentlichen i.m.-Injektion) » Heparin » Andere Medikamente (z. B. Schmerzmittel)	CE 06 CE 07 CE 08 CE 10 CE 11 III.2.b)	Datum	Kürzel, Datum	Kürzel, Datum	Kürzel, Datum
45 Kennt und beachtet unterschiedliche Injektions-/Rotationsschemata, wenn der Pflegeempfänger über eine längere Zeit subkutane Injektionen erhält und wendet diese zuverlässig an	CE 06, CE 07 CE 08, CE 10 CE 11 III.2.b)	Datum	Kürzel, Datum	Kürzel, Datum	Kürzel, Datum
46 Kann die intramuskuläre Injektion sicher und unter Berücksichtigung der 6-R-Regel, der Arbeitssicherheit sowie der Hygieneaspekte durchführen: » Ventrogluteale Injektion nach von Hochstetter » Ventrogluteale Injektion nach Sachtleben (Crista-Methode) » Injektion in den Oberschenkel	CE 06 CE 07 CE 08 CE 10 CE 11 III.2.b)	Datum	Kürzel, Datum	Kürzel, Datum	Kürzel, Datum

A19 Gesundheitsrisiken

		Theorie	gezeigt	geübt	erreicht
47 Kennt Vor- und Nachteile einer Medikamentengabe über Injektionen und kann den Pflegeempfänger auf Nebenwirkungen beobachten und Besonderheiten schriftlich bzw. mündlich an den ärztlichen Dienst weitergeben. Patientenbeobachtung auf z. B.: » Hautveränderungen wie Rötung, Fleckenbildung oder Juckreiz » Kopf-/Glieder- oder Gelenkschmerzen » Unruhe- und Angstzustände » Übelkeit und Erbrechen » Temperaturanstieg und Hitzewallung » Atembeschwerden bis hin zu Atemnot » Herz-Kreislauf-Störung bis hin zum Schock	CE 06 CE 07 CE 08 CE 10 CE 11 III.2.b)	Datum	Kürzel, Datum	Kürzel, Datum	Kürzel, Datum
48 Kann den Pflegeempfänger und/oder Angehörige bzw. Bezugspersonen über die notwendige Maßnahme informieren und zur eigenständigen Subkutaninjektion (s.c.) anleiten, z. B. bei Insulin-, Interferon-, Antikoagulationstherapie	CE 06 CE 07 CE 08 CE 10 CE 11 III.2.b)	Datum	Kürzel, Datum	Kürzel, Datum	Kürzel, Datum

Infusion

		Theorie	gezeigt	geübt	erreicht
49 Kennt mögliche Applikationsarten einer Infusion (intravenös, subkutan, intraarteriell, intraossär, rektal), deren Indikation sowie Vor-/Nachteile und kann diese in Bezug auf die Anordnung des Arztes erläutern	CE 06 CE 07 CE 08 CE 10 CE 11 III.2.b)	Datum	Kürzel, Datum	Kürzel, Datum	Kürzel, Datum
50 Kontrolliert Infusionslösungen vor der Verabreichung bzw. vor dem Hinzufügen von Medikamenten auf: » Verfallsdatum » Klarheit (bei wässrigen Lösungen) » Freiheit von Schwebstoffen » Farbveränderung » Unversehrtheit der Verpackung (Glas-/Plastikflasche, Plastikbeutel)	CE 06 CE 07 CE 08 CE 10 CE 11 III.2.b)	Datum	Kürzel, Datum	Kürzel, Datum	Kürzel, Datum
51 Kann Infusionslösungen unter Berücksichtigung der Arbeitssicherheit sowie der Hygieneaspekte vorbereiten, Medikamente entsprechend der Arztanordnung zuspritzen und beschriftet diese korrekt (Patientenname, Zeitpunkt, Inhalt und Laufzeit) und beachtet, dass zwischen der Vorbereitung und Verabreichung maximal eine Stunde liegen darf	CE 06 CE 07 CE 08 CE 10 CE 11 III.2.b)	Datum	Kürzel, Datum	Kürzel, Datum	Kürzel, Datum
52 Kennt unterschiedliche Infusionstechniken (Schwerkraftinfusion, Infusion über elektrische Pumpensysteme, Druckinfusion), deren Indikation sowie Vor-/Nachteile und kann diese sicher entsprechend der Anordnung durchführen	CE 06 CE 07 CE 08 CE 10 CE 11 III.2.b)	Datum	Kürzel, Datum	Kürzel, Datum	Kürzel, Datum
53 Kann eine Infusionslösung unter Berücksichtigung der 6-R-Regel, der Arbeitssicherheit sowie der Hygieneaspekte sicher und zuverlässig anhängen	CE 06 CE 07 CE 08 CE 10 CE 11 III.2.b)	Datum	Kürzel, Datum	Kürzel, Datum	Kürzel, Datum
54 Kann die Tropfgeschwindigkeit der Infusion mittels Schwerkraftsystem errechnen und korrekt entsprechend der Anordnung einstellen	CE 06, CE 07 CE 08, CE 10 CE 11 III.2.b)	Datum	Kürzel, Datum	Kürzel, Datum	Kürzel, Datum
55 Kann elektrische Pumpensysteme sicher bedienen und entsprechend der angeordneten Laufzeit einstellen	CE 06, CE 07 CE 08, CE 10 CE 11 III.2.b)	Datum	Kürzel, Datum	Kürzel, Datum	Kürzel, Datum
56 Kann die Infusionstherapie überwachen und Beobachtungen schriftlich und mündlich weitergeben. Kontrolle auf, z. B.: » Zustand des Pflegeempfängers » Fließgeschwindigkeit » Luftblasen im System » Ausflockung oder Verfärbung der Infusionslösung » Veränderungen der Punktionsstelle (Entzündungszeichen oder Paravasatbildung)	CE 06 CE 07 CE 08 CE 10 CE 11 III.2.b)	Datum	Kürzel, Datum	Kürzel, Datum	Kürzel, Datum

A19 Gesundheitsrisiken

Infusion

	Theorie	gezeigt	geübt	erreicht
57 Kennt und erkennt mögliche Komplikationen während der Infusionstherapie, leitet Sofortmaßnahmen ein und informiert den zuständigen Arzt, z. B.: » Luftnot (kann ein Hinweis auf zu viel Flüssigkeit sein) » Hämatome an der Einstichstelle, Unwohlsein, Kribbelgefühl oder sonstige Hautveränderungen (können ein Hinweis auf eine medikamentenabhängige Nebenwirkung sein) » Pflegeempfänger klagt über Schmerzen, Extremität ist lokal gerötet und überwärmt (kann ein Hinweis auf eine Thrombophlebitis sein) » Pflegeempfänger klagt über Schmerzen oder Spannungsgefühl, Extremität ist geschwollen (Infusion ist paravasal gelaufen) CE 06 CE 07 CE 08 CE 10 CE 11 III.2.b)	Datum	Kürzel, Datum	Kürzel, Datum	Kürzel, Datum

Für Infusionen im Rahmen einer parenteralen Ernährung siehe auch A3 Ernährung

Transfusion

	Theorie	gezeigt	geübt	erreicht
58 Kennt die unterschiedlichen Blutprodukte und Indikationen von Bluttransfusionen (Erythrozyten-, Thrombozyten-, Granulozytenkonzentrat oder gefrorenes Frischplasma) CE 06 III.2.b)	Datum	Kürzel, Datum	Kürzel, Datum	Kürzel, Datum
59 Kennt die Anforderungen des Transfusionsgesetzes und setzt diese adäquat bei der Vor- und Nachbereitung von Transfusionen um. Pflegerische Aufgaben sind: » Vorbereitung der Transfusion » Überwachen des Pflegeempfängers » Intervenieren bei Transfusionszwischenfällen Hinweis: Nicht delegierbare ärztliche Tätigkeiten bei der Transfusion sind: » Kreuzblutbestimmung » Bedside-Test » Anhängen und Starten der Transfusion CE 06 III.2.b)	Datum	Kürzel, Datum	Kürzel, Datum	Kürzel, Datum
60 Kann Blutprodukte nach Arztanordnung richtig anfordern und die Konserve zur Transfusionsverabreichung vorbereiten, z. B.: » Abholung der Blutkonserve, Kontrolle der Übereinstimmung von Lieferschein und gelieferter Konserve, Quittierung mit Uhrzeit und Datum » Kontrolle auf Unversehrtheit und Haltbarkeit der Konserve CE 06 III.2.b)	Datum	Kürzel, Datum	Kürzel, Datum	Kürzel, Datum
61 Kann den Pflegeempfänger während der Transfusion gezielt überwachen z. B.: » Engmaschige Vitalzeichenkontrolle nach Arztanordnung » Kontrolle auf Hautveränderungen, z. B. Urtikaria (Nesselsucht), Flush (Rötung) » Kontrolle und Frage nach Befindlichkeit: Unwohlsein, Schwindel, Schmerz CE 06 III.2.b)	Datum	Kürzel, Datum	Kürzel, Datum	Kürzel, Datum
62 Erkennt Symptome eines Transfusionszwischenfalls, z. B.: Subjektive Symptome: Unruhe/Angst, Unwohlsein/Übelkeit, Schmerzen im Rücken/Bauch/Kopf oder am Gefäßzugang, Atemnot/Engegefühl in der Brust, Hitzegefühl/Schweißausbruch, Schüttelfrost Objektive Symptome: Hypotonie und Tachykardie, Tachypnoe/Dyspnoe, Temperaturanstieg um mehr als 1 °C, Kaltschweißigkeit, Hauterscheinungen wie Urtikaria/Flush/Hautjucken, durchsichtig roter Urin, diffuse Blutungsneigung, Anurie Leitet ggf. entsprechende Sofortmaßnahmen ein z. B.: » Transfusion stoppen » Venösen Zugang NICHT entfernen » Unverzügliche Arztinformation, ggf. weitere Hilfe anfordern » Vitalzeichen messen » Reaktion und Information des diensthabenden Transfusionsmediziners protokollieren (Meldepflicht laut Transfusionsgesetz) CE 06 III.2.b)	Datum	Kürzel, Datum	Kürzel, Datum	Kürzel, Datum

A19 Gesundheitsrisiken

		Theorie	gezeigt	geübt	erreicht
63 Kann die Transfusion nachbereiten und den Pflegeempfänger nach der Transfusion gezielt überwachen. Maßnahmen sind: » Zugang mit NaCl 0,9 % durchspülen » Verwendeten Blutkonservenbeutel und Transfusionsbesteck unmittelbar nach der Transfusion steril verschließen (mit Patientenname, Datum und Uhrzeit kennzeichnen) und für 24 Std. im Kühlschrank lagern » Kontrolle der Vitalparameter und weitere Beobachtung des Pflegeempfängers nach Arztanordnung für mind. 8 Stunden	CE 06 III.2.b)	Datum	Kürzel, Datum	Kürzel, Datum	Kürzel, Datum

(Siehe auch B5 Lernfelder auf einer Intensivstation)

Gefäßpunktion zur Kapillarblutentnahme

		Theorie	gezeigt	geübt	erreicht
64 Kennt Indikationen einer kapillaren Blutentnahme (Blutzuckerbestimmung, Blutgerinnung, Blutgasanalyse, zusätzlich bei Säuglingen: Screening auf Stoffwechselerkrankungen) und kann pflegeempfängerspezifisch die passende Stelle und Methode auswählen und begründen	CE 06 III.2.b)	Datum	Kürzel, Datum	Kürzel, Datum	Kürzel, Datum
65 Kennt mögliche Punktionsstellen zur Kapillarblutentnahme: » Bei Neugeborenen oder Säuglingen an der Ferse oder am Unterarm » Bei größeren Kindern/Jugendlichen sowie Erwachsenen an der seitlichen Fingerbeere oder am Ohrläppchen	CE 06 III.2.b)	Datum	Kürzel, Datum	Kürzel, Datum	Kürzel, Datum
66 Kennt die Besonderheiten bei Gefäßpunktion zur kapillaren Blutentnahme und kann diese unter Berücksichtigung der Arbeitssicherheit sowie der Hygieneaspekte sicher und korrekt durchführen: » Vor der Punktion Punktionsstelle erwärmen (warmes Wasser oder leichtes Massieren) » Im Rahmen einer Blutgasanalyse Punktionsstelle 10 Minuten vor der Punktion mit hyperämisierender Salbe bestreichen und diese direkt vor der Punktion gründlich abwischen » Ersten Bluttropfen mit einem sauberen Tupfer abwischen » Punktionsstelle nicht quetschen, da sonst das Messergebnis verfälscht wird	CE 06 III.2.b)	Datum	Kürzel, Datum	Kürzel, Datum	Kürzel, Datum
67 Kann die Messergebnisse einer Blutgasanalyse einschätzen und Auffälligkeiten unmittelbar mit dem Arzt kommunizieren	CE 06 III.2.b)	Datum	Kürzel, Datum	Kürzel, Datum	Kürzel, Datum
68 Kann ein Kind alters- und situationsgerecht bezüglich der Notwendigkeit einer Blutentnahme informieren und es emotional unterstützen	CE 06 III.2.b)	Datum	Kürzel, Datum	Kürzel, Datum	Kürzel, Datum
69 Kann zusammen mit dem Arzt eine venöse Blutentnahme beim Kind durchführen und es währenddessen beruhigen und halten	CE 06 III.2.b)	Datum	Kürzel, Datum	Kürzel, Datum	Kürzel, Datum

Venöse Zugänge und ZVD-Messung

		Theorie	gezeigt	geübt	erreicht
70 Kann die Materialien und den Pflegeempfänger für eine periphere Venenpunktion korrekt und pflegeempfängerorientiert vorbereiten: » Punktionstablett mit Materialien, Information des Pflegeempfängers » Lagerung: liegend auf dem Rücken oder bequeme Sitzposition » Spritzschutz unter den Punktionsort legen » Nach Rücksprache mit Arzt und Pflegeempfänger ggf. Rasur der Punktionsstelle	CE 06 III.2.b)	Datum	Kürzel, Datum	Kürzel, Datum	Kürzel, Datum
71 Kann den Verbandwechsel einer peripheren Verweilkanüle unter Berücksichtigung der Hygieneaspekte sicher durchführen	CE 06 III.2.b)	Datum	Kürzel, Datum	Kürzel, Datum	Kürzel, Datum
72 Kann den Pflegeempfänger für die Anlage eines zentralen Venenkatheters (ZVK) pflegeempfängerorientiert vorbereiten, z. B.: » Lagerung: meist auf dem Rücken, leichte Kopftieflage (15°, um eine Luftembolie zu verhindern)	CE 06 III.2.b)	Datum	Kürzel, Datum	Kürzel, Datum	Kürzel, Datum

Gesundheitsrisiken

A19 Gesundheitsrisiken

Venöse Zugänge und ZVD-Messung

Lernergebnis		Theorie	gezeigt	geübt	erreicht
73 Kann das Material zum Legen eines zentralen Venenkatheters (ZVK) vorbereiten und dem Arzt beim Legen des ZVK assistieren, z. B.: » Ggf. Arzt beim sterilen Ankleiden unterstützen » Kopfhaube und Mundschutz anlegen » Steriles Abdecktuch auflegen, dabei darauf achten, dass der Pflegeempfänger genug Luft bekommt » Steriles Anreichen von Material » Überwachung der Vitalparameter: › EKG (Gefahr der Herzrhythmusstörung, wenn ZVK zu weit in den rechten Vorhof geschoben wird) › Sauerstoffsättigung (um möglichen Pneumothorax zu erkennen) › Blutdruck (v.a . bei bekanntem Hypertonus aber auch um ggf. Schmerzen bei einem nicht ansprechbaren Patienten zu erkennen)	CE 06 III.2.b)	Datum	Kürzel, Datum	Kürzel, Datum	Kürzel, Datum
74 Kann den Verbandswechsel eines zentralen Venenkatheters (ZVK) unter Berücksichtigung der Hygieneaspekte sicher durchführen und kontrolliert, z. B.: » Lagekontrolle des ZVK » Sichere Fixierung des ZVK	CE 06 III.2.b)	Datum	Kürzel, Datum	Kürzel, Datum	Kürzel, Datum
75 Kann Anzeichen einer Katheterinfektion mit Bakteriämie erkennen (z. B. Temperaturerhöhung, plötzlich einsetzender Schüttelfrost) und umgehend den Arzt informieren	CE 06 III.2.b)	Datum	Kürzel, Datum	Kürzel, Datum	Kürzel, Datum
76 Kann die Einstichstelle auf die 5 klassischen Entzündungszeichen (lokal und akut) inspizieren und diese sicher erkennen: » Rötung (rubor) » Schwellung (tumor) » Schmerz (dolor) » Überwärmung (calor) » Eingeschränkte Funktion (functio laesa)	CE 06 III.2.b)	Datum	Kürzel, Datum	Kürzel, Datum	Kürzel, Datum
77 Kann ein Kind alters- und situationsgerecht informieren und angstreduzierende Maßnahmen vor dem Legen eines ZVK durchführen, z. B.: » Anhand eines „kranken“ Stofftieres die Schritte erklären » Einbinden der Eltern, wenn dies förderlich ist » Sedierung und Lokalanästhesie laut Arzt	CE 06 CE 10 III.2.b)	Datum	Kürzel, Datum	Kürzel, Datum	Kürzel, Datum
78 Nach dem Legen des ZVK das Kind entsprechend der Grunderkrankung in eine bequeme Position bringen und durch liebevolles Zureden und Erklärungen beruhigen	CE 06 CE 10 III.2.b)	Datum	Kürzel, Datum	Kürzel, Datum	Kürzel, Datum
79 Kennt die altersabhängigen Normwerte und Aussagekraft des ZVD und kann eine ZVD-Messung selbstständig korrekt durchführen, z. B.: » Korrekte Nullpunktbestimmung » Fachgerechtes Anbringen des Messsystems » Korrekte ZVD-Messung » Korrektes Ablesen des ZVD-Wertes, Dokumentation und Weitergabe der Ergebnisse an den Arzt	CE 05 CE 06 I.1.e) I.2.b)	Datum	Kürzel, Datum	Kürzel, Datum	Kürzel, Datum

Punktionen und Biopsien

Lernergebnis		Theorie	gezeigt	geübt	erreicht
80 Kann einen Pflegeempfänger für eine Punktion und/oder Biopsie vorbereiten, z. B.: » 6 Stunden vorher nüchtern lassen » Blase/Darm entleeren lassen » Lagerung des Pflegeempfängers » Nach Rücksprache mit Arzt und Pflegeempfänger ggf. Rasur der Punktionsstelle » Reinigung der Punktions-/Biopsiestelle und Abdeckung mit sterilem Schlitztuch	CE 06 III.2.b)	Datum	Kürzel, Datum	Kürzel, Datum	Kürzel, Datum

A19 Gesundheitsrisiken

		Theorie	gezeigt	geübt	erreicht
81 Kann das Punktions-/Biopsiematerial unter Berücksichtigung der notwendigen Hygieneaspekte steril auf dem Vorbereitungstisch vorbereiten	CE 06 III.2.b)	Datum	Kürzel, Datum	Kürzel, Datum	Kürzel, Datum
82 Kennt pflegerische Tätigkeiten während der Punktion und/oder Biopsie und wendet diese sicher an, z. B.: » Assistenz des Arztes: steriles Anreichen von Material und ggf. Unterstützung bei der Probeentnahme » Überwachung der Vitalparameter: Bewusstsein, Blutdruck, Puls und Sauerstoffsättigung » Vorbereitung der Proben für eine laborchemische Untersuchung	CE 06 III.2.b)	Datum	Kürzel, Datum	Kürzel, Datum	Kürzel, Datum
83 Kann den Pflegeempfänger nach einer Punktion und/oder Biopsie nachbereiten: » Steriler Verband » Beschriftung des Untersuchungsmaterials » Monitoring des Pflegeempfängers (Vitalzeichen, Verband der Punktionsstelle) nach Arztanordnung für ca. 2 Stunden » Beobachtung und Kontrolle auf Schmerzen und möglichen Temperaturanstieg	CE 06 III.2.b)	Datum	Kürzel, Datum	Kürzel, Datum	Kürzel, Datum
84 Kennt verschiedene Arten der Punktion, kann die Indikationsstellung benennen und kennt pflegerische Besonderheiten in der Nachbereitung, z. B.: » Aszitespunktion: auf Nachblutungen achten, häufige Ursache eines Aszites ist eine Leberinsuffizienz, die zu einer Gerinnungsstörung führen kann » Pleurapunktion: engmaschige Kontrolle der Vitalfunktionen, ggf. Monitoring, zur Erkennung von Komplikationen wie Pneumo-/Hämatothorax (erschwerte/rasselnde Atmung, starke Schmerzen, Kreislaufschock) oder einer Infektion (Temperaturanstieg) » Entlastungspunktion: langsame Entleerung aufgrund der Kollapsgefahr » Lumbalpunktion: ausreichende Flüssigkeitszufuhr, da es durch den Liquorverlust zu Kopfschmerzen kommen kann, ebenfalls auf Übelkeit, Erbrechen, Schwindel und Lähmungserscheinungen achten » Knochenmarkpunktion: Beckendruckverband anlegen und ggf. Sandsack auflegen, um Nachblutungen zu verhindern, mind. 1 Std. Bettruhe in Rückenlage	CE 06 III.2.b)	Datum	Kürzel, Datum	Kürzel, Datum	Kürzel, Datum
85 Kann die Punktionsstelle auf die fünf klassischen Entzündungszeichen (lokal und akut) inspizieren und sicher erkennen: » Rötung (rubor) » Schwellung (tumor) » Schmerz (dolor) » Überwärmung (calor) » Eingeschränkte Funktion (functio laesa)	CE 06 III.2.b)	Datum	Kürzel, Datum	Kürzel, Datum	Kürzel, Datum

Umgang mit Untersuchungsmaterial

		Theorie	gezeigt	geübt	erreicht
86 Kennt und beachtet die wesentlichen Schritte zur Qualitätssicherung bei Probenentnahmen: » Bestimmung eines geeigneten Transportmediums » Material auf Eignung überprüfen » Bestimmung des korrekten Zeitpunktes » Auswahl des Entnahmeortes sowie der Entnahmetechnik » Maßnahmen zur Vermeidung einer Probenverwechslung » Sachgemäße Zwischenlagerung » Versand des Probenmaterials	CE 05 CE 06 CE 07 CE 08 III.2.b)	Datum	Kürzel, Datum	Kürzel, Datum	Kürzel, Datum
87 Kennt mögliches Untersuchungsmaterial wie die jeweils zu beachtenden Hygieneaspekte z. B.: » Blut » Liquor » Punktatflüssigkeit » Sputum, Bronchialsekret » Haut-/Schleimhaut-/Wundabstrich » Urin » Stuhlprobe » Fremdkörper, z. B. Gefäßkatheterspitze	CE 05 CE 06 CE 07 CE 08 III.2.b)	Datum	Kürzel, Datum	Kürzel, Datum	Kürzel, Datum

A19 Gesundheitsrisiken

Umgang mit Untersuchungsmaterial

		Theorie	gezeigt	geübt	erreicht
88 Kann das folgende Untersuchungsmaterial unter Beachtung der notwendigen Hygieneaspekte gewinnen sowie für das Labor vorbereiten, z. B.: » Nasenabstrich » Rachenabstrich » Trachealsekret » Sputum » Mittelstrahlurin » Katheterurin » Blasenpunktionsurin » Urethralabstrich » Vaginalabstrich » Stuhlprobe » Rektalabstrich » Nachweis von Madenwurmeiern » Eiter » Wundsekret » Abszesspunktat » Abstrich offene Ulzera	CE 05 CE 06 CE 07 CE 08 III.2.b)	Datum	Kürzel, Datum	Kürzel, Datum	Kürzel, Datum

Freiheitsbeschränkende Maßnahmen

		Theorie	gezeigt	geübt	erreicht
89 Kennt Maßnahmen, die in den Bereich der Freiheitsbeschränkung fallen und reflektiert die Erforderlichkeit für einen Pflegeempfänger im therapeutischen Team, z. B.: » Unterbringung » Fixierung (mechanisch und/oder medikamentös)	CE 11 I.6.a) I.1.d)	Datum	Kürzel, Datum	Kürzel, Datum	Kürzel, Datum
90 Kennt die rechtlichen Grundlagen, Voraussetzungen sowie Rechtfertigungsgründe von freiheitsbeschränkenden Maßnahmen, z. B.: » Einwilligung des Pflegeempfänger » oder gesetzlichen Vertreters » Einwilligung durch das Betreuungsgericht/vorläufige Betreuung » Akute Selbst-/Fremdgefährdung » Im Notfall die mutmaßliche Einwilligung » Bei einer Fixierung über einen längeren Zeitraum bzw. regelmäßig, ist die Genehmigung durch das Betreuungsgericht erforderlich	CE 11 I.6.a) I.1.d)	Datum	Kürzel, Datum	Kürzel, Datum	Kürzel, Datum
91 Kann freiheitsbeschränkende Maßnahmen unter Beachtung der rechtlichen Vorschriften und der notwenigen Sicherheitsmaßnahmen adäquat einsetzen, überwachen und dokumentieren (z. B. medikamentös, Fünfpunktfixierung, Bettgitter, Isolationsraum usw.)	CE 11 I.6.a) I.1.d)	Datum	Kürzel, Datum	Kürzel, Datum	Kürzel, Datum
92 Kennt Alternativen zu freiheitsbeschränkenden Maßnahmen, wählt diese pflegeempfängerspezifisch aus und kann sie sicher anwenden, z. B.: » Niederflurbetten » 1:1-Betreuung » Sensormatten	CE 11 I.6.a) I.1.d)	Datum	Kürzel, Datum	Kürzel, Datum	Kürzel, Datum

Handeln in Notfallsituationen

		Theorie	gezeigt	geübt	erreicht
93 Kennt allgemeine Beobachtungskriterien, um Zustandsveränderungen des Pflegeempfängers wahrzunehmen und Notfallsituationen zuverlässig und rechtzeitig zu erkennen (z. B. Kontrolle der Vitalparameter, Atmung, Hautfarbe sowie regelmäßige Frage nach dem Befinden, Beschwerden ernst nehmen, Veränderungen dokumentieren)	CE 06 CE 10 I.4.a-c)	Datum	Kürzel, Datum	Kürzel, Datum	Kürzel, Datum
94 Ist theoretisch auf einen Notfall vorbereitet, weiß z. B., wo Notfallkoffer, Beatmungsbeutel, Sauerstoff- und Absauggerät der Station gelagert sind und weiß, unter welcher Telefonnummer das Reanimationsteam zu erreichen bzw. wo ein Reanimationsbrett zu finden ist	CE 06 CE 10 I.4.a-c)	Datum	Kürzel, Datum	Kürzel, Datum	Kürzel, Datum
95 Ist über Patientenverfügungen des Pflegeempfängers informiert und berücksichtigt den Wunsch entsprechend in Notfallsituationen	CE 06 CE 10 I.4.a-c)	Datum	Kürzel, Datum	Kürzel, Datum	Kürzel, Datum

A19 Gesundheitsrisiken

		Theorie	gezeigt	geübt	erreicht
96 Kann einen Notfallalarm auslösen und kennt die Möglichkeiten, den Dienstarzt unverzüglich zu informieren	CE 06 CE 10 I.4.a-c)	Datum	Kürzel, Datum	Kürzel, Datum	Kürzel, Datum
97 Kann im Notfall pflegeempfängerspezifische Erste-Hilfe-Maßnahmen einleiten und bis zum Eintreffen des Arztes durchführen	CE 06 CE 10 I.4.a-c)	Datum	Kürzel, Datum	Kürzel, Datum	Kürzel, Datum
98 Kann eine akute Notfallsituation erkennen und ggf. dem Ausbildungsstand entsprechend agieren, z. B. bei: » Dyspnoe » Erbrechen im Schwall » Bluterbrechen » Sturz » Blutung nach Sturz » Transfusionszwischenfall » Schock » Plötzlicher Bewusstlosigkeit » Zerebralen Krampfanfällen » Herzrhythmusstörungen » Angina Pectoris und Herzinfarkt » Herz-Kreislauf-Stillstand	CE 06 CE 10 I.4.a-c)	Datum	Kürzel, Datum	Kürzel, Datum	Kürzel, Datum

(Siehe auch B3 Chirurgie)

B

B Lernergebnisse in speziellen Handlungsfeldern und Settings der Pflege

B1 Pflege und Betreuung von Pflegeempfängern in der Inneren Medizin

Pflegeempfänger auf Facheinheiten der Inneren Medizin haben meist Erkrankungen der Atmungsorgane, des Herzens und Kreislaufs, der Verdauungsorgane, der Niere und harnableitenden Organe, der blutbildenden Organe, des Stoffwechsels oder leiden an einer Infektionskrankheit. Abhängig von der jeweiligen Krankheit des Pflegeempfängers ergibt sich ein spezifischer Pflegebedarf. In diesem Abschnitt werden die gängigsten Erkrankungen und die Besonderheiten des Pflegeprozesses bei Pflegeempfängern mit diesen Erkrankungen als Lernergebnisse vorgestellt. Die Nephrologie und Urologie werden in einem gesonderten Kapitel bearbeitet (B10). Vergiftungen und Notfallsituationen befinden sich in den Abschnitten B4 und B5. Der Pflegebedarf bei einigen Krankheiten verändert sich durch ein hohes Alter deutlich. Daher werden spezifische Besonderheiten der Gerontologie im Bereich B14 aufgegriffen.

B1.1 Allgemeine Lernergebnisse

		Theorie	gezeigt	geübt	erreicht
1 Kennt den für die Innere Abteilung typischen Tagesablauf und kann Unterschiede zu anderen Fachabteilungen benennen	CE 02 III.3	Datum	Kürzel, Datum	Kürzel, Datum	Kürzel, Datum
2 Kann beurteilen, welche Pflegeempfänger zusammen in einem Zimmer untergebracht werden können und kann dies begründen	CE 02 III.3 IV.1	Datum	Kürzel, Datum	Kürzel, Datum	Kürzel, Datum
3 Kennt die Versorgungswege und kann sich benötigte Materialien/Instrumente besorgen	CE 02 III.3	Datum	Kürzel, Datum	Kürzel, Datum	Kürzel, Datum
4 Kennt die Strukturen und Verantwortlichkeiten der Notfallversorgung auf der Facheinheit	CE 02 III.1 III.3	Datum	Kürzel, Datum	Kürzel, Datum	Kürzel, Datum
5 Kann ein Entlassungsgespräch führen und einen Entlassungsbericht verfassen (siehe C3 Versorgungsbrüche und Entlassungsmanagement)	CE 05, CE 06 CE 07, CE 08 CE 09, CE 11 III.3.d)	Datum	Kürzel, Datum	Kürzel, Datum	Kürzel, Datum

B1.2 Spezielle Untersuchungen/medizinische Therapien unterstützen

Kann innerhalb der rechtlichen Bestimmungen ärztlich veranlasste Maßnahmen der medizinischen Diagnostik in der **Endoskopie** vorbereiten, dabei assistieren, sie durchführen und den Pflegeempfänger nach der Untersuchung überwachen

		Theorie	gezeigt	geübt	erreicht
6 Kann einen Pflegeempfänger zur endoskopischen Untersuchung vorbereiten, ggf. bei der Durchführung unterstützen, die Nachsorge des Pflegeempfängers übernehmen: » Gastroskopie » Rektoskopie » ERCP » Sigmoidoskopie » Coloskopie » Bronchoskopie » PEG-Anlage » Ösophagoskopie/Ösophagusvarizensklerosierung » Laparoskopie/Leberbiopsie	CE 05 III.2.b)	Datum	Kürzel, Datum	Kürzel, Datum	Kürzel, Datum
7 Kann das Biopsiematerial fachgerecht versandfertig machen	CE 05 III.2.b)	Datum	Kürzel, Datum	Kürzel, Datum	Kürzel, Datum
8 Kennt den grundsätzlichen Ablauf einer endoskopischen Untersuchung und kann den Pflegeempfänger entsprechend informieren	CE 05 II.2.a)	Datum	Kürzel, Datum	Kürzel, Datum	Kürzel, Datum
9 Beherrscht das Verfahren einer orthograden Darmspülung und kann den Pflegeempfänger anleiten, begleiten und überwachen	CE 05 III.2.b)+c)	Datum	Kürzel, Datum	Kürzel, Datum	Kürzel, Datum

B1.2 Spezielle Untersuchungen/medizinische Therapien unterstützen

Theorie | gezeigt | geübt | erreicht

Kann innerhalb der rechtlichen Bestimmungen eigenständig bei ärztlich veranlassten Maßnahmen der medizinischen Diagnostik in der **Röntgenabteilung** assistieren und/oder sie durchführen

		Theorie	gezeigt	geübt	erreicht
10 Kann einen Pflegeempfänger zu speziellen röntgenologischen Untersuchungen vorbereiten, ggf. assistieren und ihn nachversorgen: » MDP » Cholezystografie (= i. v. Galle) » i. v. Pyelogramm (Ausscheidungsurogramm) » Colon-Kontrastmittel-Einlauf (CKE) » Angiografie (Arterio-/Phlebografie) » Koronar-Angiografie/Herzkatheteruntersuchung	CE 05 III.2.b)	Datum	Kürzel, Datum	Kürzel, Datum	Kürzel, Datum

Kann innerhalb der rechtlichen Bestimmungen eigenständig bei ärztlich veranlassten Maßnahmen der medizinischen Diagnostik in der **Sonografie** assistieren und/oder sie durchführen

		Theorie	gezeigt	geübt	erreicht
11 Kann einen Pflegeempfänger zur Abdomensonografie vorbereiten, begleiten und nachsorgen, z. B. Gallenblase, Leber, Harnblase, Nieren	CE 05 III.2.b)	Datum	Kürzel, Datum	Kürzel, Datum	Kürzel, Datum

Kann innerhalb der rechtlichen Bestimmungen eigenständig bei ärztlich veranlassten Maßnahmen der **Strahlentherapie/nuklearmedizinischen Untersuchungen** assistieren und/oder nachsorgen

		Theorie	gezeigt	geübt	erreicht
12 Kann den Pflegeempfänger zu den nachfolgenden Untersuchungen vorbereiten und in der Nachsorge begleiten: » Schilddrüsenszintigrafie » Nierenszintigrafie » Knochenszintigrafie » Herzszintigrafie » Schilling-Test » Radiotherapie	CE 05 III.2.b)	Datum	Kürzel, Datum	Kürzel, Datum	Kürzel, Datum
13 Kennt die Nebenwirkungen von Bestrahlungen und kann den Pflegeempfänger entsprechend informieren und auf die Veränderungen vorbereiten: » Haarausfall » Übelkeit, Erbrechen, Obstipation » Appetitlosigkeit » Veränderungen der Schleimhäute	CE 08 CE 05 II.2.c)+d)	Datum	Kürzel, Datum	Kürzel, Datum	Kürzel, Datum
14 Beherrscht den Analyse- und Synthese-Prozess, um Pflegediagnosen für einen Pflegeempfänger mit Chemotherapie abzuleiten, z. B.: » Leidet an Übelkeit und Erbrechen » Risiko der Haut-/Schleimhautschädigung » Beeinträchtigte Lebensqualität, z. B. Sensibilitätsstörungen » Ängste, Schmerzen » Risiko des Flüssigkeits-/Elektrolytdefizits/der Mangelernährung z. B. durch Diarrhö, Appetitlosigkeit usw. » Fatigue	CE 08 I.2.a-e) I.3.a-e) III.2.f)	Datum	Kürzel, Datum	Kürzel, Datum	Kürzel, Datum
15 Kann für den Pflegeempfänger mit Nebenwirkungen durch eine Bestrahlungstherapie einen individuellen Pflegeplan (Pflegediagnosen, Pflegeziele und Pflegemaßnahmen) erstellen	CE 08 I.1.f)	Datum	Kürzel, Datum	Kürzel, Datum	Kürzel, Datum
16 Kennt die verschiedenen evidenzbasierten, pflegerischen Handlungskonzepte, die bei Nebenwirkungen einer Bestrahlungstherapie die Situation des Pflegeempfängers verbessern können und kann diese begründen und anwenden: » Maßnahmen zur therapeutischen Mundpflege » Spezielle Maßnahmen der Hautpflege » Maßnahmen zur Förderung des Wohlbefindens » Förderung und Reduktion von Nausea und Emesis z. B. durch Aromatherapie, Akupressur » Entspannungstechniken » Ernährungsmanagement	CE 08 I.1.e) I.2.b)	Datum	Kürzel, Datum	Kürzel, Datum	Kürzel, Datum

Innere Medizin

B1.2 Spezielle Untersuchungen/medizinische Therapien unterstützen

Theorie | gezeigt | geübt | erreicht

Kann innerhalb der rechtlichen Bestimmungen eigenständig bei ärztlich veranlassten Maßnahmen im Bereich der **Blutentnahme, Punktion oder Biopsien** korrekt assistieren, sie begleiten und/oder nachsorgen

		Theorie	gezeigt	geübt	erreicht
17 Kann pflegeempfängerspezifisch die angeordneten Blutuntersuchungen für das Labor bestellen, vorbereiten und die entnommenen Blutproben versandfertig machen	CE 05, CE 10 III.2.b)	Datum	Kürzel, Datum	Kürzel, Datum	Kürzel, Datum
18 Kann einen Pflegeempfänger bezogen auf Punktionen oder Biopsien korrekt vorbereiten, informieren, positionieren und begleiten sowie dem Arzt assistieren, z. B.: » Lumbalpunktion, Knochenmarkpunktion » Gelenkspaltenpunktion, Aszitespunktion » Pleurapunktion	CE 05 CE 10 III.2.b)	Datum	Kürzel, Datum	Kürzel, Datum	Kürzel, Datum
19 Kennt die jeweiligen unterschiedlichen Komplikationen nach einer Punktion/Biopsie und kann den Pflegeempfänger spezifisch bezogen auf die durchgeführte Untersuchung überwachen und Auffälligkeiten interdisziplinär kommunizieren, z. B.: » Lumbalpunktion (z. B. Kopfschmerzen, Rückenschmerzen, Erbrechen) » Aszitespunktion (z. B. Peritonitis, Kreislaufkollaps infolge einer Blutung, Eiweiß-/Elektrolytverlust) » Pleurapunktion (z. B. Pneumothorax, Atemnot)	CE 05 CE 10 III.2.b)	Datum	Kürzel, Datum	Kürzel, Datum	Kürzel, Datum
20 Kann das Punktat sachgerecht für die Laboruntersuchung vorbereiten und versenden	CE 05 III.2.b)	Datum	Kürzel, Datum	Kürzel, Datum	Kürzel, Datum

B1.3 Typische Medikamente einschätzen können

Theorie | gezeigt | geübt | erreicht

Kann in interdisziplinären Teams an der Versorgung und Behandlung von Menschen aller Altersstufen mitwirken und Kontinuität an Schnittstellen sichern, sowie die **ärztlichen Anordnungen zur Medikation** im Pflegekontext eigenständig durchführen

		Theorie	gezeigt	geübt	erreicht
21 Kann den Pflegeempfänger bei der angeordneten Medikation unterstützen und beachtet die 6-R-Regel	CE 05 CE 07 III.2.b)	Datum	Kürzel, Datum	Kürzel, Datum	Kürzel, Datum
22 Kennt die Nebenwirkungen wichtiger Medikamente und kann ihr Auftreten beim Pflegeempfänger beurteilen, Sofortmaßnahmen einleiten und den Arzt informieren: » Acetylsalicylsäure (ASS), z. B. » Analgetika, z. B. » Antacida, z. B. » Antiarrhythmika, z. B » Antibiotika, z. B. » Antidiabetika, z. B. Insulin » Antihypertonika, z. B. Betablocker » Antikoagulantien, z. B. Heparin » Antimykotika, z. B. » Antirheumatika, z. B. » Bronchospasmolytika/-sekretolytika, z. B. » Cortison, z. B. » Cumarine, z. B. » Diuretika/Saluretika, z. B. » Fibrinolytika, z. B. Streptase, Rapilysin, Urokinase HS medac » Herzglykoside, z. B. » Magen-Darm-Therapeutika, z. B. » Nitropräparate, z. B. » Opiate/Opiatderivate, z. B.	CE 05 CE 07 I.4.a)+c) III.2.b-d)	Datum	Kürzel, Datum	Kürzel, Datum	Kürzel, Datum
23 Kann bei der Gabe von Betäubungsmitteln das Betäubungsmittelbuch korrekt führen und kennt die gesetzlichen Bestimmungen: » Psychopharmaka, z. B. » Sedativa, z. B. » Streptokinase » Thrombozytenaggregationshemmer, z. B. Acetylsalicylsäure » Tuberkulostatika, z. B. » Zytostatika, Chemotherapie z. B.	CE 05 CE 07 I.1.f) III.2.b)+c)	Datum	Kürzel, Datum	Kürzel, Datum	Kürzel, Datum

B1.3 Typische Medikamente einschätzen können

Theorie | gezeigt | geübt | erreicht

Kann einen Pflegeempfänger bei einer **Chemotherapie** begleiten und die Medikation entsprechend der Arztanordnung vorbereiten, durchführen und nachbreiten

		Theorie	gezeigt	geübt	erreicht
24 Kennt die Nebenwirkungen von Chemotherapeutika/Hormontherapeutika: » Haarausfall » Übelkeit, Erbrechen, Obstipation » Appetitlosigkeit, Veränderungen der Schleimhäute » Juckreiz, Ikterus » Fatigue » Schwitzen » Langzeitauswirkungen auf Gefäß-, Immunsystem » Störung der Blutbildung	CE 05 CE 07 CE 08 III.2.c)+d)	Datum	Kürzel, Datum	Kürzel, Datum	Kürzel, Datum
25 Beherrscht den Analyse- und Synthese-Prozess, um Pflegediagnosen für einen Pflegeempfänger mit Chemotherapie abzuleiten, z. B.: » Leidet an Übelkeit und Erbrechen » Risiko von Infektion » Beeinträchtigte Lebensqualität, z. B. Sensibilitätsstörungen » Ängste, Schmerzen » Beeinträchtigte Tages-/Lebensgestaltung, z. B. durch Fatigue » Beeinträchtigtes Körperbild, z. B. durch Haarausfall » Risiko des Flüssigkeits-/Elektrolytdefizits/der Mangelernährung, z. B. durch Diarrhö, Appetitlosigkeit usw.	CE 08 I.2.a-e) I.3.a-e	Datum	Kürzel, Datum	Kürzel, Datum	Kürzel, Datum
26 Kann für den Pflegeempfänger mit Nebenwirkungen durch eine Chemotherapie einen individuellen Pflegeplan (Pflegediagnosen, Pflegeziele und Pflegemaßnahmen) erstellen	CE 08 I.1.f)	Datum	Kürzel, Datum	Kürzel, Datum	Kürzel, Datum
27 Kennt die verschiedenen evidenzbasierten, pflegerischen Handlungskonzepte, die bei Nebenwirkungen einer Chemotherapie die Situation des Pflegeempfängers verbessern können und kann diese begründen und sicher anwenden: » Maßnahmen zur therapeutischen Mundpflege » Spezielle Maßnahmen der Hautpflege » Maßnahmen zur Förderung des Wohlbefindens » Förderung und Reduktion von Nausea und Emesis, z. B. durch Aromatherapie, Akupressur usw. » Unterstützung beim Ernährungsmanagement » Entspannungstechniken » Maßnahmen bei Appetitlosigkeit	CE 08 I.1.e) I.2.b)	Datum	Kürzel, Datum	Kürzel, Datum	Kürzel, Datum
28 Kann den Pflegeempfänger über die Nebenwirkungen einer Chemotherapie aufklären und über Strategien/Maßnahmen zur Krankheitsbewältigung und Förderung der Selbstmanagementkompetenzen beraten	CE 08 I.3.a-f)	Datum	Kürzel, Datum	Kürzel, Datum	Kürzel, Datum
29 Kann Angehörige/Bezugspersonen bei der Pflege/Begleitung des Pflegeempfängers anleiten, beraten und die Selbstmanagement-Kompetenzen pflegender Angehöriger/Bezugspersonen stärken	CE 05 CE 10 II.2	Datum	Kürzel, Datum	Kürzel, Datum	Kürzel, Datum

B1.4 Pflegerische Handlungsfelder bei Pflegeempfängern im Kontext von Infektionserkrankungen/Keimbesiedelung

Kann den Pflegeprozess und die Pflegediagnostik in akuten und chronischen Pflegesituationen bei Pflegeempfängern mit einer **Infektionserkrankung** planen, organisieren, gestalten, durchführen, steuern und evaluieren

Lernergebnis		Theorie	gezeigt	geübt	erreicht
30 Kennt die Übertragungswege der unterschiedlichen Infektionserkrankungen und kann entsprechende Hygienemaßnahmen sowie den unterschiedlichen Pflegebedarf ableiten, z. B.: » Influenza » Gastroenteritis, Salmonellose, Clostridien-difficile-Infektion » Norovirus-Infektion » Hepatitis A, B, C » Nosokomiale Pneumonie » Lungen-Tuberkulose » MRSA/MRE » Meningitis » Postoperative Wundinfektionen » HIV » Masern, Röteln, Scharlach, Mumps, Windpocken, Pfeiffersches Drüsenfieber (siehe Pädiatrie B9) » Hepatitis (siehe B1.7)	CE 05 III.2.a)	Datum	Kürzel, Datum	Kürzel, Datum	Kürzel, Datum
31 Führt die entsprechenden Hygienemaßnahmen abhängig von der jeweiligen Infektionskrankheit entsprechend den Hygienerichtlinien korrekt und sicher aus, z. B.: » Händedesinfektion » Schutzhandschuhe » Mund-Nasen-Schutz » Augenschutz » Vorbindeschutz, Schutzkittel, Haube, Überziehschuhe » Schutz vor Schnitt- und Stichverletzungen » Desinfektion von Gebrauchsgegenständen, Flächen, Ausscheidungen, Wäsche » Isolationsmaßnahmen » Schlussdesinfektion	CE 05 III.2.a) I.1.e) I.2.b)	Datum	Kürzel, Datum	Kürzel, Datum	Kürzel, Datum
32 Kann Maßnahmen zur Isolation/Kohortenisolation/Schutzisolation (Umkehrisolation) unterscheiden und diese situationsspezifisch vorbereiten/einrichten	CE 05 III.2.a) I.1.e) I.2.b)	Datum	Kürzel, Datum	Kürzel, Datum	Kürzel, Datum
33 Kennt die erforderlichen Maßnahmen nach Beendigung einer Isolation und leitet entsprechende Maßnahmen ein, z. B.: » Prüft, ob das eingesetzte Desinfektionsmittel gegenüber dem Erreger wirksam ist » Führt Absprachen mit dem Reinigungspersonal diesbezüglich durch	CE 05 III.2.a)	Datum	Kürzel, Datum	Kürzel, Datum	Kürzel, Datum
34 Kann den Pflegeempfänger und seine Angehörigen/Bezugspersonen sachgerecht informieren und zur Einhaltung der hygienischen Vorschriften anhalten	CE 02, CE 05 CE 06, CE 10 II.2.a)	Datum	Kürzel, Datum	Kürzel, Datum	Kürzel, Datum
35 Beachtet die Kennzeichnungspflicht von infektiösem Material, z. B. Laborröhrchen, Betten, Wäsche, Inkontinenzhose usw.	CE 02, CE 05 CE 06, CE 10 II.2.a)	Datum	Kürzel, Datum	Kürzel, Datum	Kürzel, Datum
36 Kennt die Bestimmungen des Infektionsschutzgesetzes sowie der entsprechenden Länderverordnungen	CE 04 III.2.a)	Datum	Kürzel, Datum	Kürzel, Datum	Kürzel, Datum
37 Kann meldepflichtige Erkrankungen ordnungsgemäß an das Gesundheitsamt melden	CE 04 III.2.a)	Datum	Kürzel, Datum	Kürzel, Datum	Kürzel, Datum
38 Erhebt eine systematische Pflegeanamnese eines Pflegeempfängers mit einer Infektionserkrankung bzw. dem Verdacht einer Infektionserkrankung: » Reiseanamnese » Hautausschlag, Veränderungen der Mundschleimhaut » Fieber (Pyrexie), Nachtschweiß » Diarrhö » Husten, Auswurf, Hämoptoe, Atemnot » Kopfschmerzen, Nackensteifigkeit » Gewichtsabnahme, Appetitlosigkeit, erhöhte BKS	CE 05 I.1.c) I.2.a)	Datum	Kürzel, Datum	Kürzel, Datum	Kürzel, Datum

B1.4 Pflegerische Handlungsfelder bei Pflegeempfängern im Kontext von Infektionserkrankungen/Keimbesiedelung

		Theorie	gezeigt	geübt	erreicht
39 Beherrscht den Analyse- und Synthese-Prozess, um Pflegediagnosen für einen Pflegeempfänger mit einer Infektionserkrankung abzuleiten, z. B.: » Beeinträchtigte Selbstreinigungsfunktion der Atemwege » Risiko des Flüssigkeits-/Elektrolytverlustes, z. B. durch Fieber, Diarrhö » Selbstfürsorgedefizite » Leidet unter Juckreiz (Pruritus), Schmerzen » Risiko der Keimübertragung	CE 05 I.2.a-e) I.3.a-e)	Datum	Kürzel, Datum	Kürzel, Datum	Kürzel, Datum
40 Kann für einen Pflegeempfänger mit einer Infektionskrankheit einen individuellen Pflegeplan (Pflegediagnosen, Pflegeziele und Pflegemaßnahmen) erstellen	CE 05 I.1.e) I.2.b)	Datum	Kürzel, Datum	Kürzel, Datum	Kürzel, Datum
41 Wählt pflegefachlich begründete Pflegemaßnahmen entsprechend der externen und internen Evidenzlage aus und kann die Auswahl begründen und mit dem Pflegeempfänger kommunizieren und durchführen (siehe auch spezifische Infektionserkrankungen im Kindesalter unter B9 und A11 Körpertemperatur, Pflegemaßnahmen bei Fieber) » 1. » 2. » 3.	CE 05 CE 06 CE 10 I.1.e) I.2.b)	Datum	Kürzel, Datum	Kürzel, Datum	Kürzel, Datum
42 Kann den Pflegeempfänger, die Eltern/Bezugspersonen im Rahmen einer Beratung zur Impfung motivieren: » Impfung bei Kinderkrankheiten » Grippeimpfung	CE 02 CE 04 CE 10 II 2.c)	Datum	Kürzel, Datum	Kürzel, Datum	Kürzel, Datum
43 Kennt die besonderen abrechnungsrelevanten Dokumentationsanforderungen im aG-DRG-System bei MRSA sowie Maßnahmen zur Isolation und kann diese korrekt durchführen	CE 05, CE 06 CE 10 I.1.f), IV.2.d)	Datum	Kürzel, Datum	Kürzel, Datum	Kürzel, Datum
44 Kennt die Sofortmaßnahmen bei einer Nadelstichverletzung und/oder Kontakt mit infektiösem Material und setzt diese korrekt um	CE 05, CE 06 CE 10 III.2.a)	Datum	Kürzel, Datum	Kürzel, Datum	Kürzel, Datum

Kann den Pflegeprozess und die Pflegediagnostik in akuten und chronischen Pflegesituationen bei einem Pflegeempfänger mit **HIV-Infektion/AIDS (Acquired Immune Deficiency Syndrome)** planen, organisieren, gestalten, durchführen, steuern und evaluieren

		Theorie	gezeigt	geübt	erreicht
45 Kennt die bei AIDS definierten Erkrankungen und kann diese beim Pflegeempfänger erkennen, z. B. opportunistische Infektionen, Krebserkrankungen, Wasting-Syndrom, Pneumocystis-carinii-Pneumonie usw.	CE 05, CE 06 CE 10 I.1.c) I.2.a)	Datum	Kürzel, Datum	Kürzel, Datum	Kürzel, Datum
46 Erhebt eine systematische Pflegeanamnese eines Pflegeempfängers mit einer symptomatischen HIV-Infektion: » Hautzustand und Veränderungen » Mundschleimhaut und Veränderungen » Einschätzung des Ernährungszustandes und Gewichtsveränderungen » Temperaturkontrolle » Beobachtung der Ausscheidungen auf Diarrhö, Obstipation » Abgeschlagenheit, Belastungsdyspnoe, trockener Husten » Abklärung von infektiösen Sekundärerkrankungen	CE 05 CE 06 CE 10 I.1.c)	Datum	Kürzel, Datum	Kürzel, Datum	Kürzel, Datum
47 Beherrscht den Analyse- und Synthese-Prozess, um Pflegediagnosen für einen Pflegeempfänger mit einer HIV-Infektion abzuleiten, z. B.: » Risiko einer Pneumonie » Risiko einer Infektion durch opportunistische Erreger infolge eines Immundefizits » Zukunftsängste » (Risiko von) Haut-/Schleimhautdefekte(n) » Selbstfürsorgedefizit	CE 05 CE 06 CE 10 I.2.a-e) I.3.a-e)	Datum	Kürzel, Datum	Kürzel, Datum	Kürzel, Datum

B1.4 Pflegerische Handlungsfelder bei Pflegeempfängern im Kontext von Infektionserkrankungen/Keimbesiedelung

Theorie | gezeigt | geübt | erreicht

Kann den Pflegeprozess und die Pflegediagnostik in akuten und chronischen Pflegesituationen bei einem Pflegeempfänger mit **HIV-Infektion/AIDS (Acquired Immune Deficiency Syndrome)** planen, organisieren, gestalten, durchführen, steuern und evaluieren

Lernergebnis	Bezug	Theorie	gezeigt	geübt	erreicht
48 Wählt pflegefachlich begründete Pflegemaßnahmen entsprechend der externen und internen Evidenzlage aus und kann die Auswahl begründen, mit dem Pflegeempfänger kommunizieren und sicher handhaben und durchführen: » Maßnahmen zur Infektionsprophylaxe » Maßnahmen im Kontext des Ernährungsmanagements » Maßnahmen im Kontext von festgestellten Selbstfürsorgedefiziten » Behandlung von Hautdefekten » Spezielle Mundpflege » Maßnahmen im Kontext der psychosozialen Betreuung	CE 05 CE 06 CE 10 I.1.e) I.2.b)	Datum	Kürzel, Datum	Kürzel, Datum	Kürzel, Datum
49 Kann für einen Pflegeempfänger mit AIDS einen individuellen Pflegeplan (Pflegediagnosen, Pflegeziele und Pflegemaßnahmen) erstellen	CE 05, CE 06 CE 10 I.1.e), I.2.b)	Datum	Kürzel, Datum	Kürzel, Datum	Kürzel, Datum

B1.5 Pflegerische Handlungsfelder bei Pflegeempfängern mit Atemwegserkrankungen

Theorie | gezeigt | geübt | erreicht

Kann den Pflegeprozess und die Pflegediagnostik in akuten und chronischen Pflegesituationen bei Patienten mit **Atemwegserkrankungen** planen, organisieren, gestalten, durchführen, steuern und evaluieren

Lernergebnis	Bezug	Theorie	gezeigt	geübt	erreicht
50 Kann die spezifischen Pflegeprobleme des Pflegeempfängers mit Atemwegserkrankungen erkennen	CE 05, CE 06 CE 10 I.1.c)	Datum	Kürzel, Datum	Kürzel, Datum	Kürzel, Datum
51 Setzt spezifische Assessmentinstrumente im pflegediagnostischen Prozess ein	CE 05, CE 06 CE 10 I.1.c)	Datum	Kürzel, Datum	Kürzel, Datum	Kürzel, Datum
52 Kann die Güte und Aussagekraft der Assessments im Kontext der Atemwegserkrankungen bewerten und sinnvolle Instrumente für die Pflegepraxis ableiten, begründen und anwenden: » Modified British Medical Research Council (mMRC) » BODE-Skala » Assessments zur Pneumonierisikoeinschätzung	CE 05 CE 06 CE 10 I.1.c) Anlage 5 V.1	Datum	Kürzel, Datum	Kürzel, Datum	Kürzel, Datum
53 Erhebt eine systematische Pflegeanamnese eines Pflegeempfängers mit einer Atemwegserkrankung, z. B.: » Thoraxform, Atemqualität, Atemgeräusche, Atemwege, Atemtyp/-richtung, Atembewegung, -frequenz, -pausen, Einziehungen, Atemhilfsmuskulatureinsatz, Stimme, Sprache, Schreien » Auswurf, Husten, Bronchialsekret » Allgemeinzustand, Begleiterkrankungen, Symptome » Bisherige Medikation und Inhalation » Bisherige Maßnahmen » Auswirkungen auf die Alltagsaktivitäten » Ängste, Sorgen im Zusammenhang mit der Erkrankung	CE 05 CE 06 CE 10 I.1.c)	Datum	Kürzel, Datum	Kürzel, Datum	Kürzel, Datum
54 Beherrscht den Analyse- und Synthese-Prozess, um Pflegediagnosen für einen Pflegeempfänger mit Atemwegserkrankungen abzuleiten, z. B.: » Beeinträchtigte Selbstreinigungsfunktion der Atemwege » Risiko einer Atelektasenbildung/Pneumonie » Risiko einer respiratorischen Insuffizienz	CE 05 CE 06 CE 10 I.1.a-e) I.2.a-e)	Datum	Kürzel, Datum	Kürzel, Datum	Kürzel, Datum
55 Wählt pflegefachlich begründete Pflegemaßnahmen entsprechend der externen und internen Evidenzlage aus und kann die Auswahl begründen und mit dem Pflegeempfänger kommunizieren (siehe auch spezifische Krankheitsbilder nachfolgend)	CE 05 CE 06 CE 10 I.1.e) I.2.b)	Datum	Kürzel, Datum	Kürzel, Datum	Kürzel, Datum

Kann den Pflegeprozess und die Pflegediagnostik in akuten Pflegesituationen bei Pflegeempfängern, die an einer **chronischen Bronchitis UND/ODER COPD** erkrankt sind, planen, organisieren, gestalten, durchführen, steuern und evaluieren

Lernergebnis	Bezug	Theorie	gezeigt	geübt	erreicht
56 Kann die Krankheitsentstehung und den möglichen Verlauf einer chronischen Bronchitis und einer chronisch obstruktiven Atemwegserkrankung (COPD) unterscheiden und die Symptome bei einem Pflegeempfänger wahrnehmen und zuordnen: » Dyspnoe, Husten » Auswurf, Exazerbation » Emphysem, erhöhter Atemwegswiderstand	CE 05 CE 06 CE 10 CE 08 I.1.c)	Datum	Kürzel, Datum	Kürzel, Datum	Kürzel, Datum

B1.5 Pflegerische Handlungsfelder bei Pflegeempfängern mit Atemwegserkrankungen

Theorie | gezeigt | geübt | erreicht

57 Setzt systematisch Assessments ein, um die Auswirkungen einer COPD auf die Alltagsaktivitäten des Pflegeempfängers einschätzen zu können, z. B.:

- Pflegefachliche Einschätzung des Obstruktionsgrades der Atmung
- Schweregrad der Dyspnoe
- COPD Assessment Test
- Körperliche Untersuchung, z. B. Fassthorax; körperlicher Belastbarkeitstest mit dem 6-Minuten-Gehtest
- BODE-Index

CE 05, CE 06, CE 08, CE 10, I.1.c)

Datum | Kürzel, Datum | Kürzel, Datum | Kürzel, Datum

58 Beherrscht den Analyse- und Synthese-Prozess, um Pflegediagnosen für einen Pflegeempfänger mit COPD abzuleiten und zu erläutern, z. B.:

- Selbstfürsorgedefizit
- Dyspnoe verbunden mit Ängsten und/oder dem Risiko der respiratorischen Insuffizienz
- Beeinträchtigte Selbstreinigungsfunktion der Lunge
- Wissensbedarf über gesundheitsförderliches Verhalten

CE 05, CE 06, CE 08, CE 10, I.2.a-e), I.3.a-e)

Datum | Kürzel, Datum | Kürzel, Datum | Kürzel, Datum

59 Kann für einen Pflegeempfänger mit einer chronischen Bronchitis/COPD einen individuellen Pflegeplan (Pflegediagnosen, Pflegeziele und Pflegemaßnahmen) erstellen und pflegeempfängerspezifische und evidenzbasierte Pflegemaßnahmen ableiten, z. B.:

- Abhusten unterstützen
- Atemgymnastik zur Belüftungsförderung
- Inhalation
- Atemerleichternde Lagerung
- Belüftungsfördernde Lagerung
- Nichtinvasive Beatmung
- Selbstfürsorgedefizit

CE 05, CE 06, CE 10, CE 08, I.1.e), I.2.b)

Datum | Kürzel, Datum | Kürzel, Datum | Kürzel, Datum

60 Kann den Pflegeempfänger bezüglich allgemeiner Verhaltensmaßnahmen zur Verbesserung der Atemsituation bei COPD beraten, z. B.:

- Verbesserung der Atemtechnik
- Ausatemwiderstand erhöhen
- Abbau von schädigenden Einflüssen
- Verbesserung der Sekretmobilisation

CE 04, CE 05, CE 06, CE 10, II.2.c)

Datum | Kürzel, Datum | Kürzel, Datum | Kürzel, Datum

61 Kann den Pflegeempfänger bezüglich Prävention und Gesundheitsförderung bei COPD beraten, z. B.:

- Inhalative Belastungen erkennen
- Anpassung des Lebensstils
- Vorbeugung von Atemwegsinfekten

CE 04, CE 05, CE 06, CE 10, II.2.c)

62 Kennt die möglichen Disease-Management-Programme für Pflegeempfänger mit COPD und/oder Asthma bronchiale und kann diese bezüglich der Voraussetzungen eines Pflegeempfängers und Wirksamkeit des Programmes einschätzen

CE 05, CE 06, CE 10, Anlage 5, I.2.

Datum | Kürzel, Datum | Kürzel, Datum | Kürzel, Datum

Kann den Pflegeprozess und die Pflegediagnostik in akuten und chronischen Pflegesituationen bei Pflegeempfängern, die an **Asthma bronchiale** erkrankt sind, planen, organisieren, gestalten, durchführen, steuern und evaluieren

63 Kann die Symptome eines akuten Asthma-Anfalls erkennen, z. B.:

- (Sprech-)Dyspnoe
- Orthopnoe
- Tachykardie

und Sofortmaßnahmen einleiten und begründen, z. B.:

- Verordnetes Dosieraerosol
- Sauerstofftherapie
- Arztinformation
- Überwachung

CE 05, CE 06, CE 10, I.1.c), I.4.a)

Datum | Kürzel, Datum | Kürzel, Datum | Kürzel, Datum

B1.5 Pflegerische Handlungsfelder bei Pflegeempfängern mit Atemwegserkrankungen

Kann den Pflegeprozess und die Pflegediagnostik in akuten und chronischen Pflegesituationen bei Pflegeempfängern, die an **Asthma bronchiale** erkrankt sind, planen, organisieren, gestalten, durchführen, steuern und evaluieren

Lernergebnis		Theorie	gezeigt	geübt	erreicht
64 Führt eine asthmaspezifische pflegerische Anamnese durch und kann den Beratungs- und Pflegebedarf ableiten, z. B.: » Symptome, auslösende Faktoren, Komorbiditäten » Körperliche Einschränkungen, Auswirkungen auf die Alltagsgestaltung » Einschätzung des Grades der Asthmakontrolle	CE 05 CE 06 CE 10 I.1.c)	Datum	Kürzel, Datum	Kürzel, Datum	Kürzel, Datum
65 Beherrscht den Analyse- und Synthese-Prozess, um Pflegediagnosen für einen Pflegeempfänger mit Asthma bronchiale abzuleiten und zu erläutern, z. B.: » Selbstfürsorgedefizit » Dyspnoe verbunden mit Ängsten und/oder dem Risiko der respiratorischen Insuffizienz » Beeinträchtigte Selbstreinigungsfunktion der Lunge » Auswirkungen auf die Lebensqualität » Wissensbedarf über gesundheitsförderliches Verhalten	CE 05 CE 06 CE 10 I.2.a-e) I.3.a-e)	Datum	Kürzel, Datum	Kürzel, Datum	Kürzel, Datum
66 Kann für den Pflegeempfänger mit Asthma bronchiale einen individuellen Pflegeplan (Pflegediagnosen, Pflegeziele und Pflegemaßnahmen) erstellen, z. B.: » Atemunterstützende Maßnahmen » Maßnahmen im Kontext der Selbstfürsorge » Sauerstofftherapie » Maßnahmen zur Verbesserung des Selbstmanagements » Selbsthilfetechniken bei Atemnot	CE 05 CE 06 CE 10 I.1.e) I.2.b)	Datum	Kürzel, Datum	Kürzel, Datum	Kürzel, Datum
67 Kann die verschiedenen Inhalate entsprechend der Anordnung korrekt anwenden, z. B.: » Dosieraerosole mit/ohne Spacer » Pulverinhalatoren » Elektrische Vernebler	CE 05 CE 06 CE 10 III.2.b)	Datum	Kürzel, Datum	Kürzel, Datum	Kürzel, Datum
68 Kann den Pflegeempfänger anleiten, die Dosierung und die Zeitabstände bei der Anwendung von Inhalaten einzuhalten und korrekt anzuwenden	CE 05 CE 06 CE 10 II.2.b)	Datum	Kürzel, Datum	Kürzel, Datum	Kürzel, Datum
69 Kann die Wirksamkeit der durch den Pflegeempfänger selbstständig durchgeführten Inhalation der Medikamente einschätzen und diesen bei fehlerhafter Anwendung korrigieren, anleiten bzw. beraten, um ein geeignetes Inhalationsgerät zu finden	CE 05 CE 06 CE 10 II.2.b) II.2.c)	Datum	Kürzel, Datum	Kürzel, Datum	Kürzel, Datum
70 Kann den Pflegeempfänger zum Einsatz der Lippenbremse anleiten: » Im freien Intervall » In der Akutsituation	CE 05 CE 10 II.2.b)	Datum	Kürzel, Datum	Kürzel, Datum	Kürzel, Datum
71 Kann das Peak-Flow-Meter korrekt anwenden bzw. den Pflegeempfänger unterstützen, die Dosierung der Medikamente anzupassen	CE 05 CE 06 CE 10 III.2.b)	Datum	Kürzel, Datum	Kürzel, Datum	Kürzel, Datum
72 Kennt die verschiedenen Ansätze der Patientenedukation und kann pflegeempfängerspezifisch und situationsspezifisch geeignete Patientenedukationsmaßnahmen einleiten, durchführen und evaluieren: » Informieren » Anleiten » Beraten » Schulung	CE 05 CE 06 CE 10 II.2.a-c)	Datum	Kürzel, Datum	Kürzel, Datum	Kürzel, Datum
73 Kennt die möglichen Auswirkungen von Asthma bronchiale bei Kindern und Jugendlichen auf die Entwicklung und kann diese im Beratungsgespräch mit Eltern/Bezugspersonen vermitteln	CE 04, CE 05 CE 10 I.2.c), II.2.c)	Datum	Kürzel, Datum	Kürzel, Datum	Kürzel, Datum
74 Kann die Eltern/Bezugspersonen im Rahmen einer Beratung zur Förderung der Selbstmanagementkompetenzen des Kindes/Jugendlichen anleiten, z. B.: » Regulierung des Körpergewichtes » Körperliche Aktivität » Atemphysiotherapie » Frühwarnzeichen » Verminderung der Allergenexposition	CE 04 CE 05 CE 10 I.2.c) II.2.c)	Datum	Kürzel, Datum	Kürzel, Datum	Kürzel, Datum

B1.5 Pflegerische Handlungsfelder bei Pflegeempfängern mit Atemwegserkrankungen

		Theorie	gezeigt	geübt	erreicht
75 Kann die Vorteile einer Teilnahme an einem Schulungsprogramm zur Förderung der Selbstmanagementkompetenzen bei Asthma bronchiale erläutern und diese bezüglich der Voraussetzungen eines Pflegeempfängers und Wirksamkeit des Programmes einschätzen sowie ggf. den Pflegeempfänger motivieren	CE 04 CE 05 CE 10 I.2.c)	Datum	Kürzel, Datum	Kürzel, Datum	Kürzel, Datum

Kann den Pflegeprozess und die Pflegediagnostik in akuten Pflegesituationen bei Pflegeempfängern, die an einer **Pneumonie** erkrankt sind, planen, organisieren, gestalten, durchführen, steuern und evaluieren

76 Kann Symptome einer Pneumonie erkennen, benennen und den Schweregrad einschätzen und im interdisziplinären Team kommunizieren, z. B.: » Hohes Fieber » Akuter Krankheitsbeginn » Tachykardie » Husten und Auswurf » Verändertes Sputum » Dyspnoe » Zyanose » Evtl. Schmerzen beim Atmen » Hechelnde Atmung	CE 05 CE 06 CE 10 I.1.c)	Datum	Kürzel, Datum	Kürzel, Datum	Kürzel, Datum
77 Führt eine pflegerische Anamnese durch und kann den Pflegebedarf ableiten, z. B.: » Symptome » Körperliche Einschränkungen, Auswirkungen auf die Alltagsgestaltung	CE 05 CE 06 CE 10 I.1.c) I.2.a)	Datum	Kürzel, Datum	Kürzel, Datum	Kürzel, Datum
78 Beherrscht den Analyse- und Synthese-Prozess, um Pflegediagnosen für einen Pflegeempfänger mit Pneumonie abzuleiten und zu erläutern, z. B.: » Selbstfürsorgedefizit » Dyspnoe verbunden mit Ängsten und/oder dem Risiko der respiratorischen Insuffizienz » Risiko des Flüssigkeitsdefizits infolge von Fieber » Beeinträchtigte Selbstreinigungsfunktion der Lunge	CE 05 CE 06 CE 10 I.2.a-e) I.3.a-e)	Datum	Kürzel, Datum	Kürzel, Datum	Kürzel, Datum
79 Kann für den Pflegeempfänger mit Pneumonie einen individuellen Pflegeplan (Pflegediagnosen, Pflegeziele und Pflegemaßnahmen) erstellen	CE 05, CE 06 CE 10 I.1.e), I.2.b)	Datum	Kürzel, Datum	Kürzel, Datum	Kürzel, Datum
80 Kennt die verschiedenen evidenzbasierten, pflegerischen Handlungskonzepte, um die Atemsituation bei einer Pneumonie zu verbessern und kann diese patienten- und situationsspezifisch auswählen, begründen und anwenden, z. B.: » Abhusten unterstützen » Atemgymnastik zur Belüftungsförderung » Inhalation » Atemerleichternde Lagerung » Belüftungsfördernde Lagerung » Mobilisierungsmaßnahmen nach der Entfieberung (siehe auch A2 Atmung)	CE 05 CE 06 CE 10 I.1.e) I.2.b)	Datum	Kürzel, Datum	Kürzel, Datum	Kürzel, Datum
81 Kann eine Dehnung des Brustkorbes zur Atemunterstützung bzw. Belüftungsförderung beim Säugling/Neugeborenen unter Beachtung einer korrekten Kopflage sicher und korrekt durchführen	CE 05, CE 06 CE 10 I.1.b-e), h)	Datum	Kürzel, Datum	Kürzel, Datum	Kürzel, Datum
82 Erkennt Symptome, die auf eine Komplikation hinweisen und kommuniziert diese unverzüglich mit dem Arzt, z. B.: » Lungenabszess » Pleuraempyem, -erguss » Septischer Schock » ARDS (hochgradige respiratorische Insuffizienz) » Herz-Kreislauf-Versagen » Niereninsuffizienz	CE 05 CE 06 CE 10 III.2 I.4.a-c)	Datum	Kürzel, Datum	Kürzel, Datum	Kürzel, Datum

Innere Medizin

B1.5 Pflegerische Handlungsfelder bei Pflegeempfängern mit Atemwegserkrankungen

Kann den Pflegeprozess und die Pflegediagnostik in akuten Pflegesituationen bei Pflegeempfängern, die an einer **Pneumonie** erkrankt sind, planen, organisieren, gestalten, durchführen, steuern und evaluieren

Lernergebnis		Theorie	gezeigt	geübt	erreicht
83 Führt die Antibiotikatherapie entsprechend der Arztanordnung durch und erkennt mögliche Nebenwirkungen der medikamentösen Therapie, z. B.: » Allergische Reaktionen » Diarrhö » Soorentwicklung im Mundbereich	CE 05 CE 06 CE 10 III 2.b.)	Datum	Kürzel, Datum	Kürzel, Datum	Kürzel, Datum

Kann den Pflegeprozess und die Pflegediagnostik in akuten Pflegesituationen bei Pflegeempfängern, die an einer **Pleuritis** und/oder einem **Pleuraerguss** erkrankt sind, planen, organisieren, gestalten, durchführen, steuern und evaluieren

Lernergebnis		Theorie	gezeigt	geübt	erreicht
84 Kennt die Krankheitsentstehung und den möglichen Verlauf einer Pleuritis und eines Pleuraergusses und kann die Symptome bei einem Pflegeempfänger wahrnehmen, zuordnen und unterscheiden, z. B.: » Atmungsabhängige Schmerzen » Schonatmung » Dyspnoe, Gefühl der Brustenge	CE 05 CE 08 I.1.c) I.2.a)	Datum	Kürzel, Datum	Kürzel, Datum	Kürzel, Datum
85 Beherrscht den Analyse- und Synthese-Prozess, um Pflegediagnosen für einen Pflegeempfänger mit Pleuritis/Pleuraerguss abzuleiten und zu erläutern, z. B.: » Selbstfürsorgedefizit » Dyspnoe verbunden mit dem Risiko der respiratorischen Insuffizienz » Akute atmungsabhängige Schmerzen » Risiko der Minderbelüftung von Lungenabschnitten	CE 05 CE 08 I.2.a-e) I.3.a-e)	Datum	Kürzel, Datum	Kürzel, Datum	Kürzel, Datum
86 Kann für den Pflegeempfänger mit Pleuritis oder Pleuraerguss einen individuellen Pflegeplan (Pflegediagnosen, Pflegeziele und Pflegemaßnahmen) erstellen	CE 05, CE 08 I.1. d)-f) I.2.b), II.1/3	Datum	Kürzel, Datum	Kürzel, Datum	Kürzel, Datum
87 Kennt die verschiedenen evidenzbasierten pflegerischen Handlungskonzepte, welche die Atemsituation bei einer Pleuritis/einem Pleuraerguss verbessern und kann diese patienten- und situationsspezifisch auswählen, begründen und anwenden, z. B.: » Systematisches Schmerzmanagement » Atemgymnastik zur Belüftungsförderung » Atemerleichternde Lagerung » Belüftungsfördernde Lagerung (siehe auch A2 Atmung)	CE 05 CE 08 I.1. d-f) I.2.b) II.1/3 V.1	Datum	Kürzel, Datum	Kürzel, Datum	Kürzel, Datum
88 Kann den Pflegeempfänger für eine Pleurapunktion vorbereiten, das benötigte Material griffbereit anordnen und dem Arzt unter Berücksichtigung hygienischer Anforderungen assistieren	CE 05 CE 08 III.2/3	Datum	Kürzel, Datum	Kürzel, Datum	Kürzel, Datum
89 Kann die erforderliche Überwachung und Betreuung eines Pflegeempfängers nach einer Pleurapunktion zuverlässig durchführen, z. B.: » Monitoring » Schmerzmanagement » Oberkörperhochlagerung	CE 05 CE 08 I.2.a) II.1/3 III.2	Datum	Kürzel, Datum	Kürzel, Datum	Kürzel, Datum

Kann den Pflegeprozess und die Pflegediagnostik in akuten Pflegesituationen bei Pflegeempfängern, die an einem **Pneumothorax** unterschiedlicher Genese mit oder ohne **liegender Pleura-/Thoraxdrainage** erkrankt sind, planen, organisieren, gestalten, durchführen, steuern und evaluieren

Lernergebnis		Theorie	gezeigt	geübt	erreicht
90 Kennt die Krankheitsentstehung und den möglichen Verlauf eines Pneumothorax und kann die Symptome bei einem Pflegeempfänger wahrnehmen und benennen, z. B.: » Atmungsabhängige plötzliche einseitige Schmerzen » Zyanose, Abfall der Sauerstoffsättigung » Dyspnoe, Gefühl der Brustenge, ggf. Hautemphysem	CE 05 CE 08 I.1.c) I.2.a)	Datum	Kürzel, Datum	Kürzel, Datum	Kürzel, Datum
91 Beherrscht den Analyse- und Synthese-Prozess, um Pflegediagnosen für einen Pflegeempfänger mit einem Pneumothorax und Pleura-/Thoraxdrainage abzuleiten und zu erläutern, z. B.: » Selbstfürsorgedefizit » Dyspnoe verbunden mit dem Risiko der respiratorischen Insuffizienz » Akute atmungsabhängige Schmerzen » Risiko der Minderbelüftung von Lungenabschnitten » Risiken im Kontext der liegenden Thoraxdrainage	CE 05 CE 08 I.2.a-e) I.3.a-e)	Datum	Kürzel, Datum	Kürzel, Datum	Kürzel, Datum

B1.5 Pflegerische Handlungsfelder bei Pflegeempfängern mit Atemwegserkrankungen

		Theorie	gezeigt	geübt	erreicht
92 Kann für den Pflegeempfänger mit Pleura-/Thoraxdrainage einen individuellen Pflegeplan (Pflegediagnosen, Pflegeziele und Pflegemaßnahmen) erstellen	CE 05, CE 08 I.1.f), I.2.b) II.1/3	Datum	Kürzel, Datum	Kürzel, Datum	Kürzel, Datum
93 Kennt die verschiedenen evidenzbasierten pflegerischen Handlungskonzepte, um die Atemsituation bei liegender Thoraxdrainage zu verbessern und kann diese patienten- und situationsspezifisch auswählen, begründen und anwenden, z. B.: » Systematisches Schmerzmanagement » Atemgymnastik zur Belüftungsförderung, atemerleichternde Lagerung » Belüftungsfördernde Lagerung, Überwachung und Monitoring (siehe auch A2 Atmung)	CE 05 CE 08 I.1.d-f) I.2.b) II.1/3 III.2/3 V.1	Datum	Kürzel, Datum	Kürzel, Datum	Kürzel, Datum
94 Kann den Pflegeempfänger für das Legen einer Pleura-/Thoraxdrainage vorbereiten, das benötigte Material griffbereit anordnen und dem Arzt unter Berücksichtigung hygienischer Anforderungen assistieren	CE 05, CE 08 I.1.d-f) I 2.b), II.1/3 III.2/3	Datum	Kürzel, Datum	Kürzel, Datum	Kürzel, Datum
95 Kann die erforderliche Überwachung und Betreuung eines Pflegeempfängers mit einer Pleura-/Thoraxdrainage übernehmen und die verschiedenen Drainagesysteme sicher handhaben, z. B.: » Monitoring, Schmerzmanagement » Oberkörperhochlagerung, Thoraxdrainagenmanagement	CE 05, CE 08 I 2.b), II.1/3 III.2/3	Datum	Kürzel, Datum	Kürzel, Datum	Kürzel, Datum

Kann den Pflegeprozess und die Pflegediagnostik in akuten Pflegesituationen bei Pflegeempfängern, die an einer **Mukoviszidose (zystische Fibrose/cystic fibrosis CF)** erkrankt sind, planen, organisieren, gestalten, durchführen, steuern und evaluieren

		Theorie	gezeigt	geübt	erreicht
96 Kann die Ursachen, Symptome und den möglichen Verlauf einer Mukoviszidose beim Neugeborenen/Säugling/Kind/Jugendlichen unterscheiden und die Symptome bei einem Pflegeempfänger wahrnehmen und zuordnen, z. B.: » Mekoniumileus beim Neugeborenen, Gedeihstörungen » Untergewicht, Mangelernährung, Verdauungsprobleme » Erhöhte Infektanfälligkeit der Atemwege » Zähflüssiges Bronchialsekret, respiratorische Insuffizienz	CE 05 CE 08 I.1.c) I.2.a)	Datum	Kürzel, Datum	Kürzel, Datum	Kürzel, Datum
97 Kann mögliche Begleiterkrankungen bei einem Pflegeempfänger mit Mukoviszidose erkennen, erklären und im Behandlungsteam kommunizieren	CE 05, CE 08 I.1.c), II.1/3 III.3	Datum	Kürzel, Datum	Kürzel, Datum	Kürzel, Datum
98 Führt eine pflegerische Anamnese durch und kann den Beratungs- und Pflegebedarf ableiten, z. B.: » Symptome, auslösende Faktoren, Komorbiditäten » Körperliche Einschränkungen, Auswirkungen auf die Alltagsgestaltung » Einschätzung des Wissensstands/Beratungsbedarfs der Eltern/Bezugspersonen	CE 05 CE 08 I.1.c) II.1/3	Datum	Kürzel, Datum	Kürzel, Datum	Kürzel, Datum
99 Beherrscht den Analyse- und Synthese-Prozess, um Pflegediagnosen für einen Pflegeempfänger mit Mukoviszidose abzuleiten und zu erläutern, z. B.: » Selbstfürsorgedefizit, Dyspnoe verbunden mit dem Risiko der respiratorischen Insuffizienz, Risiko der Atelektase, festsitzendes Bronchialsekret, (Risiko der) Mangelernährung, Risiko der Minderbelüftung von Lungenabschnitten, Ängste, Entwicklungsstörungen, Gedeihstörung	CE 05 CE 08 I.2.a-e) I.3.a-e)	Datum	Kürzel, Datum	Kürzel, Datum	Kürzel, Datum
100 Kann für den Pflegeempfänger mit Mukoviszidose einen individuellen Pflegeplan (Pflegediagnosen, Pflegeziele und Pflegemaßnahmen) erstellen	CE 05, CE 08 I.1. d-f) I 2.b), II.1/3	Datum	Kürzel, Datum	Kürzel, Datum	Kürzel, Datum

B1.5 Pflegerische Handlungsfelder bei Pflegeempfängern mit Atemwegserkrankungen

Theorie | gezeigt | geübt | erreicht

Kann den Pflegeprozess und die Pflegediagnostik in akuten Pflegesituationen bei Pflegeempfängern, die an einer **Mukoviszidose (zystische Fibrose/cystic fibrosis CF)** erkrankt sind, planen, organisieren, gestalten, durchführen, steuern und evaluieren

Lernergebnis	Theorie	gezeigt	geübt	erreicht
101 Kennt die verschiedenen evidenzbasierten pflegerischen Handlungskonzepte, um die Atemsituation bei Mukoviszidose zu verbessern und kann diese patienten- und situationsspezifisch auswählen, begründen und anwenden, z. B.: » Inhalationstherapie » Maßnahmen zur Sekretmobilisation/-elimination » Maßnahmen zur Verbesserung der Atemtechnik » Angstminderung bei Atemnot » Sauerstofftherapie (siehe auch A2 Atmung) CE 05, CE 08, I.1. d-f), I.2.b), II.1/3, V.1	Datum	Kürzel, Datum	Kürzel, Datum	Kürzel, Datum
102 Kennt die verschiedenen evidenzbasierten pflegerischen Handlungskonzepte, um die Ernährungssituation bei Mukoviszidose zu verbessern und kann diese patienten- und situationsspezifisch auswählen, begründen und anwenden, z. B.: » Hochkalorische Ernährung » Kochsalzsubstitution » Enzymsubstitution laut Arztanordnung » Vitaminzufuhr CE 05, CE 08, I.1. d-f), I.2.b), II.1/3, V.1	Datum	Kürzel, Datum	Kürzel, Datum	Kürzel, Datum
103 Kennt Möglichkeiten der Infektionsprävention und kann diese gezielt umsetzen und Angehörige/Eltern entsprechend beraten und anleiten CE 04, CE 05, CE 08, II.1/2, V.1	Datum	Kürzel, Datum	Kürzel, Datum	Kürzel, Datum
104 Kann den Pflegeempfänger, die Eltern/Bezugspersonen im Rahmen einer Beratung zur Förderung der Selbstmanagementkompetenzen und Bewältigungsstrategien des Kindes/Jugendlichen anleiten, z. B.: » Umgang mit Ängsten » Schuldgefühle » Körperwahrnehmung » Präventionsmaßnahmen z. B. Impfprophylaxe, dosierter Sport » Ernährungsmanagement CE 05, CE 08, II.1/2, V.1	Datum	Kürzel, Datum	Kürzel, Datum	Kürzel, Datum
105 Kann die Eltern/Bezugspersonen bezogen auf die Möglichkeit eines falsch-positiven Ergebnisses beim Neugeborenen-Screening aufklären und in der Phase der weiteren medizinischen Diagnostik psychosozial begleiten CE 05, CE 08, II.1/2, V.1	Datum	Kürzel, Datum	Kürzel, Datum	Kürzel, Datum

Kann den Pflegeprozess und die Pflegediagnostik in akuten Pflegesituationen bei Pflegeempfängern, die an einem **Lungen-/Bronchialkarzinom** erkrankt sind, planen, organisieren, gestalten, durchführen, steuern und evaluieren

Lernergebnis	Theorie	gezeigt	geübt	erreicht
106 Kennt die Symptome abhängig vom Stadium bei einem Lungen-/Bronchialkarzinom und kann diese bei einem Pflegeempfänger wahrnehmen und zuordnen, z. B.: » Chronischer Husten, blutiger Auswurf » Wiederkehrende Bronchiopneumonien » Hustenattacken, Dyspnoe, Schmerzen CE 05, CE 08, I.1.c), I.2.a)	Datum	Kürzel, Datum	Kürzel, Datum	Kürzel, Datum
107 Führt eine pflegerische Anamnese durch und kann den Beratungs- und Pflegebedarf ableiten, z. B.: » Symptome » Körperliche Einschränkungen, Auswirkungen auf die Alltagsgestaltung » Begleitungsbedarf in der Palliativphase CE 05, CE 08, I.1.c), I.2.a)	Datum	Kürzel, Datum	Kürzel, Datum	Kürzel, Datum
108 Beherrscht den Analyse- und Synthese-Prozess, um Pflegediagnosen für einen Pflegeempfänger mit Lungen-/Bronchialkarzinom abzuleiten und zu erläutern, z. B.: » Selbstfürsorgedefizit » Dyspnoe verbunden mit dem Risiko der respiratorischen Insuffizienz » Risiko der Atelektase, Pneumonierisiko » Ängste » Akute Schmerzen CE 05, CE 08, I.2.a-e), I.3.a-e)	Datum	Kürzel, Datum	Kürzel, Datum	Kürzel, Datum
109 Kann für den Pflegeempfänger mit einem Lungen-/Bronchialkarzinom einen individuellen Pflegeplan (Pflegediagnosen, Pflegeziele und Pflegemaßnahmen) erstellen CE 05, CE 08, I.1.d-f), I.2.b), II.1/3	Datum	Kürzel, Datum	Kürzel, Datum	Kürzel, Datum

B1.5 Pflegerische Handlungsfelder bei Pflegeempfängern mit Atemwegserkrankungen

		Theorie	gezeigt	geübt	erreicht
110 Kennt die verschiedenen evidenzbasierten pflegerischen Handlungskonzepte bei der Pflege und Begleitung von Pflegeempfängern mit einem Lungen-/Bronchialkarzinom und kann diese situationsspezifisch auswählen, begründen und anwenden, z. B.: » Schmerzmanagement » Verbesserung der Atemsituation, Sauerstofftherapie (siehe auch A2 Atmung) » Begleitung im angstbesetzten Lebensabschnitt » Symptomminderung bei Chemotherapie, Bestrahlung und Begleiterscheinungen, wie z. B. Schluckbeschwerden » In der Palliativphase: End of life care (siehe auch B1.3 Chemotherapie unterstützen und B1.2 Strahlentherapie)	CE 05 CE 08 I.1.d-f) I.2.b) II.1/3 V.1	Datum	Kürzel, Datum	Kürzel, Datum	Kürzel, Datum

B1.6 Pflegerische Handlungsfelder bei Pflegeempfängern mit Stoffwechselerkrankungen

		Theorie	gezeigt	geübt	erreicht
111 Kennt die verschiedenen Stoffwechselerkrankungen und kann die Symptome bei dem Pflegeempfänger erkennen und Krankheitsbildern zuordnen, z. B.: » Schilddrüsenerkrankungen mit z. B. Hypo-/Hyperthyreose » Galaktosämie (siehe B9) » Mukoviszidose (siehe B1.5) » Phenylketonurie (siehe B9) » Gicht (Purinstoffwechselstörung) » Diabetes mellitus	CE 05 CE 06 CE 10 I.1.c)	Datum	Kürzel, Datum	Kürzel, Datum	Kürzel, Datum

Kann den Pflegeprozess und die Pflegediagnostik in akuten und chronischen Pflegesituationen bei Pflegeempfängern mit **Diabetes mellitus** planen, organisieren, gestalten, durchführen, steuern und evaluieren

		Theorie	gezeigt	geübt	erreicht
112 Kann die Symptome der Hypo-/Hyperglykämie erkennen und einordnen » Hypoglykämie: Hunger, Herzklopfen, Schwitzen, Tremor, Schwindel, Kopfschmerzen, Übelkeit, Verwirrung, atypisches Verhalten » Hyperglykämie: Durstgefühl, Harndrang, Schläfrigkeit, schweres mühsames Atmen, Azetongeruch im Atmen	CE 05 CE 06 CE 08 CE 10 I.1.c)	Datum	Kürzel, Datum	Kürzel, Datum	Kürzel, Datum
113 Kann eine systematische Pflegeanamnese bei einem Pflegeempfänger mit Diabetes mellitus durchführen und z. B. folgende Aspekte abklären: » Kompetenzen im Bereich des Diabetesmanagements und vorhandenes Wissen beim Pflegeempfänger » Insulinmanagement » Screening auf Fußkomplikationen » Einschätzung einer vorhandenen diabetischen Polyneuropathie › Neuropathie-Defizit-Score › Neuropathie-Symptom-Score › Stimmgabeltest » Alltagsbewältigung und berichtete Problemlagen des Pflegeempfängers	CE 05 CE 06 CE 08 CE 10 I.1.c)	Datum	Kürzel, Datum	Kürzel, Datum	Kürzel, Datum
114 Beherrscht den Analyse- und Synthese-Prozess, um Pflegediagnosen für einen Pflegeempfänger mit Diabetes mellitus abzuleiten und zu erläutern, z. B.: » Risiko der Hyper-/Hypoglykämie » Überforderung im Therapiemanagement » Wissens-/Informationsdefizite des Pflegeempfängers und/oder der Bezugspersonen » Risiko des Diabetischen Fußsyndroms (DFS) » Wissensbedarf über gesundheitsförderliches Verhalten	CE 05 CE 06 CE 08 CE 10 I.2.a-e) I.3.a-e)	Datum	Kürzel, Datum	Kürzel, Datum	Kürzel, Datum
115 Kann für einen Pflegeempfänger mit Diabetes mellitus einen individuellen Pflegeplan (Pflegediagnosen, Pflegeziele und Pflegemaßnahmen) erstellen	I.1.f)	Datum	Kürzel, Datum	Kürzel, Datum	Kürzel, Datum

B1.6 Pflegerische Handlungsfelder bei Pflegeempfängern mit Stoffwechselerkrankungen

Kann den Pflegeprozess und die Pflegediagnostik in akuten und chronischen Pflegesituationen bei Pflegeempfängern mit **Diabetes mellitus** planen, organisieren, gestalten, durchführen, steuern und evaluieren

		Theorie	gezeigt	geübt	erreicht
116 Kennt die verschiedenen evidenzbasierten pflegerischen Handlungskonzepte im Kontext der Pflege eines Pflegeempfängers mit Diabetes mellitus und kann diese situationsspezifisch auswählen, begründen und anwenden, z. B.: » Gewebezucker-/Blutzuckerkontrollen durchführen » Spritz-Ess-Abstände beachten » Diabetesdiät und Ernährungsmanagement » Bewegungsprogramm » Beratung über Präventionsmaßnahmen zur Vermeidung von Hyper-/Hypoglykämie » Maßnahmen zur Vermeidung eines Diabetischen Fußsyndroms, z. B. tägliche Inspektion der Füße auf Verletzungen, Fußpflege durch einen Podologen, Füße abwaschen, gut abtrocknen, Druckstellen vermeiden – Sofortmaßnahmen bei Hyper-/Hypoglykämie	CE 05 CE 06 CE 08 CE 10 I.1.e) I.2.b) III.2.b)	Datum	Kürzel, Datum	Kürzel, Datum	Kürzel, Datum
117 Kann erkennen, ob die verordnete Diät richtig vorbereitet ist (Kontrolle bei der Essensausgabe)	CE 05, CE 06 CE 08, CE 10 I.1.e), I.2.b) III.2.b)	Datum	Kürzel, Datum	Kürzel, Datum	Kürzel, Datum
118 Kennt die verschiedenen Möglichkeiten und Besonderheiten der Blutzuckerkontrollen und kann diese selbstständig und zuverlässig durchführen, z. B.: » Blutzuckerbestimmung mit visuell auszuwertenden Teststreifen » Blutzuckerbestimmung mit elektronischem Messgerät und Codestreifen » Kontinuierliche automatische Glukosemessung im Unterhautfettgewebe (CGM) » Gewebeglukosebestimmung mittels Flash Glucose Monitoring (FGM)	CE 05 CE 06 CE 08 CE 10 I.1.e) I.2.b) III.2.b)	Datum	Kürzel, Datum	Kürzel, Datum	Kürzel, Datum
119 Kennt die Besonderheiten der Insulinverabreichung mit Hilfe eines Pens und kann diese zuverlässig entsprechend der Anordnung/dem Spritzschema durchführen	CE 05, CE 06 CE 08, CE 10 I.1.e), I.2.b)	Datum	Kürzel, Datum	Kürzel, Datum	Kürzel, Datum
120 Kennt die Besonderheiten der Insulinverabreichung mit Hilfe einer Insulinspritze und kann diese zuverlässig entsprechend der Anordnung/dem Spritzschema durchführen	CE 05, CE 06 CE 08, CE 10 I.1.e), I.2.b)	Datum	Kürzel, Datum	Kürzel, Datum	Kürzel, Datum
121 Kennt die Besonderheit der Maßeinheiten der Insuline (z. B. U 40 oder U 100) und kann die Gefahren benennen und die Maßeinheiten korrekt entsprechend der Anordnung anwenden	CE 05, CE 06 CE 08, CE 10 I.1.e), I.2.b)	Datum	Kürzel, Datum	Kürzel, Datum	Kürzel, Datum
122 Hält sich zuverlässig an den Zeitabstand zwischen Injektion und Nahrungsaufnahme (Spritz-Ess-Abstand)	CE 05, CE 06 CE 08, CE 10 III.2.b)	Datum	Kürzel, Datum	Kürzel, Datum	Kürzel, Datum
123 Kann den Pflegeempfänger anleiten, die Blutzuckerkontrolle selbstständig zuverlässig durchzuführen: » Blutzuckerbestimmung mit visuell auszuwertenden Teststreifen » Blutzuckerbestimmung mit elektronischem Messgerät und Codestreifen » Kontinuierliche automatische Glukosemessung im Unterhautfettgewebe (CGM) » Gewebeglukosebestimmung mittels Flash Glucose Monitoring (FGM)	CE 04 CE 10 II.2	Datum	Kürzel, Datum	Kürzel, Datum	Kürzel, Datum
124 Kann den Pflegeempfänger und/oder Bezugspersonen im Umgang mit dem Pen anleiten	CE 04 CE 10 II.2	Datum	Kürzel, Datum	Kürzel, Datum	Kürzel, Datum
125 Kann den Pflegeempfänger und/oder Bezugspersonen zur intensivierten konventionellen Insulintherapie (ICT) anleiten	CE 04 CE 10 II.2	Datum	Kürzel, Datum	Kürzel, Datum	Kürzel, Datum
126 Kann den Pflegeempfänger und/oder Bezugspersonen zur selbstständigen Insulininjektion anleiten	CE 04 CE 10 II.2	Datum	Kürzel, Datum	Kürzel, Datum	Kürzel, Datum
127 Kann den Pflegeempfänger und/oder Bezugspersonen adäquat über Spätfolgen und Komplikationen des Diabetes mellitus aufklären und zu Präventions- und Prophylaxemaßnahmen anleiten bzw. beraten, z. B.: » Diabetisches Fußsyndrom » Ernährungsmanagement » Sofortmaßnahmen bei Blutzuckerentgleisung » Risiken und Wirkung der Medikamente	CE 04 CE 10 II.2	Datum	Kürzel, Datum	Kürzel, Datum	Kürzel, Datum

B1.6 Pflegerische Handlungsfelder bei Pflegeempfängern mit Stoffwechselerkrankungen

Theorie | gezeigt | geübt | erreicht

Kann den Pflegeprozess und die Pflegediagnostik in akuten und chronischen Pflegesituationen bei Pflegeempfängern mit **Gicht (Arthrophika urica)** einer **rheumatischen Erkrankung der Gelenke** planen, organisieren, gestalten, durchführen, steuern und evaluieren

128 Kann die Symptome einer akuten Gichtarthritis erkennen, z. B.:

- Starke Gelenkschmerzen
- Rötung, Schwellung und Überwärmung des betroffenen Gelenks
- Berührungsempfindlichkeit des Gelenks
- Bei chronischem Verlauf: Gelenkdeformitäten und Gelenksteifigkeit

CE 05 CE 08 I.1.c)

Datum	Kürzel, Datum	Kürzel, Datum	Kürzel, Datum

129 Kann eine systematische Pflegeanamnese bei einem Pflegeempfänger mit einem akuten Gichtanfall und/oder chronischer Gicht durchführen und z. B. folgende Aspekte abklären:

- Lebens- und Ernährungsgewohnheiten
- Bewegungseinschränkungen und Auswirkungen auf die Aktivitäten des täglichen Lebens
- Schmerzzustände
- Gichttophi

CE 05 CE 08 I.1.c)

Datum	Kürzel, Datum	Kürzel, Datum	Kürzel, Datum

130 Beherrscht den Analyse- und Synthese-Prozess, um Pflegediagnosen für einen Pflegeempfänger mit einer akuten und/oder chronischen Gicht abzuleiten und zu erläutern, z. B.:

- Selbstfürsorgedefizit durch z. B. eingeschränkte Handfunktion, Bewegungseinschränkung
- Beeinträchtigtes Gehen
- Risiko von ernährungsbedingten Komplikationen
- Akute Gelenkschmerzen
- Wissensbedarf über gesundheitsförderliches Verhalten

CE 05 CE 08 I.2.a-e) I.3.a-e)

Datum	Kürzel, Datum	Kürzel, Datum	Kürzel, Datum

131 Kann für einen Pflegeempfänger mit Gicht einen individuellen Pflegeplan (Pflegediagnosen, Pflegeziele und Pflegemaßnahmen) erstellen

CE 05 CE 08 I.1.f)

Datum	Kürzel, Datum	Kürzel, Datum	Kürzel, Datum

132 Kennt die verschiedenen evidenzbasierten pflegerischen Handlungskonzepte im Kontext der Pflege eines Pflegeempfängers mit akuter/chronischer Gicht und kann diese situationsspezifisch auswählen, begründen und sicher handhaben:

- Ernährungsmanagement
- Wickel und Auflagen
- Kälteanwendungen
- Schmerzmanagement
- Kompensationsmöglichkeiten bei eingeschränkter Handfunktion
- Bewegungsübungen
- Ruhigstellung in der Akutphase

CE 05 CE 08 I.1.e) I.2.b)

Datum	Kürzel, Datum	Kürzel, Datum	Kürzel, Datum

133 Kann eine wissenschaftlich fundierte Beratung zur Gichtprophylaxe und/oder Verbesserung bei diagnostizierter Gicht durchführen, z. B.

- Einfluss von Alkohol
- Einfluss von Fleisch und Schalentieren
- Einfluss von Zucker
- Purinarme Kost
- Maßnahmen zur Regulierung des Körpergewichtes

CE 04 Anlage 5 II.

Datum	Kürzel, Datum	Kürzel, Datum	Kürzel, Datum

134 Kann die Unterschiede einer gichtbedingten Arthritis und einer immunologisch bedingten rheumatoiden Arthritis erklären und Gemeinsamkeiten in der pflegerischen Versorgung benennen

CE 05 CE 08 I.1.c)

Datum	Kürzel, Datum	Kürzel, Datum	Kürzel, Datum

Kann den Pflegeprozess und die Pflegediagnostik in akuten und chronischen Pflegesituationen bei Pflegeempfängern mit einer **Schilddrüsenerkrankung** planen, organisieren, gestalten, durchführen, steuern und evaluieren

135 Kennt die verschiedenen Erkrankungen und Symptome der Schilddrüse und kann diese beim Pflegeempfänger benennen und erkennen, z. B.:

- Hyperthyreose: Haarausfall, Menstruationsstörungen, ungewollter Gewichtsverlust, Diarrhö, Unruhe, Nervosität, Schlaflosigkeit, Tachykardie, Exophthalmus, feinschlägiger Tremor
- Hypothyreose: Trink-/Essunlust, Obstipation, übersteigertes Schlafbedürfnis, Müdigkeit, trockene spröde Haut, Hypothermie, Bradypnoe, Hypotonie, Krämpfe, generalisierte Gewebsschwellung, Kältegefühl, Menorrhagie, beeinträchtigtes Hörvermögen, Haarausfall
- Struma
- Schilddrüsentumore
- Schilddrüsenentzündung (Thyreoiditis)

CE 05 CE 08 I.1.c)

Datum	Kürzel, Datum	Kürzel, Datum	Kürzel, Datum

B1.6 Pflegerische Handlungsfelder bei Pflegeempfängern mit Stoffwechselerkrankungen

Theorie | gezeigt | geübt | erreicht

Kann den Pflegeprozess und die Pflegediagnostik in akuten und chronischen Pflegesituationen bei Pflegeempfängern mit einer **Schilddrüsenerkrankung** planen, organisieren, gestalten, durchführen, steuern und evaluieren

Lernergebnis	CE	Theorie	gezeigt	geübt	erreicht
136 Kann die Symptome eines Neugeborenen/Säuglings mit einer angeborenen Hypothyreose benennen und erkennen, z. B.: » Verspäteter Geburtstermin, hohes Geburtsgewicht, offene kleine Fontanelle, Nabelhernie, trockene, teigige Haut, spröde Haare » Krächzende Stimme, Trinkunlust, Erbrechen, Obstipation » Marmorierte kühle Haut, Icterus prolongatus, Hypotonie, Bradykardie	CE 05 CE 08 I.1.c)	Datum	Kürzel, Datum	Kürzel, Datum	Kürzel, Datum
137 Beherrscht den Analyse- und Synthese-Prozess, um Pflegediagnosen für einen Pflegeempfänger mit einer Hyperthyreose abzuleiten und zu erläutern, z. B.: » Risiko einer thyreotoxischen Krise » Leidet an Unruhezuständen » Risiko des Flüssigkeits- und Elektrolytdefizits, z. B. durch Diarrhö	CE 05 CE 08 I.2.a-e) I.3.a-e)	Datum	Kürzel, Datum	Kürzel, Datum	Kürzel, Datum
138 Beherrscht den Analyse- und Synthese-Prozess, um Pflegediagnosen für einen Pflegeempfänger mit einer Hypothyreose abzuleiten und zu erläutern, z. B.: » Obstipationsrisiko, trockene Haut, Risiko der Hautschädigung » Risiko der ungewollten Gewichtszunahme	CE 05 CE 08 I.2.a-e) I.3.a-e)	Datum	Kürzel, Datum	Kürzel, Datum	Kürzel, Datum
139 Kann den Pflegeempfänger bezüglich des Zusammenhangs von Jodmangel und einer Hypothyreose aufklären und prophylaktische Maßnahmen aufzeigen	CE 05 CE 08 II.2	Datum	Kürzel, Datum	Kürzel, Datum	Kürzel, Datum
140 Setzt sich dafür ein, dass die Adhärenz (früher: Compliance) des Pflegeempfängers gefördert wird, z. B. : » Informationen bezüglich des Zusammenhangs der Krankheitssymptome und der Schilddrüse » Gibt dem Gefühlsleben des Pflegeempfängers Raum » Anleitung zur regelmäßigen Einnahme der Medikamente » Wechselwirkungen mit anderen Medikamenten	CE 05 CE 08 II.2	Datum	Kürzel, Datum	Kürzel, Datum	Kürzel, Datum
141 Kann für einen Pflegeempfänger mit Hyper- oder Hypothyreose einen individuellen Pflegeplan (Pflegediagnosen, Pflegeziele und Pflegemaßnahmen) erstellen	CE 05 CE 08 I.1.f)	Datum	Kürzel, Datum	Kürzel, Datum	Kürzel, Datum

Die spezielle Pflege eines Pflegeempfängers nach Strumektomie wird im Bereich B3 mit den Lernergebnissen vorgestellt

B1.7 Pflegerische Handlungsfelder im Kontext spezifischer Erkrankungen des Herz-Kreislaufs und der Gefäße

Theorie | gezeigt | geübt | erreicht

Kann den Pflegeprozess und die Pflegediagnostik in akuten und chronischen Pflegesituationen bei Pflegeempfängern mit **Hyper-/Hypotonie** planen, organisieren, gestalten, durchführen, steuern und evaluieren

Lernergebnis	CE	Theorie	gezeigt	geübt	erreicht
142 Kann eine Hypertonie erkennen und den Schweregrad bestimmen, sowie die mit der Hypertonie einhergehenden Risiken benennen. Erwachsene: » Leichte Hypertonie: systolisch 140–159/diastolisch 90–99 » Mittelschwere Hypertonie: systolisch 160–179/diastolisch 100–109 » Schwere Hypertonie: systolisch ≥ 180/diastolisch ≥ 110 und kennt die Richtwerte bei Kindern und hochbetagten Pflegeempfängern	CE 05 CE 06 I.1.c)	Datum	Kürzel, Datum	Kürzel, Datum	Kürzel, Datum
143 Kennt die Ursachenzusammenhänge bei der Entstehung einer primären Hypertonie, z. B.: » Ungesunde Ernährung, Übergewicht, Bewegungsmangel » Nikotinabusus, Stress, Endokrine Faktoren	CE 05 CE 06 I.1.c)	Datum	Kürzel, Datum	Kürzel, Datum	Kürzel, Datum
144 Kann im Rahmen eines Pflegeanamnesegespräches mögliche Ursachen für eine primäre Hypertonie erkennen und eine entsprechende Beratung zur Prävention für den Pflegeempfänger ableiten: » Gesundheitsberatung Hypertonie » Anleitung zur Selbstmessung und Führen eines Protokolls	CE 05 CE 06 I.1.c)	Datum	Kürzel, Datum	Kürzel, Datum	Kürzel, Datum
145 Kennt Symptome einer schweren Hypertonie und kann diese beim Pflegeempfänger erkennen und verifizieren, z. B. Kopfschmerzen, Schwindel, Ohrensausen, Nervosität, Herzklopfen, Brustschmerz, Belastungsdyspnoe	CE 04 II.2	Datum	Kürzel, Datum	Kürzel, Datum	Kürzel, Datum

B1.7 Pflegerische Handlungsfelder im Kontext spezifischer Erkrankungen des Herz-Kreislaufes und der Gefäße

		Theorie	gezeigt	geübt	erreicht
146 Kann bei einer hypertensiven Krise (systolischer Wert >230/diastolischer Wert 139 mmHg bei Erwachsenen) Notfall-/Sofortmaßnahmen einleiten: » Körperliche Entlastung » Bedarfsmedikamente » Arzt informieren » Monitoring (siehe auch A5 Kreislauf)	CE 05 CE 06 I.1.c)	Datum	Kürzel, Datum	Kürzel, Datum	Kürzel, Datum
Sonderform der Hypertonie: Präeklampsie siehe unter B7.4					
147 Kennt die verschiedenen Ursachen für eine Hypotonie (systolischer Wert liegt unter 100 mmHg) und kann einen möglichen Handlungsbedarf ableiten, z. B.: » Volumenmangel (Hypovolämie) » Fehlerhafte Medikamenteneinstellung » Arterielle Hypotonie	CE 05 CE 06 I.1.c)	Datum	Kürzel, Datum	Kürzel, Datum	Kürzel, Datum
148 Kann den Pflegeempfänger mit einer primären Hypotonie bezüglich der Maßnahmen zur Gesundheitsförderung beraten, z. B.: » Regelmäßiges Ausdauertraining » Ausreichende Flüssigkeitszufuhr » Einsatz der Muskel-Venen-Pumpe » Wechselduschen	CE 04 II.2	Datum	Kürzel, Datum	Kürzel, Datum	Kürzel, Datum
149 Kennt Symptome einer arteriellen sekundären Hypotonie und kann Sofortmaßnahmen einleiten, z. B.: » Starker Schwindel » Kreislaufkollaps » Schock (siehe auch A5 Kreislauf)	CE 05 CE 06 I.1.c)	Datum	Kürzel, Datum	Kürzel, Datum	Kürzel, Datum
150 Kann die unterschiedlichen Sofortmaßnahmen bei den verschiedenen Schockarten erklären: » Kardialer Schock » Hypovolämischer Schock » Anaphylaktischer Schock » Neurogener Schock (siehe auch A5 Kreislauf)	CE 06 I.4.a)	Datum	Kürzel, Datum	Kürzel, Datum	Kürzel, Datum

Kann den Pflegeprozess und die Pflegediagnostik in akuten und chronischen Pflegesituationen bei Pflegeempfängern mit **koronarer Herzkrankheit/Angina Pectoris** planen, organisieren, gestalten, durchführen, steuern und evaluieren

		Theorie	gezeigt	geübt	erreicht
151 Kann die charakteristischen Symptome und Ursachenzusammenhänge bei einer koronaren Herzerkrankung erklären und bei einem Pflegeempfänger erkennen, z. B.: » Angina Pectoris (retrosternale Schmerzen, Brennen, Engegefühl hinter dem Brustbein, Atemnot, Angst) » Verminderte körperliche Belastbarkeit » Vegetative Symptome (Erbrechen, Schwitzen)	CE 05 CE 06 I.1.c)	Datum	Kürzel, Datum	Kürzel, Datum	Kürzel, Datum
152 Kann Sofortmaßnahmen bei einem Angina-Pectoris-Anfall bis zum Eintreffen des Arztes einleiten, z. B.: » Pflegeempfänger ins Bett bringen, beruhigen, nicht allein lassen » Oberkörperhochlagerung » Vitalzeichenkontrolle » Nitroglyzerin-Spray oder Nitrolingualkapsel entsprechend der Bedarfsmedikation bei stabilem RR verabreichen » Sauerstoffgabe vorbereiten	CE 06 I.4.a)	Datum	Kürzel, Datum	Kürzel, Datum	Kürzel, Datum
153 Kann ein Pflegeanamnesegespräch mit dem Pflegeempfänger führen und fokussiert dabei die Abklärung von Risikofaktoren für die bestehende Arteriosklerose, z. B.: » Rauchen » Fehlende Bewegung » Übergewicht » Ungünstige Ernährung » Diabetes mellitus » Hypertonie	CE 05 CE 06 I.1.c)	Datum	Kürzel, Datum	Kürzel, Datum	Kürzel, Datum

B1.7 Pflegerische Handlungsfelder im Kontext spezifischer Erkrankungen des Herz-Kreislaufes und der Gefäße

Kann den Pflegeprozess und die Pflegediagnostik in akuten und chronischen Pflegesituationen bei Pflegeempfängern mit **koronarer Herzkrankheit/Angina Pectoris** planen, organisieren, gestalten, durchführen, steuern und evaluieren

		Theorie	gezeigt	geübt	erreicht
154 Kann abhängig vom Schweregrad der koronaren Herzkrankheit den Pflegeempfänger individuell beraten, z. B. zu folgenden Themen: » Korrekte Medikamenteneinnahme, Wärmeempfindlichkeit des Nitrosprays » Warnsignale eines Angina-Pectoris-Anfalls und die Nutzung eines Nitrosprays » Gesundheitsförderung im Bereich Ernährung, Bewegung, Rauchen, Bluthochdruck, Körpergewicht » Unterstützung bei der Tabakentwöhnung	CE 04 II.2	Datum	Kürzel, Datum	Kürzel, Datum	Kürzel, Datum
155 Kann die Bedeutung einer rehabilitativen Maßnahme oder von Bewegungstraining im Kontext von Herzerkrankungen einschätzen und bewerten und die Erkenntnisse in ein individuelles Beratungskonzept überführen	CE 04, CE 05 CE 07 Anlage 5 II.	Datum	Kürzel, Datum	Kürzel, Datum	Kürzel, Datum

Kann den Pflegeprozess und die Pflegediagnostik in akuten und chronischen Pflegesituationen bei Pflegeempfängern mit **entzündlichen Herzerkrankungen wie Endo-, Myo-, Perikarditis** planen, organisieren, gestalten, durchführen, steuern und evaluieren

		Theorie	gezeigt	geübt	erreicht
156 Kennt die Symptome einer Endo-, Myo-, Perikarditis und kann Unterschiede benennen, z. B.: » Schwäche » Herzrhythmusstörungen » Herzinsuffizienz » Dyspnoe » Atemabhängiger retrosternaler Schmerz	CE 05 CE 06 I.1.c)	Datum	Kürzel, Datum	Kürzel, Datum	Kürzel, Datum
157 Kennt die spezifischen pflegerischen Maßnahmen bei der Pflege eines Pflegeempfängers mit Endo-, Myo-, Perikarditis und kann den individuellen Pflegebedarf erkennen und benennen, z. B.: » Prophylaxen bei bestehender Bettruhe » Selbstfürsorgedefizite infolge der körperlichen Schwäche » Engmaschige Überwachung und Monitoring der Vitalwerte » Vorsichtige Mobilisierung laut Arztanordnung » Pflegemaßnahmen im Kontext von Fieber (siehe A11 Körpertemperatur)	CE 05 CE 06 I.1.e) I.2.b)	Datum	Kürzel, Datum	Kürzel, Datum	Kürzel, Datum

Kann den Pflegeprozess und die Pflegediagnostik in akuten und chronischen Pflegesituationen bei Pflegeempfängern mit **Myokardinfarkt** planen, organisieren, gestalten, durchführen, steuern und evaluieren

		Theorie	gezeigt	geübt	erreicht
158 Kennt die charakteristischen Symptome und Ursachenzusammenhänge bei einem Herzinfarkt und kann diese erklären und bei einem Pflegeempfänger erkennen, z. B.: » Anhaltende Symptome einer instabilen Angina Pectoris, die sich durch Ruhe oder Nitratgabe kaum beeinflussen lässt » Ausstrahlender Schmerz in den linken Arm, Hals, Unterkiefer » Todesangst » Vegetative Symptome wie Schwitzen, Übelkeit, Erbrechen » Herzrhythmusstörungen, Hypotonie » Atemnot » Linksherzinsuffizienz	CE 05 CE 06 I.1.c)	Datum	Kürzel, Datum	Kürzel, Datum	Kürzel, Datum
159 Kennt die Sofortmaßnahmen bei einem Herzinfarkt und kann diese bis zum Eintreffen des Arztes einleiten, z. B.: » Nitroglyzerin bei stabilem RR » Maßnahmen wie bei Angina-Pectoris-Anfall » Defibrillationsbereitschaft herstellen » Venösen Zugang herstellen » Verlegung auf eine Intensivstation einleiten	CE 06 I.4.a) III.2.d)	Datum	Kürzel, Datum	Kürzel, Datum	Kürzel, Datum
160 Erhebt eine systematische Pflegeanamnese eines Pflegeempfängers mit einer Erkrankung am Herzen/eines Myokardinfarktes, z. B.: » Aktuelles Befinden » Körperliche Leistungseinschränkung » Schmerzen » Risikofaktoren für einen möglichen Reinfarkt	CE 05 CE 06 I.1.c)	Datum	Kürzel, Datum	Kürzel, Datum	Kürzel, Datum

B1.7 Pflegerische Handlungsfelder im Kontext spezifischer Erkrankungen des Herz-Kreislaufes und der Gefäße

	Theorie	gezeigt	geübt	erreicht
161 Beherrscht den Analyse- und Synthese-Prozess, um Pflegediagnosen für einen Pflegeempfänger nach einem Myokardinfarkt abzuleiten und zu erläutern, z. B.: » Selbstfürsorgedefizit z. B. im Bereich der Körperpflege, Ausscheidung, Mobilität infolge einer verminderten Herzleistung » Muss bei der Defäkation die Bauchpresse vermeiden, es besteht das Risiko von Komplikationen » Risiken z. B. durch die Immobilität » Risiko des Herz-Kreislauf-Versagens » Dyspnoe » Ängste » Wissensbedarf über gesundheitsförderliches Verhalten CE 05 CE 06 I.2.a-e) I.3.a-e)	Datum	Kürzel, Datum	Kürzel, Datum	Kürzel, Datum
162 Kann für einen Pflegeempfänger mit/nach einem Myokardinfarkt einen individuellen Pflegeplan (Pflegediagnosen, Pflegeziele und Pflegemaßnahmen) erstellen CE 05, CE 06 I.1.f)	Datum	Kürzel, Datum	Kürzel, Datum	Kürzel, Datum
163 Kennt die verschiedenen Handlungskonzepte zur Versorgung/Pflege und Begleitung eines Pflegeempfängers mit einem Myokardinfarkt, wählt diese situationsspezifisch aus, kann diese begründen und sicher durchführen, z. B.: » Kreislaufüberwachung » Beobachtung bei Lysetherapie » Maßnahmen im Kontext der festgestellten Selbstfürsorgedefizite » Prophylaktische Maßnahmen, z. B. Atemtherapie, Obstipationsprophylaxe usw. » Stufenweise Frühmobilisation nach der Bettruhe und in Absprache mit dem Arzt » Oberkörperhoch-/Herzbettlagerung » Sauerstofftherapie CE 05 CE 06 I.1.b-e) I.2.b	Datum	Kürzel, Datum	Kürzel, Datum	Kürzel, Datum
164 Kann abhängig von den identifizierten Risikofaktoren für einen (Re-)Infarkt eine individuelle Beratung zur Gesundheitsförderung und Risikoreduktion durchführen, z. B. zu folgenden Themen: » Korrekte Medikamenteneinnahme, Wärmeempfindlichkeit des Nitrosprays » Selbstkontrollen von Blutdruck usw. » Gesundheitsförderung im Bereich Ernährung, Bewegung, Rauchen, Bluthochdruck, Körpergewicht » Unterstützung bei der Tabakentwöhnung CE 04 II.2	Datum	Kürzel, Datum	Kürzel, Datum	Kürzel, Datum

Kann den Pflegeprozess und die Pflegediagnostik in akuten und chronischen Pflegesituationen bei Pflegeempfängern mit **Links-/Rechtsherzinsuffizienz** planen, organisieren, gestalten, durchführen, steuern und evaluieren

165 Kennt die charakteristischen Symptome und Ursachenzusammenhänge bei einer Links-/Rechtsherzinsuffizienz, z. B.: » Linksherzinsuffizienz: Ruhe-/Belastungsdyspnoe, Tachypnoe, Zyanose, Anzeichen eines Lungenödems, Nykturie, Leistungsminderung, zerebrale Funktionsstörungen bei älteren Menschen » Rechtsherzinsuffizienz: Ödeme an z. B. Knöcheln, Unterschenkeln, Anasarka, Gewichtszunahme, Venenstauung am Hals, Stauungsleber usw. CE 05 CE 06 I.1.c)	Datum	Kürzel, Datum	Kürzel, Datum	Kürzel, Datum
166 Kennt Stadieneinteilungen einer Herzinsuffizienz und kann den Pflegeempfänger korrekt zuordnen, z. B.: » NYHA (New York Heart Association) CE 05 CE 06 I.1.c)	Datum	Kürzel, Datum	Kürzel, Datum	Kürzel, Datum
167 Erhebt eine systematische Pflegeanamnese eines Pflegeempfängers mit einer Herzinsuffizienz, z. B.: » Aktuelles Befinden » Körperliche Leistungseinschränkung, Belastungsgrenzen » Atemnot » Risikoeinschätzung » Medikamente und mögliche Nebenwirkungen » Nykturie CE 05 CE 06 I.1.c)	Datum	Kürzel, Datum	Kürzel, Datum	Kürzel, Datum

Innere Medizin

B1.7 Pflegerische Handlungsfelder im Kontext spezifischer Erkrankungen des Herz-Kreislaufes und der Gefäße

Kann den Pflegeprozess und die Pflegediagnostik in akuten und chronischen Pflegesituationen bei Pflegeempfängern mit **Links-/Rechtsherzinsuffizienz** planen, organisieren, gestalten, durchführen, steuern und evaluieren

		Theorie	gezeigt	geübt	erreicht
168 Beherrscht den Analyse- und Synthese-Prozess, um Pflegediagnosen für einen Pflegeempfänger mit einer Herzinsuffizienz abzuleiten und zu erläutern, z. B.: » Selbstfürsorgedefizit z. B. im Bereich der Körperpflege, Mobilität, Ausscheidung, Ernährung » Risiken im Kontext einer möglichen Immobilisierung » Risiko des Herz-Kreislauf-Versagens » Dyspnoe » Ängste » Wissensbedarf über gesundheitsförderliches Verhalten	CE 05 CE 06 I.2.a-e) I.3.a-e)	Datum	Kürzel, Datum	Kürzel, Datum	Kürzel, Datum
169 Kann für einen Pflegeempfänger postoperativ nach Herzoperation einen individuellen Pflegeplan (Pflegediagnosen, Pflegeziele und Pflegemaßnahmen) erstellen	CE 05 CE 06 I.2 I.3	Datum	Kürzel, Datum	Kürzel, Datum	Kürzel, Datum
170 Kennt die verschiedenen Handlungskonzepte zur Versorgung/Pflege und Begleitung eines Pflegeempfängers mit Herzinsuffizienz, wählt diese situationsspezifisch aus und kann diese begründen, z. B.: » Kreislaufüberwachung, tägl. Gewichtskontrolle » Maßnahmen im Kontext der festgestellten Selbstfürsorgedefizite » Prophylaktische Maßnahmen, z. B. im Kontext Thrombose, Pneumonie, Dekubitus » Stufenweise Frühmobilisation nach der Bettruhe und in Absprache mit dem Arzt » Oberkörperhoch-/Herzbettlagerung » Sauerstofftherapie » Flüssigkeitsbilanzierung » Ernährungsmanagement z. B. kaliumreiche/kochsalzarme Diät, Trinkmengenbeschränkung usw.	CE 05 CE 06 I.1.e) I.2.b)	Datum	Kürzel, Datum	Kürzel, Datum	Kürzel, Datum
171 Kann die Symptome eines akuten kardialen Lungenödems erkennen und erklären, z. B. : » Rasch zunehmende Atemnot » Feuchte rasselnde Atemgeräusche, Husten » Schaumiges, teils hämorrhagisches Sputum » Zyanose » Tachykardie und Blutdruckabfall	CE 05 CE 06 I.1.c)	Datum	Kürzel, Datum	Kürzel, Datum	Kürzel, Datum
172 Kann Sofortmaßnahmen bei einem Pflegeempfänger mit kardial bedingtem Lungenödem bis zum Eintreffen des Arztes benennen und ggf. übernehmen, z. B.: » Herzbettlagerung » Sauerstoffgabe » Flüssigkeitsrestriktion » Nitrospray oder sublinguale Nitroglyceringabe	CE 05 CE 06 I.4.a)	Datum	Kürzel, Datum	Kürzel, Datum	Kürzel, Datum
173 Kann mit einem herzinsuffizienten Pflegeempfänger spezifische Lern- und Bewältigungsstrategien basierend auf einer systematischen Analyse der Bewältigungsanforderungen im Rahmen von Beratungsgesprächen entwickeln und vereinbaren, z. B.: » Alltagsbezogene Bewältigungsanforderungen » Krankheitsbezogene Bewältigungsanforderungen » Biografiebezogene Bewältigungsanforderungen	CE 05 CE 06 I.6.d)	Datum	Kürzel, Datum	Kürzel, Datum	Kürzel, Datum
174 Setzt sich mit Modellen zur Bewältigung von chronischen Krankheiten auseinander und kann basierend auf den wissenschaftlichen Erkenntnissen ein Beratungskonzept für Pflegeempfänger mit einer chronischen Herzinsuffizienz entwickeln, ausprobieren und evaluieren	CE 05, CE 06 CE 08, CE 09 Anlage 5 II.	Datum	Kürzel, Datum	Kürzel, Datum	Kürzel, Datum

B1.7 Pflegerische Handlungsfelder im Kontext spezifischer Erkrankungen des Herz-Kreislaufes und der Gefäße

Kann den Pflegeprozess und die Pflegediagnostik in akuten und chronischen Pflegesituationen bei Pflegeempfängern mit **Rhythmusstörungen** planen, organisieren, gestalten, durchführen, steuern und evaluieren

		Theorie	gezeigt	geübt	erreicht
175 Kennt die charakteristischen Symptome und Ursachenzusammenhänge bei einer Herzrhythmusstörung (Arrhythmie) und kann diese erkennen, z. B.: » Bradykarde Herzrhythmusstörung, z. B. zu langsamer Herzschlag, Leistungsminderung, Schwindel, Schwächegefühl, Müdigkeit, Sehstörung, Bewusstseinsveränderung, Synkope » Tachykarde Herzrhythmusstörungen, z. B. schneller Rhythmus, Kammerflattern (Frequenz 250–320 pro Min.), Kammerflimmern, Unruhe, „Herzpochen“, Atemnot, Brustschmerz, Schwindel, Benommenheit usw. » Extrasystole oder kurzes Aussetzen des Herzens, der Pflegeempfänger empfindet z. B. ein „Herzstolpern“ » Pulsdefizit (siehe auch A5 Kreislauf)	CE 05 CE 06 I.1.c)	Datum	Kürzel, Datum	Kürzel, Datum	Kürzel, Datum
176 Kann ein mögliches Pulsdefizit durch Auskultation der Herzfrequenz und periphere Messung des Pulses ermitteln und die Bedeutung eines Pulsdefizits erklären	CE 05 CE 06 I.1.e)	Datum	Kürzel, Datum	Kürzel, Datum	Kürzel, Datum
177 Kennt und erkennt die besonderen Symptome einer Herzrhythmusstörung bei Säuglingen, z. B.: » Weinerlichkeit » Unruhe » Blässe » Trinkunlust » Veränderter Puls	CE 05 CE 06 CE 10 I.1.c)	Datum	Kürzel, Datum	Kürzel, Datum	Kürzel, Datum
178 Kann Sofortmaßnahmen bei einem Pflegeempfänger mit akuten Herzrhythmusstörungen bis zum Eintreffen des Arztes benennen und einleiten, z. B.: » Bettruhe » Monitoring » Pflegeempfänger beruhigen und informieren » Verlegung auf Intensivstation vorbereiten » Atropin und Materialien für einen passageren Schrittmacher bereitlegen	CE 06 I.4.a) III.2.d)	Datum	Kürzel, Datum	Kürzel, Datum	Kürzel, Datum

Kann bei Pflegeempfängern mit/nach **Herz-Kreislauf-Stillstand** Sofortmaßnahmen bis zum Eintreffen des Arztes einleiten und den Arzt im Rahmen der Reanimation unterstützen

		Theorie	gezeigt	geübt	erreicht
179 Kann einen Herz-Kreislauf-Stillstand erkennen und nach dem Absetzen des Notrufes unmittelbar mit der kardiopulmonalen Reanimation beginnen	CE 06 CE 10 I.4	Datum	Kürzel, Datum	Kürzel, Datum	Kürzel, Datum
180 Kann die Reanimation nach dem A-B-C-D-E-Schema einleiten und das Reanimationsteam unterstützen: » A – Atemwege frei machen » B – Beatmung (siehe auch B1.5 Beatmung) » C – Circulation/Kreislauf sichern » D – Drugs/Medikamente » E – Elektrotherapie/Defibrillation	CE 06 CE 10 I.4	Datum	Kürzel, Datum	Kürzel, Datum	Kürzel, Datum
181 Hat erfolgreich an einem Erste-Hilfe-Training nach DGUV Grundsatz 304-001 teilgenommen	CE 06 CE 10 I.4	Datum	Kürzel, Datum	Kürzel, Datum	Kürzel, Datum
182 Setzt die kardiopulmonale Reanimation nach der » Ein-Helfer-Methode » Zwei-Helfer-Methode sicher um. Der Nachweis kann auch an einer Reanimationspuppe erbracht werden. (Weitere Ausführungen siehe B4)	CE 06 CE 10 I.4	Datum	Kürzel, Datum	Kürzel, Datum	Kürzel, Datum

B1.7 Pflegerische Handlungsfelder im Kontext spezifischer Erkrankungen des Herz-Kreislaufes und der Gefäße

Kann den Pflegeprozess und die Pflegediagnostik in akuten und chronischen Pflegesituationen bei Pflegeempfängern mit **peripherer arterieller Verschlusskrankheit (pAVK)/akutem Arterienverschluss** planen, organisieren, gestalten, durchführen, steuern und evaluieren

Lernergebnis		Theorie	gezeigt	geübt	erreicht
183 Kennt die charakteristischen Symptome und Ursachenzusammenhänge bei einer pAVK und kann diese beim Pflegeempfänger erkennen, z. B.: » Ischämisch bedingte Muskelschmerzen bei Belastung (Claudicatio intermittens) » Ruheschmerz besonders in Horizontallage (Schmerzen besonders nachts im Bett) » Ruheschmerz und Nekrosen/Gangrän » Fehlender Puls » Parästhetische Missempfindungen » Kältegefühl in den betroffenen Extremitäten	CE 05 CE 06 I.1.c)	Datum	Kürzel, Datum	Kürzel, Datum	Kürzel, Datum
184 Erhebt eine systematische Pflegeanamnese eines Pflegeempfängers mit einer pAVK, z. B.: » Abklären von Risikofaktoren » Erfassen der Symptome und Begleitumstände » Gehtestergebnisse und Stadieneinteilung der pAVK » Inspektion der Extremitäten, evtl. systematische Wundanamnese » Einschätzung der Schmerzintensität	CE 05 CE 06 I.1.c)	Datum	Kürzel, Datum	Kürzel, Datum	Kürzel, Datum
185 Kann einen standardisierten Gehtest zur Ermittlung der Stadieneinteilung der pAVK durchführen, z. B. nach: » Fontaine » Rutherford	CE 05, CE 06 I.1.e), I.2.b)	Datum	Kürzel, Datum	Kürzel, Datum	Kürzel, Datum
186 Beherrscht den Analyse- und Synthese-Prozess, um Pflegediagnosen für einen Pflegeempfänger mit pAVK abhängig vom Schweregrad abzuleiten und zu erläutern, z. B.: » Hat aufgrund der Durchblutungsstörung einer/mehrerer Extremitäten › das Risiko von Komplikationen › Schmerzen mit oder ohne Belastung › eine beeinträchtigte Wundheilung ggf. bestehender Wunden wie z. B. Ulcus cruris arteriosum, Gangrän » Selbstfürsorgedefizit im Bereich Mobilität, Ausscheidung usw. » Wissensbedarf über gesundheitsförderliches Verhalten	CE 05 CE 06 I.2.a-e) I.3.a-e)	Datum	Kürzel, Datum	Kürzel, Datum	Kürzel, Datum
187 Kennt die verschiedenen Pflegemaßnahmen bei einem Pflegeempfänger mit pAVK und wählt diese situationsspezifisch abhängig vom Schweregrad aus, kann diese begründen und sicher durchführen, z. B.: » Gehtraining gezielt und im Intervall abhängig vom Leistungsniveau des Pflegeempfängers » Beine tief positionieren » Sorgfältige Hautpflege und Beobachtung » Passendes Schuhwerk, warmhaltend, nicht einschnürend » Maßnahmen im Kontext der Selbstfürsorge und Prophylaxe bei bereits bestehender Immobilität	CE 05 CE 06 I.1.e) I.2.b)	Datum	Kürzel, Datum	Kürzel, Datum	Kürzel, Datum
188 Kann ein strukturiertes Gehtraining mit einem Pflegeempfänger im Stadium I und II planen, aushandeln und begleiten	CE 05; CE 06 I.1.e), I.2.b)	Datum	Kürzel, Datum	Kürzel, Datum	Kürzel, Datum
189 Kann abhängig von den ermittelten Risikofaktoren, die beim Pflegeempfänger die pAVK begünstigen, ein Beratungsgespräch planen und durchführen, z. B.: » Ernährungsberatung » Tabakentwöhnung » Bewegungs- und Gehtraining	CE 05 CE 06 CE 04 I.2.c)	Datum	Kürzel, Datum	Kürzel, Datum	Kürzel, Datum
190 Kann die 6-P-Symptome nach Pratt benennen und erklären, welche einen akuten arteriellen Verschluss kennzeichnen: » Pain (plötzlicher akuter Schmerz) » Paleness (Blässe der Haut) » Paraesthesia (Sensibilitätsstörungen) » Pulselessness (Pulslosigkeit) » Paralysis (Bewegungsunfähigkeit) » Prostration (Erschöpfungszustand)	CE 05 CE 06 I.1.c)	Datum	Kürzel, Datum	Kürzel, Datum	Kürzel, Datum

B1.7 Pflegerische Handlungsfelder im Kontext spezifischer Erkrankungen des Herz-Kreislaufes und der Gefäße

	Theorie	gezeigt	geübt	erreicht

191 Kennt die erforderlichen Sofortmaßnahmen bei einem arteriellen Verschluss bis zu einem operativen Eingriff, z. B.:

- Extremität tief/unter Herzniveau lagern
- Extremität vor Auskühlung und Verletzung schützen
- Schmerztherapie
- Psychische Betreuung
- Operationsvorbereitung
- Kreislaufüberwachung

CE 05, CE 06, I.4.a)

Datum | Kürzel, Datum | Kürzel, Datum | Kürzel, Datum

Kann den Pflegeprozess und die Pflegediagnostik in akuten und chronischen Pflegesituationen bei Pflegeempfängern mit **Erkrankungen der Venen** planen, organisieren, gestalten, durchführen, steuern und evaluieren

192 Kennt die charakteristischen Symptome und Ursachenzusammenhänge der typischen Erkrankungen der Venen (Varikosis, Thrombophlebitis, tiefe Venenthrombose, chronisch venöse Insuffizienz) und kann diese bei einem Pflegeempfänger erkennen, z. B.:

- Lokale oder diffuse Schwellung
- Strangförmige Rötung entlang eines Venenverlaufes
- Diffuse Blaufärbung eines Beines
- Lokalisierter Schmerz, diffuser Schmerz in der Wadenmuskulatur
- Lokale Überwärmung oder keine Überwärmung
- Risiko einer Lungenembolie gering oder hoch

CE 05, CE 06, CE 10, I.1.c)

Datum | Kürzel, Datum | Kürzel, Datum | Kürzel, Datum

193 Erhebt eine systematische Pflegeanamnese eines Pflegeempfängers mit einer Erkrankung der venösen Gefäße, z. B.:

- Erhebung der Symptome
- Systematische Erhebung von Risikofaktoren

Datum | Kürzel, Datum | Kürzel, Datum | Kürzel, Datum

194 Beherrscht den Analyse- und Synthese-Prozess, um Pflegediagnosen für einen Pflegeempfänger mit einer Erkrankung der Venen abzuleiten und zu erläutern, z. B.:

- Risiko einer Lungenembolie
- Schmerzen
- Selbstfürsorgedefizit in der Anwendung von Kompressionsstrümpfen
- Risiko für die Entstehung eines Ulcus cruris venosum ODER beeinträchtigte Wundheilung bei vorliegendem Ulcus
- Wissensbedarf über gesundheitsförderliches Verhalten

CE 05, CE 06, CE 10, I.1.c)

Datum | Kürzel, Datum | Kürzel, Datum | Kürzel, Datum

195 Kennt die verschiedenen Pflegemaßnahmen bei einem Pflegeempfänger mit einer Erkrankung der Venen und wählt diese situationsspezifisch aus, kann diese begründen und sicher durchführen, z. B.:

- Kompressionsverband/-strümpfe
- Frühmobilisation
- Hochlagern der betroffenen Extremität
- Messung des Beinumfangs
- Alkoholumschläge
- Obstipationsprophylaxe
- Antikoagulanzienprophylaxe oder -therapie laut Arzt
- Schmerztherapie
- Venenzugang entfernen
- Ausreichende Flüssigkeitszufuhr
- Spezifische Interventionen bezogen auf die Risikofaktoren

CE 05, CE 06, CE 10, I.2.a-e), I.3.a-e)

Datum | Kürzel, Datum | Kürzel, Datum | Kürzel, Datum

Kann den Pflegeprozess und die Pflegediagnostik in akuten und chronischen Pflegesituationen bei Pflegeempfängern mit einer **Lungenembolie** planen, organisieren, gestalten, durchführen, steuern und evaluieren

196 Kennt die charakteristischen Symptome und Ursachenzusammenhänge einer Lungenembolie und kann diese bei einem Pflegeempfänger erkennen, z. B.:

- Dyspnoe, Tachypnoe
- Thoraxschmerzen
- Tachykardie
- Husten, Hämoptysen
- Synkopen, Schock

CE 05, CE 06, CE 10, I.1.e), I.2.b)

Datum | Kürzel, Datum | Kürzel, Datum | Kürzel, Datum

B1.7 Pflegerische Handlungsfelder im Kontext spezifischer Erkrankungen des Herz-Kreislaufes und der Gefäße

Kann den Pflegeprozess und die Pflegediagnostik in akuten und chronischen Pflegesituationen bei Pflegeempfängern mit einer **Lungenembolie** planen, organisieren, gestalten, durchführen, steuern und evaluieren

		Theorie	gezeigt	geübt	erreicht
197 Kann Sofortmaßnahmen bei Verdacht einer Lungenembolie einleiten, z. B.: » Sofort den Arzt informieren » Absolute Bettruhe sicherstellen » Oberkörperhoch lagern » Vitalzeichenkontrolle » Sauerstoff über Sonde » Materialien für eine Beatmung und/oder Reanimation vorbereiten » Venösen Zugang vorbereiten » Intensivstation informieren	CE 05 CE 06 CE 10 I.4.a)	Datum	Kürzel, Datum	Kürzel, Datum	Kürzel, Datum
198 Erhebt eine systematische Pflegeanamnese eines Pflegeempfängers nach überstandener Lungenembolie und Rückverlegung von Intensivstation auf Normalstation, z. B.: » Erhebung der Symptome » Abklärung des Unterstützungsbedarfs durch die Bettruhe » Risikoeinschätzung	CE 05 CE 06 CE 10 I.1.c)	Datum	Kürzel, Datum	Kürzel, Datum	Kürzel, Datum
199 Beherrscht den Analyse- und Synthese-Prozess, um Pflegediagnosen für einen Pflegeempfänger mit einer überstandenen Lungenembolie abzuleiten und zu erläutern, z. B.: » Risiken im Zusammenhang mit der Lysetherapie, Blutungsgefahr » Risiko einer Re-Embolie und Risiken im Zusammenhang mit der Marcumar-Therapie » Wissensbedarf über gesundheitsförderliches Verhalten » Obstipations-, Pneumonie-, Thromboserisiko	CE 05 CE 06 CE 10 I.2.a-e) I.3.a-e)	Datum	Kürzel, Datum	Kürzel, Datum	Kürzel, Datum
200 Kennt die verschiedenen Pflegemaßnahmen bei einem Pflegeempfänger mit einer überstandenen Lungenembolie und wählt diese situationsspezifisch aus und kann diese begründen, z. B.: » Obstipationsprophylaxe (Pflegeempfänger darf nicht pressen) » Pneumonieprophylaxe durch schonendes Atemtraining » Mobilisation nach Arztanordnung » Thromboseprophylaxe erst nach Abklärung des Ursprungsortes der Embolie	CE 05 CE 06 CE 10 I.1.e) I.2.b)	Datum	Kürzel, Datum	Kürzel, Datum	Kürzel, Datum
201 Kann ein Beratungsgespräch über Risiken und Prävention bei Marcumarisierung führen	CE 04, CE 05 CE 06, CE 10 II.2.a)+c)	Datum	Kürzel, Datum	Kürzel, Datum	Kürzel, Datum

B1.8 Pflegerische Handlungsfelder im Kontext spezifischer Erkrankungen des Verdauungssystems

Kann den Pflegeprozess und die Pflegediagnostik in akuten und chronischen Pflegesituationen bei Pflegeempfängern mit einer **Ösophagitis** planen, organisieren, gestalten, durchführen, steuern und evaluieren

		Theorie	gezeigt	geübt	erreicht
202 Kennt die charakteristischen Symptome, z. B.: » Schmerzen beim Schlucken » Schluckstörung » Sodbrennen » Regurgitation » Nahrungsverweigerung und Ursachenzusammenhänge, z. B.: » Reflux von saurem Magensaft » Bestrahlungen im Bereich des Ösophagus » Nahrungsmittelallergien » Chemotherapie » Gastroösophagealer Reflux » Ösophagusatresie einer Ösophagitis und kann diese bei einem Pflegeempfänger erkennen und benennen	CE 05 CE 06 I.1.c)	Datum	Kürzel, Datum	Kürzel, Datum	Kürzel, Datum

B1.8 Pflegerische Handlungsfelder im Kontext spezifischer Erkrankungen des Verdauungssystems

		Theorie	gezeigt	geübt	erreicht
203 Erhebt eine systematische Pflegeanamnese eines Pflegeempfängers mit einer Ösophagitis, hierzu gehören insbesondere z. B.: » Ernährungsanamnese » Erfassung und Beschreibung der Symptome und Ursachenzusammenhänge » Abklärung einer Schluckstörung	CE 05 CE 06 I.1.c)	Datum	Kürzel, Datum	Kürzel, Datum	Kürzel, Datum
204 Beherrscht den Analyse- und Synthese-Prozess, um Pflegediagnosen für einen Pflegeempfänger mit einer Ösophagitis abzuleiten und zu erläutern, z. B.: » Beeinträchtigtes Wohlbefinden durch z. B. Sodbrennen und/oder Schmerzen beim Schlucken » Beeinträchtigte Nahrungsaufnahme bei Schluckstörungen » Risiko der Mangelernährung » Wissensbedarf über gesundheitsförderliches Verhalten	CE 05 CE 06 I.2.a-e) I.3.a-e)	Datum	Kürzel, Datum	Kürzel, Datum	Kürzel, Datum
205 Kann für einen Pflegeempfänger mit einer Ösophagitis einen individuellen Pflegeplan (Pflegediagnosen, Pflegeziele und Pflegemaßnahmen) erstellen	CE 05 CE 06 I.1.c)	Datum	Kürzel, Datum	Kürzel, Datum	Kürzel, Datum
206 Kennt die verschiedenen Pflegemaßnahmen im Kontext der Pflege eines Pflegeempfängers mit einer Ösophagitis und wählt diese situationsspezifisch aus, z. B.: » Maßnahmen zur Linderung der Schmerzen beim Schlucken » Maßnahmen im Kontext des Ernährungsmanagements	CE 05, CE 06 I.1.e), I.2.b)	Datum	Kürzel, Datum	Kürzel, Datum	Kürzel, Datum
207 Kann ein Beratungsgespräch über symptomlindernde und gesundheitsfördernde Verhaltensweisen bei einem Pflegeempfänger mit einer Ösophagitis durchführen, z. B.: » Allergievermeidende Nahrungszufuhr » Nach den Mahlzeiten nicht hinlegen » Kopfende nachts leicht hochstellen » Tabakentwöhnung » Ernährungsberatung und Körpergewichtsregulierung	CE 04 CE 05 CE 06 II.2.c)	Datum	Kürzel, Datum	Kürzel, Datum	Kürzel, Datum

Kann den Pflegeprozess und die Pflegediagnostik in akuten und chronischen Pflegesituationen bei Pflegeempfängern mit **Ösophagusvarizen** planen, organisieren, gestalten, durchführen, steuern und evaluieren

		Theorie	gezeigt	geübt	erreicht
208 Kennt die Ursachenzusammenhänge für die Entstehung von Ösophagusvarizen und der Komplikationen und kann diese erkennen, z. B.: » Akute Ösophagusvarizen-Blutung » Volumenmangelschock durch eine akute Ösophagusvarizen-Blutung » Massives, schwallartiges Bluterbrechen » Schocksymptomatik und Sofortmaßnahmen einleiten, z. B.: » Arzt informieren » Schocklagerung » Aspirationsprophylaxe » Vorbereitung der Verlegung auf Intensivstation, Endoskopie und/oder Ösohaguskompressionssonden (siehe auch B5)	CE 05 CE 06 I.1.c) I.4.a)	Datum	Kürzel, Datum	Kürzel, Datum	Kürzel, Datum
209 Kann eine Gesundheitsberatung bei einem Pflegeempfänger mit überstandener Ösophagusvarizen-Blutung zur Rezidivprophylaxe durchführen, Themen können z. B. sein: » Obstipationsprophylaxe und Vermeiden einer Bauchpresse » Verletzungsprophylaxe bei der Nahrungsaufnahme durch weiche Kost und ausgiebiges Kauen » Prophylaxe einer Vasodilatation durch Meidung heißer Getränke	CE 04 CE 05 CE 06 II.2.c)	Datum	Kürzel, Datum	Kürzel, Datum	Kürzel, Datum

B1.8 Pflegerische Handlungsfelder im Kontext spezifischer Erkrankungen des Verdauungssystems

Theorie | gezeigt | geübt | erreicht

Kann den Pflegeprozess und die Pflegediagnostik in akuten und chronischen Pflegesituationen bei Pflegeempfängern mit **Erkrankungen des Magens** planen, organisieren, gestalten, durchführen, steuern und evaluieren

210 Kennt die charakteristischen Symptome und Ursachenzusammenhänge einer Erkrankung des Magens (Gastritis, Ulcus ventriculi, Karzinom) und kann diese bei einem Pflegeempfänger erkennen, z. B. :

» Schmerzen in der Magengegend, epigastrischer Druckschmerz
» Sodbrennen
» Druck-, Völlegefühl
» Erbrechen
» Übelkeit
» Appetitlosigkeit
» Unverträglichkeit von schwer verdaulichen Speisen
» Ulcus ventriculi/duodeni
» Magenblutung
» Ungewollter Gewichtsverlust
» Widerwillen gegen bestimmte Speisen (z. B. Fleisch)

CE 05, CE 06, CE 10, I.1.c)

Datum	Kürzel, Datum	Kürzel, Datum	Kürzel, Datum

211 Erhebt eine systematische Pflegeanamnese eines Pflegeempfängers mit einer Erkrankung des Magens, hierzu gehören insbesondere z. B.:

» Ernährungsanamnese
» Abklärung von Stress und Tabak-/Alkoholkonsum
» Symptome des Pflegeempfängers
» Risikofaktoren für Komplikationen

CE 05, CE 06, CE 10, I.1.c)

Datum	Kürzel, Datum	Kürzel, Datum	Kürzel, Datum

212 Beherrscht den Analyse- und Synthese-Prozess, um Pflegediagnosen für einen Pflegeempfänger mit einer Erkrankung des Magens abzuleiten und zu erläutern, z. B.:

» Inadäquates Ernährungsverhalten
» Wissensbedarf über gesundheitsförderliches Verhalten
» Akute Schmerzen
» Beeinträchtigtes Wohlbefinden durch z. B. Sodbrennen, Übelkeit
» Wissensbedarf über gesundheitsförderliches Verhalten

CE 05, CE 06, CE 08, CE 10, I.2.a-e), I.3.a-e)

Datum	Kürzel, Datum	Kürzel, Datum	Kürzel, Datum

213 Kann für einen Pflegeempfänger mit einer Erkrankung des Magens einen individuellen Pflegeplan (Pflegediagnosen, Pflegeziele und Pflegemaßnahmen) erstellen

CE 05, CE 06, CE 10, I.1.c)

Datum	Kürzel, Datum	Kürzel, Datum	Kürzel, Datum

214 Kennt die verschiedenen Pflegemaßnahmen im Kontext der Pflege eines Pflegeempfängers mit einer Erkrankung des Magens, wählt diese situationsspezifisch aus und kann diese sicher handhaben und durchführen, z. B.:

» Krankenbeobachtung z. B. auf Bluterbrechen, Teerstuhl, Schmerzen
» Untersuchung auf okkultes Blut (siehe A4 Ausscheidung)
» Ernährungsmanagement, Schonkost, Verzicht auf Kaffee und Alkohol
» Unterstützung bei Übelkeit/Erbrechen

CE 05, CE 06, CE 10, I.1.e), I.2.b)

Datum	Kürzel, Datum	Kürzel, Datum	Kürzel, Datum

215 Kann ein Beratungsgespräch über symptomlindernde und gesundheitsfördernde Verhaltensweisen bei einem Pflegeempfänger mit einer Erkrankung des Magens durchführen, z. B.:

» Stressreduktion
» Ernährungsberatung

CE 04, CE 05, CE 06, CE 10, II.2.c)

Datum	Kürzel, Datum	Kürzel, Datum	Kürzel, Datum

Kann den Pflegeprozess und die Pflegediagnostik in akuten und chronischen Pflegesituationen bei Pflegeempfängern mit **chronisch-entzündlichen Darmerkrankungen** planen, organisieren, gestalten, durchführen, steuern und evaluieren

216 Erhebt eine systematische Pflegeanamnese eines Pflegeempfängers mit einer chronisch-entzündlichen Darmerkrankung (Colitis ulcerosa, Morbus Crohn), z. B.:

» Allgemeinzustand, Begleitsymptome wie Gewichtsverlust, Müdigkeit, Appetitlosigkeit usw.
» Symptome wie Motilitätsstörungen, Diarrhö, Bauchschmerzen usw.
» Auswirkungen auf die Alltagsaktivitäten
» Ängste, Sorgen im Zusammenhang mit der Erkrankung
» Lebensgewohnheiten
» Ermittlung individueller Nahrungsunverträglichkeiten

CE 05, CE 06, CE 10, I.1.c)

Datum	Kürzel, Datum	Kürzel, Datum	Kürzel, Datum

B1.8 Pflegerische Handlungsfelder im Kontext spezifischer Erkrankungen des Verdauungssystems

		Theorie	gezeigt	geübt	erreicht
217 Beherrscht den Analyse- und Synthese-Prozess, um Pflegediagnosen für einen Pflegeempfänger mit einer chronisch-entzündlichen Darmerkrankung abzuleiten und zu erläutern, z. B.: » Hat eine erhöhte Defäkationsfrequenz/Diarrhö und damit verbundene Risiken » Hat aufgrund von Meteorismus/Flatulenz Bauchschmerzen » Selbstfürsorgedefizit Intimwaschung/-pflege aufgrund von Analabszessen, -fissuren,- fisteln » Risiko der Hautschädigung im Analbereich » Risiko der Mangelernährung » Wissensbedarf über gesundheitsförderliches Verhalten	CE 05 CE 06 CE 10 I.2.a-e) I.3.a-e)	Datum	Kürzel, Datum	Kürzel, Datum	Kürzel, Datum
218 Kann für einen Pflegeempfänger mit einer chronischen-entzündlichen Darmerkrankung einen individuellen Pflegeplan (Pflegediagnosen, Pflegeziele und Pflegemaßnahmen) erstellen	CE 05 CE 06 CE 10 I.1.c)	Datum	Kürzel, Datum	Kürzel, Datum	Kürzel, Datum
219 Kennt die verschiedenen Pflegemaßnahmen im Kontext einer chronischen- entzündlichen Darmerkrankung und wählt situationsspezifisch geeignete Pflegemaßnahmen für den Pflegeempfänger aus, kann diese begründen und sicher handhaben, z. B.: » Ernährungsmanagement » Bauchdeckenentspannende Lagerung » Einreibungen des Bauches mit Anis-/Kümmelöl » Hautschutz im Analbereich » Stuhlprotokoll führen und auswerten	CE 05 CE 06 CE 10 I.1.e) I.2.b)	Datum	Kürzel, Datum	Kürzel, Datum	Kürzel, Datum
220 Kann den Pflegeempfänger bezüglich Prävention und Gesundheitsförderung bei einer chronisch-entzündlichen Darmerkrankung beraten, z. B.: » Ernährungsmanagement » Entspannungstechniken » Regulierung von Alltagsbelastungen und Stresssituationen	CE 04 CE 05 CE 06 CE 10 II.2.c)	Datum	Kürzel, Datum	Kürzel, Datum	Kürzel, Datum

Kann den Pflegeprozess und die Pflegediagnostik in akuten und chronischen Pflegesituationen bei Pflegeempfängern mit **paralytischem Ileus** planen, organisieren, gestalten, durchführen, steuern und evaluieren

		Theorie	gezeigt	geübt	erreicht
221 Kennt die spezifischen Symptome eines Ileus und kann abhängig von der Ursache (mechanisch/paralytisch) Unterschiede beim Pflegeempfänger wahrnehmen und benennen, z. B.: » Allgemeine Symptome: Übelkeit, Erbrechen, Meteorismus, Stuhl-/Windverhalten, Schmerzen » Mechanischer Ileus: krampfartige Bauchschmerzen mit Abwehrspannung, laute Darmgeräusche » Paralytischer Ileus: druckempfindliches Abdomen, keine Darmgeräusche	CE 05 CE 06 CE 10 I.1c)	Datum	Kürzel, Datum	Kürzel, Datum	Kürzel, Datum
222 Beherrscht den Analyse- und Synthese-Prozess, um Pflegediagnosen für einen Pflegeempfänger mit einem Ileus abzuleiten und zu erläutern, z. B.: » Krampfartige Bauchschmerzen » Hat aufgrund einer Entlastungssonde das Risiko von Komplikationen » Risiko von hypotonen Kreislaufverhältnissen durch Hypovolämie » Prophylaxen und Selbstfürsorgedefizite infolge des reduzierten Allgemeinzustandes bei Ileus	CE 05 CE 06 CE 10 I.2.a-e) I.3.a-e)	Datum	Kürzel, Datum	Kürzel, Datum	Kürzel, Datum
223 Kann für einen Pflegeempfänger mit einem Ileus einen individuellen Pflegeplan (Pflegediagnosen, Pflegeziele und Pflegemaßnahmen) erstellen	CE 05 CE 06 CE 10 I.1.c)	Datum	Kürzel, Datum	Kürzel, Datum	Kürzel, Datum
224 Kennt die verschiedenen Pflegemaßnahmen im Kontext eines Ileus und wählt situationsspezifisch geeignete Pflegemaßnahmen für den Pflegeempfänger aus, kann diese begründen und sicher handhaben, z. B.: » Bettruhe » Nahrungskarenz » Bauchdeckenentspannende Lagerung » Kreislaufüberwachung » Maßnahmen im Kontext der Entlastungssonde » Einlegen eines Darmrohres	CE 05 CE 06 CE 10 I.1.e) I.2.b)	Datum	Kürzel, Datum	Kürzel, Datum	Kürzel, Datum

B1.8 Pflegerische Handlungsfelder im Kontext spezifischer Erkrankungen des Verdauungssystems

Kann den Pflegeprozess und die Pflegediagnostik in akuten und chronischen Pflegesituationen bei Pflegeempfängern mit **Karzinomen des Dickdarms/Rektums** planen, organisieren, gestalten, durchführen, steuern und evaluieren

		Theorie	gezeigt	geübt	erreicht
225 Kennt die spezifischen Symptome eines Karzinoms des Dickdarms und kann diese beim Pflegeempfänger wahrnehmen und benennen, z. B.: » Blut im Stuhl » Schmerzhafter Stuhldrang (Tenesmen) » Gewichtsverlust » Stuhlinkontinenz » Diarrhö, Obstipation	CE 05 CE 06 I.1.c)	Datum	Kürzel, Datum	Kürzel, Datum	Kürzel, Datum
226 Erhebt eine systematische Pflegeanamnese eines Pflegeempfängers mit einem Karzinom des Dickdarms/Rektums, z. B.: » Allgemeinzustand » Auswirkungen auf die Alltagsaktivitäten » Ängste, Sorgen im Zusammenhang mit der Erkrankung » Lebensgewohnheiten » Soziale Anamnese	CE 05 CE 06 I.1.c)	Datum	Kürzel, Datum	Kürzel, Datum	Kürzel, Datum
227 Beherrscht den Analyse- und Synthese-Prozess, um Pflegediagnosen für einen Pflegeempfänger mit einem Karzinom des Dickdarmes abzuleiten und zu erläutern, z. B.: » Postoperative Risiken (siehe B3) » Selbstfürsorgedefizit bei einer Stomaanlage » Stomakomplikationen » Schmerzen » Wissensbedarf über gesundheitsförderliches Verhalten	CE 05 CE 06 I.2.a-e) I.3.a-e)	Datum	Kürzel, Datum	Kürzel, Datum	Kürzel, Datum
228 Kann für einen Pflegeempfänger mit Karzinom des Dickdarmes einen individuellen Pflegeplan (Pflegediagnosen, Pflegeziele und Pflegemaßnahmen) erstellen	CE 05, CE 06 I.1.f)	Datum	Kürzel, Datum	Kürzel, Datum	Kürzel, Datum
229 Kennt die verschiedenen Pflegemaßnahmen im Kontext eines Karzinoms des Dickdarms und wählt situationsspezifisch geeignete Pflegemaßnahmen für den Pflegeempfänger aus, kann diese begründen und sicher durchführen, z. B.: » Wundversorgung » Stomamanagement (siehe A4 Ausscheidung) » Management von Sonden und Drainagen » Selbstfürsorgedefizit im Bereich Mobilität, Ausscheidung, Ernährung » Prophylaxen z. B. Pneumonierisiko » Gespräche über Ängste und Sorgen	CE 05 CE 06 I.1.e) I.2.b)	Datum	Kürzel, Datum	Kürzel, Datum	Kürzel, Datum

Kann den Pflegeprozess und die Pflegediagnostik in akuten und chronischen Pflegesituationen bei Pflegeempfängern mit **Erkrankungen der Gallenblase, Gallenwege** planen, organisieren, gestalten, durchführen, steuern und evaluieren

		Theorie	gezeigt	geübt	erreicht
230 Kennt die spezifischen Symptome einer Erkrankung der Gallenblase/-wege und kann diese beim Pflegeempfänger wahrnehmen und benennen, z. B.: » Druck-/Völlegefühl im rechten Oberbauch » Unverträglichkeit fetter Nahrung » Blähungen » Heftige Gallenkoliken » Fieber z. B. bei Gallenblasenempyem » Verschlussikterus	CE 05 CE 06 I.1.c)	Datum	Kürzel, Datum	Kürzel, Datum	Kürzel, Datum
231 Erhebt eine systematische Pflegeanamnese eines Pflegeempfängers mit einer Erkrankung der Gallenblase/-wege, z. B.: » Allgemeinzustand, Ernährungszustand » Ernährungsgewohnheiten » Schmerzsituation » Präoperatives Assessment mit Aufklärung über das präoperative Schmerzmanagement/Mobilisierungs-/Präventionsprogramm (siehe auch B3)	CE 05 CE 06 I.1.c)	Datum	Kürzel, Datum	Kürzel, Datum	Kürzel, Datum

B1.8 Pflegerische Handlungsfelder im Kontext spezifischer Erkrankungen des Verdauungssystems

	Theorie	gezeigt	geübt	erreicht
232 Beherrscht den Analyse- und Synthese-Prozess, um Pflegediagnosen für einen Pflegeempfänger mit einer Erkrankung der Gallenblase/-wege abzuleiten und zu erläutern, z. B.: » Akute kolikartige Oberbauchschmerzen » Aufgrund einer Hyperbilirubinämie/eines Ikterus das Risiko von stoffwechselbedingten Komplikationen » Pflegediagnosen im Kontext einer laparoskopisch durchgeführten Cholezystektomie, z. B.: » Hat aufgrund einer Entlastungssonde (T-Drainage und Wunddrainage) das Risiko von Komplikationen » Hat aufgrund einer Wunddrainage das Risiko von Komplikationen » Postoperatives Selbstfürsorgedefizit im Bereich Mobilität, Körperpflege, Ausscheidung » Schmerzen postoperativ CE 05 CE 06 1.2.a-e) 1.3.a-e)	Datum	Kürzel, Datum	Kürzel, Datum	Kürzel, Datum
233 Kann für einen Pflegeempfänger mit einer Erkrankung der Gallenblase/-wege einen individuellen Pflegeplan (Pflegediagnosen, Pflegeziele und Pflegemaßnahmen) erstellen CE 05, CE 06 I.1.b-e)	Datum	Kürzel, Datum	Kürzel, Datum	Kürzel, Datum
234 Kennt die verschiedenen Pflegemaßnahmen im Kontext einer Erkrankung der Gallenblase/-wege und wählt situationsspezifisch geeignete Pflegemaßnahmen für den Pflegeempfänger aus, kann diese begründen und sicher durchführen , z. B.: » Krankenbeobachtung » Schmerzmanagement » Feucht warme Umschläge auf den Oberbauch (Koliken ohne entzündlichen Prozess) » Bauchdeckenentspannende Lagerung » Postoperative Pflege nach laparoskopisch durchgeführter Cholezystektomie CE 05 CE 06 I.1.b-e)	Datum	Kürzel, Datum	Kürzel, Datum	Kürzel, Datum
235 Kann den Pflegeempfänger bezüglich Prävention und Gesundheitsförderung bei einer Erkrankung der Gallenblase/-wege beraten, z. B.: » Ernährungsmanagement » Regulierung des Körpergewichtes CE 04, CE 05 CE 06 II.2.c)	Datum	Kürzel, Datum	Kürzel, Datum	Kürzel, Datum

Kann den Pflegeprozess und die Pflegediagnostik in akuten und chronischen Pflegesituationen bei Pflegeempfängern mit **Hepatitis** planen, organisieren, gestalten, durchführen, steuern und evaluieren

236 Kann die spezifischen Symptome einer Hepatits abhängig vom Stadium unterscheiden und kann diese beim Pflegeempfänger wahrnehmen und benennen, z. B.: » Allgemeine Leistungsminderung » Konzentrationsschwäche, Müdigkeit » Übelkeit und Appetitlosigkeit » Alkoholunverträglichkeit » Diarrhö und Meteorismus » Subfebrile Temperatur » Ikterus der Skleren » Dunkelfärbung des Urins » Heller, lehmfarbener Stuhlgang » Juckreiz CE 05 CE 06 CE 10 I.1.c)	Datum	Kürzel, Datum	Kürzel, Datum	Kürzel, Datum
237 Erhebt eine systematische Pflegeanamnese eines Pflegeempfängers mit einer Hepatits, z. B.: » Allgemeinzustand und Leistungsminderung » Schmerzsituation » Auslandsreisen » Aktuelle Beschwerden CE 05 CE 06 CE 10 I.1.c)	Datum	Kürzel, Datum	Kürzel, Datum	Kürzel, Datum

Innere Medizin

B1.8 Pflegerische Handlungsfelder im Kontext spezifischer Erkrankungen des Verdauungssystems

Theorie | gezeigt | geübt | erreicht

Kann den Pflegeprozess und die Pflegediagnostik in akuten und chronischen Pflegesituationen bei Pflegeempfängern mit **Hepatitis** planen, organisieren, gestalten, durchführen, steuern und evaluieren

238 Beherrscht den Analyse- und Synthese-Prozess, um Pflegediagnosen für einen Pflegeempfänger mit einer Hepatitis abzuleiten und zu erläutern, z. B.:

- Hat aufgrund einer Hyperbilirubinämie/eines Ikterus das Risiko von stoffwechselbedingten Komplikationen
- Hat eine Infektionskrankheit, es besteht das Risiko der Keimübertragung
- Hat aufgrund von Pruritus (Juckreiz) ein beeinträchtigtes Wohlbefinden
- Hat eine erhöhte Defäkationsfrequenz/Diarrhö, es besteht das Risiko einer Dehydratation/eines Elektrolytdefizits
- Hat aufgrund von Meteorismus/Flatulenz (Blähbeschwerden) Bauchschmerzen

CE 05, CE 06, CE 10, I.2.a-e), I.3.a-e)

Theorie	gezeigt	geübt	erreicht
Datum	Kürzel, Datum	Kürzel, Datum	Kürzel, Datum

238 Kann für einen Pflegeempfänger mit einer Hepatits einen individuellen Pflegeplan (Pflegediagnosen, Pflegeziele und Pflegemaßnahmen) erstellen

CE 05, CE 06, CE 10, I.1.c)

Theorie	gezeigt	geübt	erreicht
Datum	Kürzel, Datum	Kürzel, Datum	Kürzel, Datum

239 Kennt die verschiedenen Pflegemaßnahmen im Kontext einer Hepatitis und wählt situationsspezifisch geeignete Pflegemaßnahmen für den Pflegeempfänger aus, kann diese begründen und sicher durchführen, z. B.:

- Krankenbeobachtung
- Pflegemaßnahmen gegen Juckreiz
- Ernährungsmanagement
- Hygienemaßnahmen, um einer Infektionsverbreitung vorzubeugen

CE 05, CE 06, CE 10, I.2.a-e), I.3.a-e)

Theorie	gezeigt	geübt	erreicht
Datum	Kürzel, Datum	Kürzel, Datum	Kürzel, Datum

240 Kann den Pflegeempfänger bezüglich Prävention und Gesundheitsförderung bei einer Hepatitis beraten, z. B.:

- Infektionswege und Prophylaxe zur Vermeidung einer erneuten Ansteckung bzw. Ansteckung von Angehörigen/Besuchern
- Tabakentwöhnung
- Ernährungsmanagement

CE 04, CE 05, CE 06, CE 10, II.2.c)

Theorie	gezeigt	geübt	erreicht
Datum	Kürzel, Datum	Kürzel, Datum	Kürzel, Datum

241 Kann eine Beratung über die Immunisierungsmöglichkeiten zur Hepatitisprophylaxe durchführen

CE 04, CE 05, CE 06, CE 10, II.2.c)

Theorie	gezeigt	geübt	erreicht
Datum	Kürzel, Datum	Kürzel, Datum	Kürzel, Datum

242 Kann eine Beratung bei einer Hepatitis-B-Infektion während der Schwangerschaft durchführen

CE 10, II.2.c)

Theorie	gezeigt	geübt	erreicht
Datum	Kürzel, Datum	Kürzel, Datum	Kürzel, Datum

Kann den Pflegeprozess und die Pflegediagnostik in akuten und chronischen Pflegesituationen bei Pflegeempfängern mit **Leberzirrhose** planen, organisieren, gestalten, durchführen, steuern und evaluieren

243 Kennt die spezifischen Symptome einer Leberzirrhose und kann diese beim Pflegeempfänger wahrnehmen und benennen, z. B.:

- Ikterus, Juckreiz der Haut
- Rhagaden
- Gynäkomastie, fehlende Sekundärbehaarung, Hodenatrophie
- Petechien, Palmar-/Plantarerythem, Caput Medusae, Spinnennävus (spider nevus)
- Ödeme
- Aszites
- Hepatische Enzephalopathie
- Sarkopenie

CE 05, CE 06, I.1.c)

Theorie	gezeigt	geübt	erreicht
Datum	Kürzel, Datum	Kürzel, Datum	Kürzel, Datum

244 Erhebt eine systematische Pflegeanamnese eines Pflegeempfängers mit einer Leberzirrhose, z. B.:

- Allgemeinzustand
- Vorerkrankungen, wie z. B. Hepatitis
- Auswirkungen auf die Alltagsaktivitäten
- Lebensgewohnheiten, Alkoholgenuss
- Ängste, Sorgen im Zusammenhang mit der Erkrankung
- Soziale Anamnese

CE 05, CE 06, I.1.c)

Theorie	gezeigt	geübt	erreicht
Datum	Kürzel, Datum	Kürzel, Datum	Kürzel, Datum

B1.8 Pflegerische Handlungsfelder im Kontext spezifischer Erkrankungen des Verdauungssystems

		Theorie	gezeigt	geübt	erreicht
245 Beherrscht den Analyse- und Synthese-Prozess, um Pflegediagnosen für einen Pflegeempfänger mit einer Leberzirrhose abzuleiten und zu erläutern, z. B.: » Hat aufgrund einer Hyperbilirubinämie/eines Ikterus das Risiko von stoffwechselbedingten Komplikationen » Hat aufgrund von Pruritus (Juckreiz) ein beeinträchtigtes Wohlbefinden » Risiko eines hämorrhagischen Schocks durch Ösophagusvarizenblutung » Hat aufgrund von Aszites das Risiko von Komplikationen » Selbstfürsorgedefizit im Bereich Mobilität, Körperpflege, Ausscheidung, Ernährung abhängig vom Allgemeinzustand » Risiken wie Sturz, Pneumonie usw. » Wissensbedarf über gesundheitsförderliches Verhalten	CE 05 CE 06 I.2.a-e) I.3.a-e)	Datum	Kürzel, Datum	Kürzel, Datum	Kürzel, Datum
246 Kann für einen Pflegeempfänger mit Leberzirrhose einen individuellen Pflegeplan (Pflegediagnosen, Pflegeziele und Pflegemaßnahmen) erstellen	CE 05, CE 06 I.1.f)	Datum	Kürzel, Datum	Kürzel, Datum	Kürzel, Datum
247 Kennt die verschiedenen Pflegemaßnahmen im Kontext einer Leberzirrhose und wählt situationsspezifisch geeignete Pflegemaßnahmen für den Pflegeempfänger aus, kann diese begründen und sicher durchführen, z. B.: » Monitoring der Bewusstseinslage und Vitalzeichen » Überwachung des Bauchumfangs » Ernährungsmanagement (Flüssigkeitsrestriktion/reduzierte Eiweißzufuhr) » Hoher Darmeinlauf, Laktulosegabe nach Arztanordnung zur Ammoniakabsorptionsreduktion » Selbstfürsorgedefizit im Bereich Mobilität, Ausscheidung, Ernährung » Prophylaxen » Gespräche über Ängste und Sorgen	CE 05 I.1.b-e)	Datum	Kürzel, Datum	Kürzel, Datum	Kürzel, Datum
248 Kann einen Pflegeempfänger bezüglich gesundheitsförderlichen Verhaltens zur Stabilisierung des Gesundheitszustandes und Prophylaxe von Sarkopenie und Gebrechlichkeit beraten, z. B.: » Angepasste Trainingsprogramme » Ernährungsmanagement » Kontrolluntersuchungen	CE 04 CE 05 CE 06 CE 08 II.2.c)	Datum	Kürzel, Datum	Kürzel, Datum	Kürzel, Datum

Kann den Pflegeprozess und die Pflegediagnostik in akuten und chronischen Pflegesituationen bei Pflegeempfängern mit **Pankreatitis** planen, organisieren, gestalten, durchführen, steuern und evaluieren

		Theorie	gezeigt	geübt	erreicht
249 Kann die spezifischen Symptome einer Pankreatitis abhängig vom Stadium unterscheiden und kann diese beim Pflegeempfänger wahrnehmen und benennen, z. B.: » Bohrender Schmerz im linken Oberbauch, der in den Rücken ausstrahlen kann » Fieber » Übelkeit, Erbrechen » Meteorismus, Fettstühle » Obstipation » Bis hin zu Aszites, Pleuraergüsse, Schockzeichen	CE 05 CE 06 CE 10 I.1.c)	Datum	Kürzel, Datum	Kürzel, Datum	Kürzel, Datum
250 Erhebt eine systematische Pflegeanamnese eines Pflegeempfängers mit einer Pankreatitis, z. B.: » Allgemeinzustand » Schmerzsituation » Alkoholkonsum, relevante Vorerkrankungen » Abklärung auf Anzeichen eines Deliriums bei bekanntem chronischen Alkoholabusus	CE 05 CE 06 CE 10 I.1.c)	Datum	Kürzel, Datum	Kürzel, Datum	Kürzel, Datum

B1.8 Pflegerische Handlungsfelder im Kontext spezifischer Erkrankungen des Verdauungssystems

Theorie | gezeigt | geübt | erreicht

Kann den Pflegeprozess und die Pflegediagnostik in akuten und chronischen Pflegesituationen bei Pflegeempfängern mit **Pankreatitis** planen, organisieren, gestalten, durchführen, steuern und evaluieren

Lernergebnis		Theorie	gezeigt	geübt	erreicht
251 Beherrscht den Analyse- und Synthese-Prozess, um Pflegediagnosen für einen Pflegeempfänger mit einer Pankreatitis abzuleiten und zu erläutern, z. B.: » Hat aufgrund einer Magensonde zur Entlastung das Risiko von Komplikationen » Akute Schmerzen » Hat aufgrund von Meteorismus/Flatulenz (Blähbeschwerden) Bauchschmerzen » Obstipationsrisiko » Muss alkoholische Speisen und Getränke strikt vermeiden, es besteht das Risiko von Komplikationen » Risiko eines paralytischen Ileus » Hat aufgrund von Nausea (Übelkeit) und/oder Emesis (Erbrechen) das Risiko von Komplikationen » Risiko eines Schocks	CE 05 CE 06 CE 10 I.2.a-e) I.3.a-e)	Datum	Kürzel, Datum	Kürzel, Datum	Kürzel, Datum
252 Kann für einen Pflegeempfänger mit einer Pankreatitis einen individuellen Pflegeplan (Pflegediagnosen, Pflegeziele und Pflegemaßnahmen) erstellen	CE 05, CE 06 CE 10 I.1.c)	Datum	Kürzel, Datum	Kürzel, Datum	Kürzel, Datum
253 Kennt die verschiedenen Pflegemaßnahmen im Kontext einer Pankreatitis und wählt situationsspezifisch geeignete Pflegemaßnahmen für den Pflegeempfänger aus, kann diese begründen und sicher durchführen, z. B.: » Krankenbeobachtung, engmaschige Vitalzeichenkontrolle » Stuhlgangbeobachtung, Obstipationsprophylaxe, Darmgeräusche » Schmerzmanagement » Management der Entlastungssonde	CE 05 CE 06 CE 10 I.1.e) I.2.b)	Datum	Kürzel, Datum	Kürzel, Datum	Kürzel, Datum
254 Kann den Pflegeempfänger bezüglich Prävention und Gesundheitsförderung bei einer Pankreatitis beraten, z. B.: » Ggf. über Möglichkeiten einer Suchttherapie » Ernährungsmanagement	CE 04, CE 05 CE 06, CE 08 II.2.c)	Datum	Kürzel, Datum	Kürzel, Datum	Kürzel, Datum

B1.9 Pflegerische Handlungsfelder im Kontext spezifischer Erkrankungen des Blutsystems

Theorie | gezeigt | geübt | erreicht

Kann den Pflegeprozess und die Pflegediagnostik in akuten und chronischen Pflegesituationen bei Pflegeempfängern mit einer **Erkrankung des Blutes wie z. B. Leukämie, Anämie, Bluterkrankheit und Erkrankungen des lymphatischen Systems** planen, organisieren, gestalten, durchführen, steuern und evaluieren

Lernergebnis		Theorie	gezeigt	geübt	erreicht
255 Kennt die charakteristischen Symptome eines Pflegeempfängers mit einer Bluterkrankung und kann diese erklären, z. B.: » Häufige Infekte, Fieber » Erschöpfung, Schwäche, Kurzatmigkeit » Blutungsneigung	CE 05 CE 06 I.1.c)	Datum	Kürzel, Datum	Kürzel, Datum	Kürzel, Datum
256 Erhebt eine systematische Pflegeanamnese eines Pflegeempfängers mit einer Erkrankung des Blutes, z. B.: » Allgemeinzustand » Infektanfälligkeit » Ernährungsstörungen, Mangelernährung » Schmerzsituation	CE 05 CE 06 CE 10 I.1.c)	Datum	Kürzel, Datum	Kürzel, Datum	Kürzel, Datum

B1.9 Pflegerische Handlungsfelder im Kontext spezifischer Erkrankungen des Blutsystems

		Theorie	gezeigt	geübt	erreicht
257 Beherrscht den Analyse- und Synthese-Prozess, um Pflegediagnosen für einen Pflegeempfänger mit einer Bluterkrankung abzuleiten und zu erläutern, z. B.: » Pflegediagnosen im Kontext der Symptome wie Übelkeit, Erbrechen » Pflegediagnosen im Kontext der Selbstfürsorgedefizite bei bestehenden körperlichen Einschränkungen » Hat ein erhöhtes Infektionsrisiko, hat ein Blutungsrisiko » Pflegediagnosen im Kontext von Ängsten und Sorgen des Pflegeempfängers » Ernährungstherapie und Beratung	CE 05 CE 06 CE 10 I.2.a-e) I.3.a-e)	Datum	Kürzel, Datum	Kürzel, Datum	Kürzel, Datum
258 Kennt die verschiedenen Pflegemaßnahmen im Kontext einer Erkrankung des Blutes und wählt situationsspezifisch geeignete Pflegemaßnahmen für den Pflegeempfänger aus, kann diese begründen und sicher durchführen: » Krankenbeobachtung, engmaschige Vitalzeichenkontrolle » Maßnahmen zur Förderung des Wohlbefindens » Maßnahmen im Kontext der medizinischen Therapie wie Zytostase, Bestrahlung usw. » Unterstützende und komplementäre Maßnahmen wie Entspannungstechniken, Akupressur, Aromatherapie, Ingwer usw. » Maßnahmen im Kontext von Übelkeit, Erbrechen, Diarrhö, Obstipation, Fatigue	CE 05 CE 06 CE 10 I.1.e) I.2.b)	Datum	Kürzel, Datum	Kürzel, Datum	Kürzel, Datum
259 Kann einen Pflegeempfänger bezüglich gesundheitsförderlichen Verhaltens zur Stabilisierung des Gesundheitszustandes und Symptommanagement beraten, z. B.: » Angepasste Trainingsprogramme » Ernährungsmanagement » Kontrolluntersuchungen	CE 04 CE 05 CE 06 CE 08 II.2.c)	Datum	Kürzel, Datum	Kürzel, Datum	Kürzel, Datum

Innere Medizin

B2 Pflege und Betreuung von Pflegeempfängern in der Neurologie

Pflegeempfänger, die auf Facheinheiten der Neurologie versorgt werden, haben in der Regel Störungen oder Erkrankungen des zentralen, peripheren oder vegetativen Nervensystems mit oft weitreichenden Folgen hinsichtlich der Selbstfürsorgefähigkeit und der weiteren Lebensführung. Abhängig vom individuell gegebenen Krankheitsbild und insbesondere bei Beteiligung von Gehirn und Rückenmark ergibt sich ein oft gravierender, komplexer Pflegebedarf, auch im psychosozialen und edukativen Bereich. Ein enges Zusammenarbeiten mit anderen Berufsgruppen aus Medizin und Therapie im interdisziplinären Team ist meist unerlässlich, um den verschiedenen neurologischen Störungen adäquat begegnen zu können. In diesem Kapitel werden Lernergebnisse zu den aus pflegerischer Sicht bedeutendsten neurologischen Erkrankungen und Störungen vorgestellt. Da neurologische Erkrankungen oftmals auch einer intensivmedizinischen/intensivpflegerischen Überwachung und Behandlung bedürfen, werden entsprechende Lernergebnisse im Bereich B5 aufgeführt.

B2.1 Allgemeine Lernergebnisse

Lernergebnis		Theorie	gezeigt	geübt	erreicht
1 Kennt den für die Neurologie typischen Tagesablauf und kann die Unterschiede zu anderen Fachrichtungen benennen	CE 01, CE 02 III.3	Datum	Kürzel, Datum	Kürzel, Datum	Kürzel, Datum
2 Kann beurteilen, welche Pflegeempfänger gemeinsam in einem Zimmer untergebracht werden können und kann dies begründen	CE 02 III.3, IV.1	Datum	Kürzel, Datum	Kürzel, Datum	Kürzel, Datum
3 Kennt die Versorgungswege und kann sich benötigte Materialien/Instrumente besorgen	CE 01, CE 02 III.3	Datum	Kürzel, Datum	Kürzel, Datum	Kürzel, Datum
4 Kennt die Strukturen und Verantwortlichkeiten der Notfallversorgung auf der Facheinheit	CE 01, CE 02 III.1, III.3	Datum	Kürzel, Datum	Kürzel, Datum	Kürzel, Datum
5 Kann ein Entlassungsgespräch führen und einen Entlassungsbericht verfassen (vgl. C3: Versorgungsbrüche und Entlassungsmanagement)	CE 05, CE 06 CE 07, CE 08 CE 09, CE 11 III.3.d)	Datum	Kürzel, Datum	Kürzel, Datum	Kürzel, Datum

B2.2 Spezielle Untersuchungen und medizinische Therapien in der Neurologie unterstützen

Kann innerhalb der rechtlichen Bestimmungen ärztlich veranlasste Maßnahmen der neurologisch-medizinischen Diagnostik in der **Neuroradiologie** vorbereiten, dabei assistieren, sie durchführen und den Pflegeempfänger nach der Untersuchung überwachen

Lernergebnis		Theorie	gezeigt	geübt	erreicht
6 Kann einen Pflegeempfänger zur neuroradiologischen Diagnostik vorbereiten, ggf. bei der Durchführung unterstützen sowie die Nachsorge übernehmen: » Computertomografie (CT) » Magnetresonanztomografie (MRT) » Positronen-Emissions-Tomografie (PET) » Röntgen » Angiografie » Myelografie	CE 05 CE 06 III.2.b)	Datum	Kürzel, Datum	Kürzel, Datum	Kürzel, Datum
7 Kann einen Pflegeempfänger zur interventionellen neuroradiologischen Therapie vorbereiten, ggf. bei der Durchführung unterstützen sowie die Nachsorge des Pflegeempfängers übernehmen: » Gefäßeröffnende (rekanalisierende) Maßnahmen » Gefäßverschließende (embolisierende) Maßnahmen	CE 05 CE 06 III.2.b-d)	Datum	Kürzel, Datum	Kürzel, Datum	Kürzel, Datum

B2.2 Spezielle Untersuchungen und medizinische Therapien in der Neurologie unterstützen

Theorie | gezeigt | geübt | erreicht

Kann innerhalb der rechtlichen Bestimmungen ärztlich veranlasste Maßnahmen der neurologisch-medizinischen **Liquordiagnostik/Lumbalpunktion** vorbereiten, dabei assistieren, sie durchführen und den Pflegeempfänger nach der Untersuchung überwachen

		Theorie	gezeigt	geübt	erreicht
8 Kann einen Pflegeempfänger zur Lumbalpunktion vorbereiten: » Kennt den grundsätzlichen Ablauf einer Lumbalpunktion und kann den Pflegeempfänger entsprechend informieren » Kann den Pflegeempfänger für eine Lumbalpunktion vorbereiten und das benötigte Material griffbereit anordnen und dem Arzt unter Berücksichtigung hygienischer Anforderungen assistieren	CE 05, CE 06 II.2.a) III.2.a-d)	Datum	Kürzel, Datum	Kürzel, Datum	Kürzel, Datum
9 Kann bei der Durchführung einer Lumbalpunktion unterstützen und den Pflegeempfänger begleiten und überwachen: » Kennt die für eine Lumbalpunktion erforderlichen Lagerungspositionen und kann den Pflegeempfänger bei der Positionierung für die Dauer der Punktion unterstützen » Erkennt Anzeichen einer Kreislaufschwäche während der Punktion und kommuniziert diese unmittelbar mit dem Arzt	CE 05 CE 06 III.2.b-d)	Datum	Kürzel, Datum	Kürzel, Datum	Kürzel, Datum
10 Kann die Nachsorge eines Pflegeempfängers mit Lumbalpunktion unterstützen und den Pflegeempfänger begleiten und überwachen: » Kennt Maßnahmen zur Vorbeugung bzw. Linderung postpunktioneller Beschwerden und kann diese situationsgerecht auswählen, begründen und anwenden » Kann die Punktionsstelle systematisch auf Auffälligkeiten beobachten und kommuniziert diese ggf. unmittelbar mit dem Arzt » Kann die genutzten Materialien fachgerecht entsorgen bzw. aufbereiten (Hygiene)	CE 05 CE 06 III.2.a-d)	Datum	Kürzel, Datum	Kürzel, Datum	Kürzel, Datum

Kann innerhalb der rechtlichen Bestimmungen ärztlich veranlasste Maßnahmen der **elektrophysiologischen Diagnostik** vorbereiten, dabei assistieren, sie durchführen und den Pflegeempfänger nach der Untersuchung überwachen

		Theorie	gezeigt	geübt	erreicht
11 Kann einen Pflegeempfänger zur elektrophysiologischen Diagnostik vorbereiten, ggf. bei der Durchführung unterstützen sowie die Nachsorge übernehmen: » Elektroenzephalografie (EEG) » Nervenleitgeschwindigkeit (NLG) » Evozierte Potenziale (EP) » Elektromyografie (EMG) » Elektroneurografie (ENG)	CE 05 CE 06 III.2.b-d)	Datum	Kürzel, Datum	Kürzel, Datum	Kürzel, Datum

Kann innerhalb der rechtlichen Bestimmungen ärztlich veranlasste Maßnahmen der neurologisch-medizinischen **Ultraschalldiagnostik** vorbereiten, dabei assistieren, sie durchführen und den Pflegeempfänger nach der Untersuchung überwachen

		Theorie	gezeigt	geübt	erreicht
12 Kann einen Pflegeempfänger zur neurologischen Ultraschalldiagnostik vorbereiten, ggf. bei der Durchführung unterstützen sowie die Nachsorge übernehmen: » Doppler-Sonografie » Duplex-Sonografie	CE 05, CE 06 III.2.b)	Datum	Kürzel, Datum	Kürzel, Datum	Kürzel, Datum

Kann innerhalb der rechtlichen Bestimmungen ärztlich veranlasste Maßnahmen der **neurologischen Nerven- und Muskelhistologie** vorbereiten, dabei assistieren, sie durchführen und den Pflegeempfänger nach der Untersuchung überwachen

		Theorie	gezeigt	geübt	erreicht
13 Kann einen Pflegeempfänger zur neurologischen Nerven- und/oder Muskelhistologie vorbereiten, ggf. bei der Durchführung unterstützen sowie die Nachsorge übernehmen: » Muskelbiopsie » Nervenbiopsie	CE 05, CE 06 III.2.a-d)	Datum	Kürzel, Datum	Kürzel, Datum	Kürzel, Datum
14 Kennt den grundsätzlichen Ablauf einer neurologischen Nerven-/Muskelbiopsie und kann den Pflegeempfänger entsprechend informieren	CE 05, CE 06 II.2.a)	Datum	Kürzel, Datum	Kürzel, Datum	Kürzel, Datum
15 Kann das Biopsiematerial fachgerecht versandfertig machen	CE 05 III.2.b)	Datum	Kürzel, Datum	Kürzel, Datum	Kürzel, Datum

B2.2 Spezielle Untersuchungen und medizinische Therapien in der Neurologie unterstützen

Theorie | gezeigt | geübt | erreicht

Kann innerhalb der rechtlichen Bestimmungen ärztlich veranlasste Maßnahmen der **klinisch-neurologischen Untersuchung** vorbereiten, dabei assistieren, sie durchführen und den Pflegeempfänger nach der Untersuchung überwachen

		Datum	Kürzel, Datum	Kürzel, Datum	Kürzel, Datum
16 Kann einen Pflegeempfänger zur klinisch-neurologischen Untersuchungen vorbereiten, ggf. bei der Durchführung unterstützen sowie die Nachsorge übernehmen: » Untersuchung der Hirnnerven: z. B. Pupillenreaktion, Gesichtsfeld, Augenbewegung, mimische Muskulatur, Geruchsvermögen, Trigeminusfunktion, Hörvermögen, Zungenmotilität usw. » Untersuchung des motorischen Systems: z. B. Muskeltrophik, Muskeltonus, Muskelkraft, motorische Reizerscheinungen, Willkürmotorik » Untersuchung der Reflexe: z. B. Muskeleigenreflexe, Fremdreflexe, pathologische Reflexmuster (Pyramidenbahnzeichen wie Babinski-Reflex usw.) » Untersuchung der Sensibilität: z. B. Berührungsempfinden, Schmerzempfinden, Temperaturempfinden, Bewegungsempfinden, Vibrationsempfinden, Lageempfinden » Untersuchung der Bewegungskoordination: z. B. Zielbewegungen (Praxie), Feinmotorik, Stand und Gang » Untersuchung der Sprach- und Sprechfunktion: z. B. Sprachverständnis, Sprachproduktion, Artikulation (Phonation), Sprachmotorik, Lautbildung, Wortbildung » Untersuchung der Schluckfunktion: z. B. orofaziale Beweglichkeit und Sensibilität, Schluckreflexe, Kopfkontrolle, Speichelkontrolle » Untersuchung der vegetativen Funktionen: z. B. Blasen- und Darmfunktion, Sexualfunktion, Funktion der Schweißdrüsen, sympathische Hautantwort	CE 05 CE 06 III.2.b-c)				

B2.3 Typische Medikamente im Rahmen neurologischer Krankheitsbilder und Anwendungsgebiete einschätzen können

Theorie | gezeigt | geübt | erreicht

Kann im interdisziplinären Team an der pharmazeutischen Versorgung und Behandlung von Menschen mit neurologischen Krankheitsbildern aller Altersstufen mitwirken sowie die **ärztlichen Anordnungen zur Medikation** im Pflegekontext eigenständig durchführen

		Datum	Kürzel, Datum	Kürzel, Datum	Kürzel, Datum
17 Kann den Pflegeempfänger bei der angeordneten Medikation unterstützen und beachtet die 6-R-Regel (richtiger Patient, richtiges Medikament, richtige Dosierung, richtige Zeit, richtige Applikation, richtige Dokumentation)	CE 05, CE 06 CE 07 III.2.b)				
18 Kennt typische Medikamente im Rahmen neurologischer Krankheitsbilder sowie deren Anwendungsgebiete und kann Nebenwirkungen und Kontraindikationen beim Pflegeempfänger beurteilen, Sofortmaßnahmen einleiten und den ärztlichen Dienst informieren: » Epilepsie (Antikonvulsiva, z. B. Barbiturate, Hydantoin, Valproinsäure) » Parkinson-Syndrom (z. B. Levodopa, Dopaminagonisten, Monoaminooxidase-B-Hemmer, Anticholinergika) » Spastiken (z. B. zentral oder peripher wirkende Muskelrelaxantien, Benzodiazepine) » Sonstige zentralnervös bedingte Bewegungsstörungen wie Tremor oder Dystonie (z. B. Benzodiazepine, Botulinumtoxin, Dopaminergika) » Zerebrale Durchblutungsstörungen (Thrombolytik, Antikoagulantien wie z. B. Thrombozytenaggregationshemmer, Cumarine, Heparin) » Infektionen des zentralen Nervensystems (z. B. Antibiotika, Virostatika, Antimykotika) » Demenzen (z. B. Cholinesterase-Inhibitoren, NMDA-Antagonisten) » Multiple Sklerose (z. B. Interferon, Glatirameracetat, Fumarsäure) » Sonstige immunvermittelte Erkrankungen des zentralen Nervensystems wie Guillain-Barré-Syndrom (z. B. Immunglobulin) » Tumorerkrankungen des zentralen Nervensystems (z. B. Zytostatika) » Intrakranielle Druckerhöhung (z. B. osmotische Diuretika)	CE 05 CE 06 CE 07 I.4.a)+c) III.2.b-d)				

(Siehe auch A12 Empfindung zur Medikation bei Schmerzen/Analgesie)

B2.4 Pflegerische Handlungsfelder im Kontext neurologischer Erkrankungen

B2.4.1 Zerebrale Durchblutungsstörungen und intrazerebrale Blutungen

Kann den Pflegeprozess und die Pflegediagnostik in akuten und chronischen Pflegesituationen bei Pflegeempfängern mit **temporärer oder dauerhafter zerebraler Durchblutungsstörung oder intrazerebraler Blutung** planen, organisieren, gestalten, durchführen, steuern und evaluieren

		Theorie	gezeigt	geübt	erreicht
19 Kennt die charakteristischen Symptome einer akuten zerebralen Durchblutungsstörung/intrazerebralen Blutung, kann diese benennen und beim Pflegeempfänger erkennen, z. B.: » Heftige Kopfschmerzen » Schwindel » Unvollständige oder vollständige Lähmung des Gesichts, eines Arms oder einer gesamten Körperhälfte » Sehstörungen oder einseitiges Erblinden » Aphasie und Dysarthrie (siehe B2.4.8) » Sensibilitätsstörungen » Gesichtsfeldausfälle (Hemianopsie) » Störungen von Gleichgewicht und/oder Koordination (Ataxie) » Dysphagie (siehe A3 Ernährung) » Neglect » Pusher-Symptomatik » Bewusstseinsveränderungen und Orientierungsstörungen	CE 05 CE 06 CE 07 CE 08 I.1.c) I.2.e) I.4.c)	Datum	Kürzel, Datum	Kürzel, Datum	Kürzel, Datum
20 Kennt die klinischen Symptome verschiedener vaskulärer Krankheiten des Gehirns und kann Gemeinsamkeiten und Unterschiede zwischen ihnen benennen, z. B.: » Temporäre oder dauerhafte zerebrale Ischämien » Spontane intrazerebrale Blutungen » Zerebrale Sinus- und Venenthrombose » Subarachnoidalblutungen	CE 05 CE 06 CE 07 CE 08 I.1.c) I.2.e)	Datum	Kürzel, Datum	Kürzel, Datum	Kürzel, DatuE
21 Erhebt eine systematische Pflegeanamnese eines Pflegeempfängers mit zerebraler Durchblutungsstörung/intrazerebraler Blutung, z. B.: » Aktuelles Befinden » Neurologische Ausfallerscheinungen » Körperbildstörungen » Einschränkungen der Selbstfürsorge (z. B. Mobilität, Nahrungsaufnahme, Körperpflege, Ausscheidung usw.) » Bewusstseins- und Orientierungsveränderungen » Risikofaktoren für eine rezidive zerebrale Ischämie	CE 05 CE 06 CE 07 I.1.c) I.2.a) I.5.a)	Datum	Kürzel, Datum	Kürzel, Datum	Kürzel, Datum
22 Kennt spezifische Assessmentinstrumente zur Beurteilung einer akuten zerebralen Durchblutungsstörung/intrazerebralen Blutung und kann deren Nutzung begründen, sie anwenden und die Ergebnisse im interdisziplinären Team besprechen, z. B.: » National Institute of Health Stroke Scale (NIHSS) » European Stroke Scale (ESS) » Stroke Impact Scale (SIS) » (Erweiterter) Barthel-Index » Modified Rankin Scale (mRS) » Wolf Motor Function Test (WMFT)	CE 05 CE 06 CE 07 I.1.c) I.2.a)	Datum	Kürzel, Datum	Kürzel, Datum	Kürzel, Datum
23 Beherrscht den Analyse und Synthese-Prozess, um Pflegediagnosen für einen Pflegeempfänger nach einer zerebralen Durchblutungsstörung/intrazerebralen Blutung abzuleiten und zu erläutern, z. B.: » Selbstfürsorgedefizite in den Bereichen Körperpflege, Kleiden, Ernährung, Bewegung und Mobilität z. B. aufgrund einer Hemiplegie » Selbstfürsorgedefizite im Bereich der Ausscheidung z. B. aufgrund von Belastungsinkontinenz, Dranginkontinenz » Beeinträchtigte verbale Kommunikation, z. B. infolge einer Form der Aphasie oder Dysarthrie (siehe B2.4.8) » Risiko der Entwicklung einer Spastik » Risiko eines Sturzes, z. B. infolge Gleichgewichtsstörungen » Beeinträchtigte Orientierung/Wahrnehmung z. B. aufgrund eines Gesichtsfeldausfalls oder eines Neglects » Risiko der Entwicklung eines Schulter-Hand-Syndroms » Risiko der Subluxation eines Schultergelenks » Risiko der Entwicklung einer Spastik (siehe B2.4.8) » Risiko einer Erhöhung des intrakraniellen Drucks (siehe B5: Lernfelder auf einer Intensivstation)	CE 02 CE 05 CE 06 CE 07 I.1.c-d) I.2.a-e) I.3.a-d) III.2.f)	Datum	Kürzel, Datum	Kürzel, Datum	Kürzel, Datum

B2.4.1 Zerebrale Durchblutungsstörungen und intrazerebrale Blutungen

	Theorie	gezeigt	geübt	erreicht

Kann den Pflegeprozess und die Pflegediagnostik in akuten und chronischen Pflegesituationen bei Pflegeempfängern mit **temporärer oder dauerhafter zerebraler Durchblutungsstörung** oder intrazerebraler Blutung planen, organisieren, gestalten, durchführen, steuern und evaluieren

24 Kennt die spezifischen Ursachenzusammenhänge und Risikofaktoren für eine zerebrale Durchblutungsstörung/intrazerebrale Blutung und kann den Pflegeempfänger hinsichtlich der Prävention eines Rezidivs beraten sowie eine Risikoreduktion durchführen:

- Arteriosklerose
- Hypertonie
- Fettstoffwechselstörung und Hypercholesterinämie
- Diabetes mellitus
- Herzerkrankungen
- Rauchen
- Übermäßiger Alkoholkonsum
- Übergewicht
- Bewegungsarmer Lebensstil
- Hormonsubstitution („Pille")

CE 02, CE 04, CE 05, CE 07, I.1.c), I.2.e), II.2

Theorie	gezeigt	geübt	erreicht
Datum	Kürzel, Datum	Kürzel, Datum	Kürzel, Datum

25 Kennt die Kriterien für einen neurologischen Pflegebefund („Neurostatus"), kann ihn erheben und im interdisziplinären Team kommunizieren, z. B.:

- Orientierung und Vigilanz
- Fazialisparese
- Sprachproduktion
- Neglect
- Motorik von Armen und Beinen
- Sensibilitätsstörungen
- Pupillenreaktion

CE 05, CE 06, I.1.c-d), I.2.a)

Theorie	gezeigt	geübt	erreicht
Datum	Kürzel, Datum	Kürzel, Datum	Kürzel, Datum

26 Kennt die Sofortmaßnahmen bei einer akuten zerebralen Durchblutungsstörung/intrazerebralen Blutung und kann diese bis zur Übernahme durch den ärztlichen Dienst einleiten und aufrechterhalten, z. B.:

- Unmittelbare Information des ärztlichen Dienstes bzw. des Rettungsdienstes
- Engmaschige Kontrolle von Vitalzeichen und Blutzucker
- Sicherung von Atmung und Herz-Kreislauf-Tätigkeit
- Stabile Lagerungsposition je nach Bewusstseinsgrad herstellen (z. B. stabile Seitenlage bei Bewusstlosigkeit)
- Herstellung/Veranlassung der Herstellung eines venösen Zugangs
- Einleitung der Verlegung auf eine Stroke Unit oder Intensivstation
- Sammlung zentraler anamnestischer Informationen für die weitere Akutversorgung
- Organisation und Steuerung einer zeitnahen kranialen Bildgebung in Rücksprache mit dem Arzt und Begleitung des Transports

CE 06, I.4.a+c), III.2.b)

Theorie	gezeigt	geübt	erreicht
Datum	Kürzel, Datum	Kürzel, Datum	Kürzel, Datum

27 Kennt die Überwachungskriterien und mögliche Komplikationen bei der systemischen Lysetherapie und kann Sofortmaßnahmen einleiten und den ärztlichen Dienst unmittelbar informieren, z. B. bei:

- Hämatombildung
- Blutungen aus Mund, Nase, Urogenitaltrakt, Einstichstellen usw.
- Übelkeit und Erbrechen
- Anaphylaktische Reaktionen
- Verschlechterung des Neurostatus/von neurologischen Ausfallerscheinungen
- Verschlechterung der Vigilanz
- Entwicklung einer Pupillendifferenz
- Puls- und Blutdruckveränderungen

CE 05, CE 06, I.4, III.2.b-d)

Theorie	gezeigt	geübt	erreicht
Datum	Kürzel, Datum	Kürzel, Datum	Kürzel, Datum

28 Erkennt Anzeichen früher Komplikationen infolge einer zerebralen Durchblutungsstörung/intrazerebralen Blutung und kann Zustandsverschlechterungen zuverlässig erkennen und im interdisziplinären Team kommunizieren, z. B.:

- Sturzrisiko
- Harnwegsinfektion
- Pneumonie
- Dekubitusrisiko
- Schmerzen und Subluxation der Schulter
- Beinvenenthrombose
- Psychische Veränderungen und Depression

CE 05, CE 06, I.1.c), I.2.a), I.4.c), III.2.c+f)

Theorie	gezeigt	geübt	erreicht
Datum	Kürzel, Datum	Kürzel, Datum	Kürzel, Datum

B2.4.1 Zerebrale Durchblutungsstörungen und intrazerebrale Blutungen

Kompetenz		Theorie	gezeigt	geübt	erreicht
29 Kenntt pflegerische Maßnahmen zur Prophylaxe typischer Komplikationen und Folgen bei einem Pflegeempfänger mit einer zerebralen Durchblutungsstörung/intrazerebralen Blutung sowie die jeweiligen nationalen Expertenstandards und kann diese situationsgerecht auswählen, begründen, sicher durchführen und dokumentieren, z. B.: » Pneumonieprophylaxe (siehe A2 Atmung) » Dekubitusprophylaxe (siehe A8 Gewebeintegrität) » Sturzprophylaxe (siehe A6 Bewegung und Mobilität) » Aspirationsprophylaxe (siehe A3 Ernährung) » Thromboseprophylaxe (siehe A5 Kreislauf) » Kontrakturprophylaxe (siehe A6 Bewegung und Mobilität)	CE 05 CE 06 I.1.b+e) I.2.b)	Datum	Kürzel, Datum	Kürzel, Datum	Kürzel, Datum
30 Kennt Anzeichen einer intrakraniellen Druckerhöhung und kann diese bei Auftreten den verantwortlichen Bezugspersonen des ärztlichen Dienstes mitteilen (siehe B5 Lernfelder auf einer Intensivstation)	CE 05, CE 06 I.1.c), I.2.a) III.2.c)+f)	Datum	Kürzel, Datum	Kürzel, Datum	Kürzel, Datum
31 Kann für einen Pflegeempfänger mit einer zerebralen Durchblutungsstörung/intrazerebralen Blutung einen individuellen Pflegeplan (Pflegediagnosen, Pflegeziele, Pflegemaßnahmen) erstellen	CE 05 CE 06 I.1.b)+e)+f) I.2.b)	Datum	Kürzel, Datum	Kürzel, Datum	Kürzel, Datum
32 Kennt pflegetherapeutische Maßnahmen- und Handlungskonzepte zur Versorgung, Pflege und Begleitung eines Pflegeempfängers mit zerebraler Durchblutungsstörung/intrazerebraler Blutung (siehe B2.4.8 und B2.4.9), wählt diese begründet und situationsspezifisch aus und kann sie sicher durchführen, z. B.: » Bobath-Konzept » Basale Stimulation » Kinästhetik » Pflegerisches Ernährungs- und Dysphagiemanagement (siehe A3 Ernährung) » Kommunikations-/Gesprächsregeln und -strategien bei Aphasie und Dysarthrie » Sturzprophylaxe » Pflegerisches Führen nach dem Affolter-Modell » Therapie des Facio-Oralen-Trakts (F.O.T.T.) » Förderung der Wahrnehmung und Orientierung (siehe A13 Wahrnehmung)	CE 02 CE 05 CE 06 CE 07 I.1.b)+e) I.2.b) I.3.a) III.1.a-e) III.3.a)+b) V.1	Datum	Kürzel, Datum	Kürzel, Datum	Kürzel, Datum
33 Kennt das Risiko von psychosozialen Komplikationen bei Pflegeempfängern und/oder deren Angehörigen nach einer zerebralen Durchblutungsstörung/intrazerebralen Blutung und kann zur Bewältigung beratend unterstützen, z. B. hinsichtlich: » Angstzustände und Panikattacken » Stimmungsveränderungen wie Apathie und Lethargie » Post-Stroke-Depression » Beeinträchtigte Zukunftsperspektive » Arrangement mit dauerhaften Selbstfürsorgedefiziten » Identitätsveränderungen und Rollenverhältniss » Abbau sozialer Netzwerke	CE 04 CE 05 CE 08 CE 09 I.1.g) I.2.c) I.3.b)+d) II.2	Datum	Kürzel, Datum	Kürzel, Datum	Kürzel, Datum
34 Setzt sich mit Modellen zur Bewältigung chronischer Krankheiten bzw. der Folgen einer zerebralen Durchblutungsstörung/intrazerebralen Blutung auseinander und kann ein evidenzbasiertes Beratungskonzept für den Pflegeempfänger und seine Angehörigen/Bezugspersonen entwickeln und evaluieren	CE 05 CE 07 CE 09 Anl. 5 II.	Datum	Kürzel, Datum	Kürzel, Datum	Kürzel, Datum
35 Kennt die Phasen der neurologischen Rehabilitation, kann diese dem Pflegeempfänger und seinen Angehörigen/Bezugspersonen erklären und die pflegerische Versorgung entsprechend dem jeweiligen Hilfebedarf unterstützen: » Phase A – Akutversorgung » Phase B – Frührehabilitation » Phase C – Weiterführende Rehabilitation » Phase D – Anschlussheilbehandlung » Phase E – Nachsorge und berufliche Rehabilitation » Phase F – Aktivierende, zustandserhaltende Langzeitpflege bei anhaltender Pflegebedürftigkeit	CE 07 I.6.c-d) III.3	Datum	Kürzel, Datum	Kürzel, Datum	Kürzel, Datum

Neurologie

B2.4.2 Zerebrale Krampfanfälle und Epilepsie

Theorie | gezeigt | geübt | erreicht

Kann den Pflegeprozess und die Pflegediagnostik in akuten und chronischen Pflegesituationen bei Pflegeempfängern mit **zerebralen Krampfanfällen und/oder Epilepsie** planen, organisieren, gestalten, durchführen, steuern und evaluieren

36 Kennt die sechs Ursachengruppen die für die Entstehung einer Epilepsie und kann sie beschreiben:

- Genetische Ursachen
- Strukturelle Hirnschädigungen
- Stoffwechselbedingte Ursachen
- Infektiöse Ursachen
- Immunologische/autoimmunologische Ursachen
- Unklare Ätiologie (idiopathische Epilepsie)

CE 05 CE 06 I.1.c) I.2.e)

Datum	Kürzel, Datum	Kürzel, Datum	Kürzel, Datum

37 Kennt die verschiedenen Anfallsarten der Epilepsie gemäß der Klassifikation der Internationalen Liga gegen Epilepsie (ILAE) und kann die Unterschiede wahrnehmen, erklären und zuordnen, z. B.:

- Generalisiert beginnende Anfälle mit motorischen Störungen (z. B. Grand mal)
- Generalisiert beginnende Anfälle ohne oder mit kaum motorischen Störungen (z. B. Absencen, Petit mal)
- Fokale (partielle) Anfälle mit motorischen Störungen
- Fokale (partielle) Anfälle ohne motorische Störungen
- Epilepsie-Syndrome

CE 05 CE 06 I.1.c) I.2.a)+e)

Datum	Kürzel, Datum	Kürzel, Datum	Kürzel, Datum

38 Kennt die charakteristischen Symptome fokaler Epilepsien und kann diese benennen und erkennen, z. B.:

- Auftreten einer Aura vor dem eigentlichen Anfallsgeschehen
- Vegetative Symptome wie Schweißausbruch, Tachykardie oder Blässe
- Bewusstseinsstörungen (bei komplex-fokalen Anfällen)
- Automatismen wie Kauen, Schmatzen, Schlucken oder ein starr gerichteter Blick
- Sensibilitätsstörungen wie Kribbeln
- Sensorische Störungen wie visuelle oder akustische Halluzinationen
- Stereotype Bewegungen wie Nesteln oder Zupfen

CE 05 CE 06 I.1.c) I.2.e) I.4.c)

Datum	Kürzel, Datum	Kürzel, Datum	Kürzel, Datum

39 Kennt die Anfallsstadien eines generalisierten tonisch-klonischen Krampfanfalls mit motorischen Störungen („Grand mal") und kann diese benennen und erkennen:

- Vorboten (Prodromalerscheinungen) wie gesteigerte Reizbarkeit, Kopfdruck/-schmerzen
- Aura (optisch, akustisch oder sensibel)
- Tonisches Stadium mit Versteifung der gesamten Muskulatur (Sturzgefahr!), Initialschrei, Atemstillstand, weiten und lichtstarren Pupillen
- Klonisches Stadium mit unwillkürlichen rhythmischen Zuckungen am ganzen Körper, Zungenbiss, unwillkürlichem Stuhl- und Harnabgang
- Erschöpfungsstadium

CE 05 CE 06 I.1.c) I.2.a)+e) I.4.c)

Datum	Kürzel, Datum	Kürzel, Datum	Kürzel, Datum

40 Erhebt eine systematische Pflegeanamnese eines Pflegeempfängers mit zerebralen Krampfanfällen/Epilepsie, z. B.:

- Aktuelles Befinden
- Bekannte auslösende Faktoren für einen zerebralen Krampfanfall
- Vorerkrankungen, die eine symptomatische Epilepsie begünstigen
- Charakteristika bisheriger Anfälle
- Medikamentenregime und ggf. Änderungen in der jüngeren Vergangenheit
- Fremdanamnese durch Angehörige/Bezugspersonen

CE 05 I.1.c) I.2.a) I.5.a)

Datum	Kürzel, Datum	Kürzel, Datum	Kürzel, Datum

41 Beherrscht den Analyse- und Synthese-Prozess, um Pflegediagnosen für einen Pflegeempfänger mit zerebralen Krampfanfällen/Epilepsie abzuleiten und zu erläutern, z. B.:

- Hat aufgrund eines epileptischen Anfalls das Risiko einer Verletzung
- Hat aufgrund einer Epilepsie das Risiko von Komplikationen
- Hat aufgrund einer Überempfindlichkeit gegenüber äußeren Reizen das Risiko von unerwünschten/unangenehmen Empfindungen/Reaktionen
- Hat ein Sturzrisiko
- Hat aufgrund von Halluzinationen das Risiko der Selbst-/Fremdgefährdung
- Hat aufgrund fehlender Informationen über die Einnahme von Medikamenten das Risiko der unwirksamen Therapie
- Ist in der selbstständigen Medikamenteneinnahme/-applikation eingeschränkt, es besteht das Risiko der unwirksamen Therapie

CE 05 I.1.c-d) I.2.a-e) I.3.a-d III.2.f)

Datum	Kürzel, Datum	Kürzel, Datum	Kürzel, Datum

B2.4.2 Zerebrale Krampfanfälle und Epilepsie

Theorie	gezeigt	geübt	erreicht

42 Kennt die Sofortmaßnahmen während eines generalisierten tonisch-klonischen Anfalls mit motorischen Störungen („Grand mal") und kann diese bis zur Übernahme durch den ärztlichen Dienst einleiten und aufrechterhalten, z. B.:

- Den Pflegeempfänger nicht allein lassen, eine zweite Pflegeperson den ärztlichen Dienst informieren lassen
- Den Pflegeempfänger und insbesondere den Kopf vor Verletzungen schützen
- Ist ein Sturz noch vermeidbar, den Pflegeempfänger sanft zu Boden gleiten lassen
- Überprüfung auf sekundäre Verletzungen
- Ein Transfer ins Bett oder andere Lageveränderungen erfolgt erst nach dem Krampfanfall
- Den Pflegeempfänger nicht an den tonisch-klonischen Krampfbewegungen hinder (Distorsions- und Frakturrisiko)
- Stabile Seitenlagerung zur Aspirationsprophylaxe herstellen
- Ausschließlich bei noch offener Zahnreihe einen weichen Gegenstand zum Schutz der Zunge und zur Sicherung der Atemwege einführen
- Ggf. Verabreichung angeordneter Bedarfsmedikation
- Kontrolle von Vigilanz und Vitalfunktionen
- Permanente Beobachtung und Dokumentation des Anfallverlaufs

CE 06
I.1.f)
I.4.a)+c)
III.2.b)

Datum	Kürzel, Datum	Kürzel, Datum	Kürzel, Datum

43 Kennt Pflegemaßnahmen zur Versorgung, Pflege und Begleitung eines Pflegeempfängers nach einem zerebralen Krampfanfall, wählt diese begründet und situationsspezifisch aus und kann sie sicher durchführen und dokumentieren, z. B.:

- Unterstützung bei der Körperpflege und beim Kleiderwechsel
- Versorgung eventueller Verletzungen durch den Anfall
- Unterstützung des Medikamentenregimes
- Überprüfung von Vigilanz und Orientierung
- Unterstützung bei der Mundpflege und Kontrolle auf Zungen- oder Wangenbiss
- Für Ruhe sorgen

CE 05
CE 06
I.1.b)+e)+f)
I.2.b)
I.3.a)
III.1.a-e)
III.2.b)
V.1

Datum	Kürzel, Datum	Kürzel, Datum	Kürzel, Datum

44 Kennt das Risiko von psychosozialen Komplikationen bei Pflegeempfängern mit Epilepsie und kann zur Bewältigung beratend unterstützen, z. B. hinsichtlich:

- Stigmatisierung
- Nichtbeachtung und Verdrängung
- Wesensveränderungen
- Abbau sozialer Netzwerke
- Änderungen des beruflichen und privaten Alltags
- Angstzustände und Panikattacken

CE 04
CE 09
I.1.g)
I 2.c)
I.3.b)+d)
II.2

Datum	Kürzel, Datum	Kürzel, Datum	Kürzel, Datum

45 Kennt Faktoren und Reize, die einen zerebralen Krampfanfall auslösen können und kann den Pflegeempfänger diesbezüglich aufklären und individuell hinsichtlich deren Vermeidung beraten, z. B.:

- Schlafentzug
- Schwere Infektionskrankheiten oder Intoxikationen
- Flackernde Lichtreize
- Hypoglykämie
- Hohes Fieber
- Übermäßiger Alkohol- und/oder Drogenkonsum
- Alkohol-/Drogenentzug
- Distress,Nebenwirkungen von Medikamenten
- Eigenmächtiges Umstellen, Ändern oder Absetzen der verordneten Antiepileptika

CE 04
CE 05
I.1.c)
I 2.e)
II.2

Datum	Kürzel, Datum	Kürzel, Datum	Kürzel, Datum

46 Kann den Pflegeempfänger und seine Angehörigen/Bezugspersonen zur präventiven und gesundheitsfördernden Lebensführung mit einer Epilepsie beraten und anleiten, z. B. hinsichtlich:

- Einhaltung eines regelmäßigen, strukturierten Tagesablaufs
- Führen eines Anfallkalenders
- Mitführen eines Notfallausweises mit Informationen zu Erste-Hilfe-Maßnahmen
- Möglichkeiten der Teilnahme an Schulungsprogrammen
- Ggf. Beantragung eines Schwerbehindertenausweises
- Gestaltung von Beruf, Sport und Alltag mit Blick auf Selbst- und Fremdgefährdung bei einem Anfall
- Regularien hinsichtlich des Führens von Fahrzeugen

CE 04
CE 05
CE 09
I.2.c)
II.2

Datum	Kürzel, Datum	Kürzel, Datum	Kürzel, Datum

B2.4.3 Infektionen des zentralen Nervensystems

Theorie | gezeigt | geübt | erreicht

Kann den Pflegeprozess und die Pflegediagnostik in Pflegesituationen bei Pflegeempfängern mit **Entzündungen der Hirnhäute (Meningitis) und/oder des Gehirns (Enzephalitis)** planen, organisieren, gestalten, durchführen, steuern und evaluieren

---

47 Kennt die charakteristischen Symptome einer Meningitis sowie einer Enzephalitis, kann diese voneinander unterscheiden, beim Pflegeempfänger erkennen und Mischformen (Meningoenzephalitis) wahrnehmen, z. B.:

Meningitis:

» Hohes Fieber
» Übelkeit und Erbrechen
» Starke Kopfschmerzen
» Überempfindlichkeit gegenüber Licht und Geräuschen
» Nackensteifigkeit und Rückwärtsbeugung des Kopfes
» Ausfall der Funktion einzelner Hirnnerven
» Rasch zunehmende Bewusstseinstrübung

Enzephalitis:

» Veränderungen des Bewusstseins bis hin zur Bewusstlosigkeit
» Psychische Veränderungen wie Unruhe, Verwirrung bis hin zu Wahnvorstellungen
» Neurologische Ausfälle wie Lähmungen oder Sprachstörungen

CE 05, CE 06, I.1.c), I.2.e), I.4.c)

Datum	Kürzel, Datum	Kürzel, Datum	Kürzel, Datum

---

48 Kennt die charakteristischen Symptome einer Lyme-Borreliose sowie einer Frühsommer-Meningoenzephalitis (FSME), kann diese voneinander unterscheiden und beim Pflegeempfänger erkennen, z. B.:

Lyme-Borreliose:

» Stadium I (3–30 Tage): Bildung eines handtellergroßen, überempfindlichen und geröteten Hautbezirks, allgemeines Krankheitsgefühl mit Glieder- und Kopfschmerzen
» Stadium II (nach ca. 4 Wochen): Entwicklung neurologischer Symptome und Ausfallerscheinungen (Fazialisparese, schlaffe Lähmung) sowie grippeähnlicher Symptome
» Stadium III (nach Monaten): Entwicklung von ohne Behandlung fortschreitenden neurologischen Manifestationen wie Enzephalomyelitis, Meningitis oder peripherer Neuropathie

FSME:

» Primärstadium: asymptomatisch oder grippeähnliche Symptome wie Kopf- und Gliederschmerzen, subfebrile Temperaturen
» Sekundärstadium (nach mehrtägiger Beschwerdefreiheit): Manifestation als Entzündung der Hirnhäute, des Gehirns und/oder des Rückenmarks mit den zugehörigen Symptomen

CE 05, I.1.c), I.2.e), I.4.c)

Datum	Kürzel, Datum	Kürzel, Datum	Kürzel, Datum

---

49 Kennt weitere Infektionskrankheiten des zentralen Nervensystems und kann deren Besonderheiten in der pflegerischen Versorgung berücksichtigen, z. B.:

» Hirnabszesse
» Herpes-Zoster-Infektionen wie Gürtelrose
» Spinale Abszesse
» Myelitis
» Neurologische Manifestationen bei HIV-Infektion und AIDS

CE 05, I.1.c), I.2.a)+e), I.4.c)

Datum	Kürzel, Datum	Kürzel, Datum	Kürzel, Datum

---

50 Erhebt eine systematische Pflegeanamnese für Pflegeempfänger mit Entzündungen der Hirnhäute und/oder des Gehirns, z. B.:

» Aktuelles Befinden
» Neurologische Ausfallerscheinungen
» Bewusstseins- und Orientierungsveränderungen
» Selbstfürsorgedefizite
» Bei gegebener Ansteckungsgefahr: Kontaktpersonen und Gesundheitszustand der Angehörigen/Bezugspersonen

CE 05, I.1.c), I.2.a), I.5.a)

Datum	Kürzel, Datum	Kürzel, Datum	Kürzel, Datum

B2.4.3 Infektionen des zentralen Nervensystems

		Theorie	gezeigt	geübt	erreicht
51 Beherrscht den Analyse- und Synthese-Prozess, um Pflegediagnosen für einen Pflegeempfänger mit einer Entzündung der Hirnhäute und/oder des Gehirns abzuleiten und zu erläutern, z. B.: » Selbstfürsorgedefizite in den Bereichen Körperpflege, Kleiden, Ernährung, Bewegung, Ausscheidung und Mobilität » Hat das Risiko einer Erhöhung des intrakraniellen Drucks und damit verbundener Komplikationen » Hat aufgrund einer Überempfindlichkeit gegenüber äußeren Reizen das Risiko von unerwünschten/unangenehmen Empfindungen/Reaktionen » Hat eine Infektionskrankheit, es besteht das Risiko der Keimübertragung	CE 05 I.1.c-d) I.2.a-e) I.3.a-d) III.2.f)	Datum	Kürzel, Datum	Kürzel, Datum	Kürzel, Datum
52 Erkennt Anzeichen von Komplikationen infolge einer Entzündung der Hirnhäute und/oder des Gehirns und kann Zustandsverschlechterungen zuverlässig erkennen und im interdisziplinären Team kommunizieren, z. B.: » Steigerung des Hirndrucks/Hirnödem (siehe B5 Lernfelder auf einer Intensivstation) » Sepsis » Entgleisungen des Elektrolythaushals » Zerebrale Krampfanfälle » Ausfälle in Motorik und Sensibilität » Organversagen » Entwicklung eines apallischen Syndroms	CE 05 CE 06 I.1.c) I.2.a) I.4.c) III.2.c)+f)	Datum	Kürzel, Datum	Kürzel, Datum	Kürzel, Datum
53 Kennt Pflegemaßnahmen zur Versorgung, Pflege und Begleitung eines Pflegeempfängers mit einer Entzündung der Hirnhäute und/oder des Gehirns, wählt diese begründet und situationsspezifisch aus und kann sie sicher durchführen und dokumentieren, z. B.: » Engmaschige Kontrolle von Vitalzeichen, Vigilanz und Bewusstsein » Anpassung der Umgebung und Reizabschirmung bei Licht- und Geräuschempfindlichkeit » Unterstützung bei der Kompensation/Übernahme von bestehenden Selbstfürsorgedefiziten » Durchführung aller notwendigen Prophylaxen (Pneumonie, Sturz, Dekubitus, Soor und Parotitis, Aspiration, Thrombose usw. – siehe A: Lernergebnisse im Grundlagenbereich pflegerischen Handelns) » Ausreichende Flüssigkeitszufuhr v. a. bei hohem Fieber » Fiebersenkende Maßnahmen	CE 05 I.1.b)+e) I.2.b) I.3.a) III.1.a-e) III.2.b) V.1	Datum	Kürzel, Datum	Kürzel, Datum	Kürzel, Datum
54 Kann bei Verdacht auf eine bakterielle Entzündung der Hirnhäute/des Gehirns Maßnahmen zum Infektionsschutz und zur Isolation im Sinne des Eigen- und Fremdschutzes einleiten, umsetzen und aufrechterhalten (siehe A19 Gesundheitsrisiken), z. B.: » Einrichtung und Aufrechterhaltung eines Isolierzimmers » Umgang mit infektiösem Material » Grundsätze zur Vermeidung einer Keimübertragung » Regeln zur Infektionsprophylaxe » Beachtung eventueller Meldepflichten	CE 05 CE 06 I.1.b)+e) I.2.b) I.3.a) III.1.a-e) III.2.a-b) V.1	Datum	Kürzel, Datum	Kürzel, Datum	Kürzel, Datum
55 Kann den Pflegeempfänger und/oder seine Angehörigen/Bezugspersonen über die Ansteckungsgefahr, den Sinn der Isolationsmaßnahmen sowie notwendiger Maßnahmen informieren und beraten	CE 04 CE 05 II.2 III.2.a)	Datum	Kürzel, Datum	Kürzel, Datum	Kürzel, Datum
56 Kann den Pflegeempfänger und seine Angehörigen/Bezugspersonen zur Prävention von Zeckenstichen beraten und anleiten, z. B.: » Meidung von Unterholz und Dickicht in gefährdeten Gebieten » Anwendung geeigneter Abwehrmittel » Sorgfältige Kontrolle des Körpers nach Zecken nach Aufenthalt in gefährdeten Gebieten » Tragen von bein- und armbedeckenden Kleidungsstücken in gefährdeten Gebieten	CE 04 II.2	Datum	Kürzel, Datum	Kürzel, Datum	Kürzel, Datum

B2.4.4 Verletzungen der Wirbelsäule und/oder des zentralen Nervensystems

Theorie | gezeigt | geübt | erreicht

Kann den Pflegeprozess und die Pflegediagnostik in Pflegesituationen bei Pflegeempfängern mit **Schädel-Hirn-Trauma (SHT)** planen, organisieren, gestalten, durchführen, steuern und evaluieren

57 Kennt die Schweregradeinteilungen des Schädel-Hirn-Traumas anhand der Glasgow-Koma-Skala (GCS) und kann Unterschiede benennen:

» Grad 1: Gehirnerschütterung (Commotio cerebri), GCS 13–15 Punkte
» Grad 2: Gehirnprellung (Contusio cerebri), GCS 9–12 Punkte
» Grad 3: Gehirnquetschung (Compressio cerebri), GCS 3–8 Punkte

CE 05, CE 06, I.1.c), I.2.a)

Datum | Kürzel, Datum | Kürzel, Datum | Kürzel, Datum

58 Kennt die charakteristischen Leitsymptome eines Schädel-Hirn-Traumas in Abhängigkeit des Schweregrads, kann diese benennen und beim Pflegeempfänger erkennen, z. B.:

» Bewusstseinsstörungen
» Amnesie
» Wortfindungsstörungen
» Posttraumatisches Delir
» Neurologische Ausfälle, z. B. Halbseitensymptome oder Funktionsstörungen der Pupillen
» Zerebrale Krampfanfälle (siehe B2.4.2)
» Hirndruckzeichen (siehe B5 Lernfelder auf einer Intensivstation)
» Unspezifische Symptome wie Kopfschmerz, Schwindel, Übelkeit, Erbrechen oder Hörstörungen

CE 05, CE 06, I.1.c), I.2.e), I.4.c)

Datum | Kürzel, Datum | Kürzel, Datum | Kürzel, Datum

59 Erhebt eine systematische Pflegeanamnese eines Pflegeempfängers mit Schädel-Hirn-Trauma, z. B.:

» Aktuelles Befinden und Zustandsveränderung seit dem Ereignis
» Schmerzanamnese
» Neurologische Ausfallerscheinungen
» Bewusstseinsveränderungen
» Begleitumstände des Schädel-Hirn-Traumas (z. B. Unfall)
» Begleiterkrankungen (z. B. Alkohol- oder Drogenmissbrauch, bekannte Epilepsie)
» Anwendung spezifischer Assessmentinstrumente (z. B. Glasgow-Koma-Skala)

CE 05, CE 07, I.1.c-d), I.2.a), I.5.a)

Datum | Kürzel, Datum | Kürzel, Datum | Kürzel, Datum

60 Beherrscht den Analyse- und Synthese-Prozess, um Pflegediagnosen für einen Pflegeempfänger mit Schädel-Hirn-Trauma in Abhängigkeit des Schweregrads abzuleiten und zu erläutern, z. B.:

» Selbstfürsorgedefizite in den Bereichen Körperpflege, Kleiden, Ernährung, Bewegung, Ausscheidung und Mobilität aufgrund einer Vigilanzminderung
» Hat das Risiko einer Erhöhung des intrakraniellen Drucks und damit verbundener Komplikationen
» Hat aufgrund einer quantitativen Bewusstseinsstörung das Risiko von wahrnehmungsbedingten Komplikationen
» Ist aufgrund von Gedächtnisstörungen in der selbstständigen Tages-/Lebensgestaltung beeinträchtigt
» Ist aufgrund einer amnestischen Aphasie in der verbalen Kommunikation beeinträchtigt
» Hat aufgrund unzureichender Schutzreflexe das Risiko einer Aspiration

CE 05, CE 07, I.1.c-d), I.2.a-e), I.3.a-d), III.2.f)

Datum | Kürzel, Datum | Kürzel, Datum | Kürzel, Datum

61 Kennt die Sofortmaßnahmen bei schwerem Schädel-Hirn-Trauma und kann diese bis zur Übernahme durch den ärztlichen Dienst einleiten und aufrechterhalten, z. B.:

» Unmittelbare Information des ärztlichen Dienstes bzw. des Rettungsdienstes
» Engmaschige Kontrolle von Vitalzeichen und Bewusstseinszustand
» Sicherstellung der Vitalfunktionen
» Freimachen der Atemwege
» Ggf. Schockbehandlung
» Stabilisierung der Halswirbelsäule
» Ggf. Erstversorgung offener Wunden
» Sammlung zentraler anamnestischer Informationen für die weitere Akutversorgung

CE 06, I.4, III.2.b)+d)

Datum | Kürzel, Datum | Kürzel, Datum | Kürzel, Datum

B2.4.4 Verletzungen der Wirbelsäule und/oder des zentralen Nervensystems

		Theorie	gezeigt	geübt	erreicht
62 Wählt entsprechend der individuellen Versorgungssituation pflegefachlich begründete Pflegemaßnahmen entsprechend der externen und internen Evidenzlage bei einem Pflegeempfänger mit Schädel-Hirn-Trauma aus und kann die Auswahl begründen und korrekt durchführen, z. B.: » Regelmäßige Erhebung des neurologischen Pflegebefunds (Neurostatus) (siehe B2.4.1) » Regelmäßige Beobachtung auf Sekundärkomplikationen (z. B. Hirndruckzeichen) » Unterstützung/Übernahme bei der Kompensation von Selbstfürsorgedefiziten » Durchführung einer 30°-Oberkörperhochlagerung mit achsengerecht gelagertem Kopf » En-bloc-Mobilisation innerhalb und außerhalb des Bettes » Anwendung aktivierender pflegetherapeutischer Konzepte, z. B. Bobath (siehe B2.4.9) » Durchführung aller notwendigen Prophylaxen, z. B. Pneumonie, Sturz, Dekubitus, Aspiration, Thrombose etc. (siehe A Lernergebnisse im Grundlagenbereich pflegerischen Handelns)	CE 05 CE 07 I.1.b)+e)+f) I.2.b) I.3.a) III.1.a-e) III.2.b) V.1.	Datum	Kürzel, Datum	Kürzel, Datum	Kürzel, Datum

(Für Lernergebnisse im Zusammenhang mit der intensivpflegerischen Versorgung eines schweren Schädel-Hirn-Traumas siehe B5 Lernergebnisse auf einer Intensivstation)

Kann den Pflegeprozess und die Pflegediagnostik in Pflegesituationen bei Pflegeempfängern mit **Bandscheibenvorfall** planen, organisieren, gestalten, durchführen, steuern und evaluieren

		Theorie	gezeigt	geübt	erreicht
63 Kennt die charakteristischen Symptome eines Bandscheibenvorfalls, kann diese benennen und beim Pflegeempfänger erkennen, z. B.: » Rückenschmerzen mit Ausstrahlung in das Versorgungsgebiet der Spinalnerven (z. B. Bein) » Ischialgie » Muskelverhärtungen (Muskelhartspann) » Schonhaltung » Eingeschränkte Beweglichkeit » Sensibilitätsstörungen im betroffenen Gebiet » Reflexabschwächungen oder Lähmungserscheinungen bei manifestem Bandscheibenvorfall	CE 02 CE 05 I.1.c) I.2.e)	Datum	Kürzel, Datum	Kürzel, Datum	Kürzel, Datum
64 Erhebt eine systematische Pflegeanamnese eines Pflegeempfängers mit Bandscheibenvorfall, z. B.: » Risikoverhalten » Schmerzanamnese » Bewegungs- und Mobilitätseinschränkungen » Einschränkungen der Muskelkraft » Sensibilitätsstörungen » Neurologische Ausfälle	CE 02 CE 05 I.1.c) I.2.a) I.5.a)	Datum	Kürzel, Datum	Kürzel, Datum	Kürzel, Datum
65 Beherrscht den Analyse- und Synthese-Prozess, um Pflegediagnosen für einen Pflegeempfänger mit Bandscheibenvorfall abzuleiten und zu erläutern, z. B.: » Soll aufgrund einer Wirbelsäulenverletzung Bewegungen zwischen Becken und Rumpf vermeiden, es besteht ein Selbstfürsorgedefizit bei der Körperpflege » Hat aufgrund einer Wirbelsäuleninstabilität das Risiko eines spinalen Querschnittsyndroms » Hat Schmerzen des Bewegungsapparates » Ist in der Gehfähigkeit beeinträchtigt	CE 02 CE 05 I.1.c-d) I.2.a-e) I.3.a-d) III.2.f)	Datum	Kürzel, Datum	Kürzel, Datum	Kürzel, Datum

B2.4.4 Verletzungen der Wirbelsäule und/oder des zentralen Nervensystems

Theorie | gezeigt | geübt | erreicht

Kann den Pflegeprozess und die Pflegediagnostik in Pflegesituationen bei Pflegeempfängern mit **Bandscheibenvorfall** planen, organisieren, gestalten, durchführen, steuern und evaluieren

66 Wählt entsprechend der individuellen Versorgungssituation pflegefachlich begründete Pflegemaßnahmen entsprechend der externen und internen Evidenzlage bei einem Pflegeempfänger mit Bandscheibenvorfall aus und kann die Auswahl begründen und korrekt durchführen, z. B.:

- Ruhigstellung bzw. funktionelle Entlastung entsprechend ärztlicher Anordnung
- En-bloc-Mobilisation innerhalb und außerhalb des Bettes
- Angepasste Lagerung: z. B. Bauch- oder Stufenbettlagerung
- Wärmeanwendungen
- Schmerzlindernde Maßnahmen
- Gabe angeordneter, muskelentspannender bzw. schmerzlindernder Bedarfsmedikation
- Beobachtung auf und Korrektur von ungünstigen Bewegungsabläufen
- Unterstützung bei der Rückenschule
- Beobachtung auf Miktionsstörungen

CE 02, CE 05, I.1.b+e), I.2.b), I.3.a), III.1.a-e), III.2.b), V.1

Datum	Kürzel, Datum	Kürzel, Datum	Kürzel, Datum

67 Erkennt Anzeichen von Komplikationen infolge eines Bandscheibenvorfalls und kann Zustandsveränderungen zuverlässig erkennen, im interdisziplinären Team kommunizieren und Maßnahmen ergreifen, z. B.:

- Kaudasyndrom
- Konussyndrom
- Blasen- und Mastdarmstörungen, z. B. Überlaufblase
- Taubheit im Bereich der inneren Unterschenkel, der hinteren Oberschenkel und des Rektums (Reiterhosenanästhesie)

CE 02, CE 05, CE 06, I.1.c), I.2.a), I.4.c), III 2.c)+f)

Datum	Kürzel, Datum	Kürzel, Datum	Kürzel, Datum

68 Kann den Patienten zu den Besonderheiten beim Bewegen anleiten und unterstützen

CE 02, CE 04, II.2

Datum	Kürzel, Datum	Kürzel, Datum	Kürzel, Datum

69 Kennt Risikofaktoren, die einen Bandscheibenvorfall begünstigen und kann den Pflegeempfänger hinsichtlich der Prävention informieren und beraten, z. B.:

- Langjährige berufliche Tätigkeit im Sitzen mit wenig Ausgleich
- Ausüben rückenbelastender Sportarten (z. B. Tennis)
- Verkrümmung der Wirbelsäule und Vorschäden an den Bandscheiben
- Angeborene Schwäche des Bindegewebes und/oder des Bandscheibenapparates
- Ungünstige Hebe-, Trage- und Arbeitstechniken
- Übergewicht und Bewegungsmangel
- Angst-/Vermeidungs-/Durchhalteverhalten

CE 04, CE 05, I.1.c), I.2.e), II.2

Datum	Kürzel, Datum	Kürzel, Datum	Kürzel, Datum

(Für Lernergebnisse im Zusammenhang mit der pflegerischen Versorgung nach einer Bandscheibenoperation siehe B3 Lernfelder Chirurgie und Orthopädie)

Kann den Pflegeprozess und die Pflegediagnostik in Pflegesituationen bei Pflegeempfängern mit **Querschnittsyndrom** planen, organisieren, gestalten, durchführen, steuern und evaluieren (Für Lernergebnisse im Zusammenhang mit einem intensivpflichtigen spinalen Schock (akute Querschnittsymptomatik) siehe B5 Lernfelder auf einer Intensivstation)

70 Kennt die Kriterien der American Spinal Injury Association (ASIA) zur Beurteilung von Verlauf und Ausprägung der Beeinträchtigungen bei einem Pflegeempfänger mit Querschnittsyndrom und kann die Unterschiede wahrnehmen und zuordnen:

- A: Komplette Lähmung
- B: Sensibel inkomplette Lähmung
- C: Motorisch inkomplette Lähmung, Muskelkraft mehrheitlich kleiner Grad 3
- D: Motorisch inkomplette Lähmung, Muskelkraft mehrheitlich größer oder gleich Grad 3
- E: Normale Motorik und Sensibilität

CE 02, CE 05, CE 07, I.1.c), I.2.a)

Datum	Kürzel, Datum	Kürzel, Datum	Kürzel, Datum

B2.4.4 Verletzungen der Wirbelsäule und/oder des zentralen Nervensystems

		Theorie	gezeigt	geübt	erreicht
71 Kenntnis die Symptome eines kompletten/inkompletten Querschnittsyndroms, kann diese benennen und beim Pflegeempfänger entsprechend dem gegebenen Ausprägungsgrad erkennen, z. B.: » Zunächst schlaffe, im Verlauf spastische Lähmung unterhalb der Schädigungsstelle » Sensibilitätsstörungen oder komplette Aufhebung der Sensibilität » Vegetative Ausfallerscheinungen (Ausscheidung) » Unwillkürliche, reflektorische Beuge- und/oder Strecksynergien, z. B. bei Berührung und Lagewechsel » Gürtelförmig ausstrahlende Schmerzen im betroffenen Wirbelsäulenabschnitt » Störungen der Blasen- und Darmfunktion (Retention) » Ateminsuffizienz bei hohen Querschnittläsionen	CE 02 CE 05 CE 06 CE 07 I.1.c) I.2.e) I.4.c)	Datum	Kürzel, Datum	Kürzel, Datum	Kürzel, Datum
72 Kennt die Ursache für die Entstehung eines Querschnittsyndroms und kann sie beschreiben, z. B.: » Genetische Durchblutungsstörungen/Einblutungen des Spinalkanals » Ödeme » Tumoren » Traumatische Ereignisse » Wirbelbruch » Bandscheibenvorfälle » Infektionen des Spinalkanals » Iatrogene Genese » Psychische Genese » Elektrounfall	CE 05 CE 07 I.1.c) I.2.e)	Datum	Kürzel, Datum	Kürzel, Datum	Kürzel, Datum
73 Erkennt Anzeichen von Komplikationen infolge eines Querschnittsyndroms und kann Zustandsverschlechterungen zuverlässig erkennen und im interdisziplinären Team kommunizieren, z. B.: » Spastische Lähmungen (siehe B2.4.8) » Paralytischer Ileus » Dekubitus » Spastische Beugekontrakturen » Kreislaufstörungen (z. B. ausgeprägte Bradykardie) » Störungen der Temperaturregulation (z. B. Ausbleiben des Schwitzens) » Zunahme der Schmerzsymptomatik » Hyperreflexie » Thrombosierung	CE 05 CE 06 CE 07 I.1.c) I.2.a) I.4.a)+c) III.2.c)+f)	Datum	Kürzel, Datum	Kürzel, Datum	Kürzel, Datum
74 Erhebt eine systematische Pflegeanamnese eines Pflegeempfängers mit Querschnittsyndrom, z. B.: » Anwendung spezifischer Assessmentinstrumente z. B. Spinal Cord Independence Measur (SCIM) » Beurteilung noch vorhandener Körperfunktionen und damit verbundener Selbstfürsorgedefizite » Beurteilung bestehender Sensibilitätsstörungen » Schmerzanamnese » Erfassung der psychosozialen Situation » Bestehende vorhandene Unterstützungsoptionen im sozialen Umfeld	CE 02 CE 05 CE 07 I.1.c) I.2.a) I.5.a)	Datum	Kürzel, Datum	Kürzel, Datum	Kürzel, Datum

B2.4.4 Verletzungen der Wirbelsäule und/oder des zentralen Nervensystems

Theorie	gezeigt	geübt	erreicht

Kann den Pflegeprozess und die Pflegediagnostik in Pflegesituationen bei Pflegeempfängern mit **Querschnittsyndrom** planen, organisieren, gestalten, durchführen, steuern und evaluieren (Für Lernergebnisse im Zusammenhang mit einem intensivpflichtigen spinalen Schock (akute Querschnittsymptomatik) siehe B5 Lernfelder auf einer Intensivstation)

75 Beherrscht den Analyse- und Synthese-Prozess, um Pflegediagnosen für einen Pflegeempfänger mit Querschnittsyndrom abzuleiten und zu erläutern, z. B.:

- Selbstfürsorgedefizite in allen Aktivitäten des täglichen Lebens, z. B. Körperpflege, Kleiden, Ernährung, Bewegung und Mobilität
- Hat aufgrund eines Querschnittsyndroms das Risiko einer autonomen Dysreflexie
- Hat aufgrund einer Reflexinkontinenz ein Selbstversorgungsdefizit
- Kann die Harnblase nicht vollständig entleeren, die Urinausscheidung ist beeinträchtigt
- Hat das Risiko einer Obstipation
- Hat eine neurogene Störung der Darmentleerung
- Hat ein beeinträchtigtes zukunftsorientiertes Denken
- Ist in der Fähigkeit beeinträchtigt, sich an den veränderten Gesundheitszustand anzupassen
- Ist aufgrund einer Behinderung in der selbstständigen Tages-/Lebensgestaltung beeinträchtigt
- Hat ein beeinträchtigtes Körperbild/-schema
- Hat akute/chronische Schmerzen

CE 02, CE 05, CE 07, I.1.c-d), I.2.a-e), I.3.a-d), III.2.f)

Datum	Kürzel, Datum	Kürzel, Datum	Kürzel, Datum

76 Kennt pflegerische Maßnahmen zur Prophylaxe typischer Komplikationen und Folgen bei einem Pflegeempfänger mit Querschnittsyndrom sowie die jeweiligen nationalen Expertenstandards und kann diese situationsgerecht auswählen, begründen, sicher durchführen und dokumentieren, z. B.:

- Pneumonieprophylaxe (siehe A2 Atmung)
- Dekubitusprophylaxe (siehe A8 Gewebeintegrität)
- Sturzprophylaxe (siehe A6 Bewegung und Mobilität)
- Aspirationsprophylaxe (siehe A3 Ernährung)
- Thromboseprophylaxe (siehe A5 Kreislauf)
- Kontrakturprophylaxe (siehe A6 Bewegung und Mobilität)
- Prophylaxe einer Harnwegsinfektion (siehe A4 Ausscheidung)
- Obstipationsprophylaxe (siehe A4 Ausscheidung)

CE 02, CE 05, CE 07, I.1.b+e), I.2.b)

Datum	Kürzel, Datum	Kürzel, Datum	Kürzel, Datum

77 Kennt Maßnahmen zur Versorgung, Pflege und Begleitung eines Pflegeempfängers mit Querschnittsyndrom, wählt diese begründet und situationsspezifisch aus und kann sie sicher durchführen und dokumentieren zu den Schwerpunktbereichen, z. B.:

- Aufrechterhaltung und Verbesserung der Atmung (z. B. Abhusthilfe)
- Aufrechterhaltung und Verbesserung des Kreislaufs
- Temperaturregulation
- Mobilität/BewegungLagerung (z. B. Schulter-/Armlagerung, Vermeidung von Knickbewegungen, Lagewechsel mit mehreren Personen)
- Ausscheidung (z. B. Kontinenztraining, intermittierender Einmalkatheterismus, Blasentriggerung, intermittierende Darmreinigung)
- Hautschutz

CE 02, CE 05, CE 07, I.1.b)+e)+f), I.2.b), I.3.a), III.1.a-e), III.2.b), V.1

Datum	Kürzel, Datum	Kürzel, Datum	Kürzel, Datum

78 Kann den Pflegeempfänger und seine Angehörigen/Bezugspersonen im interdisziplinären Team über das Versorgungsvorgehen informieren und beraten und bei der Bewältigung der Situation unterstützen, z. B.:

- Umfassende Information über Diagnose und Therapie
- Integration und Mitbestimmung des (pflegerischen) Versorgungsgeschehens
- Gemeinsame Erarbeitung von Teilzielen
- Darlegen und Eröffnen von Perspektiven
- Ermöglichen flexibler, weitreichender Besuchszeiten
- Gemeinsames Definieren einer klaren Tagesstrukturierung

CE 04, CE 05, CE 07, CE 09, I.2.c), II.2

Datum	Kürzel, Datum	Kürzel, Datum	Kürzel, Datum

79 Kann den Pflegeempfänger und seine Angehörigen/Bezugspersonen zur Lebensführung mit Querschnittsyndrom beraten und anleite, z. B. hinsichtlich:

- Kontakt zu Selbsthilfegruppen
- Sexualität
- Ernährungsverhalten
- Tagesstrukturierung
- Aufzeigen von Zukunftsperspektiven
- Beschaffung und Nutzung von Hilfsmitteln
- Inanspruchnahme von unterstützenden Strukturen und Diensten

CE 02, CE 04, CE 07, CE 09, I.2.c), I.6.d), II.2, III.3

Datum	Kürzel, Datum	Kürzel, Datum	Kürzel, Datum

B2.4.5 Tumoren des zentralen Nervensystems

Kann den Pflegeprozess und die Pflegediagnostik in akuten und chronischen Pflegesituationen bei Pflegeempfängern mit **Tumoren des zentralen Nervensystems** planen, organisieren, gestalten, durchführen, steuern und evaluieren

		Theorie	gezeigt	geübt	erreicht
80 Kenntt Allgemeinsymptome von Patienten mit Hirntumor (siehe B5 Lernfelder auf einer Intensivstation), kann diese erkennen und bei Auftreten im interdisziplinären Team kommunizieren, z. B.: » Starke Kopfschmerzen » Übelkeit und Erbrechen » Schwindel » Zunehmende Bewusstseins- und ggf. Wesensveränderungen » Psychische Veränderungen » Stauungspapillen » Epileptische Anfälle (siehe B2.4.2)	CE 05 CE 08 I.1.c) I.2.e) I.4.c)	Datum	Kürzel, Datum	Kürzel, Datum	Kürzel, Datum
81 Kennt die Herdsymptome von Hirntumoren verschiedener Lokalisation und kann diese benennen und beim Pflegeempfänger erkennen, z. B.: » Tumoren im Stirnlappen (z. B. Lähmungen der gegenüberliegenden Körperhälfte) » Tumoren im Scheitellappen (z. B. Sensibilitäts- und Werkzeugstörungen) » Tumoren im Schläfenlappen (z. B. Gedächtnisstörungen, sensorische Aphasie) » Tumoren im Hinterhauptlappen (z. B. Sehstörungen, Gesichtsfeldausfall) » Tumoren im Kleinhirn (z. B. Schwindel, Gleichgewichtsstörungen)	CE 05 CE 08 I.1.c) I.2.e) I.4.c)	Datum	Kürzel, Datum	Kürzel, Datum	Kürzel, Datum
82 Kennt die Symptome bei Pflegeempfängern mit einem spinalen Tumor, kann diese erkennen und bei Auftreten im interdisziplinären Team kommunizieren, z. B.: » Auftritt von gürtelförmig oder in ein Bein ausstrahlenden Schmerzen im jeweiligen Wirbelsäulenabschnitt » Lähmungserscheinungen » Sensibilitätsstörungen » Störungen von Blase und Mastdarm » Sexuelle Funktionsstörungen	CE 05 CE 08 I.1.c) I.2.e) I.4.c)	Datum	Kürzel, Datum	Kürzel, Datum	Kürzel, Datum
83 Erhebt eine systematische Pflegeanamnese eines Pflegeempfängers mit einem Tumor des zentralen Nervensystems, z. B.: » Neurologische Ausfallerscheinungen » Körperliche Beeinträchtigungen und Selbstfürsorgedefizite » Beeinträchtigungen bei der Urin- und Stuhlausscheidung » Psychosoziale Situation und Verfassung » Erfassung des Krankheitserlebens und der Lebensumstände des Pflegeempfängers und seiner Angehörigen/Bezugspersonen » Bestehen von Vorsorgevollmachten, Patientenverfügung usw.	CE 05 CE 08 I.1.c) I.2.e) I.4.c)	Datum	Kürzel, Datum	Kürzel, Datum	Kürzel, Datum
84 Beherrscht den Analyse- und Synthese-Prozess, um Pflegediagnosen für einen Pflegeempfänger mit einem Tumor des zentralen Nervensystems abzuleiten und zu erläutern, z. B.: » Selbstfürsorgedefizite in allen Bereichen des täglichen Lebens, z. B. aufgrund neurologischer Einschränkungen » Hat das Risiko einer Erhöhung des intrakraniellen Drucks und damit verbundener Komplikationen » Hat aufgrund einer Immunabwehrschwäche das Risiko einer Pneumonie bzw. einer Infektion durch endogene/exogene Keime » Hat aufgrund einer Epilepsie das Risiko von Komplikationen » Ist aufgrund einer Aphasie in der verbalen Kommunikation beeinträchtigt » Wahrnehmungseinschränkungen, z. B. aufgrund von Gleichgewichtsstörungen oder eines Gesichtsfeldausfalls » Hat aufgrund von Nausea ein beeinträchtigtes Wohlbefinden » Hat ein beeinträchtigtes zukunftsorientiertes Denken » Angst, z. B. im Zusammenhang mit bevorstehenden diagnostischen/therapeutischen Maßnahmen oder aufgrund des bevorstehenden Todes (Bei fortgeschrittenen Stadien von spinalen Tumoren siehe auch die Lernergebnisse zum Querschnittsyndrom B2.4.4 Verletzungen der Wirbelsäule und des ZNS sowie B5 Intensivstation)	CE 05 CE 08 I.1.c-d) I.2.a-e) I.3.a-d) III.2.f)	Datum	Kürzel, Datum	Kürzel, Datum	Kürzel, Datum

B2.4.5 Tumoren des zentralen Nervensystems

Theorie | gezeigt | geübt | erreicht

Kann den Pflegeprozess und die Pflegediagnostik in akuten und chronischen Pflegesituationen bei Pflegeempfängern mit **Tumoren des zentralen Nervensystems** planen, organisieren, gestalten, durchführen, steuern und evaluieren

---

85 Erkennt Anzeichen von Komplikationen infolge eines Hirntumors und kann Zustandsverschlechterungen zuverlässig erkennen und im interdisziplinären Team kommunizieren, z. B.:

- Entwicklung/Zunahme neurologischer Ausfälle
- Entwicklung eines Hirnödems
- Zerebrale Durchblutungsstörungen/intrazerebrale Blutungen (siehe B2.4.1)
- Status epilepticus

CE 05, CE 06, CE 08, I.1.c), I.2.a), I.4.a)+c), III.2.c)+f)

Datum	Kürzel, Datum	Kürzel, Datum	Kürzel, Datum

---

86 Wählt pflegefachlich begründete Pflegemaßnahmen entsprechend der externen und internen Evidenzlage bei einem Pflegeempfänger mit einem Tumor des zentralen Nervensystems aus und kann die Auswahl begründen und korrekt durchführen und dokumentieren, z. B.:

- Durchführung aller notwendigen Prophylaxen, z. B. Pneumonie, Sturz, Dekubitus, Soor und Parotitis, Aspiration, Thrombose usw. (siehe A Lernergebnisse im Grundlagenbereich pflegerischen Handelns)
- Unterstützung bei der Kompensation/Übernahme von bestehenden Selbstfürsorgedefiziten
- Anwendung therapeutisch-aktivierender Pflegekonzepte entsprechend den individuell gegebenen neurologischen Einschränkungen, z. B. Bobath, Kinästhetik usw. (siehe B.2.4.9)

In Abhängigkeit der gegebenen Therapie:

- Maßnahmen zur prä- und postoperativen Versorgung bei chirurgischer Therapie (siehe B3.2 prä- und postoperative Versorgung)
- Pflegemaßnahmen im Rahmen einer Strahlentherapie (siehe B1.2 spezielle medizinische Therapien)
- Pflegemaßnahmen im Rahmen einer Chemotherapie (siehe B1.3 Innere Medizin, typische Medikamente)

CE 05, CE 08I, 1.b)+e)+f), I.2.b), I.3.a), III.1.a-e), III.2.b), V.1

Datum	Kürzel, Datum	Kürzel, Datum	Kürzel, Datum

---

87 Kennt das Risiko von psychosozialen Komplikationen bei Pflegeempfängern mit einem Tumor des zentralen Nervensystems und kann zur Bewältigung beratend unterstützen, z. B. hinsichtlich:

- Begleitung der fünf Bewältigungsphasen einer potenziell zum Tod führenden Krankheit nach Kübler-Ross
- Abbau sozialer Netzwerke
- Änderungen des beruflichen und privaten Alltags
- Wesensveränderungen

CE 04, CE 08, CE 09, I.1.g), I.2.c), I.3.b)+d), II.2

Datum	Kürzel, Datum	Kürzel, Datum	Kürzel, Datum

---

88 Erkennt Unterstützungsbedarf aufgrund eines Informations- bzw. Wissensdefizis bei einem Pflegeempfänger mit einem Tumor des zentralen Nervensystems und/oder dessen AngehörigenBezugspersonen und kann bezüglich unterstützender Versorgungsmöglichkeiten beraten, z. B.:

- Hilfsmittel
- Pflegegeld
- Pflegesachleistungen
- Sozialberatung
- Seelsorge
- Selbsthilfegruppen

CE 04, CE 08, CE 09, I.2.c), I.3.f), II.2, II.3.b)

Datum	Kürzel, Datum	Kürzel, Datum	Kürzel, Datum

---

89 Kann einen Pflegeempfänger mit einem Tumor des zentralen Nervensystems und seine Angehörigen/Bezugspersonen hinsichtlich individueller Maßnahmen zur Steigerung der Lebensqualität beraten und anleiten

CE 04, CE 08, CE 09, I.2.c), I.6.d), I.5.b-c), II.2, III.3

Datum	Kürzel, Datum	Kürzel, Datum	Kürzel, Datum

---

90 Kann einen Pflegeempfänger und seine Angehörigen/Bezugspersonen hinsichtlich des Verfassens einer Patientenverfügung sowie einer Vorsorgevollmacht beraten und anleiten

CE 04, CE 08, II.2, II.3

Datum	Kürzel, Datum	Kürzel, Datum	Kürzel, Datum

---

91 Kennt palliative Versorgungsprinzipien und setzt sie im gegebenen Fall in der pflegerischen Versorgung eines Pflegeempfängers mit Hirntumor um (siehe B19.3. Pflegerische Handlungskompetenz im Kontext der Palliativversorgung)

CE 08, I.3, I.6.d), II.3, IV.1.d)

Datum	Kürzel, Datum	Kürzel, Datum	Kürzel, Datum

B2.4.6 Parkinson-Syndrom

Theorie | gezeigt | geübt | erreicht

Kann den Pflegeprozess und die Pflegediagnostik in akuten und chronischen Pflegesituationen bei Pflegeempfängern mit **Parkinson-Syndrom** planen, organisieren, gestalten, durchführen, steuern und evaluieren

		Theorie	gezeigt	geübt	erreicht
92 Kennt verschiedene Formen des Parkinson-Syndroms und kann Unterschiede benennen: » Idiopathisches (primäres) Parkinson-Syndrom » Symptomatische (sekundäre) Parkinson-Syndrome » Genetisch bedingte Parkinson-Syndrome » Atypische Parkinson-Syndrome	CE 02, CE 05 CE 07 I.1.c) I.2.a)+e)	Datum	Kürzel, Datum	Kürzel, Datum	Kürzel, Datum
93 Kennt die charakteristischen Symptome bei einem Pflegeempfänger mit Parkinson-Syndrom, kann diese erkennen und bei Auftreten im interdisziplinären Team kommunizieren, z. B.: Kardinal-/Leitsymptome: » Brady-, Hypo- oder Akinese: allgemeine Bewegungsverarmung bis hin zum völligen Bewegungsstillstand, ggf. mit verschiedenen Ausprägungsgraden im Tagesverlauf (On-Off-Symptomatik) » Rigor: erhöhter Muskeltonus mit wächsernem Widerstand bei Bewegung (Zahnradphänomen) » Ruhetremor » Störung der aufrechten Körperhaltung (posturale Instabilität) Weitere Symptome: » Schlurfender Gang » Starthemmung des Gehens (Freezing) » Maskenhafte Gesichtszüge (Hypomimie) » Leise und monotone Sprache » Gleichgewichtsstörung mit Fallneigung » Fatigue » Blasenfunktionsstörungen/Harninkontinenz » Vegetative Symptome wie Störungen der Wärmeregulation, vermehrte Talgsekretion der Haut, vermehrter Speichelfluss » Psychische Symptome wie Antriebsmangel, depressive Verstimmung	CE 02 CE 05 CE 07 CE 11 I.1.c) I.2.e) I.4.c)	Datum	Kürzel, Datum	Kürzel, Datum	Kürzel, Datum
94 Kann das Parkinson-Syndrom von anderen degenerativen/extrapyramidalen Erkrankungen des zentralen Nervensystems abgrenzen und Unterschiede benennen, z. B.: » Chorea Huntington » Tourette-Syndrom » Multisystematrophie » Motoneuronerkrankungen wie amyotrophe Lateralsklerose (ALS) » Spinale Muskelatrophie	CE 02 CE 05 I.1.c) I.2.e)	Datum	Kürzel, Datum	Kürzel, Datum	Kürzel, Datum
95 Erhebt eine systematische Pflegeanamnese eines Pflegeempfängers mit Parkinson-Syndrom, z. B.: » Bisheriger Erkrankungsverlauf und Ausprägung der Parkinson-Symptomatik (motorisch-funktionell sowie psychosozial) » Probleme in der sozialen Teilhabe » Beeinträchtigung der Selbstpflegefähigkeiten » Sturzereignisse in den vergangenen Monaten und individuelle Sturzrisikofaktoren » Aktuelle Medikation und Handhabung des Medikationsregimes » Wohnsituation und Unterstützungsleistungen aus dem sozialen Umfeld » Erwartungshaltung der Pflegeempfängers	CE 02 CE 05 CE 07 CE 11 I.1.c-d) I.2.a) I.5.a)	Datum	Kürzel, Datum	Kürzel, Datum	Kürzel, Datum
96 Kennt spezifische Assessmentinstrumente zur Beurteilung eines Parkinson-Syndroms und kann deren Nutzung begründen, anwenden und die Ergebnisse im interdisziplinären Team besprechen, z. B.: » Parkinson Fatigue Scale » Unified Parkinson's Disease Rating Scale (UPDRS) » Scales for Outcomes in Parkinson's Disease (SCOPA)	CE 02 CE 05 I.1.c) I.2.a)	Datum	Kürzel, Datum	Kürzel, Datum	Kürzel, Datum

Neurologie

B2.4.6 Parkinson-Syndrom

Theorie | gezeigt | geübt | erreicht

Kann den Pflegeprozess und die Pflegediagnostik in akuten und chronischen Pflegesituationen bei Pflegeempfängern mit **Parkinson-Syndrom** planen, organisieren, gestalten, durchführen, steuern und evaluieren

97 Beherrscht den Analyse- und Synthese-Prozess, um Pflegediagnosen für einen Pflegeempfänger mit Parkinson-Syndrom abzuleiten und zu erläutern, z. B.:

- Selbstfürsorgedefizite in den Bereichen Körperpflege, Kleiden und Ernährung, z. B. aufgrund einer Bewegungseinschränkung
- Selbstfürsorgedefizite im Bereich der Ausscheidung, z. B. aufgrund einer Reflex- oder Dranginkontinenz
- Hat aufgrund einer Bewegungsblockade und/oder Starthemmung (Freezing) einen beeinträchtigten Bewegungsablauf
- Ist aufgrund eines erhöhten Muskeltonus in der Bewegung eingeschränkt
- Hat aufgrund von Morbus Parkinson eine beeinträchtigte Haltungskontrolle/Balance ein Sturzrisiko
- Ist aufgrund einer Hypo-/Akinese in der selbstständigen Tages-/Lebensgestaltung eingeschränkt
- Ist antriebsgemindert, es besteht das Risiko eines Selbstfürsorgedefizits
- Hat aufgrund von Rigor/Akinese eine Dysarthrie, es besteht eine beeinträchtigte Kommunikation

CE 02, CE 05, CE 07, CE 11, I.1.c-d), I.2.a-e), III.2.f)

Theorie	gezeigt	geübt	erreicht
Datum	Kürzel, Datum	Kürzel, Datum	Kürzel, Datum

98 Kennt pflegetherapeutische Grundsätze und Zielstellungen in der Versorgung von Menschen mit Parkinson-Syndrom, integriert sie in die Pflegeplanung und setzt sie gemeinsam mit dem Pflegeempfänger und seinen Angehörigen/Bezugspersonen um, z. B.:

- Erhalt und Förderung der Selbstständigkeit
- Motivieren
- Kompensation von Stimmungsschwankungen
- Akzeptanz von Langsamkeit
- Vermeidung von Bevormundung
- Herstellen von Kontakten
- Einbezug von Angehörigen und Bezugspersonen in das gesamte Versorgungsgeschehen

CE 02, CE 05, CE 07, CE 09, I.1.a)+e)+g), I.2.b)+e), I.6.b)

Theorie	gezeigt	geübt	erreicht
Datum	Kürzel, Datum	Kürzel, Datum	Kürzel, Datum

99 Erkennt Anzeichen von Komplikationen infolge eines Parkinson-Syndroms und kann Zustandsverschlechterungen zuverlässig erkennen und im interdisziplinären Team kommunizieren, z. B.:

- Akinetische Krise
- Wirkungsschwankungen von Parkinson-Medikamenten nach längerer Einnahme
- Hyperkinesen
- Fehlstellungen infolge unwillkürlicher Muskelkontraktionen (Dystonien)
- Psychosen und Störungen der Impulskontrolle
- Entwicklung einer Parkinson-Demenz

CE 02, CE 05, CE 06, CE 11, I.1.c), I.2.a), I.4.c), III.2.c)+f)

Theorie	gezeigt	geübt	erreicht
Datum	Kürzel, Datum	Kürzel, Datum	Kürzel, Datum

100 Kennt Sofortmaßnahmen bei einer akinetischen Krise und kann diese bis zur Übernahme durch den ärztlichen Dienst einleiten und aufrechterhalten, z. B.:

- Unmittelbare Information des ärztlichen Dienstes
- Unterstützung bei der Verlegung auf eine Überwachungseinheit oder Intensivstation
- Vitalzeichen- und Bewusstseinskontrolle
- Sicherung der Atemwege/Pneumonieprophylaxe
- Unterstützung bei der Regulation des Flüssigkeits- und Elektrolythaushalts
- Anwendung fiebersenkender Maßnahmen
- Sicherstellung des verordneten Medikamentenregimes zur Überwindung der Krise

CE 06, I.4.a-c)

Theorie	gezeigt	geübt	erreicht
Datum	Kürzel, Datum	Kürzel, Datum	Kürzel, Datum

101 Kennt pflegerische Maßnahmen zur Prophylaxe typischer Komplikationen und Folgen bei einem Pflegeempfänger mit Parkinson-Syndrom sowie die jeweiligen nationalen Expertenstandards und kann diese situationsgerecht auswählen, begründen, sicher durchführen und dokumentieren, z. B.:

- Dekubitusprophylaxe (siehe A8 Gewebeintegrität)
- Sturzprophylaxe (siehe A6 Bewegung und Mobilität)
- Aspirationsprophylaxe (siehe A3 Ernährung)
- Thromboseprophylaxe (siehe A5 Kreislauf)
- Kontrakturprophylaxe (siehe A6 Bewegung und Mobilität)

CE 02, CE 05, CE 07, I.1.b)+e), I.2.b)

Theorie	gezeigt	geübt	erreicht
Datum	Kürzel, Datum	Kürzel, Datum	Kürzel, Datum

B2.4.6 Parkinson-Syndrom

		Theorie	gezeigt	geübt	erreicht
102 Wählt entsprechend der individuellen Versorgungssituation therapeutisch-aktivierende Pflegekonzepte (siehe B2.4.9) bei einem Pflegeempfänger mit Parkinson-Syndrom aus und kann die Auswahl begründen und korrekt durchführen sowie dokumentieren, z. B.: » Bobath-Konzept » Kinästhetik » Basale Stimulation	CE 02, CE 05 CE 07 I.1.b)+e) I.2.b) III.1.a-e), V.1	Datum	Kürzel, Datum	Kürzel, Datum	Kürzel, Datum
103 Wählt pflegefachlich begründete Pflegemaßnahmen zum Erhalt und zur Förderung der Selbstständigkeit entsprechend der externen und internen Evidenzlage bei einem Pflegeempfänger mit Parkinson-Syndrom aus und kann die Auswahl begründen und korrekt durchführen sowie dokumentieren, z. B.: » Ausscheidung (z. B. Toilettentraining) » Körperpflege (z. B. Hilfsmitteleinsatz, Anleitung) » Kleiden (z. B. Anziehtraining, gezielte Wahl der Kleidung) » Ernährung (z. B. Ernährungsrichtlinien, Mundhygiene, Ess-/Trinkhilfen) » Kommunikation (z. B. Sprach- und Schreibübungen)	CE 05 CE 07 I.1.b)+e)+f) I.2.b) III.1.a-e) V.1	Datum	Kürzel, Datum	Kürzel, Datum	Kürzel, Datum
104 Wählt pflegefachlich begründete Pflegemaßnahmen zur Bewegungsförderung entsprechend der externen und internen Evidenzlage bei einem Pflegeempfänger mit Parkinson-Syndrom aus und kann die Auswahl begründen und korrekt durchführen, z. B.: » Techniken zur Überwindung von Akinese und Rigor (z. B. imaginierte Intention, Pausen bei Bewegungsabläufen, Planung überschüssiger Bewegungsabläufe) » Gezielter Einsatz von Hilfsmitteln (z. B. Freezing-Gehstock zur Überwindung von Starthemmungen) » Durchführung von LSVT-BIG-Training » Bewegungsübungen und Gehtraining » Förderung der Eigenbeweglichkeit, z. B. durch Mobilisation	CE 02 CE 05 CE 07 I.1.b)+e)+f) I.2.b) III.1.a-e) V.1	Datum	Kürzel, Datum	Kürzel, Datum	Kürzel, Datum
105 Wählt pflegefachlich begründete Pflegemaßnahmen zur Umgebungsgestaltung bei einem Pflegeempfänger mit Parkinson-Syndrom aus und kann die Auswahl begründen und korrekt durchführen, z. B.: » Raumgestaltung » Auswahl des Mobiliars	CE 05, CE 07 I.1.b)+e)+f) I.2.b) III.1.a-e), V.1	Datum	Kürzel, Datum	Kürzel, Datum	Kürzel, Datum
106 Kann den Pflegeempfänger und seine Angehörigen/Bezugspersonen hinsichtlich einer gewissenhaften Umsetzung des Medikamentenregimes beraten und anleiten, z. B.: » Vorbereiten und Richten der Medikation gemäß der 6-R-Regel » Bedeutung der zeitgenauen Medikamenteneinnahme » Beobachtung und Deutung der Wirkung und Nebenwirkungen von Medikamenten	CE 04 CE 05 I 2.c I 5.a II 2.	Datum	Kürzel, Datum	Kürzel, Datum	Kürzel, Datum
107 Kann den Pflegeempfänger und seine Angehörigen/Bezugspersonen zur präventiven und gesundheitsfördernden Lebensführung mit Parkinson-Syndrom beraten und anleiten, z. B.: » Einhaltung eines regelmäßigen, strukturierten Tagesablaufs » Dem Pflegeempfänger nur so viel abnehmen wie unbedingt nötig » Vermittlung spezialisierter pflegerischer Betreuung und Beratung (z. B. Parkinson-Nurse) » Unterstützung bei der Organisation eines interdisziplinären Therapieteams » Förderung sozialer Aktivitäten » Kontaktaufnahme zu Selbsthilfegruppen » Vermeidung von Überforderung des Pflegeempfängers durch Berücksichtigung der schwankenden Leistungsfähigkeit	CE 04 CE 09 I.2.c) II.2 III.3	Datum	Kürzel, Datum	Kürzel, Datum	Kürzel, Datum
108 Kann bei der Bewältigung der psychosozialen Problemlagen eines Pflegeempfängers und seiner Angehörigen/Bezugspersonen unterstützen und beratend tätig werden	CE 04, CE 11 I.1g), I.2c) II.2	Datum	Kürzel, Datum	Kürzel, Datum	Kürzel, Datum

B2.4.7 Multiple Sklerose

Theorie | gezeigt | geübt | erreicht

Kann den Pflegeprozess und die Pflegediagnostik in akuten und chronischen Pflegesituationen bei Pflegeempfängern mit **Multipler Sklerose** planen, organisieren, gestalten, durchführen, steuern und evaluieren

109 Kennt die charakteristischen Symptome einer Multiplen Sklerose im chronischen Verlauf bzw. im akuten Schub und kann diese beim Pflegeempfänger erkennen und benennen, z. B.:

- Sensibilitätsstörungen (Missempfindungen, Kribbelparästhesien usw.)
- Bewegungsstörungen (Gangunsicherheit, spastische Paresen)
- Störungen der Koordination (Ataxie, Intentionstremor usw.)
- Sehstörungen (Doppelbilder, Gesichtsfeldausfall, Nystagmus usw.)
- Sprechstörungen (Dysarthrie, verwaschene Sprache usw.)
- Neurogene Blasenentleerungsstörungen (Retention usw.)
- Psychische Veränderungen (Wesensänderung, Depression, Euphorie usw.)
- Fatigue
- Neuropathische Schmerzen

CE 02, CE 05, CE 07, I.1.c), I.2.e), I.4.c)

Datum | Kürzel, Datum | Kürzel, Datum | Kürzel, Datum

110 Kennt die wichtigsten Verlaufsformen einer Multiplen Sklerose, kann diese benennen und die Unterschiede in der pflegerischen Versorgung berücksichtigen:

- Klinisch isoliertes Syndrom
- Schubförmig remittierender Verlauf
- Primär chronisch progredienter Verlauf
- Sekundär chronisch progredienter Verlauf

CE 05, I.1.c), I.2.a)+e)

Datum | Kürzel, Datum | Kürzel, Datum | Kürzel, Datum

111 Erhebt eine systematische Pflegeanamnese eines Pflegeempfängers mit Multipler Sklerose, z. B.:

- Neurologische Ausfallerscheinungen
- Selbstfürsorgedefizite
- Psychosoziale Faktoren
- Verlauf vergangener Schübe
- Handhabung der bestehenden MS-Medikation
- Anwendung spezifischer Assessmentinstrumente, z. B. Expanded Disability Status Scale (EDSS)

CE 02, CE 05, CE 07, I.1.c), I.2.a), I.5.a)

Datum | Kürzel, Datum | Kürzel, Datum | Kürzel, Datum

112 Beherrscht den Analyse- und Synthese-Prozess, um Pflegediagnosen für einen Pflegeempfänger mit Multipler Sklerose abzuleiten und zu erläutern, z. B.:

- Selbstfürsorgedefizite in den Bereichen Körperpflege, Kleiden und Ernährung, z. B. aufgrund einer Bewegungseinschränkung
- Selbstfürsorgedefizite in den Bereichen Bewegung und Gehen (auch: Spastik- und Kontrakturrisiko)
- Hat aufgrund einer Reflex-/Dranginkontinenz ein Selbstversorgungsdefizit
- Hat das Risiko einer Obstipation
- Beeinträchtigtes Sexualleben, z. B. aufgrund einer Orgasmusstörung
- Beeinträchtigte Tages-/Lebensgestaltung

CE 02, CE 05, CE 07, I.1.c-d), I.2.a-e), I.3.a-d), III.2.f)

Datum | Kürzel, Datum | Kürzel, Datum | Kürzel, Datum

113 Wählt entsprechend der individuellen Versorgungssituation pflegefachlich begründete Pflegemaßnahmen entsprechend der externen und internen Evidenzlage bei einem Pflegeempfänger mit Multipler Sklerose aus und kann die Auswahl begründen und korrekt durchführen, z. B.:

- Therapeutisch-aktivierende pflegerische Unterstützung/Übernahme bei der Kompensation von Selbstfürsorgedefiziten
- Bereitstellung von Hilfsmitteln bei bestehender Ataxie, Bewegungseinschränkungen und/oder Gleichgewichtsstörungen
- Anwendung des Bobath-Konzepts (siehe B2.4.9) bei bestehendem Hypertonus der Muskulatur
- Sorgfältige Umsetzung von Hygienemaßnahmen und Infektionsprophylaxe insb. bei bestehender Immunsuppression
- Individuelle Maßnahmen zur Kompensation von Blasenentleerungsstörungen im Rahmen einer Reflexinkontinenz
- Unterstützung des Medikamentenregimes

CE 02, CE 05, CE 07, I.1.b+)e)+f), I.2.b), I.3.a), III.1.a-e), III 2.b), V.1

Datum | Kürzel, Datum | Kürzel, Datum | Kürzel, Datum

B2.4.7 Multiple Sklerose

		Theorie	gezeigt	geübt	erreicht
114 Kennt pflegerische Maßnahmen zur Prophylaxe typischer Komplikationen und Folgen bei einem Pflegeempfänger mit Multipler Sklerose sowie die jeweiligen nationalen Expertenstandards und kann diese situationsgerecht auswählen, begründen, sicher durchführen und dokumentieren, z. B.: » Pneumonieprophylaxe (siehe A2 Atmung) » Infektionsprophylaxe (siehe A19 Gesundheitsrisiken) » Sturzprophylaxe (siehe A6 Bewegung und Mobilität) » Thromboseprophylaxe (siehe A5 Kreislauf) » Kontrakturprophylaxe (siehe A6 Bewegung und Mobilität) » Obstipationsprophylaxe » Prophylaxe von Harnwegsinfekten bei Restharnbildung	CE 02 CE 05 CE 07 I.1.b)+e) I.2.b)	Datum	Kürzel, Datum	Kürzel, Datum	Kürzel, Datum
115 Kennt potenziell schubauslösende/die Schubwahrscheinlichkeit erhöhende Faktoren und kann einen Pflegeempfänger diesbezüglich aufklären und individuell hinsichtlich deren Vermeidung beraten, z. B.: » Infektionen » Erhöhte Schubfrequenz nach einer Schwangerschaft » Starke psychische Belastungen und Distress » Extreme Umweltfaktoren wie starke, langanhaltende Sonnenbestrahlung	CE 04 CE 05 I.2.e) II.2	Datum	Kürzel, Datum	Kürzel, Datum	Kürzel, Datum
116 Kann einen Pflegeempfänger mit Multipler Sklerose im interdisziplinären Team über Krankheitsverlauf, Konsequenzen und Therapiemöglichkeiten aufklären und beraten	CE 04, CE 07 II.2 III.3.a)+b)+f)	Datum	Kürzel, Datum	Kürzel, Datum	Kürzel, Datum
117 Kann einen Pflegeempfänger mit Multipler Sklerose und seine Angehörigen/Bezugspersonen zur eigenständigen Durchführung von kompensatorischen Maßnahmen anleiten und beraten, z. B.: » Selbstinjektionen (s.c./i.m.) im Rahmen des Medikamentenregimes » Toilettentraining » Intermittierender Selbstkatheterismus » Beschaffung von und Umgang mit Hilfsmitteln zur Kompensation von motorischen Beeinträchtigungen » Integration bestehender Einschränkungen in den Alltag	CE 02 CE 04 CE 05 I.2.b) II.2) III.2.b)	Datum	Kürzel, Datum	Kürzel, Datum	Kürzel, Datum
118 Kennt das Risiko von psychosozialen Komplikationen bei Pflegeempfängern mit Multipler Sklerose und/oder deren Angehörigen und kann zur Bewältigung beratend unterstützen, z. B.: » Zukunftsängste und Infragestellung der Lebensplanung » Störungen und Einschränkungen im Sexualleben	CE 04, CE 09 I.1.g), I.2.c) I.3.b)+d) II.2	Datum	Kürzel, Datum	Kürzel, Datum	Kürzel, Datum
119 Kann den Pflegeempfänger und seine Angehörigen/Bezugspersonen zur präventiven und gesundheitsfördernden Lebensführung mit Multipler Sklerose beraten und anleiten, z. B. hinsichtlich: » Kontaktaufnahme zu Selbsthilfegruppen » Vermittlung spezialisierter pflegerischer Betreuung und Beratung (z. B. MS-Nurse) » Schwangerschaft und Familienplanung » Wiedereingliederung in berufliches und familiäres Leben » Vermeidung von und Umgang mit potenziell schubauslösenden Faktoren	CE 04 CE 09 I.2.c) I.6.d) II.2 III.3	Datum	Kürzel, Datum	Kürzel, Datum	Kürzel, Datum

B2.4.8 Pflegerelevante Phänomene und Symptomkomplexe in der Neurologie

Theorie | gezeigt | geübt | erreicht

Kann den Pflegeprozess und die Pflegediagnostik in akuten und chronischen Pflegesituationen bei Pflegeempfängern mit **Schluckstörungen (Dysphagie)** planen, organisieren, gestalten, durchführen, steuern und evaluieren

Für Lernergebnisse bei Pflegeempfängern mit dem in der Neurologie häufig vorkommenden Phänomen Schluckstörung (Dysphagie) siehe A3 Ernährung.

Kann den Pflegeprozess und die Pflegediagnostik in akuten und chronischen Pflegesituationen bei Pflegeempfängern mit **Sprach-/Sprechstörungen** planen, organisieren, gestalten, durchführen, steuern und evaluieren

Lernergebnis		Theorie	gezeigt	geübt	erreicht
120 Kennt die Leitsymptome von Sprachstörungen (Aphasie) sowie von Sprechstörungen (Dysarthrie), kann zwischen beiden Störungsformen unterscheiden, sie beim Pflegeempfänger erkennen und Mischformen wahrnehmen, z. B.: Sprechstörungen: » Motorische oder koordinative Störung der neurogenen Sprechfunktion und/oder des Redeflusses, oft durch Schädigungen des peripheren oder zentralen Nervensystems » Leitsymptome: verwaschene, undeutliche Sprechweise sowie Stimm- und Atemstörungen bei erhaltenem Sprachverständnis Sprachstörungen: » Erworbene Störung der gedanklichen Erzeugung von Sprache nach abgeschlossenem Spracherwerb durch Schädigungen des Gehirns » Leitsymptome: Störungen der Sprachproduktion, des Sprachverständnisses und des Sprachaufbaus	CE 03 CE 05 CE 07 I.1.c) I.2.e) II.1.e)	Datum	Kürzel, Datum	Kürzel, Datum	Kürzel, Datum
121 Kennt die verschiedenen Formen von Störungen der Sprachmotorik (Dysarthrie), deren charakteristische Symptomatik und kann Unterschiede benennen, z. B.: » Schlaffe Dysarthrie » Spastische Dysarthrie » Ataktische Dysarthrie » Hypokinetische Dysarthrie » Hyperkinetische Dysarthrie	CE 03 CE 05 CE 07 I.1.c) I.2.e) II.1.e)	Datum	Kürzel, Datum	Kürzel, Datum	Kürzel, Datum
122 Kennt die verschiedenen Formen von Störungen des Redeflusses (Sprechstörungen), deren charakteristische Symptomatik und kann Unterschiede benennen, z. B.: » Stottern » Poltern » Mutismus	CE 03 CE 05 CE 07 I.1.c) I.2.e) II.1.e)	Datum	Kürzel, Datum	Kürzel, Datum	Kürzel, Datum
123 Kennt die verschiedenen Formen der Aphasie, deren charakteristische Symptomatik und kann Unterschiede benennen, z. B.: » Globale Aphasie: Störung von sowohl Sprachverständnis als auch Sprachproduktion » Motorische Aphasie (Broca-Aphasie): große Sprachanstrengung mit fehlender Grammatik bei meist erhaltenem Sprachverständnis » Sensorische Aphasie (Wernicke-Aphasie): gestörtes Sprachverständnis mit meist gesteigerter Sprachproduktion » Amnestische Aphasie: Wortfindungsstörungen mit kaum Beeinträchtigungen von Sprachverständnis und -produktion	CE 03 CE 05 CE 07 I.1.c) I.2.e) II.1.e)	Datum	Kürzel, Datum	Kürzel, Datum	Kürzel, Datum
124 Erhebt eine systematische Pflegeanamnese eines Pflegeempfängers mit Sprach-/Sprechstörungen, z. B.: » Einschränkungen im Alltag » Sprachverständnis » Sprachproduktion » Satzbau » Lautstruktur und Wortwahl » Sprachmelodie und -rhythmus » Schreib- und Lesefähigkeiten » Anwendung von spezifischen Assessmentinstrumenten (z. B. Aphasie-Schnell-Test, AST)	CE 03 CE 05 CE 07 I.1.c) I.2.a) I.5.a) II.1.e)	Datum	Kürzel, Datum	Kürzel, Datum	Kürzel, Datum

B2.4.8 Pflegerelevante Phänomene und Symptomkomplexe in der Neurologie

		Theorie	gezeigt	geübt	erreicht
125 Beherrscht den Analyse- und Synthese-Prozess, um Pflegediagnosen für einen Pflegeempfänger mit Sprach-/Sprechstörungen abzuleiten und zu erläutern, z. B.: » Ist aufgrund einer (motorischen/amnestischen/sensorischen/globalen) Aphasie in der verbalen Kommunikation beeinträchtigt » Ist aufgrund von Poltern/einer gestörten Tonbildung in der verbalen Kommunikation beeinträchtigt » Ist in der Kommunikation gehemmt, es besteht das Risiko der beeinträchtigten Interaktion » Kann nicht in gewohnter Weise Kontakt aufnehmen, es besteht eine beeinträchtigte Interaktion	CE 03 CE 05 CE 07 I.1.c-d) I.2.a-e) I.3.a-d) II.1.e) III.2.f)	Datum	Kürzel, Datum	Kürzel, Datum	Kürzel, Datum
126 Wählt entsprechend der individuellen Versorgungssituation pflegefachlich begründete Pflegemaßnahmen entsprechend der externen und internen Evidenzlage bei einem Pflegeempfänger mit Sprach-/Sprechstörungen aus und kann die Auswahl begründen und korrekt durchführen sowie dokumentieren, z. B.: » Einsatz von Kommunikationshilfsmitteln, z. B. Sprechtafeln, Sensorklingeln » Anwendung geeigneter Gesprächstechniken, z. B. Ja/Nein-Fragen » Förderung des Sprachverständnisses während der Kommunikation und Interaktion » Aufnahme und Halten von Blickkontakt sowie Nutzung von Mimik und Gestik » Durchführung logopädischer Übungen nach dem vereinbarten Behandlungskonzept	CE 03 CE 05 CE 07 I.1.b)+e)+f) I.2.b) I.6.a-b) II.1.c-d) III.1.a-e) V.1	Datum	Kürzel, Datum	Kürzel, Datum	Kürzel, Datum
127 Kann Angehörige/Bezugspersonen eines Pflegeempfängers mit Sprach-/Sprechstörungen hinsichtlich Umgangs- und Kommunikationsformen beraten und anleiten, z. B.: » Behandlung des Pflegeempfängers als gleichwertigen Gesprächspartner, Verzicht auf „Babysprache“ » Sicherstellen des gegenseitigen Verständnisses in der Kommunikation » Zeit und Pausen für Gespräche einplanen » Vermeidung von Erfolgsdruck » Nutzung von Kommunikationshilfsmitteln	CE 03 CE 04 CE 05 CE 09 I.2.c) I.6.a)+b)+d) II.2	Datum	Kürzel, Datum	Kürzel, Datum	Kürzel, Datum

Kann den Pflegeprozess und die Pflegediagnostik in akuten und chronischen Pflegesituationen bei Pflegeempfängern mit **Schwindel (Vertigo)** planen, organisieren, gestalten, durchführen, steuern und evaluieren

128 Kennt verschiedene Typen des Schwindels abhängig von Art oder Ätiologie und kann die Unterschiede benennen, z. B.: Nach Art: » Systematischer Schwindel: Drehschwindel, Schwankschwindel, Liftschwindel » Unsystematischer (ungerichteter) Schwindel Nach Ätiologie: » Peripher-vestibulärer Schwindel durch Störungen des Innenohrs » Zentral-vestibulärer Schwindel durch Störungen des zentralen Nervensystems » Psychogener Schwindel	CE 05 I.1.c) I.2.e)	Datum	Kürzel, Datum	Kürzel, Datum	Kürzel, Datum
129 Kennt die charakteristischen Kennzeichen von Schwindel, kann diese benennen und beim Pflegeempfänger erkennen, z. B.: » Fehlerhafte Wahrnehmung der Eigenbewegung » Fehlerhafte Wahrnehmung der Bewegung von Objekten » Störung der Orientierung im Raum » Multisensorische Fehlwahrnehmungen » Nystagmus » Begleitende vegetative Symptome wie Übelkeit, Erbrechen, Schweißausbruch » Begleitende psychophysiologische Symptome wie Panik, Angst	CE 05 I.1.c) I.2.e)	Datum	Kürzel, Datum	Kürzel, Datum	Kürzel, Datum

Neurologie

B2.4.8 Pflegerelevante Phänomene und Symptomkomplexe in der Neurologie

Theorie | gezeigt | geübt | erreicht

Kann den Pflegeprozess und die Pflegediagnostik in akuten und chronischen Pflegesituationen bei Pflegeempfängern mit **Schwindel (Vertigo)** planen, organisieren, gestalten, durchführen, steuern und evaluieren

	Theorie	gezeigt	geübt	erreicht
130 Erhebt eine systematische Pflegeanamnese eines Pflegeempfängers mit Schwindel, z. B.: » Aktuelles Befinden » Art des Schwindels » Schwindelauslösende/-verstärkende Faktoren » Dauer der Schwindelattacken » Begleitsymptome CE 05 I.1.c-d) I.2.a) I.5.a)	Datum	Kürzel, Datum	Kürzel, Datum	Kürzel, Datum
131 Beherrscht den Analyse- und Synthese-Prozess, um Pflegediagnosen für einen Pflegeempfänger mit Schwindel abzuleiten und zu erläutern, z. B.: » Hat ein Sturzrisiko » Hat Angst vor einem Sturz » Hat Angst, aus dem Bett zu fallen » Ist aufgrund von Gleichgewichtsstörungen in der räumlichen Orientierung beeinträchtigt CE 05 I.1.c-d) I.2.a-e) III.2.f)	Datum	Kürzel, Datum	Kürzel, Datum	Kürzel, Datum
132 Wählt entsprechend der individuellen Versorgungssituation pflegefachlich begründete Pflegemaßnahmen entsprechend der externen und internen Evidenzlage und entsprechend dem Schwindeltyp aus und kann die Auswahl begründen und korrekt durchführen, z. B.: » Durchführung von Befreiungsmanövern bei peripher-vestibulärem Schwindel » Gabe von verordneter Bedarfsmedikation » Maßnahmen zur Sturzprophylaxe (siehe A6 Bewegung und Mobilität) » Anbieten von Orientierungshilfen CE 05 CE 07 I.1.b)+e)+f) I.2.b) I.6.a-b) III.1.a-e) V.1	Datum	Kürzel, Datum	Kürzel, Datum	Kürzel, Datum

Für weitere Lernergebnisse im Zusammenhang mit Schwindel durch Erkrankungen des Ohres siehe B11 Lernfelder in der HNO.

Kann den Pflegeprozess und die Pflegediagnostik in akuten und chronischen Pflegesituationen bei Pflegeempfängern mit **Tremor** planen, organisieren, gestalten, durchführen, steuern und evaluieren

	Theorie	gezeigt	geübt	erreicht
133 Kennt die verschiedenen Arten des Tremors, kann die Unterschiede benennen und die jeweils charakteristischen Merkmale bei einem Pflegeempfänger erkennen, z. B.: Ruhetremor: » Auftritt in Ruhestellung » Abnahme des Tremors bei gezielten Bewegungen » Vorkommen primär an den Händen Aktionstremor, der bei willkürlicher Muskelaktivität auftritt: » Bei Haltebewegungen gegen die Schwerkraft (Haltetremor) » Bei zielgerichteten Bewegungen mit Verstärkung bei näherkommendem Ziel (Intentionstremor) » Bei nicht zielgerichteten, intentionslosen Bewegungen (Bewegungstremor) CE 02 CE 05 CE 07 I.1.c) I.2.a)+e)	Datum	Kürzel, Datum	Kürzel, Datum	Kürzel, Datum
134 Erhebt eine systematische Pflegeanamnese eines Pflegeempfängers mit Tremor, z. B.: » Aktuelles Befinden » Einschränkungen des alltäglichen Lebens und der Selbstständigkeit » Medikamentenanamnese » Konsumverhalten hinsichtlich Drogen/Alkohol » Verstärkende und erleichternde Faktoren » Begleitsymptome CE 02 CE 05 CE 07 I.1.c-d) I.2.a) I.5.a)	Datum	Kürzel, Datum	Kürzel, Datum	Kürzel, Datum
135 Beherrscht den Analyse- und Synthese-Prozess, um Pflegediagnosen für einen Pflegeempfänger mit Tremor abzuleiten und zu erläutern, z. B.: » Ist aufgrund einer Bewegungsstörung im Bewegungsablauf beeinträchtigt » Ist aufgrund einer eingeschränkten Feinmotorik hinsichtlich der Nutzung von Gebrauchsgegenständen in der Durchführung von Aktivitäten des täglichen Lebens beeinträchtigt CE 02, CE 05 CE 07, I.1.c-d) I.2.a-e), III.2.f)	Datum	Kürzel, Datum	Kürzel, Datum	Kürzel, Datum

B2.4.8 Pflegerelevante Phänomene und Symptomkomplexe in der Neurologie

	Theorie	gezeigt	geübt	erreicht
136 Wählt entsprechend der individuellen Versorgungssituation pflegefachlich begründete Pflegemaßnahmen entsprechend der externen und internen Evidenzlage bei einem Pflegeempfänger mit Tremor aus und kann die Auswahl begründen und korrekt durchführen sowie dokumentieren, z. B.: » Unterstützung/Übernahme bei der Kompensation von Selbstfürsorgedefiziten » Einüben und Trainieren von Bewegungsabläufen » Einsatz von Hilfsmitteln, z. B. im Rahmen der Flüssigkeits- und Nahrungszufuhr oder beim Ankleiden CE 02, CE 05, CE 07, I.1.b)+e)+f), I.2.b), III.1.a-e), V.1	Datum	Kürzel, Datum	Kürzel, Datum	Kürzel, Datum

Kann den Pflegeprozess und die Pflegediagnostik in akuten und chronischen Pflegesituationen bei Pflegeempfängern mit **spastischer Bewegungsstörung** planen, organisieren, gestalten, durchführen, steuern und evaluieren

	Theorie	gezeigt	geübt	erreicht
137 Kennt die charakteristischen Positiv- und Negativsymptome einer spastischen Bewegungsstörung, kann diese benennen und beim Pflegeempfänger erkennen, z. B.: Positivsymptome (zu viel Tonus): » Geschwindigkeitsabhängige Erhöhung des Muskeltonus bei passiver Bewegung » Gesteigerte Muskeleigenreflexe » Pathologische Fremdreflexe » Unwillkürliche, rhythmische Muskelkontraktionen (Klonus) » Auftritt von Haltungsanomalien (spastische Dystonie) Negativsymptome (zu wenig Tonus): » Paresen » Eingeschränkte Feinmotorik und Bewegungskontrolle » Reduzierte/fehlende Fremdreflexe » Rasche Erschöpfbarkeit CE 02, CE 05, CE 07, I.1.c), I.2.e)	Datum	Kürzel, Datum	Kürzel, Datum	Kürzel, Datum
138 Erhebt eine systematische Pflegeanamnese eines Pflegeempfängers mit einer spastischen Bewegungsstörung, z. B.: » Bestehende Einschränkungen in der Selbstfürsorge » Ausprägungsgrad und zeitlicher Verlauf vorhandener Spastiken » Mobilitäts- und Bewegungseinschränkungen » Spastikassoziierte Schmerzen » Spastikauslösende/-verstärkende Faktoren CE 02, CE 05, CE 07, I.1.c-d), I.2.a), I.5.a)	Datum	Kürzel, Datum	Kürzel, Datum	Kürzel, Datum
139 Kennt spezifische Assessmentinstrumente zur Beurteilung einer spastischen Bewegungsstörung und kann deren Nutzung begründen, anwenden und die Ergebnisse im interdisziplinären Team besprechen, z. B.: » (Modifizierte) Ashworth-Skala » Tardieu-Skala » Resistance to Passive Movement Scale (REPAS) CE 02, CE 05, CE 07, I.1.c), I.2.a)	Datum	Kürzel, Datum	Kürzel, Datum	Kürzel, Datum
140 Beherrscht den Analyse- und Synthese-Prozess, um Pflegediagnosen für einen Pflegeempfänger mit einer spastischen Bewegungsstörung abzuleiten und zu erläutern, z. B.: » Selbstfürsorgedefizite in allen Bereichen des täglichen Lebens » Ist in der Transferfähigkeit/Gehfähigkeit beeinträchtigt » Hat aufgrund eines spastischen Haltungsmusters eine überstreckte Kopfhaltung, es besteht eine beeinträchtigte Beweglichkeit » Hat aufgrund einer eingeschränkten Bewegungsfähigkeit das Risiko einer Kontraktur » Hat aufgrund eines spastischen Beugemusters das Risiko einer Kontraktur CE 02, CE 05, CE 07, I.1.c-d), I.2.a-e), III.2.f)	Datum	Kürzel, Datum	Kürzel, Datum	Kürzel, Datum

Neurologie

B2.4.8 Pflegerelevante Phänomene und Symptomkomplexe in der Neurologie

Kann den Pflegeprozess und die Pflegediagnostik in akuten und chronischen Pflegesituationen bei Pflegeempfängern mit **spastischer Bewegungsstörung** planen, organisieren, gestalten, durchführen, steuern und evaluieren

Lernergebnis		Theorie	gezeigt	geübt	erreicht
141 Kennt pflegerische Maßnahmen zur Prophylaxe typischer Komplikationen und Folgen bei einem Pflegeempfänger mit einer spastischen Bewegungsstörung sowie die jeweiligen nationalen Expertenstandards und kann diese situationsgerecht auswählen, begründen, sicher durchführen und dokumentieren, z. B.: » Dekubitusprophylaxe (siehe A8 Gewebeintegrität) » Sturzprophylaxe (siehe A6 Bewegung und Mobilität) » Thromboseprophylaxe (siehe A5 Kreislauf) » Kontrakturprophylaxe (siehe A6 Bewegung und Mobilität)	CE 02 CE 05 CE 07 I.1.b)+e) I.2.b)	Datum	Kürzel, Datum	Kürzel, Datum	Kürzel, Datum
142 Kennt spastikreduzierende Grundsätze und berücksichtigt diese bei der pflegerischen Versorgung, z. B.: » Berührungen der Handinnenflächen vermeiden » Keine Gegenstände in die betroffene Hand legen » Vermeidung von Zug an Fingern und Armen » Entleerung der Blase vor der Mobilisation	CE 02 CE 05 CE 07 I.1.a)+e) I.2.b)+e) I.6.b)	Datum	Kürzel, Datum	Kürzel, Datum	Kürzel, Datum
143 Kennt spastikreduzierende Maßnahmen und kann diese in der pflegerischen Versorgung einsetzen und anwenden, z. B.: » Lagerung in möglichst schmerzfreier Dehnung der spastischen Muskulatur » Passive Streckung spastischer Muskeln zur Minderung des Muskeltonus » Vermeidung einseitiger Bewegungsmuster	CE 02 CE 05 CE 07 I.1.b)+e)+f) I.2.b) I.6.b) III.1.a-e) V.1	Datum	Kürzel, Datum	Kürzel, Datum	Kürzel, Datum
144 Kennt spastikauslösende/-verstärkende Faktoren, vermeidet diese in der Versorgung und kann den Pflegeempfänger und seine Angehörigen/Bezugspersonen diesbezüglich anleiten und beraten, z. B.: » Schmerzen » Emotionale Anspannung » Stuhl-/Harndrang » Infekte und Entzündungen » Einschnürende Kleidung und enges Schuhwerk » Eingewachsene Nägel » Hautläsionen » Thrombosen » Frakturen » Inadäquate Lagerung	CE 02 CE 04 CE 05 CE 07 I.1.c) I.2.e) II.2	Datum	Kürzel, Datum	Kürzel, Datum	Kürzel, Datum
145 Kennt therapeutisch-aktivierende Pflegekonzepte (siehe B2.4.9) zur Versorgung eines Pflegeempfängers mit einer spastischen Bewegungsstörung und wendet diese an, z. B.: » Bobath-Konzept » Basale Stimulation » Kinästhetik » Affolter-Modell	CE 02 CE 05 CE 07 I.1.b)+e) I.2.b) III.1.a-e) III.3.a)+b) V.1	Datum	Kürzel, Datum	Kürzel, Datum	Kürzel, Datum
146 Wählt entsprechend der individuellen Versorgungssituation pflegefachlich begründete Pflegemaßnahmen entsprechend der externen und internen Evidenzlage bei einem Pflegeempfänger mit einer spastischen Bewegungsstörung aus, kann die Auswahl begründen und korrekt durchführen sowie dokumentieren, z. B.: » Assistive/passive/aktive Bewegungsübungen » Gezielter Einsatz von Hilfsmitteln bei der Bewegung und Mobilisation » Trainieren physiologischer Bewegungsabläufe	CE 02 CE 05 CE 07 I.1.b)+e)+f) I.2.b) III.1.a-e) V.1	Datum	Kürzel, Datum	Kürzel, Datum	Kürzel, Datum
147 Kann den Pflegeempfänger zu aktiven Bewegungsübungen motivieren und anleiten	CE 04, CE 05 CE 07 II.2	Datum	Kürzel, Datum	Kürzel, Datum	Kürzel, Datum
148 Kann Haltungsfehler beim Pflegeempfänger beobachten und ihn zur Korrektur anleiten	CE 04, CE 05 CE 07 II.2	Datum	Kürzel, Datum	Kürzel, Datum	Kürzel, Datum

Für Lernergebnisse im Zusammenhang mit Kontrakturen als eine Folgekomplikation von spastischen Bewegungsmustern siehe A6 Bewegung und Mobilität.

B2.4.9 Pflegerelevante Interventionskonzepte in der Neurologie

Theorie | gezeigt | geübt | erreicht

Kann die pflegerische Versorgung von Menschen mit neurologischen Erkrankungen gemäß dem **Bobath-Konzept** (auch: Neurodevelopmental Treatment – NDT) planen, organisieren, gestalten, durchführen und evaluieren

149 Kennt die Anwendungsgebiete/Indikationen des Bobath-Konzeps und kann sie auf die Situation eines Pflegeempfängers mit spastischen Lähmungen übertragen, z. B. bei:

- Zerebralen Durchblutungsstörungen
- Intrazerebralen Blutungen
- Schädel-Hirn-Traumata
- Hypoxischen Hirnschädigungen
- Tumoren des Gehirns
- Multipler Sklerose
- Zustand nach neurochirurgischen Eingriffen
- Entzündlichen Erkrankungen des zentralen Nervensystems
- Apallischem Syndrom

CE 02, CE 05, CE 07, CE 08, CE 10, I.1.e), I.2.b)+e), III.3.a)

Datum | Kürzel, Datum | Kürzel, Datum | Kürzel, Datum

150 Kann die Therapieziele des Bobath-Konzepts benennen und diese im interdisziplinären Team gemeinsam mit dem Pflegeempfänger festlegen, z. B.:

- Normalisierung des Muskeltonus
- Förderung von Haltung und Gleichgewicht
- Förderung/Wiedererlernen physiologischer Bewegungsfähigkeiten in Alltagssituationen
- Verbesserung der Körperwahrnehmung
- Förderung der Selbstständigkeit durch eine aktivierend-therapeutische Pflege

CE 02, CE 05, CE 07, CE 08, CE 10, I.1.e), I.2.b)+e), III.3.a)

Datum | Kürzel, Datum | Kürzel, Datum | Kürzel, Datum

151 Kennt die Grundprinzipien des Bobath-Konzepts und kann diese benennen, erklären und umsetzen, z. B.:

- Lebenslange Lern- und Reorganisationsfähigkeit des Gehirns
- Beeinflussung des Muskeltonus und Bahnung von Bewegung (Fazilitation) über Schlüsselpunkte
- Beeinflussbarkeit von Spastizität durch Bewegung und Positionierung
- Ausgleich motorischer Defizite durch sensorische Hinführung in normale funktionelle Muster
- Individuelle Vorgehensweise je nach Beeinträchtigungen und Fähigkeiten des einzelnen Pflegeempfängers

CE 02, CE 05, CE 07, CE 08, CE 10, I.1.a)+e), I.2.b)+e), I.6.b)

Datum | Kürzel, Datum | Kürzel, Datum | Kürzel, Datum

152 Kennt Maßnahmen zur tonusregulierenden Lagerung nach dem Bobath-Konzept, wählt diese begründet und situationsspezifisch aus und kann sie sicher durchführen sowie dokumentieren, z. B.:

- Sitzen am Tisch im Stuhl
- Sitzen im Rollstuhl
- Lagerung auf der betroffenen Seite
- Lagerung auf der weniger betroffenen Seite
- A-Lagerung auf dem Rücken
- Sitzen im Bett

CE 02, CE 05, CE 07, CE 08, CE 10, I.1.b)+e)+f), I.2.b), III.1.a-e), V.1

Datum | Kürzel, Datum | Kürzel, Datum | Kürzel, Datum

153 Kennt Maßnahmen zur Mobilisation und zum Handling nach dem Bobath-Konzept, wählt diese begründet und situationsspezifisch aus und kann sie sicher durchführen sowie dokumentieren, z. B.:

- Aktives Handling
- Passives Handling
- Anheben des Beckens („Bridging")
- Aufsetzen an die Bettkante
- Tiefer Transfer von der Bettkante in den Stuhl/Rollstuhl
- Unterstützung beim Gehen

CE 02, CE 05, CE 07, CE 08, CE 10, I.1.b)+e)+f), I.2.b), III.1.a-e), V.1

Datum | Kürzel, Datum | Kürzel, Datum | Kürzel, Datum

154 Kennt Maßnahmen zur Unterstützung der Selbsthilfe/zum Selbsthilfetraining des Pflegeempfängers nach dem Bobath-Konzept, wählt diese begründet und situationsspezifisch aus und kann sie sicher durchführen sowie dokumentieren, z. B. im Rahmen von:

- Bobath-Körperwaschung
- An- und Auskleiden
- Essen und Trinken

CE 02, CE 05, CE 07, CE 08, CE 10, I.1.b)+e)+f), I.2.b), III.1.a-e), V.1

Datum | Kürzel, Datum | Kürzel, Datum | Kürzel, Datum

B2.4.9 Pflegerelevante Interventionskonzepte in der Neurologie

Kann die pflegerische Versorgung von Menschen mit neurologischen Erkrankungen gemäß dem **Bobath-Konzept** (auch: Neurodevelopmental Treatment – NDT) planen, organisieren, gestalten, durchführen und evaluieren

		Theorie	gezeigt	geübt	erreicht
155 Kennt Maßnahmen zur Förderung der Wahrnehmung durch Raumgestaltung nach dem Bobath-Konzept, wählt diese begründet und situationsspezifisch aus und kann sie sicher durchführen sowie dokumentieren, z. B.: » Orientierungshilfen » Positionierung des Bettes » Platzierung von Einrichtungs- und Gebrauchsgegenständen	CE 02 CE 05 CE 07 CE 08 CE 10 I.1.b)+e)+f) I.2.b) III.1.a-e) V.1	Datum	Kürzel, Datum	Kürzel, Datum	Kürzel, Datum
156 Kann den Pflegeempfänger anleiten, beraten und motivieren, die betroffene Seite anzunehmen und in Alltagshandlungen zu integrieren	CE 02, CE 04 CE 05, CE 07 CE 08, CE 10 II.2	Datum	Kürzel, Datum	Kürzel, Datum	Kürzel, Datum
157 Kann den Pflegeempfänger und seine Angehörigen/Bezugspersonen zu den Prinzipien und der situationsgerechten Umsetzung des Bobath-Konzept informieren, beraten und anleiten	CE 02, CE 04 CE 05, CE 07 CE 08, CE 10 I.2.c) II.2	Datum	Kürzel, Datum	Kürzel, Datum	Kürzel, Datum

Kann die pflegerische Versorgung von Menschen mit neurologischen Erkrankungen gemäß dem **Modell des pflegerischen Führens nach Affolter** (auch: gespürte Interaktionstherapie) planen, organisieren, gestalten, durchführen und evaluieren

		Theorie	gezeigt	geübt	erreicht
158 Kennt die Anwendungsgebiete/Indikationen des pflegerischen Führens nach Affolter und kann sie auf die Situation des Pflegeeempfängers übertragen, bei: » Erworbenen Hirnschäden (z. B. zerebrale Durchblutungsstörung, intrazerebrale Blutung, Schädel-Hirn-Trauma) » Kindern mit Wahrnehmungs- und Entwicklungsstörungen » Demenz	CE 02 CE 05 CE 07 CE 08 CE 10 I.1.e) I.2.b)+e) III.3.a)	Datum	Kürzel, Datum	Kürzel, Datum	Kürzel, Datum
159 Kennt die Grundprinzipien des pflegerischen Führens nach Affolter und kann diese benennen, erklären und umsetzen, z. B.: » Reize und Informationen rund um das „Was" (was geschieht gerade) und das „Wo" (in welchem Umfeld) sind zentral für Selbstständigkeit und Orientierung im Alltag » Wahrnehmungsbeeinträchtigungen infolge erworbener Hirnschädigung resultieren in fehlender Handlungsplanung und erhöhter Körperspannung bzw. Unruhe » Spüren und taktile Wahrnehmung bilden die Grundlage des Lernens » Pflegerisches Führen hilft dem Pflegeempfänger, seine Umwelt wahrzunehmen, seine Situation nachzuvollziehen und über alltägliche Handlungen ins Leben zurückzufinden » Das pflegerische Führen geschieht nonverbal	CE 02 CE 05 CE 07 CE 08 CE 10 I.1.a)+e) I.2.b)+e) I.6.b)	Datum	Kürzel, Datum	Kürzel, Datum	Kürzel, Datum
160 Kennt Maßnahmenkonzepte gemäß dem pflegerischen Führen nach Affolter, wählt diese begründet und situationsspezifisch aus und kann sie sicher durchführen sowie dokumentieren, z. B.: » Umweltgestaltung: Erfahren der eigenen Körperposition und Körpergrenzen im Raum » Verständnis schaffen: Spürinformationen bei allen Aktivitäten (z. B. Waschen, Kleiden, Mobilität und Bewegung) im ständigen Wechsel zwischen „Wo" und „Was" vermitteln	CE 02 CE 05 CE 07 CE 08 CE 10 I.1.b)+e)+f) I.2.b) III.1.a-e) V.1	Datum	Kürzel, Datum	Kürzel, Datum	Kürzel, Datum
161 Kann Angehörige und Bezugspersonen zur Integration des Führens nach Affolter in den Alltag beraten und anleiten: » Überforderung des Pflegeempfängers vermeiden » Zur Problemlösung einzelne Handlungen in Teilziele zerlegen, Teilziele in kleine Einzelschritte zerlegen » Techniken des Führens vermitteln	CE 02 CE 04 CE 05 CE 07 CE 08 CE 10 I.2.c) I.6.b) II.2	Datum	Kürzel, Datum	Kürzel, Datum	Kürzel, Datum

Kann die pflegerische Versorgung von Menschen mit neurologischen Erkrankungen gemäß dem **Konzept der Basalen Stimulation** planen, organisieren, gestalten, durchführen und evaluieren

		Theorie	gezeigt	geübt	erreicht
162 Kennt die Anwendungsgebiete/Indikationen der Basalen Stimulation und kann sie auf die Situation eines Pflegeempfängers übertragen, z. B.: » Wahrnehmungsstörungen » Beeinträchtigungen der Kommunikation » Bewusstseinsveränderungen, Orientierungsstörungen » Bewegungsstörungen wie beispielsweise Paresen » Schwer Atemwegserkrankungen, Begleitung in der Sterbephase » Stressreduktion für Menschen in belastenden Grenzsituationen	CE 02 CE 05 CE 07 CE 08 CE 10 I.1.e) I.2.b)+e) III.3.a)	Datum	Kürzel, Datum	Kürzel, Datum	Kürzel, Datum

B2.4.9 Pflegerelevante Interventionskonzepte in der Neurologie

		Theorie	gezeigt	geübt	erreicht
163 Kann die zentralen Lebensthemen/Ziele der Basalen Stimulation benennen und diese im interdisziplinären Team gemeinsam mit dem Pflegeempfänger festlegen: » Leben erhalten und Entwicklung erfahren » Das eigene Leben spüren » Sicherheit erleben und Vertrauen aufbauen » Einen eigenen Rhythmus entwickeln » Das Leben gestalten » Die Außenwelt erfahren » Beziehungen aufnehmen und Begegnungen gestalten » Autonomie und Verantwortung leben » Die Welt entdecken und sich entwickeln	CE 02 CE 05 CE 07 CE 08 CE 10 I.1.e) I.2.b)+e) III.3.a)	Datum	Kürzel, Datum	Kürzel, Datum	Kürzel, Datum
164 Kennt die Grundprinzipien der Basalen Stimulation und kann diese benennen, erklären und umsetzen, z. B.: » Basale Stimulation richtet sich an grundlegenden, einfachen und primären Bedürfnissen des Pflegeempfängers in schwierigen Lebenssituationen aus » Beziehung aufnehmen und Begegnung gestalten sind wesentliche Elemente » Bereitstellen von Orientierung in beeinträchtigten Wahrnehmungs-, Kommunikations- und Bewegungssituationen in Bezug auf den eigenen Körper und die Umwelt » Der Mensch ist in seinem funktionellen Wirken ganzheitlich zu betrachten » Bewusstlosigkeit ist nicht mit Wahrnehmungslosigkeit gleichzusetzen » Entwicklung ist ohne eine Beziehung zur Außenwelt (zu anderen Menschen) nicht möglich und immer ein Streben nach Autonomie	CE 02 CE 05 CE 07 CE 08 CE 10 I.1.a)+e) I.2.b)+e) I.6.b)	Datum	Kürzel, Datum	Kürzel, Datum	Kürzel, Datum
165 Kennt sensorische Pflegeangebote zur Förderung der Wahrnehmung gemäß der Basalen Stimulation, wählt diese begründet und situationsspezifisch aus und kann sie sicher durchführen sowie dokumentieren (siehe auch A13 Wahrnehmung): » Somatische Stimulation (z. B. im Rahmen der Ganzkörperwaschung) » Vestibuläre Stimulation (z. B. im Rahmen der Positionierung und Mobilisierung) » Vibratorische Stimulation » Orale Stimulation (z. B. im Rahmen der Mundpflege) » Auditive Stimulation » Olfaktorische Stimulation » Visuelle Stimulation » Taktil-haptische Stimulation	CE 02 CE 05 CE 07 CE 08 CE 10 I.1.b)+e)+f) I.2.b) III.1.a-e) V.1	Datum	Kürzel, Datum	Kürzel, Datum	Kürzel, Datum
166 Kann die durchgeführten Pflegeangebote der Basalen Stimulation und die Reaktion des Pflegeempfängers evaluieren und reflektieren sowie bei Bedarf in Zusammenarbeit mit dem Pflegeempfänger sowie seinen Angehörigen/Bezugspersonen anpassen	CE 02, CE 04 CE 05, CE 07 CE 08, CE 10 I.1.e) I.2.c) II.2	Datum	Kürzel, Datum	Kürzel, Datum	Kürzel, Datum

Kann die pflegerische Versorgung von Menschen mit neurologischen Erkrankungen gemäß dem **Konzept der Kinästhetik** planen, organisieren, gestalten, durchführen und evaluieren

		Theorie	gezeigt	geübt	erreicht
167 Kennt die Anwendungsgebiete/Indikationen der Kinästhetik und kann sie auf die Situation eines Pflegeempfängers übertragen, z. B. bei: » Bewusstseinsstörungen » Teilweisen oder vollständigen Lähmungen eines Körperteils (Parese bzw. Paralyse) » Orientierungsstörungen	CE 02 CE 05 CE 07 CE 08 CE 10 I.1.e) I.2.b)+e) III.3.a)	Datum	Kürzel, Datum	Kürzel, Datum	Kürzel, Datum
168 Kann die Ziele der Bewegungsförderung in der Kinästhetik benennen und diese im interdisziplinären Team gemeinsam mit dem Pflegeempfänger festlegen, z. B.: » Initiierung physiologischer und kräfteschonender Bewegungsabläufe zur Gesundheitsprophylaxe und -entwicklung sowohl des Pflegeempfängers als auch der Pflegenden » Analyse der Bewegungsmöglichkeiten des Pflegeempfängers und Unterbreitung von Lernangeboten » Etablierung einer Vertrauensbasis mit dem Pflegeempfänger » Prophylaxe von Dekubitus, Stürzen und Kontrakturen » Förderung der Selbstpflegefähigkeiten	CE 02 CE 05 CE 07 CE 08 CE 10 I.1.e) I.2.b)+e) III.3.a)	Datum	Kürzel, Datum	Kürzel, Datum	Kürzel, Datum

B2.4.9 Pflegerelevante Interventionskonzepte in der Neurologie

Theorie | gezeigt | geübt | erreicht

Kann die pflegerische Versorgung von Menschen mit neurologischen Erkrankungen gemäß dem **Konzept der Kinästhetik** planen, organisieren, gestalten, durchführen und evaluieren

		Theorie	gezeigt	geübt	erreicht
169 Kennt die sechs Konzepte/Lernbereiche der kinästhetischen Bewegungslehre und kann diese benennen, erklären und umsetzen: » Interaktion » Funktionale Anatomie » Menschliche Bewegung » Menschliche Funktion » Anstrengung als Kommunikationsmuster » Gestaltung der Umgebung	CE 02 CE 05 CE 07 CE 08 CE 10 I.1.e) I.2.b)+e) III.3.a)	Datum	Kürzel, Datum	Kürzel, Datum	Kürzel, Datum
170 Kennt Anwendungsprinzipien der kinästhetischen Bewegungslehre in der pflegerischen Versorgung, wählt diese begründet und situationsspezifisch aus und kann sie sicher durchführen sowie dokumentieren, z. B.: » Grundsätzlich idealtypische Bewegungsabläufe und Körperhaltungen » Bewegungsaktivitäten im Liegen » Bewegungsaktivitäten zwischen Liegen und Sitzen » Bewegungsaktivitäten zwischen Sitzen und Stehen » Bewegungsaktivitäten für Pflegeempfänger ohne Stehfähigkeit » Veränderung der Umgebung zur Unterstützung von Bewegungsaktivitäten	CE 02 CE 05 CE 07 CE 08 CE 10 I.1.b)+e)+f) I.2.b) III.1.a-e) V.1	Datum	Kürzel, Datum	Kürzel, Datum	Kürzel, Datum
171 Kann die angewandten Prinzipien der Kinästhetik und die Reaktion des Pflegeempfängers evaluieren und reflektieren sowie bei Bedarf in Zusammenarbeit mit dem Pflegeempfänger sowie seinen Angehörigen/Bezugspersonen anpassen	CE 02, CE 04 CE 05, CE 07 CE 08, CE 10 I.1.e, I.2.c) II.2	Datum	Kürzel, Datum	Kürzel, Datum	Kürzel, Datum
172 Kann Angehörige und Bezugspersonen zur Integration kinästhetischer Prinzipien in den Alltag beraten und anleiten, z. B.: » Kräftesparende, rückenschonende Bewegungsmöglichkeiten » Nur helfende Eingriffe in die Bewegungsabläufe, Vermeidung des Einatzes eigener Kraft	CE 02 CE 04 CE 05 CE 07 CE 08 CE 10 I.2.c) II.2	Datum	Kürzel, Datum	Kürzel, Datum	Kürzel, Datum

Zum Infant-Handling nach kinästhetischen Prinzipien bei Frühgeborenen, Säuglingen und Kindern siehe auch B8 Lernfelder in der Neonatologie und pädiatrischen Intensivpflege.

Kann die interdisziplinäre Versorgung von Menschen mit neurologischen Erkrankungen gemäß den Prinzipien der **Therapie des Fazio-Oralen-Trakts (F.O.T.T.)** unterstützen und evaluieren

		Theorie	gezeigt	geübt	erreicht
173 Kennt die Anwendungsgebiete/Indikationen der Therapie des Fazio-Oralen-Trakts (F.O.T.T.) und kann sie auf die Situation eines neurologisch beeinträchtigten Pflegeempfängers mit angeborener oder erworbener Hirnschädigung übertragen, z. B. bei: » Einschränkungen bei der Nahrungsaufnahme » Einschränkungen bei der Mundhygiene » Einschränkungen bei der verbalen/nonverbalen Kommunikation » Einschränkungen im Komplex Atmung – Stimmgebung – Sprechen	CE 05 CE 07 CE 10 I.1.e) I.2.b)+e) III.3.a)	Datum	Kürzel, Datum	Kürzel, Datum	Kürzel, Datum
174 Kann die Ziele der Therapie des Fazio-Oralen-Trakts (F.O.T.T.) benennen und diese im interdisziplinären Team gemeinsam mit dem Pflegeempfänger festlegen, z. B.: » Verbesserung oder Wiederherstellung von Gesichtsmimik und Gesichtssymmetrie » Förderung der Sprachmotorik, der Atem-Schluck-Koordination sowie der Atem-Sprech-Koordination » Unterstützung der Nahrungsaufnahme und eines physiologischen Schluckvorgangs » Gesunderhaltung des fazio-oralen Trakts und Prophylaxe von Sekundärproblemen	CE 05 CE 07 CE 10 I.1.e) I.2.b)+e) III.3.a)	Datum	Kürzel, Datum	Kürzel, Datum	Kürzel, Datum

B2.4.9 Pflegerelevante Interventionskonzepte in der Neurologie

	Theorie	gezeigt	geübt	erreicht

175 Kennt die Grundprinzipien der Therapie des Fazio-Oralen-Trakts (F.O.T.T.) und kann diese benennen, erklären und umsetzen:

- Die F.O.T.T. basiert auf den Grundprinzipien des Bobath-Konzepts
- Aufbau von fazio-oralen Bewegungs- und Handlungsaktivitäten auf Basis physiologischer Bewegungsmuster
- Eine stabile AusgangspositionLagerung ist Grundvoraussetzung vor jeder Maßnahme der F.O.T.T.
- Pflegetherapeutisches Handeln nach der F.O.T.T. muss alltagsbezogen erfolgen, es muss Sinn ergeben
- Der Schutz der Atemwege hat immer Vorrang
- Die F.O.T.T ist ein interdisziplinäres 24-Stunden-Konzept, das frühestmöglich beginnen sollte

CE 05, CE 07, CE 10, I 1.a+e, I 2.b+e

Datum	Kürzel, Datum	Kürzel, Datum	Kürzel, Datum

176 Kennt pflegerelevante Maßnahmenkonzepte der F.O.T.T. zur Atem-, Schluck- und Stimm-Koordination sowie zur Unterstützung des Sprechens, wählt diese begründet und situationsspezifisch aus und kann sie sicher und in interdisziplinärer Zusammenarbeit durchführen sowie dokumentieren, z. B.:

- Anbahnung einer dynamischen Rumpfstabilität für ein physiologisches Atmen und Sprechen
- Taktile Unterstützung der Ausatmung am Brustkorb
- Anbahnung sowie Fazilitation und Unterstützung effektiver und koordinierter Schutzmechanismen
- Anbahnung von Phonation, Artikulationsbewegungen, Sprechen und Kommunikation
- Fazilitation fazio-oraler und pharyngo-laryngealer Bewegungen für das Sprechen

CE 05, CE 07, CE 10, I 1.b+e+f, I 2.b, III 1.a-e, III 3.a, V 1.

Datum	Kürzel, Datum	Kürzel, Datum	Kürzel, Datum

177 Kennt pflegerelevante Maßnahmenkonzepte der F.O.T.T. zur Behandlung des Mundes und der Mundhygiene, wählt diese begründet und situationsspezifisch aus und kann sie sicher und in interdisziplinärer Zusammenarbeit durchführen, z. B.:

- Taktile Mundstimulation
- Fazilitation oraler Bewegungen
- Fazilitation oraler Bewegungen zur Reinigung des Mundes

CE 05, CE 07, CE 10, I 1.b+e+f, I 2.b, III 1.a-e, III 3.a, V 1.

Datum	Kürzel, Datum	Kürzel, Datum	Kürzel, Datum

178 Kennt pflegerelevante Maßnahmenkonzepte der F.O.T.T. zur Fazilitation des Schluckens, wählt diese begründet und situationsspezifisch aus und kann sie sicher und in interdisziplinärer Zusammenarbeit durchführen, z. B.:

- Direkte und indirekte Schluckhilfen
- Mundstimulation
- Therapeutische Nahrungsgabe zur Fazilitation von Bolusformung und -transport
- Stimulation und Fazilitation normaler oraler und pharyngaler Bewegungen

CE 05, CE 07, CE 10I, 1.b+e+f, I 2.b, III 1.a-e, III 3.a, V 1.

Datum	Kürzel, Datum	Kürzel, Datum	Kürzel, Datum

179 Kann die angewandten Maßnahmen zur F.O.T.T. und die Reaktion des Pflegeempfängers im interdisziplinären Team evaluieren und reflektieren sowie bei Bedarf in Zusammenarbeit mit dem Pflegeempfänger sowie seinen Angehörigen/Bezugspersonen anpassen

CE 04, CE 05, CE 07, CE 10, I 1.e, I 2.c, II 2

Datum	Kürzel, Datum	Kürzel, Datum	Kürzel, Datum

Neurologie

B3 Chirurgie & Orthopädie

Das Fachgebiet der Chirurgie lässt sich in zahlreiche Untergebiete einteilen (Gefäß-, Thorax-, Unfall-, Viszeralchirurgie). Abhängig davon, wo der Pflegeempfänger operiert wurde und wie groß und komplex der operative Eingriff war, ergeben sich unterschiedliche Überwachungsaufgaben. Ebenso gestaltet sich der Pflegeprozess der Patienten unterschiedlich. Die Orthopädie beschäftigt sich mit dem Erkennen und Behandeln angeborener oder erworbener Fehler des menschlichen Bewegungsapparates. Zur Korrektur können hier ebenfalls operative Eingriffe stattfinden und/oder Maßnahmen zur Ruhigstellung durch z. B. einen Gipsverband durchgeführt werden. Je nach Erkrankung und Behandlungsmethode ergeben sich unterschiedliche Pflegediagosen und unterschiedliche pflegerische Behandlungsbedarfe, die im folgenden Abschnitt als Lernergebnisse vorgestellt werden.

B3.1 Allgemeine Lernergebnisse

Kennt die speziellen Aspekte einer Facheinheit

		Theorie	gezeigt	geübt	erreicht
1 Kennt den für die Chirurgie typischen Tagesablauf und kann Unterschiede zu anderen Fachabteilungen benennen	CE 02 III.3	Datum	Kürzel, Datum	Kürzel, Datum	Kürzel, Datum
2 Kann beurteilen, welche Pflegeempfänger zusammen in einem Zimmer untergebracht werden können und kann dies begründen	CE 02 III.3, IV.1	Datum	Kürzel, Datum	Kürzel, Datum	Kürzel, Datum
3 Kennt die Versorgungswege und kann sich benötigte Materialien/Instrumente besorgen	CE 02 III.3	Datum	Kürzel, Datum	Kürzel, Datum	Kürzel, Datum
4 Kennt die Strukturen und Verantwortlichkeiten der Notfallversorgung auf der Facheinheit und beachtet diese zuverlässig	CE 02 III.1, III.3	Datum	Kürzel, Datum	Kürzel, Datum	Kürzel, Datum

B3.2 Prä- und postoperative Pflege

Kann den Pflegeprozess und die Pflegediagnostik in der **präoperativen Phase** planen, organisieren, gestalten, durchführen, steuern und evaluieren

		Theorie	gezeigt	geübt	erreicht
5 Kann im Rahmen eines pflegerischen Aufnahmegesprächs eine Pflegeanamnese unter Beachtung der Besonderheiten bei einer prä-/postoperativen Versorgung sowohl bei elektiven als auch nicht geplanten operativen Eingriffen durchführen	CE 02, CE 05 I.1.c), I.1.d)	Datum	Kürzel, Datum	Kürzel, Datum	Kürzel, Datum
6 Kennt das Konzept der Fast-Track-Chirurgie, kann dieses auf die pflegerischen Versorgungsbelange übertragen und in Rücksprache mit dem Arzt und dem Pflegeempfänger sicher anwenden, z. B.: » Präoperative Motivation und Förderung der aktiven Rolle des Pflegeempfängers bei der Genesung » Detaillierte Aufklärung und Patientenschulung präoperativ » Früheste postoperative Mobilisation, systematisches Schmerzmanagement » Blasenkatheterentfernung zum frühestmöglichen Zeitpunkt	CE 02 CE 05 I.1.c) I.1.e) III.2.b)	Datum	Kürzel, Datum	Kürzel, Datum	Kürzel, Datum
7 Kennt rechtliche Bestimmungen bezüglich Aufklärung und Einwilligung eines Pflegeempfängers bei operativen Eingriffen und kann diesen Prozess aktiv unterstützen, z. B. durch: » Vermittlung von Fragen des Pflegeempfängers » Verbalisieren von Ängsten und Sorgen als Mittler zum Arzt » Unterstützung bei der Aufklärung	CE 05 CE 10 I.1.c)	Datum	Kürzel, Datum	Kürzel, Datum	Kürzel, Datum
8 Kann präoperative, administrative pflegerische Aufgaben koordinieren und durchführen, z. B.: » Patientenunterlagen auf Vollständigkeit überprüfen » Terminkoordination möglicher vorbereitender Untersuchung » Terminkoordination mit der operierenden Fachabteilung	CE 02, CE 05 III.3	Datum	Kürzel, Datum	Kürzel, Datum	Kürzel, Datum

B3.2 Prä- und postoperative Pflege

<table>
<tr><th></th><th></th><th>Theorie</th><th>gezeigt</th><th>geübt</th><th>erreicht</th></tr>
<tr><td>9 Kennt verschiedene präoperative Ängste und achtet bei der Kommunikation auf angstmildernde Aspekte, z. B.:
» Gesprächsbereitschaft signalisieren
» Nicht beschönigen, ehrliche Antworten gben
» Sachliche, patientengerechte Erklärung des Ablaufs, ggf. Arztgespräch initiieren</td><td>CE 03,CE 05
CE 06,CE 08
II.1.a), II.1.c)</td><td>Datum</td><td>Kürzel, Datum</td><td>Kürzel, Datum</td><td>Kürzel, Datum</td></tr>
<tr><td>10 Kann dem Pflegeempfänger präoperativ Informationen zu notwendigen postoperativen Fähigkeiten geben, Zusammenhänge erklären und das Einüben dieser Fähigkeiten anleiten, z. B.:
» Postoperatives Aufstehen (z. B. En-bloc-Aufstehen)
» Essen und Trinken in Rückenlage
» Umgang mit Hilfsmitteln (z. B. Rollstuhl, Unterarmgehstützen)
» Miktion in Rückenlage
» Atemübungen
» Hustentechniken
» Schmerzerfassung mittels Schmerzskalen
(Siehe auch Bewegung A6, Beim Transfer unterstützen bw. den Transfer übernehmen)</td><td>CE 05
CE 10
II.2.a-c)</td><td>Datum</td><td>Kürzel, Datum</td><td>Kürzel, Datum</td><td>Kürzel, Datum</td></tr>
<tr><td>11 Beherrscht den Analyse- und Synthese-Prozess, um eine Pflegediagnose im Kontext der präoperativen Pflege zu stellen, z. B.:
» Risiko von Komplikationen durch Prämedikation
» Angst aufgrund von bevorstehenden diagnostischen/therapeutischen Maßnahmen
» Risiko der sekundären Wundheilung aufgrund einer Keimbesiedelung der Haut im OP-Gebiet
» Risiko einer Hyper-/Hypoglykämie</td><td>CE 02
CE 07
CE 08
CE 10
I.2.a-e)
I.3.a-e)</td><td>Datum</td><td>Kürzel, Datum</td><td>Kürzel, Datum</td><td>Kürzel, Datum</td></tr>
<tr><td>12 Führt je nach Operation Abführmaßnahmen nach Standard (z. B. Hausstandard) oder nach Arztangabe durch (siehe auch A3 Ausscheidung)</td><td>CE 05
I.1.e), I.2.b)</td><td>Datum</td><td>Kürzel, Datum</td><td>Kürzel, Datum</td><td>Kürzel, Datum</td></tr>
<tr><td>13 Kann eine risikoadaptierte Thromboseprophylaxe, beginnend am Abend vor der Operation, entsprechend der Arztanordnung/dem OP-Standard zuverlässig durchführen (siehe auch A6 Bewegung)</td><td>CE 02, CE 05
I.1.e), I.2.b)</td><td>Datum</td><td>Kürzel, Datum</td><td>Kürzel, Datum</td><td>Kürzel, Datum</td></tr>
<tr><td>14 Kann zur präoperativen Körperreinigung anleiten oder diese bei Bedarf für den Pflegeempfänger durchführen, z. B.:
» Gründliche Körperreinigung durch Duschen
» Nagelpflege und Nagellackentfernung
» Gründliche Bauchnabelreinigung
» Kein Make-up
» Kein Eincremen der Haut
» Anziehen frischer Kleidung
» Gründliche Mundpflege</td><td>CE 02
CE 05
I.1.e)
I.2.b)</td><td>Datum</td><td>Kürzel, Datum</td><td>Kürzel, Datum</td><td>Kürzel, Datum</td></tr>
<tr><td>15 Wendet zuverlässig unter Berücksichtigung verschiedener, operationsspezifischer Haarentfernungsschemata eine Haarkürzung mit elektrischer Haarschneidemaschine (Clipping) an und kann die Haarentfernungsmethode gegenüber anderen Methoden erläutern</td><td>CE 02, CE 05
I.1.e), I.2.b)
III.2.a)</td><td>Datum</td><td>Kürzel, Datum</td><td>Kürzel, Datum</td><td>Kürzel, Datumdie</td></tr>
<tr><td>16 Informiert den Pflegeempfänger über Kriterien der präoperativen Nahrungs- und Flüssigkeitskarenz und achtet auf deren Einhaltung</td><td>CE 02, CE 05
II.2.a)</td><td>Datum</td><td>Kürzel, Datum</td><td>Kürzel, Datum</td><td>Kürzel, Datum</td></tr>
<tr><td>17 Führt die Prämedikation entsprechend der Arztanordnung zuverlässig durch und erläutert dem Pflegeempfänger die erforderlichen Verhaltensstrategien, um Risiken zu minimieren</td><td>CE 05
II.2.a)</td><td>Datum</td><td>Kürzel, Datum</td><td>Kürzel, Datum</td><td>Kürzel, Datum</td></tr>
</table>

B3.2 Prä- und postoperative Pflege

Kann den Pflegeprozess und die Pflegediagnostik in der **präoperativen Phase** planen, organisieren, gestalten, durchführen, steuern und evaluieren

		Theorie	gezeigt	geübt	erreicht
18 Führt die Transportvorbereitung des Pflegeempfängers in den OP durch und kontrolliert, z. B.: » Einverständniserklärung unterschrieben? (Anästhesie/OP) » Patientenakte vollständig? » Ärztlich verordnete Prämedikation verabreicht? » Kontrolle der Körperreinigung » Nahrungskarenz eingehalten? » Mit Patientenhemd bekleidet? » Schmuck, Zahnprothesen, Hörgeräte usw. abgelegt? » Medizinische Thromboseprophylaxestrümpfe (je nach Angabe oder Hausstandard)	CE 05 I.1.e) I.2.b)	Datum	Kürzel, Datum	Kürzel, Datum	Kürzel, Datum

Kann pflegeempfängerspezifisch den **postoperativen Pflegeprozess** und die Pflegediagnostik planen, organisieren, gestalten, durchführen, steuern und evaluieren

		Theorie	gezeigt	geübt	erreicht
19 Kann die Vorbereitung des Patientenzimmers situationsgerecht durchführen, z. B.: » Lagerungsmittel bereitlegen » Evtl. Sauerstoffgabe vorbereiten » Benötigte Pflegeartikel bereitlegen (Mundpflege, Nierenschale, Zellstoff)	CE 05 I.1.e), I.2.b)	Datum	Kürzel, Datum	Kürzel, Datum	Kürzel, Datum
20 Kennt Struktur, wichtige Inhalte und Kontrollen bei Übernahme eines Pflegeempfängers aus dem Aufwachraum und führt diese gewissenhaft durch, z. B.: » Art, Dauer und Verlauf der OP, Komplikationen » Verabreichte Infusionen, Medikamente, Transfusionen » Schmerzen, Drainagen, Katheter, Wundverbände » Zeit im Aufwachraum, Vitalparameter, Blutzucker, Übelkeit, Erbrechen, Spontanurin » Postoperative ärztliche Anordnungen » Verlegungskriterien prüfen: ausreichend Spontanatmung, Bewusstseinslage, stabiler Kreislauf » Vollständigkeit der Patientenunterlagen	CE 05 I.1.e) I.2.b)	Datum	Kürzel, Datum	Kürzel, Datum	Kürzel, Datum
21 Beherrscht den Analyse- und Synthese-Prozess, um eine Pflegediagnose im Kontext der postoperativen Pflege zu stellen, z. B.: » Risiko von Komplikationen nach einem operativen Eingriff » Risiko respiratorischer Komplikationen nach einem chirurgischen Eingriff » Postoperative Nausea (Übelkeit) und/oder Emesis (Erbrechen) » Risiko der ernährungsbedingten Komplikation bei operativen Eingriffen am Darm » Akute Schmerzen » Risiko eines postoperativen Nierenversagens » Risiko einer Magen-Darm-Atonie/eines paralytischen Ileus » Risiko von Komplikationen durch Wunddrainagen » Risiko einer Thrombose » Risiko der Nachblutung nach einem chirurgischen/invasiven Eingriff » Risiko eines Entzugssyndroms » Risiko einer Orientierungsstörung (Durchgangssyndrom, Delir)	CE 02 CE 05 I.2.a-e) I.3.a-e)	Datum	Kürzel, Datum	Kürzel, Datum	Kürzel, Datum
22 Kennt postoperative Komplikationen und teilt Auffälligkeiten den verantwortlichen Bezugspersonen des interprofessionellen Teams mit, z. B.: » Tiefe Beinvenenthrombose, Lungenembolie » Nahtinsuffizienz, Phlebitis » Dekubitus, Stressulkus » Postaggressionssyndrom (beeinträchtigte Herz-Kreislauf-Regulation, Energiehaushalt und Psyche)	CE 05 I.1.c) III.3.a)	Datum	Kürzel, Datum	Kürzel, Datum	Kürzel, Datum
23 Kann die postoperative stationäre Überwachung eines Pflegeempfängers zuverlässig durchführen, z. B.: » Vitalzeichen kontrollieren » Bewusstseins- und Atemkontrolle (Narkoseüberhang) » Urinausscheidung beobachten (auf postoperativen Harnverhalt achten) » Wundverband auf Nachblutungen kontrollieren und ggf. einzeichnen bzw. bei größeren Mengen umgehend den behandelnden Arzt informieren » Schmerzerfassung und Verabreichung von angeordneter Bedarfsmedikation » Drainagen auf Füllmenge, Farbe und Sog kontrollieren » DMS-Kontrolle durchführen (Durchblutung, Motorik, Sensibilität)	CE 05 I.1.c)+e) I.2.b)	Datum	Kürzel, Datum	Kürzel, Datum	Kürzel, Datum

B3.2 Prä- und postoperative Pflege

		Theorie	gezeigt	geübt	erreicht
24 Wählt pflegefachlich begründete Pflegemaßnahmen entsprechend der externen und internen Evidenzlage aus und kann die Auswahl begründen und mit dem Pflegeempfänger kommunizieren und ihn zur Mitarbeit motivieren, z. B.: » Kostaufbau entsprechend der Operation und den Bedürfnissen des Pflegeempfängers » Maßnahmen zur postoperativen Mobilisation, spezielle Lagerung » An-/Ausziehen von medizinischen Thromboseprophylaxestrümpfen » Anlegen eines Kompressionsverbandes » Maßnahmen des Wundmanagements » Maßnahmen des Schmerzmanagements » Maßnahmen im Kontext des Drainagemanagements » Pneumonie-, Obstipationsprophylaxe » Maßnahmen im Kontext von Selbstfürsorgedefiziten » Maßnahmen im Kontext eines Harnverhalts und einer beeinträchtigten Nutzung der Toilette	CE 02 CE 05 I.1.e) I.2.b)	Datum	Kürzel, Datum	Kürzel, Datum	Kürzel, Datum
25 Kennt die Gefahr einer orthostatischen Dysregulation und führt eine Vitalzeichenkontrolle und ggf. Prophylaxemaßnahmen vor der Erstmobilisation des Pflegeempfängers durch	CE 02, CE 05 CE 06, CE 10 I.1.e), I.2.b)	Datum	Kürzel, Datum	Kürzel, Datum	Kürzel, Datum
26 Kann einen Pflegeempfänger bezüglich möglicher postoperativer Komplikationen aufklären und zu prophylaktischen Maßnahmen anleiten, z. B.: » Fußgymnastik zur Thromboseprophylaxe » Bewegungsübungen zur Thromboseprophylaxe » Atemtraining mit Atemtrainer zur Pneumonieprophylaxe » Atemübungen und effektives Abhusten	CE 05 CE 10 II.2.a-c)	Datum	Kürzel, Datum	Kürzel, Datum	Kürzel, Datum

Kann **postoperative Wunden mit und ohne Drainagen** systematisch beobachten und versorgen (siehe auch Wundversorung von primär- und sekundärheilenden Wunden, A8 Gewebeintegrität)

		Theorie	gezeigt	geübt	erreicht
27 Kann verschiedene Wunddrainagearten voneinander unterscheiden und den unterschiedlichen Überwachungs- und Versorgungsbedarf ableiten, z. B.: » Aktive Drainagen (mit Sog), passive Drainagen (ohne Sog) » Offene Drainagen, Halboffene Drainagen » Geschlossene Drainagen, Spül-Saug-Drainagen	CE 05 CE 06 I.1.d) III.2.c)	Datum	Kürzel, Datum	Kürzel, Datum	Kürzel, Datum
28 Kann die Pflegediagnose „Risiko von Komplikationen aufgrund einer Wunddrainage" stellen und die besonderen Risikofaktoren pflegeempfängerspezifisch erkennen und beschreiben	CE 05, CE 06 I.2.a)-e) I.3.a)-e)	Datum	Kürzel, Datum	Kürzel, Datum	Kürzel, Datum
29 Kann evidenzbasierte und situationsbezogene Pflegeinterventionen im Kontext des Drainagemanagements für den Pflegeempfänger auswählen und korrekt durchführen, z. B.: » Sekretabfluss gewährleisten » Sekretmenge und Farbe beobachten und dokumentieren » Regelmäßiger Verbandwechsel unter Beachtung der Regel einer aseptischen Arbeitsweise » Sogkontrolle durchführen » Drainagesystem unter sterilen Bedingungen wechseln » Drainagen kürzen, Drainagen ziehen, Drainagen anspülen	CE 05 CE 06 I.1.e) I.2.b)	Datum	Kürzel, Datum	Kürzel, Datum	Kürzel, Datum
30 Kann verschiedene Wundauflagen sicher und korrekt handhaben (siehe A8 Gewebeintegrität)	CE 05, CE 06 I.1.e), I.2.b)	Datum	Kürzel, Datum	Kürzel, Datum	Kürzel, Datum
31 Kennt Anwendung und Funktionsweise einer Vakuumtherapie und kann einen Verband fachgerecht anlegen » Sterilen Schwamm anpassen und Wunde abdecken » Wundabdeckung mit spezieller Klebefolie » Folie einschneiden und Sogplatte anbringen, Unterdruck einstellen	CE 05, CE 06 I.1.e), I.2.b)	Datum	Kürzel, Datum	Kürzel, Datum	Kürzel, Datum

B3.2 Prä- und postoperative Pflege

Kann **postoperative Wunden mit und ohne Drainagen** systematisch beobachten und versorgen, siehe auch Wundversorung von primär- und sekundärheilenden Wunden (A8 Gewebeintegrität)

		Theorie	gezeigt	geübt	erreicht
32 Kann Geräte zur Vakuumtherapie sicher und selbstständig bedienen	CE 05, CE 06 I.1.e), I.2.b)	Datum	Kürzel, Datum	Kürzel, Datum	Kürzel, Datum
33 Kann die Entfernung von Nahtmaterial sicher unter Berücksichtigung der Hygiene durchführen, z. B.: » Fadenentfernung bei Einzelknopfnaht » Fadenentfernung bei fortlaufender Naht » Fadenkürzung bei resorbierbaren Fäden	CE 05, CE 06 I.1.e), I.2.b)	Datum	Kürzel, Datum	Kürzel, Datum	Kürzel, Datum
34 Kann die Entfernung von Hautklammern sicher und unter Berücksichtigung der Hygiene durchführen	CE 05, CE 06 III.2.a)	Datum	Kürzel, Datum	Kürzel, Datum	Kürzel, Datum

B3.3 Typische Medikamente im postoperativen Schmerzmanagement

Schmerzmanagement siehe auch A12 Empfindung

		Theorie	gezeigt	geübt	erreicht
35 Kennt die Wirkungsweise, Nebenwirkungen der unterschiedlichen Schmerzmedikamente und kann den Pflegeempfänger entsprechend beobachten: Nicht-Opioide-Analgetika (WHO-Stufe 1): » Metamizol, Ibuprofen » Diclofenac, Indometacin » Acetylsalicylsäure, Paracetamol Schwache Opioide (WHO-Stufe 2): » Tramadol, Tilidin Starke Opioide (WHO-Stufe 3): » Morphin » Piritramid » Pethidin » Buprenorphin » Fentanyl » Hydromorphon » Oxycodon	CE 02 CE 05 CE 06 CE 07 CE 08 CE 10 III.2.b)+c)	Datum	Kürzel, Datum	Kürzel, Datum	Kürzel, Datum
36 Achtet auf schmerzpräventive Maßnahmen bei der pflegerischen Versorgung, z. B.: » Jede Maßnahme auf ihre Notwendigkeit überprüfen » Vorausplanende Gabe ärztlich angeordneter Analgetika vor einer Maßnahme » Pflegemaßnahmen bündeln und Ruhepausen ermöglichen	CE 04, CE 05 CE 06, CE 07 CE 08, CE 10 I.1.e), I.2.b)	Datum	Kürzel, Datum	Kürzel, Datum	Kürzel, Datum
37 Kennt Anwendung, Vorteile und mögliche Nebenwirkung einer patientenkontrollierten Analgesie (PCA) und die damit erforderlichen erhöhten Überwachungsbedarfe	CE 02, CE 05 CE 06, CE 07 III.2.b)	Datum	Kürzel, Datum	Kürzel, Datum	Kürzel, Datum
38 Erkennt unerwünschte Nebenwirkungen einer PCA-Pumpe, stellt diese sofort ab und informiert den Arzt, z. B.: » Pulsfrequenz unter 50 pro Min. » Atemfrequenz unter 10 pro Min. » Systolischer Blutdruck unter 90 mmHg » Starke Sedierung	CE 02, CE 05 CE 06, CE 07 III.2.b)+c) I.4.a)+c)	Datum	Kürzel, Datum	Kürzel, Datum	Kürzel, Datum

B3.4 Pflegerische Handlungsfelder im Kontext spezifischer Erkrankungen

Nachfolgend wird auf spezifischen pflegerischen Versorgungsbedarf bei speziellen operativen Eingriffen eingegangen. Die Auswahl ist exemplarisch und die allgemeinen Aspekte der prä- und postoperativen Pflege sind zusätzlich zu beachten.

B3.4.1 Thoraxchirurgie und Herzchirurgie

Kann den Pflegeprozess und die Pflegediagnostik in akuten Pflegesituationen bei Pflegeempfängern mit einem **thoraxchirurgischen Eingriff** planen, organisieren, gestalten, durchführen, steuern und evaluieren

		Theorie	gezeigt	geübt	erreicht
39 Erhebt eine systematische, präoperative Pflegeanamnese eines Pflegeempfängers mit einem geplanten/ungeplanten chirurgischen Eingriff der Atemorgane, z. B.: » Allgemeinzustand, Ernährungszustand » Schmerzsituation » Rauchgewohnheiten » Atemsituation einschätzen » Ausmaß der Dyspnoe	CE 05 CE 06 CE 10 I.1.c)+d)	Datum	Kürzel, Datum	Kürzel, Datum	Kürzel, Datum
40 Kennt verschiedene Arten von Operationen, welche die Atmungsorgane betreffen und kann die Vorbereitung des operativen Eingriffs entsprechend dem Standard vorbereiten, z. B.: » Minimalinvasive Thoraxchirurgie (VATS) » Offen-chirurgische Thorakotomie » Keilresektion » Segmentresektion » Lobektomie » Pneumektomie	CE 05 CE 06 CE 10 I.1.e) I.2.b)	Datum	Kürzel, Datum	Kürzel, Datum	Kürzel, Datum
41 Beherrscht den Analyse- und Synthese-Prozess, um Pflegediagnosen für einen Pflegeempfänger mit einem operativen Eingriff im Bereich der Atemwegserkrankungen abzuleiten, z. B.: » Risiko der respiratorischen Komplikationen » Akute Schmerzen » Risiko einer Atelektasenbildung/Pneumonie	CE 05, CE 06 CE 10 I.2.a-e) I.3.a-e)	Datum	Kürzel, Datum	Kürzel, Datum	Kürzel, Datum
42 Kann dem Pflegeempfänger Informationen zu notwendigen postoperativen Fähigkeiten geben, Zusammenhänge erklären und das Einüben dieser Fähigkeiten anleiten, z. B.: » Sekretmobilisation » Training der Atemmuskulatur » Atemtraining mit Atemtrainer zur Pneumonieprophylaxe	CE 05, CE 06 CE 10 II.2.a-c)	Datum	Kürzel, Datum	Kürzel, Datum	Kürzel, Datum
43 Wählt pflegefachlich begründete Pflegemaßnahmen entsprechend der externen und internen Evidenzlage aus und kann die Auswahl begründen und mit dem Pflegeempfänger kommunizieren, z. B.: » Drainagenmanagement » Schmerzmanagement » Atemtraining und Maßnahmen zur Pneumonieprophylaxe » Lagerung: Oberkörperhochlagerung, Seitenlagerung entsprechend dem operativen Eingriff » Maßnahmen zur postoperativen Mobilisation » Maßnahmen zur Kontrakturenprophylaxe	CE 02 CE 05 CE 06 CE 10 I.1.e) I.2.b)	Datum	Kürzel, Datum	Kürzel, Datum	Kürzel, Datum

Kann den Pflegeprozess und die Pflegediagnostik in akuten und chronischen Pflegesituationen bei Pflegeempfängern nach einem **herzchirurgischen Eingriff** planen, organisieren, gestalten, durchführen, steuern und evaluieren

		Theorie	gezeigt	geübt	erreicht
44 Erhebt eine systematische Pflegeanamnese eines Pflegeempfängers mit einer bevorstehenden Herzoperation und erfasst insbesondere, z. B.: » Aktuelles Befinden und Auswirkungen der Ursachen für die bevorstehende Operation » Risikofaktoren für eine postoperative Infektion » Abklärung eines erhöhten Risikos von Komplikationen durch Vorerkrankungen » Ängste	CE 05 CE 06 CE 10 I.1.c)+d)	Datum	Kürzel, Datum	Kürzel, Datum	Kürzel, Datum

B3.4.1 Thoraxchirurgie und Herzchirurgie

Kann den Pflegeprozess und die Pflegediagnostik in akuten und chronischen Pflegesituationen bei Pflegeempfängern nach einem **herzchirurgischen Eingriff** planen, organisieren, gestalten, durchführen, steuern und evaluieren

Lernergebnis		Theorie	gezeigt	geübt	erreicht
45 Beherrscht den Analyse- und Synthese-Prozess, um Pflegediagnosen für einen Pflegeempfänger nach einer Herzoperation zu benennen und zu erklären, z. B. : » Selbstfürsorgedefizit Körperpflege, Ausscheidung, Bewegung, Nahrungsaufnahme infolge der Belastungseinschränkung » Dyspnoe verbunden mit Ängsten und/oder dem Risiko der respiratorischen Insuffizienz » Pneumonierisiko » Beeinträchtigte Selbstreinigungsfunktion der Atemwege » Risiko von Komplikationen im Kontext der Wundheilung » Risiken im Kontext einer Thoraxdrainage » Wissensbedarf über gesundheitsförderliches Verhalten	CE 05 CE 06 CE 10 I.2.a-e) I.3.a-e)	Datum	Kürzel, Datum	Kürzel, Datum	Kürzel, Datum
46 Kennt die Besonderheiten der präoperativen Pflege vor einem herzchirurgischen Eingriff und kann den Pflegeempfänger anleiten und beraten, z. B.: » Allgemeine präoperative Pflege siehe B3.2 » Präoperative Atemtherapie » Einweisung in die schmerzreduzierenden Bewegungsabläufe » Selbstkontrolle von Symptomen	CE 05 CE 06 CE 10 II.2	Datum	Kürzel, Datum	Kürzel, Datum	Kürzel, Datum
47 Kennt die verschiedenen Pflegemaßnahmen einer postoperativen Pflege nach herzoperativen Eingriffen, kann diese situations- und pflegeempfängerspezifisch auswählen, begründen und sicher durchführen, z. B.: » Postoperatives Monitoring (kardiologisch und neurologisch, siehe B5.4 Handlungskompetenzen im Kontext intensivmedizinischer Überwachung) » Postoperative Erfassung qualitativer Bewusstseinseinschränkungen (B5.4) » Pneumonieprophylaxe, spezielle Atemübungen (siehe auch A2) » Unterstützen beim Husten (Sternotomie) » Einüben von Bewegungsabläufen bei der Mobilisation nach einer Sternotomie » Frühmobilisation laut Arztanordnung, Maßnahmen im Kontext der Selbstfürsorge, Wundversorgung » Maßnahmen im Kontext der Thoraxdrainage	CE 05 CE 06 CE 10 I.1.e) I.2.b)	Datum	Kürzel, Datum	Kürzel, Datum	Kürzel, Datum
48 Kennt die Besonderheiten in der postoperativen Pflege nach einem herzchirurgischen Eingriff und kann den Pflegeempfänger anleiten und beraten, z. B.: » Postoperative Atemtherapie » Einweisung in die schmerzreduzierenden Bewegungsabläufe » Selbstkontrolle von Symptomen	CE 05, CE06 CE 10 II.2	Datum	Kürzel, Datum	Kürzel, Datum	Kürzel, Datum
49 Kann die Eltern/Bezugspersonen in der postoperativen Begleitung/Pflege und Überwachung des Säuglings/Kindes nach der Entlassung vorbereiten und beraten, Themen sind z. B.: » Krankheitsspezifische Aspekte (s.o.) » Krankheitserleben und -verhalten des Kindes/Säuglings und mögliche Maßnahmen/Reaktionen » Auswirkungen der Operation auf Selbstbild, Selbstständigkeit und Bewältigung	CE 05 CE 06 CE 10 II.2 I.2.c)	Datum	Kürzel, Datum	Kürzel, Datum	Kürzel, Datum

B3.4.2 Operationen an der Schilddrüse

Kann den Pflegeprozess und die Pflegediagnostik in akuten Pflegesituationen bei Pflegeempfängern mit einer **Schilddrüsenoperation** planen, organisieren, gestalten, durchführen, steuern und evaluieren.

Lernergebnis		Theorie	gezeigt	geübt	erreicht
50 Erhebt eine systematische, präoperative Pflegeanamnese eines Pflegeempfängers mit einer Erkrankung der Schilddrüse z. B. » Allgemeinzustand (Schlaf, Ausscheidung, Nervosität, Schwitzen, Tachykardie) » Ernährungszustand » Gewichtsentwicklung der letzten Monate, Appetit, Schluckbeschwerden » Schmerzsituation, Ausscheidung » Halsumfang, Hormonstatus	CE 05 CE 06 CE 10 I.1.c)+d)	Datum	Kürzel, Datum	Kürzel, Datum	Kürzel, Datum

B3.4.2 Operationen an der Schilddrüse

		Theorie	gezeigt	geübt	erreicht
51 Kennt verschiede Arten von Schilddrüsenresektionen (Enukleation, subtotale Resektion, Hemithyreoidektomie, Thyreoidektomie), erkennt mögliche Komplikationen, leitet ggf. Sofortmaßnahmen ein und informiert den Arzt, z. B.: » Nachblutung nach innen und außen » Rekurrensparese: Heiserkeit, Stimmlosigkeit, Sprechschwierigkeiten » Atemnot » Postoperativer Hypoparathyreoidismus mit parathyreopriver Tetanie (Symptome: Unbehagen, Nervosität, Kribbeln, tetanische Krämpfe, Muskelzuckung...)	CE 05 CE 06 CE 10 I.1.c) 1.4.a) III.3	Datum	Kürzel, Datum	Kürzel, Datum	Kürzel, Datum
52 Beherrscht den Analyse- und Synthese-Prozess, um die Pflegediagnosen für einen Pflegeempfänger nach einer Schilddrüsenresektion zu benennen und zu erklären, z. B.: » Selbstfürsorgedefizit Körperpflege, Ausscheidung, Bewegung postoperativ » Risiko postoperativer Komplikationen » Beeinträchtigtes Schlucken	CE 02 CE 05 CE 06 CE 10 I.2.a-e) I.3.a-e)	Datum	Kürzel, Datum	Kürzel, Datum	Kürzel, Datum
53 Kann dem Pflegeempfänger Informationen zu notwendigen postoperativen Fähigkeiten geben, Zusammenhänge erklären und das Einüben dieser Fähigkeiten anleiten, z. B.: » Den Kopf mit dem ganzen Oberkörper seitwärts bewegen » Medikamenteneinnahme » Notwendigkeit einer Rezidivprophylaxe bei nichtbösartiger Schilddrüsenvergrößerung	CE 05 CE 10 II.2.a-c)	Datum	Kürzel, Datum	Kürzel, Datum	Kürzel, Datum
54 Wählt pflegefachlich begründete Pflegemaßnahmen entsprechend der externen und internen Evidenzlage aus und kann die Auswahl begründen und mit dem Pflegeempfänger kommunizieren, z. B.: » Aspirationsrisiko einschätzen, Kontrolle der Stimme » Oberkörperhochlagerung 45° oder höher » Maßnahmen zur postoperativen Mobilisation » Nackenrolle zur Kopfentlastung » Maßnahmen des Wundmanagements » Maßnahmen des Schmerzmanagements » Maßnahmen zur Pneumonieprophylaxe	CE 02 CE 05 CE 06 CE 10 I.1.e) I.2.b)	Datum	Kürzel, Datum	Kürzel, Datum	Kürzel, Datum

B3.4.3 Viszeralchirurgie

Kann den Pflegeprozess und die Pflegediagnostik in akuten Pflegesituationen bei Pflegeempfängern bei **operativen Eingriffen am Magen** planen, organisieren, gestalten, durchführen, steuern und evaluieren

		Theorie	gezeigt	geübt	erreicht
55 Erhebt eine systematische, präoperative Pflegeanamnese eines Pflegeempfängers mit einem operativen Eingriff am Magen, z. B.: » Allgemeinzustand » Ernährungszustand » Gewichtsentwicklung der letzten Monate » Ernährungsgewohnheiten, Noxen » Schmerzsituation » Psychische Belastungssituationen » Medikamenteneinnahme	CE 05 CE 06 CE 10 I.1.c) I.1.d)	Datum	Kürzel, Datum	Kürzel, Datum	Kürzel, Datum
56 Kennt verschiedene Arten von Magenoperationen, und die Auswirkungen auf die postoperative Pflege, z. B.: » Pyloroplastik, Gastroenterostomie » Kardiaresektion, Magenresektion nach Billroth (I + II) » Gastrojejunostomie,Y-Anastomose nach Roux » Nach Braun, Gastrektomie » Gastric Banding	CE 05 CE 06 CE 10 I.1.c) V.1	Datum	Kürzel, Datum	Kürzel, Datum	Kürzel, Datum
57 Beachtet spezielle präoperative pflegerische Maßnahmen vor Magenoperationen und setzt diese korrekt um, z. B.: » Entfernung der Körperbehaarung von der Axillarlinie bis einschließlich der Schambehaarung » Nahrungsabbau am Tag vor der Operation: morgens leichte Kost, ab Mittag flüssige Kost, ab 22.00 Uhr Nahrungskarenz » Reinigungseinlauf nach Arztangabe	CE 05 CE 06 CE 10 I.1.e) I.2.b)	Datum	Kürzel, Datum	Kürzel, Datum	Kürzel, Datum

B3.4.3 Viszeralchirurgie

Theorie | gezeigt | geübt | erreicht

Kann den Pflegeprozess und die Pflegediagnostik in akuten Pflegesituationen bei Pflegeempfängern bei **operativen Eingriffen am Magen** planen, organisieren, gestalten, durchführen, steuern und evaluieren

58 Kann dem Pflegeempfänger präoperativ bedarfsgerecht Informationen zu postoperativen Fähigkeiten geben, Zusammenhänge erklären sowie zum Einüben dieser Fähigkeiten anleiten, z. B.:

- Einüben der En-bloc-Mobilisation
- Postoperatives Atemtraining

CE 05, CE 10, II.2.a-c)

Datum | Kürzel, Datum | Kürzel, Datum | Kürzel, Datum

59 Beherrscht den Analyse- und Synthese-Prozess, um Pflegediagnosen für einen Pflegeempfänger nach einem Eingriff am Magen abzuleiten und zu erläutern, z. B.:

- Akute Schmerzen
- Selbstfürsorgedefizit z. B. im Bereich Körperpflege, Ausscheidung, Bewegung
- Herz-Kreislauf-Komplikation nach der Nahrungsaufnahme aufgrund eines Früh-Dumping-Syndroms
- Hypoglykämierisiko durch Spätdumpingsyndrom
- Risiko von ernährungsbedingten Komplikationen z. B. Vitamin-B12-Mangel

CE 02, CE 05, CE 06, CE 10, I.2.a-e), I.3.a-e)

Datum | Kürzel, Datum | Kürzel, Datum | Kürzel, Datum

60 Wählt pflegefachlich begründete Pflegemaßnahmen entsprechend der externen und internen Evidenzlage aus, kann die Auswahl begründen, mit dem Pflegeempfänger adäquat kommunizieren und korrekt umsetzen, z. B.:

- Maßnahmen zur postoperativen Mobilisation
- Maßnahmen zur Lagerung entsprechend dem Eingriff, z. B. Lagerung zur Bauchdeckenentspannung, Oberkörperhochlagerung 30°, angewinkelte Knie, ggf. mit Lagerungshilfsmitteln
- Maßnahmen des Wundmanagements
- Maßnahmen des Schmerzmanagements
- Maßnahmen des Ernährungsmanagements
- Maßnahmen zur Pneumonie-/Thromboseprophylaxe
- Maßnahmen des Drainagemanagements
- Magensonde

CE 02, CE 05, CE 06, CE 10, I.1.e), I.2.b)

Datum | Kürzel, Datum | Kürzel, Datum | Kürzel, Datum

61 Kann eine umfassende Gesundheitsberatung beim Pflegeempfänger nach einer Magenoperation durchführen und ihn bei sinnvollen/erforderlichen Anpassungen der Lebens-/Ernährungsgestaltung unterstützen, z. B.:

- Dumping-Prophylaxe durch veränderte Ernährung
- Refluxprophylaxe
- Ernährungsmanagement
- Austausch von Kontaktdaten, Selbsthilfegruppen usw.

CE 05, CE 06, CE 10, II.2.a)+c)

Datum | Kürzel, Datum | Kürzel, Datum | Kürzel, Datum

Kann den Pflegeprozess und die Pflegediagnostik in akuten Pflegesituationen bei Pflegeempfängern bei **operativen Eingriffen des Darms** planen, organisieren, gestalten, durchführen, steuern und evaluieren

62 Erhebt eine systematische, präoperative Pflegeanamnese eines Pflegeempfängers mit einer Erkrankung des Darms, z. B.:

- Allgemeinzustand
- Ernährungszustand
- Gewichtsentwicklung der letzten Monate, Appetit
- Schmerzsituation
- Ausscheidung
- Psychische Belastungssituationen
- Medikamenteneinnahme

CE 05, CE 06, CE 10, I.1.c)+d)

Datum | Kürzel, Datum | Kürzel, Datum | Kürzel, Datum

63 Kennt verschiedene Arten von Darmoperationen und die Auswirkungen auf die postoperative Pflege, z. B.:

- Appendektomie
- Dünndarmresektion
- Dickdarmresektion

CE 05, CE 06, CE 10, I.1.c), V.1.

Datum | Kürzel, Datum | Kürzel, Datum | Kürzel, Datum

B3.4.3 Viszeralchirurgie

		Theorie	gezeigt	geübt	erreicht
64 Beachtet spezielle präoperative pflegerische Maßnahmen vor Darmoperationen, z. B.: » Entfernung der Körperbehaarung von der Axillarlinie bis einschließlich obere Schambehaarung und bei sakralem Zugang zusätzlich im Radius von 20 cm um den Anus Bei Fast-Track-Prinzip: » Erhalt der gastrointestianlen Funktion durch normale Kost und hochkalorische Zusatznahrung bis zum Tag vor der OP. Klare Flüssigkeit bis zwei Stunden vor Operation sind erlaubt » Keine Darmvorbereitung bzw. präoperativ eine geringe Menge an abführender Lösung Bei traditionellem Vorgehen: » Nahrungsabbau am Vortag: leichtes Frühstück, zum Mittagessen flüssige Kost und danach nur noch Tee/Wasser, ab 22.00 Uhr Nahrungskarenz » Vollständige Darmreinigung am Tag vor dem Eingriff (siehe Klinikstandard)	CE 05 CE 06 CE 10 I.1.e) I.2.b) III.2.b)	Datum	Kürzel, Datum	Kürzel, Datum	Kürzel, Datum
65 Beherrscht den Analyse- und Synthese-Prozess, um Pflegediagnosen für einen Pflegeempfänger nach einer Darmoperation abzuleiten und zu erläutern, z. B.: » Risiko der Obstipation » Risiko der Magen-Darm-Atonie » Nausea/Übelkeit » Risiko von ernährungsbedingten Komplikationen » Risiko der Dehydration durch erhöhte Defäkationsfrequenz » Stuhlinkontinenz » Beeinträchtigtes Körperschema » Akute Schmerzen » Angst » Schamgefühl » Risko eines postoperativen Harnverhalts » Risiko eines postoperativen Nierenversagens	CE 02 CE 05 CE 06 CE 10 I.2.a-e) I.3.a-e)	Datum	Kürzel, Datum	Kürzel, Datum	Kürzel, Datum
66 Wählt pflegefachlich begründete Pflegemaßnahmen entsprechend der externen und internen Evidenzlage aus, kann die Auswahl begründen, mit dem Pflegeempfänger adäquat kommunizieren und korrekt umsetzen, z. B.: » Maßnahmen zur postoperativen Mobilisation abhängig von der OP: in der Regel am OP-Tag mind. 2 x 2 Stunden; ab 1. Post-OP-Tag 6 Stunden z. B. im Stuhl sitzen » Maßnahmen zur Lagerung entsprechend dem Eingriff und/oder besonderen Risiken z. B. Lagerung zur Bauchdeckenentspannung, Oberkörperhochlagerung 30°, angewinkelte Knie, ggf. mit Lagerungshilfsmitteln » Maßnahmen des Wundmanagements » Aktives Schmerzmanagement » Maßnahmen des Ernährungsmanagements » Maßnahmen zur Pneumonie-/Thromboseprophylaxe » Maßnahmen des Drainagemanagements » Magensonde	CE 02 CE 05 CE 10 I.1.e) I.2.b)	Datum	Kürzel, Datum	Kürzel, Datum	Kürzel, Datum
67 Kann eine umfassende Gesundheitsberatung beim Pflegeempfänger nach einer Darmoperation durchführen und ihn bei sinnvollen/erforderlichen Anpassungen der Lebens-/Ernährungsgestaltung unterstützen, z. B.: » Ernährungsmanagement » Aufklärung über gesundheitspräventive Maßnahmen (Gewichtsreduktion, Obstipationsprophylaxe, Ernährungsumstellung usw.) » Vermittlung von Kontakten zu Selbsthilfegruppen, weiteren Informationen und Beratung	CE 04 CE 05 CE 10 II.2.a)+c)	Datum	Kürzel, Datum	Kürzel, Datum	Kürzel, Datum

B3.4.3 Viszeralchirurgie

Kann den Pflegeprozess und die Pflegediagnostik in akuten Pflegesituationen bei Pflegeempfängern bei **Gallen- bzw. Gallengangsoperationen** planen, organisieren, gestalten, durchführen, steuern und evaluieren

		Theorie	gezeigt	geübt	erreicht
68 Erhebt eine systematische, präoperative Pflegeanamnese eines Pflegeempfängers mit einer Operation an der Galle, z. B.: » Allgemeinzustand » Ernährungszustand » Ernährungsgewohnheiten » Schmerzsituation » Stuhlbeschaffenheit, Urinausscheidung » Ikterus, Juckreiz	CE 05 CE 06 I.1.c) I.1.d)	Datum	Kürzel, Datum	Kürzel, Datum	Kürzel, Datum
69 Kennt verschiedene Arten von Operationen an der Galle/den Gallengängen (laparoskopisch oder über einen offenen Eingriff) und die Auswirkungen auf die postoperative Pflege, z. B.: » Cholezystektomie » Choledochusrevision	CE 05 CE 06 I.1.c) V.1	Datum	Kürzel, Datum	Kürzel, Datum	Kürzel, Datum
70 Beachtet spezielle präoperative pflegerische Maßnahmen vor einer Gallen-OP, z. B.: » Nahrungsabbau (nach Klinikstandard)	CE 05, CE 06 I.1.e), I.2.b)	Datum	Kürzel, Datum	Kürzel, Datum	Kürzel, Datum
71 Beherrscht den Analyse- und Synthese-Prozess, um Pflegediagnosen für einen Pflegeempfänger nach einer Gallenoperation abzuleiten und zu erläutern, z. B.: » Risiko postoperativer Komplikationen z. B. Ablaufbehinderung des Gallensekretes, Gallenleck, Wundinfektion usw. » Schmerzen » Nacken-Schulterschmerzen infolge der Gasreste im Bauchraum nach einer lapraskopischen Gallenblasenentfernung » Risiko einer Pneumonie/Thrombose	CE 02 CE 05 CE 06 I.2.a-e) I.3.a-e)	Datum	Kürzel, Datum	Kürzel, Datum	Kürzel, Datum
72 Wählt spezielle postoperative pflegerische Maßnahmen bei Choledochusrevision aus und kann diese begründen, beurteilen und den Arzt informieren, z. B.: » Beurteilen der Sektretmenge aus der T-Drainage » Verlaufsgerechte Befestigung des Sekretbeutels » Verbandskontrolle auf Gallenaustritt nach Drainagenzug	CE 05 CE 06 I.1.e) I.2.b)	Datum	Kürzel, Datum	Kürzel, Datum	Kürzel, Datum
73 Kennt Anzeichen einer verstopften oder dislozierten T-Drainage und informiert verantwortliche Personen des interdisziplinären Teams	CE 05 III.3.a)	Datum	Kürzel, Datum	Kürzel, Datum	Kürzel, Datum
74 Kann eine umfassende Gesundheitsberatung beim Pflegeempfänger zur Steinprävention durchführen und diesen motivieren, z. B.: » Bestehendes Übergewicht reduzieren » Ernährungsberatung z. B. faserreiche Ernährung	CE 04, CE 05 CE 06 II.2.a)+c)	Datum	Kürzel, Datum	Kürzel, Datum	Kürzel, Datum

Kann den Pflegeprozess und die Pflegediagnostik in akuten Pflegesituationen bei Pflegeempfängern bei **Pankreasoperationen** planen, organisieren, gestalten, durchführen, steuern und evaluieren

		Theorie	gezeigt	geübt	erreicht
75 Kennt verschiedene Arten von Pankreasoperationen und die Auswirkungen auf die postoperative Pflege, z. B.: » Duodenumerhaltende Pankreaskopfresektion » Pyloruserhaltende partielle Duodenopankreatektomie » Partielle Duodenopankreatektomie (Whipple) » Totale Duodenopankreatektomie	CE 05 I.1.c)+d)	Datum	Kürzel, Datum	Kürzel, Datum	Kürzel, Datum
76 Beachtet spezielle präoperative pflegerische Maßnahmen vor Pankreasoperationen, z. B.: » Entfernung der Körperbehaarung von der Brustbeinspitze bis einschließlich der oberen Schambehaarung » Präoperativ notwendige Nahrungskarenz nach Arztangabe » Klistier am Morgen des OP-Tages	CE 05 I.1.e) I.2.b)	Datum	Kürzel, Datum	Kürzel, Datum	Kürzel, Datum

B3.4.3 Viszeralchirurgie

	Theorie	gezeigt	geübt	erreicht
77 Kann dem Pflegeempfänger präoperativ Informationen zu postoperativen Fähigkeiten und Veränderungen geben, Zusammenhänge erklären und das Einüben dieser Fähigkeiten anleiten, z. B.: » Bauchdeckenschonende Lagerung, Aufstehen » Einüben der Blutzuckermessung » Selbstinjektion von Insulin » Vermittlung von Selbsthilfegruppen » Über Schulungsangebote für Diabetiker informieren » Stuhlbeobachtung » Veränderte Ernährung nach Pankreasoperation » Mögliche Substitution von Enzymen, Vitaminen oder Elektrolyten CE 05 II 2.a-c)	Datum	Kürzel, Datum	Kürzel, Datum	Kürzel, Datum
78 Beherrscht den Analyse- und Synthese-Prozess, um Pflegediagnosen für einen Pflegeempfänger nach einer Pankreasoperation abzuleiten und zu erläutern, z. B.: » Risiko einer Hyper-/Hypoglykämie » Nausea/Übelkeit » Risiko von ernährungsbedingten Komplikationen » Akute Schmerzen » Angst » Risiken und Pflegeprobleme im Kontext einer exokrinen Insuffizienz wie z. B. Diarrhö » Meteorismus und Bauchschmerzen » Risiko der Mangelernährung und kontinuierlichen Gewichtsabnahme CE 02 CE 05 CE 06 I.2.a-e) I.3.a-e)	Datum	Kürzel, Datum	Kürzel, Datum	Kürzel, Datum
79 Wählt pflegefachlich begründete Pflegemaßnahmen entsprechend der externen und internen Evidenzlage aus, kann die Auswahl begründen, mit dem Pflegeempfänger adäquat kommunizieren und korrekt umsetzen, z. B.: » Maßnahmen zur postoperativen Mobilisation » Maßnahmen zur Lagerung entsprechend dem Eingriff, z. B. Lagerung zur Bauchdeckenentspannung, Oberkörperhochlagerung 30°, angewinkelte Knie, ggf. mit Lagerungshilfsmitteln » Maßnahmen des Wundmanagements » Maßnahmen des Schmerzmanagements » Blutzuckerkontrollen » Maßnahmen zur Pneumonie-/Thromboseprophylaxe » Maßnahmen des Drainagemanagements » Maßnahmen im Kontext des Symptommanagements wie Diarrhö, Obstipation, Juckreiz, Erschöpfungssyndrom CE 02 CE 05 I.1.e) I.2.b)	Datum	Kürzel, Datum	Kürzel, Datum	Kürzel, Datum
80 Kann eine umfassende Gesundheitsberatung und Beratung zur Anpassung von Lebens- und Ernährungsgewohnheiten beim Pflegeempfänger nach einer Pankreasoperation durchführen, z.B : » Ernährungsmanagement z. B. bei auftretender Laktoseintoleranz » Motivation, ein Ernährungsbuch zu führen und Speisen ausfindig zu machen, die nicht vertragen werden » Blutzuckermanagement » Anschlussheilbehandlung » Selbsthilfegruppen CE 04 CE 05 II.2.a)+c)	Datum	Kürzel, Datum	Kürzel, Datum	Kürzel, Datum

B3.4.4 Gefäßchirurgie

Theorie | gezeigt | geübt | erreicht

Nachfolgend wird auf den spezifischen pflegerischen Versorgungsbedarf bei speziellen operativen Eingriffen eingegangen. Die Auswahl ist exemplarisch und die allgemeinen Aspekte der prä- und postoperativen Pflege sind zusätzlich zu beachten.

Kann den Pflegeprozess und die Pflegediagnostik in akuten Pflegesituationen bei Pflegeempfängern bei **operativen Eingriffen aufgrund von Arterienerkrankungen** planen, organisieren, gestalten, durchführen, steuern und evaluieren

	Theorie	gezeigt	geübt	erreicht
81 Kennt verschiedene operative Verfahren bei akuten Verschlüssen, deren Risiken und Auswirkungen auf die erforderlichen pflegerischen Maßnahmen bzw. die Überwachung, z. B.: » Ballondilatation » Perkutane transluminale Angioplastie (PTA) » Lokale Katheterlyse » Thrombendarteriektomie (TEA) » Patchplastik » Interponat/Gefäßprothese » Bypass-Operationen CE 05 CE 08 I.1.c)+d)	Datum	Kürzel, Datum	Kürzel, Datum	Kürzel, Datum

B3.4.4 Gefäßchirurgie

Kann den Pflegeprozess und die Pflegediagnostik in akuten Pflegesituationen bei Pflegeempfängern bei **operativen Eingriffen aufgrund von Arterienerkrankungen** planen, organisieren, gestalten, durchführen, steuern und evaluieren

		Theorie	gezeigt	geübt	erreicht
82 Kann verschiedene Aneurysmaformen benennen (z. B. „echtes“ Aneurysma verum, „falsches“ A. spurium, A. dissecans) und die damit verbundenen Risiken für den Pflegeempfänger abhängig von der Form und Lage des Aneurysmas einschätzen und pflegerische Sofortmaßnahmen einleiten, z. B.: » Absolute Bettruhe » Intensivmedizinische Überwachung » Hustenprophylaxe » Vermeidung körperlicher Belastung, Bauchpresse » Blutdruckregulierung	CE 05 CE 06 I.1.c)+e) I.2.b)	Datum	Kürzel, Datum	Kürzel, Datum	Kürzel, Datum
83 Beherrscht den Analyse- und Synthese-Prozess, um Pflegediagnosen für einen Pflegeempfänger nach einem operativen Eingriff aufgrund einer pAVK abzuleiten und zu erläutern, z. B.: » Hat aufgrund eines invasiven Eingriffs an einer Extremität das Risiko einer Nervenläsion/Durchblutungsstörung » Risiko der beeinträchtigten Wundheilung » Selbstfürsorgedefizit im Bereich Mobilität, Ausscheidung usw. » Wissensbedarf über gesundheitsförderliches Verhalten	CE 02 CE 05 CE 06 I.2.a)-e) I.3.a)-e)	Datum	Kürzel, Datum	Kürzel, Datum	Kürzel, Datum
84 Kennt die verschiedenen Pflegemaßnahmen bei einem Pflegeempfänger nach einem operativen Eingriff an Gefäßen z. B. bei pAVK oder einem Interponat im Bauchraum und wählt diese situationsspezifisch aus, z. B.: bei pAVK am Bein: » DMS-Kontrolle » Fuß- und Beinpulse kontrollieren (ggf. markieren) » Hautfarbe und -temperatur beobachten » Flachlagerung der betroffenen Extremität » Erhöhtes Dekubitusrisiko beachten » Blutdruck » Keine einschnürenden Socken Bei abdominellen Eingriffen: » Obstipationsprophylaxe » Flüssigkeitsbilanz	CE 02 CE 05 CE 06 I.1.e) I.2.b)	Datum	Kürzel, Datum	Kürzel, Datum	Kürzel, Datum

Kann den Pflegeprozess und die Pflegediagnostik in akuten Pflegesituationen bei Pflegeempfängern bei **Amputationen** planen, organisieren, gestalten, durchführen, steuern und evaluieren

		Theorie	gezeigt	geübt	erreicht
85 Kann die verschiedenen Indikationsstellungen (traumatische/therapeutische Amputationen) sowie Major-/Minoramputationen voneinander abgrenzen sowie deren Auswirkungen auf die pflegerische Versorgung und den unterschiedlichen Pflegebedarf einschätzen	CE 05, CE 06 I.1.c)+d)	Datum	Kürzel, Datum	Kürzel, Datum	Kürzel, Datum
86 Kann dem Pflegeempfänger Informationen vermitteln, Zusammenhänge erklären und zum Einüben postoperativer Fähigkeiten anleiten, z. B.: » Umgang mit Hilfsmitteln, z. B. Unterarmgehstützen » Präoperatives Beratungsgespräch und Informationen zur Prothesenversorgung » Informationen zu psychologischen Begleitungsangeboten oder Selbsthilfegruppen geben » Gezieltes Training von Muskelgruppen (erleichtert postoperative Mobilisation)	CE 05 CE 06 II.2.a-c)	Datum	Kürzel, Datum	Kürzel, Datum	Kürzel, Datum
87 Beherrscht den Analyse- und Synthese-Prozess, um Pflegediagnosen für einen Pflegeempfänger nach einer Amputation abzuleiten und zu erläutern, z. B.: » Phantomschmerzen » Risiko der Ödembildung/Verformung im Stumpfbereich » Verändertes Körperschema » Sturzrisiko durch beeinträchtigtes Gleichgewicht » Angst » Schamgefühl » Beeinträchtigte Mobilität » Risiko von Druckstellen durch Tragen einer Prothese » Postoperatives Selbstfürsorgedefizit im Bereich Körperpflege, Ausscheidung » Risiko der beeinträchtigten Wundheilung	CE 02 CE 05 CE 06 I.2.a-e) I.3.a-e)	Datum	Kürzel, Datum	Kürzel, Datum	Kürzel, Datum

B3.4.4 Gefäßchirurgie

		Theorie	gezeigt	geübt	erreicht
88 Kennt postoperative Komplikationen und teilt Auffälligkeiten den verantwortlichen Bezugspersonen des interprofessionellen Teams mit, z. B.: » Nachblutungen » Wundödeme » Infektionen » Wundheilungsstörungen » Kontrakturen » Phantomschmerzen und Stumpfschmerzen	CE 05 III.3.a)	Datum	Kürzel, Datum	Kürzel, Datum	Kürzel, Datum
89 Wählt pflegefachlich begründete Pflegemaßnahmen entsprechend der externen und internen Evidenzlage aus und kann die Auswahl begründen und mit dem Pflegeempfänger kommunizieren, z. B.: » Lagerungsmaßnahmen des Amputationsstumpfes » Maßnahmen zur postoperativen Mobilisation » Maßnahmen des Schmerzmanagements » Maßnahmen der Wundversorgung » Wickeln des Stumpfes	CE 02 CE 05 I.1.e) I.2.b)	Datum	Kürzel, Datum	Kürzel, Datum	Kürzel, Datum

B3.4.5 Unfallchirurgie und Orthopädie

Kann den Pflegeprozess und die Pflegediagnostik in akuten Pflegesituationen bei Pflegeempfängern bei **Frakturen** planen, organisieren, gestalten, durchführen, steuern und evaluieren

		Theorie	gezeigt	geübt	erreicht
90 Kann sichere und unsichere Frakturzeichen benennen und erkennen sowie pflegerische Sofortmaßnahmen einleiten, z. B.: » Ruhigstellen » Bruchstelle nicht bewegen » Schmerzbeobachtung » Vitalzeichenkontrolle ggf. Schockbekämpfung » Bei einem offenen Bruch Wundabdeckung durchführen » Arzt informieren	CE 06 I.4.a) I.1.d)	Datum	Kürzel, Datum	Kürzel, Datum	Kürzel, Datum
91 Kann eine systematische pflegerische Anamnese bei einem Pflegeempfänger mit einer Fraktur durchführen, z. B.: » Allgemeinzustand » Ernährungszustand » Erheben von Vitalzeichen » Körpergewicht, -größe » Ermitteln der Vorgeschichte zum Unfallhergang » Einschätzung der Schmerzsituation	CE 05 CE 06 CE 10 I.1.d)	Datum	Kürzel, Datum	Kürzel, Datum	Kürzel, Datum
92 Beherrscht den Analyse- und Synthese-Prozess, um Pflegediagnosen für einen Pflegeempfänger mit einer Fraktur abzuleiten und zu begründen, z. B.: » Hat aufgrund einer konservativen Frakturbehandlung das Risiko von Komplikationen » Hat aufgrund einer operativen Frakturbehandlung das Risiko von Komplikationen » Risiko der Komplikationen bei Belastung der Frakturstelle » Risiko einer Nervenläsion/Durchblutungsstörung » Schmerzen des Bewegungsapparates » Infektionsrisiko durch Drahtaustrittsstellen, Drainagen, Wunde » Kontrakturrisiko » Dislokationsrisiko » Sturzrisiko » Thromboserisiko » Selbstfürsorgedefizit im Kontext von Körperpflege, Ausscheidung, Mobilität	CE 02 CE 05 CE 06 CE 10 I.2.a-e) I.3.a-e)	Datum	Kürzel, Datum	Kürzel, Datum	Kürzel, Datum

B3.4.5 Unfallchirurgie und Orthopädie

Kann den Pflegeprozess und die Pflegediagnostik in akuten Pflegesituationen bei Pflegeempfängern bei **Frakturen** planen, organisieren, gestalten, durchführen, steuern und evaluieren

		Theorie	gezeigt	geübt	erreicht
93 Kann die Behandlungs- und Therapieanweisungen des Arztes zur Frakturbehandlung korrekt und sicher durchführen, z. B.: » Fußende erhöhen » Extension auf- und abbauen nach Anordnung » Extensionsführung kontrollieren » Achsengerechte Zugwirkung kontrollieren » Gewichtsreduktion nach Arztangabe » Fachgerechte Lagerung nach Arztangabe » Anlage/Wechsel eines Spezialverbandes » Unterstützung beim An-/Ablegend der Orthese/Prothese/des Stützkorsetts » Assistenz beim Anlegen eines Gipsverbandes	CE 02 CE 05 CE 06 CE 10 III.2.b)	Datum	Kürzel, Datum	Kürzel, Datum	Kürzel, Datum
94 Kennt Unterschiede in der postoperativen Frakturstabilität, den Osteosyntheseverfahren (z. B. Marknagel, Spickdraht, Verschraubung, Fixateur externe, Plattenostesynthese) sowie deren Auswirkungen auf die Stabilität, die bei der Mobilisation zu beachten sind, z. B.: » Lagerungsstabilität » Übungsstabilität » Belastungsstabilität	CE 02, CE 05 CE 06, CE 10 I.1.e), I.2.b)	Datum	Kürzel, Datum	Kürzel, Datum	Kürzel, Datum
95 Kann für den Pflegeempfänger mit einer Fraktur einen individuellen Pflegeplan (Pflegediagnosen, Pflegeziele und Pflegemaßnahmen) erstellen	CE 05, CE 06 CE 10 I.1.f)	Datum	Kürzel, Datum	Kürzel, Datum	Kürzel, Datum
96 Kann den Pflegeempfänger beim Aufstehen und Gehen mit Gehstützen unterstützen und die verschiedenen Gangarten unter Beachtung des Belastungsgewichts einüben, z. B.: » Zweipunkt-Gang » Dreipunkt-Gang » Vierpunkt-Gang	CE 02, CE 05 CE 06, CE 10 I.1.e), I.2.b)	Datum	Kürzel, Datum	Kürzel, Datum	Kürzel, Datum
97 Kann den Pflegeempfänger hinsichtlich Besonderheiten bei Mobilisation, Lagerung und An-/Auskleiden informieren und anleiten	CE 02, CE 05 II.2.a)+b	Datum	Kürzel, Datum	Kürzel, Datum	Kürzel, Datum
98 Kann dem Pflegeempfänger Informationen zum Tragen eines Gipsverbandes geben, auf mögliche Komplikation hinweisen und zur Selbstbeobachtung anleiten	CE 02, CE 05 II.2.a)+b	Datum	Kürzel, Datum	Kürzel, Datum	Kürzel, Datum
99 Kann verschiedene Verbände korrekt und sicher an-/ablegen, z. B.: » Gilchrist-Verband » Desault-Verband » Dachziegelverband » Rucksackverband	CE 05 I.1.e), I.2.b)	Datum	Kürzel, Datum	Kürzel, Datum	Kürzel, Datum

Kann den Pflegeprozess und die Pflegediagnostik in akuten Pflegesituationen bei Pflegeempfängern bei **Hüfterkrankungen/-verletzungen/Oberschenkelhalsfraktur** planen, organisieren, gestalten, durchführen, steuern und evaluieren

		Theorie	gezeigt	geübt	erreicht
100 Erhebt eine systematische, präoperative Pflegeanamnese eines Pflegeempfängers, z. B.: » Allgemeinzustand » Schmerzsituation » Angst » Gehstrecken » Bereits verwendete Hilfsmittel » Wohnsituation	CE 05 CE 06 I.1.c)+d)	Datum	Kürzel, Datum	Kürzel, Datum	Kürzel, Datum
101 Kennt verschiedene Arten von endoprothetischem Gelenkersatz und kann die Besonderheiten im Kontext der postoperativen Mobilisierung ableiten: » Hüft-TEP (Totalendoprothese) » Zementfreie/zementierte/Hybridprothesen » Hüft-HEP (Hemiendoprothese)	CE 02 CE 05 I.1.d)	Datum	Kürzel, Datum	Kürzel, Datum	Kürzel, Datum

B3.4.5 Unfallchirurgie und Orthopädie

		Theorie	gezeigt	geübt	erreicht
102 Beherrscht den Analyse- und Synthese-Prozess, um Pflegediagnosen für einen Pflegeempfänger nach einer Hüftoperation abzuleiten und zu erläutern, z. B.: » Siehe Pflegediagnosen in der allgemeinen postoperativen Phase » Risiko einer bewegungsinduzierten Dislokation/Luxation	CE 02 CE 05 I.2.a-e) I.3.a-e)	Datum	Kürzel, Datum	Kürzel, Datum	Kürzel, Datum
103 Wählt pflegefachlich begründete Pflegemaßnahmen entsprechend der externen und internen Evidenzlage aus und kann die Auswahl begründen und mit dem Pflegeempfänger kommunizieren, z. B.: » Informationsgespräch bezüglich postoperativer Bewegung » Postoperatives Aufstehen und Gehen entsprechend der Arztanordnung » Leichte Abduktionsstellung des operierten Beins » Postoperative Beugung des Hüftgelenks vermeiden » Lagern und Drehen über die gesunde Seite » Toilettenerhöhung anbieten/dazu anleiten » Koordination der Bewegungstherapie mit der Physiotherapie	CE 02 CE 05 I.1.e) I.2.b)	Datum	Kürzel, Datum	Kürzel, Datum	Kürzel, Datum
104 Kann dem Pflegeempfänger Informationen zu Bewegungen geben, die postoperativ nicht erlaubt sind und ihn motivieren, die Empfehlungen einzuhalten, z. B.: » Beine überkreuzen » Innen- und Außenrotation » Hüftbeugung größer als 90°	CE 05 CE 07 II.2.a)+b	Datum	Kürzel, Datum	Kürzel, Datum	Kürzel, Datum

Kann den Pflegeprozess und die Pflegediagnostik in akuten Pflegesituationen bei Pflegeempfängern bei **Knieerkrankungen/-verletzungen planen**, organisieren, gestalten, durchführen, steuern und evaluieren

		Theorie	gezeigt	geübt	erreicht
105 Erhebt eine systematische, präoperative Pflegeanamnese eines Pflegeempfängers, z. B.: » Allgemeinzustand » Schmerzsituation » Angst » Gehstrecken » Bereits verwendete Hilfsmittel » Wohnsituation	CE 05 CE 06 I.1.c)+d)	Datum	Kürzel, Datum	Kürzel, Datum	Kürzel, Datum
106 Kann situationsbezogene Pflegeinterventionen im Kontext der Bewegungseinschränkung nach Gelenkoperationen auswählen, z. B.: » Durchführen von Bewegungsübungen » Koordination der Bewegungstherapie mit der Physiotherapie » Frühmobilisation und Belastung des betroffenen Gelenks nach Anordnung des Arztes durchführen » Beim An-/Ablegen von Orthesen unterstützen	CE 02 CE 05 I.1.e) I.2.b)	Datum	Kürzel, Datum	Kürzel, Datum	Kürzel, Datum

Kann den Pflegeprozess und die Pflegediagnostik in akuten Pflegesituationen bei Pflegeempfängern mit **Wirbelsäulenverletzung** planen, organisieren, gestalten, durchführen, steuern und evaluieren

		Theorie	gezeigt	geübt	erreicht
107 Kennt Erstmaßnahmen bei möglicher Wirbelsäulenverletzung und beachtet diese in der akuten Versorgung eines Pflegeempfängers	CE 06, CE 10 I.4.a)	Datum	Kürzel, Datum	Kürzel, Datum	Kürzel, Datum
108 Kennt den Unterschied verschiedener Frakturtypen an der Wirbelsäule und kann typische Symptome benennen, sowie pflegerische Besonderheiten bei der Mobilisation/Positionierung ableiten, z. B.: » En-bloc-Aufstehen » En-bloc-Drehen im Bett » Steckbeckenbenutzung in Seitenlage	CE 05, CE 10 I.1.e), I.2.b)	Datum	Kürzel, Datum	Kürzel, Datum	Kürzel, Datum
109 Kennt Stabilitätsunterscheidungen nach Wirbelsäulenoperationen und beachtet diese bei der Mobilisation, z. B.: » Instabilität » Drehstabilität » Lagerungsstabilität » Mobilitätsstabilität » Belastungsstabilität	CE 05 CE 06 CE 10 I.1.e) I.2.b)	Datum	Kürzel, Datum	Kürzel, Datum	Kürzel, Datum

B3.4.5 Unfallchirurgie und Orthopädie

Kann den Pflegeprozess und die Pflegediagnostik in akuten Pflegesituationen bei Pflegeempfängern mit **Wirbelsäulenverletzung** planen, organisieren, gestalten, durchführen, steuern und evaluieren

Lernergebnis	Kompetenzbereiche	Theorie	gezeigt	geübt	erreicht
110 Kann dem Pflegeempfänger Informationen zu notwendigen postoperativen Fähigkeiten geben, Zusammenhänge erklären und das Einüben dieser Fähigkeiten anleiten, z. B.: » En-bloc-Aufstehen » Steckbeckenbenutzung in Seitenlage	CE 02, CE 05 CE 07, CE 10 II.2.a)+b	Datum	Kürzel, Datum	Kürzel, Datum	Kürzel, Datum
111 Beherrscht den Analyse- und Synthese-Prozess, um Pflegediagnosen für einen Pflegeempfänger nach einer Wirbelsäulenverletzung/-operation abzuleiten und zu erläutern, z. B.: » Siehe Pflegediagnosen in der postoperativen Phase B3.2 » Risiko eines spinalen Querschnittsyndroms » Beeinträchtigte Urinausscheidung » Schmerzen im Bewegungsapparat	CE 02, CE 05 CE 10, CE 10 I.2.a-e) I.3.a-e)	Datum	Kürzel, Datum	Kürzel, Datum	Kürzel, Datum
112 Kennt Symptome eines Kaudasyndroms und teilt Auffälligkeiten den verantwortlichen Bezugspersonen des interprofessionellen Teams mit, z. B.: » Stärkste Schmerzen » Blasen- und Mastdarmstörungen » Sensibilitätsstörungen in der Analregion und Reithosenanästhesie » Schlaffe Lähmung der unteren Extremitäten	CE 06 CE 10 I.1.c) III.1.	Datum	Kürzel, Datum	Kürzel, Datum	Kürzel, Datum
113 Beachtet spezielle postoperative pflegerische Maßnahmen nach Bandscheibenoperationen, z. B.: » DMS-Kontrolle an Armen/Beinen (je nachdem, ob HWS oder BWS/LWS) » Lagerung nach Arztangabe: Rückenlage oder En-bloc-Drehung in Seitenlage » Überwachung der Blasenfunktion » Lagekontrolle externer Stabilisatoren » Unterstützung der Körperpflege im Liegen oder Stehen » Unterstützung beim Essen im Liegen oder Stehen » Schmerzmanagement	CE 05 CE 10 I.1.e) I.2.b)	Datum	Kürzel, Datum	Kürzel, Datum	Kürzel, Datum
114 Beherrscht den Analyse- und Synthese-Prozess, um Pflegediagnosen für einen Pflegeempfänger nach einer Wirbelsäulenverletzung mit Querschnittlähmung abzuleiten und zu erläutern, z. B.: » Risiko der autonomen Dysreflexie » Autonome Dysreflexie mit hypertensiver Krise » Reflexurininkontinenz oder Harnverhalt » Stuhlinkontinenz oder neurogene Störung der Darmentleerung	CE 02, CE 07 CE 08, CE 10 I.2.a-e) I.3.a-e)	Datum	Kürzel, Datum	Kürzel, Datum	Kürzel, Datum
115 Kann für einen Pflegeempfänger mit einer Wirbelsäulenverletzung einen individuellen Pflegeplan (Pflegediagnosen, Pflegeziele und Pflegemaßnahmen) erstellen	CE 05, CE 06 CE 10 I.1.f)	Datum	Kürzel, Datum	Kürzel, Datum	Kürzel, Datum
116 Kann Sofortmaßnahmen bei Symptomen einer autonomen Dysreflexie einleiten und den Arzt informieren, z. B.: » Systematische Abklärung möglicher Ursachen der autonomen Dysreflexie und Abstellen des Reizes » Angeordnete blutdrucksenkende Medikation verabreichen	CE 06, CE 10 I.4.a)	Datum	Kürzel, Datum	Kürzel, Datum	Kürzel, Datum

B4 Lernfelder in OP & Ambulanz

Nicht jeder wird in der Ausbildung den Arbeitsbereich einer OP-Pflegeperson oder einer Pflegeperson in der Notfallambulanz oder im Aufwachraum kennenlernen. Sollten Sie dazugehören, finden Sie nachfolgend zentrale Lernergebnisse für diese Arbeitsbereiche.

B4.1 Pflegerische Handlungskompetenz im OP

Kennt die speziellen Aspekte und Abläufe im OP

		Theorie	gezeigt	geübt	erreicht
1 Kennt die Kompetenzen einer Pflegefachperson im OP, kann die Aufgabenbereiche sinnvoll abgrenzen und eine interdisziplinäre Zusammenarbeit fördern, z. B.: » Operationsdienst (Instrumentierende, Springer) » Anästhesiedienst	CE 06 III.3	Datum	Kürzel, Datum	Kürzel, Datum	Kürzel, Datum
2 Kennt die baulichen Besonderheiten und speziellen Anforderungen eines OP-Bereichs und kann sich sicher in der Abteilung unter Berücksichtigung der Hygieneanforderungen bewegen, z. B.: » Ein-/Ausschleusen » Unreine und reine OP-Bereiche	CE 06 III.3	Datum	Kürzel, Datum	Kürzel, Datum	Kürzel, Datum
3 Kennt den Ablauf des Einschleusens von Mitarbeitern und führt die Maßnahmen entsprechend sicher und gewissenhaft durch	CE 06 III.3	Datum	Kürzel, Datum	Kürzel, Datum	Kürzel, Datum
4 Kennt den Ablauf verschiedener Hygienemaßnahmen und kann diese korrekt durchführen, z. B.: » Chirurgische Händedesinfektion » Umgang mit Mund-Nasen-Schutz » Anlegen steriler Kleidung » Anlegen steriler Handschuhe » Verhaltensregeln zur Wahrung einer keimarmen Umgebung im OP	CE 06 III.3	Datum	Kürzel, Datum	Kürzel, Datum	Kürzel, Datum
5 Kennt das besondere Vorgehen bei septischen Operationen	CE 06 III.3	Datum	Kürzel, Datum	Kürzel, Datum	Kürzel, Datum
6 Kennt operationsspezifische Dokumentationssysteme und Checklisten (analog/digital), kann diesen Informationen entnehmen und durchgeführte Maßnahmen richtig dokumentieren	CE 06 III.3	Datum	Kürzel, Datum	Kürzel, Datum	Kürzel, Datum

Übernahme des Pflegeempfängers in den OP

		Theorie	gezeigt	geübt	erreicht
7 Kennt zentrale Elemente der Übernahme eines Pflegeempfängers in den OP, z. B.: » Beziehung zum Pflegeempfänger aufbauen » Richtigkeit der Identität überprüfen » Vollständigkeit der Patientenakten überprüfen » Patientenvorbereitung überprüfen (Nahrungskarenz, Prämedikation, Zahnprothesen, Schmuck, Patientenhemd usw.) » Richtigkeit der Operation und des Operationsgebietes überprüfen	CE 06 III.3 I.1.c)	Datum	Kürzel, Datum	Kürzel, Datum	Kürzel, Datum
8 Kennt Besonderheiten, die bei Übernahme von Kindern in den OP zu beachten sind, z. B.: » Bezugsperson sollte bis zum Einschlafen dabeibleiben dürfen » Kindern sollten sich nach Möglichkeit von ihren Eltern verabschieden dürfen	CE 06 III.3 I.1.c)	Datum	Kürzel, Datum	Kürzel, Datum	Kürzel, Datum
9 Kennt verschiedene intraoperative Lagerungsformen entsprechend der geplanten Operation und kann bei deren Durchführung unterstützen, z. B.: » Rückenlagerung » Bauchlagerung » Steinschnittlagerung » Strumalagerung » Seitenlagerung » Extensionslagerung	CE 06 I.1.e) I.2.b) III.3	Datum	Kürzel, Datum	Kürzel, Datum	Kürzel, Datum

B4.1 Pflegerische Handlungskompetenz im OP

Übernahme des Pflegeempfängers in den OP

Lernergebnis	CE	Theorie	gezeigt	geübt	erreicht
10 Kann verschiedene Anästhesieverfahren voneinander unterscheiden und den damit verbundenen unterschiedlichen Pflege- und Betreuungsbedarf des Pflegeempfängers ableiten: » Allgemeinanästhesie » Regionalanästhesie, z. B.: › Nerven- und Plexusblockaden › Spinalanästhesie › Periduralanästhesie	CE 06 III.3 I.1.c)+d)	Datum	Kürzel, Datum	Kürzel, Datum	Kürzel, Datum
11 Kennt die Vorbereitungsschritte zur Narkoseeinleitung einer Allgemeinanästhesie und kann bei deren Durchführung unterstützen, z. B.: » Anlegen eines Standardmonitorings, z. B. EKG, Pulsoxymetrie, Blutdruckmessung, Nervenstimulation » Anlage eines peripheren venösen Zugangs » Lagerung zur Narkoseeinleitung » Materialien zur Atemwegssicherung vorbereiten	CE 06 III 2.b) III.3	Datum	Kürzel, Datum	Kürzel, Datum	Kürzel, Datum
12 Kennt die Gefahr von Lagerungsschäden während der OP und Grundsätze zu deren Prophylaxe und achtet auf deren Vermeidung, z. B.: » Vergrößerung der Lagerungsfläche durch polsternde Lagerungshilfen » Auf Faltenfreiheit von Auflagen achten » Gelenke nicht überstrecken	CE 06 I.1.e) I.2.b)	Datum	Kürzel, Datum	Kürzel, Datum	Kürzel, Datum

Perioperatives Wärmemanagement

Lernergebnis	CE	Theorie	gezeigt	geübt	erreicht
13 Kennt Ursachen und Komplikationen einer perioperativen Hypothermie und kann die Überwachung der Körpertemperatur sicher durchführen und dokumentieren	CE 06 I.1.e), I.2.b)	Datum	Kürzel, Datum	Kürzel, Datum	Kürzel, Datum
14 Kennt Maßnahmen des Wärmeerhalts und kann bei der Durchführung unterstützen, z. B.: » Prewarming » Passives Wärmen (konvektiv, konduktiv) » Wärmung von Infusionslösungen und Blutprodukten » Wärmung von Spüllösungen	CE 06 I.1.e) I.2.b)	Datum	Kürzel, Datum	Kürzel, Datum	Kürzel, Datum

Aufwachraum

Lernergebnis	CE	Theorie	gezeigt	geübt	erreicht
15 Kennt Aufgaben und Kompetenzen einer Pflegefachperson im Aufwachraum und reflektiert die Besonderheit des Aufwachraums als Bindeglied verschiedener Fachabteilungen, z. B.: » Operationsbereich » Allgemeinstation » Intensivstation/IMC » Ambulante Operationen		Datum	Kürzel, Datum	Kürzel, Datum	Kürzel, Datum
16 Kennt Struktur, wichtige Inhalte und Kontrollen bei Übernahme eines Pflegeempfängers im Aufwachraum, z. B.: » Identität des Patienten, Begleiterkrankungen » Art, Dauer und Verlauf der OP, Komplikationen » Anästhesieform » Verabreichte Infusionen, Medikamente, Transfusionen » Vitalparameter » Schmerzen » Drainagen, Katheter, Wundverbände » Postoperative ärztliche Anordnungen	CE 06 I.1.e) I.2.b)	Datum	Kürzel, Datum	Kürzel, Datum	Kürzel, Datum
17 Erkennt postoperative Komplikationen und kann adäquate Pflegemaßnahmen einleiten, z. B. bei: » Narkoseüberhang » Postoperatives Zittern („Shivering“) » Postoperative Übelkeit und Erbrechen kann (Sofort-)Maßnahmen einleiten und den Arzt informieren	CE 06 I.1.c)+e) I.2.b)	Datum	Kürzel, Datum	Kürzel, Datum	Kürzel, Datum

B4.1 Spezielle Untersuchungen/medizinische Therapien unterstützen

		Theorie	gezeigt	geübt	erreicht
18 Kennt Risikofaktoren und mögliche Komplikationen postoperativer Übelkeit und Erbrechens (PONV) und kann pflegerische Maßnahmen ergreifen, z. B.: » Oberkörperhochlagerung » Beim Erbrechen unterstützen » Vitalzeichenkontrolle » Unnötige Lageveränderungen vermeiden » Arzt informieren und Medikamente nach Angabe verabreichen	CE 06 I.1.c)+e) I.2.b)	Datum	Kürzel, Datum	Kürzel, Datum	Kürzel, Datum
19 Beherrscht den Analyse- und Synthese-Prozess, um eine Pflegediagnose im Kontext der Pflege im Aufwachraum zu stellen, z. B.: » Postoperative Nausea (Übelkeit) und/oder Emesis (Erbrechen) » Akute Schmerzen » Risiko der Nachblutung nach einem chirurgischen/invasiven Eingriff » Insuffiziente Atmung » Risiko einer Hypothermie » Risiko einer Hypotonie	CE 06 I.2.a-e) I.3.a-e)	Datum	Kürzel, Datum	Kürzel, Datum	Kürzel, Datum
20 Kennt Besonderheiten, die bei der Versorgung von Kindern im Aufwachraum zu beachten sind, und kann diese korrekt umsetzen, z. B.: » Ausrüstung/kindgerechte Gestaltung » Postoperative Agitation (Emergence Agitation) » Obstruktion der Atemwege » Schmerzerfassung » Eltern im Aufwachraum	CE 06 I.1.c)+e) I.2.b)	Datum	Kürzel, Datum	Kürzel, Datum	Kürzel, Datum

B4.2 Pflegerische Handlungskompetenz in der Notfallambulanz

Kennt die speziellen Aspekte und Abläufe in der **Notfallambulanz**

		Theorie	gezeigt	geübt	erreicht
21 Kennt Aufgaben und Kompetenzen einer Pflegefachperson in der Notaufnahme, z. B.: » Erheben der Stammdaten und erste anamnestische Informationen » Beruhigung des Pflegeempfängers und/oder Angehöriger » Maßnahmen zur Linderung der Akutsituation » Durchführung der Triage	CE 06 III.3	Datum	Kürzel, Datum	Kürzel, Datum	Kürzel, Datum
22 Kennt das Prinzip einer Triage zur Beurteilung und Bewertung von Symptomen und Einteilung in Dringlichkeitskategorien	CE 06 III.3	Datum	Kürzel, Datum	Kürzel, Datum	Kürzel, Datum
23 Kennt die baulichen Besonderheiten und speziellen Anforderungen der Notaufnahme	CE 06 III.3	Datum	Kürzel, Datum	Kürzel, Datum	Kürzel, Datum
24 Kennt verschiedene Arten und Anforderungen von Notaufnahmen (z. B. ambulant, regional, überregional)	CE 06 III.3	Datum	Kürzel, Datum	Kürzel, Datum	Kürzel, Datum
25 Kennt die Besonderheiten der interdisziplinären Zusammenarbeit in der Notaufnahme	CE 06 III.3	Datum	Kürzel, Datum	Kürzel, Datum	Kürzel, Datum
26 Kann die pflegerische Erstversorgung eines Patienten übernehmen und bei ärztlichen Behandlungsmaßnahmen assistieren (siehe auch Lernergebnisse aus B5 Intensivpflege): » EKG schreiben » Vitalwerte ermitteln	CE 06 I.4 III.3	Datum	Kürzel, Datum	Kürzel, Datum	Kürzel, Datum
27 Kennt spezifische Dokumentationssysteme und Checklisten der Notaufnahme (analog/digital), kann diesen Informationen entnehmen und durchgeführte Maßnahmen richtig dokumentieren	CE 06 I.1.f)	Datum	Kürzel, Datum	Kürzel, Datum	Kürzel, Datum

OP & Ambulanz

B4.2 Pflegerische Handlungskompetenz in der Notfallambulanz

Kann innerhalb der rechtlichen Bestimmungen ein ärztlich veranlasstes **Anlegen eines Gipsverbandes** vorbereiten, assistieren, durchführen und den Pflegeempfänger nach der Gipsanlage überwachen

		Theorie	gezeigt	geübt	erreicht
28 Kennt Indikationen und Arten von Gipsverbänden und kann alle Materialien je nach Art des Verbandes vorbereiten	CE 06 I.1.e), I.2.b) III.2.b)	Datum	Kürzel, Datum	Kürzel, Datum	Kürzel, Datum
29 Kennt den Ablauf einer Gipsanlage und kann bei der Durchführung sicher assistieren	CE 06 I.1.e), I.2.b) III.2.b)	Datum	Kürzel, Datum	Kürzel, Datum	Kürzel, Datum
30 Kennt den Ablauf des Gipsentfernens und kann bei der Durchführung sicher assistieren	CE 06 I.1.e), I.2.b) III.2.b)	Datum	Kürzel, Datum	Kürzel, Datum	Kürzel, Datum
31 Beherrscht den Analyse- und Synthese-Prozess, um Pflegediagnosen für einen Pflegeempfänger mit einem Gips abzuleiten und zu erläutern, z. B.: » Risiko des Anschwellens (im Bereich) der Extremität » Risiko der Durchblutungsstörung/Nervenläsion » Risiko einer Kontraktur, Risiko eines Dekubitus » Beeinträchtigte Gehfähigkeit » Eingeschränkte Selbstständigkeit in der Nahrungsaufnahme » Beeinträchtigung bei der Körperpflege » Beeinträchtigung beim An-/Auskleiden	CE 06 I.2.a-e) I.3.a-e)	Datum	Kürzel, Datum	Kürzel, Datum	Kürzel, Datum
32 Kennt erforderliche Kontrollen bei angelegtem Gipsverband und teilt auftretende Komplikationen den verantwortlichen Bezugspersonen des interprofessionellen Teams mit	CE 06 I.1.e) I.2.b) III.2.b)	Datum	Kürzel, Datum	Kürzel, Datum	Kürzel, Datum
33 Kann dem Pflegeempfänger Informationen zum Tragen eines Gipsverbandes geben, auf mögliche Komplikationen hinweisen und zur Selbstbeobachtung informieren	CE 06 II.2.c)	Datum	Kürzel, Datum	Kürzel, Datum	Kürzel, Datum

Kann innerhalb der rechtlichen Bestimmungen ärztlich veranlasste **Maßnahmen in lebensbedrohlichen Akutsituationen (z. B. im Schockraum im Rahmen der Notfallversorgung)** vorbereiten, assistieren, durchführen und den Pflegeempfänger nach der Behandlung überwachen

		Theorie	gezeigt	geübt	erreicht
34 Kann das ABCDE-Schema im Rahmen einer Notfallsituation (ggf. in einer Übungssituation) sicher und korrekt anwenden: A – Airway (Atemwege) B – Breathing (Belüftung/Atmung) C – Circulation (Kreislauf) D – Disability (neurologische Defizite) E – Exposure (Exposition, Umfeld) und Erste-Hilfe-Maßnahmen entsprechend dem Notfall bis zum Eintreffen des Arztes einleiten und übernehmen: » Atmung sicherstellen (Atemwege freimachen, Maskenbeatmung) » Vitalzeichenüberwachung, Blutstillung, Schockbekämpfung » Kardiopulmonale Reanimation beginnen, Überwachung des Bewusstseins	CE 06 I.1.e) I.2.b) III.2.b)	Datum	Kürzel, Datum	Kürzel, Datum	Kürzel, Datum
35 Kennt den BLS-Algorithmus (Basic Life Support) entsprechend den ERC-Richtlinien und kann die lebensrettenden Maßnahmen beginnen: » Ein-Helfer-Methode » Zwei-Helfer-Methode (Der Nachweis kann auch an einer Reanimationspuppe erbracht werden.)	CE06 CE10 I.4	Datum	Kürzel, Datum	Kürzel, Datum	Kürzel, Datum
36 Hat erfolgreich an einem Erste-Hilfe-Training nach DGUV-Grundsatz 304-001 teilgenommen	CE06 CE10 I.4	Datum	Kürzel, Datum	Kürzel, Datum	Kürzel, Datum

B4.2 Pflegerische Handlungskompetenz in der Notfallambulanz

		Theorie	gezeigt	geübt	erreicht
37 Kennt Maßnahmen des ALS-Algorithmus (Advanced Life Support) entsprechend den ERC-Richtlinien und kann das Reanimationsteam bei der Durchführung der Maßnahmen unterstützen, z. B.: » Intubation, Legen eines venösen/ossären Zugangs » Aufziehen und Anreichen von Notfallmedikamenten, Defibrillation	CE 06 I.1.e) I.2.b) III.2.b)	Datum	Kürzel, Datum	Kürzel, Datum	Kürzel, Datum
38 Kennt die Bedeutung verschiedener Abkürzungen in der Notfallversorgung und kann diese erklären, z. B.: » ABCDE bei Reanimation: › A – Airway (Atemwege frei machen) › B – Breathing (Beatmung) › C – Circulation (Kreislauf sichern) › D – Drugs (Medikamente) › E – Elektrotherapie (Defibrillation) » 4 Hs (Hypoxie, Hypovolämie, Hypo-/Hyperthermie, Hypo-/Hyperkaliämie) » HITS (Herzbeuteltamponade, Intoxikation, Thromboembolie, Spannungspneumothorax) » AED (automatisierte Defibrillation) » 5 Ws (Notruf richtig absetzen)...	CE 06 III.3	Datum	Kürzel, Datum	Kürzel, Datum	Kürzel, Datum
39 Kann erforderliche Maßnahmen nach erfolgreicher Reanimation pflegeempfängerspezifisch durchführen, z. B.: » Legen einer Magensonde zur Entlastung » Kontrolle der Beatmungsparameter (siehe B5 Intensivpflege) » Monitoring der Vitalwerte » Maßnahmen zur Regulation der Körpertemperatur	CE 06 I.1.e) I.2.b) III.2.b)	Datum	Kürzel, Datum	Kürzel, Datum	Kürzel, Datum
40 Kennt die Strukturen hausinterner Notfallmaßnahmen/-pläne: » Alarmplan » Flucht- und Rettungsplan » Brandschutzordnung » Notfallplan für unerwartete Situationen	CE 06 I.4.a) III.3	Datum	Kürzel, Datum	Kürzel, Datum	Kürzel, Datum
41 Kennt Handlungsanweisungen und Ablaufpläne zum Verhalten bei Krisen- und Katastrophensituationen (z. B. MANV, Amoklauf, Terroranschlag, Bombenfund)	CE06 I.4.a) III.3	Datum	Kürzel, Datum	Kürzel, Datum	Kürzel, Datum
42 Kennt verschiedene Ausstattungsmerkmale und die Personalausstattung eines Schockraums und hat sich mit der Materialanordnung vertraut gemacht, um diese in einer Notfallsituation zielgerichtet anreichen zu können und das Schockraumteam bei der Versorgung des Pflegeempfängers unterstützen zu können	CE 06 III.3	Datum	Kürzel, Datum	Kürzel, Datum	Kürzel, Datum
43 Kennt die Aufgabe der Krisenintervention bei akuter Belastungsreaktion und kennt hausinterne und/oder lokale Dienste	CE 06 I.4.a), III.3	Datum	Kürzel, Datum	Kürzel, Datum	Kürzel, Datum

Kann innerhalb der rechtlichen Bestimmungen ärztlich veranlasste Maßnahmen in **lebensbedrohlichen Akutsituationen bei einer Vergiftung** vorbereiten, assistieren, durchführen und den Pflegeempfänger nach der Untersuchung überwachen

		Theorie	gezeigt	geübt	erreicht
44 Kennt wichtige Punkte, die in der Anamnese eines intoxikierten Pflegeempfängers nach Möglichkeit abgefragt werden sollen, z. B.: » Welche Noxe? » Welche Menge? » Wann und wie? » Gründe für die Aufnahme von Giftstoffen? » Welche Symptome sind bereits aufgetreten? » Was wurde bereits unternommen? » Welche Begleiterkrankungen sind bekannt?	CE 06 I.1.c)	Datum	Kürzel, Datum	Kürzel, Datum	Kürzel, Datum
45 Kann die Pupillen hinsichtlich Form und Lichtreaktion beurteilen und mögliche Substanzen zuordnen, z. B.: » Miosis (enge Pupillen, z. B. Barbiturate, Heroin) » Mydriasis (weite Pupillen, z. B. Tollkirsche, Kokain, Alkohol)	CE 06 I.1.e) I.2.b)	Datum	Kürzel, Datum	Kürzel, Datum	Kürzel, Datum

B4.2 Pflegerische Handlungskompetenz in der Notfallambulanz

Theorie | gezeigt | geübt | erreicht

Kann innerhalb der rechtlichen Bestimmungen ärztlich veranlasste Maßnahmen in **lebensbedrohlichen Akutsituationen bei einer Vergiftung** vorbereiten, assistieren, durchführen und den Pflegeempfänger nach der Untersuchung überwachen

		Theorie	gezeigt	geübt	erreicht
46 Kennt häufig auftretende Symptome bei Vergiftungen, und kann diese zuverlässig beim Pflegeempfänger erkennen, z. B.: » Atemstörungen » Herzrhythmusstörungen » Auffälliger Geruch » Pupillenauffälligkeiten » Akute Störungen des Magen-Darm-Traktes » Verhaltensauffälligkeiten » Hypothermie/Hyperthermie » Mundtrockenheit, heiße, trockene Haut » Hautrötung » Harnverhalt » Bewusstseinsstörungen » Krampfanfälle	CE 06 I.1.c)+e) I.2.b)	Datum	Kürzel, Datum	Kürzel, Datum	Kürzel, Datum
47 Kennt das Vorgehen bei schweren Vergiftungen und kann bei der Behandlung assistieren bzw. notwendige Medikamente vorbereiten, z. B.: » Lebensrettende Basismaßnahmen » Giftelimination » Antidottherapie » Sicherstellen von Proben zur Diagnostik	CE 06 I.1.e) I.2.b)	Datum	Kürzel, Datum	Kürzel, Datum	Kürzel, Datum
48 Kann einen Pflegeempfänger mit Intoxikation und spezifischen Therapien (z. B. Aktivkohlegabe, Urinalkalisierung, extrakorporale Verfahren) zur primären und sekundären Giftelimination überwachen und begleiten, z. B.: » Engmaschiges Monitoring » Unterstützung bei Selbstfürsorgedefiziten	CE 06 I.1.e) I.2.b)	Datum	Kürzel, Datum	Kürzel, Datum	Kürzel, Datum
49 Beachtet suizidpräventive Maßnahmen in der pflegerischen Versorgung eines Pflegeempfängers nach Intoxikation in suizidaler Absicht (siehe hierzu B15)	CE 06 I.1.e), I.2.b)	Datum	Kürzel, Datum	Kürzel, Datum	Kürzel, Datum
50 Kennt die besondere Gefahr der Vergiftungen im Kindesalter und kann Eltern bezüglich präventiver Maßnahmen beraten	CE 06 II.2.c)	Datum	Kürzel, Datum	Kürzel, Datum	Kürzel, Datum

Weitere spezifische Notfallsituationen z. B. bei Schädelhirntrauma, Krampfanfällen, neurologischen Notfallsituationen usw. finden Sie unter B5 und/oder bei den spezifischen Krankheitsbildern z. B. der Inneren Medizin B1

B5 Lernfelder auf einer Intensivstation

Intensivstationen sind Facheinheiten im Krankenhaus, auf denen Patienten in lebensbedrohlichen Situationen durch Krankheit/Unfall unter Anwendung von intensivmedizinischer Versorgung, lebenserhaltenden Maßnahmen und einer ständigen Überwachung sowie intensiven Pflege betreut werden. Nicht jeder wird in der Ausbildung den Arbeitsbereich Intensivstation kennenlernen. Sollten Sie dazugehören, finden Sie nachfolgend zentrale Lernergebnisse für diese Arbeitsbereiche.

B5.1 Allgemeine Lernergebnisse

Arbeitsfeld Intensivstation

		Theorie	gezeigt	geübt	erreicht
1 Kennt den Kompetenzrahmen einer Pflegefachperson auf Intensivstation und ist in der Lage, diesen adäquat auszufüllen	CE 05 III.3.a)+b)	Datum	Kürzel, Datum	Kürzel, Datum	Kürzel, Datum
2 Kennt verschiedene Arten von Intensivstationen sowie deren bauliche Besonderheiten	CE 05 III.3.a)+b)	Datum	Kürzel, Datum	Kürzel, Datum	Kürzel, Datum
3 Kennt rechtliche Vorgaben des Tätigkeitsbereichs und beachtet diese z.B.: » Straf- und Haftungsrecht, Freiheitsentziehende Maßnahmen » Arzneimittel- und Betäubungsmittelgesetz » Patientenverfügung, Betreuungsrecht	CE 05 III.3.a)+b)	Datum	Kürzel, Datum	Kürzel, Datum	Kürzel, Datum
4 Kann Therapiebegrenzung, Therapiezieländerung und Therapieabbruch voneinander abgrenzen und die Entscheidungen pflegeempfängerspezifisch zuordnen	CE 05 I.1.c), I.2.a-e) I.3.a-e)	Datum	Kürzel, Datum	Kürzel, Datum	Kürzel, Datum
5 Kennt klinische Hirntodzeichen und rechtliche Bestimmungen zur Organtransplantation, z.B.: » Länderspezifische Einwilligungsregelungen, Spenderkriterien » Voraussetzungen des Empfängers, Ablauf im Vorfeld einer Transplantation » Organvermittlung, Organentnahme	CE 05 I 2.a) IV.2.a)+c)	Datum	Kürzel, Datum	Kürzel, Datum	Kürzel, Datum
6 Kennt die intensivmedizinische Pflegedokumentation (analog/digital), kann diese im Rahmen der Pflegeprozessdokumentation adäquat nutzen, sowie alle relevanten Informationen entnehmen, um eine sichere, kontinuierliche pflegerische Versorgung zu gewährleisten	CE 05 I.1.f)	Datum	Kürzel, Datum	Kürzel, Datum	Kürzel, Datum
7 Kennt Struktur und Inhalt einer pflegerischen Übergabe auf Intensivstation und kann diese anwenden	CE 05 III.3.a)+b)	Datum	Kürzel, Datum	Kürzel, Datum	Kürzel, Datum

B5.2 Spezielle Untersuchungen/medizinische Therapien unterstützen

Kann innerhalb der rechtlichen Bestimmungen **ärztlich veranlasste Maßnahmen der medizinischen Diagnostik** und Therapie in der **Intensivabteilung** vorbereiten, assistieren, durchführen und den Pflegeempfänger nach der Untersuchung überwachen

		Theorie	gezeigt	geübt	erreicht
8 Kann einen Pflegeempfänger zur ärztlich veranlassten Maßnahme vorbereiten, ggf. bei der Durchführung unterstützen und die Nachsorge des Pflegeempfängers übernehmen, z. B.: » Bronchoskopie, BAL (Bronchoalveoläre Lavage) » Sonografie, Gastroskopie » Lumbalpunktion, TEE (transösophageale Echokardiografie) » Passagerer Schrittmacher/Schleuse, IABP (intraaortale Ballonpumpe) » Elektrische Kardioversion, Arterieller Katheter » Zentralvenöser Katheter, Pulmonalarterienkatheter » PiCCO, Dialysekatheter » Thoraxdrainage, Perikarddrainage	CE 05 III.2.b)	Datum	Kürzel, Datum	Kürzel, Datum	Kürzel, Datum

B5.2 Spezielle Untersuchungen/medizinische Therapien unterstützen

Theorie | gezeigt | geübt | erreicht

Kann innerhalb der rechtlichen Bestimmungen **ärztlich veranlasste Maßnahmen der medizinischen Diagnostik** und Therapie in der **Intensivabteilung** vorbereiten, assistieren, durchführen und den Pflegeempfänger nach der Untersuchung überwachen

		Theorie	gezeigt	geübt	erreicht
9 Kann Gefäßzugänge auf Entzündungs-/Blutungszeichen kontrollieren und dort einen sterilen Verbandwechsel selbstständig durchführen, z. B.: » Zentraler Venenkatheter » Arterieller Katheter » Dialysekatheter » Thoraxdrainage	CE 05 III.2.b)+c)	Datum	Kürzel, Datum	Kürzel, Datum	Kürzel, Datum
10 Kennt die Durchführung, Risiken und Komplikationen beim Entfernen eines intravasalen Zugangs und kann diesen sicher und selbstständig entfernen, z. B.: » Zentraler Venenkatheter » Arterieller Katheter » Dialysekatheter	CE 05 III.2.b)	Datum	Kürzel, Datum	Kürzel, Datum	Kürzel, Datum
11 Kann pflegerische Maßnahmen bei einem arteriellen Katheter sicher durchführen, z.B.: » Nullabgleich zu Schichtbeginn/bei Lageveränderung » Arterielles System deutlich kennzeichnen (z.B. rote Dreiwegehähne, rote Verschlussstopfen, Aufschrift) » Kontrolle der Haut auf eine mögliche Perfusionsstörung (blasse, marmorisierte Haut, Kühle) und informiert bei Anzeichen umgehend den Arzt	CE 05 III.2.a-d)	Datum	Kürzel, Datum	Kürzel, Datum	Kürzel, Datum

B5.3 Typische Medikamente einschätzen können

Theorie | gezeigt | geübt | erreicht

Kann in interdisziplinären Teams an der Versorgung und Behandlung von Menschen aller Altersstufen mitwirken und Kontinuität an Schnittstellen sichern, sowie die **ärztlichen Anordnungen zur Medikation** im Pflegekontext eigenständig durchführen

		Theorie	gezeigt	geübt	erreicht
12 Kennt Hygienerichtlinien zur Vorbereitung und Zubereitung von Infusionen und kann diese sicher handhaben	CE 02, CE 05 CE 10 III.2.a)	Datum	Kürzel, Datum	Kürzel, Datum	Kürzel, Datum
13 Kennt Hygienebestimmung und Wechselintervalle von Infusionssystemen	CE 02, CE 05 CE 10 III.2.a)	Datum	Kürzel, Datum	Kürzel, Datum	Kürzel, Datum
14 Kann einen Infusionssystemwechsel hygienisch korrekt vorbereiten und durchführen	CE 02, CE 05 CE 10 III.2.a)	Datum	Kürzel, Datum	Kürzel, Datum	Kürzel, Datum
15 Kann Geräte zur Medikamentenapplikation sicher und selbstständig bedienen, z.B.: » Infusionsspritzenpumpe » Infusionspumpe	CE 02, CE 05 CE 10 III.2.a)	Datum	Kürzel, Datum	Kürzel, Datum	Kürzel, Datum

B5.3 Typische Medikamente einschätzen können

	Theorie	gezeigt	geübt	erreicht
16 Kennt die Nebenwirkungen wichtiger Medikamente in der intensivmedizinischen Behandlung und kann das Auftreten dieser beim Pflegeempfänger beurteilen, z.B.: Sedierende Medikamente: » Opioide, z.B. » Benzodiazepine, z.B. » Narkotika, z.B. » α-2-Agonist, z.B. Kreislaufwirksame Medikamente: » Antihypertensiva, z.B. » Antiarrhythmika, z.B. » Katecholamine, z.B. » Relaxantien, z.B. » Volumenersatztherapie z.B. » Glukokortikoide, z.B. Pulmologische Medikamente: » Antiobstruktiva (β2-Sympathomimetika), z.B. » Anticholinergika (Parasympathomimetika), z.B. » Glucokortikosteroide, z.B. » Anticholinergika, z.B. » Diuretika, z.B. » Elektrolyte, z.B. » Antikoagulantien, z.B. CE 05 CE 06 III.2.b)+c)	Datum	Kürzel, Datum	Kürzel, Datum	Kürzel, Datum
17 Kennt verschiedene Anwendungsgebiete der Lysetherapie, kann bei der klinisch-neurologischen Überwachung assistieren, kennt Nebenwirkungen und kann bei deren Eintreten Sofortmaßnahmen einleiten und informiert den Arzt/Ansprechpartner CE 05, CE 06 III.2.b)+c) I.4.a-c)	Datum	Kürzel, Datum	Kürzel, Datum	Kürzel, Datum
18 Kennt die Risiken einer Transfusionstherapie, kann den Pflegeempfänger beobachten und ggf. Sofortmaßnahmen einleiten CE 05, CE 06 I.4 a), III.2.c)	Datum	Kürzel, Datum	Kürzel, Datum	Kürzel, Datum
19 Kann eine Transfusionstherapie sachgerecht vorbereiten und nachsorgen CE 05 CE 06 III.2.a)	Datum	Kürzel, Datum	Kürzel, Datum	Kürzel, Datum

B5.4 Pflegerische Handlungskompetenzen im Kontext von intensivmedizinischer Pflege

Theorie | gezeigt | geübt | erreicht

Kann den Pflegeprozess und die Pflegediagnostik in akuten Pflegesituationen bei Pflegeempfängern mit einem **intensiven Überwachungsbedarf und intensivmedizinischer Behandlung** (z.B. bei Herz-Kreislauf-Instabilität, Bewusstseinseintrübungen, nach großen Operationen usw.) planen, organisieren, gestalten, durchführen, steuern und evaluieren (bitte auch immer die Lernergebnisse in den jeweiligen Fachbereichen mit beachten)

	Theorie	gezeigt	geübt	erreicht
20 Kennt die Unterscheidung quantitativer Bewusstseinsveränderungen und kann die verschiedenen Stadien beim Pflegeempfänger zuverlässig erkennen: » Benommenheit » Somnolenz » Sopor » Koma CE 05 CE 06 I.1.c)	Datum	Kürzel, Datum	Kürzel, Datum	Kürzel, Datum
21 Setzt systematisch Assessments ein, um die quantitative Bewusstseinslage eines Pflegeempfängers einzuschätzen, z.B.: » GCS (Glasgow-Koma-Skala) CE 05, CE 06 I.1.c)	Datum	Kürzel, Datum	Kürzel, Datum	Kürzel, Datum

Intensivstation

B5.4 Pflegerische Handlungskompetenzen im Kontext von intensivmedizinischer Pflege

Theorie | gezeigt | geübt | erreicht

Kann den Pflegeprozess und die Pflegediagnostik in akuten Pflegesituationen bei Pflegeempfängern mit einem **intensiven Überwachungsbedarf und intensivmedizinischer Behandlung** (z.B. bei Herz-Kreislauf-Instabilität, Bewusstseinseintrübungen, nach großen Operationen usw.) planen, organisieren, gestalten, durchführen, steuern und evaluieren (bitte auch immer die Lernergebnisse in den jeweiligen Fachbereichen mit beachten)

Lernergebnis		Theorie	gezeigt	geübt	erreicht
22 Setzt systematisch Assessments ein, um die Sedierungstiefe eines Pflegeempfängers einschätzen zu können, z.B.: » RASS (Richmond Agitation Sedation Scale) » SAS (Sedation Agitation Scale)	CE 05, CE 06 I.1.c)	Datum	Kürzel, Datum	Kürzel, Datum	Kürzel, Datum
23 Kann Pupillenreaktion/-größe/-form beurteilen, dokumentieren und Auffälligkeiten den verantwortlichen Bezugspersonen des interprofessionellen Teams mitteilen	CE 05, CE 06 I.1.c), I.1.f)	Datum	Kürzel, Datum	Kürzel, Datum	Kürzel, Datum
24 Kann standardisierte Delir-Screening-Instrumente einsetzen, z.B.: » Confusion Assessment Method for Intensive Care Unit (CAM-ICU) » Delirium Observation Screening Scale (DOS)	CE 05, CE 06 I.1.c)	Datum	Kürzel, Datum	Kürzel, Datum	Kürzel, Datum
25 Beherrscht den Analyse- und Synthese-Prozess, um eine Pflegediagnose im Kontext von quantitativen Bewusstseinsstörungen für einen Pflegeempfänger zu stellen und zu begründen, z.B.: » Hat aufgrund einer quantitativen Bewusstseinsstörung das Risiko von wahrnehmungsbedingten Komplikationen » Zeigt keine Reaktion auf Reize, es besteht ein beeinträchtigtes Bewusstsein » Hat Schmerzen	CE 05, CE 06 I.2.a-e) I.3.a-e)	Datum	Kürzel, Datum	Kürzel, Datum	Kürzel, Datum
26 Kann standardisierte Schmerzassessment-Instrumente bei nicht oder nur bedingt kommunikationsfähigen Patienten einsetzen, z.B.: » BPS (Behavioral Pain Scale) » CPOT (Critical-Care Pain Observation Tool)	CE 05, CE 06 I.1.c)	Datum	Kürzel, Datum	Kürzel, Datum	Kürzel, Datum

Basismonitoring

Lernergebnis		Theorie	gezeigt	geübt	erreicht
27 Kennt das Basis-Monitoring-Verfahren auf einer Intensivstation, erkennt Abweichungen von Normwerten und teilt diese den verantwortlichen Bezugspersonen des interprofessionellen Teams mit: » EKG, Pulsoxymetrie » Blutdruck (invasiv/nichtinvasiv), Atemfrequenz » Temperatur, Urinausscheidung » Flüssigkeitsbilanz, Blutgasanalyse	CE 05, CE 06 I.1.e), I.2.b)	Datum	Kürzel, Datum	Kürzel, Datum	Kürzel, Datum
28 Kann Alarmgrenzen auf den Zustand des Pflegeempfängers angepasst am Monitor selbstständig einstellen	CE 05, CE 06 I.1.e), I.2.b)	Datum	Kürzel, Datum	Kürzel, Datum	Kürzel, Datum

Erweiterte Monitorverfahren

Lernergebnis		Theorie	gezeigt	geübt	erreicht
29 Kennt Parameter des kardiologischen Monitorings, z.B.: » Messung des zentralen Venendrucks (ZVD) » Kontinuierliche arterielle Blutdruckmessung » Messung der arteriellen Sättigung » Messung des zentralvenösen Drucks » PiCCO-System	CE 05, CE 06 I.1.e), I.2.b)	Datum	Kürzel, Datum	Kürzel, Datum	Kürzel, Datum
30 Kennt Parameter des respiratorischen Monitorings und kann die Messwerte einordnen und ggf. die verantwortlichen Bezugspersonen des interprofessionellen Teams informieren, z.B.: » Beatmungskurven » Kapnometrie	CE 05, CE 06 I.1.e), I.2.b)	Datum	Kürzel, Datum	Kürzel, Datum	Kürzel, Datum

B5.4 Pflegerische Handlungskompetenzen im Kontext von intensivmedizinischer Pflege

		Theorie	gezeigt	geübt	erreicht
31 Kennt Parameter des neurologischen Monitorings und kann die Messwerte einordnen und ggf. die verantwortlichen Bezugspersonen des interprofessionellen Teams informieren, z.B.: » Zerebrale Sauerstoffversorgung » EEG » Intrakranielle Druckmessung » Evozierte Potentiale » Bulbusoxymetrie » Überprüfung von Motorik, Sensibilität, Reflexen	CE 05 CE 06 I.1.e) I.2.b)	Datum	Kürzel, Datum	Kürzel, Datum	Kürzel, Datum
32 Kann eine Blutgasanalyse selbstständig durchführen, die Ergebnisse einschätzen (z.B. Azidose, Alkalose, Sauerstoffsättigung) und kommunizieren » Zentralvenös » Arteriell	CE 05, CE 06 I.1.e), I.2.b) III.2.b)	Datum	Kürzel, Datum	Kürzel, Datum	Kürzel, Datum
33 Kennt Normwerte und Aussagekraft des ZVD und kann eine ZVD-Messung selbstständig durchführen	CE 05, CE 06 I.1.e), I.2.b)	Datum	Kürzel, Datum	Kürzel, Datum	Kürzel, Datum
34 Kann eine IAP-Messung (intraabdomineller Druck) selbstständig durchführen	CE 05, CE 06 I.1.e), I.2.b) III.2.b)	Datum	Kürzel, Datum	Kürzel, Datum	Kürzel, Datum
35 Kann ein 12-Kanal-EKG selbstständig anlegen und schreiben	CE 05, CE 06 I.1.e), I.2.b) III.2.b)	Datum	Kürzel, Datum	Kürzel, Datum	Kürzel, Datum

Kommunikation mit kritisch kranken Pflegeempfängern und deren Angehörigen (bitte beachten Sie auch die Lernergebnisse aus A14 Soziale Interaktion)

36 Kennt Aspekte der Belastungssituation eines Intensivpatienten und berücksichtigt diese in der Kommunikation und Interaktion, z. B.: » Angst » Schlafentzug » Verlust des Tag-Nacht-Rhythmus » Lärm- und Reizüberflutung » Kontrollverlust » Hilflosigkeit » Soziale Isolation	CE 05 CE 06 CE 08 I.1.c) II.1.c)+e)	Datum	Kürzel, Datum	Kürzel, Datum	Kürzel, Datum
37 Beachtet Empfehlungen zur Kommunikation im Umgang mit kritisch kranken Pflegeempfängern, z.B.: » Sicht des Pflegeempfängers wahrnehmen » Kontakt aufnehmen » Persönliche Identität wahren » Art der Ansprache beachten » Handlungsbegleitend informieren » Nonverbale Zeichen verabreden	CE 05 CE 06 CE 08 II.1.c)+e)	Datum	Kürzel, Datum	Kürzel, Datum	Kürzel, Datum
38 Kennt das Risiko von psychosozialen Komplikationen bei Pflegeempfängern und/oder Angehörigen nach einem Intensivaufenthalt (z.B. Angst, Post-Intensive-Care-Syndrom, Depression, kompliziertes Trauern usw.), kennt unterstützende Maßnahmen, die zur Bewältigung beitragen können (z.B. Intensivtagebuch, Besuch durch Pflegefachpersonen auf Normalstation zur Erinnerungsklärung usw.), signalisiert Gesprächsbereitschaft und geht mit Empathie und Verständnis auf die Sorgen und Ängste ein	CE 05 CE 06 CE 08 II.2.c)	Datum	Kürzel, Datum	Kürzel, Datum	Kürzel, Datum

B5.4 Pflegerische Handlungskompetenzen im Kontext von intensivmedizinischer Pflege

Kann den Pflegeprozess und die Pflegediagnostik in akuten Pflegesituationen bei Pflegeempfängern, die **beatmet** werden, planen, organisieren, gestalten, durchführen, steuern und evaluieren

Kompetenz	Zuordnung	Theorie	gezeigt	geübt	erreicht
39 Kann innerhalb der rechtlichen Bestimmungen Materialien und Medikamente zur Intubation vorbreiten, bei der Intubation assisstieren und den Pflegeempfänger nach der Intubation überwachen	CE 05, CE 06 CE 08 I.1.e), I.2.b)	Datum	Kürzel, Datum	Kürzel, Datum	Kürzel, Datum
40 Kennt die verschiedenen Beatmungsformen und kann diese unterscheiden, z.B.: » High-Flow-Sauerstofftherapie, Nichtinvasive Beatmung » Invasive Beatmung, kontrollierte Beatmungsverfahren » Augmentierte Beatmungsverfahren, unterstützte Spontanatmung	CE 05, CE 06 CE 08 I.1.c), I.2.a)	Datum	Kürzel, Datum	Kürzel, Datum	Kürzel, Datum
41 Kennt wichtige Beatmungsparameter und ihre Funktion, z. B.: » Atemfrequenz, Atemzugvolumen » Minutenvolumen, Inspriationszeit/Verhältnis Inspiration zu Exspiration » Trigger, Inspirationsflow » Inspirationsdruck, PEEP, Sauerstoffgehalt	CE 05, CE 06 CE 08 III.2.b)	Datum	Kürzel, Datum	Kürzel, Datum	Kürzel, Datum
42 Beherrscht den Analyse- und Synthese-Prozess, um Pflegediagnosen für einen Pflegeempfänger mit Beatmung abzuleiten und zu erläutern, z.B.: » Risiko von Komplikationen durch die Beatmung: › Akute respiratorische Insuffizienz › Pneumonie » Selbstfürsorgedefizit, Risiken im Kontext eines Tracheostomas/Tubus » Pflegediagnosen im Kontext von Prophylaxen	CE 05 CE 06 CE 08 I.2.a-e) I.3.a-e)	Datum	Kürzel, Datum	Kürzel, Datum	Kürzel, Datum
43 Kann einen Pflegeempfänger unter Beatmung sicher und zielgerichtet unter Beachtung der Hygienevorgaben absaugen, z. B.: » Absaugen der oberen Atemwege » Offene endotracheale Absaugung » Geschlossene endotracheale Absaugung » Subglottische Absaugung	CE 05, CE 06 CE 08 I.2.b), II.1/3	Datum	Kürzel, Datum	Kürzel, Datum	Kürzel, Datum
44 Kennt die unterschiedlichen Weaning-Konzepte (kontinuierliches, diskontinuierliches Weaning) und kann einen Pflegeempfänger im Weaningprozess entsprechend den ärztlichen Vorgaben begleiten und den Prozess sicher durchführen	CE 05, CE 06 CE 08 I.2.b), II.1/3 III.2/3	Datum	Kürzel, Datum	Kürzel, Datum	Kürzel, Datum
45 Führt Sedierungs- und Weaningprotokolle entsprechend den einrichtungsinternen Vorgaben zuverlässig durch und kann die Dokumentations-Einträge interpretieren	CE 05, CE 06 CE 08 I.2.b), II.1/3 III.2/3	Datum	Kürzel, Datum	Kürzel, Datum	Kürzel, Datum
46 Kann eine Beatmung mit einem Handbeatmungsbeutel in Akutsituationen sicher durchführen	CE 05, CE 06 CE 08 I.2.b), II.1/3 III.2/3	Datum	Kürzel, Datum	Kürzel, Datum	Kürzel, Datum

B5.4 Pflegerische Handlungskompetenzen im Kontext von intensivmedizinischer Pflege

Kompetenz	Bezug	Theorie	gezeigt	geübt	erreicht
47 Kennt die verschiedenen pflegerischen evidenzbasierten Handlungskonzepte im Kontext der Pflege eines beatmeten Pflegeempfängers und kann diese situationsspezifisch auswählen, begründen und sicher anwenden, z. B.: » Tubuspflege (Fixierung, spezielle Mundpflege, Aspirationsschutz und Cuffdruckkontrolle) » Tracheostomapflege (z.B. Verbands- und Fixierungswechsel, Cuffdruckkontrolle, Unterstützung bei einem Kanülenwechsel, Sprechen mit der Trachealkanüle) » Maßnahmen zur Prävention von Hautschädigung (z.B. Druckstellen bei nichtinvasiver Beatmung, Tubusfixierung, Lagerung) » Maßnahmen zur Verbesserung des Transports von Bronchialsekret » Positionierung und Mobilisation eines beatmeten Pflegeempfängers » Atemgasklimatisierung » Prävention ventilatorassoziierter Pneumonien » Musiktherapie, Aromatherapie	CE 05 CE 06 CE 08 I.2.b) II.1/3 V.1	Datum	Kürzel, Datum	Kürzel, Datum	Kürzel, Datum
48 Kennt Kriterien zur Extubation, kann den Pflegeempfänger dafür vorbereiten, bei der Extubation assisstieren und den Pflegeempfänger danach überwachen	CE 05 I.1.e), I.2.b)	Datum	Kürzel, Datum	Kürzel, Datum	Kürzel, Datum
49 Kann für beatmete Pflegeempfänger einen individuellen Pflegeplan (Pflegediagnosen, Pflegeziele und Pflegemaßnahmen) erstellen	CE 05, CE 06 CE 10 I.1.f)	Datum	Kürzel, Datum	Kürzel, Datum	Kürzel, Datum

Stuhldrainagesysteme

Kompetenz	Bezug	Theorie	gezeigt	geübt	erreicht
50 Kennt allgemeine Maßnahmen zur Obstipationsprophylaxe und kann begründen, warum diese nicht immer bei Intensivpatienten angewendet werden können	CE 02 I.1.e), I.2.b)	Datum	Kürzel, Datum	Kürzel, Datum	Kürzel, Datum
51 Kennt die Indikationsstellung für ein kontinuierliches Stuhldrainagesystem und kann die Gefahren bei liegendem System benennen, z. B.: » Schäden an der Darmwand durch Überblockung » Ungenügende Irrigation des Systems	CE 05, CE 06 III.2.c)	Datum	Kürzel, Datum	Kürzel, Datum	Kürzel, Datum
52 Kennt die Schritte zur Anlage eines kontinuierlichen Stuhldrainagesystems und kann diese sicher durchführen	CE 05, CE 06 III.2.b)	Datum	Kürzel, Datum	Kürzel, Datum	Kürzel, Datum
53 Kennt die Frührehabilitationsmaßnahmen auf Intensivstation und kann Maßnahmen aus Behandlungs- und Bewegungskonzepten bei den Pflegeempfängern indikationsgerecht unter Beachtung der Akutsituation sicher anwenden, z.B.: » F.O.T.T. » Bobath » Affolter » Kinästhetik » Basale Stimulation	CE 05 CE 06 I.1.e) I.2.b)	Datum	Kürzel, Datum	Kürzel, Datum	Kürzel, Datum

Weitere Aspekte intensivmedizinischer Pflege: professioneller Umgang mit Sterbenden und deren Angehörigen (siehe B19 Palliative Versorgung), Pflege bei beeinträchtigter Nahrungsaufnahme (siehe A3 Ernährung), Positionierung und Mobilisation (siehe A6 Mobilität), Hautbeobachtung und Dekubitusprophylaxe (siehe A8 Gewebeintegrität), Frührehabilitationsmaßnahmen (siehe B2.4.10 Pflegerelevante Interventionskonzepte in der Neurologie), Reanimation (siehe B4 OP & Notfallambulanz)

B5.5 Pflegerische Handlungsfelder im Kontext von krankheitsbedingten intensivpflichtigen Akutsituationen

Bitte beachten Sie zusätzlich die Lernergebnisse zur Pflege von Menschen in akuten Situationen mit spezifischen Krankheiten in den jeweiligen Abschnitten der Fachdisziplinen.

B5.5.1 Intensivpflege bei Atemwegserkrankungen

Theorie | gezeigt | geübt | erreicht

Kann den Pflegeprozess und die Pflegediagnostik in akuten Pflegesituationen bei Pflegeempfängern mit einer **respiratorischen Insuffizienz** planen, organisieren, gestalten, durchführen, steuern und evaluieren

Lernergebnis		Theorie	gezeigt	geübt	erreicht
54 Kennt verschiedene Formen der respiratorischen Insuffizienz (Partialinsuffizienz, Globalinsuffizienz), mögliche Ursachen (z.B. Hypoventilation, Verteilungsstörung, Diffusionsstörung) und verschiedene Erkrankungen (z.B. COPD, Hämatothorax, Pneumothorax, operative Eingriffe am Thorax), die zu einer akuten/chronischen respiratorischen Insuffizienz führen können und kann die Atemsituation spezifisch beobachten	CE 05, CE 06 CE 10 I.1.c), I.4.c)	Datum	Kürzel, Datum	Kürzel, Datum	Kürzel, Datum
55 Achtet auf mögliche Symtpome einer respriatorischen Insuffizienz in der pflegerischen Versorgung und verständigt bei deren Auftreten den zuständigen Arzt, z.B.: » Tachykardie » Tachypnoe » Einsatz der Atemhilfsmuskulatur » Zyanose » Flache/langsame Atmung bei hohem CO_2 » Schwitzen » Blutdruckanstieg » Unruhe, Verwirrtheit » Somnolenz/Koma	CE 05 CE 06 CE 10 I.1.c) I.4.c)	Datum	Kürzel, Datum	Kürzel, Datum	Kürzel, Datum
56 Beherrscht den Analyse- und Synthese-Prozess, um Pflegediagnosen für einen Pflegeempfänger mit einer respiratorischen Erkrankung abzuleiten und zu erklären, z.B.: » Hat eine insuffiziente Atmung » Beatmung bei insuffizienter Atmung » Risiko von Atelektasen/Pneumonie aufgrund von festsitzendem Bronchialsekret » Insuffizienter Gasaustausch aufgrund eines Lungenödems » Beeinträchtigte Atemwegsclearance » Risiko von Komplikationen durch atemabhängige Schmerzen	CE 05 CE 06 CE 08 I.2.a-e) I.3.a-e)	Datum	Kürzel, Datum	Kürzel, Datum	Kürzel, Datum
57 Kann pflegerische Maßnahmen im Kontext intensivpflichtiger repiratorischer Erkrankungen ableiten und sicher durchführen, z.B.: » Basismonitoring und erweitertes Monitoring entsprechend dem individuellen Zustand des Pflegeempfängers (siehe B5.4) » Überwachung der Bewusstseinslage, Schmerzerfassung (siehe B5.4) » Pflegemaßnahmen im Kontext von Beatmung (siehe B5.4) » Atemerleichternde Positionierung » Kinetische Therapie, z.B. 135°-Lage, Bauchlage » Sekretlösende Maßnahmen (z.B. Inhalation nach Arztangabe, Absaugen, Anleitung zum produktiven Abhusten) » Infusions- und Medikamententherapie nach Arztangabe (siehe B5.3) » Assistenz von ärztlichen Maßnahmen zur Diagnostik und Therapie (siehe B5.2) » Überwachung der Flüssigkeitsausscheidung, Abdomenkontrolle » Flüssigkeits- und Ernährungsmanagement (siehe A3) » Maßnahmen zur Obstipationsprophylaxe/Förderung der Ausscheidung (siehe A4) » Durchführung von Prophylaxen (Dekubitus, Thrombose, Kontraktur, Pneumonie) » Mobilisation	CE 05 CE 06 CE 08 I.1.e) I.2.b) III.2.b)	Datum	Kürzel, Datum	Kürzel, Datum	Kürzel, Datum

B5.5.1 Intensivpflege bei Atemwegserkrankungen

Theorie | gezeigt | geübt | erreicht

Kann den Pflegeprozess und die Pflegediagnostik in akuten Pflegesituationen bei Pflegeempfängern mit **akutem Lungenödem** planen, organisieren, gestalten, durchführen, steuern und evaluieren

		Theorie	gezeigt	geübt	erreicht
58 Kennt typische Symptome eines akuten Lungenödems und mögliche Komplikationen und kann diese beim Pflegeempfänger erkennen und interdisziplinär kommunizieren, z. B.: » Dyspnoe, Tachypnoe » Schaumiges Sputum, Husten » „Brodelnde" feuchte Rasselgeräusche » Giemen » Tachykardie, Blutdruckabfall, Zyanose » Unruhe, Todesangst Komplikationen: » Respiratorisches Versagen » Herz-Kreislauf-Stillstand	CE 05 CE 06 CE 10 I.1.c) I.4.c)	Datum	Kürzel, Datum	Kürzel, Datum	Kürzel, Datum
59 Kann die Pflegediagnose „hat aufgrund eines Lungenödems einen insuffizienten Gasaustausch" stellen und die verschiedenen Ursachenzusammenhänge bezogen auf den Pflegeempfänger erklären, z.B.: » Kardiales Lungenödem » Allergisches Lungenödem » Hypertensives Lungenödem » Neurologisches Lungenödem » Niereninsuffizienz	CE 05 CE 06 CE 08 I.2.a-e) I.3.a-e)	Datum	Kürzel, Datum	Kürzel, Datum	Kürzel, Datum
60 Kennt wesentliche Sofortmaßnahmen bei einem Lungenödem und führt diese sicher durch, z.B.: » Herzbettlagerung » Sauerstoffgabe » NIV-Beatmung nach Arztangabe » Medikamentengabe nach Arztangabe, je nach Entstehungsgrund	CE 05 CE 06 CE 08 I.4.a)	Datum	Kürzel, Datum	Kürzel, Datum	Kürzel, Datum

Kann den Pflegeprozess und die Pflegediagnostik in akuten Pflegesituationen bei Pflegeempfängern mit **akuter Verschlechterung einer COPD** planen, organisieren, gestalten, durchführen, steuern und evaluieren

		Theorie	gezeigt	geübt	erreicht
61 Kennt Symptome einer akuten, intensivmedizinisch behandlungspflichtigen exazerbierten COPD, z. B.: » Neu aufgetretene oder zunehmende Bewusstseinstrübung » Neu aufgetretene oder zunehmende Zyanose und schwere Dyspnoe » Tachykardie, Arrhythmien » Ödeme » Komatöser Zustand » Anhaltende Hypoxämie trotz O_2-Zufuhr oder zunehmende Hyperkapnie » Schwere respiratorische Azidose	CE 05 CE 06 CE 08 CE 10 I.1.c)	Datum	Kürzel, Datum	Kürzel, Datum	Kürzel, Datum
62 Kennt mögliche Behandlungsmaßnahmen und kann die Anordnungen des Arztes zuverlässig umsetzen, z.B.: » Beseitigung der schweren Hypoxämie und Hyperkapnie » Säure-Basen-Gleichgewicht wiederherstellen » Sekretelimination » Nichtinvasive Beatmung/invasive Beatmung » Medikamentöse Therapie	CE05 CE06 CE08 CE10 III.2.b)	Datum	Kürzel, Datum	Kürzel, Datum	Kürzel, Datum

Kann den Pflegeprozess und die Pflegediagnostik in akuten Pflegesituationen bei Pflegeempfängern mit einem **akuten Asthmaanfall** planen, organisieren, gestalten, durchführen, steuern und evaluieren

		Theorie	gezeigt	geübt	erreicht
63 Kann Symptome eines schweren Asthmaanfalls erkennen, z.B.: » Sprechdyspnoe, Tachypnoe » Kein Atemgeräusch, stille Lunge » Frustrane Atemarbeit, flache Atmung » Bradykardie oder Hypotonie » Erschöpfung, Verwirrtheit, Koma	CE 05, CE 06 CE 08, CE 10 I.1.c)	Datum	Kürzel, Datum	Kürzel, Datum	Kürzel, Datum

B5.5.1 Intensivpflege bei Atemwegserkrankungen

Kann den Pflegeprozess und die Pflegediagnostik in akuten Pflegesituationen bei Pflegeempfängern mit einem **akuten Asthmaanfall** planen, organisieren, gestalten, durchführen, steuern und evaluieren

		Theorie	gezeigt	geübt	erreicht
64 Kann mögliche Sofortmaßnahmen sicher einleiten und bei ärztlichen Maßnahmen assistieren, z.B: » Oberkörperhochlagerung » Sauerstoffgabe nach Arztangabe » Ruhe vermitteln, z.B. durch koordiniertes, ruhiges Arbeiten, Anleitung zu Atemübungen » Medikamentöse Therapie nach Arztangabe » NIV-Beatmung nach Arztangabe » Intubationsbereitschaft	CE 05, CE 06 CE 08, CE 10 I.4.c)	Datum	Kürzel, Datum	Kürzel, Datum	Kürzel, Datum

Kann den Pflegeprozess und die Pflegediagnostik in akuten Pflegesituationen bei Pflegeempfängern mit **ARDS**, planen, organisieren, gestalten, durchführen, steuern und evaluieren

		Theorie	gezeigt	geübt	erreicht
65 Kennt Krankheitsentstehung und mögliche Ursachen eines ARDS (akutes Lungenversagen) und kann bei symptomatischen Behandlungsstrategien unterstützen und assistieren	CE 05, CE 06 CE 08, CE 10 I.1.c), III.2.d)	Datum	Kürzel, Datum	Kürzel, Datum	Kürzel, Datum
66 Kennt mögliche Pflegemaßnahmen bei ARDS und kann diese handhaben und durchführen, z. B.: » Pflege eines beatmeten Patienten » Sorgfältige Flüssigkeitsbilanzierung » Kinetische Therapie » Bauchlage » Kontinuierliche laterale Rotationstherapie » Physikalische Therapie und Mobilisierung	CE 05 CE 06 CE 08 CE 10 I.1.e) I.2.b)	Datum	Kürzel, Datum	Kürzel, Datum	Kürzel, Datum

Kann den Pflegeprozess und die Pflegediagnostik in akuten Pflegesituationen bei Pflegeempfängern, die an einer **Lungenembolie** erkrankt sind, planen, organisieren, gestalten, durchführen, steuern und evaluieren

		Theorie	gezeigt	geübt	erreicht
67 Kennt pflegerische Maßnahmen bei einer schweren Lungenembolie und kann diese situationsspezifisch auswählen und anwenden, z.B: » Basismonitoring und erweitertes Monitoring entsprechend dem Zustand des Pflegeempfängers (B5.4) » Oberkörperhochlagerung » Zufuhr von Sauerstoff über Nasenbrille/Maske » Intubationsbereitschaft » Infusions- und Medikamententherapie nach Arztangabe (B5.3) » Lysetherapie (B5.3) » Nahrungskarenz	CE 05 CE 06 CE 10 I.1.e) I.2.b)	Datum	Kürzel, Datum	Kürzel, Datum	Kürzel, Datum
68 Kennt spezielle Behandlungsmaßnahmen einer Lungenembolie (z.B. Heparinisierung, Thrombolyse, Vena-cava-Schirm, interventionelle Techniken, chirurgische Embolektomie) und kann diese entsprechend der Arztanordnung vorbereiten bzw. bei der Koordinierung und der Vorbereitung des Transports unterstützen	CE 05, CE 06 CE 10 III.2.b)	Datum	Kürzel, Datum	Kürzel, Datum	Kürzel, Datum

(Siehe auch B1 Innere Medizin)

B5.5.2 Intensivpflege bei Herz-Kreislauf-Erkrankungen, Schock und Sepsis

Theorie	gezeigt	geübt	erreicht

Kann den Pflegeprozess und die Pflegediagnostik in akuten Pflegesituationen bei Pflegeempfängern mit **einer Erkrankung des Herz-Kreislauf-Systems (z.B. Herzinsuffizienz, Myokardinfarkt, Herzrhythmusstörungen, herzchirurgische Eingriffe)** planen, organisieren, gestalten, durchführen, steuern und evaluieren

69 Kann pflegerische Maßnahmen im Kontext verschiedener intensivpflichtiger Erkrankungen des Herz-Kreislauf-Systems ableiten und sicher durchführen, z.B.:

» Basismonitoring und kardiologisches Monitoring entsprechend dem individuellen Zustand des Pflegeempfängers (siehe B5.4)
» Überwachung der Bewusstseinslage, Schmerzerfassung, Angst und Agitiertheit (siehe B5.4)
» Sauerstoffgabe nach Arztgabe
» Pflegemaßnahmen im Kontext von Beatmung (siehe B5.4)
» Infusions- und Medikamententherapie nach Arztangabe, Lysetherapie (siehe B5.3)
» Positionierung mit erhöhtem Oberkörper, Herzbett
» Assistenz bei ärztlichen Maßnahmen zur Diagnostik und Therapie (siehe B5.2)
» Überwachung der Flüssigkeitsausscheidung, Abdomenkontrolle
» Flüssigkeits- und Ernährungsmanagement, Nahrungskarenz (siehe A3)
» Maßnahmen zur Obstipationsprophylaxe/Förderung der Ausscheidung (siehe A4)
» Durchführung verschiedener Prophylaxen (Dekubitus, Pneumonie, Thrombose usw.)
» Einfühlsame psychische Betreuung des Pflegeempfängers
» Mobilisation nach Arztangabe

(Siehe auch B1)

CE 05
CE 06
CE 08
CE 10
I.1.e)
I.2.b)

Datum	Kürzel, Datum	Kürzel, Datum	Kürzel, Datum

Kann den Pflegeprozess und die Pflegediagnostik in akuten Pflegesituationen bei Pflegeempfängern mit **Schock/Sepsis** planen, organisieren, gestalten, durchführen, steuern und evaluieren

70 Kennt typische Zeichen eines Schocks und kann diese zuordnen und an verantwortliche Personen des interdisziplinären Teams weitergeben, z. B.:

» Tachykardie
» Niedriger Blutdruck (systolisch < 80 mmHg)
» Tachypnoe
» Fadenförmiger Puls
» Blass, kaltschweißig
» Unruhe, Zittern
» Bewusstseinsstörung
» Verminderte Urinausscheidung

CE 05
CE 06
I.1.c)
III.2.f)

Datum	Kürzel, Datum	Kürzel, Datum	Kürzel, Datum

71 Kann verschiedene Schocksyndrome voneinander unterscheiden und Unterschiede der einzuleitenden Erstmaßnahmen erklären:

» Hypovolämischer Schock
» Kardiogener Schock
» Septischer Schock
» Anaphylaktischer Schock
» Neurogener Schock

CE 05
CE 06
I.4.a)

Datum	Kürzel, Datum	Kürzel, Datum	Kürzel, Datum

72 Kann Erstmaßnahmen sicher entsprechend der Schockform anwenden, z. B.:

» Schockursache beseitigen
» Monitoring der Vitalzeichen
» Lagerung:
 › bei ausreichend Bewusstsein/Atmung: Schocklage
 › bei kardiogenem Schock: Oberkörperhochlagerung
» Bei Kreislaufstillstand: CPR beginnen und Herzalarm auslösen
» Infusions- und Medikamententherapie nach Arztangabe
» Sauerstoffgabe nach Arztangabe, ggf. Beatmung/Intubation vorbereiten

CE 05
CE 06
I.4.a)

Datum	Kürzel, Datum	Kürzel, Datum	Kürzel, Datum

73 Kennt standardisierte Assessments, um z.B. das Organversagen bei einer Sepsis einzuschätzen oder Risikopatienten zu erkennen und kann diese korrekt einsetzen und die Ergebnisse interdisziplinär kommunizieren, z.B.:

» SOFA-Score
» qSOFA-Score

CE 05
CE 06
I.1.c)

Datum	Kürzel, Datum	Kürzel, Datum	Kürzel, Datum

B5.5.2 Intensivpflege bei Herz-Kreislauf-Erkrankungen, Schock und Sepsis

Kann den Pflegeprozess und die Pflegediagnostik in akuten Pflegesituationen bei Pflegeempfängern mit **Schock/Sepsis** planen, organisieren, gestalten, durchführen, steuern und evaluieren

		Theorie	gezeigt	geübt	erreicht
74 Kann pflegerische Maßnahmen bei einem Pflegeempfänger mit Sepsis auswählen, begründen und sicher durchführen, z.B.: » Basismonitoring und erweitertes Monitoring entsprechend dem Zustand des Pflegeempfängers (siehe B5.4) » Infusions- und Medikamententherapie nach Arztangabe (siehe B5.3) » Steuerung von kreislaufwirksamen Medikamenten (nach Arztangabe) » Pflegerische Maßnahmen im Kontext von Beatmung (siehe B5.4) » Postoperative Wundkontrolle und -versorgung bei Herdsanierung (A8/B3) » Überwachung der Flüssigkeitsausscheidung, Abdomenkontrolle » Flüssigkeits- und Ernährungsmanagement (siehe A3) » Durchführung von Prophylaxen (Dekubitus, Thrombose, Kontrakturen usw.)	CE 05 CE 06 CE 08 CE 10 I.1.e) I.2.b)	Datum	Kürzel, Datum	Kürzel, Datum	Kürzel, Datum

B5.5.3 Intensivpflege bei akutem Nierenversagen

Kann den Pflegeprozess und die Pflegediagnostik in akuten Pflegesituationen bei Pflegeempfängern, die an einem **akuten Nierenversagen** erkrankt sind, planen, organisieren, gestalten, durchführen, steuern und evaluieren

		Theorie	gezeigt	geübt	erreicht
75 Erkennt die Symptome eines Pflegeempfängers mit akutem Nierenversagen und informiert unverzüglich den Arzt, z.B.: » Zunehmende Giftstoffe im Blut » Wassereinlagerungen » Fehlende/veränderte Urinausscheidung » Hyperkaliämie » Bewusstseinseintrübung	CE 05 CE 06 CE 08 CE 10 I.1.c) I.4.c)	Datum	Kürzel, Datum	Kürzel, Datum	Kürzel, Datum
76 Kann Medikamente bei Hyperkaliäme nach Arztangabe vorbereiten und verabreichen	CE 05, CE 06 CE 08, CE 10 III.2.b)	Datum	Kürzel, Datum	Kürzel, Datum	Kürzel, Datum
77 Kennt verschiedene Nierenersatzverfahren und mögliche Komplikationen und kann ggf. Komplikationen erkennen	CE 05, CE 06 CE 08, CE 10 I.4.c)	Datum	Kürzel, Datum	Kürzel, Datum	Kürzel, Datum

B5.5.4 Intensivpflege bei neurologischen Notfällen/Erkrankungen

Kann den Pflegeprozess und die Pflegediagnostik in akuten Pflegesituationen bei Pflegeempfängern, die an einer **akuten neurologischen Störung** leiden, planen, organisieren, gestalten, durchführen, steuern und evaluieren

		Theorie	gezeigt	geübt	erreicht
78 Kennt und erkennt die Symptome eines akuten zentralbedingten Notfalls, kann diese beobachten und interdisziplinär kommunizieren, z.B.: » Bewusstseinsstörungen, Pupillenstörungen » Störungen wichtiger Hirnnerven, Störungen von Reflexaktivitäten » Motorische Lähmungen, Sensibilitätsstörungen » Krampfanfälle, Akuter Schwindel » Querschnittsyndrom, Meningismus	CE 05, CE 06 CE 08, CE 10 I.1.c), I.4.c)	Datum	Kürzel, Datum	Kürzel, Datum	Kürzel, Datum
79 Setzt spezifische Assessmentinstrumente im pflegediagnostischen Prozess ein, z.B. Glasgow-Koma-Skala (GCS)	CE 05, CE 06 CE 08, CE 10 I.1.c)	Datum	Kürzel, Datum	Kürzel, Datum	Kürzel, Datum
80 Kennt die Schweregradeinteilung eines SHT (Schädel-Hirn-Trauma) nach der GCS	CE 05, CE 06 CE 08, CE 10 I.1.c)	Datum	Kürzel, Datum	Kürzel, Datum	Kürzel, Datum

B5.5.4 Intensivpflege bei neurologischen Notfällen/Erkrankungen

Kann den Pflegeprozess und die Pflegediagnostik in akuten Pflegesituationen bei Pflegeempfängern, die an einer akuten neurologischen Störung leiden, planen, organisieren, gestalten, durchführen, steuern und evaluieren

		Theorie	gezeigt	geübt	erreicht
81 Kann pflegerische Sofortmaßnahmen abhängig von den Symptomen und dem Krankheitsbild einleiten, z.B.: » Basismonitoring » Pflegeempfänger beruhigen » Selbst-/Fremdgefährung vorbeugen und die ärztliche Behandlung adäquat unterstützen	CE 05, CE 06 CE 08, CE 10 I.4.a), III.2.b)	Datum	Kürzel, Datum	Kürzel, Datum	Kürzel, Datum
82 Kann pflegerische Maßnahmen im Kontext verschiedener inensivpflichtinger neurologischer Erkrankungen ableiten und sicher durchführen, z.B.: » Basismonitoring und erweitertes neurologisches Monitoring (siehe B5.4) » Bewusstseinskontrolle, Pupillenkontrolle » Schmerzerfassung (siehe B5.4) » Infusions- und Medikamententherapie nach Arztangabe (siehe B5.3) » Pflegemaßnahmen im Kontext von Beatmung (siehe B5.4) » Assistenz bei ärztlichen Maßnahmen zur Diagnostik und Therapie (B5.2) » Kopf in Mittelstellung lagern, Oberkörper leicht erhöht (30°) » Überwachung von Drainagen (z.B. Menge, Art, Sogkontrolle, Kontrolle der Einstichstelle usw.) » Überwachung der Flüssigkeitsausscheidung, Abdomenkontrolle » Flüssigkeits- und Ernährungsmanagement, erhöhten Energiebedarf beachten, BZ-Kontrollen (A3) » Maßnahmen zur Obstipationsprophylaxe/Förderung der Ausscheidung (A4) » Durchführung von Prophylaxen (Dekubitus, Kontraktur, Pneumonie usw.) » Frührehabilitative Maßnahmen (B2) (Siehe auch B2)	CE 05 CE 06 CE 08 CE 10 I.1.e) I.2.b) III.2.b)	Datum	Kürzel, Datum	Kürzel, Datum	Kürzel, Datum
83 Kennt die Schweregradeinteilung eines SHT (Schädel-Hirn-Trauma) nach der Glasgow-Koma-Scale (GCS), kennt mögliche sekundäre Hirnschädigungen (z.B. intrakranielle Blutungen, Hirnödem, hypoxische Hirnschädigung, Meningitis) und achtet auf Symptome (siehe Hirndruckzeichen) in der pflegerischen Versorgung und informiert bei Veränderung umgehend den zuständigen Arzt	CE 05, CE 06 CE 08, CE 10 I.1.c)	Datum	Kürzel, Datum	Kürzel, Datum	Kürzel, Datum

Kann den Pflegeprozess und die Pflegediagnostik in akuten Pflegesituationen bei Pflegeempfängern mit einer intrakraniellen Druckerhöhung bei einer sekundären Hirnschädigung planen, organisieren, gestalten, durchführen, steuern und evaluieren

		Theorie	gezeigt	geübt	erreicht
84 Kennt Hirndruckzeichen und und teilt diese bei Auftreten dem zuständigen Arzt mit, z.B.: » Zunehmende Kopfschmerzen, Übelkeit, Unruhe » Psychische Veränderungen, Verwirrtheit » Bewusstseineintrübung bis zur Bewusstlosigkeit » Vitalzeichenveränderung: Bradykardie, Druckpuls, Hypertonie » Atemstörung, Streckkrämpfe » Lähmungen, Pupillenstörungen	CE 05 CE 06 CE 08 CE 10 I.1.c)+f) III.2.c)+f)	Datum	Kürzel, Datum	Kürzel, Datum	Kürzel, Datum
85 Kann die Pflegediagnose „Risiko einer Erhöhung des intrakraniellen Drucks (Hirndruck) und damit verbundene Komplikationen" stellen und verschiedene Ursachen benennen, z.B.: » Hirnödem » Hirnblutung » Schädel-Hirn-Trauma	CE 05, CE 06 CE 08, CE 10 I.2.a-e) I.3.a-e)	Datum	Kürzel, Datum	Kürzel, Datum	Kürzel, Datum
86 Kennt die pflegerischen Möglichkeiten des Hirndruckmanagements und kann diese sicher durchführen, z.B.: » Kopf in Mittelstellung lagern, Oberkörper leicht erhöht (30°) » Hypothermie » Für Ruhe und Entspannung sorgen » Vorausschauende Planung pflegerischer und diagnostischer Maßnahmen » Schmerzmanagement und Maßnahmen zur Schmerzreduzierung	CE 05, CE 06 CE 08, CE 10 I.1.e), I.2.b)	Datum	Kürzel, Datum	Kürzel, Datum	Kürzel, Datum
87 Kann pflegerische Maßnahmen im Kontext einer externen Ventrikeldrainage auswählen, durchführen und die Auswahl begründen, z.B.: » Kontrolle der Ventrikeldrainage (Punktionsstelle, Infektionszeichen, Nachblutungen), Überprüfen des Höhenniveaus des Abnehmers und der Tropfkammer, Liquor beurteilen (Menge, Farbe) und bilanzieren » Messung des intrakraniellen Drucks	CE 05, CE 06 CE 08, CE 10 I.2.a-e) I.3.a-e)	Datum	Kürzel, Datum	Kürzel, Datum	Kürzel, Datum

B5.5.4 Intensivpflege bei neurologischen Notfällen/ Erkrankungen

Theorie | gezeigt | geübt | erreicht

Kann den Pflegeprozess und die Pflegediagnostik in akuten Pflegesituationen bei Pflegeempfängern mit einem **akuten Querschnittssyndrom** planen, organisieren, gestalten, durchführen, steuern und evaluieren

		Theorie	gezeigt	geübt	erreicht
88 Kennt die Symptome eines spinalen Schocks und kann diese pflegeempfängerspezifisch erkennen und achtet darauf in der pflegerischen Versorgung, z.B.: » Zentrale Paresen, Sensible Defizite » Blutdruckabfälle (z.B. bei Lagewechsel beachten) » Herzrhythmusstörungen, Beeinträchtigte Atmung » Magen-Darm-Atonie	CE 05 CE 06 CE 07 CE 09 I.1.c)	Datum	Kürzel, Datum	Kürzel, Datum	Kürzel, Datum
89 Beherrscht den Analyse- und Synthese-Prozess, um Pflegediagnosen für einen Pflegeempfänger mit spinalem Schock abzuleiten und zu erläutern, z.B.: » Hat aufgrund einer autonomen Dysreflexie eine hypertensive Krise » Hat aufgrund einer Querschnittlähmung das Risiko einer autonomen Dysreflexie » Hat aufgrund einer Reflexinkontinenz ein Selbstversorgungsdefizit » Hat das Risiko einer Magen-Darm-Atonie/eines paralytischen Ileus	CE 05 CE 06 CE 07 CE 09 I.2.a-e) I.3.a-e)	Datum	Kürzel, Datum	Kürzel, Datum	Kürzel, Datum
90 Kennt die Sofortmaßnahmen bei einer hypertensiven Krise infolge einer autonomen Dysreflexie und kann diese adäquat einleiten und durchführen, z.B.: » Systematische Abklärung der Ursachen und Abstellen des Reizes	CE 05, CE 06 CE 07, CE 09 I.4.a)	Datum	Kürzel, Datum	Kürzel, Datum	Kürzel, Datum
91 Kennt die spezielle Lagerung in einem Drehbett und damit verbundene Prophylaxen	CE 05, CE 06 I.1.e), I.2.b)	Datum	Kürzel, Datum	Kürzel, Datum	Kürzel, Datum

B5.5.5 Intensivpflege bei abdominellen Notfällen

Theorie | gezeigt | geübt | erreicht

Kann den Pflegeprozess und die Pflegediagnostik in akuten Pflegesituationen bei Pflegeempfängern mit einem **akuten abdominellen Notfall** planen, organisieren, gestalten, durchführen, steuern und evaluieren

		Theorie	gezeigt	geübt	erreicht
92 Kennt Symptome einer oberen gastrointestinalen Blutung (z.B. Bluterbrechen (Hämatemesis), Anzeichen eines hämorrhagischen Schocks und einer unteren gastrointestinalen Blutung (z.B. Absetzen von blutigem Stuhl, Teerstuhl usw.) und kann bei Sofortmaßnahmen unterstützen und assistieren, z.B.: » Kreislaufmonitoring, Sauerstoffgabe nach Arztangabe » Ggf. Intubation vorbereiten » Assistenz beim Legen großvolumiger Zugänge » Infusions- und Medikamententherapie nach Arztangabe » Blutprodukte nach Arztangabe abrufen » Transport des Pflegeempfängers vorbereiten und interdisziplinäre Koordination therapeutischer Maßnahmen (z.B. Endoskopie, Angiografie, chirurgische Intervention usw.)	CE 05 CE 06 CE 07 CE 09 I.1.c)	Datum	Kürzel, Datum	Kürzel, Datum	Kürzel, Datum
93 Kann pflegerische Maßnahmen im Kontext von abdominellen Akutsituationen (paralytischer Ileus, postoperative Komplikationen, akute Hepatitis usw.) ableiten und sicher anwenden, z.B.: » Basismonitoring und erweitertes Monitoring entsprechend dem Zustand des Pflegeempfängers (siehe B5.4) » Bewusstseinskontrolle und Schmerzerfassung (siehe B5.4) » Infusions- und Medikamententherapie nach Arztangabe (siehe B5.3) » Assistenz bei ärztlichen Maßnahmen zur Diagnostik und Therapie (siehe B5.2) » Überwachung von Drainagen und des Wundverbandes (siehe A8/B3) » Überwachung der Flüssigkeitsausscheidung, Abdomenkontrolle » Flüssigkeits- und Ernährungsmanagement, postoperativer Nahrungsaufbau nach Arztangabe (siehe A3) » Bauchdeckenentspannende Lagerung » Maßnahmen zur Obstipationsprophylaxe/Entlastungseinlauf (siehe A4) » Legen einer Magensonde (Dekompression) » Durchführung von Prophylaxen (Dekubitus, Kontraktur, Pneumonie usw.) (Siehe auch B1.8)	CE 05 CE 06 CE 08 I.1.e) I.2.b)	Datum	Kürzel, Datum	Kürzel, Datum	Kürzel, Datum

B5.5.5 Intensivpflege bei abdominellen Notfällen

Kann den Pflegeprozess und die Pflegediagnostik in akuten Pflegesituationen bei Pflegeempfängern mit einer **akuten Peritonitis** planen, organisieren, gestalten, durchführen, steuern und evaluieren

		Theorie	gezeigt	geübt	erreicht
94 Kennt die Entstehung einer lokalen/generalisierten Peritonitis sowie mögliche Symptome, z.B.: » Hohes Fieber, Schüttelfrost » Bretthartes Abdomen, Abwehrspannung » Druckschmerz » Übelkeit/Erbrechen » Schocksymptomatik, akutes Abdomen	CE 05 CE 06 CE 10 I.1.c)	Datum	Kürzel, Datum	Kürzel, Datum	Kürzel, Datum
95 Beherrscht den Analyse- und Synthese-Prozess, um die Pflegediagnosen für einen Pflegeempfänger mit einer Peritonitis abzuleiten und zu erläutern, z.B.: » Akute Schmerzen » Hat aufgrund einer Magensonde zur Entlastung das Risiko von Komplikationen » Hat aufgrund von Pyrexie (Fieber) das Risiko einer Dehydration/eines Elektrolytdefizits » Risiko eines paralytischen Ileus » Hat aufgrund von Nausea (Übelkeit) und/oder Emesis (Erbrechen) das Risiko von Komplikationen	CE 05 CE 06 CE 08 I.2.a-e) I.3.a-e)	Datum	Kürzel, Datum	Kürzel, Datum	Kürzel, Datum
96 Kennt die verschiedenen Pflegemaßnahmen im Kontext einer Peritonitis und wählt situationsspezifisch geeignete Pflegemaßnahmen für den Pflegeempfänger aus und kann diese begründen, z. B.: » Engmaschiges Monitoring » Stuhlgangbeobachtung » Obstipationsprophylaxe, Darmgeräusche » Schmerzmanagement » Management der Entlastungssonde » Drainagenspülung nach Arztangabe	CE 05 CE 06 CE 08 I.1.e) I.2.b)	Datum	Kürzel, Datum	Kürzel, Datum	Kürzel, Datum

Intensivstation

B5.5.6 Intensivpflege nach Transplantation

Kann den Pflegeprozess und die Pflegediagnostik in akuten Pflegesituationen bei Pflegeempfängern bei **Transplantationen** planen, organisieren, gestalten, durchführen, steuern und evaluieren

		Theorie	gezeigt	geübt	erreicht
97 Beherrscht den Analyse- und Synthese-Prozess, um eine Pflegediagnose im Kontext von Transplantation für einen Pflegeempfänger zu stellen und zu begründen, z.B.: » Hat aufgrund einer reduzierten Immunabwehr das Risiko einer Infektion durch exogene/endogene Keime » Hat akute Schmerzen » Hat das Risiko einer Hyperhydration » Hat aufgrund eines chirurgischen/invasiven Eingriffes ein Risiko der Nachblutung » Hat das Risiko des Nierenversagens » Hat aufgrund eines operativen Eingriffs das Risiko von Komplikationen	CE 05 CE 06 CE 08 I.2.a-e) I.3.a-e)	Datum	Kürzel, Datum	Kürzel, Datum	Kürzel, Datum
98 Kennt die verschiedenen postoperativen Pflegemaßnahmen im Kontext einer Transplantation und wählt situationsspezifisch geeignete Pflegemaßnahmen für den Pflegeempfänger aus und kann diese begründen, z. B.: » Basismonitoring und erweitertes Monitoring entsprechend dem Zustand des Pflegeempfängers (siehe B5.4) » Infusions- und Medikamententherapie nach Arztangabe » beitztlle der Urin-/Stuhlausscheidung, Gewichtskontrolle » Flüssigkeits- und Ernährungsmanagement (siehe A3) » Postoperativer Kostaufbau, Schmerzmanagement » Blutzuckerkontrollen » Überwachung und Anleitung zur Medikamenteneinnahme » Schleimhautbeobachtung, Infektionsprävention	CE 05 CE 06 CE 08 I.1.e) I.2.b)	Datum	Kürzel, Datum	Kürzel, Datum	Kürzel, Datum
99 Kennt allgemeine Hygienevorschriften der Umkehrisolation, achtet auf die strikte Befolgung und ist in der Handhabung sicher	CE 05, CE 06 CE 08, CE 10	Datum	Kürzel, Datum	Kürzel, Datum	Kürzel, Datum

B5.5.7 Intensivpflege bei gynäkologischen Akutsituationen

Kann den Pflegeprozess und die Pflegediagnostik in akuten Pflegesituationen bei Pflegeempfängern mit **Präeklampsie, Eklampsie, HELLP-Syndrom** planen, organisieren, gestalten, durchführen, steuern und evaluieren (bitte beachten Sie auch die Lernergebnisse aus B7 Geburtshilfe)

Lernergebnis		Theorie	gezeigt	geübt	erreicht
100 Kann die Alarmzeichen eines tonisch-klonischen Krampfes (siehe Grand-Mal-Anfall B2) im Kontext einer Präeklampsie erkennen und diese bei Auftreten an die Verantwortlichen des interdisziplinären Teams weiterleiten	CE 05, CE 06 CE 10 I.1.c)	Datum	Kürzel, Datum	Kürzel, Datum	Kürzel, Datum
101 Kennt pflegerische Aufgaben während der Intensivbehandlung von Pflegeempängerinnen mit Präeklampsie/Eklampsie und beachtet diese, z.B.: » Wenn möglich Einzelzimmerunterbringung (Abschirmung) » Krampfauslösende Stimuli vermeiden » Auf Krampfanfälle vorbereitet sein, Notfallmedikamente griffbereit halten » Sorgfältiges neurologisches Monitoring (Komplikationen frühzeitig erkennen)	CE 05 CE 06 CE 10 I.1.e) I.2.b)	Datum	Kürzel, Datum	Kürzel, Datum	Kürzel, Datum

B5.5.8 Intensivpflege bei großflächigen Verbrennungen

Kann den Pflegeprozess und die Pflegediagnostik in akuten Pflegesituationen bei Pflegeempfängern bei **großflächigen Verbrennungen** planen, organisieren, gestalten, durchführen, steuern und evaluieren (bitte beachten Sie hier auch die Lernergebnisse aus B12 Dermatologie)

Lernergebnis		Theorie	gezeigt	geübt	erreicht
102 Kennt Methoden zur Bestimmung des Verbrennungsausmaßes und der Verbrennungstiefe und kann diese sicher anwenden, z. B.: » Neuner-Regel nach Wallace (Erwachsene, Kinder) » 1 %-Regel (Handfläche des Patienten)	CE 06 I.1.c)	Datum	Kürzel, Datum	Kürzel, Datum	Kürzel, Datum
103 Kennt die Risiken und Komplikationen bei einer Verbrennungskrankheit und kann Zustandsverschlechterungen zuverlässig erkennen und im interdisziplinären Team kommunizieren, z.B.: » Sepsis, Schock » Stoffwechselentgleisung	CE 06 I.1.c), III.1+2	Datum	Kürzel, Datum	Kürzel, Datum	Kürzel, Datum
104 Beherrscht den Analyse- und Synthese-Prozess, um eine Pflegediagnose im Kontext von Verbrennungen für einen Pflegeempfänger zu stellen und zu begründen, z.B.: » Hat aufgrund einer Verbrennung das Risiko der beeinträchtigten Wundheilung » Hat das Risiko einer Kontraktur » Hat aufgrund einer reduzierten Immunabwehr das Risiko einer Infektion durch exogene/endogene Keime » Hat eine Dehydration/Exsikkse » Risiko eines Schocks » Risiko eines Nierenversagens » Hat aufgrund von bevorstehenden diagnostischen/therapeutischen Maßnahmen Angst » Hat akute Schmerzen, Risiko einer Hypothermie	CE 06 I.2.a-e) I.3.a-e)	Datum	Kürzel, Datum	Kürzel, Datum	Kürzel, Datum
105 Kennt die Phasen und Komplikationen einer Verbrennungskrankheit und kann pflegerische Maßnahmen situationsbezogen auswählen und pflegefachlich begründen, z.B.: » Basismonitoring und erweitertes Monitoring entsprechend dem Zustand des Patienten » Kontinuierliche Überwachung der Körpertemperatur » Pflegemaßnahmen im Kontext von Beatmung » Wundversorgung entsprechend dem Verbrennungsgrad (siehe auch B12) » Assistenz bei der Wundreinigung » Schmerzmanagement » Flüssigkeitsbilanzierung, Kontrolle der Urinausscheidung » Ernährungsmanagement (erhöhten Nährstoffbedarf beachten) » Spezielle Positionierung (Ödemminimierung, Kontrakturenprohylaxe)	CE 05 CE 06 CE 10 I.1.e) I.2.b)	Datum	Kürzel, Datum	Kürzel, Datum	Kürzel, Datum
106 Kann begründen, warum ein Pflegeempfänger mit Brandverletzungen eine hohe Anfälligkeit für Infektionen hat und beachtet Hygienemaßnahmen strikt	CE 06 III.2.a)	Datum	Kürzel, Datum	Kürzel, Datum	Kürzel, Datum

B5.5.9 Intensivpflege bei Hypothermie

Theorie | gezeigt | geübt | erreicht

Kann den Pflegeprozess und die Pflegediagnostik in akuten Pflegesituationen bei Pflegeempfängern bei **induzierter Hypothermie** planen, organisieren, gestalten, durchführen, steuern und evaluieren

		Theorie	gezeigt	geübt	erreicht
107 Kennt Indikatoren für eine induzierte Hypothermie (z.B. Zustand nach Reanimation, Hirnödem, nach SHT, zerebrale Hypoxie), verschiedene Methoden zur Kühlung (z.B. Eispacks, Kühlmatten, invasive Kühlung durch kalte Infusionen, Kühlkatheter) und kennt verschiedene pflegerische Maßnahmen, die während einer therapeutischen Hypothermie durchgeführt werden, z.B.: » Basismonitoring und erweitertes Monitoring entsprechend dem Zustand des Pflegeempfängers (siehe B5.4) » Auf Muskelzittern achten („Shivering“) » Flüssigkeitsausscheidung beobachten » Blutzuckerkontrollen (verminderte Insulinausschüttung)	CE 05 I.1.e) I.2.b)	Datum	Kürzel, Datum	Kürzel, Datum	Kürzel, Datum

Intensivstation

B6 Lernfelder in der Gynäkologie

In Facheinheiten der Gynäkologie werden Frauen mit Erkrankungen der weiblichen Geschlechtsorgane behandelt. Nachfolgend sind die Lernergebnisse aufgeführt, die sich mit den Pflegediagnosen und dem Pflegeprozess einer Frau mit einer Erkrankung der weiblichen Geschlechtsorgane beschäftigt.

B6.1 Allgemeine Lernergebnisse

		Theorie	gezeigt	geübt	erreicht
1 Kennt den für die Gynäkologie typischen Tagesablauf und kann Unterschiede zu anderen Fachabteilungen benennen	CE 02 III.3	Datum	Kürzel, Datum	Kürzel, Datum	Kürzel, Datum
2 Kann beurteilen, welche Pflegeempfängerinnen zusammen in einem Zimmer untergebracht werden können und kann dies begründen	CE 02 III.3 IV.1	Datum	Kürzel, Datum	Kürzel, Datum	Kürzel, Datum
3 Kennt die Versorgungswege und kann sich benötigte Materialien/Instrumente besorgen	CE 02 III.3	Datum	Kürzel, Datum	Kürzel, Datum	Kürzel, Datum
4 Kennt die Strukturen und Verantwortlichkeiten der Notfallversorgung auf der Facheinheit	CE 02 III.1 III.3	Datum	Kürzel, Datum	Kürzel, Datum	Kürzel, Datum
5 Kennt die Pflegedokumentation in der gynäkologischen Fachabteilung (analog/digital), kann diese im Rahmen der Pflegeprozessdokumentation adäquat nutzen, sowie alle relevanten Informationen entnehmen, um eine sichere, kontinuierliche pflegerische Versorgung zu gewährleisten	CE 02 I.1.f)	Datum	Kürzel, Datum	Kürzel, Datum	Kürzel, Datum

B6.2 Spezielle Untersuchungen unterstützen können

Kann innerhalb der rechtlichen Bestimmungen ärztlich veranlasste Maßnahmen der medizinischen Diagnostik und Therapie in der **Gynäkologie** vorbereiten, assistieren, durchführen und die Pflegeempfängerin nach der Untersuchung überwachen

		Theorie	gezeigt	geübt	erreicht
6 Kann pflegerische Aufgaben zur Vor- und Nachbereitung von gynäkologischen Untersuchungen (z. B. Spekulum-, Tastuntersuchung, vaginale Sonografie usw.) selbstständig durchführen, z. B.: » Untersuchungsraum vorbereiten » Benötigte Instrumente und Untersuchungsmaterialien vorbereiten » Pflegeempfängerin über Untersuchungsablauf informieren » Ggf. Unterstützung beim Aus-/Ankleiden anbieten » Toilettengang anbieten/ermöglichen » Weiterleitung von Untersuchungsproben ins Labor » Reinigung und Veranlassung von Sterilisation der benötigten Instrumente, Desinfektion des Untersuchungsraumes	CE 05 III.2.b)	Datum	Kürzel, Datum	Kürzel, Datum	Kürzel, Datum
7 Kennt die wichtigsten Untersuchungsmethoden und erforderlichen Materialien und kann z. B. bei der Gewinnung von Untersuchungsmaterial unterstützen bzw. die Pflegeempfängerin anleiten z. B.: » Schwangerschaftstest mittels Morgenurin » Bakteriologischer Urinstreifentest » Zytologische Abstrichuntersuchung (Pap-Abstrich)	CE 05 III.2.b)	Datum	Kürzel, Datum	Kürzel, Datum	Kürzel, Datum
8 Kann der Pflegeempfängerin Informationen bezüglich der Selbstuntersuchung der Brüste geben und sie dazu anleiten (Zeitpunkt, Ablauf, Durchführung usw.)	CE 04 CE 05 II.2.a)+c)	Datum	Kürzel, Datum	Kürzel, Datum	Kürzel, Datum
9 Kann eine Pflegeempfängerin bezüglich der Bedeutung einer regelmäßigen Teilnahme am Mammografie-Screening ab dem 50. Lebensjahr aufklären und beraten	CE 04 CE 05 II.2.a)+c)	Datum	Kürzel, Datum	Kürzel, Datum	Kürzel, Datum
10 Kennt die wichtigsten gynäkologischen Eingriffe sowie die Besonderheiten bezüglich der Vor- und Nachbereitung/Überwachung der Pflegeempfängerin, z. B.: » Abrasio » Konisation » Stanzbiopsie » Gynäkologische Laparoskopie » Galaktografie » Duktoskopie (Galaktoskopie) » Thermografie	CE 05 III.2.b-d)	Datum	Kürzel, Datum	Kürzel, Datum	Kürzel, Datum

B6.2 Spezielle Untersuchungen unterstützen können

		Theorie	gezeigt	geübt	erreicht
11 Reagiert verständnisvoll auf das individuelle Schamgefühl von Pflegeempfängerinnen und achtet, auch unter Einbezug transkultureller Aspekte, auf eine sensible, würdevolle und einfühlsame Interaktion mit der Pflegeempfängerin	CE 02 CE 03 I.5.c)	Datum	Kürzel, Datum	Kürzel, Datum	Kürzel, Datum
12 Achtet bei gynäkologischen Untersuchungen auf die größtmögliche Wahrung der Intimsphäre	CE 02 CE 03 II.3.a)	Datum	Kürzel, Datum	Kürzel, Datum	Kürzel, Datum
13 Erkennt verschiedene Anlässe, die eine besondere pflegerische Interaktion und Betreuung bei gynäkologischen Untersuchungen erfordern, z. B.: » Mädchen und Frauen nach einer Vergewaltigung » Mädchen und Frauen nach Genitalbeschneidung » Frauen mit dementiellen Erkrankungen » Kann besonders einfühlsam den Untersuchungsprozess begleiten und mögliche Reaktionen interdisziplinär reflektieren	CE 02 CE 03 I.1.c) I.2.d)	Datum	Kürzel, Datum	Kürzel, Datum	Kürzel, Datum

B6.3 Typische Medikamente einschätzen können

Kann in interdisziplinären Teams an der Versorgung und Behandlung von Pflegeempfängerinnen aller Altersstufen mitwirken und Kontinuität an Schnittstellen sichern, sowie die **ärztlichen Anordnungen zur Medikation** im Pflegekontext eigenständig durchführen

		Theorie	gezeigt	geübt	erreicht
14 Kennt die korrekte Verabreichungsform und Nebenwirkungen wichtiger Medikamente und kann das Auftreten dieser bei der Pflegeempfängerin beurteilen, Sofortmaßnahmen einleiten und/oder den Arzt informieren, z. B.: » Vaginaltherapeutika, z. B. Milchsäure, Lactobazillen » Gynäkologische Hormone, z. B. Östrogene, Östrogen-Rezeptor-Antagonisten, selektive Östrogenrezeptor-Modulatoren (SERM), Gestagene, Antigestagene » Hypothalamus- und Hypophysenhormone: Gonatropine, GnRH-Antagonisten » GnRH-Agonisten	CE 06 III.2.b)	Datum	Kürzel, Datum	Kürzel, Datum	Kürzel, Datum
15 Kann pflegerische Maßnahmen entsprechend den Nebenwirkungen einer zielgerichteten Therapie (z. B. akneähnlicher, juckender Hautausschlag, Veränderungen von Haar/Nägeln, Hand-Fuß-Syndrom, akute Infusionsreaktionen, Übelkeit, Erbrechen, Diarrhö usw.) situationsgerecht und symptomgerecht auswählen (Siehe hierzu die Handlungsoptionen im Bereich A)	CE 06 III.2.b-d)	Datum	Kürzel, Datum	Kürzel, Datum	Kürzel, Datum

Beachten Sie bitte auch die Lernergebnisse aus anderen Kapiteln (Verhütung A10, Chemotherapie B1.3, Strahlentherapie B1.2)

B6.4 Pflegerische Handlungskompetenzen im Kontext spezifischer Erkrankungen

Die pflegerischen Handlungskompetenzen bei Erkrankungen der weiblichen Geschlechtsorgane, der Brust oder Erkrankungen in der Schwangerschaft stehen im Fokus des nächsten Abschnittes. Gynäkologischen Tumorerkrankungen sind immer im Kontext einer individuellen, komplexen Krebsbehandlung der Pflegeempfängerin zu sehen und werden hier gestreift. Lernergebnisse zu Chemotherapie, Strahlentherapie sowie auch Palliativtherapie werden in anderen Kapiteln behandelt und finden in diesem Kapitel daher keine spezifische Erläuterung, sind aber dennoch zu beachten.

B6.4.1 Erkrankungen der weiblichen Geschlechtsorgane

Kann die Pflege von Pflegeempfängerinnen aller Altersstufen mit **Erkrankungen der weiblichen Geschlechtsorgane** verantwortlich planen, organisieren, gestalten, durchführen, steuern und evaluieren sowie die Behandlung, Therapie im interdisziplinären Team unterstützen

	Theorie	gezeigt	geübt	erreicht
16 Erhebt eine systematische Pflegeanamnese einer Pflegeempfängerin mit einer Erkrankung der Geschlechtsorgane, z. B.: » Zyklusstörungen (Dauer, Stärke, Unregelmäßigkeiten, Schmerzen usw.) » Letzte Periode » Fluor genitalis (Farbe, Konsistenz, Geruch usw.) » Schmerzen » Dyspareunie (Schmerzen beim Geschlechtsverkehr) » Anzahl von Geburten, ggf. Aborte » Beeinträchtigte Ausscheidung/Inkontinenz » Bisherige Medikamente, Verhütung » Noxen: Alkohol, Zigaretten » Ängste, Sorgen im Zusammenhang mit der weiblichen Identität » Ängste, Sorgen im Zusammenhang mit der Erkrankung und/oder Kinderwunsch CE 05 I.1.c)	Datum	Kürzel, Datum	Kürzel, Datum	Kürzel, Datum
17 Kann im Rahmen der medizinischen Therapie von Tumorerkrankungen der weiblichen Geschlechtsorgane administrative und pflegerische Aufgaben organisieren, steuern und durchführen und pflegerische Maßnahmen ableiten, z. B.: » Operation (siehe B3.2 prä- und postoperative Pflege) (siehe nachfolgende Abschnitte) » Strahlentherapie (siehe B1.2 spezielle medizinische Therapien) » Medikamentöse Therapie › Chemotherapie (siehe B1.3 Innere Medizin, typische Medikamente) › Hormontherapie › Zielgerichtete Therapie CE 05 I.1.c) I.2.b)	Datum	Kürzel, Datum	Kürzel, Datum	Kürzel, Datum
18 Kennt die Symptome eines gynäkologischen Notfalls (z. B. akuter Unterbauchschmerz, starke vaginale Blutung, Kreislaufdekompensation), kann in diesem Kontext gynäkologische Erkrankungen benennen (z. B. extrauterine Schwangerschaft, Ovarialtorsion, Ovarialzystenruptur, Ovarialtumor), verständigt bei Auftreten der Symptome sofort den zuständigen Arzt/Notfallteam und leitet Sofortmaßnahmen ein CE 05 I.4.a)+c)	Datum	Kürzel, Datum	Kürzel, Datum	Kürzel, Datum

Kann den Pflegeprozess und die Pflegediagnostik in akuten Pflegesituationen bei Pflegeempfängerinnen mit **Erkrankungen der Vulva und Vagina** planen, organisieren, gestalten, durchführen, steuern und evaluieren

	Theorie	gezeigt	geübt	erreicht
19 Kann verschiedene Symptome einer Vulvitis/Kolpitis benennen, z. B. Juckreiz, Schmerzen, Fluor genitalis (Farbe, Konsistenz, Geruch usw.), kennt Infektionen, die diese hervorrufen können und kann den Arzt über Beobachtungen korrekt informieren CE 05 I.1.c)	Datum	Kürzel, Datum	Kürzel, Datum	Kürzel, Datum
20 Beherrscht den Analyse- und Synthese-Prozess, um Pflegediagnosen für eine Pflegeempfängerin mit Vulvitis/Kolpitis abzuleiten, zu erläutern und zu dokumentieren, z. B.: » Risiko einer aufsteigenden Infektion durch die Vagina » Risiko einer sexuell übertragbaren Krankheit, Ansteckungsrisiko für den Sexualpartner » Kann die Intimpflege nicht in gewohnter Weise durchführen, Wunde im Intimbereich CE 05 I.2.a-e) I.3.a-e) I.1.f)	Datum	Kürzel, Datum	Kürzel, Datum	Kürzel, Datum
21 Wählt pflegefachlich begründete Pflegemaßnahmen bei Vulvitis/Kolpitis entsprechend der externen und internen Evidenzlage aus, kann die Auswahl begründen, mit der Pflegeempfängerin adäquat kommunizieren und korrekt umsetzen, z. B.: » Sitzbäder mit Zusatz nach Arztangabe » Genitalspülung » Vaginalkompressen » Beratung zur Infektionsprävention im Intimbereich CE 05 I.1.e) I.2.b)	Datum	Kürzel, Datum	Kürzel, Datum	Kürzel, Datum

B6.4.1 Erkrankungen der weiblichen Geschlechtsorgane

		Theorie	gezeigt	geübt	erreicht
22 Kann die Pflegeempfängerin über die Anwendung von Vaginaltherapeutika informieren und sie bei Bedarf dabei unterstützen, z. B.: » Hände gründlich waschen/Handschuh tragen und Therapeutikum vaginal applizieren » Verwendung einer Vorlage und regelmäßiger Vorlagenwechsel » Applikationszeitpunkt: am besten abends vor dem Schlafen	CE 05 I.1.e) I.2.b)	Datum	Kürzel, Datum	Kürzel, Datum	Kürzel, Datum
23 Kann die Pflegeempfängerin über Prävention von Infektionen und Entzündungen im Intimbereich informieren, z. B.: » Hygienisch korrekte Anwendung von Tampons und Binden » Zuckerarme Ernährung » Unterwäsche aus Baumwolle, nicht aus Nylon, täglicher Wechsel » Irritation der Scheidenflora vermeiden (durch Waschlotion, Intimdeos...)	CE 04 CE 05 I.2.b) II.2a+c)	Datum	Kürzel, Datum	Kürzel, Datum	Kürzel, Datum
24 Kann die prä- und postoperative pflegerische Versorgung einer Pflegeempfängerin mit einem operativen Eingriff an der Vulva (z. B. Kondylomabtragung, Abszessinzision, Marsupialisation, Tumorexstirpation) planen, organisieren und steuern (siehe auch B 3.2 prä- und postoperative Pflege)	CE 05 I.1.e) I.2.b)	Datum	Kürzel, Datum	Kürzel, Datum	Kürzel, Datum
25 Kennt spezielle präoperative Pflegebedarfe bei einer Pflegeempfängerin mit einem operativen Eingriff an der Vulva/Vagina und kann diese sicher und hygienisch korrekt durchführen, z. B.: Rasurschema: » Ab Bauchnabel, gesamter Genitalbereich bis Anus, oberes Drittel der Oberschenkel Bei Tumorexstirpation: » Gesprächsbereitschaft signalisieren, Pflegeempfängerin die Möglichkeit geben, Empfindungen bezüglich der Operation zu äußern » Legen eines transurethralen Blasenverweilkatheters (ohne Harnröhrenbefall) » Reinigungseinlauf bzw. Darmspülung nach Arztangabe	CE 05 I.1.e) I.2.b)	Datum	Kürzel, Datum	Kürzel, Datum	Kürzel, Datum
26 Beherrscht den Analyse- und Synthese-Prozess, um Pflegediagnosen für eine Pflegeempfängerin nach einem operativen Eingriff an der Vulva abzuleiten, zu erläutern und zu dokumentieren, z. B.: » Hat postoperativ das Risiko der Wunddehiszenz » Kann die Intimpflege nicht in gewohnter Weise durchführen, Wunde im Intimbereich » Hat aufgrund von Untersuchungen/Pflegeinterventionen ein Schamgefühl » Beeinträchtigtes Körperbild/-schema » Fühlt sich nicht mehr als vollwertige Frau, beeinträchtigtes Selbstkonzept/-bild » Risiko einer aufsteigenden Infektion » Risiko einer aufsteigenden Infektion durch transurethralen Blasenverweilkatheter » Hat akute Schmerzen » Ggf. nach Operation beeinträchtigte Kontinenz » Risiko einer Thrombose postoperativ » Hat aufgrund von Untersuchungen/Pflegeinterventionen ein Schamgefühl	CE 05 I.2.a-e) I.3.a-e) I.1.f)	Datum	Kürzel, Datum	Kürzel, Datum	Kürzel, Datum

B6.4.1 Erkrankungen der weiblichen Geschlechtsorgane

Kann den Pflegeprozess und die Pflegediagnostik in akuten Pflegesituation

		Theorie	gezeigt	geübt	erreicht
27 Kann spezielle postoperative Pflegebedarfe bei einer Pflegeempfängerin mit einem operativen Eingriff an der Vulva/Vagina situationsgerecht auswählen und sicher durchführen, z. B.: » Vitalzeichenkontrolle » Kontrolle auf Nachblutungen » Maßnahmen zur postoperativen Mobilisation » Spülung z. B. mit Octenisept-Lösung nach Arztangabe » Auftragen von Salben nach Arztangabe » Sitzbäder anbieten » Kühlung bei lokalen Schmerzen » Anleitung zur Intimpflege nach einem operativen Eingriff » Wundverbandwechsel » Fadenentfernung nach Klinikstandard bzw. Arztangabe Bei Vulvektomie: » Nur schonende Frühmobilisation zur Senkung der Belastung auf das Wundgebiet » Auf einfühlsames Vorgehen beim ersten Verbandwechsel achten » Gesprächsbereitschaft signalisieren und mit Empathie und Verständnis auf die Sorgen und Ängste der Pflegeempfängerin reagieren » Transurethralen Blasenverweilkatheter für mehrere postoperative Tage belassen (je nach Wundverhältnissen) » Lymphödemprophylaxe (siehe Erkrankungen des Uterus)	CE 05 I.1.e) I.2.b)	Datum	Kürzel, Datum	Kürzel, Datum	Kürzel, Datum
28 Setzt sich mit möglichen psychischen Auswirkungen einer Vulvektomie auseinander, reflektiert die individuelle Situation der Pflegeempfängerin und kann die Pflegeempfängerin in der Krise begleiten z. B. durch: » Gespräche über die Empfindungen der Pflegeempfängerin über Ängste, Sorgen	CE 05 I.3.b)	Datum	Kürzel, Datum	Kürzel, Datum	Kürzel, Datum

Kann den Pflegeprozess und die Pflegediagnostik in akuten Pflegesituationen bei Pflegeempfängerinnen bei **Erkrankungen des Uterus** planen, organisieren, gestalten, durchführen, steuern und evaluieren

		Theorie	gezeigt	geübt	erreicht
29 Kennt verschiedene Erkrankungen des Uterus und deren Symptome (z. B. Polypen, Endometriose, Endometriumkarzinom, Zervixkarzinom, Uterusmyom, Uteruskarzinom, Descensus uteri/Gebärmuttersenkung), mögliche Beschwerden (starke Monatsblutung, Unterbauchschmerzen, Blutungsstörungen) und kann diese im Rahmen der Pflegeanamnese systematisch erfassen und mit dem Arzt kommunizieren	CE 05 I.1.c)	Datum	Kürzel, Datum	Kürzel, Datum	Kürzel, Datum
30 Beherrscht den Analyse- und Synthese-Prozess, um Pflegediagnosen für eine Pflegeempfängerin nach einem Eingriff am Uterus abzuleiten und zu erläutern, z. B.: » Beeinträchtigte Lebensqualität durch klimakterische Symptome » Fühlt sich nicht mehr als vollwertige Frau, beeinträchtigtes Selbstkonzept/-bild » Risiko einer aufsteigenden Infektion » Belastungs-/Drang-/ Mischinkontinenz » Risiko zur Bildung eines Lymphödems » Akute Schmerzen (Siehe auch B3.2 prä- und postoperative Pflege)	CE 05 I.2.a-e) I.3.a-e)	Datum	Kürzel, Datum	Kürzel, Datum	Kürzel, Datum
31 Kann die prä- und postoperative pflegerische Versorgung einer Pflegeempfängerin mit einem operativen Eingriff am Uterus (z. B. Abrasio, Konisation, abdominelle Hysterektomie, vaginale Hysterektomie, Laparoskopische Hysterektomie) planen, organisieren und steuern (Siehe auch B3.2 prä- und postoperative Pflege)	CE 05 I.1.e) I.2.b)	Datum	Kürzel, Datum	Kürzel, Datum	Kürzel, Datum
32 Kennt spezielle prä- und postoperative pflegerische Maßnahmen bei einer Abrasio/Konisation und kann diese sicher und hygienisch korrekt durchführen, z. B.: Präoperatives Rasurschema: ggf. Haarkürzung der großen Labien Postoperativ: » Vitalzeichenkontrolle » Kontrolle der Urinausscheidung » Pflege bei liegendem transurethralen Katheter (bei Tamponadeneinsatz) » Vorlagenkontrolle und Beobachtung der Blutungsstärke » Maßnahmen des Wundmanagements » Maßnahmen zur postoperativen Mobilisation	CE 05 I.1.e) I.2.b)	Datum	Kürzel, Datum	Kürzel, Datum	Kürzel, Datum

B6.4.1 Erkrankungen der weiblichen Geschlechtsorgane

		Theorie	gezeigt	geübt	erreicht
33 Kennt spezielle präoperative pflegerische Maßnahmen bei Hysterektomie und führt diese sicher und hygienisch korrekt durch, z. B.: » Rasurschema: › Laparoskopisch: Abdomen einschließlich Mons pubis und Leisten › Vaginal/abdominell: Rasur von Abdomen bis Anus » Gesprächsbereitschaft signalisieren, Pflegeempfängerin die Möglichkeit geben, Empfindungen bezüglich der Operation zu äußern » Einüben der En-bloc-Mobilisation bei abdominaler Hysterektomie » Nahrungsabbau: leichte Kost am Vorabend, flüssige Kost ab Mittag bei Operation mit Darmbeteiligung » Darmreinigung bei Operation mit Darmbeteiligung und nach Arztangabe	CE 05 I.1.e) I.2.b)	Datum	Kürzel, Datum	Kürzel, Datum	Kürzel, Datum
34 Kennt spezielle postoperative pflegerische Maßnahmen nach Hysterektomie und führt diese sicher und hygienisch korrekt durch, z. B.: » Vorlagenkontrolle und Beobachtung der Blutungsstärke » Genitalspülung durchführen » Zur sorgfältigen Intimhygiene anleiten » Lymphödemprophylaxe (bei Entfernung der Beckenlymphknoten) » S.c.-Injektionen in den Oberarm (bei Entfernung der Beckenlymphknoten) » Gesprächsbereitschaft signalisieren und mit Empathie und Verständnis auf die Sorgen und Ängste der Pflegeempfängerin reagieren » Drainagenmanagement (B3.2 Prä- und postoperativer Pflege) » Thromboseprophylaxe » Kostaufbau je nach Operation und Arztangabe » Abführmaßnahmen je nach Operation und Arztangabe » Pflege bei transurethralem Katheter » Pflege bei suprapubischem Katheter » Pflege nach Urostomaanlage/Enterostomaanlage (A4 Ausscheidung) » Maßnahmen zur postoperativen Mobilisation » Bauchdeckenentspannende Lagerung mit Knierolle	CE 05 I.1.e) I.2.b)	Datum	Kürzel, Datum	Kürzel, Datum	Kürzel, Datum
35 Kann eine Genitalspülung entsprechend den Anordnungen vorbereiten, hygienisch korrekt durchführen und den Vorgang im Anschluss dokumentieren	CE 05 I.1.e)+f) I.2.b)	Datum	Kürzel, Datum	Kürzel, Datum	Kürzel, Datum
36 Kennt die Gefahr von frühzeitigen Wechseljahrsymptomen bei beidseitiger Adnektomie, beachtet typische Symptome bei der pflegerischen Versorgung, kann diese pflegeempfängerspezifisch kommunizieren und beratend unterstützen, z. B.: » Hitzewallungen » Starkes Schwitzen » Stimmungswechsel » Erschöpfungszustände » Reizbarkeit » Depressive Verstimmung » Schlafstörungen	CE 05 II.2.a)+c)	Datum	Kürzel, Datum	Kürzel, Datum	Kürzel, Datum
37 Setzt sich mit möglichen psychischen Auswirkungen einer Hysterektomie auseinander und reflektiert die individuelle Situation der Pflegeempfängerin und kann die Pflegeempfängerin in der Krise begleiten, z. B. durch: » Gespräche über die Empfindungen der Pflegeempfängerin über Ängste, Sorgen	CE 05 I.3.b)	Datum	Kürzel, Datum	Kürzel, Datum	Kürzel, Datum
38 Kennt mögliche Komplikationen einer Hysterektomie und leitet die Pflegeempfängerin zu prophylaktischen Maßnahmen an, z. B.: » Kein schweres Heben (max. 5 kg) für mindestens drei Monate zur Vermeidung einer Nahtdehiszenz » Bewegungsabläufe zur Minimierung der Beckenbodenbelastung » Zunächst kein Schwimmbad, keine Sauna, kein Vollbad (Infektionsprophylaxe) » Auf veränderten Ausfluss, Temperatur, Schmerzen achten und ärztliche Abklärung bei Auftreten	CE 05 I.1.b)	Datum	Kürzel, Datum	Kürzel, Datum	Kürzel, Datum

B6.4.1 Erkrankungen der weiblichen Geschlechtsorgane

Kann den Pflegeprozess und die Pflegediagnostik in akuten Pflegesituationen bei Pflegeempfängerinnen bei **Erkrankungen des Uterus** planen, organisieren, gestalten, durchführen, steuern und evaluieren

Lernergebnis	CE	Theorie	gezeigt	geübt	erreicht
39 Leitet die Pflegeempfängerin zu Präventivmaßnahmen zur Vorbeugung einer übermäßigen Belastung des Beckenbodens im Alltag an, z. B.: » Aufrechte Haltung » Heben schwerer Gegenstände mit geradem Rücken und aus den Beinen heraus » Aufstehen durch Abrollen über die Seite » Bei Husten und Niesen über die Schulter schauen	CE 05 I.1.b)	Datum	Kürzel, Datum	Kürzel, Datum	Kürzel, Datum
40 Leitet die Pflegeempfängerin gezielt zur Lymphödemprophylaxe an, z. B.: » Keine schweren Gegenstände tragen » Keine einengende Kleidung tragen » Gymnastische Übungen durchführen » Bewegung im Wasser (Temperatur beachten) » Extreme Hitze und Kälte vermeiden » Verletzungsgefahr minimieren » Übergewicht vermeiden	CE 05 I.1.b)	Datum	Kürzel, Datum	Kürzel, Datum	Kürzel, Datum
41 Kann die Pflegeempfängerin über Informationsangebote verschiedener nationaler onkologischer Organisationen, psychoonkologischer Dienste und regionaler bzw. überregionaler Selbsthilfegruppen informieren	CE 07 II.2.a) I.6.d)	Datum	Kürzel, Datum	Kürzel, Datum	Kürzel, Datum
42 Erkennt verschiedene Symptome eines Descendus genitalis und kann die von der Pflegeempfängerin beschriebenen bzw. beobachteten Symptome im interdisziplinären Team kommunizieren und dokumentieren z. B.: » Senkungsgefühl » Fremdkörpergefühl » Unvollständige Blasenentleerung » Drang-/Belastungsinkontinenz » Pollakisurie, Nykturie » Unvollständige Darmentleerung	CE 05 I.1.e)+f) I.2.b)	Datum	Kürzel, Datum	Kürzel, Datum	Kürzel, Datum
43 Kennt verschiedene konservative Therapiemaßnahmen zur Symptomverbesserung eines Descendus genitalis und kann die Pflegeempfängerin hierüber informieren und gezielt anleiten: » Beckenbodentraining » Pessare (Siehe auch die Lernergebnisse aus A4 Ausscheidung zur Kontinenzförderung)	CE 05 I.1.e)+f) I.2.b)	Datum	Kürzel, Datum	Kürzel, Datum	Kürzel, Datum

Kann den Pflegeprozess und die Pflegediagnostik in akuten Pflegesituationen bei Pflegeempfängerinnen mit **Erkrankungen der Adnexe/des Ovars** planen, organisieren, gestalten, durchführen, steuern und evaluieren

Lernergebnis	CE	Theorie	gezeigt	geübt	erreicht
44 Erkennt verschiedene Symptome einer Adnexitis im Rahmen einer Pflegeanamnese, kann diese erläutern, dokumentieren und interdisziplinär kommunizieren (z. B. akute seitenbetonte Unterbauchschmerzen, stark riechender, putrider Fluor, Kolpitissymptome, Fieber, druckschmerzhafte Adnexe)	CE 05 I.1.c)	Datum	Kürzel, Datum	Kürzel, Datum	Kürzel, Datum
45 Beherrscht den Analyse- und Synthese-Prozess, um Pflegediagnosen für eine Pflegeempfängerin mit Adnexitis abzuleiten, zu erläutern und zu dokumentieren, z. B.: » Akute Schmerzen » Risiko von Komplikationen durch Fieber » Risiko einer sexuell übertragbaren Krankheit, Ansteckungsrisiko für den Sexualpartner	CE 05 I.1.f) I.2.a-e) I.3.a-e)	Datum	Kürzel, Datum	Kürzel, Datum	Kürzel, Datum
46 Wählt pflegefachlich begründete Pflegemaßnahmen bei Adnexitis entsprechend der externen und internen Evidenzlage aus, kann die Auswahl begründen, mit der Pflegeempfängerin adäquat kommunizieren, korrekt durchführen und dokumentieren, z. B.: » Temperaturkontrolle » Pflegerische fiebersenkende Maßnahmen (siehe A11 Körpertemperatur) » Medikamentöse fiebersenkende Maßnahmen nach Arztangabe » Schmerzmanagement » Anleitung zur sorgfältigen Intimpflege » Beratung zur Infektionsprävention im Intimbereich	CE 05 I.1.e)+f) I.2.b)	Datum	Kürzel, Datum	Kürzel, Datum	Kürzel, Datum

B6.4.1 Erkrankungen der weiblichen Geschlechtsorgane

Lernergebnis		Theorie	gezeigt	geübt	erreicht
47 Erkennt mögliche Sorgen und Ängste von Pflegeempfängerinnen bei Adnexitis bezogen auf die Fertilität und reagiert auf Äußerungen mit Verständnis und Empathie	CE 05 I.1.e)+f) I.2.b)	Datum	Kürzel, Datum	Kürzel, Datum	Kürzel, Datum

Für Lernergebnisse zu pflegerischen Interventionen bei Ovarialzysten und Ovarialkarzinomen beachten Sie die Lernergebnisse im Abschnitt Erkrankungen des Uterus (Pflege bei operativen gynäkologischen Eingriffen)

B6.4.2 Erkrankungen der Brust

Kann Pflege von Pflegeempfängerinnen aller Altersstufen mit **Erkrankungen der Brust** verantwortlich planen, organisieren, gestalten, durchführen, steuern und evaluieren sowie die Behandlung, Therapie im interdisziplinären Team unterstützen

Lernergebnis		Theorie	gezeigt	geübt	erreicht
48 Kann Symptome einer Mastitis non-puerperalis (Brustentzündung, nicht in der Schwangerschaft/Wochenbett) benennen, Symptome erkennen und mit dem Arzt kommunizieren z. B.: » Überwärmte und gerötete Haut » Schmerzen	CE 05 I.1.c)	Datum	Kürzel, Datum	Kürzel, Datum	Kürzel, Datum
49 Kann situationsbezogene Pflegeinterventionen bei Mastitis non-puerperalis entsprechend der Arztanordnung durchführen und korrekt dokumentieren, z. B.: » Vitalzeichenkontrolle » Schmerzmanagement » Lokale Kühlung » Antibiotikagabe nach Arztangabe Bei Abszessbildung: » Allgemeine prä- und postoperative Pflegemaßnahmen (siehe B3) » Wundmanagement » Drainagenmanagement	CE 05 III.2.b)	Datum	Kürzel, Datum	Kürzel, Datum	Kürzel, Datum

Kann den Pflegeprozess und die Pflegediagnostik in akuten Pflegesituationen bei Pflegeempfängerinnen mit einem **Mammakarzinom** planen, organisieren, gestalten, durchführen, steuern und evaluieren

Lernergebnis		Theorie	gezeigt	geübt	erreicht
50 Kann eine systematische Pflegeanamnese bei einer Pflegeempfängerin mit Mammakarzinom erheben, z. B.: » Allgemeine Anamnese in der Gynäkologie siehe oben » Veränderungen an der Brust (z. B. Verhärtung oder Knoten in der Brust, Veränderung der Mamille, neu aufgetretene Asymmetrie der Brustwarzen, Hautveränderungen usw.) » Risikofaktoren	CE 05 I.1.c)	Datum	Kürzel, Datum	Kürzel, Datum	Kürzel, Datum
51 Kann im Rahmen der medizinischen Therapie des Mammakarzinoms administrative und pflegerische Aufgaben organisieren, steuern und durchführen und pflegerische Maßnahmen ableiten, z. B.: » Operation (siehe B 3.2 perioperative Pflege) » Strahlentherapie (siehe B1.2 spezielle medizinische Therapien) » Medikamentöse Therapie: › Chemotherapie (siehe B1.3 Innere Medizin, typische Medikamente) › Hormontherapie › Zielgerichtete Therapie	CE 05 III.2.b)	Datum	Kürzel, Datum	Kürzel, Datum	Kürzel, Datum
52 Kennt die häufigsten Operationsverfahren bei Mammakarzinom und kann unterschiedliche sich daraus ergebende pflegerische Versorgungsbedarfe ableiten, z. B.: » Brusterhaltende Operation » Mastektomie (einfache, modifiziert radikale, radikale)	CE 05 I.1.d) III.2.c)	Datum	Kürzel, Datum	Kürzel, Datum	Kürzel, Datum
53 Kennt spezielle präoperative Maßnahmen bei Pflegeempfängerinnen mit Mastektomie und führt diese sicher durch, z. B.: » Beratung bezüglich Kontrakturen und Lymphödemprophylaxe » Gesprächsmöglichkeit anbieten » Umfangmessung des Arms auf der betroffenen Seite	CE 05 I.1.e), I.2.b)	Datum	Kürzel, Datum	Kürzel, Datum	Kürzel, Datum

Gynäkologie

B6.4.2 Erkrankungen der Brust

Kann den Pflegeprozess und die Pflegediagnostik in akuten Pflegesituationen bei Pflegeempfängerinnen mit einem **Mammakarzinom** planen, organisieren, gestalten, durchführen, steuern und evaluieren

	Theorie	gezeigt	geübt	erreicht
54 Beherrscht den Analyse- und Synthese-Prozess, um Pflegediagnosen für eine Pflegeempfängerin mit Mammakarzinom abzuleiten, zu erläutern und zu dokumentieren, z. B.: » Fühlt sich nicht mehr als vollwertige Frau, beeinträchtigtes Selbstkonzept/-bild » Beeinträchtigtes Körperbild/-schema » Risiko zur Bildung eines Lymphödems CE 05 I.1.f) I.2.a-e) I.3.a-e)	Datum	Kürzel, Datum	Kürzel, Datum	Kürzel, Datum
55 Kennt spezielle postoperative Maßnahmen bei Pflegeempfängerinnen mit Mastektomie, führt diese sicher durch und dokumentiert sie korrekt, z. B.: » Vitalzeichenkontrolle und Blutentnahme nur am gegenüberliegenden Arm » Kontrolle des Wundgebietes » Wundmanagement » Wundgebiet entlasten » Einfühlsames Vorgehen beim ersten Verbandwechsel » Drainagenmanagement (B3.2 Prä- und postoperativer Pflege) » Erhöhte Lagerung des Arms in leichter Abduktionsstellung » Lymphödemprophylaxe » Maßnahmen der Pneumonieprophylaxe » Unterstützung bei der Körperpflege » Anleitung zum Ankleiden über die operierte und Auskleiden über die nicht operierte Seite CE 05 I.1.e), I.2.b)	Datum	Kürzel, Datum	Kürzel, Datum	Kürzel, Datum
56 Kann die Pflegeempfängerin zur Lymphödemprophylaxe informieren und beraten, z. B.: » Keine enge, einschnürende Kleidung tragen » Längere Wärmeeinwirkung vermeiden (Badewasser, Sonnenstrahlung, Sauna usw.) » Kälteeinwirkung vermeiden » Kein schweres Heben » Hautpflege: keine reizenden Kosmetika verwenden » Verletzungsgefahr beachten, z. B. vorsichtige Nagelpflege, Handschuhe tragen bei Gartenarbeit usw. » Symptome frühzeitig erkennen, z. B. Schweregefühl, angeschwollene Hände/Arme, ausstrahlende Schmerzen aus der Achselhöhle CE 05 I.1.b) II.2.c)	Datum	Kürzel, Datum	Kürzel, Datum	Kürzel, Datum
57 Kann Pflegeempfängerinnen nach Mammakarzinom/Mastektomie individuell beraten, z. B. bezüglich: » Brustprothesenauswahl » Sport nach Mastektomie » Sexualität nach Mammakarzinom » Unterstützende Versorgungsmöglichkeiten » Anerkennung einer Schwerbehinderung » Gespräche über Selbstbild/-konzept nach Mastektomie » Über Angebote verschiedener nationaler onkologischer Organisationen, psychoonkologischer Dienste und regionaler bzw. überregionaler Selbsthilfegruppen informieren CE 05 II.2.c)	Datum	Kürzel, Datum	Kürzel, Datum	Kürzel, Datum

B6.4.3 Erkrankungen in der Schwangerschaft

Kann den Pflegeprozess und die Pflegediagnostik bei Pflegeempfängerinnen mit einer **Komplikation in der Schwangerschaft** planen, organisieren, gestalten, durchführen, steuern und evaluieren

	Theorie	gezeigt	geübt	erreicht
58 Erkennt physiologische und/oder pathologische körperliche Veränderungen in einer Schwangerschaft, erhebt sie im Rahmen der Pflegeanamnese und kommuniziert die Beobachtungen im interdisziplinären Team » Hautveränderungen » Herz-Kreislauf-Veränderungen » Veränderung bei der Ausscheidung (Obstipation, Sodbrennen, Harnausscheidung) » Übelkeit und Erbrechen » Varizen, Ödeme » Risikofaktoren einer Frühgeburt (z. B. Schwangerschaftsgestose, Zervix-, Plazentainsuffizienz, vaginale Blutung usw.) CE 10 I.1.c) I.5.a)	Datum	Kürzel, Datum	Kürzel, Datum	Kürzel, Datum

B6.4.3 Erkrankungen in der Schwangerschaft

		Theorie	gezeigt	geübt	erreicht
59 Kann die Pflegeempfängerin zu verschiedenen Themen in der Schwangerschaft beraten, z. B.: » Ernährung » Gewichtszunahme » Verzicht auf Genussmittel » Hautpflege » Arzneimitteleinnahme	CE 10 II.2.c)	Datum	Kürzel, Datum	Kürzel, Datum	Kürzel, Datum
60 Erkennt mögliche Symptome und Komplikationen einer Extrauteringravidität (z. B. Tubusgravidität, Ovarialgravidität, Abdominalgravidität), informiert den Arzt, leitet Sofortmaßnahmen ein, z. B.: » Regelmäßige Vitalzeichenkontrolle » Nahrungskarenz und Infusionstherapie nach Arztangabe » Sofortiges Verständigen des zuständigen Arztes bei Auftreten von Symptomen eines akuten Abdomens » Präoperative Maßnahmen	CE 06 1.4.a) III.2.b)	Datum	Kürzel, Datum	Kürzel, Datum	Kürzel, Datum
61 Erkennt Sorgen und Ängste der Pflegeempfängerinnen bezogen auf die Fertilität nach extrauteriner Schwangerschaft, die Trauer um die Schwangerschaft und reagiert auf Äußerungen mit Verständnis und Empathie	CE 10 III.2.c)	Datum	Kürzel, Datum	Kürzel, Datum	Kürzel, Datum

Kann den Pflegeprozess und die Pflegediagnostik bei Pflegeempfängerinnen mit einem **Risiko einer Früh-/Fehlgeburt** planen, organisieren, gestalten, durchführen, steuern und evaluieren

		Theorie	gezeigt	geübt	erreicht
62 Erhebt im Rahmen der allgemeinen Pflegeanamnese einer schwangeren Pflegeempfängerin mögliche Risikofaktoren für eine Früh-/Fehlgeburt, z. B.: » Vorausgegangene Frühgeburt » Schwangerschaftsgestosen » Zervixinsuffizienz » Plazentainsuffizienz » Vorzeitiger Blasensprung » Antenatale Blutungen » Vaginale Infektionen » Mehrlingsschwangerschaften » Mütterliches Alter	CE 10 I.1.c)	Datum	Kürzel, Datum	Kürzel, Datum	Kürzel, Datum
63 Beherrscht den Analyse- und Synthese-Prozess, um die Pflegediagnose „Risiko einer Früh-/Fehlgeburt“ für eine Pflegeempfängerin abzuleiten und Ursachen sowie Kennzeichen zu benennen, zu erläutern und zu dokumentieren, z. B.: » Zervixverkürzung/-insuffizienz » Vorzeitige Wehenaktivität » Vaginale Blutungen	CE 10 I.1.f) I.2.a-e) I.3.a-e)	Datum	Kürzel, Datum	Kürzel, Datum	Kürzel, Datum
64 Kann evidenzbasierte und situationsbezogene Pflegeinterventionen bei Risiko einer drohenden Frühgeburt für die Pflegeempfängerin auswählen, die Auswahl begründen, mit der Pflegeempfängerin adäquat kommunizieren und korrekt umsetzen, z. B.: » Vitalzeichenkontrolle » Auf stressfreie Umgebung achten » Gesprächsbereitschaft signalisieren und mit Empathie und Verständnis auf die Sorgen und Ängste der Pflegeempfängerin reagieren » Unterstützung in der Selbstpflege bei angeordneter Bettruhe » Nach Möglichkeit Linksseitenlage einnehmen (Blutversorgung des Kindes, Vermeidung einer Vena-cava-Kompression) » Obstipationsprophylaxe » Thromboseprophylaxe » Infektionsprophylaxe » Leichte Beckenhochlage durch Veränderung der Bettebene herstellen » Tokolysemedikamente nach ärztlicher Anordnung verabreichen und auf mögliche Nebenwirkungen achten	CE 10 I.1.e) I.2.b) III.2.b)	Datum	Kürzel, Datum	Kürzel, Datum	Kürzel, Datum

B6.4.3 Erkrankungen in der Schwangerschaft

		Theorie	gezeigt	geübt	erreicht
65 Kann evidenzbasierte und situationsbezogene Pflegeinterventionen bei vorzeitigem Blasensprung für die Pflegeempfängerin auswählen, die Auswahl begründen, mit der Pflegeempfängerin adäquat kommunizieren und die Maßnahmen korrekt umsetzen, z. B.: » Regelmäßige Temperaturkontrollen » Regelmäßige Kontrolle auf Entzündungsparameter nach Arztangabe » Zur sorgfältigen Intimhygiene anleiten, regelmäßiger Wechsel der Vorlage » Genitalspülung durchführen » Fruchtwasser auf Menge, Farbe und Geruch beobachten	CE 10 I.1.e) I.2.b) III.2.b)	Datum	Kürzel, Datum	Kürzel, Datum	Kürzel, Datum

Kann den Pflegeprozess und die Pflegediagnostik bei Pflegeempfängerinnen mit einer **Früh-/Spätgestose** planen, organisieren, gestalten, durchführen, steuern und evaluieren

		Theorie	gezeigt	geübt	erreicht
66 Kann bei Hyperemesis gravidarum (schwere Übelkeit und Erbrechen während der Schwangerschaft) pflegerische Maßnahmen ableiten und sicher durchführen, z. B.: » Vitalzeichenkontrolle » Hilfestellung bei Erbrechen » Dokumentation der Häufigkeit des Erbrechens » Gewichtskontrolle » Verabreichung von Infusionstherapien/Antiemetika nach Arztanordnung	CE 10 I.1.c)+d)	Datum	Kürzel, Datum	Kürzel, Datum	Kürzel, Datum
67 Erkennt Symptome einer Schwangerschaftsgestose, z. B. schwangerschaftsinduzierte Hypertonie, Präeklampsie, Eklampsie, HELLP-Syndrom und kann diese dem Arzt mitteilen und dokumentieren, z. B.: » Hyperemesis » Ödembildung » Hypertonie » Rechtsseitiger Oberbauchschmerz » Kopfschmerzen » Ohrensausen » Sehstörungen » Bewusstseinseintrübung	CE 06 I.1.c)+d)	Datum	Kürzel, Datum	Kürzel, Datum	Kürzel, Datum
68 Kann evidenzbasierte und situationsbezogene Pflegeinterventionen bei Schwangerschaftsgestosen für die Pflegeempfängerin in Absprache mit dem Arzt auswählen, die Auswahl begründen, mit der Pflegeempfängerin adäquat kommunizieren und korrekt umsetzen, z. B.: » Engmaschige Vitalzeichenkontrolle » Wenn möglich Einzelzimmerunterbringung (Abschirmung) » Krampfauslösende Stimuli vermeiden » Verabreichung der ärztlich angeordneten medikamentösen Therapie und Überwachung auf mögliche Nebenwirkungen » Diagnostische Maßnahmen nach Arztangabe organisieren/dabei assistieren » Flüssigkeitsbilanzierung » Umfangsmessung bei Ödembildung » Gewichtskontrollen » Bett hochstellen zur Ödemminimierung	CE 06 I.1.e) I.2.b) III.2.b)	Datum	Kürzel, Datum	Kürzel, Datum	Kürzel, Datum
69 Erkennt die Alarmzeichen eines tonisch-klonischen Krampfes (siehe Grand-Mal-Anfall B2.4.2) im Kontext einer Präeklampsie, gibt diese bei Auftreten an die Verantwortlichen des interdisziplinären Teams weiter und kann Notfallmaßnahmen einleiten/unterstützen	CE 06 I.1.c)+d) I.4.a)	Datum	Kürzel, Datum	Kürzel, Datum	Kürzel, Datum
70 Kennt mögliche Risiken eines Gestationsdiabetes, z. B.: » Risiko einer Hypo-/Hyperglykämie » Risiko von Infektionen » Risiko einer Gestose » Risiko einer Früh-/Fehlgeburt und kann daraus situationsgerecht pflegerische Maßnahmen ableiten, z. B.: » Blutzuckerkontrollen » Infektionsprävention	CE 06 I.1.e) I.2.b) III.2.b)	Datum	Kürzel, Datum	Kürzel, Datum	Kürzel, Datum

B6.4.3 Erkrankungen in der Schwangerschaft

Theorie | gezeigt | geübt | erreicht

Kann den Pflegeprozess und die Pflegediagnostik in Pflegesituationen nach **Verlust des Kindes** planen, organisieren, gestalten, durchführen, steuern und evaluieren

Kennt allgemeine pflegerische Maßnahmen bei Trauer und Verlust (bitte beachten Sie auch die Lernergebnisse aus A12 Empfindung)

		Theorie	gezeigt	geübt	erreicht
71 Kann verschiedene medizinische Fachbegriffe voneinander abgrenzen und erklären und bei Bedarf über die rechtlichen Regelungen z. B. zum Mutterschutz/Kündigungsschutz informieren: » Fehlgeburt (Frühabort, Spätabort) » Totgeburt » Schwangerschaftsabbruch	CE 08 II.2.a)	Datum	Kürzel, Datum	Kürzel, Datum	Kürzel, Datum
72 Kann pflegerische Maßnahmen bei Frühaborten organisieren, steuern und korrekt durchführen, z. B.: » Prä- und postoperative Pflege bei Abrasio » Gesprächsbereitschaft signalisieren und mit Empathie und Verständnis unterstützen » Weitere psychologische Betreuung anbieten/veranlassen und über Selbsthilfemöglichkeiten informieren	CE 06 I.1.e) I.2.b) III.2.b)	Datum	Kürzel, Datum	Kürzel, Datum	Kürzel, Datum
73 Kann die Pflegeempfängerin/Bezugsperson beim Prozess der Trauerarbeit unterstützen, z. B.: » Verabschiedung ermöglichen » Erinnerungsstücke » Einzelzimmerunterbringung (nicht in der Nähe der Wochenbettstation) » Bestattungsmöglichkeiten aufzeigen » Gefühlsausbrüche zulassen und mit Verständnis begegnen » Weitere psychologische Betreuung anbieten/veranlassen und über Selbsthilfemöglichkeiten informieren	CE 08 I.3.e)	Datum	Kürzel, Datum	Kürzel, Datum	Kürzel, Datum
74 Kann die Wochenbettpflege unter Berücksichtigung der besonderen Situation der Pflegeempfängerin durchführen, z. B.: » Konservatives Abstillen » Medikamentöses Abstillen » Uterusrückbildung	CE 10 I.1.e) I.2.b)	Datum	Kürzel, Datum	Kürzel, Datum	Kürzel, Datum

B7 Lernfelder in der Geburtshilfe und im Wochenbett

Auf der Facheinheit der Geburtshilfe werden Frauen vor und nach der Entbindung mit und ohne Komplikationen betreut. Pflegediagnosen und der pflegerische Prozess auf einer geburtshilflichen Station können sehr unterschiedlich sein und hängen vom Verlauf der Schwangerschaft und möglichen Komplikationen bei der Geburt ab. Nachfolgend sind die zentralen Lernergebnisse zur Pflege und Betreuung einer Wöchnerin aufgeführt.

B7.1 Allgemeine Lernergebnisse

		Theorie	gezeigt	geübt	erreicht
1 Kennt den für die Wochenbettstation typischen Tagesablauf und kann Unterschiede zu anderen Fachabteilungen benennen	CE 02, CE 10 III.3	Datum	Kürzel, Datum	Kürzel, Datum	Kürzel, Datum
2 Kann beurteilen, welche Pflegeempfängerinnen zusammen in einem Zimmer untergebracht werden können und kann dies begründen	CE 02, CE 10 III.3, IV.1	Datum	Kürzel, Datum	Kürzel, Datum	Kürzel, Datum
3 Kennt das Konzept des Familienzimmers und kann es dementsprechend vorbereiten	CE 02, CE 10 III.3	Datum	Kürzel, Datum	Kürzel, Datum	Kürzel, Datum
4 Kennt das Rooming-in-Konzept, kann Vor- und Nachteile benennen und erkennt, wenn eine Mutter nach der Geburt Ruhe benötigt und kann entsprechende Angebote unterbreiten	CE 02, CE 10 III.3, I.2.c)	Datum	Kürzel, Datum	Kürzel, Datum	Kürzel, Datum
5 Kennt die Versorgungswege und kann sich benötigte Materialien/ Instrumente besorgen	CE 02 III.3	Datum	Kürzel, Datum	Kürzel, Datum	Kürzel, Datum
6 Kennt die Strukturen und Verantwortlichkeiten der Notfallversorgung auf der Facheinheit	CE 02 III.1+3	Datum	Kürzel, Datum	Kürzel, Datum	Kürzel, Datum
7 Kennt das Zertifikat „Babyfreundlich“ (WHO-/UNICEF-Initiative) und kann Besonderheiten bezogen dabei auf die sie Versorgung der Pflegeempfängerin/des Neugeborenen benennen	CE 02 CE 10 IV.1.a-d)	Datum	Kürzel, Datum	Kürzel, Datum	Kürzel, Datum
8 Wirkt aktiv an der Entwicklung von Standards und (Forschungs-) Projekten zur Qualitätsentwicklung im Bereich der Geburtshilfe bzw. Wochenbettpflege mit	CE 02, CE 05 CE 07, CE 08 CE 11 Anlage 5: IV. 1+2	Datum	Kürzel, Datum	Kürzel, Datum	Kürzel, Datum

B7.2 Spezielle Untersuchungen unterstützen können

Theorie | gezeigt | geübt | erreicht

Kann innerhalb der rechtlichen Bestimmungen ärztlich veranlasste Maßnahmen der medizinischen Diagnostik und Therapie in der **pränatalen Diagnostik/Untersuchungen nach der Geburt** vorbereiten, assistieren, durchführen und die Pflegeempfängerin nach der Untersuchung überwachen

		Theorie	gezeigt	geübt	erreicht
9 Kann die Pflegeempfängerin zur Untersuchung/zur Diagnostik vorbereiten und begleiten oder diese im Auftrag des Arztes durchführen, z. B.: » Oraler Glucosetoleranztest (OGTT) » Zervixmessung » Ultraschall/Dopplerunteruchung » Kann ein CTG anlegen und schreiben » Blutuntersuchungen, z. B. Blutgruppenbestimmung, Antikörpersuchtest, Untersuchung auf schwangerschaftsrelevante Infektionskrankheiten » Abschlussuntersuchung der Frau	CE 10 III.2.b)+c)	Datum	Kürzel, Datum	Kürzel, Datum	Kürzel, Datum
10 Kennt Beurteilungskriterien und Bewertung des Apgar-Schemas und kann anhand der errechneten Punktezahl Rückschlüsse bezogen auf den Zustand des Neugeborenen ziehen und die Ergebnisse im interdisziplinären Team kommunizieren	CE 10 III.2.b)+c)	Datum	Kürzel, Datum	Kürzel, Datum	Kürzel, Datum
11 Kennt Zeitpunkt und Inhalte der Früherkennungsuntersuchung für Kinder (U2) und kann bei dieser assistieren	CE 10 III.2.b)+c)	Datum	Kürzel, Datum	Kürzel, Datum	Kürzel, Datum
12 Kann die Eltern bezüglich der Untersuchungen der Früherkennung von Stoffwechselerkrankungen und dem Neugeborenen-Hörscreening informieren	CE 10 I.2.b)+c)	Datum	Kürzel, Datum	Kürzel, Datum	Kürzel, Datum
13 Kann die Eltern bezüglich der Fortführung der U-Untersuchungen und einer Impfberatung beraten und motivieren, diese mit Hilfe des Kinderuntersuchungsheftes („Gelbes Heft") zu dokumentieren	CE 10 I.2.b+c)	Datum	Kürzel, Datum	Kürzel, Datum	Kürzel, Datum

B7.3 Typische Medikamente einschätzen können

Theorie | gezeigt | geübt | erreicht

Kann in interdisziplinären Teams an der Versorgung und Behandlung von Schwangeren bzw. Müttern/deren Neugeborenen mitwirken, Kontinuität an Schnittstellen sichern, sowie die **ärztlichen Anordnungen zur Medikation** im Pflegekontext eigenständig durchführen

		Theorie	gezeigt	geübt	erreicht
14 Kennt die Nebenwirkungen von unterschiedlichen Medikamenten und kann die Pflegeempfängerin darauf hin beobachten und überwachen, z. B.: » Tokolytika (wehenhemmende Medikamente), z. B. » Wehenfördernde Medikamente, z. B. » Antenatale Kortikosteroide (Lungenreife), z. B. » Antibiotika, z. B. » Oxytocin » Prolaktinhemmstoffe, z. B. » Medikamente zur Prophylaxe: Vitamin K, Vitamin D, Fluorid » Anti-D-Prophylaxe	CE 10 III.2.b)+c)	Datum	Kürzel, Datum	Kürzel, Datum	Kürzel, Datum

B7.4 Pflegerische Handlungskompetenz im Kontext der Geburtshilfe

Bitte beachten Sie hier auch die Lernergebnisse aus B6.4.3 Erkrankungen in der Schwangerschaft

B7.4.1 Pflegerische Handlungskompetenz im Kontext des Wochenbetts

Kann den Pflegeprozess und die Pflegediagnostik in Pflegesituationen bei **Pflegeempfängerinnen im Wochenbett** planen, organisieren, gestalten, durchführen, steuern und evaluieren

		Theorie	gezeigt	geübt	erreicht
15 Kennt Struktur, wichtige Inhalte und Kontrollen bei der Übernahme einer Pflegeempfängerin aus dem Kreißsaal, z. B.: » Name, Alter der Frau, Anzahl vorangegangener Schwangerschaften/ Geburten » Art und Verlauf der Geburt, Komplikationen, termingerechte Geburt? Geburtsverletzungen, Blutung, Fundusstand » Gesundheitszustand des Neugeborenen (Geschlecht, Allgemeinzustand, Gewicht, Blutzucker, Mekonium) » Medikation » Wunsch zu stillen (bereits gestillt?) » Erfolgte Miktion » Überprüfen auf Vollständigkeit der Krankenakte » Erster Beziehungsaufbau zwischen Pflegeperson und Pflegeempfängerin	CE 10 I.1.c)	Datum	Kürzel, Datum	Kürzel, Datum	Kürzel, Datum
16 Kann die Anamnese und Aufnahme einer Pflegeempfängerin/ihres Kindes auf der Wochenbettstation sicher und selbstständig durchführen	CE 10 I.1.c)	Datum	Kürzel, Datum	Kürzel, Datum	Kürzel, Datum
17 Kennt Dauer und physiologische Kennzeichen des Wochenbetts, und kann pathologische Abweichungen erkennen, z. B.: » Rückbildung » Heilung der Geburtswunden » Laktation » Hormonumstellung » Aufbau einer Mutter-Kind-Beziehung	CE 10 I.1.c)+d)	Datum	Kürzel, Datum	Kürzel, Datum	Kürzel, Datum
18 Kennt die wichtige Bedeutung des Bondings zwischen den Eltern und dem Neugeborenen und führt gezielt Maßnahmen zur Förderung des Bondings sicher durch, z. B.: » Umgebung ruhig und ungestört für die Eltern gestalten » Känguruing	CE 10 I.2.c)	Datum	Kürzel, Datum	Kürzel, Datum	Kürzel, Datum
19 Beherrscht den Analyse- und Synthese-Prozess, um Pflegediagnosen für eine Pflegeempfängerin im Wochenbett abzuleiten und zu erläutern, z. B.: » Beeinträchtigung beim Stillen » Nichtaufnahme/Unterbrechung des Stillens » Risiko einer postnatalen Mastitis » Risiko eines Lochialstaus » Risiko einer vaginal aufsteigenden Infektion » Risiko von Dehiszenz/Infektion von Wunden » Meteorismus/ Flatulenz » Risiko einer Inkontinenz » Risiko einer Obstipation » Risiko einer Thrombose » Risiko von Blutungen » Risiko von Komplikationen durch Hämorrhoiden	CE 10 I.2.a-e) I.3.a-e)	Datum	Kürzel, Datum	Kürzel, Datum	Kürzel, Datum

B7.4.1 Pflegerische Handlungskompetenz im Kontext des Wochenbetts

Kompetenz	CE	Theorie	gezeigt	geübt	erreicht
20 Beherrscht den Analyse- und Synthese-Prozess, um Pflegediagnosen für eine Pflegeempfängerin nach Sectio caesarea abzuleiten und zu erläutern, z. B.: » Beeinträchtigtes Stillen » Beeinträchtigte Wundheilung » Risiko des beeinträchtigten Bondings » Risiko von Dehiszenz/Infektion der Wunde	CE 10 I.2.a-e) I.3.a-e)	Datum	Kürzel, Datum	Kürzel, Datum	Kürzel, Datum
21 Kennt verschiedene Pflegemaßnahmen zur Betreuung von Pflegeempfängerinnen im Wochenbet und kann diese sicher durchführen, z. B.: » Vitalzeichenkontrolle » Blutzuckerkontrollen » Vorlagenkontrolle bzw. Erfragen der Lochien » Wundkontrolle (Episiotomie, Dammriss, Sectionaht) » Kontrolle des Fundusstandes » Frühmobilisation » Kontrolle der Urinausscheidung » Kontrolle der Darmtätigkeit	CE 10 I.1.e) I.2.b)	Datum	Kürzel, Datum	Kürzel, Datum	Kürzel, Datum
22 Kennt verschiedene Gründe für die hohe Emotionalität der Mütter und beachtet diese im pflegerischen Umgang, z. B.: » Erschöpfung » Anstrengungen der Geburt » Schlafdefizit » Hormonelle Umstellung	CE 10 I.1.e) I.2.b)	Datum	Kürzel, Datum	Kürzel, Datum	Kürzel, Datum
23 Kann die Pflegeempfängerin bezüglich verschiedener Themen nach der Geburt informieren, anleiten und beraten, z. B.: » Intimhygiene, Lochienfluss » Wundheilung, Schmerzlinderung » Flatulenz (Blähungen) » Obstipationsprophylaxe, Behandlung von Hämorrhoiden » Umgang mit Harninkontinenz » Besonderheiten nach Sectio caesarea » Beckenbodentraining und Wochenbettgymnastik » Thromboseprophylaktische Maßnahmen » Ödemrückbildung, Ernährung im Wochenbett » Ovulation, Sexualität und Verhütung nach der Geburt	CE 10 I.2.c) II.2	Datum	Kürzel, Datum	Kürzel, Datum	Kürzel, Datum

Kann den Pflegeprozess und die Pflegediagnostik in Pflegesituationen bei **Pflegeempfängerinnen im Wochenbett mit einem pathologischen Verlauf** planen, organisieren, gestalten, durchführen, steuern und evaluieren

Kompetenz	CE	Theorie	gezeigt	geübt	erreicht
24 Kennt verschiedene Ursachen eines Puerperalfiebers (z. B. Lochialstau, Endomyometritis, Infektion von Dammnaht oder Sectiowunde) und kann pflegerische Maßnahmen situationsgerecht auswählen, begründen und hygienisch korrekt durchführen, z. B.: » Engmaschige Vitalzeichenkontrolle » Pflegerische Maßnahmen zur Fiebersenkung » Kontrolle von Wundnähten (z. B. Sectio-/Dammnaht) » Fundusstandkontrolle, Antibiotikatherapie nach Arztangabe	CE 10 I.1.e) I.2.b)	Datum	Kürzel, Datum	Kürzel, Datum	Kürzel, Datum
25 Kennt Symptome einer Puerperalsepsis (z. B. hohes Fieber, Tachykardie und Hypotonie, Tachypnoe, Bewusstseinseintrübung), verständigt bei deren Auftreten sofort den zuständigen Arzt, unterstützt bei der Sepsistherapie und einer möglichen Verlegung auf die Intensivstation	CE 10 I.1.e), I.2.b)	Datum	Kürzel, Datum	Kürzel, Datum	Kürzel, Datum
26 Kennt Symptome einer Subinvolution des Uterus (z. B. höherer, unphysiologischer Fundusstand, Kantenschmerz, verstärkter Lochialfluss) und kann pflegerische Maßnahmen situationsgerecht auswählen, begründen und hygienisch durchführen, z. B.: » Engmaschige Vitalzeichenkontrolle » Lochialfluss beobachten, Wochenbettgymnastik » Bauchmassage zur Anregung des Uterus » Bauchlage mit erhöhtem Becken einnehmen lassen » Regelmäßiges Entleeren der Blase » Medikamentengabe nach Arztangabe	CE 10 I.1.e) I.2.b)	Datum	Kürzel, Datum	Kürzel, Datum	Kürzel, Datum

Weitere pflegerische Maßnahmen bei Erkrankungen eines pathologischen Wochenbettverlaufes: Thrombose (siehe A5 Kreislauf), Lungenembolie (siehe B1.7 Innere Medizin, B 5.5 Intensivmedizin), Harnwegsinfektionen (siehe B13.4 Nephrologie/Urologie)

B7.4.1 Pflegerische Handlungskompetenz im Kontext des Wochenbetts

Kann den Pflegeprozess und die Pflegediagnostik in Pflegesituationen bei **Pflegeempfängerinnen im Wochenbett mit Laktationsproblemen (Stillschwierigkeiten)** planen, organisieren, gestalten, durchführen, steuern und evaluieren

Kompetenz	CE	Theorie	gezeigt	geübt	erreicht
27 Kann eine Pflegeanamnese bezüglich der spezifischen Stillprobleme durchführen, z. B.: » Beurteilung der Mamille » Korrektes Anlegen des Kindes » Milchfluss » Beschaffenheit der Brust	CE 10 I.1.c)	Datum	Kürzel, Datum	Kürzel, Datum	Kürzel, Datum
28 Beherrscht den Analyse- und Synthese-Prozess, um Pflegediagnosen, für eine Pflegeempfängerin mit Stillwunsch/-problemen abzuleiten und zu erläutern, z. B.: » Risiko der Mangelernährung des Neugeborenen durch Hypogalaktie » Beeinträchtigung durch besondere Mamma-/Mamillenform » Fehlende Informationen/Fertigkeiten » Beeinträchtigung durch Sectio caesarea » Saug-/Trinkschwäche des Neugeborenen » Postnatale Mastitis » Neonataler Ikterus » Schmerzhafte Brustdrüsenschwellung durch beginnende Laktation	CE 10 I.2.a-e) I.3.a-e)	Datum	Kürzel, Datum	Kürzel, Datum	Kürzel, Datum
29 Kennt mögliche Indikationen zum Zufüttern (z. B. schneller Bilirubinanstieg, starker Gewichtsverlust des Neugeborenen, niedriges Geburtsgewicht oder niedriges Gestationsalter, Erkrankungen der Mutter, Einnahme von bestimmten Medikamenten) und wählt Zufütterungsmethoden unter Beachtung einer möglichen Saugverwirrung aus und kann diese hygienisch und fachlich korrekt durchführen, z. B.: » Brusternährungsset » Becherfütterung » Fingerfütterung	CE 10 I.1.e) I.2.b)	Datum	Kürzel, Datum	Kürzel, Datum	Kürzel, Datum
30 Kennt Symptome einer Mastitis puerperalis, (z. B. Fieber, Lymphknotenschwellung in der Axilla, Schmerzen in der Brust, Überwärmung und Rötung) und kann evidenzbasierte und situationsbezogene Pflegeinterventionen bei Mastitis puerperalis für die Pflegeempfängerin auswählen, die Auswahl begründen, mit der Pflegeempfängerin adäquat kommunizieren und korrekt umsetzen, z. B.: » Regelmäßiges Entleeren der Brust (durch Anlegen des Kindes, Ausstreichen oder Abpumpen) » Körperliche Schonung/Bettruhe » Soorprophylaxe bei Mutter/Kind	CE 10 I.1.e) I.2.b)	Datum	Kürzel, Datum	Kürzel, Datum	Kürzel, Datum
31 Kennt Symptome von wunden Brustwarzen (z. B. Rhagaden, Schmerzen beim Stillen) und kann die Pflegeempfängerin über situationsbezogene Maßnahmen informieren und anleiten, z. B.: » Anlegetechnik und Stillposition überprüfen » Stillposition wechseln » Häufiger stillen (10 bis max. 20 Minuten), mit der weniger schmerzenden Brust beginnen » Vordrücken der Muttermilch und auf der Haut trocknen lassen » Lanolinsalben (aus gereinigtem Wollfett) nach dem Stillen dünn auftragen » Geeignete Stilleinlagen verwenden » Ggf. Stillhütchen verwenden	CE 10 I.1.e) I.2.b)	Datum	Kürzel, Datum	Kürzel, Datum	Kürzel, Datum
32 Kennt Indikatoren des primären Abstillens, kann die Pflegeempfängerin bei konservativen und medikamentösen Abstillmaßnahmen (nach Arztangabe) unterstützen	CE 10 I.1.e), I.2.b)	Datum	Kürzel, Datum	Kürzel, Datum	Kürzel, Datum

B7.4.1 Pflegerische Handlungskompetenz im Kontext des Wochenbetts

		Theorie	gezeigt	geübt	erreicht
33 Kann die Pflegeempfängerin zu verschiedenn Themen verbunden mit dem Stillen informieren bzw. anleiten und achtet dabei unter Einbezug nationaler und internationaler Richtlinien auf eine einheitliche Beratung nach Richtlinien der Station, z. B.: » Physiologie und Vorteile des Stillens » Zusammensetzung und Veränderung der Muttermilch » Stillfrequenz » Brustpflege und -hygiene » Stillpositionen » Ernährung während des Stillens » Ausstreichen/Abpumpen der Muttermilch » Aufbewahrung und Erwärmen von Muttermilch	CE 10 II.2.a)+c)	Datum	Kürzel, Datum	Kürzel, Datum	Kürzel, Datum

B7.4.2 Pflegerische Handlungskompetez im Kontext der Neugeborenenpflege

Kann den Pflegeprozess und die Pflegediagnostik in Pflegesituationen bei **Neugeborenen** planen, organisieren, gestalten, durchführen, steuern und evaluieren

		Theorie	gezeigt	geübt	erreicht
34 Kennt Untersuchungsmaßnahmen im Kreißsaal (u.a. U1) und kann daraus Informationen für die Anamnese und die pflegerische Versorgung für das Neugeborene auf der Wochenbettstation ableiten, z. B.: » Allgemeinzustand (Apgar-Score) » Nabelschnur-pH-Wert » Geburtsgewicht, Größe und Kopfumfang » Überprüfung auf äußerliche Fehlbildungen » Überprüfung auf Reifezeichen/Übertragungszeichen » Geburtsverletzungen » Abhören von Lunge und Herz » Prävention von Blutungen durch Vitamin-K-Gabe	CE 10 I.1.c)+d)	Datum	Kürzel, Datum	Kürzel, Datum	Kürzel, Datum
35 Kennt verschiedene Pflegemaßnahmen zur Überwachung von Neugeborenen und kann diese sicher und hygienisch korrekt durchführen, z. B.: » Vitalparameter erheben (Herzfrequenz, Temperatur, Atmung, Hautfarbe) » Dokumentation von Urin-/Mekoniumausscheidung » Gewichtskontrolle, Trinkverhalten » Blutzuckermessung » Pulsoxymetrie-Screening » Kapilläre Blutentnahme » Transkutane Bilirubinmessung	CE 10 I.1.e) I.2.b)	Datum	Kürzel, Datum	Kürzel, Datum	Kürzel, Datum
36 Kann Maßnahmen des Neugeborenen-Handlings sicher und hygienisch korrekt durchführen, z. B.: » Wickeltechniken » Hautpflege » Hochheben, Hinlegen, Tragetechniken » Nabelpflege » Säuglingsbad	CE 10 I.1.e) I.2.b)	Datum	Kürzel, Datum	Kürzel, Datum	Kürzel, Datum
37 Kann die Mutter/Bezugsperson bei Maßnahmen der Versorgung des Neugeborenen unterstützen/dazu anleiten z. B. Wickeln, Säuglingsbad	CE 10 II.2.a)+c)	Datum	Kürzel, Datum	Kürzel, Datum	Kürzel, Datum
38 Befolgt Hygpienerichtlinien zur Minimierung des Infektionsrisikos und kann die Mutter/Bezugsperson und deren Besucher darüber informieren	CE 10 II.2.a)+c)	Datum	Kürzel, Datum	Kürzel, Datum	Kürzel, Datum
39 Kann die Mutter ohne Stillwunsch/bei Kontraindikationen zum Stillen über die Ernährung mit Muttermilchersatzprodukten informieren und dazu anleiten	CE 10 II.2.a)+c)	Datum	Kürzel, Datum	Kürzel, Datum	Kürzel, Datum

Geburtshilfe und Wochenbett

B7.4.2 Pflegerische Handlungskompetenz im Kontext der Neugeborenenpflege

Kann den Pflegeprozess und die Pflegediagnostik in Pflegesituationen bei **Neugeborenen** planen, organisieren, gestalten, durchführen, steuern und evaluieren

Lernergebnis	CE	Theorie	gezeigt	geübt	erreicht
40 Wählt pflegefachlich begründete Pflegemaßnahmen im Kontext der Risikovermeidung dem eines plötzlichen Kindstodes entsprechend der externen und internen Evidenzlage aus und kann die Auswahl begründen und mit den Eltern des Neugeborenen kommunizieren, z. B.: » Zum Schlafen in Rückenlage legen » Schlafsack statt Decken verwenden » Sichere Kleidung (keine Schnüre, Bänder, Mützen) » Sichere Schlafumgebung herstellen » Auf geeignete Raumtemperatur achten » Informationsgespräch mit der Mutter/Bezugsperson über Risikofaktoren und SIDS-Präventionsmaßnahmen (Sudden Infant Death Syndrome) führen	CE 10 I.1.e) I.2.b)	Datum	Kürzel, Datum	Kürzel, Datum	Kürzel, Datum

Kann den Pflegeprozess und die Pflegediagnostik in Pflegesituationen bei **Neugeborenen mit einer Störung der Neugeborenenperiode** planen, organisieren, gestalten, durchführen, steuern und evaluieren

Lernergebnis	CE	Theorie	gezeigt	geübt	erreicht
41 Kennt Risikofaktoren für eine Störung der Neugeborenenperiode, beachtet diese in der Überwachung und Versorgung des Neugeborenen und organisiert die/assistiert bei Diagnostik- und Therapiemaßnahmen, z. B.: » Frühgeborene ab der 35. SSW » Neugeborene ohne Symptome bei insulinpflichtigen Müttern » Stabiles Neugeborenes mit Hyperbilirubinämie » Infektionsverdacht ohne auffälligen Untersuchungsbefund	CE 10 III.2.a-d)	Datum	Kürzel, Datum	Kürzel, Datum	Kürzel, Datum
42 Kennt typische Symptome des Reifgeborenen mit einer bakteriellen Infektion und informiert bei deren Auftreten unverzüglich den zuständigen Arzt, z. B.: » Atemstörungen (Tachypnoe, Apnoe) » Kreislaufstörungen (Tachykardie, Hypotonie) » Verändertes Hautkolorit (blass-grau, grün-ikterisch) » Temperaturanstieg » Lethargie » Trinkschwäche	CE 10 III.2.a-d)	Datum	Kürzel, Datum	Kürzel, Datum	Kürzel, Datum
43 Beherrscht den Analyse- und Synthese-Prozess, um Pflegediagnosen für ein Neugeborenes abzuleiten und zu erläutern, z. B.: » Aufgrund einer beeinträchtigten Thermoregulation mit einhergehender Hyper- und/oder Hypothermie besteht das Risiko von Komplikationen » Ist beim Schlucken/Saugen beeinträchtigt, es besteht das Risiko der Mangelernährung » Selbstfürsorgebedarf Körperpflege, Ausscheidung » Risiko einer verzögerten Entwicklung	CE 10 I.2.a-e) I.3.a-e)	Datum	Kürzel, Datum	Kürzel, Datum	Kürzel, Datum
44 Wählt pflegefachlich begründete Pflegemaßnahmen entsprechend der externen und internen Evidenzlage zur Prävention einer Hyper-/Hypothermie aus, z. B.: » Raumtemperatur 20–22°C » Benutzen einer Wärmelampe » Waage vorwärmen » Nasse Hautstellen vermeiden	CE 10 I.1.e) I.2.b)	Datum	Kürzel, Datum	Kürzel, Datum	Kürzel, Datum
45 Kennt Blutzuckerwerte, Risikofaktoren und mögliche Symptome einer Hypoglykämie beim Neugeborenen, z. B.: » Schrilles Schreien » Trinkschwäche » Zittern/Krämpfe » Zyanosen, blasse Haut » Tachypnoe/Apnoe und informiert bei deren Auftreten umgehend Mitarbeiter des interprofessionellen Teams und kann situationsgerecht pflegerische Maßnahmen ableiten und durchführen, z. B.: » Tägliche Gewichtskontrollen » Engmaschige Blutzuckerkontrolle » Auf regelmäßiges Anlegen des Kindes achten » Zufütterung von Formula/Maltodextrinlösung » Verabreichung einer Glukoseinfusion » Ggf. Verlegung auf eine Spezialpflegeeinheit vorbereiten	CE 10 I.1.e) I.2.b) III.2.c)	Datum	Kürzel, Datum	Kürzel, Datum	Kürzel, Datum

B7.4.2 Pflegerische Handlungskompetenz im Kontext der Neugeborenenpflege

Kompetenz		Theorie	gezeigt	geübt	erreicht
46 Kann eine systematische Pflegeanamnese bei einem Neugeborenen mit Ikterus (Gelbsucht) durchführen und dessen Ursachen und Symptome erklären: » Postpartaler Gewichtsverlust ist größer als 5–7 % des Geburtsgewichtes » Zu wenig Muttermilch » Anpassungsschwierigkeiten beim Übergang in die extrauterine Phase » 1. bis 7. Tag des Neugeborenen » Verzögerte Passage des Mekoniums	CE 10 I.1.c)	Datum	Kürzel, Datum	Kürzel, Datum	Kürzel, Datum
47 Beherrscht den Analyse- und Synthese-Prozess, um die Pflegediagnosen für Pflegeempfänger/Neugeborene im Kontext des Ikterus (Gelbsucht) korrekt abzuleiten und zu erläutern, z. B.: » Hat das Risiko eines neonatelen Ikterus » Hat aufgrund eines neonatalen Ikterus das Risiko von stoffwechselbedingten Komplikationen	CE 10 I.2.a-e) I.3.a-e)	Datum	Kürzel, Datum	Kürzel, Datum	Kürzel, Datum
48 Kennt die verschiedenen Pflegemaßnahmen bei Neugeborenen im Kontext des Ikterus (Gelbsucht) und wählt situationsspezifisch geeignete Pflegemaßnahmen aus, z. B.: » Ermittlung und Bewertung des Bilirubinspiegels in Abhängigkeit vom Gestationsalter » Nichtinvasives Bilirubin-Screening » Beratung der Eltern bezüglich Präventivmaßnahmen Einschätzung der Nahrungszufuhr des Säuglings, z. B.: » Trinkmenge ermitteln » Indikation einer Zufütterung prüfen » Beurteilung des Saug-/Schluckvorgangs » Stillprobe durchführen und -protokoll führen » Mutter beim Stillen unterstützen/anleiten » Nahrungszufuhr laut Ernährungsplan steigern	CE 10 I.1.e) I.2.b) III.2.c)	Datum	Kürzel, Datum	Kürzel, Datum	Kürzel, Datum
49 Kann pflegerische Maßnahmen im Rahmen einer Fototherapie sicher durchführen und das Kind während der Behandlung überwachen, z. B.: » Gerät auf Einsatzbereitschaft prüfen » Kind bis auf eine Windel entkleiden » Dem Kind eine Brille zum Augenschutz aufsetzen » Auf Hautveränderung achten (hierfür Gerät kurzfristig ausschalten), z. B. Hautkolorit, Rötungen, Exanthem » Regelmäßige Temperaturkontrollen » Flüssigkeitszufuhr beachten » Ausscheidungskontrolle » Regelmäßiger Positionswechsel	CE 10 I.1.e) I.2.b) III.2.c)	Datum	Kürzel, Datum	Kürzel, Datum	Kürzel, Datum
50 Kennt mögliche Geburtsverletzungen und kann die Mutter/Bezugsperson darüber informieren und bezüglich eines individuellen Überwachungs- und Pflegebedarfs beraten, z. B.: » Kephalhämatom » Caput succedaneum » Schlüsselbeinfraktur	CE 10 II.2.c)	Datum	Kürzel, Datum	Kürzel, Datum	Kürzel, Datum
51 Kennt hormonbedingte Auffälligkeiten des Neugeborenen, kann der Mutter/Bezugsperson die Zusammenhänge erklären und über einen möglichen Überwachungsbedarf informieren, z. B.: » Brustdrüsenschwellung, evtl. mit Austritt von milchartiger Flüssigkeit » Akne bei Neugeborenen » Vaginale Schleimsekretion/leichte Blutung bei neugeborenen Mädchen	CE 10 II.2.c)	Datum	Kürzel, Datum	Kürzel, Datum	Kürzel, Datum

Geburtshilfe und Wochenbett

B8 Pflegerische Handlungsfelder in der Neonatologie und pädiatrischen Intensivstation

Auf einer neonatologischen Facheinheit werden Neugeborene behandelt, die bereits in den ersten Wochen krank sind, mit Fehlbildungen oder zu früh geboren wurden und infolge der Unreife Unterstützung benötigen. Die pflegerischen Aufgabenfelder konzentrieren sich auf eine systematische Überwachung und Pflege des Neugeborenen sowie auf die Ermöglichung von Kontakt zwischen Eltern und Kind zur Förderung der Eltern-Kind-Bindung. Spezielle pflegerische Konzepte wie Infant Handling, Kinästhetik, Känguruing, Eltern-Beratung sind einige Beispiele. Auf einer pädiatrischen Intensivstation werden darüber hinaus vital bedrohte Kinder intensivmedizinisch behandelt und erhalten eine spezifische intensivmedizinische Pflege unter besonderer Berücksichtigung des Alters. Nachfolgend sind die wichtigsten Lernergebnisse für diesen Bereich formuliert. Die Lernergebnisse sind überwiegend für die spezialisierte Kinderkrankenpflege bedeutend.

B8.1 Allgemeine Lernergebnisse

		Theorie	gezeigt	geübt	erreicht
1 Kennt gesetzliche Aufnahme- und Zuweisungskriterien verschiedener Einrichtungen entsprechend der perinatologischen Versorgungsstufe und kann mögliche Fehlbelegungen erkennen	CE 05, CE 06 CE 10 III.1.a)	Datum	Kürzel, Datum	Kürzel, Datum	Kürzel, Datum
2 Kennt gesetzlich verpflichtende Personalregelungen an Perinatalzentren, kann Kriterien für die Personalbemessung benennen und Abweichungen von den Vorgaben erkennen	CE 05, CE 06 CE 10 III.1.a)	Datum	Kürzel, Datum	Kürzel, Datum	Kürzel, Datum
3 Kennt die Strukturen und Verantwortlichkeiten der Notfallversorgung auf der Facheinheit und wendet diese in Notfallsituationen korrekt an	CE 05 I.4.a-c)	Datum	Kürzel, Datum	Kürzel, Datum	Kürzel, Datum
4 Kennt stationsspezifische Besucherregelungen und Regelungen zum Einbezug der Eltern und kann Gründe hierfür benennen, reflektieren und in angemessener Weise die Bezugspersonen informieren, z. B.: » Stärkung der Eltern-Kind-Bindung » Einbindung der Eltern in die Pflege ihres Kindes » Hygiene, Notfallsituationen, Stressminimierung für die Kinder	CE 05 CE 06 CE 10 1.6.d)	Datum	Kürzel, Datum	Kürzel, Datum	Kürzel, Datum
5 Kennt Aspekte des poststationären Nachsorgebedarfs von Frühgeborenen und kann im Rahmen des Entlassmanagements mögliche Versorgungsstrukturen und Netzwerke benennen und den Bezugspersonen Kontakte vermitteln	CE 05, CE 06 CE 10 1.6.d), III.3.d)	Datum	Kürzel, Datum	Kürzel, Datum	Kürzel, Datum
6 Kennt Struktur und Inhalt einer pflegerischen Übergabe in der Neonatologie/pädiatrischen Intensivpflege und kann diese sicher anwenden	CE 01, CE 03 I 1.f, III 1.a III.3.a)	Datum	Kürzel, Datum	Kürzel, Datum	Kürzel, Datum
7 Kennt die Pflegedokumentation (analog/digital), kann diese im Rahmen der Pflegeprozessdokumentation adäquat nutzen, sowie alle relevanten Informationen entnehmen, um eine sichere, kontinuierliche pflegerische Versorgung zu gewährleisten	CE 05, CE 06 CE 10 I.1.f)	Datum	Kürzel, Datum	Kürzel, Datum	Kürzel, Datum

Reanimation

		Theorie	gezeigt	geübt	erreicht
8 Kennt den BLS-Algorithmus (Basic-Life-Support) und kann die lebensrettenden Maßnahmen entsprechend bei Säuglingen/Kindern korrekt und sicher beginnen	CE 05, CE 06 CE 10 1.4.a)	Datum	Kürzel, Datum	Kürzel, Datum	Kürzel, Datum
9 Kennt das ABCDE-Schema zur schnellen Beurteilung eingeschränkter oder gefährdeter Vitalfunktionen und kann es sicher anwenden	CE 05, CE 06 CE 10 1.4.a)	Datum	Kürzel, Datum	Kürzel, Datum	Kürzel, Datum
10 Kann das Reanimationsteam bei Maßnahmen des Advanced Paediatric Life Support (APLS) bei Säuglingen/Kindern adäquat unterstützen	CE 05, CE 06 CE 10 1.4.a)	Datum	Kürzel, Datum	Kürzel, Datum	Kürzel, Datum
11 Kennt den Algorithmus der Neugeborenenreanimation und kann das interdisziplinäre Team dabei korrekt unterstützen	CE 05, CE 06 CE 10 1.4.a)	Datum	Kürzel, Datum	Kürzel, Datum	Kürzel, Datum

B8.1 Allgemeine Lernergebnisse in der Neonatologie und pädiatrischen Intensivstation

		Theorie	gezeigt	geübt	erreicht
12 Hat erfolgreich an einem Erste-Hilfe-Training teilgenommen	CE 05, CE 06 CE 10 1.4.f)	Datum	Kürzel, Datum	Kürzel, Datum	Kürzel, Datum
13 Ist in die Funktionsweise und Benutzung eines Defibrillators eingewiesen	CE 05, CE 06 CE 10 1.4.a)	Datum	Kürzel, Datum	Kürzel, Datum	Kürzel, Datum

B8.2 Spezielle Untersuchungen unterstützen können

Kann innerhalb der rechtlichen Bestimmungen ärztlich veranlasste Maßnahmen der medizinischen Diagnostik und Therapie in der **Intensivabteilung** vorbereiten, assistieren, durchführen und den Pflegeempfänger nach der Untersuchung überwachen

		Theorie	gezeigt	geübt	erreicht
14 Kann ein Kind zu den unterschiedlichen Untersuchungen angemessen vorbereiten und nach der Untersuchung beobachten und nachsorgen, z. B. bei » Röntgen, CT, MRT, Sonografie, Aszitespunktion » Liquorpunktion, Pleurapunktion » Perikardpunktion, Leberbiopsie » Lumbalpunktion, Herzkatheteruntersuchungen » Intraossäre Punktion, Legen eines Dialysekatheters	CE 05 CE 06 CE 10 III.2.d)	Datum	Kürzel, Datum	Kürzel, Datum	Kürzel, Datum
15 Kennt die verschiedenen zentralvenösen Katheter und ist sicher im Handling mit diesen: » Einschwemmkatheter (Silastic) » Zentralvenöser Katheter (ZVK) » Nabelvenenkatheter (NVK) » Implantierte venöse Dauerkatheter	CE 05 CE 06 CE 10 III.2.c)+d)	Datum	Kürzel, Datum	Kürzel, Datum	Kürzel, Datum
16 Kennt die verschiedenen arteriellen Katheter und ist sicher im Handling mit diesen, z. B.: » Arterienkatheter » Nabelarterienkatheter (NAK)	CE 05 CE 06 CE 10 III.2.c)+d)	Datum	Kürzel, Datum	Kürzel, Datum	Kürzel, Datum
17 Kann pflegerische Maßnahmen bei einem arteriellen Katheter sicher durchführen, z. B.: » Nullabgleich zu Schichtbeginn/bei Lageveränderung » Arterielles System deutlich kennzeichnen (z. B. rote Dreiwegehähne, rote Verschlussstopfen, Aufschrift) » Kontrolle der Haut auf eine mögliche Perfusionsstörung (blasse, marmorierte Haut, Kühle) und informiert bei Anzeichen umgehend den Arzt	CE 05 CE 06 CE 10 III.2.c)+d)	Datum	Kürzel, Datum	Kürzel, Datum	Kürzel, Datum
18 Kann Gefäßzugänge auf Entzündungs-/Blutungszeichen kontrollieren und dort einen Verbandwechsel selbstständig und hygienisch korrekt durchführen, z. B.: » Zentralvenöser Katheter, Nabekvenenkatheter » Arterieller Katheter, Nabelarterienkatheter	CE 05 CE 06 CE 10 III.2.c)+d)	Datum	Kürzel, Datum	Kürzel, Datum	Kürzel, Datum
19 Kennt die Durchführung, Risiken und Komplikationen beim Entfernen eines intravasalen Zugangs und kann diesen sicher und selbstständig entfernen, z. B.: » Zentraler Venenkatheter, Arterieller Katheter	CE 05, CE 06 CE 10 III.2.c)+d)	Datum	Kürzel, Datum	Kürzel, Datum	Kürzel, Datum
20 Kennt Normwerte und Aussagekraft des ZVD und kann eine ZVD-Messung selbstständig durchführen	CE 05, CE 06 CE 10 III.2.c)+d)	Datum	Kürzel, Datum	Kürzel, Datum	Kürzel, Datum
21 Kann eine IAP-Messung (intraabdomineller Druck) selbstständig und korrekt durchführen	CE 05, CE 06 CE 10 III.2.c)+d)	Datum	Kürzel, Datum	Kürzel, Datum	Kürzel, Datum
22 Kann ein 12-Kanal-EKG selbstständig anlegen und zuverlässig ein EKG schreiben	CE 05, CE 06 CE 10 III.2.c)+d)	Datum	Kürzel, Datum	Kürzel, Datum	Kürzel, Datum

B8.3 Typische Medikamente einschätzen können

Kann in interdisziplinären Teams an der Versorgung und Behandlung von Pflegeempfängern mitwirken und Kontinuität an Schnittstellen sichern, sowie die **ärztlichen Anordnungen zur Medikation** im Pflegekontext eigenständig durchführen

		Theorie	gezeigt	geübt	erreicht
23 Kann Gründe für die Verwendung von Medikamenten im Off-Label-Use in der Neonatologie benennen und Besonderheiten, die in der Medikation von Frühgeborenen zu beachten sind	CE 05, CE 06 CE 10 III.2.b)	Datum	Kürzel, Datum	Kürzel, Datum	Kürzel, Datum
24 Kennt Indikation, Wirkung und mögliche Nebenwirkungen einer Surfactanttherapie und kann die Verabreichung von Surfactant vorbereiten, bei der Applikation assistieren und diese nachbereiten, z. B.: » Applikation über Sonde in den Tubus » Applikation über Surfactanttubus » Applikation über Sonde mit CPAP-Therapie	CE 05, CE 06 CE 10 III.2.b)	Datum	Kürzel, Datum	Kürzel, Datum	Kürzel, Datum
25 Kennt Hygienebestimmungen und Wechselintervalle von Infusionssystemen und beachtet diese in der pflegerischen Versorgung	CE 05, CE 06 CE 10 III.2.b)	Datum	Kürzel, Datum	Kürzel, Datum	Kürzel, Datum
26 Kann das Aufziehen von Infusionen unter der Laminar-Airflow-Einheit hygienisch korrekt durchführen	CE 05, CE 06 CE 10 III.2.b)	Datum	Kürzel, Datum	Kürzel, Datum	Kürzel, Datum
27 Kann Geräte zur Medikamentenapplikation sicher und selbstständig bedienen, z. B.: » Infusionsspritzenpumpe » Infusionspumpe	CE 05, CE 06 CE 10 III.2.b)	Datum	Kürzel, Datum	Kürzel, Datum	Kürzel, Datum
28 Kann Medikamente pflegefachlich und hygienisch korrekt über die Magensonde applizieren	CE 05, CE 06 CE 10 III.2.b)	Datum	Kürzel, Datum	Kürzel, Datum	Kürzel, Datum
29 Kennt die Nebenwirkungen und Risiken von sedierenden Medikamenten und kann das Neugeborene adäquat beobachten, z. B.: » Opioide, z. B. » Benzodiazepine, z. B. » Narkotika, z. B.	CE 05, CE 06 CE 10 III.2.b)	Datum	Kürzel, Datum	Kürzel, Datum	Kürzel, Datum
30 Kennt die Nebenwirkungen und Risiken von kreislaufwirksamen Medikamenten und kann das Neugeborene adäquat beobachten, z. B.: » Katecholamine, z. B. » Digitalis-Glykoside, z. B. » Antiarrhythmika, z. B. » Antihypertensiva, z. B.	CE 05, CE 06 CE 10 III.2.b)	Datum	Kürzel, Datum	Kürzel, Datum	Kürzel, Datum
31 Kennt die Nebenwirkungen und Risiken von Relaxantien und kann das Neugeborene adäquat beobachten	CE 05, CE 06 CE 10 III.2.b)	Datum	Kürzel, Datum	Kürzel, Datum	Kürzel, Datum
32 Kennt die Nebenwirkungen und Risiken von Analgetika (WHO-Stufen) und kann das Neugeborene adäquat beobachten, z. B.: » Nichtopioide Analgetika, z. B. » Schwache Opioide, z. B. » Starke Opioide, z. B.	CE 05, CE 06 CE 10 III.2.b)	Datum	Kürzel, Datum	Kürzel, Datum	Kürzel, Datum
33 Kennt die Nebenwirkungen und Risiken einer medikamentösen Entzugstherapie und kann das Neugeborene adäquat beobachten	CE 05, CE 06 CE 10 III.2.b)	Datum	Kürzel, Datum	Kürzel, Datum	Kürzel, Datum
34 Kennt die Nebenwirkungen und Risiken von pulmologischen Medikamenten und kann das Neugeborene adäquat beobachten, z. B.: » Antiobstruktiva (β2-Sympathomimetika), z. B. » Anticholinergika (Parasympathomimetika), z. B. » Glukokortikosteroide, z. B. » Surfactant, z. B. » Coffeincitrat, z. B. » Theophyllin, z. B.	CE 05, CE 06 CE 10 III.2.b)	Datum	Kürzel, Datum	Kürzel, Datum	Kürzel, Datum

B8.3 Typische Medikamente einschätzen können

		Theorie	gezeigt	geübt	erreicht
35 Kann eine Transfusionstherapie sachgerecht vorbereiten und nachbereiten	CE 05, CE 06 CE 10 III.2.b)	Datum	Kürzel, Datum	Kürzel, Datum	Kürzel, Datum
36 Kennt die Risiken einer Transfusionstherapie, kann den Pflegeempfänger beobachten und ggf. Sofortmaßnahmen einleiten	CE 05, CE 06 CE 10 III.2.b)	Datum	Kürzel, Datum	Kürzel, Datum	Kürzel, Datum
37 Kennt Indikationen und mögliche Komplikationen einer Austauschtransfusion, kann diese vorbereiten, bei der Durchführung assistieren und diese nachbereiten, z. B.: » Erythropoetin, z. B. » Eisen, z. B. » Prostaglandin E1, z. B. » Prostaglandinsynthese-Inhibitor, z. B. » Prostaglandinanalogon, z. B. » Glukokortikoide, z. B. » Antikoagulanzien, z. B. » Diuretika, z. B. » Antazida, z. B. » Elektrolyte, z. B. » Vitamine, z. B. » Impfstoffe, z. B. » Antimykotika, z. B. » Antibiotika, z. B. » Virostatika, z. B. » Weitere:	CE 05 CE 06 CE 10 III.2.b)	Datum	Kürzel, Datum	Kürzel, Datum	Kürzel, Datum

B8.4 Intensivmedizinische Pflege bei Kindern

Kann den Pflegeprozess und die Pflegediagnostik in akuten Pflegesituationen bei Frühgeborenen/Neugeborenen/Kindern mit einem **intensiven Überwachungsbedarf und intensivmedizinische Behandlung** planen, organisieren, gestalten, durchführen, steuern und evaluieren. Bitte beachten Sie auch immer die Hinweise auf Lernergebnisse aus anderen Kapiteln)

		Theorie	gezeigt	geübt	erreicht
38 Kennt die Unterscheidung quantitativer Bewusstseinsveränderungen und kann die verschiedenen Stadien unter Berücksichtigung der individuellen sprachlichen, geistigen und motorischen Entwicklung des Kindes erkennen, beschreiben und interdisziplinär kommunizieren: » Benommenheit, Somnolenz, Sopor, Koma	CE 05 CE 06 I.1.c)	Datum	Kürzel, Datum	Kürzel, Datum	Kürzel, Datum
39 Setzt systematisch Assessments ein, um die quantitative Bewusstseinslage eines Neugeborenen/Kindes einzuschätzen, z. B.: » GCS (Glasgow-Coma-Scale)	CE 05, CE 06 I.1.c)	Datum	Kürzel, Datum	Kürzel, Datum	Kürzel, Datum
40 Kann Pupillenreaktion/-größe/-form beurteilen, dokumentieren und Auffälligkeiten den verantwortlichen Bezugspersonen des interprofessionellen Teams mitteilen	CE 05, CE 06 I.1.c)+f)	Datum	Kürzel, Datum	Kürzel, Datum	Kürzel, Datum
41 Setzt systematisch Assessments ein, um die Sedierungstiefe eines Kindes einschätzen zu können, z. B.: » Neonatal Pain, Agitation and Sedation Scale (N-PASS) » Comfort-B Scale/COMFORTneo Scale	CE 05, CE 06 I.1.c)	Datum	Kürzel, Datum	Kürzel, Datum	Kürzel, Datum
42 Kann standardisierte Delir-Screening-Instrumente einsetzen, z. B.: » Pediatric Confusion Assessment Method for Intensive Care Units (pCAM-ICU), Paediatric Anesthesia Emergence Delirium Scale (PAED-Scale)	CE 05, CE 06 I.1.c)	Datum	Kürzel, Datum	Kürzel, Datum	Kürzel, Datum
43 Kennt Verhaltensreaktionen von Frühgeborenen/Neugeborenen, die auf Schmerzen oder Stress hinweisen können (unter Berücksichtigung des Gestationsalters und der Krankheitsschwere) und kann Assessmentinstrumente zur Schmerzerfassung anwenden, z. B.: » NIPS (Neonatal Infant Pain Scale), PIPP (Premature Infant Pain Profile) » Berner Schmerzskala, COMFORTneo scale	CE 05, CE 06 CE 10 I.1.c)	Datum	Kürzel, Datum	Kürzel, Datum	Kürzel, Datum

B8.4 Intensivmedizinische Pflege bei Kindern

Kann den Pflegeprozess und die Pflegediagnostik in akuten Pflegesituationen bei Frühgeborenen/ Neugeborenen/Kindern mit einem **intensiven Überwachungsbedarf** und intensivmedizinische Behandlung planen, organisieren, gestalten, durchführen, steuern und evaluieren. (Bitte beachten Sie auch immer die Hinweise auf Lernergebnisse aus anderen Kapiteln)

		Theorie	gezeigt	geübt	erreicht
44 Kennt verschiedene altersgerechte Assessmentinstrumente zur Erfassung von Schmerzen und kann diese situationsgerecht anwenden, z. B.: » Comfort-B-Scale, Kindliche Unbehagen- und Schmerz-Skala (KUSS) » Paediatric Pain Profile (PPP), Faces Pain Scale (FPS) » Numerische-Rating-Skala (NRS)	CE 05, CE 06 CE 10 I.1.c)	Datum	Kürzel, Datum	Kürzel, Datum	Kürzel, Datum
45 Beherrscht den Analyse- und Synthese-Prozess, um eine Pflegediagnose im Kontext von quantitativen Bewusstseinsstörungen für einen Pflegeempfänger zu stellen und zu begründen, z. B.: » Hat aufgrund einer quantitativen Bewusstseinsstörung das Risiko von wahrnehmungsbedingten Komplikationen » Zeigt keine Reaktion auf Reize, es besteht ein beeinträchtigtes Bewusstsein » Hat Schmerzen, Risiko einer Aspiration » Selbstfürsorgedefizite im Bereich Ausscheidung, Ernährung, Körperpflege, Bewegung, Risiko einer Thrombose, eines Dekubitus, einer Pneumonie	CE 05 CE 06 CE 10 I.2.a-e) I.3.a-e)	Datum	Kürzel, Datum	Kürzel, Datum	Kürzel, Datum
46 Kennt verschiedene nicht-medikamentöse schmerzmodulierende Maßnahmen bei Frühgeborenen/Neugeborenen, wählt diese pflegefachlich begründet aus und wendet sie situationsgerecht an, z. B.: » Nicht-nutritives Saugen (in Kombination mit oraler Glucosegabe) » Facilitated Tucking, Swaddling » Känguruing, Fußmassage vor Fersenpunktion	CE 05 CE 06 CE 10 I.1.e) I.2.b)	Datum	Kürzel, Datum	Kürzel, Datum	Kürzel, Datum
47 Kennt verschiedene nicht-medikamentöse schmerzmodulierende Maßnahmen bei Kindern, wählt diese pflegefachlich begründet aus und wendet sie situationsgerecht an, z. B.: » Eltern in die Pflegemaßnahmen mit einbeziehen » Tagesablauf gestalten/Stress reduzieren » Altersgerechte Aufklärung über die geplante Maßnahme » Gezielte physikalische Maßnahmen » Psychologische Schmerzbeeinflussung (z. B. Coping, positive Verstärkung) » Ablenkung der Aufmerksamkeit (Vorlesen, Musik, TV, Gespräche) » Positionierung/Mobilisation » Entwicklungsfördernde Pflege, z. B. basale Stimulation	CE 05 CE 06 CE 10 I.1.e) I.2.b)	Datum	Kürzel, Datum	Kürzel, Datum	Kürzel, Datum
48 Kann Eltern zur Unterstützung von nichtmedikamentösen Maßnahmen des Schmerzmanagements informieren, anleiten und in Zusammenarbeit mit den Eltern gestalten	CE 05 CE 06 CE 10 II.2.a-c)	Datum	Kürzel, Datum	Kürzel, Datum	Kürzel, Datum
49 Kann Eltern bei Beobachtung des Frühgeborenen/kranken Neugeborenen (Verhalten, Körpersprache usw.) unterstützen und zur Verhaltensbeobachtung informieren und anleiten	CE 05 CE 06 CE 10 II.2.a-c)	Datum	Kürzel, Datum	Kürzel, Datum	Kürzel, Datum

Monitoring des Kindes

		Theorie	gezeigt	geübt	erreicht
50 Kennt Parameter des apparativen Monitorings, erkennt Abweichungen von Normwerten und teilt diese den verantwortlichen Bezugspersonen des interprofessionellen Teams mit, z. B.: » EKG, Pulsoxymetrie » Blutdruck (invasiv/nichtinvasiv) » Atemfrequenz/Apnoen » Temperatur (Kern-/Schalentemperatur)	CE 05 CE 06 I.1.c) III.2.c)	Datum	Kürzel, Datum	Kürzel, Datum	Kürzel, Datum
51 Kennt Parameter des erweiterten Monitorings (respiratorisch, kardiologisch, neurologisch), erkennt Abweichungen von Normwerten und teilt diese den verantwortlichen Bezugspersonen des interprofessionellen Teams mit, z. B.: » Messung des zentralen Venendruck (ZVD) » Pulmonalarterieller Druck (PAP), PiCCO-System » Kapnometrie (etCO2), Blutgasmessung (tcpO2, tcpCO2) » Intrakranielle Druckmessung (ICP) » EEG, Regionale/Zentrale Sauerstoffversorgung	CE 05 CE 06 I.1.c) III.2.c)	Datum	Kürzel, Datum	Kürzel, Datum	Kürzel, Datum

B8.4 Intensivmedizinische Pflege bei Kindern

Lernergebnis	CE	Theorie	gezeigt	geübt	erreicht
52 Kann Alarmgrenzen auf den Zustand des Kindes und in Rücksprache mit dem Arzt verändern und einstellen	CE 05, CE 06 I.1.c), II.2.c)	Datum	Kürzel, Datum	Kürzel, Datum	Kürzel, Datum
53 Kennt weitere Parameter der klinischen Überwachung und kann deren Beobachtung bzw. Erhebung selbstständig durchführen, Abweichungen von der Norm erkennen und interdisziplinär kommunizieren, z. B.: » Urinausscheidung » Flüssigkeitsbilanz » Blutzuckerkontrollen » Beobachtung des Abdomens » Überprüfung von Motorik, Sensibilität und Reflexen	CE 05 CE 06 I.1.c) III.2.c)	Datum	Kürzel, Datum	Kürzel, Datum	Kürzel, Datum
54 Kann eine Blutgasanalyse selbstständig durchführen, die Ergebnisse einschätzen (z. B. Azidose, Alkalose, Sauerstoffsättigung) und die Ergebnisse kommunizieren » Zentralvenös » Arteriell	CE 05 CE 06 I.1.e) I.2.b) III.2.b)	Datum	Kürzel, Datum	Kürzel, Datum	Kürzel, Datum

Beatmung des Kindes

Lernergebnis	CE	Theorie	gezeigt	geübt	erreicht
55 Kennt die physiologischen Grenzwerte im Rahmen der Beatmungstherapie entsprechend dem Alter des Kindes und kann diese zuverlässig beobachten und interdisziplinär kommunizieren	CE 05, CE 06 I.1.c) III.2.c)	Datum	Kürzel, Datum	Kürzel, Datum	Kürzel, Datum

Die Lernergebnisse zum Thema „Beatmung" finden Sie im Kapitel B5.4 Pflegerische Handlungskompetenzen im Kontext von intensivmedizinischer Pflege

Ernährung: Die Lernergebnisse zum Thema „Laktation/Stillen" finden Sie in Kapitel B7.4.1 Pflegerische Handlungskompetenz im Kontext des Wochenbetts, die Lernergebnisse zur oralen, enteralen und parenteralen Nahrungs- und Flüssigkeitszufuhr finden Sie in Kapitel A3 Ernährung. In diesem Abschnitt finden Sie ergänzend die Lernergebnisse zur Ernährung bei Frühgeborenen/kranken Neugeborenen.

Lernergebnis	CE	Theorie	gezeigt	geübt	erreicht
56 Kann die Überprüfung auf Magenreste vor der Sondierung pflegefachlich und hygienisch korrekt durchführen und beurteilen (Farbe, Konsistenz, Menge) und bei Auffälligkeiten den Arzt informieren	CE 05, CE 06 CE 10 I.1.c), III.2.c)	Datum	Kürzel, Datum	Kürzel, Datum	Kürzel, Datum
57 Kennt verschiedene Faktoren, die bei der Ernährung und dem Flüssigkeitsmanagement Frühgeborener/kranker Neugeborener zu beachten sind, kann diese begründen und fachgerecht umsetzen, z. B.: » Anpassungs- und Reifungsvorgänge, unterschiedliches Gestationsalter » Hoher Energie- und Nährstoffbedarf » Unreife des Gastrointestinaltrakts » Genaue Berechnung der parenteralen Nährstoff- und Vitaminzufuhr » Berechnung von Formulanahrungsmengen » Supplementierung von Muttermilch » Nahrungsfrequenz » Mögliche Kriterien zum Aussetzen der Ernährung	CE 05 CE 06 CE 10 I.1.e) I.2.b)	Datum	Kürzel, Datum	Kürzel, Datum	Kürzel, Datum
58 Beherrscht den Analyse- und Synthese-Prozess, um eine Pflegediagnose im Kontext der Ernährung bei Frühgeborenen/kranken Neugeborenen zu stellen und zu begründen, z. B.: » Risiko einer Aspiration » Beeinträchtigte Nahrungsaufnahme » Nichtaufnahme/Unterbrechung des Stillens » Beeinträchtigtes Schlucken/Saugen » Saug- und Trinkschwäche » Parenterale Ernährung	CE 05 CE 06 CE 10 I.2.a-e) 1.3.a-e)	Datum	Kürzel, Datum	Kürzel, Datum	Kürzel, Datum
59 Kennt verschiedene Möglichkeiten der Ernährung bei Frühgeborenen/kranken Neugeborenen, kann diese situationsspezifisch bezogen auf das Kind erklären und die Durchführung pflegefachlich und hygienisch korrekt umsetzen, z. B.: » Parenterale Ernährung » Enterale Ernährung: › Sondierung der Nahrung › Durchführung eines Trinkversuchs › Zufüttern an der Brust/mit der Spritze	CE 05 CE 06 CE 10 I.1.e) I.2.b)	Datum	Kürzel, Datum	Kürzel, Datum	Kürzel, Datum

B8.4 Intensivmedizinische Pflege bei Kindern

Positionierung des Kindes: Bitte beachten Sie hier auch die Lernergebnisse aus A6 Bewegung

Lernergebnis	Kompetenzbereich	Theorie	gezeigt	geübt	erreicht
60 Kennt die Vorteile und Effekte der Känguru-Methode, kann diese vorbereiten und die Durchführung unter Beachtung der Vitalparameter unterstützen	CE 05, CE 06 CE 10 I.1.e), I.2.b)	Datum	Kürzel, Datum	Kürzel, Datum	Kürzel, Datum
61 Kennt die Besonderheit der Entwicklung von Bewegungsmustern bei Frühgeborenen, kennt Ziele, die mit geeigneten Lagerungstechniken unterstützt werden können (z. B. Eigenaktivität fördern, Begrenzungen schaffen usw.), wählt pflegefachlich begründet Lagerungs- und Positionsformen bei Früh- und Neugeborenen aus und kann diese fachgerecht umsetzen, z. B.: » Rückenlage » Seitenlage » Bauchseitenlage » 3-Stufen-Oberkörperhochlagerung » Nestlagerung	CE 05 CE 06 CE 10 I.1.e) I.2.b)	Datum	Kürzel, Datum	Kürzel, Datum	Kürzel, Datum
62 Kann verschiedene Lagerungsarten sicher und rückenschonend anwenden und die jeweilige Indikation begründen, z. B.: » V-A-T-I » Königsstuhllagerung » Nussschalenlagerung » Drainagenlagerung	CE 05 CE 06 CE 10 I.1.e) I.2.b)	Datum	Kürzel, Datum	Kürzel, Datum	Kürzel, Datum

Hautbeobachtung/-pflege: Bitte beachten Sie hier die Lernergebnisse zu Dekubitusprophylaxe und Hautbeobachtung (A8 Gewebeintegrität)

Lernergebnis	Kompetenzbereich	Theorie	gezeigt	geübt	erreicht
63 Kennt die Besonderheit der Hautreifung bei Frühgeborenen (z. B. Beschaffenheit der Hornschicht, Haut-pH-Wert), wählt pflegefachlich begründete Pflegemaßnahmen aus und kann diese korrekt durchführen, z. B.: » Tägliche Beurteilung des Hautzustands » Hautpflege mit geeigneten Ölen (z. B. Sonnenblumenöl) oder pH-neutralen Hautpflegemitteln » Waschen/Baden mit pH-neutraler Seife oder Wasser » Verwendung geeigneter Pflaster » Entfernung von Pflasterrückständen mit Pflasterlöser » Maßnahmen zum Hautschutz bei Monitorüberwachung » Maßnahmen zum Hautschutz bei Beatmung	CE 05 CE 06 CE 10 I.1.e) I.2.b)	Datum	Kürzel, Datum	Kürzel, Datum	Kürzel, Datum

Körpertemperatur: Bitte beachten Sie hier die Lernergebnisse zur Körpertemperatur (A11 Körpertemperatur)

Lernergebnis	Kompetenzbereich	Theorie	gezeigt	geübt	erreicht
64 Kann die Pflegediagnose „Risiko von Komplikationen durch beeinträchtigte Thermoregulation (Hyper-/Hypothermie)“ stellen und die verschiedenen Ursachen bezogen auf den Pflegeempfänger erklären, z. B.: » Frühgeburt » Unreifes Neugeborenes	CE 05 CE 06 CE 10 I.2.a-e) I.3.a-e)	Datum	Kürzel, Datum	Kürzel, Datum	Kürzel, Datum
65 Kennt verschiedene Maßnahmen zur Aufrechterhaltung und Regulation der Körpertemperatur und wendet diese situationsspezifisch in der pflegerischen Versorgung an, z. B.: » Regelmäßige/kontinuierliche Temperaturkontrolle » Zentrale/periphere Temperaturkontrolle » Wärmeerhalt bei pflegerischen/diagnostischen Maßnahmen durch z. B. Zudecken, Wärmeschutzfolie, Wärmestrahler » Feuchte Unterlagen vermeiden (z. B. nasse Windeln) » Vorwärmen von z. B. Waage, Materialien, die in Hautkontakt mit dem Frühgeborenen kommen	CE 05 CE 06 CE 10 I.1.e) I.2.b)	Datum	Kürzel, Datum	Kürzel, Datum	Kürzel, Datum

Weitere Aspekte intensvimedizinischer Pflege

Unterstützung bei der Ausscheidung (A4 Ausscheidung), Körperpflege (A1 Körperpflege & Kleiden)

B8.4 Intensivmedizinische Pflege bei Kindern

Entwicklungsfördernde und stressreduzierende Maßnahmen

Lernziel	Kompetenzen	Theorie	gezeigt	geübt	erreicht
66 Kann den altersgerechten Entwicklungsstand eines Kindes einschätzen und systematisch beobachten, sowie Abweichungen von der Altersnorm feststellen und interdisziplinär kommunizieren. Beurteilungskriterien sind z. B.: » Wachstums- und Gewichtsentwicklung » Entwicklung der Körpermotorik » Entwicklung der Hand- und Fingermotorik » Sprachfähigkeit » Kognitive Entwicklung » Soziale Entwicklung » Emotionale Entwicklung	CE 05 CE 06 CE 08 CE 10 I.1.c) II.1.a-e) III.3 a)	Datum	Kürzel, Datum	Kürzel, Datum	Kürzel, Datum
67 Kann systematisch die Stressbelastung des Kindes und mögliche Folgen einschätzen, bewerten und mit den Bezugspersonen sowie im interdisziplinären Team kommunizieren, z. B.: » Anzeichen einer Stressbelastung, z. B. Tachykardie, Blutdruckanstieg, gesteigerter Sauerstoffbedarf, veränderte Atemfrequenz, herabgesetzte Verdauung, reduzierte Gewichtszunahme, herabgesetzte Schmerzschwelle, erhöhte Infektanfälligkeit, Schreien des Kindes » Mögliche langfristige Folgen auf das Kind z. B. kognitive Funktionsstörungen, motorische Defizite, Seh- und Hörschäden, psychische und soziale Verhaltensprobleme	CE 05 CE 06 CE 08 CE 10 I.1.c) II.2 a) III.2.f)	Datum	Kürzel, Datum	Kürzel, Datum	Kürzel, Datum
68 Kann die Pflegediagnose „Risiko einer verzögerten Entwicklung aufgrund von Frühgeburtlichkeit“ stellen und verschiedene Kennzeichen und Ursachen bezogen auf das Kind erklären, z. B.: » Mögliche Stressoren in der neonatologischen Versorgung (z. B. Licht, Lärm, gestörter Schlaf-Wach-Rhythmus, Schmerz, pflegerische/therapeutische/diagnostische Maßnahmen, olfaktorische Reize usw.)	CE 05, CE 06 CE 08, CE 10 I.2.a-e) I.3.a-e)	Datum	Kürzel, Datum	Kürzel, Datum	Kürzel, Datum
69 Kennt verschiedene entwicklungsfördernde und stressreduzierende Konzepte und kann diese situationsgerecht und sicher in der pflegerischen Versorgung anwenden, z. B.: » Minimal Handling » Basale Stimulation » Bobath-Konzept » Kinasthetik » Kinästhetik Infant Handling » NIDCAP	CE 05 CE 06 CE 08 CE 10 I.1.e) I.2.b)	Datum	Kürzel, Datum	Kürzel, Datum	Kürzel, Datum
70 Kennt das Minimal-Handling-Prinzip und beachtet es in der pflegerischen Versorgung, z. B.: » Vorausschauende Planung pflegerischer und diagnostischer Maßnahmen » Schonende Durchführung der Maßnahmen, Zeitpunkt der Durchführung nach Möglichkeit den Bedürfnissen des Kindes anpassen » Routinemaßnahmen situationsgerecht auf Notwendigkeit hinterfragen » Lärmminimierung » Schlaf-Wach-Rhythmus unterstützen	CE 05 CE 06 CE 08 CE 10 I.1.e) I.2.b)	Datum	Kürzel, Datum	Kürzel, Datum	Kürzel, Datum
71 Kennt das Konzept des Kinästhetik Infant Handling und kann situationsspezifisch und altersgerecht bewegungsunterstützende Maßnahmen beim Kind durchführen, z. B.: » Positionswechsel (Rücken-, Bauch-, Seitenlage) » An-/Ausziehen » Windelwechsel » Aufnehmen » Ablegen	CE 05 CE 06 CE 08 CE 10 I.1.e) I.2.b)	Datum	Kürzel, Datum	Kürzel, Datum	Kürzel, Datum
72 Kann Eltern/Bezugspersonen gezielt in entwicklungsfördernde und stressreduzierende Konzepte einweisen und anleiten	CE 05, CE 06 CE 08, CE 10 II.2.c)	Datum	Kürzel, Datum	Kürzel, Datum	Kürzel, Datum

B8.4 Intensivmedizinische Pflege bei Kindern

Kommunikation mit kritisch kranken Kindern und deren Angehörigen

Lernergebnis		Theorie	gezeigt	geübt	erreicht
73 Kennt Aspekte der Belastungssituation (z. B. Angst, Schmerzen, ungewohnte Umgebung, Lärm- und Reizüberflutung usw.) eines kritisch kranken Kindes auf der Intensivstation, berücksichtigt diese und unterstützt das Kind durch altersgerechte Kommunikation und Interaktion, z. B.: » Fragen des Kindes in altersgerechter Weise erklären » Gefühle ernst nehmen » Größtmöglicher Einbezug der Eltern in die Pflege des Kindes » Tag-Nacht-Rhythmus gestalten » Unnötigen Lärm/Licht vermeiden » Individuelle Umfeldgestaltung mit vertrauten Gegenständen	CE 05 CE 06 CE 08 CE 10 I.1.c) II.1.c)+e)	Datum	Kürzel, Datum	Kürzel, Datum	Kürzel, Datum
74 Setzt sich mit möglichen psychischen Auswirkungen und Belastungen von Eltern auseinander, reflektiert diese und kann situationsspezifisch auf mögliche Belastungsreaktionen, Ängste und Unsicherheiten der Eltern angemessen reagieren und Unterstützung anbieten	CE 05, CE 06 CE 08, CE 10 I.1.e), I.2.b)	Datum	Kürzel, Datum	Kürzel, Datum	Kürzel, Datum
75 Beherrscht den Analyse- und Synthese-Prozess, um Pflegediagnosen bezogen auf die Eltern abzuleiten und zu erläutern, z. B.: » Beeinträchtigte/veränderte Eltern-Kind-Beziehung » Wissensbedarf über gesundheitsförderliches Verhalten » Bezugsperson kann aufgrund fehlender Information/Fertigkeiten die Dependenzpflege nicht selbstständig durchführen » Informationsdefizit hinsichtlich unterstützender Versorgungsmöglichkeiten	CE 05 CE 06 CE 08 CE 10 I.2.a-e) 1.3.a-e)	Datum	Kürzel, Datum	Kürzel, Datum	Kürzel, Datum
76 Kennt mögliche Aspekte einer präpartalen pflegerischen Elternberatung bei einem Risiko einer Frühgeburt und kann diese begleiten	CE 05, CE 06 CE 08, CE 10 II.2.a-c)	Datum	Kürzel, Datum	Kürzel, Datum	Kürzel, Datum
77 Kennt die Bedeutung einer familienorientierten Pflege (z. B. Stärkung der Elternkompetenz, Eltern-Kind-Beziehung fördern, elterliches Selbstwertgefühl stärken usw.) und kann verschiedene Informations- und Anleitungsangebote begleiten, z. B.: » Beobachtung des Frühgeborenen/kranken Neugeborenen (Verhalten, Körpersprache usw.) » Lagerung, Körperpflege (Mundpflege, Wickeln usw.) » Kangaroo Mother Care, Ernährung und Stillen » Stressreduzierende Maßnahmen, Infant Handling » Basale Stimulation » Atemtherapeutische Maßnahmen » Tracheostomapflege/Absaugen » Beschäftigungs- und Spielmöglichkeiten » Information zu Selbsthilfegruppen und Unterstützungsmöglichkeiten	CE 05 CE 06 CE 08 CE 10 II.2.a-c)	Datum	Kürzel, Datum	Kürzel, Datum	Kürzel, Datum

Sterben und Tod eines Kindes: Kennt allgemeine pflegerische Maßnahmen bei Trauer und Verlust (bitte beachten Sie auch die Lernergebnisse aus A12 Empfindung und B17 Palliativversorgung)

Lernergebnis		Theorie	gezeigt	geübt	erreicht
78 Kann Therapiebegrenzung, Therapiezieländerung und Therapieabbruch voneinander abgrenzen und bezogen auf die individuelle Situation des Kindes reflektieren	CE 08 I.1.c) I.2.a-e) I.3.a-e)	Datum	Kürzel, Datum	Kürzel, Datum	Kürzel, Datum
79 Kennt die altersabhängige Entwicklung eines Todesverständnisses von Kindern und beachtet dies in der Begleitung des Kindes	CE 08 I.3.d-f)	Datum	Kürzel, Datum	Kürzel, Datum	Kürzel, Datum
80 Kennt klinische Hirntodzeichen und rechtliche Bestimmungen zur Organtransplantation und setzt sich für eine korrekte Einhaltung dieser ein, z. B.: » Länderspezifische Einwilligungsregelungen » Spenderkriterien » Voraussetzungen des Empfängers » Ablauf im Vorfeld einer Transplantation » Organvermittlung und Organentnahme	CE 08 IV.	Datum	Kürzel, Datum	Kürzel, Datum	Kürzel, Datum

B8.4 Intensivmedizinische Pflege bei Kindern

	Theorie	gezeigt	geübt	erreicht
81 Kennt Möglichkeiten der pflegerischen und interprofessionellen Begleitung von Eltern und kennt hausinterne und regionale Unterstützungsangebote (z. B. Erinnerungsmappen/-boxen, psychologische/seelsorgerische Begleitung, Selbsthilfegruppen usw.) und kann diese in einer angemessenen Weise vermitteln CE 08 I.3.d-f)	Datum	Kürzel, Datum	Kürzel, Datum	Kürzel, Datum
82 Kann pflegerische Maßnahmen bei einem sterbenden Kind bedürfnisorientiert mitgestalten, z. B.: » Ruhige Atmosphäre ermöglichen » Individuelle Absprache mit Eltern treffen (z. B. kontinuierliche Anwesenheit, Besuche von Geschwistern oder Angehörigen usw.) » Schmerzlindernde Maßnahmen » Atemerleichternde Maßnahmen » Temperaturregulierende Maßnahmen » Mundpflege » Lagerung CE 08 I.3.d-f)	Datum	Kürzel, Datum	Kürzel, Datum	Kürzel, Datum
83 Kann die Versorgung eines verstorbenen Kindes unterstützen und beachtet dabei mögliche individuelle, kulturelle und religiöse Bedürfnisse der Familien CE 08, I.3.a) b)+d)+e)	Datum	Kürzel, Datum	Kürzel, Datum	Kürzel, Datum

B8.5 Pflege von Kindern in der Neonatologie

B8.5.1 Prävention von Infektionen in der Neonatologie

Prävention von Infektionen in der Neonatologie

	Theorie	gezeigt	geübt	erreicht
84 Kennt die Unterscheidung zwischen Early-Onset- und Late-Onset-Infektionen, erkennt Risikofaktoren für eine nosokomiale Infektion (z. B. niedriges Geburtsgewicht/Geburtsalter, maschinelle Beatmung, Gefäßkatheter, Beatmung, Nichteinhaltung von Hygienemaßnahmen usw.) sowie Symptome eines Frühgeborenen, die auf eine bakterielle Infektion hinweisen können und informiert bei deren Auftreten unverzüglich den zuständigen Arzt, z. B.: » Vermehrt auftretende Sättigungsabfälle » Apnoen (stimulationsbedürftig) » Apathie » Hyperglykämien » Temperaturanstieg CE 02 CE 05 CE 10 I.1.c) III.2.c)	Datum	Kürzel, Datum	Kürzel, Datum	Kürzel, Datum
85 Kennt Maßnahmen und Empfehlungen zur Prävention von Infektionen in der Neonatologie und beachtet diese strikt in der pflegerischen Versorgung, z. B.: » Strikte Durchführung von Standardhygienemaßnahmen » Patientenbezogenes Stethoskop » Patientenbezogene Pflegeutensilien » Situationsgerechtes Tragen von Schutzkitteln » Umgang mit Muttermilch (z. B. Anleitung der Mutter zur richtigen Handhygiene vor dem Abpumpen, korrektes Aufbewahren der Muttermilch usw.) » Maßnahmen im Kontext der Prävention von katheterassoziierten Infektionen (bei z. B. Diskonnektion, Systemwechsel, Verbandwechsel usw.) » Maßnahmen im Kontext der Prävention von ventilatorassoziierten Pneumonien (bei z. B. Absaugen, Diskonnektion des Beatmungsgeräts) CE 02 CE 05 CE 10 I.1.c) III.2.a)	Datum	Kürzel, Datum	Kürzel, Datum	Kürzel, Datum
86 Kann Eltern und Besucher über allgemeine und situationsspezifische Hygienemaßnahmen informieren und zur korrekten Durchführung anleiten CE 02, CE 05 CE 10 II.2.a-c)	Datum	Kürzel, Datum	Kürzel, Datum	Kürzel, Datum

B8.5.2 Erstversorgung im Kreißsaal/OP und Aufnahme auf Station

Theorie | gezeigt | geübt | erreicht

Erstversorgung im Kreißsaal/OP und Aufnahme auf Station

87 Kann verschiedene Situationen benennen, in denen ein Kinderarzt/Neonatologe und eine Pflegefachperson hinzugezogen werden, z. B.:

- Fetale Notfälle (z. B. mekoniumhaltiges Fruchtwasser, Schulterdystokie, auffälliges CTG, Nabelschnurvorfall, MBU mit niedrigem pH usw.)
- Mütterliche Risikofaktoren (z. B. Infektionszeichen, hypertensive Schwangerschaftserkrankungen, schlecht eingestellter Gestationsdiabetes/Typ-1-Diabetes, Medikamenten- oder Drogeneinnahme usw.)
- Bei Sectio caesarea
- Bei Vakuumextraktion (VE)/ Forcepsextraktion
- SGA/sehr leichte Kinder
- Frühgeburt < 37 0/7 SSW
- Mehrlingsgeburten
- Angeborene Fehlbildungen (z. B. Hydrops fetalis, Chromosomenanomalien)

CE 10 III.3.a)

Datum | Kürzel, Datum | Kürzel, Datum | Kürzel, Datum

88 Kennt die Ausstattung der Erstversorgungseinheit im Kreißsaal/OP und kann notweniges Equipment fachgerecht vorbereiten, z. B.:

- Offene Pflegeeinheit mit Wärmezufuhr/vorgewärmter Inkubator
- Sättigungssensor, EKG-Elektroden, Thermometer
- Absaugeinheit
- Magensonden
- Beatmungsbeutel mit passender Maske/O_2-Versorgung
- Beatmungsgerät
- Intravenöser Zugang
- Notfallmedikamente (Reanimation, Sedierung usw.)
- Intubationszubehör

CE 10 III.2.b)

Datum | Kürzel, Datum | Kürzel, Datum | Kürzel, Datum

89 Kennt Erstversorgungsmaßnahmen im Kreißsaal/OP und kann das interdisziplinäre Team dabei situationsgerecht unterstützen, z. B.:

- Wärmeerhalt (z. B. warme Tücher, Wärmeschutzfolie, Kopfbedeckung usw.)
- Kennt postnatale Sauerstoffsättigungswerte und kann bei unzureichender Spontanatmung verschiedene situationsspezifische Maßnahmen ableiten bzw. dabei assistieren, z. B.:
  - Absaugen
  - Atemanregung durch Reiben der Wirbelsäule oder der Fußsohlen
  - Kurzzeitiger Einsatz eines T-Stück-Erstversorgungssystems (z. B. Neopuff)
  - CPAP-Anlage
  - Intubation
  - Sondierung des Magens
- Überwachung der Vitalzeichen (Monitorüberwachung, Apgar-Schema, Nabelschnur-pH usw.)
- Den Eltern Kontakt mit ihrem Kind ermöglichen (je nach Zustand des Kindes)

CE 10 III.2.b)

Datum | Kürzel, Datum | Kürzel, Datum | Kürzel, Datum

90 Kann einen innerklinischen Transport nach der Erstversorgung auf die neonatologische Intensivstation begleiten und achtet dabei auf ein möglichst schonendes Vorgehen

CE 10 I.1.e), I.2.b)

Datum | Kürzel, Datum | Kürzel, Datum | Kürzel, Datum

91 Kennt Maßnahmen, die bei Aufnahme eines Frügeborenen oder kranken Neugeborenen getroffen werden und achtet bei deren Durchführung auf ein behutsames und möglichst stressfreies Vorgehen, z. B.:

- Wiegen des Kindes
- Monitoring anschließen
- Ggf. Beatmungsgerät
- Inkubatortemperatur entsprechend der Körpertemperatur einstellen
- Medikamentengabe und Infusionsmanagement nach Arztanordnung
- Routinemaßnahmen (z. B. Bestimmung der Körpermaße, Abstriche, Kulturenbestimmung, Blutentnahme) je nach Zustand des Kindes durchführen/auf einen späteren Zeitpunkt verschieben)

CE 10 I.1.c), III.2.b)

Datum | Kürzel, Datum | Kürzel, Datum | Kürzel, Datum

92 Kann im Rahmen einer pflegerischen Aufnahme des Frühgeborenen/kranken Neugeborenen eine Anamnese erheben und dokumentieren, z. B.:

- Aktuelle Vitalwerte
- Körpergewicht, Größe
- Wohlbefinden des Kindes
- Wünsche, Bedürfnisse der Eltern

CE 06 CE 10 I.1.c) I.1.f)

Datum | Kürzel, Datum | Kürzel, Datum | Kürzel, Datum

B8.5.3 Pflege eines Neugeborenen mit Atemwegserkrankungen

Kann den Pflegeprozess und die Pflegediagnostik in Pflegesituationen bei **Frühgeborenen/Neugeborenen mit einer Erkrankung der Atemwege** planen, organisieren, gestalten, durchführen, steuern und evaluieren

		Theorie	gezeigt	geübt	erreicht
93 Kennt verschiedene Erkrankungen der Atemwege eines Frühgeborenen/kranken Neugeborenen, kann Risikofaktoren und Komplikationen benennen und achtet auf mögliche Symptome in der pflegerischen Versorgung, z. B.: » Atemnotsyndrom des Frühgeborenen (ANS) » Bronchopulmonale Dysplasie (BPD) » Mekoniumaspiration » Wet-Lung-Syndrom » Zwerchfellhernie » Laryngomalazie durch strukurelle Unreife	CE 05 CE 06 CE 10 I.1.c) III.2.b)	Datum	Kürzel, Datum	Kürzel, Datum	Kürzel, Datum
94 Kennt Symptome eines Frühgeborenen/kranken Neugeborenen, die auf eine beeinträchtigte Spontanatmung hinweisen können und informiert bei deren Auftreten die verantwortlichen Bezugspersonen im interdisziplinären Team, z. B.: » Tachypnoe » Dyspnoe » Stöhnen » Zyanose » Hypoxie » Hyperkapnie » Kreislaufschwankungen (Blutdruckschwankungen, Bradykardie, Tachykardie)	CE 05 CE 06 CE 10 I.1.c) III.2.b)	Datum	Kürzel, Datum	Kürzel, Datum	Kürzel, Datum
95 Kennt Symptome eines Frühgeborenen/kranken Neugeborenen, die auf eine Atemwegsobstruktion hinweisen können und informiert bei deren Auftreten die verantwortlichen Bezugspersonen im interdisziplinären Team, z. B.: » Auffälliger Schrei des Neugeborenen » Stridor » Dysfonie » Anzeichen einer akuten Atemnot » Mundatmung	CE 05 CE 06 CE 10 I.1.c) III.2.b)	Datum	Kürzel, Datum	Kürzel, Datum	Kürzel, Datum
96 Beherrscht den Analyse- und Synthese-Prozess, um eine Pflegediagnose im Kontext von Erkrankungen der Atemwege eines Frühgeborenen/ kranken Neugeborenen zu stellen und zu begründen, z. B.: » Hat eine insuffiziente Atmung » Wird beatmet, es besteht eine insuffiziente Atmung » Hat eine beeinträchtigte Atemwegsclearance » Risiko einer Aspiration	CE 05 CE 06 CE 10 I.2.a-e) 1.3.a-e)	Datum	Kürzel, Datum	Kürzel, Datum	Kürzel, Datum
97 Kann pflegerische Maßnahmen im Kontext verschiedener Erkrankungen der Atemwege situationsgerecht auswählen und die Auswahl pflegefachlich begründen, z. B.: » Monitoring entsprechend der Erkrankung und dem Zustand des Kindes (siehe B8.4) » Pflegemaßnahmen im Kontext von Beatmung (siehe B5.4) » Assistenz bei ärztlichen Tätigkeiten (z. B. Surfactanttherapie, siehe B8.3) » Infusions- und Medikamententherapie nach Arztangabe (siehe B8.3) » Anwendung entwicklungsfördernder und stressreduzierender Pflegekonzepte (siehe B8.4) » Atemunterstützende Lagerung (siehe A6) » Flüssigkeits- und Ernährungsmanagement (siehe 8.4) » Maßnahmen zur Obstipationsprophylaxe/Förderung der Ausscheidung (siehe A4) » Eltern informieren, anleiten und begleiten (siehe 8.4)	CE 05 CE 06 CE 10 I.1.e) I.2.b)	Datum	Kürzel, Datum	Kürzel, Datum	Kürzel, Datum

B8.5.4 Pflege eines Neugeborenen mit Erkrankungen des Kreislaufs

Kann den Pflegeprozess und die Pflegediagnostik in Pflegesituationen bei **Frühgeborenen/Neugeborenen mit einer Erkrankung des Kreislaufs** planen, organisieren, gestalten, durchführen, steuern und evaluieren

Lernergebnis		Theorie	gezeigt	geübt	erreicht
98 Kennt verschiedene Erkrankungen des Kreislaufsystems eines Frühgeborenen/kranken Neugeborenen, kann Risikofaktoren und Komplikationen benennen, kennt operative Eingriffe (z. B. arterielle Switch-operation bei TGA, Korrektur von Aortenisthmusstenosen) und achtet auf mögliche Symptome in der pflegerischen Versorgung, z. B.: » Herzinsuffizienz » Herzrhythmusstörungen » Angeborene Herzfehler: › mit Zyanose, z. B. Pulmonalstenose, Fallot-Tetralogie, Transposition der großen Arterien (TGA) › ohne Zyanose, z. B. Ventrikelseptumdefekt, persistierender Ductus arteriosus Botalli, Aortenisthmusstenose	CE 05 CE 06 CE 10 I.1.c) III.2.b)	Datum	Kürzel, Datum	Kürzel, Datum	Kürzel, Datum
99 Kennt Symptome eines Frühgeborenen/kranken Neugeborenen, die auf einen angeborenen Herzfehler hinweisen können und informiert bei deren Auftreten die verantwortlichen Bezugspersonen im interdisziplinären Team, z. B. » Tachypnoe/Dyspnoe » Blaues Munddreieck, zyanotisch » Blasses, fahlgraues Hautkolorit » Schlechte kapillare Reperfusion » Trinkschwäche » Kaltschweißig, Schwitzen im im Hinterkopfbereich	CE 05 CE 06 CE 10 I.1.c) III.2.b)	Datum	Kürzel, Datum	Kürzel, Datum	Kürzel, Datum
100 Beherrscht den Analyse- und Synthese-Prozess, um eine Pflegediagnose im Kontext einer kardiologischen Erkrankung bei einem Frühgeborenen/ kranken Neugeborenen zu stellen und zu begründen, z. B.: » Risiko eines Herz-Kreislauf-Versagens aufgrund einer Herzinsuffizienz » Risiko der Hyperhydration » Saug-/Trinkschwäche » Dyspnoe » Temperaturinstabilität » Licht-/Geräusch-/Berührungsempfindlichkeit » Informationsbedarf der Eltern/Bezugspersonen	CE 05 CE 06 CE 10 I.2.a-e) I.3.a-e)	Datum	Kürzel, Datum	Kürzel, Datum	Kürzel, Datum
101 Kann pflegerische Maßnahmen im Kontext verschiedener kardiologischer Erkrankungen auswählen und die Auswahl pflegefachlich begründen, z. B.: » Monitoring entsprechend der Erkrankung und dem Zustand des Kindes (siehe B8.4) » Pflegemaßnahmen im Kontext von Beatmung (siehe B5.4) » Assistenz bei ärztlichen Tätigkeiten » Senkung der systemischen Nachlast z. B. durch Wärmezufuhr im Wärmebett mit Ziel-Temperatur von 35 °C nach Anordnung (z. B. bei hypoplastischem Linksherzsyndrom) » Infusions- und Medikamententherapie nach Arztangabe (siehe B8.3) » Anwendung entwicklungsfördernder und stressreduzierender Pflegekonzepte (siehe B8.4) » Atemunterstützende Lagerung (siehe A6) » Flüssigkeits- und Ernährungsmanagement (siehe 8.4) » Flüssigkeitsbilanzierung » Überwachung der Flüssigkeitsausscheidung, Abdomenkontrolle » Maßnahmen zur Obstipationsprophylaxe/Förderung der Ausscheidung (siehe A4) » Eltern informieren, anleiten und begleiten (siehe 8.4) » Minimal Handling, Abdunklung, ruhige Umgebung schaffen » Maßnahmen zur Temperaturregulierung	CE 05 CE 06 CE 10 I.1.e) I.2.b)	Datum	Kürzel, Datum	Kürzel, Datum	Kürzel, Datum

B8.5.5 Pflege eines Neugeborenen mit einer neurologischen Erkrankung

Theorie | gezeigt | geübt | erreicht

Kann den Pflegeprozess und die Pflegediagnostik in Pflegesituationen bei **Frühgeborenen/Neugeborenen mit neurologischen Erkrankungen** planen, organisieren, gestalten, durchführen, steuern und evaluieren

Kompetenz	Kompetenzbereiche	Theorie	gezeigt	geübt	erreicht
102 Kennt verschiedene neurologische Erkrankungen eines Frühgeborenen/kranken Neugeborenen, kann Risikofaktoren und Komplikationen benennen und achtet auf mögliche Symptome in der pflegerischen Versorgung, z. B.: » Asphyxie/hypoxisch-ischämische Enzephalopathie (HIE) » Hydrozephalus » Hirnblutungen	CE 05 CE 06 CE 10 I.1.c) III.2.b)	Datum	Kürzel, Datum	Kürzel, Datum	Kürzel, Datum
103 Kennt Symptome eines Frühgeborenen/kranken Neugeborenen, die auf eine Erhöhung des Hirndrucks hinweisen können und informiert bei deren Auftreten die verantwortlichen Bezugspersonen im interdisziplinären Team, z. B.: » Zunahme des Kopfumfangs » Vorgewölbte Fontanelle » Apnoen und Sättigungsschwankungen » Bradykardien » Hypotonie » Verminderte Vigilanz » Krampfanfälle	CE 05 CE 06 CE 10 I.1.c) III.2.b)	Datum	Kürzel, Datum	Kürzel, Datum	Kürzel, Datum
104 Beherrscht den Analyse- und Synthese-Prozess, um eine Pflegediagnose im Kontext einer neurologischen Erkrankung zu stellen und zu begründen, z. B.: » Risiko einer Erhöhung des intrakraniellen Drucks und damit verbundener Komplikationen » Risiko von Infektion/Komplikationen durch eine Hirndrucksonde » Risiko von Komplikationen durch Hypothermie » Bradypnoe, insuffiziente Atmung	CE 05 CE 06 CE 10 I.2.a-e) I.3.a-e)	Datum	Kürzel, Datum	Kürzel, Datum	Kürzel, Datum
105 Kann pflegerische Maßnahmen im Kontext verschiedener neurologischer Erkrankungen situationsgerecht auswählen und die Auswahl pflegefachlich begründen, z. B.: » Monitoring entsprechend der neurologischen Erkrankung und dem Zustand des Kindes (siehe 8.4) » Überwachung der Bewusstseinslage (Bewusstsein, Pupillenkontrolle, Überprüfung von Motorik, Reflexe, siehe B8.4) » Überwachung der Flüssigkeitsausscheidung, Abdomenkontrolle, engmaschige Blutzuckerkontrollen (siehe 8.4) » Pflegemaßnahmen im Kontext von Beatmung (siehe B5.4) » Pflegemaßnahmen im Kontext einer Hypothermiebehandlung (z. B. zentrale und periphere Temperaturmessung, besonderer Hautschutz usw.) » Infusions- und Medikamententherapie nach Arztangabe (siehe B8.3) » Anwendung entwicklungsfördernder und stressreduzierender Pflegekonzepte (siehe B8.4) » Kopf in Mittelstellung, Erhöhung des Oberkörpers ca. 30°, achsengerechte Positionierung in Rücken- oder Seitenlage » Flüssigkeits- und Ernährungsmanagement (siehe 8.4) » Maßnahmen zur Obstipationsprophylaxe/Förderung der Ausscheidung (siehe A4) » Eltern informieren, anleiten und begleiten (siehe 8.4)	CE 05 CE 06 CE 10 I.1.e) I.2.b)	Datum	Kürzel, Datum	Kürzel, Datum	Kürzel, Datum
106 Kennt verschiedene Formen der Spina bifida (occulta/aperta), kann diese voneinander abgrenzen und kann bei einem Kind mit Meningomyelozele situationsgerecht pflegerische Maßnahmen (präoperativ) auswählen und pflegefachlich begründen, z. B.: » Erstversorgungsmaßnahmen unterstützen (Infektionsschutz beachten, geschlossene Zele trocken, offene Zele feucht abdecken, Lagerung in Bauchlage) » Monitoring je nach Zustand des Kindes (siehe 8.4) » Pflegemaßnahmen im Kontext von Beatmung (siehe B5.4) » Hirndrucksymptome beachten/Kopfumfang messen » Beobachtung der Stuhl- und Urinausscheidung (mögliche Blasen-/Stuhlentleerungsstörung) » Flüssigkeitsbilanzierung (Liquorverluste beachten) » Positionierung in Bauchlage » Vermeidung von Hautschädigungen (Maßnahmen zur Dekubitusprophylaxe, siehe A8)	CE 05 CE 06 CE 10 I.1.e) I.2.b)	Datum	Kürzel, Datum	Kürzel, Datum	Kürzel, Datum

B8.5.5 Pflege eines Neugeborenen mit einer neurologischen Erkrankung

Theorie | gezeigt | geübt | erreicht

Kann den Pflegeprozess und die Pflegediagnostik in Pflegesituationen bei **Frühgeborenen/Neugeborenen mit neurologischen Erkrankungen** planen, organisieren, gestalten, durchführen, steuern und evaluieren

		Theorie	gezeigt	geübt	erreicht
107 Beherrscht den Analyse- und Synthese-Prozess, um eine Pflegediagnose im Kontext einer Meningomyelozele zu stellen und zu begründen, z. B.: » Hat ein Dekubitusrisiko » Risiko einer Hirndruckerhöhung » Risiko einer Obstipation » Hat eine Stuhlinkontinenz » Komplikationen durch Blasenentleerungsstörung » Risiko einer Infektion » Risiko von Komplikationen durch eine beeinträchtigte Thermoregulation	CE 05 CE 06 CE 10 I.2.a-e) I.3.a-e)	Datum	Kürzel, Datum	Kürzel, Datum	Kürzel, Datum
108 Kann bei einem Kind mit Meningomyelozele situationsgerecht pflegerische Maßnahmen (postoperativ) auswählen und pflegefachlich begründen, z. B.: » Monitoring je nach Zustand des Kindes (siehe 8.4) » Pflegemaßnahmen im Kontext von Beatmung (siehe B5.4) » Hirndrucksymptome beachten/Kopfumfang messen » Beobachtung der Stuhl- und Urinausscheidung (mögliche Blasen-/Stuhlentleerungsstörung) » Wundkontrolle und Beobachtung des Wundgebietes » Positionierung auf dem Bauch, Spannung auf OP-Naht vermeiden, Hüfte und Beine unterpolstern » Vermeidung von Hautschädigungen (Maßnahmen zur Dekubitusprophylaxe, siehe A8) » Flüssigkeits- und Ernährungsmanagement (siehe 8.4) » Eltern informieren, anleiten und begleiten (siehe 8.4)	CE 05 CE 06 CE 10 I.1.e) I.2.b)	Datum	Kürzel, Datum	Kürzel, Datum	Kürzel, Datum

B8.5.6 Pflege eines Neugeborenen mit einer Erkrankung im gastrointestinalen Bereich

Theorie | gezeigt | geübt | erreicht

Kann den Pflegeprozess und die Pflegediagnostik in Pflegesituationen bei **Frühgeborenen/Neugeborenen mit einer gastrointestinalen Erkrankung** planen, organisieren, gestalten, durchführen, steuern und evaluieren

		Theorie	gezeigt	geübt	erreicht
109 Kennt Risikofaktoren einer nekrotisierenden Enterokolitis, achtet auf Symptome in der pflegerischen Versorgung und informiert bei deren Auftreten die verantwortlichen Bezugspersonen im interdisziplinären Team, z. B.: » Anzeichen einer Sepsis (z. B. Tachykardie, Blutdruckabfall, Temperaturschwankungen, Atemstörungen, Azidose, blasse Haut) » Geblähtes Abdomen » Abwehrspannung » Magenreste, gallig blutiges Erbrechen	CE 05 CE 06 CE 10 I.1.c) III.2.b)	Datum	Kürzel, Datum	Kürzel, Datum	Kürzel, Datum
110 Beherrscht den Analyse- und Synthese-Prozess, um eine Pflegediagnose im Kontext einer nekrotisierenden Enterokolitis zu stellen und zu begründen, z. B.: » Risiko einer Aspiration » Risiko einer insuffizienten Atmung » Beeinträchtigte Nahrungsaufnahme » Parenterale Ernährung » Hat akute Schmerzen	CE 05 CE 06 CE 10 I.2.a-e) I.3.a-e)	Datum	Kürzel, Datum	Kürzel, Datum	Kürzel, Datum

B8.5.6 Pflege eines Neugeborenen mit einer Erkrankung im gastrointestinalen Bereich

Theorie | gezeigt | geübt | erreicht

111 Kann pflegerische Maßnahmen bei einer nekrotisierenden Enterokolitits (NEC) situationsgerecht auswählen und die Auswahl pflegefachlich begründen, z. B.:

- Monitoring entsprechend dem Zustand des Kindes (siehe 8.4)
- Magenablaufsonde legen
- Infusions- und Medikamententherapie nach Arztangabe (siehe B8.3)
- Parenterale Ernährung
- Bauchdeckenentspannende Lagerung (Oberkörperhochlage, angewinkelte Beine)
- Pflegemaßnahmen im Kontext von Beatmung (siehe B5.4)
- Flüssigkeits- und Ausscheidungsbeobachtung
- Schmerzassessment und Schmerztherapie nach Arztangabe
- Ggf. pflegerische Maßnahmen nach Stomaanlage (siehe A4)
- Eltern informieren, anleiten und begleiten (siehe B8.4), z. B. Umgang mit einem Stoma

CE 05 CE 06 CE 10 I.1.e) I.2.b)

Datum | Kürzel, Datum | Kürzel, Datum | Kürzel, Datum

112 Kennt Symptome, Risikofaktoren und Komplikationen eines Mekoniumileus und kann pflegerische Maßnahmen situationsgerecht auswählen und diese pflegefachlich begründen, z. B.:

- Monitoring entsprechend dem Zustand des Kindes (siehe 8.4)
- Magenablaufsonde legen
- Einläufe nach Arztangabe
- Assistenz bei diagnostischen Maßnahmen (z. B. Schweißtest)
- Parenterale Ernährung
- Flüssigkeits- und Ausscheidungsbeobachtung
- Lagerung mit leicht erhöhtem Oberkörper

CE 05 CE 06 CE 10 I.1.e) I.2.b)

Datum | Kürzel, Datum | Kürzel, Datum | Kürzel, Datum

113 Kennt Symptome einer Ösophagusatresie und kann präoperative Pflegemaßnahmen situationsgerecht auswählen und diese pflegefachlich begründen, z. B.:

- Erstmaßnahmen im Kreißsaal unterstützen
- Monitoring entsprechend dem Zustand des Kindes (siehe 8.4)
- Pflegemaßnahmen im Kontext von Beatmung (siehe B5.4)
- Kontinuierliche Sekretabsaugung („Schlürfsonde")
- Einläufe nach Arztangabe
- Oberkörperhochlagerung (45°)
- Infusions- und Medikamententherapie nach Arztangabe (siehe B8.3)
- Parenterale Ernährung (siehe B8.4)
- Eltern über pflegerische Maßnahmen informieren und begleiten

CE 05 CE 06 CE 10 I.1.e) I.2.b)

Datum | Kürzel, Datum | Kürzel, Datum | Kürzel, Datum

114 Beherrscht den Analyse- und Synthese-Prozess, um eine Pflegediagnose im Kontext einer Ösophagusatresie zu stellen und zu begründen, z. B.:

- Risiko einer Aspiration
- Risiko einer insuffizienten Atmung
- Beeinträchtigte Nahrungsaufnahme
- Hat akute Schmerzen
- Beeinträchtigtes Schlucken/Saugen
- Parenterale Ernährung

CE 05 CE 06 CE 10 I.2.a-e) 1.3.a-e)

Datum | Kürzel, Datum | Kürzel, Datum | Kürzel, Datum

115 Kann postoperative Pflegemaßnahmen situationsgerecht auswählen und diese pflegefachlich begründen, z. B.:

- Monitoring entsprechend dem Zustand des Kindes (siehe 8.4)
- Pflegemaßnahmen im Kontext von Beatmung (siehe B5.4)
- Schmerzassessment und Schmerztherapie nach Arztangabe
- Achsengerechte Lagerung, Kopf nicht überstrecken
- Flüssigkeits- und Ernährungsmanagement (siehe 8.4) nach Rücksprache mit dem Arzt
- Korrekten Sitz der Magensonde sicherstellen
- Ggf. pflegerische Maßnahmen im Kontext einer PEG (siehe A3)
- Eltern informieren, anleiten und begleiten (siehe B8.4), z. B. Umgang mit einer PEG

CE 05 CE 06 CE 10 I.1.e) I.2.b)

Datum | Kürzel, Datum | Kürzel, Datum | Kürzel, Datum

B8.5.7 Pflege eines Neugeborenen mit einem Hydrops fetalis

Theorie | gezeigt | geübt | erreicht

Kann den Pflegeprozess und die Pflegediagnostik in Pflegesituationen bei **Frühgeborenen/Neugeborenen mit einem Hydrops fetalis** planen, organisieren, gestalten, durchführen, steuern und evaluieren

		Theorie	gezeigt	geübt	erreicht
116 Kann Ursachen und Komplikationen eines Hydrops fetalis benennen und bei der Erstversorgung des Kindes unterstützen	CE 05, CE 06 CE 10 I.1.c), III.2.b)	Datum	Kürzel, Datum	Kürzel, Datum	Kürzel, Datum
117 Beherrscht den Analyse- und Synthese-Prozess, um eine Pflegediagnose bei einem Frühgeborenen/Neugeborenen mit Hydrops fetalis zu stellen und zu begründen, z. B.: » Ist beatmet, es besteht eine insuffiziente Atmung » Akute Schmerzen » Risiko der Hautschädigung	CE 05 CE 06 CE 10 I.2.a-e) I.3.a-e)	Datum	Kürzel, Datum	Kürzel, Datum	Kürzel, Datum
118 Kann pflegerische Maßnahmen bei einemFrüh-/Neugeborenen mit Hydrops fetalis situationsgerecht auswählen und die Auswahl pflegefachlich begründen, z. B.: » Monitoring entsprechend dem Zustand des Kindes (siehe B8.4.) » Pflegemaßnahmen im Kontext von Beatmung (siehe B5.4) » Assistenz bei ärztlichen Tätigkeiten (z. B. Transfusionstherapie B8.3) » Infusions- und Medikamententherapie nach Arztangabe (siehe B8.3) » Schmerzassessment und Schmerztherapie nach Arztangabe » Anwendung entwicklungsfördernder und stressreduzierender Pflegekonzepte (siehe B8.4) » Hautschutzmaßnahmen beachten, z. B. Pflaster nicht direkt auf die Haut kleben, Dekubitusprohylaxe » Parenterales Ernährungsmanagement (siehe B8.4) » Flüssigkeitsbilanzierung » Maßnahmen zur Obstipationsprophylaxe/Förderung der Ausscheidung (siehe A4) » Eltern informieren, anleiten und begleiten (siehe B8.4)	CE 05 CE 06 CE 10 I.1.e) I.2.b)	Datum	Kürzel, Datum	Kürzel, Datum	Kürzel, Datum

B8.5.8 Pflege eines Neugeborenen nach Drogenabusus in der Schwangerschaft

Theorie | gezeigt | geübt | erreicht

Kann den Pflegeprozess und die Pflegediagnostik in Pflegesituationen bei **Frühgeborenen/Neugeborenen nach Drogenabusus in der Schwangerschaft** planen, organisieren, gestalten, durchführen, steuern und evaluieren

		Theorie	gezeigt	geübt	erreicht
119 Kennt die häufigsten Symptome eines Entzugssyndroms eines Neugeborenen, z. B.: » Schrilles Schreien » Tremor, Zittrigkeit » Hyperaktivität » Erhöhter Muskeltonus » Hautabschürfungen » Non-nutritives Saugen und kann zur Erfassung der Symptome und des Schweregrads ein standardisiertes Assessment durchführen, z. B. Finnegan-Score	CE 05 CE 06 CE 10 I.1.c) III.2.b)	Datum	Kürzel, Datum	Kürzel, Datum	Kürzel, Datum
120 Beherrscht den Analyse- und Synthese-Prozess, um eine Pflegediagnose im Kontext eines Neugeborenen mit seiner Mutter nach Drogenabusus in der Schwangerschaft zu stellen und zu begründen, z. B.: » Das Neugeborene hat aufgrund eines neonatalen Entzugssyndroms das Risiko von Komplikationen » Risiko des beeinträchtigten Stillens und/oder der Nichtaufnahme des Stillens » Risiko einer beeinträchtigten Mutter-Kind- Bindung	CE 05 CE 06 CE 10 I.2.a-e) I.3.a-e)	Datum	Kürzel, Datum	Kürzel, Datum	Kürzel, Datum
121 Kann pflegerische Maßnahmen bei einem Entzugssyndrom situationsgerecht auswählen und die Auswahl pflegefachlich begründen, z. B.: » Monitoring entsprechend dem Krankheitszustand des Kindes (siehe B8.4) » Medikamentöse Entzugstherapie nach Arztangabe (siehe B8.3) » Anwendung entwicklungsfördernder und stressreduzierender Pflegekonzepte (siehe B8.4) » Körperbegrenzende Lagerung (siehe A6) » Flüssigkeits- und Ernährungsmanagement (siehe 8.4) » Wenn möglich, Förderung der Mutter-Kind-Bindung (z. B. Känguruing, Stillen – Kontraindikationen beachten)	CE 05 CE 06 CE 10 I.1.e) I.2.b)	Datum	Kürzel, Datum	Kürzel, Datum	Kürzel, Datum

B8.6 Pflege von intensivpflichtigen Kindern in der Akutsituation

B8.6.1 Pflege eines Kindes mit Atemwegserkrankungen

Theorie | gezeigt | geübt | erreicht

Kann den Pflegeprozess und die Pflegediagnostik eines Säuglings/Kindes/Jugendlichen mit einer **akuten Atemwegsobstruktion** (z. B. Epiglottitis, Krupp-Syndrom) und seiner Eltern/Bezugspersonen planen, organisieren, gestalten, durchführen, steuern und evaluieren

Lernergebnis		Theorie	gezeigt	geübt	erreicht
122 Kennt Symptome eines Kindes, die auf eine akute Atemwegsobstruktion hinweisen können und informiert bei deren Auftreten die verantwortlichen Bezugspersonen im interdisziplinären Team, z. B.: Akute Epiglottitis: » Hohes Fieber » Schmerzen beim Schlucken » Atemnot » Inspiratorischer Strido	CE 05 CE 06 CE 10 I.1.c) III.2.b)	Datum	Kürzel, Datum	Kürzel, Datum	Kürzel, Datum
123 Kann Sofortmaßnahmen einleiten und begründen, z. B.: » Monitoring des Kindes » Intubationsbereitschaft herstellen » Vernebelung/Inhalate laut Arzt » Sauerstoffgabe » Beruhigung von Kind und Eltern	CE 05 CE 06 CE 10 I.4.a)	Datum	Kürzel, Datum	Kürzel, Datum	Kürzel, Datum

Bitte beachten Sie hier die Lernergebnisse aus anderen Kapiteln: Lungenödem (B5.5), Asthma bronchiale (B1.5)/schwerer Asthmaanfall (B5.5), ARDS (B5.5), Pneumonie (B1.5), Pneumothorax (Thoraxdrainage) (B1.5)

B8.6.2 Pflege eines Kindes mit Erkrankungen des Herz-Kreislauf-Systems

Theorie | gezeigt | geübt | erreicht

Kann den Pflegeprozess und die Pflegediagnostik in Pflegesituationen bei **Kindern mit Erkrankungen des Herz-Kreislauf-Systems** planen, organisieren, gestalten, durchführen, steuern und evaluieren

Lernergebnis		Theorie	gezeigt	geübt	erreicht
124 Kennt verschiedene Erkrankungen des Kreislaufsystems (z. B. Herzinsuffizienz, angeborene Herzfehler, Infektionskrankheiten des Herzens usw.) eines Kindes, kann Risikofaktoren und Komplikationen benennen und beachtet die Ressourcen und Einschränkungen in der Anamnese des Kindes	CE 05 CE 06 CE 10 I.1.c) III.2.b)	Datum	Kürzel, Datum	Kürzel, Datum	Kürzel, Datum
125 Kennt Symptome einer Herzinsuffizienz und informiert bei deren Auftreten die verantwortlichen Bezugspersonen im interdisziplinären Team, z. B.: » Tachypnoe/Dyspnoe » Bedarfstachykardie » Blaues Munddreieck, zyanotisch » Blasses, fahlgraues Hautkolorit » Schlechte kapillare Reperfusion » Trinkschwäche, mangelhafte Gewichtszunahme (erhöhter Energieverbrauch) » Vermehrtes Schwitzen, kaltschweißig, Schwitzen im Hinterkopfbereich » Mögliche Ödembildung » Reduzierte Urinausscheidung/Obstipation	CE 05 CE 06 CE 10 I.1.c) III.2.b)	Datum	Kürzel, Datum	Kürzel, Datum	Kürzel, Datum
126 Beherrscht den Analyse- und Synthese-Prozess, um eine Pflegediagnose im Kontext von Erkrankungen des Herz-Kreislauf-Systems eines Kindes zu stellen und zu begründen, z. B.: » Instabile Herz-Kreislauf-Situation durch Herzinsuffizienz » Komplikationen bei Belastung aufgrund einer verminderten Herzleistung » Beeinträchtigung bei Aktivitäten des täglichen Lebens » Risiko von ernährungsbedingten Komplikationen » Ängste der Kinder/Eltern	CE 05 CE 06 CE 10 I.2.a-e) I.3.a-e)	Datum	Kürzel, Datum	Kürzel, Datum	Kürzel, Datum

B8.6.2 Pflege eines Kindes mit Erkrankungen des Herz-Kreislauf-Systems

Theorie | gezeigt | geübt | erreicht

Kann den Pflegeprozess und die Pflegediagnostik in Pflegesituationen bei **Kindern mit Erkrankungen des Herz-Kreislauf-Systems** planen, organisieren, gestalten, durchführen, steuern und evaluieren

127 Kennt pflegerische Maßnahmen im Kontext verschiedener Herz-Kreislauf-Erkrankungen und kann diese situationsgerecht auswählen und die Auswahl pflegefachlich begründen, z. B.:

- Monitoring entsprechend der Erkrankung und dem Zustand des Kindes (siehe B8.4)
- Pflegemaßnahmen im Kontext von Beatmung (siehe B5.4)
- Assistenz bei ärztlichen Tätigkeiten
- Infusions- und Medikamententherapie nach Arztangabe (siehe B8.3)
- Anwendung entwicklungsfördernder und stressreduzierender Pflegekonzepte (siehe B8.4)
- Atemunterstützende Positionierung, Positionierung in Herzbettlage (siehe A6)
- Flüssigkeitsbilanzierung
- Flüssigkeits- und Ernährungsmanagement (siehe 8.4)
- Überwachung der Flüssigkeitsausscheidung, Abdomenkontrolle (siehe 8.4)
- Maßnahmen zur Obstipationsprophylaxe/Förderung der Ausscheidung (siehe A4)
- Eltern informieren, anleiten und psychosozial begleiten (siehe 8.4)

CE 05, CE 06, CE 10, I.1.e), I.2.b)

Datum | Kürzel, Datum | Kürzel, Datum | Kürzel, Datum

128 Kennt den Einsatz einer Herz-Lungen-Maschine (HLM) im Kontext einer operativen Korrektur von Herzfehlern, kennt mögliche postoperative Komplikationen, die sich durch den Einsatz einer HLM ergeben können und achtet auf Symptome in der pflegerischen Versorgung, z. B.:

- Herzrhythmusstörungen
- Ödembildung
- Atelektasen/Pneumonie
- Chylothorax
- Zerebrale Komplikationen
- Gerinnungsstörungen
- Akutes Nierenversagen

CE 05, CE 06, CE 10, I.1.e), I.2.b), III.2.b), III.2.a)

Datum | Kürzel, Datum | Kürzel, Datum | Kürzel, Datum

129 Kennt die verschiedenen Pflegemaßnahmen einer postoperativen Pflege nach herzoperativen Eingriffen, kann diese situationsspezifisch auswählen, begründen und sicher durchführen, z. B.:

- Bettplatz entsprechend Operation/Alter des Kindes aufrüsten
- Durchführung einer standardisierten Patientenaufnahme mit zwei Pflegepersonen
- Monitoring entsprechend der Erkrankung und dem Zustand des Kindes (siehe B8.4)
- Überwachung der Bewusstseinslage (Bewusstsein, Pupillenkontrolle, Überprüfung der Motorik, Reflexe, siehe B8.4)
- Pflegemaßnahmen im Kontext von Beatmung (siehe B5.4)
- Infusions- und Medikamententherapie nach Arztangabe (siehe B8.3)
- Maßnahmen des Schmerzmanagements (siehe B8.4)
- Umgang mit Drainagen (sicher fixieren, Füllmenge dokumentieren, Beurteilung der Sekretmenge/-farbe, Sogeinstellung nach Arztangabe, Sogkontrolle)
- Hautbeobachtung (Ödeme, Farbe, periphere Durchblutung)
- Flüssigkeitsbilanzierung
- Überwachung der Flüssigkeitsausscheidung, Abdomenkontrolle (siehe 8.4)
- Maßnahmen zur Obstipationsprophylaxe/Förderung der Ausscheidung (siehe A4)
- Vorsichtiger Nahrungsaufbau (Besonderheiten bei z. B. Chylothorax beachten)
- Unterstützen beim Husten (Sternotomie)
- Einüben von Bewegungsabläufen bei der Mobilisation aufgrund der Sternotomie
- Frühmobilisation laut Arztanordnung
- Eltern informieren, anleiten und begleiten (siehe 8.4)

CE 05, CE 06, CE 10, I.1.e), I.2.b), III.2.a)+b)

Datum | Kürzel, Datum | Kürzel, Datum | Kürzel, Datum

B8.6.3 Pflege eines Kindes mit akuten neurologischen Erkrankungen

Theorie | gezeigt | geübt | erreicht

Kann den Pflegeprozess und die Pflegediagnostik in akuten Pflegesituationen bei **Kindern mit einer neurologischen Erkrankung** planen, organisieren, gestalten, durchführen, steuern und evaluieren

130 Kennt verschiedene neurologische Erkrankungen eines Kindes, die zu einer Erhöhung des Hirndrucks führen können und achtet auf mögliche Symptome in der pflegerischen Versorgung, z. B.:

- Hydrozephalus
- Intrakranielle Blutung
- Hirnödem
- Schädel-Hirn-Trauma

CE 05, CE 06, CE 10, I.1.c), III.2.b)

Datum	Kürzel, Datum	Kürzel, Datum	Kürzel, Datum

131 Kennt verschiedene Erreger, die eine Meningitis/Enzephalitis hervorrufen können, kennt Symptome und Komplikationen und achtet auf die korrekte Einhaltung von Isolierungs- und Hygienemaßnahmen

CE 05, CE 06, CE 10, I.1.c), III.2.b)

Datum	Kürzel, Datum	Kürzel, Datum	Kürzel, Datum

132 Kennt Symptome eines Kindes, die auf eine Erhöhung des Hirndrucks hinweisen können und informiert bei deren Auftreten die verantwortlichen Bezugspersonen im interdisziplinären Team, z. B.:

- Zunehmende Kopfschmerzen, Übelkeit, Unruhe
- Psychische Veränderungen, Verwirrtheit
- Bewusstseinseintrübung bis zur Bewusstlosigkeit
- Vitalzeichenveränderung: Bradykardie, Druckpuls, Hypertonie
- Atemstörung
- Übelkeit/Erbrechen
- Streckkrämpfe
- Lähmungen
- Pupillenstörungen

CE 05, CE 06, CE 10, I.1.c), III.2.b)

Datum	Kürzel, Datum	Kürzel, Datum	Kürzel, Datum

133 Beherrscht den Analyse- und Synthese-Prozess, um eine Pflegediagnose im Kontext von neurologischen Erkrankungen eines Kindes zu stellen und zu begründen, z. B.:

- Risiko einer Infektion/Komplikation durch eine Hirndrucksonde/externe Ventrikeldrainage
- Risiko von Komplikationen durch Erbrechen
- Risiko der verzögerten Entwicklung
- Risiko von wahrnehmungsbedingten Komplikationen aufgrund einer quantitativen Bewusstseinsstörung

CE 05, CE 06, CE 10, I.2.a-e), 1.3.a-e)

Datum	Kürzel, Datum	Kürzel, Datum	Kürzel, Datum

134 Kann pflegerische Maßnahmen im Kontext verschiedener neurologischer Erkrankungen situationsgerecht auswählen und die Auswahl pflegefachlich begründen, z. B.:

- Monitoring entsprechend der neurologischen Erkrankung und dem Zustand des Kindes (siehe 8.4)
- Überwachung der Bewusstseinslage (Bewusstsein, Pupillenkontrolle, Überprüfung von Motorik, Reflexe, siehe B8.4), auf Hirndruckzeichen achten
- Überwachung und Bilanzierung der Flüssigkeitsausscheidung (Liquormenge beachten)
- Pflegemaßnahmen im Kontext von Beatmung (siehe B5.4)
- Infusions- und Medikamententherapie nach Arztangabe (siehe B8.3)
- Anwendung entwicklungsfördernder und stressreduzierender Pflegekonzepte (siehe B8.4)
- Maßnahmen zur Vermeidung von Hirndruckspitzen
- Kopf in Mittelstellung, Erhöhung des Oberkörpers ca. 30°, achsengerechte Positionierung in Rücken- oder Seitenlage
- Flüssigkeits- und Ernährungsmanagement (siehe 8.4)
- Maßnahmen zur Obstipationsprophylaxe/Förderung der Ausscheidung (siehe A4)
- Maßnahmen zur Dekubitusprophylaxe (siehe A8)
- Pflegemaßnahmen im Kontext einer Hypothermiebehandlung (z. B. zentrale und periphere Temperaturmessung, besonderer Hautschutz usw.)
- Eltern informieren, anleiten und begleiten (siehe 8.4)

CE 05, CE 06, CE 10, I.1.e), I.2.b), III.2.a)+b)

Datum	Kürzel, Datum	Kürzel, Datum	Kürzel, Datum

135 Kann postoperative Pflegemaßnahmen bei einer Shuntimplantation (Hydrozephalustherapie) situationsgerecht auswählen und die Maßnahmen korrekt durchführen, z. B.:

- Kopfumfang messen und Dokumentation auf einer Perzentilkurve
- Schmerzmanagement
- Positionierung nicht auf das OP-Gebiet
- Auf Anzeichen der Über-/Unterfunktion achten (Hirndruckzeichen, eingesunkene Fontanelle, Erbrechen, Tachykardie, Hypontonie)
- Hygienisch korrekter Verbandwechsel, Kontrolle auf Infektionszeichen

CE 05, CE 06, CE 10, I.1.e), I.2.b)

Datum	Kürzel, Datum	Kürzel, Datum	Kürzel, Datum

B8.6.3 Pflege eines Kindes mit akuten neurologischen Erkrankungen

Theorie | gezeigt | geübt | erreicht

Kann den Pflegeprozess und die Pflegediagnostik in akuten Pflegesituationen bei **Kindern mit einer neurologischen Erkrankung** planen, organisieren, gestalten, durchführen, steuern und evaluieren

Lernergebnis		Datum	Kürzel, Datum	Kürzel, Datum	Kürzel, Datum
136 Kann pflegerische Maßnahmen im Kontext einer externen Ventrikeldrainage sicher und hygienisch korrekt durchführen, z. B.: » Kontrolle der Ventrikeldrainage (Punktionsstelle, Infektionszeichen) » Liquor beurteilen und bilanzieren » Ablaufbeutel sicher positionieren » Überprüfen des Höhenniveaus des Abnehmers und der Tropfkammer (Vermeidung einer Überdrainage) » Auf Zeichen einer Überdrainage achten (z. B. eingesunkene Fontanelle, Kopfschmerzen, Erbrechen, Tachykardie, Hypotonie usw.) und bei deren Auftreten den zuständigen Arzt verständigen » Abknicken der Drainageschläuche vermeiden » Steriler Verbandwechsel	CE 05 CE 06 CE 10 I.1.e) I.2.b)				

B8.6.4 Pflege eines Kindes mit urologischen und/oder gastroenterologischen Erkrankungen

Theorie | gezeigt | geübt | erreicht

Intensivmedizinische Versorgung von **nephrologischen/urologischen Erkrankungen**

Bitte beachten Sie hier die Lernergebnisse aus Kapitel B10: Akute/chronische Niereninsuffizienz, Nierentransplantation, operative Eingriffe und Stomaanlage, Nierenersatzverfahren

Gastrointestinale Erkrankungen: Ileus (siehe B1), Akutes Abdomen (siehe B5), Peritonitis (siehe B5)

B8.7 Unfälle und Notfallsituationen im Kindesalter

Theorie | gezeigt | geübt | erreicht

Kann den Pflegeprozess und die Pflegediagnostik in Pflegesituationen bei **Kindern nach einem Ertrinkungsunfall** planen, organisieren, gestalten, durchführen, steuern und evaluieren

Lernergebnis		Datum	Kürzel, Datum	Kürzel, Datum	Kürzel, Datum
137 Kennt pathophysiologische Abläufe bei einem Ertrinkungsunfall und kann bei Erstversorgungsmaßnahmen unterstützen (z. B. Reanimation, Beatmung, Maßnahmen zur Erwärmung des Kindes, Betreuung der Eltern)	CE 05, CE 06 CE 10 I.4.a)				
138 Beherrscht den Analyse- und Synthese-Prozess, um eine Pflegediagnose bei einem Kind nach einem Ertrinkungsunfall zu stellen und zu begründen, z. B.: » Risiko von Komplikationen durch Hypothermie » Risiko einer Erhöhung des intrakraniellen Drucks (Hirndruck) und damit verbundener Komplikationen » Selbstfürsorgedefizite » Pflegediagnosen im Kontext der Beatmung	CE 05 CE 06 CE 10 I.2.a-e) I.3.a-e)				
139 Kann pflegerische Maßnahmen bei einem Kind nach einem Ertrinkungsunfall situationsgerecht auswählen, die Auswahl pflegefachlich begründen und fachgerecht umsetzen, z. B.: » Monitoring entsprechend dem Zustand des Kindes (siehe 8.4) » Überwachung der Bewusstseinslage (Bewusstsein, Pupillenkontrolle, siehe 8.4) » Pflegemaßnahmen im Kontext von Beatmung (siehe B5.4) » Kontinuierliche Temperaturkontrolle » Maßnahmen zum langsamen Aufwärmen weiterführen (z. B. warme Infusionen, Warm Packs usw.) » Überwachung der Flüssigkeitsausscheidung, Abdomenkontrolle (siehe 8.4) » Flüssigkeitsbilanzierung » Bei Hirnödem Kopf in Mittelstellung, Erhöhung des Oberkörpers ca. 30°, achsengerechte Positionierung » Infusions- und Medikamententherapie nach Arztangabe (siehe B8.3) » Anwendung stressreduzierender und frührehabilitativer Pflegekonzepte (siehe B8.4) » Eltern informieren, anleiten und begleiten (siehe 8.4)	CE 05 CE 06 CE 10 I.1.e) I.2.a) I.4.a)				

B8.7 Unfälle und Notfallsituationen im Kindesalter

Kann in einer lebensbedrohlichen Situation durch **Fremdkörperaspiration bei einem Kind** erforderliche Interventionsentscheidungen und Sofortmaßnahmen bis zum Eintreffen des Arztes durchführen und dem Arzt bei seinen Aufgaben assistieren sowie die Nachbetreuung fachgerecht übernehmen

		Theorie	gezeigt	geübt	erreicht
140 Kennt Symptome, die auf eine Fremdkörperaspiration hinweisen können (z. B. starker Husten, plötzliche Atemnot, Zyanose, Atmung nicht seitengleich – abhängig von der Lage des Fremdkörpers) und kann Notfallmaßnahmen zum Freimachen des Atemwegs ergreifen, z. B.: » Zum starken Husten auffordern » Techniken des künstlichen Hustenstoßes › Rückenschläge › Heimlich-Handgriff › Thoraxkompression » Ggf. Reanimationsmaßnahmen beginnen	CE 05 CE 06 CE 10 I.1.e) I.2.a) I.4.a)	Datum	Kürzel, Datum	Kürzel, Datum	Kürzel, Datum
141 Kann pflegerische Maßnahmen bei einem Kind nach einer Fremdkörperaspiration situationsgerecht auswählen und die Auswahl pflegefachlich begründen, z. B.: » Monitoring entsprechend dem Zustand des Kindes (siehe B8.4) » Assistenz bei einer bronchoskopischen Entfernung des Fremdkörpers » Ggf. Pflegemaßnahmen im Kontext von Beatmung (siehe B5.4.)	CE 05, CE 06 CE 10, I.1.e) I.2.a), I.4.a)	Datum	Kürzel, Datum	Kürzel, Datum	Kürzel, Datum

Kann in einer lebensbedrohlichen Situation durch einen **Insektenstich mit allergischer Reaktion und/oder Zuschwellen der Atemwege bei einem Kind** erforderliche Interventionsentscheidungen und Sofortmaßnahmen bis zum Eintreffen des Arztes durchführen und dem Arzt bei seinen Aufgaben assistieren sowie die Nachbetreuung fachgerecht übernehmen

		Theorie	gezeigt	geübt	erreicht
142 Kann die Situation des Kindes nach z. B. einem Bienenstich einschätzen, eine allergische Reaktion (Symptome: Schwellung, Ausschlag, Juckreiz, Schwindel, Benommenheit, Atembeschwerden) oder Zuschwellen der Atemwege erkennen und Sofortmaßnahmen einleiten, z. B.: » Vorsichtiges Entfernen des Bienenstichstachels » Kühlende Umschläge » Beobachtung auf allergische Reaktion » Freihalten der Atemwege z. B. durch Intubation oder Tracheotomie » Notfallmedikamente, z. B. Antihistaminikum	CE 05 CE 06 CE 10 I.1.e) I.2.a) I.4.a)	Datum	Kürzel, Datum	Kürzel, Datum	Kürzel, Datum

Bitte beachten Sie hier die Lernergebnisse zu Verbrennungen (B5.5) und Vergiftungen (B4.2), Plötzlicher Kindstod (B7)

B9 Pädiatrische Pflege

Pädiatrie (Kinderheilkunde) befasst sich mit der Entwicklung des Kindes und seinen Erkrankungen. Das Fachgebiet der Kinder- und Jugendmedizin erstreckt sich über alle Teilgebiete, z. B. Kinderhämatologie/-onkologie, Neonatologie, Neuropädiatrie, Kinderendokrinologie, -gastroenterologie, -nephrologie, -pneumologie, -orthopädie usw. Die pädiatrische Pflege umfasst demnach die Betreuung gesunder, akut kranker, chronisch kranker und behinderter Kinder in allen Altersstufen vom Früh- und Neugeborenen bis zum jugendlichen Alter. Die Lernergebnisse im Kontext der Neonatologie werden im Kapitel B8 vorgestellt. Zahlreiche Erkrankungen treten sowohl bei Erwachsenen als auch bei Kindern auf. Um Dopplungen zu vermeiden, wurde die spezielle Pflege z. B. bei Pneumonie, Asthma, Diabetes usw. in den jeweiligen Kapiteln formuliert. So finden sich die genannten Beispiele in B1 Innere Medizin unter Pflege eines Menschen mit Atemwegs- bzw. Stoffwechselerkrankungen. Die spezifischen Aspekte der pflegerischen Versorgung der Kinder sind hier ebenfalls eingefügt und mit dem entsprechenden Icon gekennzeichnet und werden in B9 Pädiatrie nicht wiederholt. Daher befinden sich in diesem Abschnitt die Besonderheiten und die spezielle pflegerische Versorgung von Krankheiten, die nur im Kindes-/Jugendlichenalter vorkommen.

B9.1 Allgemeine Lernergebnisse

In einer pädiatrischen Facheinheit arbeiten

Lernergebnis		Theorie	gezeigt	geübt	erreicht
1 Kennt den typischen Tagesablauf der pädiatrischen Facheinheit und kann Unterschiede zu anderen Fachabteilungen benennen, z. B.: » Stationäre oder teilstationäre pädiatrische Fachabteilungen » Präventive, rehabilitative und palliative pädiatrische Einrichtungen	CE 05, CE 06 CE07, CE 08 CE 10 III.3	Datum	Kürzel, Datum	Kürzel, Datum	Kürzel, Datum
2 Kann beurteilen, welche Kleinkinder/Kinder/Jugendliche zusammen in einem Zimmer untergebracht werden können und kann dies begründen	CE 05, CE 06 CE07, CE 08 CE 10 III.3, IV.1	Datum	Kürzel, Datum	Kürzel, Datum	Kürzel, Datum
3 Kennt das Konzept des Familienzimmers und kann es dementsprechend vorbereiten	CE 05, CE 06 CE07, CE 08 CE 10 III.3	Datum	Kürzel, Datum	Kürzel, Datum	Kürzel, Datum
4 Kennt das Rooming-in-Konzept, kann Vor- und Nachteile benennen und erkennt, wenn eine Mutter und/oder das Kind Ruhe benötigt und kann entsprechende Angebote unterbreiten	CE 05, CE 06 CE07, CE 08 CE 10 III.3, I.2.c)	Datum	Kürzel, Datum	Kürzel, Datum	Kürzel, Datum
5 Kennt die Versorgungswege und kann sich benötigte Materialien/Instrumente besorgen	CE 01, CE 02 CE 03 III.3	Datum	Kürzel, Datum	Kürzel, Datum	Kürzel, Datum
6 Kennt die Strukturen und Verantwortlichkeiten der Notfallversorgung auf der Facheinheit	CE 05, CE 06 CE07, CE 08 CE 10 III.1, III.3	Datum	Kürzel, Datum	Kürzel, Datum	Kürzel, Datum
7 Kennt die Zertifikate „Babyfreundlich" (WHO-/UNICEF-Initiative) und „Ausgezeichnet für Kinder" und kann Besonderheiten bezogen auf die Versorgung der Pflegeempfängerin/des Säuglings/Kindes/Jugendlichen benennen und erkennen	CE 02, CE 10 IV.1.a-d)	Datum	Kürzel, Datum	Kürzel, Datum	Kürzel, Datum
8 Wirkt aktiv an der Entwicklung von Standards und (Forschungs-)Projekten zur Qualitätsentwicklung im Bereich der Prävention und Pflege von kranken Kindern und Jugendlichen mit	CE 04, CE 05 CE 06, CE 07 CE 08, CE 10 Anlage 5: IV. 1+2	Datum	Kürzel, Datum	Kürzel, Datum	Kürzel, Datum

B9.2 Grundlagen pflegerischen Handelns beim Säugling/Kind/Jugendlichen

B9.2.1 Sondersituation Krankenhausaufenthalt

Sondersituation Krankenhausaufenthalt

		Theorie	gezeigt	geübt	erreicht
9 Kennt die EACH-Charter (European Association for Children in Hospital) und kann die Umsetzungsgrade der Charter auf der eigenen Station/Facheinheit und bezogen auf den Fall in einer Fallkonferenz reflektieren und kritisch diskutieren, sowie Verbesserungen einleiten, die Punkte der EACH-Charter sind: » Krankenhausaufenthalt nur wenn nötig » Nähe und Sicherheit im Krankenhaus » Mitaufnahme einer Begleitperson » Kindgerechte Informationen » Mitbeteiligung und Mitentscheidung » Kindgerechter Umgang » Unterstützung nach Alter und Entwicklungsstand » Personal mit qualifizierter pädiatrischer Ausbildung » Kontinuität in der Betreuung » Behandlung mit Takt und Verständnis	CE 10 IV.1	Datum	Kürzel, Datum	Kürzel, Datum	Kürzel, Datum
10 Ist sich der Bedeutung des Krankenhausaufenthaltes für das Kind bewusst und kann sowohl das Kind als auch die Eltern bezüglich aufkommender Ängste und Unsicherheiten beobachten und gezielte Maßnahmen zur Angstreduktion und zum Abbau von Unsicherheiten einleiten, z. B.: » Eltern-/Begleitpersonen mit aufnehmen » Lieblingsspielzeug oder -kuscheltier mitnehmen » Begleitung und Beratung der Begleitpersonen, um Unsicherheiten/Ängste zu reduzieren » Informations- und Mitbestimmungsrecht der Bezugspersonen beachten	CE 05, CE 06 CE 08, CE 10 I.1.c) II.1.a-e) I.1.e) I.2.b)	Datum	Kürzel, Datum	Kürzel, Datum	Kürzel, Datum

Kann den Pflegeprozess und die Pflegediagnostik in **Pflegesituationen des Kindes mit einer akuten und/oder chronischen Erkrankung entwicklungsfördernd** planen, organisieren, gestalten, durchführen, steuern und evaluieren

		Theorie	gezeigt	geübt	erreicht
11 Kann den altersgerechten Entwicklungsstand eines Kindes einschätzen und systematisch beobachten, sowie Abweichungen von der Altersnorm feststellen und interdisziplinär kommunizieren. Beurteilungskriterien sind, z. B.: » Wachstums- und Gewichtsentwicklung » Entwicklung der Körpermotorik » Entwicklung der Hand- und Fingermotorik » Sprachfähigkeit » Kognitive Entwicklung » Soziale Entwicklung » Emotionale Entwicklung	CE 05 CE 06 CE 08 CE 10 I.1.c) II.1.a-e) III.3.a)	Datum	Kürzel, Datum	Kürzel, Datum	Kürzel, Datum
12 Kann die Wachstums- und Gewichtsentwicklung für Jungen und Mädchen mit Hilfe einer Perzentilkurve (Somatogramm) über die Entwicklung von Körpergewicht, Längenwachstum, Körpergröße, BMI unter Beachtung der elterlichen Statur einschätzen und Auffälligkeiten interdisziplinär sowie mit den Eltern/Bezugspersonen kommunizieren	CE 05, CE 06 CE 08, CE 10 I.1.c) II.1.a-e) III.3.a)	Datum	Kürzel, Datum	Kürzel, Datum	Kürzel, Datum
13 Kann eine Gedeihstörung beim Kind/Jugendlichen erkennen (verzögerte somatische Entwicklung und ggf. verbunden mit motorischen und psychosozialen Auffälligkeiten), interdisziplinär kommunizieren und bei der Ursachenabklärung (z. B. psychosoziale Gründe, Mangel-Fehlernährung, organische Ursachen) durch eine systematische Pflegeanamnese unterstützen (siehe A3 Ernährung)	CE 02, CE 03 CE 04, CE 05 CE 08, CE 10 I.1.c)+d) II.1.a-e) III.3.a)	Datum	Kürzel, Datum	Kürzel, Datum	Kürzel, Datum
14 Erkennt im Verlauf des Krankenhausaufenthalts einen möglichen Bedarf an „frühen Hilfen“ und kann den Bezugspersonen/Eltern die lokalen und regionalen Unterstützungssysteme vorstellen und Hilfeangebote koordinieren, z. B.: » Förderung der Erziehungskompetenzen » Stärkung der Eltern-Kind-Bindung » Missbrauchsprävention	CE 05, CE 06 CE 08, CE 10 I.1.c) II.1.a-e)	Datum	Kürzel, Datum	Kürzel, Datum	Kürzel, Datum

B9.2.1 Sondersituation Krankenhausaufenthalt

Theorie | gezeigt | geübt | erreicht

Kann den Pflegeprozess und die Pflegediagnostik in **Pflegesituationen des Kindes mit einer akuten und/oder chronischen Erkrankung entwicklungsfördernd** planen, organisieren, gestalten, durchführen, steuern und evaluieren

15 Kann bei Krankenhausaufnahme eine systematische Pflegeanamnese durchführen, dokumentieren und die Ergebnisse interdisziplinär kommunizieren, z. B.:

» Entwicklungsstand des Kindes
» Empfindungen des Kindes z. B. Angst, Furcht, Heimweh, Trennungsangst, Schamgefühl (siehe A12)
» Gewichts- und Wachstumsentwicklung
» Einschätzung des Ernährungszustandes und Ernährungsverhaltens (siehe A3)
» Einschätzung der Bewegungsfähigkeit, Fortbewegung, Mobilität der Gelenke
» Einschätzung von Aktivität, Spielgewohnheiten
» Aktuelle Beschwerden z. B. Schmerzen, Schonhaltung, Entzündungen
» Individuelle Situationseinschätzung
» Risikobewertung von Sturz-, Dekubitus-, Thrombose-, Kontrakturen-, Aspirationsrisiko (siehe auch A6)
» Individuelle Bedürfnislage des Kindes nach Zuwendung, Aufmerksamkeit, Fürsorge
» Stand der Entwicklung bezogen auf die Selbstfürsorgekompetenzen z. B. Ausscheidung (siehe A4)
» Informations- und Beratungsbedarf der Eltern

CE 05, CE 06, CE 08, CE 10, I.1.c), II.1.a-e), III.3 a)

Datum	Kürzel, Datum	Kürzel, Datum	Kürzel, Datum

16 Beherrscht den Analyse- und Synthese-Prozess, um Pflegediagnosen für ein(en) Säugling/Kind/Jugendlichen mit einer akuten/chronischen Erkrankung und/oder die Eltern/Bezugspersonen abzuleiten und zu erläutern (spezifische krankheitsbedingte Pflegediagnosen werden unter den jeweiligen Krankheitsbildern aufgeführt), z. B.:

» Hat aufgrund einer realen/fiktiven Bedrohung Angst (z. B. Trennungsangst, Angst vor Schmerzen, Angst, in der Schule wichtigen Lernstoff zu verpassen)
» Leidet unter Heimweh
» Unsicherheit, Hoffnungslosigkeit der Eltern verbunden z. B. mit einer Entscheidungsunfähigkeit
» Beeinträchtigte Entwicklung durch fehlende Aufmerksamkeit, Vernachlässigung bei den Geschwisterkindern
» Beeinträchtigte Wahrnehmung
» Risiko einer verzögerten Entwicklung
» Beeinträchtigte Beziehungs-/Bindungsfähigkeit zu Eltern/Erziehungsberechtigten
» Beeinträchtigte Eltern-Kind-Bindung
» Leidet unter Langeweile
» Pflegediagnosen im Kontext der Selbstfürsorge, Körperpflege, Bewegung, Ausscheidung usw.
» Hat aufgrund einer beeinträchtigten Entwicklung der Wahrnehmungssysteme eine nicht altersentsprechende Entwicklung von Fähigkeiten/Fertigkeiten
» Angehörige/Bezugspersonen gestalten die Erziehung nicht entwicklungsfördernd, es besteht das Risiko der verzögerten Entwicklung

CE 05, CE 06, CE 08, CE 10, I.2.a-e), I.3.a-e)

Datum	Kürzel, Datum	Kürzel, Datum	Kürzel, Datum

17 Wählt pflegefachlich begründete Pflegemaßnahmen entsprechend der externen und internen Evidenzlage aus, kann die Auswahl begründen, mit dem Kind altersentsprechend kommunizieren und die Eltern informieren bzw. anleiten, z. B.:

» Angebote der basalen Stimulation (siehe A13)
» Maßnahmen im Kontext der Selbstfürsorge (siehe entsprechende Bereiche in Kapitel A)
» Maßnahmen zur Angstreduktion
» Gezielte Information, Begleitung und Anleitung der Eltern in der Versorgung des Kindes
» Feedback zu einem entwicklungsfördernden Umgang mit dem Kind, sowie zur Stärkung der Eltern-Kind-Bindung
» Beratungsmaßnahmen im Kontext der Prävention und Patientenedukation

CE 05, CE 06, CE 08, CE 10, I.1.e), I.2.b)

Datum	Kürzel, Datum	Kürzel, Datum	Kürzel, Datum

18 Kann zwischen pflegerischen und erzieherischen Aufgaben unterscheiden und im Spannungsfeld professionell situationsbezogen handeln

CE 05, CE 06, CE 08, CE 10, I.1.e), I.2.b)

Datum	Kürzel, Datum	Kürzel, Datum	Kürzel, Datum

B9.2.2 Prävention und Edukation des Kindes/der Eltern/der Bezugspersonen

Prävention – Patientenedukation

	Theorie	gezeigt	geübt	erreicht
19 Kann abhängig von der Erkrankung des Kindes und den Ausgangsvoraussetzungen der Begleitpersonen basierend auf einer systematischen Bedarfsanalyse ein individuelles Patientenedukationsprogramm aufstellen, umsetzen und evaluieren sowie interdisziplinär kommunizieren CE 04 I.2.b), III.3.a)	Datum	Kürzel, Datum	Kürzel, Datum	Kürzel, Datum
20 Kann die Eltern bezüglich der Fortführung der U-Untersuchungen und einer Impfberatung beraten und motivieren, diese mit Hilfe des Kinderuntersuchungsheftes („Gelbes Heft") zu dokumentieren CE 04, CE 10 I.2.b), II.2.c)	Datum	Kürzel, Datum	Kürzel, Datum	Kürzel, Datum
21 Kann zu verschiedenen Präventionsthemen eine pflegeempfängerspezifische Beratung durchführen, z. B.: » Kindersichere Umgebungsgestaltung und Vermeidung von Verletzungen » Altersgerechte gesunde Ernährung sowie Obstipationsprophylaxe » Passivrauchen, Allergieprävention » Schlaf- und Schreiverhalten, Zahngesundheit » Schulung in Erster Hilfe oder spezifischen Maßnahmen im Kontext einer Erkrankung, entwicklungsfördernde Umgebung » Prävention eines bewegungsarmen Lebensstils » Förderung des Selbstbestimmungsrechts des Kindes im Verlauf von chronischen Erkrankungen CE 04 CE 10 I.6.a) II.2.a-c)	Datum	Kürzel, Datum	Kürzel, Datum	Kürzel, Datum
22 Kann Eltern/Bezugspersonen bezüglich einer evidenzbasierten Säuglingshautpflege, Säuglingsbad und Prophylaxe einer Windeldermatitis anleiten und beraten CE 04, CE 10 II.2.a-c)	Datum	Kürzel, Datum	Kürzel, Datum	Kürzel, Datum
23 Reflektiert die eigene Beratungs- und Anleitungsfähigkeit in Bezug auf Fragen und Probleme von Kindern/Jugendlichen oder deren Eltern/Bezugspersonen und ist in der Lage, die eigenen Fähigkeiten auszubauen CE 04, CE 10 II.2 a-c)	Datum	Kürzel, Datum	Kürzel, Datum	Kürzel, Datum

B9.2.3 Beeinträchtigte Eltern-Kind-Bindung/Beziehung

Kann den Pflegeprozess und die Pflegediagnostik bei einer **beeinträchtigten Eltern-Kind-Bindung/Beziehung** planen, organisieren, gestalten, durchführen, steuern und evaluieren

	Theorie	gezeigt	geübt	erreicht
24 Kann die Eltern-Kind-Bindung und/oder Beziehung im Rahmen der Pflegeanamnese und des Pflegeprozesses unter Beachtung kulturspezifischer Aspekte gezielt beobachten, reflektieren, interdisziplinär kommunizieren und dokumentieren. Beobachtungskriterien können sein, z. B.: » Partizipation von Kindern an Entscheidungen in der Familie » Ausmaß von Selbstständigkeit, die Eltern dem Kind gewähren » Vertrauen von Kindern in ihre Eltern, z. B. Trostsuche, Fragen nach Rat » Art und Häufigkeit der Interaktion » Übereinstimmung von Werten und Verhaltensweisen » Gegenseitige subjektive Bewertung der Beziehungsqualität CE 04 CE 10 CE 11 I.1.c) II.1.a-e) I.6.a)+d) III.3.a)	Datum	Kürzel, Datum	Kürzel, Datum	Kürzel, Datum
25 Kann eine Bindungsstörung erkennen und die Beobachtungen interdisziplinär und/oder mit den Eltern/Bezugspersonen besprechen, z. B.: » „Frozen watchfulness" (eingefrorene Wachsamkeit): hoffnungsloser, emotionsloser Blick des Kindes » Auffällige, übertriebene Zuwendung der Bezugspersonen unter Beobachtung » Unerklärbare häufige Verletzungen des Kindes » Auffällig häufiger Wechsel des Kinderarztes » Beobachtbare Hinweise, dass Eltern die „Feinzeichen" des Kindes nicht lesen können und daher nicht angemessen in der Eltern-Kind-Interaktion reagieren » Fehlendes/beeinträchtigtes Feingefühl in der Interaktion mit dem Kind z. B. fehlende Abgestimmtheit des Verhaltensausdrucks zwischen Kind und Eltern » Auftreten von extremen Verhaltensweisen der Bindungsperson gegenüber dem Kind, z. B. ärgerliches, feindseliges, aggressives Verhalten » Auffälliges, unangemessenes Verhalten gegenüber der Bindungsperson » Anzeichen von Furcht gegenüber der Bindungsperson CE 04 CE 10 CE 11 I.1.c) II.1.a-e) III.3.a)	Datum	Kürzel, Datum	Kürzel, Datum	Kürzel, Datum

B9.2.3 Beeinträchtigte Eltern-Kind-Bindung/Beziehung

Kann den Pflegeprozess und die Pflegediagnostik bei einer **beeinträchtigten Eltern-Kind-Bindung/Beziehung** planen, organisieren, gestalten, durchführen, steuern und evaluieren

Lernergebnis		Theorie	gezeigt	geübt	erreicht
26 Kann die Güte und Aussagekraft der Assessments im Kontext der Einschätzung von Bindungsfähigkeit und Eltern-Kind-Beziehung bewerten und sinnvolle Instrumente für die Pflegepraxis ableiten, begründen, anwenden und die Informationen zum pflegediagnostischen Prozess nutzen, z. B.: » Globale Einschätzungs-Skala der Eltern-Kind-Beziehung (GES-EKB) » Skala elterlicher Feinfühligkeit (SeF), CARE-Index	CE 04 CE 10 CE 11 I.1.c)	Datum	Kürzel, Datum	Kürzel, Datum	Kürzel, Datum
27 Kann eine systematische Pflegeanamnese zur Einschätzung der Eltern-Kind-Bindung/Beziehung durchführen, mögliche Ursachen erkennen und die Ergebnisse interdisziplinär kommunizieren, z. B.: » Schuldgefühle der Eltern » Beeinträchtigtes soziales Umfeld (Arbeitslosigkeit, Krankheit, Partnerschaftsprobleme) » Behinderungen des Kindes und Überforderung der Eltern in der Versorgung » Unverarbeitete Trennungserlebnisse, Misshandlungserfahrung	CE 04 CE 10 CE 11 I.1.c) II.1.a)+b)+d) III.3.a)	Datum	Kürzel, Datum	Kürzel, Datum	Kürzel, Datum
28 Beherrscht den Analyse- und Synthese-Prozess, um Pflegediagnosen im Kontext der Bindungs-/Beziehungsfähigkeit zu stellen, z. B.: » Hat eine beeinträchtigte Beziehungs-/Bindungsfähigkeit zu den Eltern/Erziehungsberechtigten » Ist aufgrund einer engen Bindung an die Eltern in der altersgerechten Entwicklung gehemmt » Risiko einer verzögerten Entwicklung » Risiko einer beeinträchtigten Bindung » Risiko einer beeinträchtigten Beziehungsfähigkeit	CE 04 CE 10 CE 11 I.2.a-e) I.3.a-e)	Datum	Kürzel, Datum	Kürzel, Datum	Kürzel, Datum
29 Kann Schulungen/Beratungen und/oder kontinuierliches Feedback zur Stärkung der Fürsorgekompetenzen der Eltern durchführen und passt dabei die Angebote an die Bedürfnisse und Komptetenzen dieser an z. B.: » Feedback bezogen auf die Signale des Kindes und deren Interpretation » Schulung der Eltern, die „Feinzeichen" des Kindes wahrzunehmen und zu interpretieren » Unterstützuung bei der Wahrnehmung der Signale des Kindes und bei der Auswahl geeigneter Reaktionen und Maßnahmenangebote zur Bedürfnisbefriedigung » Feedback und Unterstützung beim feinfühligen Grenzensetzen	CE 04 CE 10 CE 11 II.2.a-c)	Datum	Kürzel, Datum	Kürzel, Datum	Kürzel, Datum
30 Kann Eltern/Bezugspersonen das Konzept der Feinfühligkeit und deren Zusammenhänge auf die Bindungsqualität in einer für den Empfänger angemessenen Weise erklären und die Eltern/Bezugspersonen motivieren, die Kompetenzen im Bereich der Feinfühligkeit gegenüber dem Säugling/Kleinkind zu schulen	CE 04 CE 10 CE 11 II.2.a-c)	Datum	Kürzel, Datum	Kürzel, Datum	Kürzel, Datum
31 Kann Eltern/Bezugspersonen auf eine angemessene Weise motivieren, Maßnahmen zur Förderung einer Eltern-Kind-Bindung/Beziehung und Stärkung des Selbstvertrauens in die elterlichen Fähigkeiten anleiten, z. B. durch: » Kängurumethode, Mitaufnahme der Mutter der Bezugsperson » Gezielte Anleitung zur Übernahme von Pflegetätigkeiten am Kind » Sanfte (Baby-)Massagen mit Hautpflegeölen	CE 04, CE 10 CE 11 I.1.e), I.2.b)	Datum	Kürzel, Datum	Kürzel, Datum	Kürzel, Datum

B9.2.4 Spielen, Beschäftigung lernen ist für die Entwicklung wichtig

Kann ein(en) Säugling/Kind/Jugendlichen und/oder die Eltern/Bezugspersonen bei der **kindlichen Spielentwicklung** fördern, beraten und das Spiel bei pflegetherapeutischen Handlungen nutzen

Lernergebnis		Theorie	gezeigt	geübt	erreicht
32 Setzt die Beobachtung des Kindes bei Spielsituationen dazu ein, um wichtige, wertvolle Anhaltspunkte für die pflegerische Anamnese zu erhalten, z. B.: Bezogen auf das Kind: » Ausdauerverhalten beim Spielen, Kann altersgemäß mit Frust und Misserfolg umgehen, Strukturelle oder funktionelle Einschränkungen Bezogen auf die Bezugsperson: » Bietet altersgerechte Spielanebote und Materialien an? » Angemessenheit der Reaktionen auf „Feinzeichen" des Kindes	CE 10 I.1.c) II.1.a)+b)+d)	Datum	Kürzel, Datum	Kürzel, Datum	Kürzel, Datum

B9.2.4 Spielen, Beschäftigung lernen ist für die Entwicklung wichtig

		Theorie	gezeigt	geübt	erreicht
33 Kennt die „normale“ kindliche Spielentwicklung, kann mögliche Abweichungen davon erkennen, interdisziplinär kommunizieren und mit den Eltern/Bezugspersonen austauschen	CE 10 I.1.c), II.1.a)+b)+d) III.3 a)	Datum	Kürzel, Datum	Kürzel, Datum	Kürzel, Datum
34 Kann altersgerechte und geeignete Spielräume sowie Materialien vorbereiten und ein Kind gezielt im Spielen fördern, z. B. durch: » Erkundung der Interessen des Kindes » Adäquate Reaktion auf „Feinzeichen“ im Rahmen des Spielens » Kind dabei unterstützen, Spielthemen selbst zu finden » Aufgreifen angebotener Themen des Kindes » Spielmonotonie durch gezielte Angebote unterbrechen	CE 10 I.1.e), I.2.b)	Datum	Kürzel, Datum	Kürzel, Datum	Kürzel, Datum
35 Kann gezielt spieltherapeutische Ansätze nutzen, um das Kind auf angstbesetzte Situationen im Krankenhaus vorzubereiten und/oder zur Stressbewältigung beizutragen, z. B.: » Einsatz der Kuschelpuppe mit inneren Organen, die ebenfalls Therapiemaßnahmen erhält » Interaktive Kinder- und Tagebücher, die kindgerecht den Ablauf z. B. einer OP erklären	CE 10 I.1.e), I.2.b)	Datum	Kürzel, Datum	Kürzel, Datum	Kürzel, Datum
36 Kennt die verschiedenen Spielformen und deren Bedeutung für die Entwicklung des Kindes und kann passende Angebote abhängig von der Erkrankung des Kindes auswählen, z. B.: » Funktionsspiele, Illusionsspiele, Konstruktionsspiele, Rollenspiele Regelspiele, Sprachspiele	CE 10 I.1.e), I.2.b)	Datum	Kürzel, Datum	Kürzel, Datum	Kürzel, Datum

B9.3 Spezielle Untersuchungen und/oder Therapien unterstützen können

Theorie · gezeigt · geübt · erreicht

Kann innerhalb der rechtlichen Bestimmungen ärztlich veranlasste **Maßnahmen der medizinischen Diagnostik und Therapie eines kranken Säuglings/Kindes/Jugendlichen** vorbereiten, dabei assistieren, sie durchführen und den Pflegeempfänger nach der Untersuchung überwachen

		Theorie	gezeigt	geübt	erreicht
37 Ist sich der unterschiedlichen, altersabhängigen Vorstellung von Kindern bezogen auf die Krankheit bewusst und kann altersgerecht und dem jeweiligen Entwicklungsstand des Kindes entsprechend über Behandlungs- und Pflegemaßnahmen informieren	CE 05, CE 06 CE 08, CE 10 I.1.c), II.1.a)+b)+d)	Datum	Kürzel, Datum	Kürzel, Datum	Kürzel, Datum
38 Kann ein(en) Säugling/Kind/Jugendlichen bei erforderlichen diagnostischen und therapeutischen Maßnahmen pflegeempfängerspezifisch begleiten und betreuen und im Besonderen auf folgende Aspekete eingehen: » Angst des Pflegeempfängers vor der Intervention » Unsicherheit der Eltern bezüglich ihrer Rolle in der jeweiligen Untersuchungssituation	CE 05, CE 06 CE 08, CE 10 I.1.c) II.1.a)+b)+d)	Datum	Kürzel, Datum	Kürzel, Datum	Kürzel, Datum
39 Kennt unterschiedliche Methoden und Vorgehensweisen, um pflegeempfängerspezifisch die Angst zu reduzieren und setzt diese wirksam ein, z. B.: » Spielerische Vorbereitung z. B. mit Unterstützung eines „kranken“ Stofftieres, Schmerzen vermeiden z. B. durch lokale Anästhesie » Ablenkung, Ehrlichkeit in der Kommunikation » Comfort-Positionierung als eine Art des therapeutischen Unterstützens und Haltens durchführen	CE 05, CE 06 CE 08, CE 10 I.1.e), I.2.b)	Datum	Kürzel, Datum	Kürzel, Datum	Kürzel, Datum
40 Kennt Möglichkeiten, die Eltern/Bezugspersonen bei diagnostischen und therapeutischen Maßnahmen aktiv miteinzubeziehen und kann sie pflegeempfängerspezifisch einbinden und instruieren – unter Beachtung der hygienischen Grundprinzipien und der korrekten Durchführung der Maßnahmen	CE 05, CE 06 CE 08, CE 10 I.1.e), I.2.b)	Datum	Kürzel, Datum	Kürzel, Datum	Kürzel, Datum
41 Kennt Zeitpunkt und Inhalte der entwicklungsneurologischen Untersuchungen und Maßnahmen für Kinder (U-Untersuchungen) und kann dabei assistieren	CE 10 III.2.b)+c)	Datum	Kürzel, Datum	Kürzel, Datum	Kürzel, Datum

Pädiatrische Pflege

B9.3 Spezielle Untersuchungen und/oder Therapien unterstützen können

Kann innerhalb der rechtlichen Bestimmungen ärztlich veranlasste **Maßnahmen der medizinischen Diagnostik und Therapie eines kranken Säuglings, Kindes/Jugendlichen** vorbereiten, dabei assistieren, sie durchführen und den Pflegeempfänger nach der Untersuchung überwachen

Lernergebnis		Theorie	gezeigt	geübt	erreicht
42 Kann den Pflegeempfänger für Blutentnahmen, Punktionen oder Biopsien korrekt positionieren, begleiten, dem Arzt assistieren und nachsorgen, z. B.: » Lumbalpunktion, Knochenmarkpunktion » Gelenkspaltenpunktion, Aszitespunktion » Pleurapunktion (siehe auch B1 Innere Medizin und A19 Gesundheitsrisiken)	CE 05 CE 06 I.1.e) I.2.b)	Datum	Kürzel, Datum	Kürzel, Datum	Kürzel, Datum
43 Kann eine kapilläre Blutentnahme sicher und korrekt durchführen, z. B. zur BZ-Bestimmung, Blutgasanalyse, Bilirubinbestimmung beim Säugling/Kind/Jugendlichen unter Beachtung der Hygiene sowie der individuellen Bedürfnisse des Kindes (siehe auch A19)	CE 05, CE 06 I.1.e), I.2.b)	Datum	Kürzel, Datum	Kürzel, Datum	Kürzel, Datum
44 Kennt die wichtigsten Larborparameter abhänig vom Lebensalter und kann Normabweichungen bei Laborbefunden unmittelbar an den Arzt weiterleiten	CE 05, CE 06 I.1.e), I.2.b)	Datum	Kürzel, Datum	Kürzel, Datum	Kürzel, Datum
45 Kann abhängig von Alter, Körpergewicht des Kindes, Ort der Injektion und angeordneter Injektionsart die korrekte Injektionskanüle vorbereiten	CE 05, CE 06 I.1.e), I.2.b)	Datum	Kürzel, Datum	Kürzel, Datum	Kürzel, Datum
46 Kann unter Beachtung der Hygiene, des Alters des Kindes und der besonderen Umständen (z. B. Ängste des Kindes) sicher und korrekt eine Injektion unter Anwendung von schmerzreduzierenden Maßnahmen durchführen, z. B.: » Subkutane Injektion » Intramuskuläre Injektion (siehe auch A19)	CE 05 CE 06 I.1.e) I.2.b)	Datum	Kürzel, Datum	Kürzel, Datum	Kürzel, Datum
47 Beherrscht den Analyse- und Synthese-Prozess, um Pflegediagnosen für ein Kind mit Infusions-/Transfusionstherapie abzuleiten und zu erläutern, z. B.: » Empfindet Furcht vor der Therapie » Aufgrund des Bewegungsdrangs Risiko von Komplikationen » Gefahr von Unverträglichkeitsreaktionen » Empfindet aufgrund vorübergehender Immobilität Langeweile (weitere Lernergebnisse siehe A19)	CE 05 CE 06 I.2.a-e) I.3.a-e)	Datum	Kürzel, Datum	Kürzel, Datum	Kürzel, Datum
48 Wählt pflegefachlich begründete Pflegemaßnahmen entsprechend der externen und internen Evidenzlage aus und kann die Auswahl begründen und mit dem Kind kindgerecht kommunizieren, z. B.: » Mobilität trotz Infusions-/Transfusionstherapie ermöglichen » Geeignete Spiele und Beschäftigung bezogen auf die Immobilität auswählen » Beobachtung der Infusion/Transfusion sowie der Zugängen auf Veränderungen » Maßnahmen, um die Furcht bzw. Angst zu reduzieren	CE 05 CE 06 I.1.e) I.2.b)	Datum	Kürzel, Datum	Kürzel, Datum	Kürzel, Datum
49 Kann ein Kind alters- und situationsgerecht informieren und angstreduzierende Maßnahmen vor dem Legen eines ZVK durchführen, z. B.: » Anhand eines „kranken" Stofftieres die Schritte erklären » Einbinden der Eltern, wenn dies förderlich ist » Sedierung und Lokalanästhesie laut Arzt	CE 05, CE 06 I.1.e), I.2.b)	Datum	Kürzel, Datum	Kürzel, Datum	Kürzel, Datum
50 Nach dem Legen des ZVK das Kind entsprechend der Grunderkrankung in eine bequeme Position bringen und durch liebevolles Zureden und Erklärungen beruhigen (weitere Lernergebnisse zum ZVD siehe A19)	CE 05, CE 06 I.1.e), I.2.b)	Datum	Kürzel, Datum	Kürzel, Datum	Kürzel, Datum
51 Kennt die altersabhängigen Normwerte und Aussagekraft des ZVD und kann eine ZVD-Messung selbstständig korrekt durchführen und die Ergebnisse interdisziplinär kommunizieren	CE 05, CE 06 I.1.e), I.2.b)	Datum	Kürzel, Datum	Kürzel, Datum	Kürzel, Datum

B9.3 Spezielle Untersuchungen und/oder Therapie unterstützen können

		Theorie	gezeigt	geübt	erreicht
52 Kann Eltern/Bezugspersonen zur korrekten subkutanen Injektion anleiten	CE 05, CE 06 II.2.b)	Datum	Kürzel, Datum	Kürzel, Datum	Kürzel, Datum

53 Auf alle unterschiedlichen Maßnahmen der Diagnostik und Therapie im Kontext der verschiedenen Krankheiten wird in den jeweiligen Abschnitten z. B. Innere Medizin, Chirurgie usw. eingegangen.

B9.4 Besonderheiten bei der Medikation bei Kindern

Kann in interdisziplinären Teams an der **Versorgung und Behandlung von Säuglingen, Kindern, Jugendlichen** mitwirken und Kontinuität an Schnittstellen sichern, sowie die **ärztlichen Anordnungen zur Medikation** im Pflegekontext eigenständig durchführen

		Theorie	gezeigt	geübt	erreicht
54 Kann den Pflegeempfänger bei der angeordneten Medikation unterstützen und beachtet die 6-R-Regel	CE 05, CE 06 CE 08, CE 10 III.2.b)	Datum	Kürzel, Datum	Kürzel, Datum	Kürzel, Datum
55 Beachtet im Rahmen des Medikamentenmanagements die rechtlichen Vorgaben und Hygienevorschriften gewissenhaft, z. B.: » Augentropfen mit Anbruchdatum versehen » Lagerung der angebrochenen Flaschen je nach Angaben des Herstellers (z. B. im Kühlschrank) » Augentropfen, Salben jeweils nur für ein Kind » Sachgerechte Lagerung	CE 05 CE 06 CE 08 CE 10 III.2.b)	Datum	Kürzel, Datum	Kürzel, Datum	Kürzel, Datum
56 Medikamente bei einem Kind zeigen häufig stärkere Nebenwirkungen, daher wird der Beobachtung auf Nebenwirkungen besondere Aufmerksamkeit gewidmet und jede Auffälligkeit dem Arzt weitergeleitet, z. B.: » Bewusstsein » Haut und Schleimhäute » Verdauung » Vitalzeichen	CE 05 CE 06 CE 08 CE 10 III.2.b)	Datum	Kürzel, Datum	Kürzel, Datum	Kürzel, Datum
57 Kennt von zahlreichen häufig eingesetzten Medikamenten spezielle kindgerechte Darreichungsformen wie Tropfen, Saft, Pulver, Granulat oder Zäpfchen und kann die angeordneten Medikamente zuverlässig, kindgerecht und sicher verabreichen	CE 05, CE 06 CE 08, CE 10 III.2.b)	Datum	Kürzel, Datum	Kürzel, Datum	Kürzel, Datum
58 Kennt die Nebenwirkungen wichtiger Medikamente und kann das Auftreten dieser beim Säugling/Kind/Jugendlichen beurteilen, Sofortmaßnahmen einleiten und den Arzt informieren, z. B.: » Informationen dem jeweiligen Beipackzettel entnehmen	CE 05, CE 06 CE 08, CE 10 I.4.a)+c) III.2.b)+c)+d)	Datum	Kürzel, Datum	Kürzel, Datum	Kürzel, Datum
59 Kann das Kind/den Jugendlichen und/oder die Eltern/Bezugspersonen beim Erlernen der richtigen Einnahmetechnik abhängig vom Medikament unterstützen und anleiten, z. B.: » Nutzung von Dosieraerosolen » Einstellung und Handling eines Pen	CE 05, CE 06 CE 08, CE 10 II.2.b)+c)	Datum	Kürzel, Datum	Kürzel, Datum	Kürzel, Datum

Pädiatrische Pflege

B9.5 Pflege in speziellen Handlungsfeldern der Pädiatrie

B9.5.1 Pflege von Kindern mit Atemwegserkrankungen, erschwerter Atmung

Theorie | gezeigt | geübt | erreicht

Kann den Pflegeprozess und die Pflegediagnostik eines Säuglings/Kindes/Jugendlichen und seiner Bezugspersonen bei **Atemwegsobstruktion** (z. B. Laryngomalazie, kraniofaziale Dysmorphiesyndrom, Epiglottitis, Krupp-Syndrom) mit Raumforderungen im Bereich der Atemwege planen, organisieren, gestalten, durchführen, steuern und evaluieren

60 Kennt Symptome eines Neugeborenen/Säuglinges/Kindes, die auf eine Atemwegsobstruktion hinweisen können und informiert bei deren Auftreten die verantwortlichen Bezugspersonen im interdisziplinären Team, z. B.:

- Epiglottitis: Husten, Hals-/Schluckbeschwerden, Nahrungsverweigerung, Dyspnoe
- Krupp-Syndrom: Bellender Husten, Fieber
- Laryngomalazie: Inspiratorischer Stridor ggf. lageabhängig, auffälliges Schreien eines Säuglings

CE 05 CE 06 CE 08 CE 10 I.1.c) III.3.a)

Datum	Kürzel, Datum	Kürzel, Datum	Kürzel, Datum

61 Beherrscht den Analyse- und Synthese-Prozess, um Pflegediagnosen für ein(en) Säugling/Kind und die Eltern/Bezugspersonen bei einer Atemwegsobstruktion abzuleiten und zu erläutern, z. B.:

- Dyspnoe verbunden mit Ängsten und/oder dem Risiko der respiratorischen Insuffizienz
- Risiko des Sättigungsabfalls im Schlaf z. B. bei Laryngomalazie
- Ängste, Sorgen der Eltern
- Wissensdefizit in der Versorgung des Kindes

CE 05 CE 06 CE 08 CE 10 I.2.a-e) I.3.a-e)

Datum	Kürzel, Datum	Kürzel, Datum	Kürzel, Datum

62 Wählt pflegefachlich begründete Pflegemaßnahmen entsprechend der externen und internen Evidenzlage aus und kann die Auswahl begründen und mit den Eltern/Bezugspersonen kommunizieren, z. B.:

- Anfeuchten der Atemluft
- Verabreichung von Inhalaten laut Arztanordnung
- Maßnahmen zur Beruhigung des Kindes und der Eltern

(siehe auch Asthma und Bronchitis unter B1.5)

CE 05, CE 06 CE 08, CE 10 I.1.e), I.2.b)

Datum	Kürzel, Datum	Kürzel, Datum	Kürzel, Datum

Kann den Pflegeprozess und die Pflegediagnostik eines Säuglings/Kindes/Jugendlichen mit einer **Beeinträchtigung der Atmung infolge einer schweren Behinderung** und seiner Bezugspersonen planen, organisieren, gestalten, durchführen, steuern und evaluieren

63 Erhebt eine systematische Pflegeanamnese bei einem Säugling/Kind/Jugendlichen mit einer beeinträchtigten Atmung durch eine schwere Behinderung, z. B.:

- Thoraxform, Atemqualität, Atemgeräusche, Atemwege, Atemtyp/-richtung, Atembewegung, -frequenz, -pausen, Einziehungen, Atemhilfsmuskulatureinsatz, Stimme, Sprache, Schreien
- Haltung, Schonhaltung
- Ort der Atembewegung, Verhältnis der Ein-/Ausatmung und Atempausen
- Fähigkeit zu husten, Auswurf, Husten, Bronchialsekret
- Allgemeinzustand, Begleiterkrankungen
- Färbung der Haut, Fingernägel auf Anzeichen einer Zyanose
- Atmung im Schlaf

CE 05 CE 06 CE 08 CE 10 I.1.c) II.1.a)+b)+d)

Datum	Kürzel, Datum	Kürzel, Datum	Kürzel, Datum

64 Beherrscht den Analyse- und Synthese-Prozess, um Pflegediagnosen für einen Säugling/ein Kind/Jugendlichen mit einer beeinträchtigten Atmung abzuleiten, z. B.:

- Beeinträchtigte Selbstreinigungsfunktion der Atemwege
- Risiko einer Atelektasenbildung/Pneumonie
- Risiko einer respiratorischen Insuffizienz

CE 05 CE 06 CE 08 CE 10 I.2.a-e) I.3.a-e)

Datum	Kürzel, Datum	Kürzel, Datum	Kürzel, Datum

65 Wählt pflegefachlich begründete Pflegemaßnahmen entsprechend der externen und internen Evidenzlage aus und kann die Auswahl begründen und mit dem Kind und/oder Eltern/Angehörigen kommunizieren, z. B.:

- Maßnahmen zur Belüftungsförderung
- Maßnahmen zur Förderung des Sekretabflusses/der Schleimlösung
- Atemstimulierende Einreibung, Kontaktatmung

(siehe auch spezifische Krankheitsbilder im Bereich B1 sowie unter Atmung A2)

CE 05 CE 06 CE 08 CE 10 I.1.e) I.2.b)

Datum	Kürzel, Datum	Kürzel, Datum	Kürzel, Datum

B9.5.1 Pflege von Kindern mit Atemwegserkrankungen, erschwerter Atmung

		Theorie	gezeigt	geübt	erreicht
66 Kann Eltern/Bezugspersonen in die spezielle atemtherapeutische Pflege und atemunterstützende Maßnahmen bei schwer behinderten Kindern anleiten und gezielt beraten	CE 05, CE 06 CE 08, CE 10 II.2.a)+c)	Datum	Kürzel, Datum	Kürzel, Datum	Kürzel, Datum

B9.5.2 Pflege von Kindern mit einem angeborenen Herzfehler

Kann den Pflegeprozess und die Pflegediagnostik eines Säuglings/Kindes/Jugendlichen mit einem **angeborenen Herzfehler** (z. B. hypoplastisches Linksherzsyndrom, Scheidewanddefekt, Verengung der Herzklappen usw.) und seiner Bezugspersonen planen, organisieren, gestalten, durchführen, steuern und evaluieren

		Theorie	gezeigt	geübt	erreicht
67 Erhebt im Rahmen der Pflegeanamnese und Informationssammlung im Verlauf pflegebezogene Daten bei den komplexen Problemlagen eines Kindes mit einem angeborenen Herzfehler, z. B.: » Aktuelle körperliche Symptome (siehe B1.7, B8.5 und B8.6) » Einschätzung des Entwicklungsstandes des Kindes » Psychische Belastungssituationen durch die häufigen operativen Eingriffe » Belastungserleben des Kindes im Umgang mit Narben, Medikamenteneinnahme und körperlichen Einschränkungen » Ängste, Sorgen des Kindes und/oder der Eltern/Bezugspersonen » Wissensstand in der Pflege des Kindes	CE 05 CE 10 I.1.c) II.1.a)+b)+d)	Datum	Kürzel, Datum	Kürzel, Datum	Kürzel, Datum
68 Beherrscht den Analyse- und Synthese-Prozess, um Pflegediagnosen für ein(en) Säugling/Kind/Jugendlichen mit einem angeborenen Herzfehler und/oder die Eltern/Bezugspersonen abzuleiten, z. B.: » Risiko der lebenslangen krankheitsbedingten Komplikationen (weiter zu spezifizieren) » Hoffnungslosigkeit » Angst » Beeinträchtigte Teilhabe durch körperliche Leistungsminderung	CE 05 CE 06 CE 10 I.2.a-e) I.3.a-e)	Datum	Kürzel, Datum	Kürzel, Datum	Kürzel, Datum
69 Wählt pflegefachlich begründete Pflegemaßnahmen entsprechend der externen und internen Evidenzlage aus und kann die Auswahl begründen und mit den Eltern/Bezugspersonen kommunizieren, z. B.: » Führt Maßnahmen zur Endokarditisprophylaxe durch, z. B. gute Haut- und Zahnpflege, konsequente Abklärung aller fieberhaften, infektiösen Erkrankungen » Maßnahmen zur Angstreduktion	CE 05 CE 06 CE 10 I.1.e) I.2.b)	Datum	Kürzel, Datum	Kürzel, Datum	Kürzel, Datum
70 Kann Eltern bezüglich der Pflege, Begleitung und Erziehung von Kindern mit einem angeborenen Herzfehler beraten, z. B.: » Möglichkeiten einer angstreduzierenden Vorbereitung des Kindes/Jugendlichen auf eine bevorstehende Herzoperation » Vorbereitung gesunder Geschwisterkinder » Organisation und Alltagsgestaltung mit einem „Herzkind" » Endokarditisprophylaxe » Beratung zu Sport, Freizeit, Reisen abhängig von den Vorgaben des Arztes » Umgang mit Medikamenten, Herzschrittmachern usw.	CE 05 CE 06 CE 10 II.2.a)+c)	Datum	Kürzel, Datum	Kürzel, Datum	Kürzel, Datum

Lernergebnisse zu spezifischen weiteren Krankheitsbildern siehe unter B1.7 sowie zur postoperativen Pflege nach Herzoperation siehe unter B8.5 und B8.6

B9.5.3 Pflege von Kindern mit einer Stoffwechselstörung

Kann den Pflegeprozess und die Pflegediagnostik eines Säuglings/Kindes/Jugendlichen mit einer **angeborenen Stoffwechselerkrankung (z. B. Phenylketonurie, Malnutrition, Morbus Wilson, Mukoviszidose)** und seiner Bezugspersonen planen, organisieren, gestalten, durchführen, steuern und evaluieren

Lernergebnis	Theorie	gezeigt	geübt	erreicht
71 Kann Symptome eines Neugeborenen/Säuglings/Kleinkindes mit einer angeborenen Stoffwechselerkrankung im Rahmen einer Pflegeanamnese erkennen und die Beobachtungen interdisziplinär kommunizieren, z. B.: Phenylketonurie: » Ab dem 3. Lebensmonat bei unbehandelter Phenylketonurie Übererregbarkeit, psychomentale Entwicklungsretardierung, Krampfanfälle, helle Pigmentstörungen Angeborene Hypothyreose: » Langanhaltender Ikterus, Offenbleiben der kleinen Fontanelle, Trinkfaulheit, Wachstumsverzögerung Fructoseintoleranz: » Symptome mit Beginn der Zufuhr von fructosehaltiger Nahrung, Erbrechen, Diarrhö, Ikterus CE 10 I.1.c) II.1.a)+b)+d) III.3.a)	Datum	Kürzel, Datum	Kürzel, Datum	Kürzel, Datum

Kann den Pflegeprozess und die Pflegediagnostik eines Säuglings/Kindes/Jugendlichen mit einer **Phenylketonurie** und seiner Bezugspersonen planen, organisieren, gestalten, durchführen, steuern und evaluieren

Lernergebnis	Theorie	gezeigt	geübt	erreicht
72 Kann eine systematische Pflegeanmnese bei einem Kind mit einer diagnostizierten Phenylketonurie durchführen, interdisziplinär kommunizieren und den Pflegebedarf ermitteln, Themen der Pflegeanamnese sind z. B.: » Integration der Ernährungs- und Diätvorgaben in den Alltag und die Familie, sowie deren mögliche Herausforderungen » Körperlicher und geistiger Entwickungsstand des Kindes » Beobachtung von Leistungsmotivation, Selbstwertgefühl, soziale Kompetenzen, Selbstständigkeit	Datum	Kürzel, Datum	Kürzel, Datum	Kürzel, Datum
73 Beherrscht den Analyse- und Synthese-Prozess, um Pflegediagnosen für ein Kind mit einer Phenylketonurie/seine Bezugspersonen abzuleiten und zu erläutern, z. B.: » Risiko von ernährungsbedingten Komplikationen » Beeinträchtigung der Integration des Ernährungsmanagements in den Alltag » Wissensdefizite in unterschiedlichen Bereichen » Stressbelastung durch die strenge Einhaltung einer Diät » Beeinträchtigte Selbstmanagementkompetenzen » Beeinträchtigte Aufmerksamkeit und Schulprobleme » Ängste, Unsicherheit der Familie/des Kindes vor den Folgen der Stoffwechselkrankheit » Angst vor Schädigung eines Embryos bei ungewollter Schwangerschaft CE 10 I.1.c) II.1.a)+b)+d)	Datum	Kürzel, Datum	Kürzel, Datum	Kürzel, Datum
74 Wählt pflegefachlich begründete Pflegemaßnahmen entsprechend der externen und internen Evidenzlage aus und kann die Auswahl begründen und mit dem Pflegeempfänger kommunizieren, z. B.: » Anleitung und Unterstützung bei der Umstellung der Ernährung auf Stillen und Kombination von phenylalaninarmer Säuglingsmilch » Maßnahmen zum Aufbau von Expertenwissen bei den Bezugspersonen/dem Kind » Vermittlung von Patientenschulungsprogrammen » Training von Fertigkeiten zur Selbstdiagnostik und -behandlung » Gespräche zur Stressbewältigung » Maßnahmen und/oder Vermittlung von Kontakten zur Förderung des Empowerments/Selbstmanagements CE 10 I.2.a-e) I.3.a-e)	Datum	Kürzel, Datum	Kürzel, Datum	Kürzel, Datum
75 Kann die Eltern/Bezugspersonen bezüglich der erforderlichen Diät beraten und die lebenslang erforderliche Einhaltung dieser Vorschriften erklären, z. B.: » Reduzierter und kontrollierter Verzehr proteinreicher Lebensmittel entsprechend den Empfehlungen » Ausgleich der eiweißarmen Ernährung durch spezielle Proteinzufuhr (durch phenylalaninfreie Aminosäuremischung), Energie und Spurenelemente » Wissensvermittlung über den Phenylalaningehalt der Lebensmittel z. B. mittels Ampelschema CE 10 I.1.e) I.2.b)	Datum	Kürzel, Datum	Kürzel, Datum	Kürzel, Datum

B9.5.3 Pflege von Kindern mit einer Stoffwechselstörung

Theorie | gezeigt | geübt | erreicht

Kann den Pflegeprozess und die Pflegediagnostik eines Säuglings/Kindes/Jugendlichen mit **Mukoviszidose** und seiner Bezugspersonen planen, organisieren, gestalten, durchführen, steuern und evaluieren

76 Erhebt systematisch die Pflegeanamnese eines Säuglings/Kindes/Jugendlichen mit Mukoviszidose (zystische Fibrose), erkennt die verschiedenen Symptome, kommuniziert die Beobachtungen interdisziplinär und leitet den Pflegebedarf ab, z. B.:

» Übermäßige Atemarbeit, Fassthorax
» Chronischer, quälender, produktiver Husten (staccatoartig)
» Gestörte Sekretentleerung mit zähem Schleim
» Häufige pulmonale Infekte
» Ausladendes Abdomen, dünne Extremitäten
» Uhrglasnägel, Trommelschlägelfinger
» Gedeihstörung, Untergewicht
» Verdauungsstörungen verbunden mit Diarrhö und Fettauflagen beim Stuhl, sowie verminderte Resorption der Nahrung
» Mekoniumileus beim Neugeborenen
» Im Verlauf Diabetes und Leberfunktionsstörungen
» Störung des Wasser-Salz-Haushalts, hoher Salzgehalt der Haut des Kindes
» Auswirkungen der krankheitsbedingten Einschränkungen auf den Alltag und die Lebensqualität
» Systematische Ernährungsanamnese

CE 08 I.1.c) II.1.a)+b)+d) III.3 a)

Datum	Kürzel, Datum	Kürzel, Datum	Kürzel, Datum

77 Beherrscht den Analyse- und Synthese-Prozess, um Pflegediagnosen für ein(en) Säugling/Kind/Jugendlichen mit Mukoviszidose abzuleiten und zu erläutern, z. B.:

» Beeinträchtigte Atemwegsclearance
» Mangelernährung/Risiko der Mangelernährung
» Gedeihstörung durch Malabsorption und Maldigestion
» Akute Pflegeprobleme im Kontext von Infektionen
» Eltern/Bezugspersonen sind mit dem komplexen Therapiemanagement überfordert
» Jugendlicher ist mit der zunehmenden Übernahme der Selbstpflege überfordert
» Fehlendes Wissen über die Erkrankung und die erforderlichen Selbstpflegekompetenzen
» Beeinträchtigte autonome Lebensführung
» Gefühle der Machtlosigkeit, Hoffnungslosigkeit, beeinträchtigtes Wohlbefinden

CE 08 I.2.a-e) I.3.a-e)

Datum	Kürzel, Datum	Kürzel, Datum	Kürzel, Datum

78 Wählt pflegefachlich begründete Pflegemaßnahmen entsprechend der externen und internen Evidenzlage aus und kann die Auswahl begründen und mit dem Kind und/oder Eltern/Bezugspersonen kommunizieren, z. B.:

» Maßnahmen zur Sekretmobilisation, z. B. Inhalation, Drainagelagerung mit Vibration, Atemtraining
» Maßnahmen zum Infektionsschutz und zur Abwehrstärkung
» Intensive Mund- und Zahnhygiene sowie Körperhygiene sicherstellen
» Ernährungsmanagement und Ausgleich des erhöhten Energie- und Nährstoffbedarfs, antientzündliche Ernährungsstrategien
» Gewichtskontrollen
» Maßnahmen im Kontext des Diabetesmanagements

CE 08 I.1.e) I.2.b)

Datum	Kürzel, Datum	Kürzel, Datum	Kürzel, Datum

79 Kann Eltern/Bezugspersonen und das Kind bezüglich eines systematischen auf die Erkrankung abgestimmten Ernährungsmanagements beraten, z. B.:

» Regelmäßige Ernährungsanpassung, um ein normales Gewicht/Wachstum sicherzustellen
» Natriumergänzung, Probiotika, essentielle Fettsäuren je nach Ernährungslage und körperlichen Befunden in Rücksprache mit dem Arzt, Diätassistenten

CE 08 II.2.a)+c)

Datum	Kürzel, Datum	Kürzel, Datum	Kürzel, Datum

B9.5.3 Pflege von Kindern mit einer Stoffwechselstörung

Lernergebnis	Theorie	gezeigt	geübt	erreicht
80 Kann Eltern/Bezugspersonen und das Kind bezüglich Therapiemanagement und Förderung der Selbstpflegekompetenzen anleiten und beraten, z. B.: » Infektionsprophylaxe und Hygienemanagement » Motivationsförderung zur Therapiesicherstellung » Atemtherapie und Überwachung » Förderung des Wohlbefindens und der Selbstpflegekompetenzen beim Kind CE 08 II.2.a)+c)	Datum	Kürzel, Datum	Kürzel, Datum	Kürzel, Datum

Pflege eines Kindes mit Diabetes wird unter B1 abgebildet

B9.5.4 Pflege von Kindern mit neurologischen Störungsbildern

Kann den Pflegeprozess und die Pflegediagnostik eines Säuglings/Kindes/Jugendlichen mit einer **dysraphischen Störung (angeborene Fehlbildung im Bereich der Rückenmarksanlage) wie z. B. Spina bifida/Meningozele** und seiner Bezugspersonen planen, organisieren, gestalten, durchführen, steuern und evaluieren

Lernergebnis	Theorie	gezeigt	geübt	erreicht
81 Kann Symptome und Folgen bei einem Kind/Jugendlichen im Verlauf einer Spina bifida/Myelomeningozele-bedingten physischen Behinderung erkennen, interdisziplinär und/oder mit den Betroffenen/Bezugspersonen kommunizieren und eine systematische Pflegeanamnese erheben und den Pflegebedarf abhängig vom Schweregrad der Fehlbindung ableiten, z. B.: » Blasen-/Darminkontinenz bzw. neurogene Blasensphinkter-Dysfunktion » Mobilitätseinschränkungen » Beeinträchtigte Sexualität » Beeinträchtigte Aktivitäten mit Kindern/Jugendlichen der Altersgruppe » Psychosoziale Auffälligkeiten, Entwicklungsverzögerungen » Querschnittssymptomatik » Sensibilitätsstörungen Siehe auch B8.5 Akutphase/Postoperativ CE 08 I.1.c) II.1.a)+b)+d) III.3 a)	Datum	Kürzel, Datum	Kürzel, Datum	Kürzel, Datum
82 Beherrscht den Analyse- und Synthese-Prozess, um eine Pflegediagnose im Kontext einer Spina bifida/Meningozele zu stellen und zu begründen, z. B.: » Hat ein Selbstversorgungsdefizit bei neurogener Blasenentleerungsstörung, Reflexinkontinenz » Selbstversorgungsdefizit im Kontext von Bewegung, Körperpflege, Ausscheidung abhängig vom Schweregrad der Fehlbildung » Risiko der beeinträchtigten Teilhabe und/oder sozialen Ausgrenzung » Beeinträchtigtes Selbstkonzept » Beeinträchtigte Sexualität » Gefühle wie Scham, Zukunftsängste, Machtlosigkeit im Kontext der körperlichen Einschränkungen » Beeinträchtigte/erschwerte pubertäre Entwicklung CE 08 I.2.a-e) I.3.a-e)	Datum	Kürzel, Datum	Kürzel, Datum	Kürzel, Datum
83 Wählt pflegefachlich begründete Pflegemaßnahmen entsprechend der externen und internen Evidenzlage aus und kann die Auswahl begründen und mit dem Pflegeempfänger kommunizieren, z. B.: » Maßnahmen zum Darmmanagement » Maßnahmen zum Management der Blasenentleerungsstörung/Inkontinenz, z. B. Selbstkatheterisierung » Maßnahmen zur Förderung der Selbstwahrnehmung und eines gesunden Selbstkonzeptes » Unterstützung bei den Selbstfürsorgeaktivitäten abhängig vom individuellen Bedarf » Maßnahmen zur Förderung der Selbstmanagementkompetenzen der Eltern und im Verlauf der Kinder CE 08 I.1.e) I.2.b)	Datum	Kürzel, Datum	Kürzel, Datum	Kürzel, Datum

B9.5.4 Pflege von Kindern mit neurologischen Störungsbildern

	Theorie	gezeigt	geübt	erreicht
84 Kann die Eltern/Bezugspersonen in die jeweils vom Schweregrad und Alter abhängige Pflege des Kindes bei Spina bifida/Meningozele anleiten und beraten, z. B.: » Besonderheiten der Hautpflege, Dekubitusprophylaxe, eingeschränktes Empfindungsvermögen des Kindes » Technik des Katheterismus » Diätberatung zur Obstipationsprophylaxe sowie Maßnahmen zum Darmmanagement » Beratung im Kontext der Entwicklungsförderung des Kindes » Beratung im Bereich der Verantwortungsübernahme und pupertären Phase des Kindes » Vermittlung von Kontaktstellen zu Selbsthilfegruppen und Beratungsmöglichkeiten CE 08 II.2.a)+c)	Datum	Kürzel, Datum	Kürzel, Datum	Kürzel, Datum

Kann den Pflegeprozess und die Pflegediagnostik eines Kindes/Jugendlichen mit einer **infantilen Zerebralparese** und seiner Bezugspersonen planen, organisieren, gestalten, durchführen, steuern und evaluieren

	Theorie	gezeigt	geübt	erreicht
85 Kann Symptome und Folgen bei einem Kind/Jugendlichen im Verlauf mit einer infantilen Zerebralparese erkennen, interdisziplinär und/oder mit den Betroffenen/Bezugspersonen kommunizieren und eine systematische Pflegeanamnese erheben, z. B.: » Schluckstörung und Risiko einer Aspiration, veränderte Kiefer-/Zahnstellung » Beeinträchtigter Mundschluss und Speichelfluss » Saugschwäche als Säugling » Verlangsamte Motorik, gestörter Muskeltonus, Koordinationsstörungen des Bewegungsablaufs, Spastiken » Gelenksfehlstellungen, Kontrakturen » Beeinträchtigtes Gleichgewicht » Sprach-/Sprechstörungen, unkontrollierte Mimik » Spastische Lähmungen » Obstipation CE 07 I.1.c) II.1.a)+b)+d) III.3 a)	Datum	Kürzel, Datum	Kürzel, Datum	Kürzel, Datum
86 Beherrscht den Analyse- und Synthese-Prozess, um Pflegediagnosen für ein(en) Säugling/Kind/Jugendlichen mit einer infantilen Zerebralparese abzuleiten und zu erläutern, z. B.: » Selbstfürsorgedefizit abhängig vom Alter des Kindes sowie dem Ausmaß der zerebralen Störung » Hat eine Schluckstörung, Risiko der Aspiration » Hat eine verzögerte/beeinträchtigte Entwicklung » Beeinträchtigte Bewegungsfähigkeit durch z. B. spastische Lähmung, Kontrakturen, beeinträchtigtes Gleichgewicht » Beeinträchtigte Teilhabe z. B. durch Sprach-/Sprechstörungen, Speichelfluss, Inkontinenz usw. » Risiko der inkontinenzassoziierten Dermatitis, Dekubitus und/oder Pneumonie » Beeinträchtigte Wahrnehmung » Risiko von Dekubitus, Pneumonie, Obstipation usw. » Leidet unter chronischen Schmerzen CE 07 I.2.a-e) I.3.a-e)	Datum	Kürzel, Datum	Kürzel, Datum	Kürzel, Datum
87 Wählt pflegefachlich begründete Pflegemaßnahmen entsprechend der externen und internen Evidenzlage aus und kann die Auswahl begründen und mit dem Kind/Jugendlichen sowie den Bezugspersonen in angemessener Weise kommunizieren, z. B.: » Förderung jeder selbstständigen Bewegung im Rahmen der Alltagsverrichtungen nach einem therapeutischen Konzept z. B. Bobath, Affolter » Maßnahmen im Kontext der Regulation des Muskeltonus und Reduktion spastischer Muster » Maßnahmen im Kontext der Verbesserung der Mundmotorik » Maßnahmen zur Förderung und Ermöglichung der Teilhabe » Maßnahmen zur Förderung der Wahrnehmungsfähigkeit » Schmerzmanagement CE 07 I.1.e) I.2.b)	Datum	Kürzel, Datum	Kürzel, Datum	Kürzel, Datum

B9.5.4 Pflege von Kindern mit neurologischen Störungsbildern

Theorie | gezeigt | geübt | erreicht

Kann den Pflegeprozess und die Pflegediagnostik eines Kindes/Jugendlichen mit einer **infantilen Zerebralparese** und seiner Bezugspersonen planen, organisieren, gestalten, durchführen, steuern und evaluieren

88 Kann die Eltern/Bezugspersonen gezielt in die Trainingsprogramme und Prophylaxen einweisen und anleiten, sowie eine auf das Kind angepasste Beratung durchführen

CE 07 II.2.a)+c)

Datum	Kürzel, Datum	Kürzel, Datum	Kürzel, Datum

B9.5.5 Pflege von Kindern mit Infektionskrankheiten

Theorie | gezeigt | geübt | erreicht

Kann den Pflegeprozess und die Pflegediagnostik eines Säuglings/Kindes/Jugendlichen mit einer **Infektionskrankheit** und seiner Bezugspersonen planen, organisieren, gestalten, durchführen, steuern und evaluieren

89 Kennt die Übertragungswege und Symptome der unterschiedlichen Infektionserkrankungen und kann entsprechende Hygienemaßnahmen ableiten und den unterschiedlichen Pflegebedarf ableiten, z. B.:

- Influenza, Gastroenteritis
- Durchfallerkrankungen durch z. B. Salmonellose, Clostridien-difficile-Infektion, Norovirus-Infektion
- Hepatitis A, B, C (siehe B1.8)
- Nosokomiale Pneumonie (siehe B1.5)
- Lungentuberkulose, MRSA/MRE, Meningitis
- Postoperative Wundinfektionen
- HIV (siehe B1.4)
- Masern, Röteln, Scharlach, Mumps, Windpocken, Pfeiffersches Drüsenfieber
- Hepatitis (siehe B1.7)

CE 05 I.1.c) III.2.a)

Datum	Kürzel, Datum	Kürzel, Datum	Kürzel, Datum

90 Führt die erforderlichen Hygienemaßnahmen abhängig von der jeweiligen Infektionskrankheit entsprechend den Hygienerichtlinien korrekt und sicher aus, z. B.:

- Händedesinfektion, Schutzhandschuhe
- Mund-Nasen-Schutz, Augenschutz
- Vorbindeschutz, Schutzkittel, Haube, Überziehschuhe
- Schutz vor Schnitt- und Stichverletzungen
- Desinfektionsmaßnahmen von Gebrauchsgegenständen, Flächen, Ausscheidungen, Wäsche usw.
- Isolationsmaßnahmen, Schlussdesinfektion

CE 05 I.1.e) I.2.b) III.2.a)

Datum	Kürzel, Datum	Kürzel, Datum	Kürzel, Datum

91 Kann Maßnahmen zur Isolation/Kohortenisolation/Schutzisolation (Umkehrisolation) unterscheiden und situationsspezifisch vorbereiten/einrichten

CE 05 I.1.e) I.2.b) III.2.a)

Datum	Kürzel, Datum	Kürzel, Datum	Kürzel, Datum

92 Ist sich der besonderen Situation eines Kindes/Jugendlichen in einer Schutzisolation (z. B. Ängste) bewusst, geht einfühlsam mit der Situation um und leitet Maßnahmen zur Erhöhung der Akzeptanz einer Isolationsmaßnahme ein, z. B.:

- Angstreduzierende Maßnahmen
- Prüfung, ob eine Kohortenisolierung möglich ist
- Beschäftigungsangebote
- Hinweis auf Spielzeug, das mitgebracht werden kann

CE 05 I.1.e) I.2.b) III.2.a)

Datum	Kürzel, Datum	Kürzel, Datum	Kürzel, Datum

93 Kennt die erforderlichen Maßnahmen nach Beendigung einer Isolierung und leitet entsprechende Maßnahmen ein, z. B.:

- Prüft, ob das eingesetzte Desinfektionsmittel gegenüber dem Erreger wirksam ist
- Führt entsprechende Absprachen mit dem Reinigungspersonal durch

CE 05 I.1.e) I.2.b)

Datum	Kürzel, Datum	Kürzel, Datum	Kürzel, Datum

94 Kann den Pflegeempfänger und seine Angehörigen/Bezugspersonen sachgerecht informieren und zur Einhaltung der hygienischen Vorschriften anhalten

CE 05 III.2.a)

Datum	Kürzel, Datum	Kürzel, Datum	Kürzel, Datum

95 Beachtet die Kennzeichnungspflicht von infektiösem Material z. B. Laborröhrchen, Betten, Wäsche, Inkontinenzhose usw.

CE 02, CE 05 III.2.a)

Datum	Kürzel, Datum	Kürzel, Datum	Kürzel, Datum

B9.5.5 Pflege von Kindern mit Infektionskrankheiten

	Theorie	gezeigt	geübt	erreicht
96 Kennt die Bestimmungen des Infektionsschutzgesetzes sowie der Länderverordnungen CE 02, CE 05 III.2.a)	Datum	Kürzel, Datum	Kürzel, Datum	Kürzel, Datum
97 Kann meldepflichtige Erkrankungen ordnungsgemäß an das Gesundheitsamt melden CE 02, CE 05 III.2.a)	Datum	Kürzel, Datum	Kürzel, Datum	Kürzel, Datum
98 Erhebt eine systematische Pflegeanamnese für ein(en) Säugling/Kind/Jugendlichen mit einer Infektionserkrankung bzw. dem Verdacht einer Infektionserkrankung, und bezieht die Eltern/Bezugspersonen aktiv mit ein: » Reiseanamnese » Hautausschlag, Veränderungen der Mundschleimhaut » Fieber (Pyrexie), Nachtschweiß » Diarrhö » Husten, Auswurf, Hämoptoe, Atemnot » Kopfschmerzen, Nackensteifigkeit » Gewichtsabnahme, Appetitlosigkeit, erhöhte BKS CE 05 I 1c) I.2.a) II.1.a)+b)+d)	Datum	Kürzel, Datum	Kürzel, Datum	Kürzel, Datum
99 Beherrscht den Analyse- und Synthese-Prozess, um Pflegediagnosen für ein(en) Säugling/Kind/Jugendlichen mit einer Infektionserkrankungen abzuleiten, z. B.: » Beeinträchtigte Selbstreinigungsfunktion der Atemwege und Husten » Risiko des Flüssigkeits-/Elektrolytverlustes z. B. durch Fieber, Diarrhö » Hat hohes Fieber, Risiko von Komplikationen » Selbstfürsorgedefizite » Leidet unter Juckreiz (Pruritus) » Risiko der Keimübertragung » Hat Schmerzen, Unwohlsein z. B. durch Blähungen, Kopfschmerzen usw. » Risiko einer beeinträchtigten Mundschleimhaut durch Flüssigkeitsdefizit/Erbrechen » Risiko der unzureichenden Nahrungsaufnahme z. B. durch fehlenden Appetit, Übelkeit, Erbrechen » Risiko der Hautschädigung z. B. durch Sekundärinfektion von Hautausschlägen, Windeldermatitis im Windelbereich » Risiko von Komplikationen (abhängig von der Infektionserkrankung genauer zu spezifizieren) CE 05 I.2.a-e) I.3.a-e)	Datum	Kürzel, Datum	Kürzel, Datum	Kürzel, Datum
100 Wählt pflegefachlich begründete Pflegemaßnahmen entsprechend der externen und internen Evidenzlage bei infektiösen Durchfallerkrankungen (z. B. Noroviren, Salmonellose) aus und kann die Auswahl begründen und mit dem Kind/Jugendlichen sowie den Eltern/Bezugspersonen kommunizieren und durchführen, z. B.: » Beobachtung des Allgemeinzustands und Flüssigkeitshaushalts des Kindes, z. B. reduzierter Hauttougor, eingesunkene Fontanelle und mögliche Komplikationen » Sicherstellung einer ausreichenden Flüssigkeitszufuhr ggf. durch Infusionstherapie laut Arztanordnung » Maßnahmen gegen Übelkeit, Erbrechen und Diarrhö entsprechend der Arztanordnung » Häufiger Windelwechsel mit Hautschutzmaßnahmen » Diätetische Maßnahmen laut Arzt » Mundpflege nach den Mahlzeiten und nach dem Erbrechen » Ggf. Maßnahmen zur Linderung der Bauchschmerzen in Rücksprache mit dem Arzt » Unterstützung bei der Ausscheidung abhängig vom Alter und Allgemeinzustand des Kindes CE 05 I.1.e) I.2.b)	Datum	Kürzel, Datum	Kürzel, Datum	Kürzel, Datum

B9.5.5 Pflege von Kindern mit Infektionskrankheiten

Kann den Pflegeprozess und die Pflegediagnostik eines Säuglings/Kindes/Jugendlichen und seiner Bezugspersonen mit einer **Infektionskrankheit** planen, organisieren, gestalten, durchführen, steuern und evaluieren

Lernergebnis	Theorie	gezeigt	geübt	erreicht
101 Wählt pflegefachlich begründete Pflegemaßnahmen entsprechend der externen und internen Evidenzlage bei Husten und beeinträchtigter Selbstreinigungsfunktion der Lunge, Atemnot (z. B. Pertussis, Influenza) aus und kann die Auswahl begründen und mit dem Kind/Jugendlichen sowie den Eltern/Bezugspersonen kommunizieren und durchführen, z. B.: » Inhalationstherapie » Betreuung bei Hustenanfällen » Atemerleichternde Positionierung » Ggf. Sauerstofftherapie laut Arzt Siehe auch A2 CE 05 I.1.e) I.2.b)	Datum	Kürzel, Datum	Kürzel, Datum	Kürzel, Datum
102 Wählt pflegefachlich begründete Pflegemaßnahmen entsprechend der externen und internen Evidenzlage bei Schluckbeschwerden und Halsschmerzen (z. B. bei Scharlach, Influenza) aus und kann die Auswahl begründen und mit dem Kind/Jugendlichen sowie den Eltern/Bezugspersonen kommunizieren und durchführen, z. B.: » Kühle Halswickel » Breiig-flüssige Kost » Keine reizenden Getränke/Obstsäfte » Schmerzlindernde Medikament laut Arzt CE 05 I.1.e) I.2.b)	Datum	Kürzel, Datum	Kürzel, Datum	Kürzel, Datum
103 Wählt pflegefachlich begründete Pflegemaßnahmen entsprechend der externen und internen Evidenzlage bei Fieber (z. B. Scharlach, Masern) aus und kann die Auswahl begründen und mit dem Kind/Jugendlichen sowie den Eltern/Bezugspersonen kommunizieren und durchführen, z. B.: » Temperaturkontrolle » Maßnahmen zur Fieberreduktion (siehe A11) » Bettruhe CE 05 I.1.e) I.2.b)	Datum	Kürzel, Datum	Kürzel, Datum	Kürzel, Datum
104 Wählt pflegefachlich begründete Pflegemaßnahmen entsprechend der externen und internen Evidenzlage bei Reiz- und/oder Lichtempfindlichkeit (z. B. Meningitis/Enzephalitis, Masern) aus und kann die Auswahl begründen und mit dem Kind/Jugendlichen sowie den Eltern/Bezugspersonen kommunizieren und durchführen, z. B.: » Abdunkeln des Raumes » Ruhiges Verhalten und ruhige Umgebung, Minimal Handling CE 05 I.1.e) I.2.b)	Datum	Kürzel, Datum	Kürzel, Datum	Kürzel, Datum
105 Wählt pflegefachlich begründete Pflegemaßnahmen entsprechend der externen und internen Evidenzlage bei Infektionskrankheiten mit Hautveränderungen und/oder Juckreiz (z. B. Masern, Röteln, Scharlach, Windpocken, Hepatitis) aus und kann die Auswahl begründen und mit dem Kind/Jugendlichen sowie den Eltern/Bezugspersonen kommunizieren und durchführen, z. B.: » Beobachtung des Exanthems, der Hautveränderungen, Hautfarbe bei Hepatitis » Lokaltherapeutika laut Arzt » Maßnahmen, um den Juckreiz zu lindern, z. B. kühle Auflagen, kühle Waschungen » Kürzen der Fingernägel » Überwärmung der Haut vorbeugen CE 05 I.1.e) I.2.b)	Datum	Kürzel, Datum	Kürzel, Datum	Kürzel, Datum
106 Kann den Jugendlichen, die Eltern/Bezugspersonen im Rahmen einer Beratung zur Impfung motivieren: » Impfung bei Kinderkrankheiten » Grippeimpfung CE 05 II.2 a)+c)	Datum	Kürzel, Datum	Kürzel, Datum	Kürzel, Datum

B9.5.6 Pflege von Kindern mit psychosomatischen und psychiatrischen Störungsbildern

Theorie | gezeigt | geübt | erreicht

Kann den Pflegeprozess und die Pflegediagnostik eines Kindes/Jugendlichen mit einer **psychiatrischen Erkrankung** und seiner Eltern/Bezugspersonen planen, organisieren, gestalten, durchführen, steuern und evaluieren (Die spezifischen Lernergebnisse im Kontext von psychiatrischen Erkrankungen wie z. B. Manie, Depression, Essstörungen Angststörung, usw. sind dem Abschnit B15 zu entnehmen. Zusätzlich sind einige besondere allgemeine Lernergebnisse zu beachten.)

Lernergebnis		Theorie	gezeigt	geübt	erreicht
107 Kann im Rahmen der Pflegeanamnese explorativ systematisch Daten sammeln, interdisziplinär kommunizieren und einen Pflegebedarf ableiten, z. B.: » Familienanamnese, z. B. Eltern-Kind-Beziehung, Geschwisterkinder, soziales Umfeld » Interaktion, Kontaktverhalten Entwicklungsstörungen » Oppositionell-dissoziale Verhaltensauffälligkeiten, Angst » Zwangsstörungen, Stimmungslage und Affekt » Essverhalten, Körperliche Beschwerden » Denken und Wahrnehmung, Gedächtnis, Orientierung, Bewusstsein » Störung der Ausscheidungsfunktion, z. B. Enuresis, Enkopresis » Lese- und Rechtschreibkompetenzen	CE 11 I.1.c) II.1.a) II.1.b) II.1.d) III.3 a)	Datum	Kürzel, Datum	Kürzel, Datum	Kürzel, Datum
108 Kann Assessments, Testverfahren zur Beurteilung der Fähigkeiten, des Funktionsbereichs und/oder Entwicklungsdimensionen durchführen und die Ergebnisse interdisziplinär kommunizieren, z. B.: » Griffith-Skalen zur Beurteilung der Entwicklung 1.–2. Lebensjahr » Münchner Funktioneller Entwicklungstest 6 Monate bis 6 Jahre » Wechsler Intelligence Scale for Children » Basis-Math 4–8 » Bayley Scales of Infant Development	CE 11 I.1.c)	Datum	Kürzel, Datum	Kürzel, Datum	Kürzel, Datum
109 Kennt die spezifischen Aufgaben und die Berufsrolle als Pflegeperson in der Psychiatrie für Kinder und Jugendliche und kann diese adäquat erfüllen, z. B.: » Schaffung einer angenehmen und emotional adäquaten Atmosphäre » Fördern einer professionellen Bindung im Rahmen des Bezugspersonenkonzeptes » Gestaltung einer tragenden Beziehung in den Gruppenangeboten, Aktivitäten, Spieleangeboten und Gesprächen » Sicherer Umgang mit Krisensituationen in enger Zusammenarbeit mit den Therapeuten » Erfüllung der Aufsichtspflichten » Gemeinsame Freizeitgestaltung » Unterstützung der Elternarbeit und Schaffung familienähnlicher Rahmenbedingungen » Kindgerechte Tagesstrukturierung und Milieutherapie	CE 11 III.3	Datum	Kürzel, Datum	Kürzel, Datum	Kürzel, Datum
110 Beherrscht den Analyse- und Synthese-Prozess, um Pflegediagnosen für ein(en) Kind/Jugendlichen und/oder die Eltern/Bezugspersonen abzuleiten und zu erläutern, z. B.: » Beeinträchtigte Übernahme der elterlichen Rolle » Das Kind/der Jugendliche zeigt aggressive Impulsausbrüche verbunden mit dem Risiko der Selbst-/Fremdgefährdung » Das Kind/der Jugendliche zeigt dissoziales Verhalten Spezifische krankheitsbedingte Pflegedignosen sind in B15 zu finden	CE 11 I.2.a-e) I.3.a-e)	Datum	Kürzel, Datum	Kürzel, Datum	Kürzel, Datum
111 Wählt pflegefachlich begründete Pflegemaßnahmen entsprechend der externen und internen Evidenzlage und den Vereinbarungen im therapeutischen Team aus, kann die Auswahl begründen und mit dem Kind und/oder den Bezugspersonen in angemessener Weise kommunizieren, z. B.: » Maßnahmen zur Aggressionsprävention z. B. Externalisierung des aggressiven Verhaltens, Unterstützung beim Erlernen einer Selbstinstruktion » Maßnahmen zur Förderung der Empathiefähigkeit über Spiele, Gruppenangebote, Einzelgespräche » Begleitung, Beratung der Eltern/Bezugspersonen im Umgang mit dem Krankheitsbildes des Kindes » Förderung der Eltern bei der Übernahme der elterlichen Rolle » Beratung im Bereich der Missbrauchsprävention » (siehe spezifische Maßnahmen im Kontext von spezifsichen Krankheitsbilder B15)	CE 11 I.1.e) I.2.b)	Datum	Kürzel, Datum	Kürzel, Datum	Kürzel, Datum
112 Kann passende Entspannungsübungen mit dem Kind auswählen, das kindgerechte Verfahren erklären und korrekt umsetzen, z. B.: » Snoezelen » Fantasiereisen » Igelballmassage	CE 11 I.1.e) I.2.b)	Datum	Kürzel, Datum	Kürzel, Datum	Kürzel, Datum

Pädiatrische Pflege

B9.5.6 Pflege von Kindern mit psychosomatischen und psychiatrischen Störungsbildern

Theorie | gezeigt | geübt | erreicht

Kann den Pflegeprozess und die Pflegediagnostik eines Kindes/Jugendlichen mit einer **psychiatrischen Erkrankung** und seiner Eltern/Bezugspersonen planen, organisieren, gestalten, durchführen, steuern und evaluieren

		Theorie	gezeigt	geübt	erreicht
113 Kann Kreativtechniken und Spiele einsetzen und/oder in Gruppen unterstützen, um die sozialen, interaktiven Kompetenzen des Kindes zu fördern, eigene Gefühle wahrzunehmen und ausdrücken zu können oder eigene Stärken entdecken und Selbstvertrauen aufbauen	CE 11 I.1.e), I.2.b)	Datum	Kürzel, Datum	Kürzel, Datum	Kürzel, Datum

Kann den Pflegeprozess und die Pflegediagnostik eines Kindes/Jugendlichen und seiner Bezugspersonen mit einer **tiefgreifenden Entwicklungsstörung, z. B. Autismus, Asperger-Syndrom**, planen, organisieren, gestalten, durchführen, steuern und evaluieren

		Theorie	gezeigt	geübt	erreicht
114 Kennt die zentralen Merkmale einer Entwicklungsstörung und kann diese bei einem Kind mit Autismus/Asperger-Syndrom erkennen, die Ausprägung dieser interdisziplinär kommunizieren und den Pflegebedarf ableiten, z. B.: Frühkindlicher Autismus: » Keine Aufnahme von Blickkontakt » Abweisende Verhaltensweisen bei Kontaktaufnahme » Zeigt Sonderinteressen, Stereotypien und repetitives Verhalten » Angst vor Veränderungen » Verzögerte Sprachentwicklung mit Sprachauffälligkeiten Asperger-Syndrom: » Beziehungsstörung ist weniger stark ausgeprägt » Durchschnittlich bis überdurchschnittlich intelligent » Frühzeitige Sprachentwicklung mit originellen Wortschöpfungen » In der Kommunikation beeinträchtigte Anpassung an die Zuhörer » Aufmerksamkeitsstörung » Auffällige motorische Ungeschicklichkeit » Begrenzte Fähigkeit, sich auf soziale Situationen einzustellen » Rücksichtslos im Durchsetzen eigener Wünsche, kein Gefühl für persönliche Distanz	CE 11 I.1.c) II.1.a)+b)+d) III.3 a)	Datum	Kürzel, Datum	Kürzel, Datum	Kürzel, Datum
115 Beherrscht den Analyse- und Synthese-Prozess, um Pflegediagnosen für ein(en) Kind/Jugendlichen mit Autismus/Asperger-Syndrom und/oder die Eltern/Bezugspersonen abzuleiten und zu erläutern, z. B.: » Hat aufgrund eines frühkindlichen Autismus eine Sprachstörung und ist in der Kommunikation beeinträchtigt » Ist beim Aufbau und Aufrechterhalten von Beziehungen eingeschränkt, es besteht eine beeinträchtigte Interaktion » Hat aufgrund devianten Verhaltens das Risiko der sozialen Ausgrenzung » Hat eine verzögerte/beeinträchtigte Entwicklung » Selbstfürsorgedefizite abhängig vom Ausmaß der Entwicklungsstörung z. B. › Kann sich aufgrund einer sensorischen Integrationsstörung nicht selbstständig waschen » Selbstverletzendes Verhalten » Enuresis, Enkopresis » Essstörungen » Schlafstörungen	CE 11 I.2.a-e) I.3.a-e)	Datum	Kürzel, Datum	Kürzel, Datum	Kürzel, Datum
116 Wählt pflegefachlich begründete Pflegemaßnahmen entsprechend der externen und internen Evidenzlage aus und kann die Auswahl begründen und mit dem Kind/Jugendlichen und/oder den Bezugspersonen kommunizieren und korrekt umsetzen, z. B.: » Aufstellen und Entwickeln eines individuellen Förderplans zur Entwicklung von Alltagskompetenzen, z. B.: › Strukturierungshilfen (Raum, Zeit, Handlung) anbieten › Ritualisierungen in Alltagsaktivitäten › Handlungen sollten hoch strukturiert, direktiv und konkret sein » Angebote der basalen Stimulation zur Wahrnehmungsförderung » Förderung von sozialen Kompetenzen » Informationsvermittlung unter Nutzung von visuellen Reizen, Angeboten » Förderung von Ressourcen » Maßnahmen zur Förderung der Flexibilität im Alltag	CE 11 I.1.e) I.2.b)	Datum	Kürzel, Datum	Kürzel, Datum	Kürzel, Datum
117 Kennt therapeutische Konzepte bei autistischen Störungen und kann bei der Umsetzung dieser unterstützen und/oder sie zur Förderung von Alltagskompetenzen und sozialen Kompetenzen in der praktischen Pflegearbeit mit dem Kind/Jugendlichen sicher und individualisiert einsetzen, z. B.: » TEACCH-Konzept, Affolter-Methode	CE 11 I.2.b) I.1.a)+e)	Datum	Kürzel, Datum	Kürzel, Datum	Kürzel, Datum

B9.5.6 Pflege von Kindern mit psychosomatischen und psychiatrischen Störungsbildern

	Theorie	gezeigt	geübt	erreicht
118 Kann ein Beratungsgespräch mit den Eltern über Interventionsmöglichkeiten zur Alltagsförderung und Förderung sozialer Kompetenzen führen und gemeinsam einen individuellen multidimensionalen Interventionsplan erarbeiten, darüber hinaus können Themen z. B. sein: » Frühförderung » Pädagogische Programme » Körperbezogene und verhaltenstherapeutische Maßnahmen » Belastungssituation in der Familie CE 11 II.2.a)+c)	Datum	Kürzel, Datum	Kürzel, Datum	Kürzel, Datum

B9.5.7 Pflege eines Säuglings mit Lippen-Kiefer-Gaumenspalte

Kann den Pflegeprozess und die Pflegediagnostik eines Säuglings mit einer **Lippen-Kiefer-Gauemenspalte** und seiner Bezugspersonen planen, organisieren, gestalten, durchführen, steuern und evaluieren

	Theorie	gezeigt	geübt	erreicht
119 Kann eine systematische Pflegeanamnese bei einem Säugling/Kleinkind mit einer Lippen-Kiefer-Gaumenspalte und/oder den Eltern durchführen und den Pflegebedarf ableiten, z. B.: » Familienanamnese, z. B. Eltern-Kind-Beziehung, Geschwisterkinder, soziales Umfeld » Entwicklungsstörungen » Ess-und Trinkstörungen » Wachstums- und Gewichtsentwicklung CE 05 I.1.c) II.1.a)+b)+d)	Datum	Kürzel, Datum	Kürzel, Datum	Kürzel, Datum
120 Beherrscht den Analyse- und Synthese-Prozess, um Pflegediagnosen für ein(en) Säugling/Kleinkind mit einer Lippen-Kiefer-Gaumenspalte und/oder die Eltern/Bezugspersonen abzuleiten und zu erläutern, z. B.: » Beeinträchtigte Eltern-Kind-Beziehung durch Ablehnung, Schuldgefühle » Beeinträchtigtes Saugen, Trinken verbunden mit einem Aspirationsrisiko » Risiko der Schleimhautschädigung durch z. B. Gaumenplatte » Risiko der beeinträchtigten Sprachentwicklung » Risiko einer verzögerten/beeinträchtigten Entwicklung » Risiko zur Entwicklung eines Mittelohrergusses und einer Otitis CE 05 I.2.a-e) I.3.a-e)	Datum	Kürzel, Datum	Kürzel, Datum	Kürzel, Datum
121 Wählt pflegefachlich begründete Pflegemaßnahmen entsprechend der externen und internen Evidenzlage aus und kann die Auswahl begründen und mit der Mutter/Bezugspersonen kommunizieren und korrekt umsetzen, z. B.: » Stillberatung unter der besonderen Voraussetzung » Nahrungsverabreichung mit Gaumenplatte und Spezialsauger sicherstellen » Spezielle Lippenpflege » Spezielle prä- und postoperative Pflege vor einer operativen Korrektur CE 05 I.1.e) I.2.b)	Datum	Kürzel, Datum	Kürzel, Datum	Kürzel, Datum
122 Kann eine individuelle Beratung zur speziellen Pflege und Förderung des Säuglings/Kindes durchführen, Themen können sein: » Anleitung und Beratung zur Nahrungszufuhr und Aspirationsprophylaxe » Pflege sowie Einsetzen und Herausnehmen der Gaumenplatte » Prophylaxe zur Vermeidung von Mittelohrentzündungen » Regelmäßige Hörtests » Möglichkeiten der Frühförderung CE 05 II.2.a)+c)	Datum	Kürzel, Datum	Kürzel, Datum	Kürzel, Datum

Pädiatrische Pflege

B10 Lernfeld: Pflege und Betreuung von Pflegeempfängern in der Urologie/Nephrologie

Urologische Facheinheiten beschäftigen sich mit Erkrankungen und Fehlbildungen der harnbildenden (Niere) und harnableitenden (Harnleiter, Harnblase, Harnröhre) Organe des Menschen sowie den Krankheiten der männlichen Geschlechtsorgane (Hoden, Nebenhoden, Samenleiter, Prostata, Penis). Pflegeempfänger mit einer urologischen und/oder nephrologischen Erkrankung benötigen eine spezielle Überwachung und Pflege in Bezug auf ihre Erkrankungen.

B10.1 Allgemeine Lernergebnisse

		Theorie	gezeigt	geübt	erreicht
1 Kennt den für die urologische/nephrologische Station typischen Tagesablauf und kann Unterschiede zu anderen Einheiten benennen	CE 02 III.3	Datum	Kürzel, Datum	Kürzel, Datum	Kürzel, Datum
2 Kann beurteilen, welche Pflegeempfänger zusammen in einem Zimmer untergebracht werden können und kann dies begründen	CE 02 III.3 IV.1	Datum	Kürzel, Datum	Kürzel, Datum	Kürzel, Datum
3 Kennt die Versorgungswege und kann sich benötigte Materialien/ Instrumente besorgen	CE 02 III.3	Datum	Kürzel, Datum	Kürzel, Datum	Kürzel, Datum
4 Kennt die Strukturen und Verantwortlichkeiten der Notfallversorgung auf der Facheinheit	CE 02 III.1, III.3	Datum	Kürzel, Datum	Kürzel, Datum	Kürzel, Datum

B10.2 Spezielle Untersuchungen/medizinische Therapien unterstützen

Kann innerhalb der rechtlichen Bestimmungen ärztlich veranlasste Maßnahmen der medizinischen Diagnostik und Therapie vorbereiten, dabei assistieren, sie durchführen und den Pflegeempfänger nach der Untersuchung überwachen

		Theorie	gezeigt	geübt	erreicht
5 Erhebt und dokumentiert eine systematische Pflegeanamnese eines Pflegeempfängers in der Urologie/Nephrologie, wichtige Aspekte können sein, z. B.: » Allgemeine Anamnese » Leitsymptome (z. B. Schmerzen) » Miktionsstörung » Irritative Symptome (z. B. Pollakisurie) » Obstruktive Symptome (z. B. schwacher Harnstrahl) » Störung der Sexualität » Ausfluss aus der Harnröhre » Fremdanamnese (Arztbrief etc.) » Medikamentenanamnese » Familienanamnese » Sozialanamnese (Urothelkarzinom bei berufsbedingter Giftexposition)	CE 05 CE 06 I.1.c)+f)	Datum	Kürzel, Datum	Kürzel, Datum	Kürzel, Datum
6 Kennt die Funktionsweise und Aufgaben des Harnsystems, kann diese benennen (z. B. Exkretion harnpflichtiger Substanzen, Regulation des Wasser- und Elektrolythaushalts), erkennt pathologische Abweichungen und kann diese interdisziplinär kommunizieren, z. B.: » Veränderte Urinvolumina z. B. Polyurie, Oligurie, Anurie » Veränderung der Miktionshäufigkeit » Veränderung des spezifischen Gewichtes des Urins	CE 02 I.1.c) III.2.c) III.3.a)	Datum	Kürzel, Datum	Kürzel, Datum	Kürzel, Datum
7 Kann Urinveränderungen genau beobachten, diese dokumentieren und pathologische Abweichungen mit dem Arzt kommunizieren, z. B.: » Farbe, z. B. verändert durch Blutbeimengung, Bilirubinbeimengung » Geruch, z. B. typische Veränderung bei Infektionen oder Diabetes mellitus » Beimengungen, z.B. weißliche Flocken	CE 02 CE 05 CE 06 I.1.c)+f) III.2.c) III.3.a)	Datum	Kürzel, Datum	Kürzel, Datum	Kürzel, Datum
8 Kennt Symptome eines auftretenden Harnsteinleidens und kann diese benennen und beobachtete Aspekte an den Arzt weiterleiten und dokumentieren, z. B.: » Krampfartige, anfallsweise auftretende Flankenschmerzen » Schmerz ausstrahlend in den Unterbauch, Penis etc. » Blut im Urin » Miktionsbeschwerden (schmerzhaft, gehäuft) » Kreislaufkollaps	CE 02 CE 05 CE 06 I.1.c)+f) III.2.c) III.3.a)	Datum	Kürzel, Datum	Kürzel, Datum	Kürzel, Datum

B10.2 Spezielle Untersuchungen/medizinische Therapien unterstützen

		Theorie	gezeigt	geübt	erreicht
9 Kennt die Symptome einer Harnwegsinfektion sowie Symptome, die auf eine Urosepsis hinweisen können und kann umgehend den Arzt informieren und dokumentieren, z. B.: » Verschlechterung des Allgemeinzustands » Fieber/Schüttelfrost (Zystitis siehe auch A4 Ausscheidung)	CE 02 CE 05 CE 06 I.1.c)+f) III.2.c) III.3.a)	Datum	Kürzel, Datum	Kürzel, Datum	Kürzel, Datum
10 Kann den Pflegeempfänger über Maßnahmen zur Verhinderung eines erneuten Auftretens informieren und beraten, z. B. bei: » Harnsteinleiden: pH-neutrale Getränke, 2,5–3 Liter Flüssigkeitszufuhr pro Tag; Ernährung ausgewogen und Gemüse, ballaststoff-/faserreich » Blasenentzündungen (Zystitis): gute Intimhygiene, Stärkung der Abwehr, Cranberry-Produkte und Probiotika	CE 04 CE 05 CE 07 CE 08 CE 09 II.2.a)+c)	Datum	Kürzel, Datum	Kürzel, Datum	Kürzel, Datum

Blasenpunktion

		Theorie	gezeigt	geübt	erreicht
11 Kennt die Indikationen für eine Blasenpunktion, z. B.: » Akuter Harnverhalt » Wenn eine transurethrale Katheterisierung nicht möglich ist, z. B. postoperative Schwellung der Urethra » Legung eines suprapubischen Blasenkatheters	CE 05, CE 06 I.1.c), III.2.c)	Datum	Kürzel, Datum	Kürzel, Datum	Kürzel, Datum
12 Kennt die benötigten Materialien für eine Blasenpunktion und kann diese fachgerecht und unter Beachtung der Hygienerichtlinien vorbereiten und dem Arzt assistieren: » Ggf. Materialien zur Nassrasur » Desinfektionsmittel für Hände und Haut, steriles, geschlossenes Ablaufsystem, sterile Handschuhe, steriles Punktionsset, steriles Nahtmaterial, Spritze, Lokalanästhetikum, Kanüle, Aqua dest. zum Blocken des Katheters, evtl. Urinprobenbecher, Verbandmaterial	CE 05 CE 06 III.2.b)+c)	Datum	Kürzel, Datum	Kürzel, Datum	Kürzel, Datum
13 Kann die aktuelle Kreislaufsituation des Pflegeempfängers während der Blasenpunktion beobachten (z. B. plötzlich auftretende Blässe, Kaltschweißigkeit, Schmerzen, Ängste) und den Pflegeempfänger während der Punktion begleiten	CE 05, CE 06 I.2.a), III.2.c)	Datum	Kürzel, Datum	Kürzel, Datum	Kürzel, Datum
14 Kann die Punktionsstelle steril verbinden und auf einen einwandfreien Sitz des Katheterschlauchs achten	CE 05, CE 06 I.1.c), I.2.b)	Datum	Kürzel, Datum	Kürzel, Datum	Kürzel, Datum
15 Kann die durchgeführte Maßnahme und die Menge und Beschaffenheit des Urins (auf Blut achten) korrekt dokumentieren	CE 05, CE 06 I.1.f)	Datum	Kürzel, Datum	Kürzel, Datum	Kürzel, Datum
16 Kann die Punktionsstelle beim Verbandwechsel im Verlauf auf Infektionszeichen beobachten, dokumentieren und ggf. Veränderungen an den Arzt melden	CE 05, CE 06 I.1.c)+f) I.2.b) III.3.a)	Datum	Kürzel, Datum	Kürzel, Datum	Kürzel, Datum

Urinuntersuchungen – Unterstützung bei der Diagnostik

		Theorie	gezeigt	geübt	erreicht
17 Kann gewonnenes Untersuchungsmaterial (Urinprobe) fachgerecht versandfertig machen	CE 05 CE 06 III.2.b)	Datum	Kürzel, Datum	Kürzel, Datum	Kürzel, Datum
18 Kennt die Methoden zur Uringewinnung/-sammlung zur Diagnostik (z. B. bakterielle Untersuchungen, Kreatininclearance), kann die Bedeutung erklären, Ergebnisse interpretieren und den Pflegeempfänger bei der Uringewinnung anleiten bzw. diese durchführen, z. B.: » Morgenurin, Spontanurin, Mittelstrahlurin, Katheterurin » Sammeluringewinnung, Beuteluringewinnung » Urinschnelltest	CE 05 CE 06 III.2.b)	Datum	Kürzel, Datum	Kürzel, Datum	Kürzel, Datum

B10.2 Spezielle Untersuchungen/medizinische Therapien unterstützen

Urinuntersuchungen – Unterstützung bei der Diagnostik

		Theorie	gezeigt	geübt	erreicht
19 Kann das spezifische Gewicht unter Berücksichtigung der Temperatur bestimmen und die Ergebnisse bewerten	CE 05 CE 06 III.2.b)	Datum	Kürzel, Datum	Kürzel, Datum	Kürzel, Datum
20 Kann die Uroflowmetrie korrekt nach Arztanordnung durchführen und die Ergebnisse dokumentieren	CE 05 CE 06 III.2.b)	Datum	Kürzel, Datum	Kürzel, Datum	Kürzel, Datum
21 Kann den Patienten bei den unterschiedlichen urologischen Untersuchungen korrekt und entsprechend dem Standard der Klinik vorbereiten, begleiten und nachsorgen, z. B.: » Miktionszystourethrogramm (MCU) » Ausscheidungsurogramm (AUG) » MAG-Clearance	CE 05 CE 06 III.2.b)	Datum	Kürzel, Datum	Kürzel, Datum	Kürzel, Datum

Kann innerhalb der rechtlichen Bestimmungen eigenständig ärztlich veranlasste Maßnahmen der **Katheterpflege und/oder das Legen eines Katheters** durchführen und/oder dabei assistieren. Grundlagen der Katheterpflege sowie das Legen eines Katheters siehe A4

		Theorie	gezeigt	geübt	erreicht
22 Kennt die Faktoren zur Bestimmung des Katheterwechselintervalls und führt diesen unter Beachtung der Hygiene fachgerecht durch, z. B.: » Materialeigenschaft des Katheters » Urinausscheidung » Infektionen » Verkrustungsneigung » Verschmutzung	CE 02 CE 05 CE 06 CE 07 CE 08 CE 10 I.1.c) III.2.b)	Datum	Kürzel, Datum	Kürzel, Datum	Kürzel, Datum
23 Kann eine Restharnbestimmung entsprechend der Arztanordnung korrekt durchführen, z. B.: » Durch Legen eines Blasenkatheters » Sonografisch	CE 05 CE 06 CE 07 CE 08 CE 10	Datum	Kürzel, Datum	Kürzel, Datum	Kürzel, Datum
24 Kann eine Blaseninstillationstherapie laut den Anordnungen des Arztes sicher und unter Beachtung der Hygienerichtlinien durchführen und/oder dabei assistieren	CE 05, CE 06 I.1.e), I.2.b)	Datum	Kürzel, Datum	Kürzel, Datum	Kürzel, Datum

B10.3 Typische Medikamente einschätzen können

Kann in interdisziplinären Teams an der Versorgung und Behandlung von Menschen aller Altersstufen mitwirken und Kontinuität an Schnittstellen sichern, sowie die **ärztlichen Anordnungen zur Medikation** im Pflegekontext eigenständig durchführen

		Theorie	gezeigt	geübt	erreicht
25 Kennt die Haltbarkeit und Hygieneanforderungen der unterschiedlichen Medikamente in der Urologie und beachtet diese	CE 02, CE 05 CE 07 III.2.a)	Datum	Kürzel, Datum	Kürzel, Datum	Kürzel, Datum
26 Kennt die Nebenwirkungen wichtiger Medikamente und kann das Auftreten dieser beim Pflegeempfänger beurteilen und ggf. den Arzt informieren, z. B.: » Alpha-Blocker, z. B. Terazosin » Opiate, Opioid-Analgetika, z. B. Piritramid, Morphin » Schmerzmittel, z. B. Diclofenac, Metamizol » Ibuprofen » Medikamente zur Hormontherapie » Hemmer der Testosteronsynthese » Antibiotikamedikamente » Anticholinergika » Zytostatika » Jodhaltige Kontrastmittel » Phosphodiesterasehemmer » Säure-Basen-Haushalt regulierende Medikamente	CE 05 CE 07 III.2.b)+c)	Datum	Kürzel, Datum	Kürzel, Datum	Kürzel, Datum
27 Kann Angehörige/Bezugspersonen bei der Pflege/Begleitung des Pflegeempfängers anleiten, beraten und die Selbstmanagement-Kompetenzen pflegender Angehöriger/Bezugspersonen stärken	CE 05 CE 10 II.2.a-c)	Datum	Kürzel, Datum	Kürzel, Datum	Kürzel, Datum

B10.4 Pflegerische Handlungsfelder bei Pflegeempfängern mit urologischen Erkrankungen

Theorie | gezeigt | geübt | erreicht

Kann den Pflegeprozess und die Pflegediagnostik in akuten/chronischen Pflegesituationen bei Pflegeempfängern mit einer **Nierenerkrankung** planen, organisieren, gestalten, durchführen, steuern und evaluieren

		Theorie	gezeigt	geübt	erreicht
28 Erkennt die Leitsymptome der gängigsten urologischen/nephrologischen Erkrankungen, erhebt diese im Rahmen der Pflegeanamnese und kann die Beobachtungen entsprechend dem Arzt mitteilen, z. B.: » Blutungen » Gestörter Urinabfluss » Koliken mit Schmerzen in den Harnleiter ausstrahlend » Harnstauung » Plötzliche Bauch- und Flankenschmerzen » Druckempfindlichkeit der Niere(n) » Schmerzen im Nierenlager » Gynäkomastie bei Männern » Blut im Sperma	CE 05 CE 06 CE 07 CE 08 CE 10 I.1.c)	Datum	Kürzel, Datum	Kürzel, Datum	Kürzel, Datum
29 Kann den Pflegeempfänger und seine Angehörigen/Bezugspersonen sachgerecht informieren und zur Einhaltung der hygienischen Vorschriften anhalten	CE 05, CE 06 CE 07, CE 08 CE 10 II.2.a)	Datum	Kürzel, Datum	Kürzel, Datum	Kürzel, Datum
30 Kann für einen Pflegeempfänger mit einer Nierenerkrankung einen individuellen Pflegeplan (Pflegediagnosen, Pflegeziele und Pflegemaßnahmen) erstellen	CE 05, CE 06 CE 07, CE 08 CE 10 I.1.f)	Datum	Kürzel, Datum	Kürzel, Datum	Kürzel, Datum
31 Kann bei Bedarf Kontakt zu speziellen Unterstützungseinrichtungen herstellen, z. B. Selbsthilfegruppen	CE 05, CE 06 CE 07, CE 08 CE 10 IIII.3.d)	Datum	Kürzel, Datum	Kürzel, Datum	Kürzel, Datum

Kann den Pflegeprozess und die Pflegediagnostik in akuten/chronischen Pflegesituationen bei Pflegeempfängern mit einer **Harnwegsinfektion** planen, organisieren, gestalten, durchführen, steuern und evaluieren

		Theorie	gezeigt	geübt	erreicht
32 Kennt die unterschiedlichen Infektionen der ableitenden Harnwege (Urethritis, Pyelonephritis, Zystitis (siehe A4)), kann diese benennen und beobachtete Symptome interdisziplinär kommunizieren, z. B.: » Urethritis: Urethralfluor, Brennen in der Harnröhre, Schmerzen bei der Miktion » Zystitis: (siehe A4) » Pyelonephritis: Fieber, Flankenschmerzen, Pyurie, Hämaturie, reduzierter Allgemeinzustand	CE 05 CE 06 CE 07 CE 08 CE 10 I.1.c)+f)	Datum	Kürzel, Datum	Kürzel, Datum	Kürzel, Datum
33 Beherrscht den Analyse- und Synthese-Prozess, um Pflegediagnosen für einen Pflegeempfänger mit einer Harnwegsinfektion abzuleiten und zu erläutern, z. B.: » Hat aufgrund einer akuten Infektion der unteren Harnwege eine beeinträchtigte Urinausscheidung » Hat aufgrund einer chronischen Zystitis eine erhöhte Ausscheidungsfrequenz » Hat Pyrexie (Fieber), es besteht das Risiko von Komplikationen » Hat akute Schmerzen	CE 05 CE 06 CE 07 CE 08 CE 10 I.2.a-e) I.3.a-e)	Datum	Kürzel, Datum	Kürzel, Datum	Kürzel, Datum
34 Wählt pflegefachlich begründete Pflegemaßnahmen entsprechend der externen und internen Evidenzlage bei einer Entzündung der ableitenden Harnwege aus und kann die Auswahl begründen und korrekt durchführen, z. B.: » Infektionszeichen beobachten » Anzeichen einer Urosepsis erkennen » Auf ausreichend Flüssigkeitszufuhr achten » Lokale Wärmetherapie durchführen » Antibiotikatherapie laut Arztanordnung durchführen	CE 05 CE 06 CE 07 CE 08 CE 10 I.1.e) I.2.b)	Datum	Kürzel, Datum	Kürzel, Datum	Kürzel, Datum
35 Kann Streifentests zur Überprüfung des Urins auf Harnwegsinfektionen fachgerecht durchführen und Ergebnisse dokumentieren	CE 05, CE 06 CE 07, CE 08 CE 10 III.2.b)	Datum	Kürzel, Datum	Kürzel, Datum	Kürzel, Datum
36 Kann den Pflegeempfänger zu präventiven Maßnahmen zur Verhinderung eines wiederholten Harnwegsinfekts anleiten und beraten, z. B.: » Einhaltung eines normalen Miktionsrhythmus » Intimhygiene » pH-Wert des Urins im sauren Milieu halten	CE 05, CE 06 CE 07, CE 08 CE 10 II.2.a)+c)	Datum	Kürzel, Datum	Kürzel, Datum	Kürzel, Datum

B10.4 Pflegerische Handlungsfelder bei Pflegeempfängern mit urologischen Erkrankungen

Kann den Pflegeprozess und die Pflegediagnostik in akuten/chronischen Pflegesituationen bei Pflegeempfängern mit einem **Nierenstein/einer Nierenkolik** planen, organisieren, gestalten, durchführen, steuern und evaluieren

		Theorie	gezeigt	geübt	erreicht
37 Erkennt typische Symptome bei einem Nierensteinleiden bzw. Nierenkoliken, kann diese interdisziplinär kommunizieren und im Rahmen einer Pflegeanamnese die typischen Symptome dokumentieren, z. B.: » Wellenförmige Schmerzen in der Flanke » Vegetative Symptome wie Übelkeit, Erbrechen » Hämaturie	CE 05 CE 06	Datum	Kürzel, Datum	Kürzel, Datum	Kürzel, Datum
38 Beherrscht den Analyse- und Synthese-Prozess, um Pflegediagnosen für einen Pflegeempfänger mit einem Nierensteinleiden/einer Nierenkolik abzuleiten und zu erläutern, z. B.: » Hat akute Schmerzen » Wissensdefizit über Einflussmöglichkeiten einer Steinprophylaxe » Leidet an Übelkeit/Erbrechen	CE 05 CE 06 I.2.a-e) 1.3.a-e)	Datum	Kürzel, Datum	Kürzel, Datum	Kürzel, Datum
39 Wählt pflegefachlich begründete Pflegemaßnahmen entsprechend der externen und internen Evidenzlage bei Nierensteinen aus und kann die Auswahl begründen und korrekt durchführen, z. B.: » Schmerzmanagement » Prüfung der bestehenden Medikation, ob diese eine Harnsteinbildung begünstigt » In Absprache mit dem Arzt Bewegung, anhalten, viel zu trinken » Urin durch ein Sieb filtern » Wärmeanwendung nach Abklärung von Kontraindikation » Ggf. postoperative Pflege (siehe auch Chirurgie)	CE 05 CE 06 I.1.e) I.2.b)	Datum	Kürzel, Datum	Kürzel, Datum	Kürzel, Datum
40 Kennt die unterschiedlichen Behandlungsmethoden zur Nierensteinbehandlung, kann den Pflegeempfänger entsprechend für den Eingriff vorbereiten und den jeweils individuellen Pflegebedarf nach dem Eingriff ableiten, z. B.: » Extrakorporale Stoßwellenlithotripsie (ESWL) » Ureterorenoskopie (URS) » Offene Steinoperation	CE 05 CE 06 III.2.b)	Datum	Kürzel, Datum	Kürzel, Datum	Kürzel, Datum
41 Kann den Pflegeempfänger zur Nierensteinprophylaxe anleiten und beraten, z. B.: » Tägliche Flüssigkeitszufuhr mind. 2,5–3 Liter » Ausreichende Kalziumzufuhr sicherstellen » Fleisch- und Fischverzehr reduzieren » Täglich Gemüse und Obst essen » Salzkonsum beschränken	CE 05 CE 06 II.2.a)+c)	Datum	Kürzel, Datum	Kürzel, Datum	Kürzel, Datum

Kann den Pflegeprozess und die Pflegediagnostik in akuten/chronischen Pflegesituationen bei Pflegeempfängern mit akuter/chronischer **Niereninsuffizienz und/oder Nierenversagen** planen, organisieren, gestalten, durchführen, steuern und evaluieren

		Theorie	gezeigt	geübt	erreicht
42 Kennt die verschiedenen Stadien einer Niereninsuffizienz, kann die typischen Symptome beim Pflegeempfänger erkennen, im Rahmen der Pflegeanamnese erheben und im interdisziplinären Team kommunizieren, z. B.: » Stadium 1: symptomlos » Stadium 2: Hypertonie, veränderte Nierenfunktionswerte (z. B. Kreatinin >3 mg/dl) » Stadium 3: Hypertonie, renale Anämie » Stadium 4: Hypertonie, Ödeme, krankhafte Knochenveränderungen durch Störungen des Kalzium- und Phosphathaushalts, renale Anämie » Stadium 5: metabolische Azidose, Kussmaul-Atmung, harnähnlicher Mundgeruch, gelblich-braune Hautverfärbungen, Polyneuropathie, urämische Enzephalopathie, Schwäche, Juckreiz, ggf. Schock	CE 05 CE 06 CE 07 CE 08 CE 10 I.1.c)+f) III.3.a)	Datum	Kürzel, Datum	Kürzel, Datum	Kürzel, Datum

B10.4 Pflegerische Handlungsfelder bei Pflegeempfängern mit urologischen Erkrankungen

	Theorie	gezeigt	geübt	erreicht
43 Beherrscht den Analyse- und Synthese-Prozess, um Pflegediagnosen für einen Pflegeempfänger mit einer akuten/chronischen Niereninsuffizienz abzuleiten und zu erläutern, z. B.: » Hat ein Risiko des Nierenversagens » Hat aufgrund einer Niereninsuffizienz das Risiko einer Stoffwechselentgleisung » Hat aufgrund von Pruritus (Juckreiz) ein beeinträchtigtes Wohlbefinden » Hat das Risiko einer Hyperhydration » Hat aufgrund einer Hyperhydration (Überschuss an Körperflüssigkeit) ein Risiko von Komplikationen » Hat aufgrund eines transurethralen Blasenverweilkatheters das Risiko einer aufsteigenden Infektion des Harnsystems » Hat aufgrund von Nausea (Übelkeit) ein beeinträchtigtes Wohlbefinden » Hat aufgrund von Nausea (Übelkeit) und/oder Emesis (Erbrechen) das Risiko von Komplikationen » Hat das Risiko einer Mangelernährung » Pflegediagnosen im Kontext einer Dialysetherapie (siehe nächsten Abschnitt) » Pflegediagnosen im Kontext eines reduzierten Allgemeinzustands CE 05 CE 06 CE 07 CE 08 CE 10 I.2.a-e) I.3.a-e)	Datum	Kürzel, Datum	Kürzel, Datum	Kürzel, Datum
44 Wählt pflegefachlich begründete Pflegemaßnahmen entsprechend der externen und internen Evidenzlage bei Niereninsuffizienz/Nierenversagen aus und kann die Auswahl begründen und korrekt durchführen, z. B.: » Flüssigkeitsbilanzierung, Stundenurinkontrolle » Tägl. Gewichtskontrolle » Vitalzeichenmonitoring » Maßnahmen im Kontext des Ernährungsmanagements » Maßnahmen im Kontext der Selbstfürsorge abhängig vom Allgemeinzustand CE 05 CE 06 CE 07 CE 08 CE 10 I.1.e) I.2.b) III.2.b)	Datum	Kürzel, Datum	Kürzel, Datum	Kürzel, Datum
45 Kann den Pflegeempfänger mit einer chronischen Niereninsuffizienz beraten, z. B.: » Ernährungsumstellung auf eiweiß-, phosphat-, natrium- und kaliumarm, abhängig von den Blutwerten – wichtig ist eine ausreichende Energiezufuhr » Gewichtskontrolle und Selbstbeurteilung von Wassereinlagerungen » Hautpflege bei Juckreiz CE 05 CE 06 CE 07 CE 08 CE 10 II.2.a)+c)	Datum	Kürzel, Datum	Kürzel, Datum	Kürzel, Datum

B10.5 Pflege eines Pflegeempfängers mit Dialyse

Kann den Pflegeprozess und die Pflegediagnostik in akuten und chronischen Pflegesituationen bei Pflegeempfängern mit **Dialysepflicht** planen, organisieren, gestalten, durchführen, steuern und evaluieren

	Theorie	gezeigt	geübt	erreicht
46 Kennt die verschiedenen Nierenersatzverfahren und kann den unterschiedlichen Pflege- und Betreuungsbedarf ableiten: » Hämodialyse und Hämofiltration » Peritonealdialyse CE 05, CE 06 CE 07, CE 08 CE 10 I.1.c)+d)	Datum	Kürzel, Datum	Kürzel, Datum	Kürzel, Datum
47 Kann eine Pflegeanamnese eines Pflegeempfängers mit Nierenersatzverfahren durchführen, hier sind im Besonderen z. B. folgende Aspekte bedeutend: » Art des Dialyseverfahrens und bisherige Erfahrungen damit » Zugrundeliegende Grunderkrankung siehe z. B. Niereninsuffizienz » Shuntanamnese (Ausbildung, Alter, Lokalisation des Shunts usw.) » Kompetenzen des Pflegeempfängers im Kontext des Dialyseverfahrens » Ernährungsgewohnheiten CE 05 CE 06 CE 07 CE 08 CE 10 I.1.c)+f)	Datum	Kürzel, Datum	Kürzel, Datum	Kürzel, Datum

Urologie/Nephrologie

B10.5 Pflege eines Pflegeempfängers mit Dialyse

Kann den Pflegeprozess und die Pflegediagnostik in akuten und chronischen Pflegesituationen bei Pflegeempfängern mit **Dialysepflicht** planen, organisieren, gestalten, durchführen, steuern und evaluieren

Lernergebnis		Theorie	gezeigt	geübt	erreicht
48 Beherrscht den Analyse- und Synthese-Prozess, um Pflegediagnosen für einen Pflegeempfänger mit einem Hämodialyseverfahren abzuleiten und zu erläutern, z. B.: » Hat aufgrund eines Hämodialyseverfahrens das Risiko von Komplikationen » Hat ein Wissens-/Informationsdefizit, z. B. zur selbstständigen Durchführung einer Peritonealdialyse, Pflege der Shuntanlage » Chronische Obstipation infolge des Flüssigkeitsmangels » Durstgefühl bei Flüssigkeitsrestriktion » Ängste, Sorgen im Zusammenhang mit der chronischen Krankheit » Gefühl der Hilflosigkeit/Hoffnungslosigkeit durch die Abhängigkeit von der Dialyse » Leidet an Juckreiz, trockener Haut » Hat aufgrund von Nausea (Übelkeit) ein beeinträchtigtes Wohlbefinden » Hat aufgrund von Nausea (Übelkeit) und/oder Emesis (Erbrechen) das Risiko von Komplikationen » Risiko einer Mangelernährung » Selbstfürsorgedefizit abhängig vom Allgemeinzustand	CE 05 CE 06 CE 07 CE 08 CE 10 I.1.e) I.2.b) III.2.b)	Datum	Kürzel, Datum	Kürzel, Datum	Kürzel, Datum
49 Wählt pflegefachlich begründete Pflegemaßnahmen entsprechend der externen und internen Evidenzlage bei einem Pflegeempfänger mit Hämodialyseverfahren aus und kann die Auswahl begründen und korrekt durchführen, z. B.: » Vitalzeichenkontrolle, Beobachtung auf Infektionszeichen z. B. des Shunts » Flüssigkeitsbilanzierung, tägliche Gewichtskontrolle » Shunt-/Katheterpflege, Ernährungsmanagement » Obstipationsprophylaxe, Maßnahmen zur Hautpflege	CE 05 CE 06 CE 07 CE 08 CE 10 I.1.e) I.2.b) III.2.b)				
50 Kennt mögliche Komplikationen bei einer Dialysetherapie, führt eine entsprechende Beobachtung durch und meldet Auffälligkeiten unverzüglich dem Arzt, z. B.: » Shuntinfektion » Allergische Reaktionen » Teilweise erhebliche Kreislaufprobleme » Herzrhythmusstörungen bei Hypo- oder Hyperkaliämie	CE 05 CE 06 CE 07 CE 08 CE 10 I.1.e) I.2.b) III.2.b)	Datum	Kürzel, Datum	Kürzel, Datum	Kürzel, Datum
51 Kennt die Verfahren einer Peritonealdialyse (CAPD, NIPD) und kann den Pflegeempfänger vorbereiten und bei der Durchführung unter strenger Beachtung der Hygiene unterstützen und anleiten, z. B.: » Wechsel des Beutels mit frischem Dialysat » Einstellung und Inbetriebnahme einer nächtlich intermittierenden PD (NIPD)	CE 05 CE 06 CE 07 CE 08 CE 10 I.1.c)+e) I.2.b)	Datum	Kürzel, Datum	Kürzel, Datum	Kürzel, Datum
52 Kann den Pflegeempfänger präoperativ auf eine Shuntanlage nach Anordnung vorbereiten	CE 05, CE 06 CE 07, CE 08 CE 10 I.1.e), I.2.b)	Datum	Kürzel, Datum	Kürzel, Datum	Kürzel, Datum
53 Kann bei einem Pflegeempfänger nach einer Shuntanlage die Nachsorge der Shuntanlage übernehmen, z. B.: » Postoperative Lagerung, Verbandwechsel und Shuntkontrolle » Thromboseprophylaxe » Shunt-/Venentraining » Keine Blutdruckmessungen am Shuntarm	CE 05 CE 06 I.1.e) I.2.b) II.2.a)	Datum	Kürzel, Datum	Kürzel, Datum	Kürzel, Datum
54 Kennt den grundsätzlichen Ablauf eines Venentrainings, kann den Pflegeempfänger entsprechend informieren und dieses durchführen	CE 05, CE 06 I.1.e), I.2.b) II.2.a)	Datum	Kürzel, Datum	Kürzel, Datum	Kürzel, Datum
55 Kann den liegenden Shunt während und nach dem Venentraining durch Palpation und Auskultation auf seine Funktion überprüfen, die Ergebnisse dokumentieren und ggf. Veränderungen an den Arzt melden	CE 05 CE 06 I.1.e)+f) I.2.b) III.3.a)	Datum	Kürzel, Datum	Kürzel, Datum	Kürzel, Datum
56 Achtet auf Infektionszeichen an der Punktionsstelle, kann diese dokumentieren und ggf. Veränderungen an den Arzt melden	CE 05, CE 06 I.1.c)+f) III.3.a)	Datum	Kürzel, Datum	Kürzel, Datum	Kürzel, Datum
57 Kann den Pflegeempfänger und/oder seine Angehörigen bzgl. der restriktiven Gesundheitsmaßnahmen in Bezug auf die Dialyse anleiten und beraten, z. B.: » Flüssigkeitsaufnahme, Diätprinzipien » Substitution von Nährstoffen, spezielle Haut- und Shuntpflege	CE 05 CE 06 CE 07 CE 08 CE 10 I.1.e) I.2.b) II.2.a)	Datum	Kürzel, Datum	Kürzel, Datum	Kürzel, Datum

B10.5 Pflege eines Pflegeempfängers mit Dialyse

		Theorie	gezeigt	geübt	erreicht
58 Kann Eltern/Bezugspersonen gezielt über die maschinelle Heimdialyse informieren und anleiten, um eine weitgehende Unabhängigkeit von Dialysezeiten (z. B. bei schulpflichtigen Kindern) zu ermöglichen	CE 10 I.2.c), II.2	Datum	Kürzel, Datum	Kürzel, Datum	Kürzel, Datum
59 Kann basierend auf einem lerntheoretischen Modell der Patientenedukation einen systematischen Patientenedukationsprozess bei einem Pflegeempfänger mit Niereninsuffizienz und Dialyse einleiten, durchführen und evaluieren	CE 04, CE 05 CE 06, CE 07 CE 08, CE 10 I.1.a), V.1 Anlage 5	Datum	Kürzel, Datum	Kürzel, Datum	Kürzel, Datum

B10.6 Pflege nach operativen Eingriffen in der Urologie

Kann den Pflegeprozess und die Pflegediagnostik in akuten/chronischen Pflegesituationen bei Pflegeempfängern mit einem **urologischen operativen Eingriff** planen, organisieren, gestalten, durchführen, steuern und evaluieren

		Theorie	gezeigt	geübt	erreicht
60 Kennt die verschiedenen operativen Eingriffe in der Urologie, wie z. B. Nephrektomie (bei Tumorerkrankungen, Eiterniere oder Nierenruptur), Nierenteilresektionen, perkutane Nephrolithotomie, offene oder laparoskopische Nierenbeckenplastik-Eingriffe an der Harnblase oder Harnröhre, und kann eine Pflegeanamnese bei einem Pflegeempfänger mit einem operativem Eingriff durchführen	CE 05 CE 06 CE 10 I.1.c)	Datum	Kürzel, Datum	Kürzel, Datum	Kürzel, Datum
61 Kennt spezielle präoperative Maßnahmen bei Eingriffen in der Urologie, führt diese fachgerecht aus und kann sie dem Pflegeempfänger erklären (Siehe hierzu B3.2 sowie die individuellen Hausstandards zu den einzelnen operativen Eingriffen)	CE 05, CE 06 CE 10 I.1.e), I.2.b)	Datum	Kürzel, Datum	Kürzel, Datum	Kürzel, Datum
62 Kennt die erforderlichen Maßnahmen der postoperativen Pflege nach einem urologischen Eingriff und kann diese pflegeempfängerspezifisch sicher und korrekt durchführen (Siehe hierzu die postoperative allgemeine Pflege und nachfolgende spezifische Interventionen)	CE 05 CE 06 CE 10	Datum	Kürzel, Datum	Kürzel, Datum	Kürzel, Datum
63 Kennt postoperative Komplikationen bei der Urinableitung, achtet besonders darauf und weiß um den möglichen kausalen Zusammenhang: » Paravasation (Urinabgang am Katheter vorbei)ggf. Hinweis auf: » Verstopfter Katheter, durch z. B. Abknickung des Schlauches, Blutkoagel	CE 05 CE 06 CE 10 I.1.c)	Datum	Kürzel, Datum	Kürzel, Datum	Kürzel, Datum
64 Kann den Pflegeempfänger bezüglich wichtiger postoperativer Informationen und Verhaltensregeln nach einem urologischen Eingriff beraten und anleiten, z. B.: » Nach Nephrektomie: hohe Flüssigkeitszufuhr, Vermeidung nierenschädlicher Medikamente, Narbenbruchprophylaxe	CE 05 CE 06 CE 10 I.2.c) II.2	Datum	Kürzel, Datum	Kürzel, Datum	Kürzel, Datum
65 Kennt Möglichkeiten der Infektionsprävention, kann diese gezielt umsetzen und den Pflegeempfänger entsprechend beraten und anleiten	CE 05, CE 06 CE 10 II.2.b)+c) III.2.a)	Datum	Kürzel, Datum	Kürzel, Datum	Kürzel, Datum

Dauerblasenspülung nach **urologischen operativen Eingriffen**

		Theorie	gezeigt	geübt	erreicht
66 Kennt die Indikationen für eine Blasenspülung und kann diese sicher entsprechend der ärztlichen Anordnung durchführen, z. B.: » Nach urologischen Operationen zur Vermeidung von Blutkoageln, z. B. transurethrale Resektion der Prostata	CE 05, CE 06 CE 10 I.1.c) III.2.b)+c)	Datum	Kürzel, Datum	Kürzel, Datum	Kürzel, Datum
67 Kann die benötigten Materialien für eine Blasenspülung fachgerecht und unter Beachtung der Hygienerichtlinien vorbereiten, z. B.: » Steriles Spülset für die Spüllösung » Urinauffangbeutel » Péan-Klemme » Desinfektionsmittel » Bettschutz » Handschuhe » Infusionsständer » Abwurfbehälter	CE 05 CE 06 CE 10 III.2.b)+c)	Datum	Kürzel, Datum	Kürzel, Datum	Kürzel, Datum

Urologie/Nephrologie

B10.6 Pflege nach operativen Eingriffen in der Urologie

Dauerblasenspülung nach **urologischen operativen Eingriffen**

Lernergebnis		Theorie	gezeigt	geübt	erreicht
68 Kann die Pflege und Überwachung eines Pflegeempfängers mit einer Dauerblasenspülung fachgerecht übernehmen und Maßnahmen im Kontext des Spülkatheters durchführen, z. B.: » Überwachung des Pflegeempfängers » Anhängen der angeordneten Spülflüssigkeit	CE 05 CE 06 CE 10 III.2.b)+c)	Datum	Kürzel, Datum	Kürzel, Datum	Kürzel, Datum
69 Kann bei einer Dauerspülung über mehrere Tage die Ein- und Ausfuhr bilanzieren und dokumentieren (abgelaufene Spülmenge - eingelaufene Spülmenge = Urinausscheidung)	CE 05 CE 06 CE 10 I.1.c)+f)	Datum	Kürzel, Datum	Kürzel, Datum	Kürzel, Datum
70 Kann die verwendeten Materialien fachgerecht und unter Beachtung der Hygiene entsorgen	CE 05 CE 06 CE 10 III.2.a)	Datum	Kürzel, Datum	Kürzel, Datum	Kürzel, Datum

Besonderheiten der Pflege nach **Zystektomie (Entfernung der Harnblase)**

Lernergebnis		Theorie	gezeigt	geübt	erreicht
71 Kennt die unterschiedlichen Arten der Harnableitung nach einer Zystektomie (z. B. Urostoma, Ureter-Haut-Fistel, kontinente Urostomie) und die jeweiligen Auswirkungen auf die Lebensqualität	CE 05 CE 06 CE 07 CE 08 CE 10 I.1.c)	Datum	Kürzel, Datum	Kürzel, Datum	Kürzel, Datum
72 Kennt die Bedeutung der präoperativen Markierung der Urostomaanlage und motiviert den Pflegeempfänger, sich aktiv zu beteiligen und seine Wünsche zu kommunizieren	CE 05, CE 06 CE 07, CE 08 CE 10 II.1.d), II.2	Datum	Kürzel, Datum	Kürzel, Datum	Kürzel, Datum
73 Führt ein präoperatives Assessment über die Fähigkeiten und Ressourcen des Pflegeempfängers im Umgang mit der Erkrankung und den zu erwartenden OPs durch, stellt ein individuelles Beratungs-/Schulungsprogramm präoperativ zusammen und führt dieses durch	CE 05, CE 06 CE 07, CE 08 CE 10 Anlage 5 I.1-7, II.3	Datum	Kürzel, Datum	Kürzel, Datum	Kürzel, Datum
74 Kann ein Assessment durchführen und z. B. folgende Aspekte einschätzen: » Selbstversorgungskompetenzen des Pflegeempfängers » Beurteilung des Urostomas » Urostoma-Komplikationen » Standardisierte Assessments wie z. B. LSD-Score » Kompetenzen der Selbstkatheterisierung eines kontinenten Urostomas	CE 05 CE 06 CE 07 CE 08 CE 10 I.1.c) I.2.a)	Datum	Kürzel, Datum	Kürzel, Datum	Kürzel, Datum
75 Beherrscht den Analyse- und Synthese-Prozess, um Pflegediagnosen für einen Pflegeempfänger mit einer Urostomaanlage abzuleiten und zu erläutern, z. B.: » Selbstfürsorgedefizit Urostomaversorgung » Risiko von Urostomakomplikationen » Beeinträchtigte Urostomaversorgung » Risiko der sozialen Isolation » Infektionsrisiko der Ersatzblase durch Restharn	CE 05 CE 06 CE 07 CE 08 CE 10 I.1+2	Datum	Kürzel, Datum	Kürzel, Datum	Kürzel, Datum
76 Kann die notwendigen Materialien zum Wechsel eines inkontinenten Urostomas vorbereiten, z. B.: » Urostomiebeutel » Basisplatte für Beutel » Schablone für die Basisplatte » Ablaufbeutel » Sterile Kompressen und weiche Vlieskompressen » Sterile Handschuhe » Gebogene Schere » Hygroskopischer Hautschutz » Wasserundurchlässige Unterlage » Pflasterentferner » Einmalrasierer » Watteträger » Nierenschale » Stomapaste » Abwurf » Gefäß zur Beutelentleerung	CE 05 CE 06 CE 07 CE 08 CE 10 I.1.e) I.2.b)	Datum	Kürzel, Datum	Kürzel, Datum	Kürzel, Datum

B10.6 Pflege nach operativen Eingriffen in der Urologie

		Theorie	gezeigt	geübt	erreicht
77 Kennt die pflegerischen Maßnahmen zur Versorgung eines inkontinenten Urostomas und führt diese unter Beachtung der Hygiene durch: » Reinigung des Urostomas von innen nach außen » Umgebende Haut nur vorsichtig abtrocknen » Hautschutzpaste auftragen » Geeigneten Urostomiebeutel anbringen » Ggf. Urostomiegürtel	CE 05 CE 06 CE 07 CE 08 CE 10 I.1.e) I.2.b)	Datum	Kürzel, Datum	Kürzel, Datum	Kürzel, Datum
78 Kennt die Besonderheiten eines kontinenten Urostomas und kann eine Einmalkatheterisierung unter Beachtung der Hygiene korrekt durchführen	CE 05, CE 06 CE 07, CE 08 CE 10 I.1.e), I.2.b) III.2.a)+b)	Datum	Kürzel, Datum	Kürzel, Datum	Kürzel, Datum
79 Kann den Pflegeempfänger bezüglich der regelmäßigen postoperativen Selbstkatheterisierung und Verhaltensregeln nach Anlage eines kontinenten Urostomas beraten und anleiten	CE 05, CE 06 CE 07, CE 08 CE 10 II.2.a-c)	Datum	Kürzel, Datum	Kürzel, Datum	Kürzel, Datum
80 Kann den Pflegeempfänger und/oder seine Angehörigen zum postoperativen Verhalten beraten und anleiten, z. B.: » Versorgung des Urostomas » Spezielle Ernährung	CE 05, CE 06 CE 07, CE 08 CE 10 II.2.a-c)	Datum	Kürzel, Datum	Kürzel, Datum	Kürzel, Datum
81 Kann Informationen zu speziellen Selbsthilfeeinrichtungen und/oder Urostomaexperten geben und ggf. Kontakt herstellen	CE 05, CE 06 CE 07, CE 08 CE 10 II.2.a-c) I.1.e), I.2.b) III.3.a)	Datum	Kürzel, Datum	Kürzel, Datum	Kürzel, Datum

Kann den Pflegeprozess und die Pflegediagnostik in akuten und chronischen Pflegesituationen bei Pflegeempfängern **nach einem operativen Eingriff am Penis/an der Prostata/am Hoden** planen, organisieren, gestalten, durchführen, steuern und evaluieren

		Theorie	gezeigt	geübt	erreicht
82 Kennt die Ursachen, bei denen ein operativer Eingriff am Penis/an der Prostata/am Hoden notwendig wird, z. B.: » Zirkumzision (teilweise oder vollständige Entfernung der männlichen Vorhaut), z. B. bei einer nicht reponierbaren Paraphimose (gewaltsam hinter die Eichel zurückgezogene zu enge Vorhaut oder aus religiösen Gründen » Prostatektomie z. B. bei Prostatakarzinom » Orchiektomie (Entfernung des Hodens z. B. bei Hodenkrebs) oder Orchiopexie (chirurgische Fixierung des Hodens im Hodensack z. B. bei Hodentorsion)	CE 05 CE 06 I.1.c) III.3	Datum	Kürzel, Datum	Kürzel, Datum	Kürzel, Datum
83 Erkennt die für den Pflegeempfänger besondere Bedeutung einer Operation im Intimbereich und deren mögliche Folgen (Inkontinenz, sexuelle Störungen) und geht entsprechend darauf ein, z. B.: » Wahrung der Intimsphäre » Gesprächsangebot » Persönlichen Rückzug gewährleisten	CE 05 CE 06 I.1.c) I.2.a-e) I.3.a-e)	Datum	Kürzel, Datum	Kürzel, Datum	Kürzel, Datum
84 Kennt die verschiedenen präoperativen und postoperativen Pflegemaßnahmen und kann diese pflegeempfängerspezifisch für einen operativen Eingriff in der Urologie korrekt planen und durchführen (siehe präoperative Pflege B3)	CE 05, CE 06 I.1.e), I.2.b)	Datum	Kürzel, Datum	Kürzel, Datum	Kürzel, Datum
85 Kennt die spezifischen Pflegemaßnahmen nach einer Zirkumzision und führt diese sicher und fachgerecht durch, z. B.: » Nachblutungen kontrollieren » Ungehinderte Urinausscheidung kontrollieren » Schmerzmanagement laut Arztanordnung » Verband am OP-Tag entfernen » Kamillenbäder ab dem ersten postoperativen Tag bis zum Abschluss der Wundheilung	CE 05 CE 06 I.1.e) I.2.b) III.2.b)	Datum	Kürzel, Datum	Kürzel, Datum	Kürzel, Datum

B10.6 Pflege nach operativen Eingriffen in der Urologie

Kann den Pflegeprozess und die Pflegediagnostik in akuten und chronischen Pflegesituationen bei Pflegeempfängern **nach einem operativen Eingriff am Penis/an der Prostata/am Hoden** planen, organisieren, gestalten, durchführen, steuern und evaluieren

		Theorie	gezeigt	geübt	erreicht
86 Kennt die spezifischen postoperativen Pflegemaßnahmen nach einer Operation am Hoden: » Eingeschränkte Bettruhe am OP- und ersten postoperativen Tag » Hochlagerung des Hodens auf ein Hodenbänkchen » Kühlung des Hodens » Beim Aufstehen enge Unterhosen tragen » Beobachtung der Hodenschwellung, des Hämatoms und der Urinausscheidung	CE 05 CE 06 I.1.e) I.2.b) III.2.b)	Datum	Kürzel, Datum	Kürzel, Datum	Kürzel, Datum
87 Kann den Pflegeempfänger bezüglich wichtiger postoperativer Informationen und Verhaltensregeln beraten und anleiten	CE 05, CE 06 II.2.a-c)	Datum	Kürzel, Datum	Kürzel, Datum	Kürzel, Datum
88 Kann bei Bedarf Kontakt zu speziellen Stellen oder Selbsthilfeeinrichtungen herstellen, z. B. bei sexuellen Störungen, Inkontinenz nach Prostataoperationen	CE 05, CE 06 II.2.a-c)	Datum	Kürzel, Datum	Kürzel, Datum	Kürzel, Datum

Kann den Pflegeprozess und die Pflegediagnostik in akuten und chronischen Pflegesituationen bei Pflegeempfängern nach einer **Nierentransplantation** planen, organisieren, gestalten, durchführen, steuern und evaluieren

		Theorie	gezeigt	geübt	erreicht
89 Kann die spezifischen präoperativen Maßnahmen vor einer Transplantation nach Arztanordnung durchführen, z. B.: » Verabreichung präoperativ von Immunsuppressiva (siehe auch B3)	CE 05, CE 06 CE 07, CE 08 CE 10 I.1.e), I.2.b) III.2.b)	Datum	Kürzel, Datum	Kürzel, Datum	Kürzel, Datum
90 Kann sich auf die spezielle Situation des Pflegeempfängers und sein Anliegen einstellen und diesem einfühlend entgegenkommen	CE 05, CE 06 CE 07, CE 08 CE 10 II.2.a-c)	Datum	Kürzel, Datum	Kürzel, Datum	Kürzel, Datum
91 Kann die postoperative Überwachung nach Anordnung engmaschig kontrollieren und dokumentieren, z. B.: » Herzfrequenz und Puls » Blutdruck und ZVD-Messung » Dialyseshunt und periphere Durchlutung beobachten und prüfen » Anprechbarkeit und Befinden erfassen » Atmung überwachen und Sauerstoffsättigung kontinuierlich erfassen » Wundverband kontrollieren, Aussehen und Fördermenge der Wunddrainage beobachten » Urinmenge und -farbe kontrollieren, Flüssigkeitsbilanzierung, Gewichtskontrollen » Körpertemperatur überwachen » Schmerzmanagement	CE 05 CE 06 CE 07 CE 08 CE 10 I.1.c)+e)+f) I.2.b) III.2.b)	Datum	Kürzel, Datum	Kürzel, Datum	Kürzel, Datum
92 Kann den Pflegeempfänger auf die Entlassung vorbereiten und über die besonderen Verhaltens- und Selbstbeobachtungsmaßnahmen informieren und anleiten, z. B.: » Besondere Infektanfälligkeit und Infektprophylaxe » Maßnahmen zur Förderung einer korrekten und zuverlässigen Einnahme der Medikamente zur Immunsuppression » Selbstbeobachtung der Flüssigkeitszufuhr und Urinausscheidung » Ermittlung und Interpretation der Vitalwerte	CE 04 CE 05 CE 06 CE 07 CE 08 CE 10 II.2.a-c)	Datum	Kürzel, Datum	Kürzel, Datum	Kürzel, Datum
93 Kann basierend auf einem lerntheoretischen Modell der Patientenedukation einen systematischen Patientenedukationsprozess bei einem Pflegeempfänger mit Niereninsuffizienz und Dialyse einleiten, durchführen und evaluieren	CE 04, CE 05 CE 06, CE 07 CE 08, CE 10 I.1.a), V.1 Anlage 5	Datum	Kürzel, Datum	Kürzel, Datum	Kürzel, Datum

B11 Pflege und Betreuung von Pflegeempfängern in der HNO

Pflegeempfänger mit Erkrankungen, Fehlbildungen, Verletzungen und/oder Funktionsstörungen im Bereich der Ohren und der oberen Luftwege (Mundhöhle, Rachen, Kehlkopf, Speiseröhre) können sehr unterschiedliche Pflegediagnosen entwickeln und bedürfen einer speziellen Pflege im HNO-Bereich. Nachfolgend werden die typischen Lernergebnisse, die für die Pflege eines Pflegeempfängers auf einer HNO-Abteilung benötigt werden, vorgestellt.

B11.1 Allgemeine Lernergebnisse

Kann intra- und interprofessionelles Handeln in unterschiedlichen systemischen Kontexten z. B. auf einer **HNO-Fachstation** gestalten/mitgestalten

		Theorie	gezeigt	geübt	erreicht
1 Kennt den für die HNO typischen Tagesablauf und kann Unterschiede zu anderen Einheiten benennen	CE 02 III.3	Datum	Kürzel, Datum	Kürzel, Datum	Kürzel, Datum
2 Kann beurteilen, welche Pflegeempfänger zusammen in einem Zimmer untergebracht werden können und kann dies begründen	CE 02 III.3, IV.1	Datum	Kürzel, Datum	Kürzel, Datum	Kürzel, Datum
3 Kennt die Versorgungswege und kann sich benötigte Materialien/Instrumente besorgen	CE 02 III.3	Datum	Kürzel, Datum	Kürzel, Datum	Kürzel, Datum
4 Kennt die Strukturen und Verantwortlichkeiten der Notfallversorgung auf der Facheinheit	CE 02 III.1, III.3	Datum	Kürzel, Datum	Kürzel, Datum	Kürzel, Datum
5 Kennt die Verfahren bei einem Pflegeempfänger mit einem poststationären Versorgungsbedarf und kann das Entlassmanagement durchführen	CE 05 III.3.d) IV.2.d)	Datum	Kürzel, Datum	Kürzel, Datum	Kürzel, Datum
6 Kennt den Expertenstandard Entlassungsmanagement in der Pflege und kann das Entlassmanagement in der Fachabteilung mit den Forderungen im Expertenstandard vergleichen und ggf. Abweichungen benennen	CE 05 I.1.h), III.3.d)	Datum	Kürzel, Datum	Kürzel, Datum	Kürzel, Datum
7 Kennt das Audit-Instrument zum Expertenstandard Entlassungsmanagement in der Pflege und kann in einem Projekt ein Audit durchführen und die Ergebnisse interpretieren sowie Verbesserungsmaßnahmen vorschlagen	CE 05 Anlage 5 IV.	Datum	Kürzel, Datum	Kürzel, Datum	Kürzel, Datum

B11.2 Spezielle Untersuchungen/medizinische Therapien unterstützen

Kann innerhalb der rechtlichen Bestimmungen ärztlich veranlasste Maßnahmen der **medizinischen Diagnostik in der HNO-Abteilung** vorbereiten, dabei assistieren, sie durchführen und den Pflegeempfänger nach der Untersuchung überwachen

		Theorie	gezeigt	geübt	erreicht
8 Kann einen Pflegeempfänger zur HNO-Basisuntersuchung vorbereiten, ggf. bei der Durchführung unterstützen, die Nachsorge des Pflegeempfängers übernehmen » Otoskopie, Rhinoskopie » Inspektion von Mundhöhle/Pharynx » Laryngoskopie, Palpation des Halses	CE 02 CE 05 III.2.b)+c)	Datum	Kürzel, Datum	Kürzel, Datum	Kürzel, Datum
9 Kennt den grundsätzlichen Ablauf einer Materialgewinnung zur Labordiagnostik und kann den Pflegeempfänger entsprechend informieren	CE 05 III.2.a)	Datum	Kürzel, Datum	Kürzel, Datum	Kürzel, Datum
10 Kann gewonnenes Abstrichmaterial fachgerecht versandfertig machen	CE 05 III.2.b)	Datum	Kürzel, Datum	Kürzel, Datum	Kürzel, Datum

B11.2 Spezielle Untersuchungen/medizinische Therapien unterstützen

	Theorie	gezeigt	geübt	erreicht
Kann innerhalb der rechtlichen Bestimmungen ärztlich veranlasste Maßnahmen der medizinischen Diagnostik in der HNO-Abteilung vorbereiten, dabei assistieren, sie durchführen und den Pflegeempfänger nach der Untersuchung überwachen				
11 Erhebt eine systematische Anamnese eines Pflegeempfängers in der Hals-Nasen-Ohren-Heilkunde, z. B.: Allgemeinanamnese: » Allergien, Blutungsneigung, Medikamente, Allgemeinzustand » Aktuelle Beschwerden, Symptome Familienanamnese: » Erbkrankheiten, Stoffwechselkrankheiten CE 02 CE 05 I.1.c)	Datum	Kürzel, Datum	Kürzel, Datum	Kürzel, Datum
Kann innerhalb der rechtlichen Bestimmungen eigenständig ärztlich veranlasste Maßnahmen der Basisdiagnostik und/oder weiterführenden Diagnostik durchführen und/oder dabei assistieren				
12 Kann zentrale Leitsymptome eines Pflegeempfängers bei Erkrankungen im Bereich Hals/Nasen/Ohren erkennen, interdisziplinär kommunizieren und dokumentieren, z. B.: » Dysphagie (Schluckstörungen), Atemnot » Heiserkeit/Dysfonie, Reizhusten/Räusperzwang » Epistaxis (Nasenbluten), Riechstörungen » Ohrenschmerzen, Otorrhö (Sekretaustritt aus dem äußeren Gehörgang) » Schwerhörigkeit, Taubheit, Ohrgeräusche » Schwindel, Veränderungen der Haut/Schleimhäute CE 05 I.1.c)	Datum	Kürzel, Datum	Kürzel, Datum	Kürzel, Datum
13 Kann einen Pflegeempfänger zu speziellen weiterführenden Untersuchungen vorbereiten, ggf. dabei assistieren und ihn nachversorgen, z. B.: » Stimmgabeluntersuchung, Tonaudiometrie » Sprachaudiometrie, Tympanometrie » Messung der otoakustischen Emissionen (besonders bei Neugeborenen) » Romberg-Versuch, Unterberger-Tretversuch » Finger-Nase-Versuch, Schluckakt CE 05 III.2.b)+c)+d)	Datum	Kürzel, Datum	Kürzel, Datum	Kürzel, Datum
14 Kann einen Pflegeempfänger zur Basisuntersuchung vorbereiten, begleiten und nachsorgen CE 05 III.2.b)+c)+d)	Datum	Kürzel, Datum	Kürzel, Datum	Kürzel, Datum

B11.3 Pflegerische Handlungsfelder bei Pflegeempfängern mit HNO-Erkrankungen

	Theorie	gezeigt	geübt	erreicht
Kann innerhalb der rechtlichen Bestimmungen eigenständig ärztlich veranlasste Maßnahmen bei Erkrankungen des Ohres durchführen				
15 Kann die Ohrmuschel und die Haut hinter dem Ohr auf Veränderungen beobachten und diese richtig dokumentieren, z. B.: » Rötungen, Entzündung, Verletzungen » Absonderungen aus dem Gehörgang » Wunde z. B. nach operativer Versorgung eines Abrisses der Ohrmuschel CE 05 I.1.c)+f)	Datum	Kürzel, Datum	Kürzel, Datum	Kürzel, Datum
16 Kennt die Leitsymptome der gängigsten Ohrenerkrankungen, kann diese beobachten, interdisziplinär kommunizieren und dokumentieren, z. B.: » Schwindel/Gleichgewichtsstörung » Hörminderung » Übelkeit/Erbrechen CE 05 I.1.c)	Datum	Kürzel, Datum	Kürzel, Datum	Kürzel, Datum
17 Kennt die häufigsten Erkrankungen der äußeren Ohrmuschel (z. B. Ohrmuschelperichondritis, Otitis externa) und kann diese unter Beachtung der Hygiene entsprechend der Arztanordnung korrekt versorgen, z. B.: » Lokalbehandlung durchführen » Cerumen obturans (Ohrschmalz) als Ursache einer Entzündung durch Ohrspülung entfernen CE 05 I.1.e) I.2.b) III.2.a)+b)	Datum	Kürzel, Datum	Kürzel, Datum	Kürzel, Datum
18 Kann bei einer Wunde der äußeren Ohrmuschel diese auf Veränderungen beobachten und die Wunddokumentation korrekt durchführen CE 05 I.1.c)+f)	Datum	Kürzel, Datum	Kürzel, Datum	Kürzel, Datum

B11.3 Pflegerische Handlungsfelder bei Pflegeempfängern mit HNO-Erkrankungen

		Theorie	gezeigt	geübt	erreicht
19 Kennt die häufigsten Erkrankungen des Mittelohres (z. B. Paukenerguss, Mukotympanon, Otitis media, Cholesteatom) und kann Pflegeempfänger nach Anordnung entsprechend versorgen und anleiten, die Behandlung korrekt durchzuführen, z. B.: » Nasen-Rachen-Abstrich durchführen » Ohrtropfen verabreichen » Nasentropfen verabreichen » Wärmebehandlungen durchführen » Inhalation und Dampfbäder durchführen » Spülung der Nase » Schmerzmanagement » Fiebermanagement	CE 05 I.1.e) I.2.b) III.2.b)	Datum	Kürzel, Datum	Kürzel, Datum	Kürzel, Datum
20 Kennt die häufigsten Erkrankungen des Innenohres (z. B. Hörsturz, gutartiger Lagerungsschwindel, Akustikusneurinom, Morbus Menière) und kann den Pflegeempfänger nach Anordnung entsprechend versorgen und einen individuellen Pflegebedarf ableiten, z. B.: » Sturzprophylaxe bei Schwindel » Individueller Selbstfürsorgebedarf	CE 05 I.1.e) I.2.b) III.2.b)	Datum	Kürzel, Datum	Kürzel, Datum	Kürzel, Datum
21 Kennt Begleiterscheinungen bei Erkrankungen des Innenohres/Verletzung des Trommelfells, kann den Pflegeempfänger darauf beobachten und diese korrekt dokumentieren: » Schwindel/Gleichgewichtsstörungen » Übelkeit/Erbrechen » Tinnitus	CE 05 I.1.c)+f)	Datum	Kürzel, Datum	Kürzel, Datum	Kürzel, Datum
22 Kann den Pflegeempfänger und erforderliche Materialien zur Ohrenspülung vorbereiten, dem Arzt fachgerecht und unter Beachtung der Hygiene assistieren sowie mögliche auftretende Beschwerden während der Ohrspülung beobachten und ggf. intervenieren: » Ohrenspekulum » Ohrenspritze » Körperwarmes Wasser » Nierenschale » Unsterile Kompressen » Evtl. Materialien für einen Ohrenverband » Absauggerät	CE 05 I.1.f) III.2.c)+d)	Datum	Kürzel, Datum	Kürzel, Datum	Kürzel, Datum
23 Kann gebrauchte Materialien fachgerecht und unter Beachtung der Hygiene ver-/entsorgen, z. B. Instrumente desinfizieren/sterilisieren lassen	CE 05 III.2.a)	Datum	Kürzel, Datum	Kürzel, Datum	Kürzel, Datum
24 Beherrscht den Analyse- und Synthese-Prozess, um Pflegediagnosen für einen Pflegeempfänger mit Erkrankungen am Ohr abzuleiten und zu erläutern, z. B.: » Selbstfürsorgedefizit infolge von Schwindel » Risiko eines Sturzes bei Gleichgewichtsstörungen » Schmerzen	CE 02 CE 05 I.2. a-e) I.3.a-e) III.2.f)	Datum	Kürzel, Datum	Kürzel, Datum	Kürzel, Datum
25 Wählt pflegefachlich begründete Pflegemaßnahmen entsprechend der externen und internen Evidenzlage aus und kann die Auswahl begründen und mit dem Pflegeempfänger kommunizieren und durchführen: » Maßnahmen zur Sturzprophylaxe » Maßnahmen zum Schmerzmanagement » Umsetzung der Behandlungspflege laut Arzt	CE 02 CE 05 I.1.e) I.2.b)	Datum	Kürzel, Datum	Kürzel, Datum	Kürzel, Datum
26 Kann den Pflegeempfänger und seine Angehörigen/Bezugspersonen sachgerecht informieren und zur Einhaltung der hygienischen Vorschriften anhalten	CE 05 CE 10 II.2.a)	Datum	Kürzel, Datum	Kürzel, Datum	Kürzel, Datum

B11.3 Pflegerische Handlungsfelder bei Pflegeempfängern mit HNO-Erkrankungen

Theorie | gezeigt | geübt | erreicht

Kann innerhalb der rechtlichen Bestimmungen eigenständig ärztlich veranlasste Maßnahmen bei Erkrankungen der **Nase/Nasennebenhöhlen** durchführen und/oder dabei assistieren

		Theorie	gezeigt	geübt	erreicht
27 Kann Veränderungen bei Erkrankungen im Bereich Nase/Nasennebenhöhlen erkennen, beschreiben, beobachten und interdisziplinär kommunizieren, z. B.: » Schmerzen im Bereich Wange/Oberkiefer mit und ohne Zahnbeteiligung, Lidschwellungen » Eitrige Sekretion aus der Nase, Foetor » Behinderung der Nasenatmung » Eingeschränktes Geruchsvermögen	CE 05 I.1.c)	Datum	Kürzel, Datum	Kürzel, Datum	Kürzel, Datum
28 Kann nach Anordnung die konservativen Therapien fachgerecht und unter Beachtung der Hygiene durchführen	CE 05 III.2.a)+b)	Datum	Kürzel, Datum	Kürzel, Datum	Kürzel, Datum

Kann den Pflegeprozess und die Pflegediagnostik in akuten/chronischen Pflegesituationen bei Pflegeempfängern mit einer **Hörhilfe/einem Hörgerät** planen, organisieren, gestalten, durchführen, steuern und evaluieren

		Theorie	gezeigt	geübt	erreicht
29 Kennt die Indikationen zum Tragen eines Hörgeräts: » Altersschwerhörigkeit » Lärmschwerhörigkeit » Schwerhörigkeit nach einem Hörsturz » Otosklerose	CE 02 CE 03 I.1.c)	Datum	Kürzel, Datum	Kürzel, Datum	Kürzel, Datum
30 Kennt den Unterschied zwischen den verschiedenen Hörgeräten, kann diese benennen und einen Pflegeempfänger im Umgang mit der Hörhilfe anleiten: » Hinter-dem-Ohr-Gerät » In-dem-Ohr-Gerät	CE 02 CE 03 II.2.a-c)	Datum	Kürzel, Datum	Kürzel, Datum	Kürzel, Datum
31 Kennt die Maßnahmen der Vor- und Nachbereitung beim Anlegen eines Hörgeräts und führt sie unter Beachtung der Hygiene durch	CE 02, CE 03 I.1.e), I.2.b) III.2.a)	Datum	Kürzel, Datum	Kürzel, Datum	Kürzel, Datum
32 Kennt die richtige Handhabung zum Einsetzen/Entfernen des Hörgeräts und kann dieses unter Beachtung der Hygiene fachgerecht durchführen, z. B.: » Reinigung » Wechsel » Einstellungen usw.	CE 02 CE 03 I.1.e) I.2.b) III.2.a)	Datum	Kürzel, Datum	Kürzel, Datum	Kürzel, Datum
33 Kann den Pflegeempfänger und/oder seine Angehörigen zu Besonderheiten beim Tragen eines Hörgeräts und zum Anlegen/Reinigen des Hörgeräts beraten und anleiten	CE 02 CE 03 II.2.a)+c)	Datum	Kürzel, Datum	Kürzel, Datum	Kürzel, Datum

B11.4 Typische Medikamente einschätzen können

Theorie | gezeigt | geübt | erreicht

Kann in interdisziplinären Teams an der Versorgung und Behandlung von Menschen aller Altersstufen mitwirken und Kontinuität an Schnittstellen sichern, sowie die **ärztlichen Anordnungen zur Medikation** im Pflegekontext eigenständig durchführen

		Theorie	gezeigt	geübt	erreicht
34 Kennt die Haltbarkeit der unterschiedlichen Medikamente wie Nasen-/Ohrentropfen/-sprays oder -salben und beachtet diese	CE 05 CE 06 III.2.a)	Datum	Kürzel, Datum	Kürzel, Datum	Kürzel, Datum
35 Kennt die Wirkung von Glukokortikoiden auf Pflegeempfänger mit Vorerkrankung, führt regelmäßige Vitalzeichenkontrollen durch und dokumentiert diese korrekt: » Blutzucker » Blutdruck » Puls	CE 05 CE 06 I.1.c)+e)+f) I.2.b)	Datum	Kürzel, Datum	Kürzel, Datum	Kürzel, Datum
36 Kann den Pflegeempfänger anleiten, die Dosierung und die Zeitabstände bei der Anwendung von Ohrentropfen/-salben einzuhalten und sie korrekt anzuwenden	CE 05 CE 06 II.2.b)	Datum	Kürzel, Datum	Kürzel, Datum	Kürzel, Datum

B11.4 Typische Medikamente einschätzen können

		Theorie	gezeigt	geübt	erreicht
37 Kennt die richtige Applikation von Ohrentropfen und kann diese korrekt applizieren: » Ohrentropfen immer körperwarm verabreichen » Ohrentropfen im Liegen verabreichen » Beibehalten der Positionierung nach der Verabreichung für ca. 5–10 Minuten » Zeitlichen Abstand bei der Anwendung mehrerer Medikamente beachten	CE 05 CE 06 I.1.e) I.2.b)	Datum	Kürzel, Datum	Kürzel, Datum	Kürzel, Datum
38 Kennt die erforderlichen Maßnahmen der Vor-/Nachbereitung zur Gabe von Ohren-/Nasentropfen/-salben und wendet diese unter Beachtung der Hygiene an	CE 05 CE 06 I.1.e) I.2.b) III.2.a)	Datum	Kürzel, Datum	Kürzel, Datum	Kürzel, Datum
39 Kann ein Nasenspray nach ärztlicher Anordnung korrekt applizieren	CE 05 CE 06 I.1.e) I.2.b) III.2.a)	Datum	Kürzel, Datum	Kürzel, Datum	Kürzel, Datum
40 Kann Angehörige/Bezugspersonen bei der Pflege/Begleitung des Pflegeempfängers anleiten, beraten und die Selbstmanagement-Kompetenzen pflegender Angehöriger/Bezugspersonen stärken	CE 05, CE 10 II.2.a-c)	Datum	Kürzel, Datum	Kürzel, Datum	Kürzel, Datum

B11.5 Operative Pflege bei Eingriffen im HNO-Bereich

Kann den Pflegeprozess und die Pflegediagnostik in akuten und chronischen Pflegesituationen bei Pflegeempfängern **mit einem operativen Eingriff am Ohr** planen, organisieren, gestalten, durchführen, steuern und evaluieren

		Theorie	gezeigt	geübt	erreicht
41 Kann einen Pflegeempfänger für einen operativen Eingriff am Ohr vorbereiten, ggf. bei der Durchführung unterstützen und die Nachsorge des Pflegeempfängers übernehmen	CE 02, CE 05 I.1.e), I.2.b) III.2.c)+d)	Datum	Kürzel, Datum	Kürzel, Datum	Kürzel, Datum
42 Erhebt eine systematische Pflegeanamnese eines Pflegeempfängers im Kontext eines operativen Eingriffs am Ohr, z. B.: » Temperaturkontrolle » Allergien (z. B. Jod) » Allgemeinzustand Siehe auch postoperative Pflege B3	CE 02 CE 05 I.1.c)	Datum	Kürzel, Datum	Kürzel, Datum	Kürzel, Datum
43 Beherrscht den Analyse- und Synthese-Prozess, um Pflegediagnosen für einen Pflegeempfänger nach einem operativen Eingriff abzuleiten und zu erläutern, z. B.: » Risiko einer Infektion » Selbstfürsorgedefizit » Schmerzen	CE 02 CE 05 I.2.a-e) I.3.a-e)	Datum	Kürzel, Datum	Kürzel, Datum	Kürzel, Datum
44 Wählt pflegefachlich begründete Pflegemaßnahmen entsprechend der externen und internen Evidenzlage aus und kann die Auswahl begründen und mit dem Pflegeempfänger kommunizieren, z. B.: » Maßnahmen zur Infektionsprophylaxe » Maßnahmen im Kontext von festgestellten Selbstfürsorgedefiziten » Maßnahmen im Kontext des Schmerzmanagements	CE 02 CE 05 I.1.e) I.2.b)	Datum	Kürzel, Datum	Kürzel, Datum	Kürzel, Datum
45 Kann dem Pflegeempfänger wichtige postoperative Informationen geben und ihn ggf. anleiten, z. B.: » Nicht Nase putzen » Nicht das Ohr berühren » Hektische Kopfbewegungen vermeiden » Wunde trocken halten	CE 02 CE 05 II.2.a)+c)	Datum	Kürzel, Datum	Kürzel, Datum	Kürzel, Datum
46 Kann Patienten über postoperative Nebenwirkungen aufklären und auffordern, sich bei Auftreten zu melden, z. B.: » Schwindel » Überwärmung	CE 02, CE 05 II.2.a)	Datum	Kürzel, Datum	Kürzel, Datum	Kürzel, Datum

HNO

B11.5 Operative Pflege nach Eingriffen im HNO-Bereich

Kann den Pflegeprozess und die Pflegediagnostik in akuten und chronischen Pflegesituationen bei Pflegeempfängern mit einem operativen Eingriff am Ohr planen, organisieren, gestalten, durchführen, steuern und evaluieren

Lernergebnis		Theorie	gezeigt	geübt	erreicht
47 Kann bei Anzeichen postoperativer Komplikationen Notfall-/Sofortmaßnahmen einleiten, z. B.: » Fazialisparese nach OP des Cholesteatoms, Blutungen » Symptome, die auf eine intraoperative Verletzung der Schädelbasis/eine beginnende Meningitis hinweisen, z. B. Nackensteifigkeit, Kopfschmerzen	CE 02 CE 05 I.4.a)+c)	Datum	Kürzel, Datum	Kürzel, Datum	Kürzel, Datum
48 Beachtet ein mögliches Sturzrisiko nach einer Operation am Ohr und unterstützt den Pflegeempfänger vor allem bei der Mobilisation	CE 02, CE 05 I.1.e), I.2.b)	Datum	Kürzel, Datum	Kürzel, Datum	Kürzel, Datum
49 Kennt Möglichkeiten der Infektionsprävention und kann diese gezielt umsetzen und den Pflegeempfänger entsprechend beraten und anleiten	CE 04, CE 07 CE 08, CE 10 III.2.a-c)	Datum	Kürzel, Datum	Kürzel, Datum	Kürzel, Datum
50 Kann die Wunde auf Veränderungen überwachen und in einem Wundprotokoll richtig dokumentieren	CE 05 I.1.c)+f)	Datum	Kürzel, Datum	Kürzel, Datum	Kürzel, Datum
51 Kennt die verschiedenen Verbandarten in der Ohrenheilkunde, kann diese benennen und fachgerecht, unter Einhaltung der Hygiene anwenden, z. B.: » Ohrverband » Ohrklappe	CE 02, CE 03 III.2.c)	Datum	Kürzel, Datum	Kürzel, Datum	Kürzel, Datum
52 Kann den Pflegeempfänger und/oder seine Angehörigen bei Entlassung zum weiteren Verhalten nach der Operation beraten und anleiten	CE 04, CE 07 CE 08, CE 10 II.2.a)+c)	Datum	Kürzel, Datum	Kürzel, Datum	Kürzel, Datum

Kann innerhalb der rechtlichen Bestimmungen eigenständig ärztlich veranlasste Maßnahmen bei einem Pflegeempfänger mit Tonsillitis durchführen und/oder dabei assistieren

Lernergebnis		Theorie	gezeigt	geübt	erreicht
53 Kennt die Symptome einer Tonsillitis und kann diese benennen, z. B.: » Akute Halsschmerzen, insbesondere beim Schlucken » In die Ohren ausstrahlender Schmerz, „kloßige" Sprache » Vermehrter Speichelfluss, allgemeines Krankheitsgefühl » Fieber	CE 02, CE 05 I.1.c)	Datum	Kürzel, Datum	Kürzel, Datum	Kürzel, Datum
54 Kennt Komplikationen einer Streptokokken-Tonsillitis, kann diese benennen und einen Pflegeempfänger auf Symptome beobachten, z. B.: » Endo-, Myo- oder Perikarditis » Akute Glomerulonephritis » Rheumatisches Fieber	CE 05, CE 06 CE 10 I.1.c)	Datum	Kürzel, Datum	Kürzel, Datum	Kürzel, Datum
55 Beherrscht den Analyse- und Synthese-Prozess, um Pflegediagnosen für einen Pflegeempfänger nach einer Tonsillektomie abzuleiten und zu erläutern, z. B.: » Schluckbeschwerden » Schmerzen » Risiko der massiven Nachblutung	CE 02, CE 07 CE 08, CE 10 I.2.a-e) I.3.a-e)	Datum	Kürzel, Datum	Kürzel, Datum	Kürzel, Datum
56 Kennt die Maßnahmen der postoperativen Versorgung eines Pflegeempfängers mit Tonsillektomie, z. B.: » Postoperatives Basismonitoring (siehe auch postoperative Pflege B3) » Oberkörperhochlagerung, Kälte-Kompressen in den Nacken » Schmerzmanagement, ggf. Ernährungsanpassungen	CE 05, CE 07 I.1.e), I.2.b)	Datum	Kürzel, Datum	Kürzel, Datum	Kürzel, Datum
57 Kann bei Anzeichen postoperativer Komplikationen Notfall-/Sofortmaßnahmen einleiten	CE 06 I.4.a)+c)	Datum	Kürzel, Datum	Kürzel, Datum	Kürzel, Datum

B11.5 Operative Pflege nach Eingriffen im HNO-Bereich

		Theorie	gezeigt	geübt	erreicht
58 Kann für einen Pflegeempfänger mit einer Tonsillektomie einen individuellen Pflegeplan (Pflegediagnosen, Pflegeziele und Pflegemaßnahmen) erstellen	CE 02, CE 07 CE 08, CE 10 I.1.f)	Datum	Kürzel, Datum	Kürzel, Datum	Kürzel, Datum

Kann innerhalb der rechtlichen Bestimmungen eigenständig ärztlich veranlasste Maßnahmen bei einem Pflegeempfänger mit **Larynxkarzinom** durchführen und/oder dabei assistieren

		Theorie	gezeigt	geübt	erreicht
59 Kann eine pflegerische Anamnese bei einem Pflegeempfänger mit einem Larynxkarzinom und geplantem operativen Eingriff (z. B. Chordektomie, Kehlkopfteilresektion, Laryngektomie) durchführen, z. B.: » Allgemeinzustand, Ernährungszustand, Körpergewicht, -größe » Ängste, aktuelle Symptome » Abklärung des Wissensstands über den Verlust der verbalen Kommunikationsfähigkeit und eine mögliche Stimmprothese	CE 02 CE 05 I.1.c)	Datum	Kürzel, Datum	Kürzel, Datum	Kürzel, Datum
60 Kann das Tracheostoma postoperativ überwachen und Veränderungen genau dokumentieren (siehe auch B5)	CE 02, CE 05 I.1.e), I.2.b)	Datum	Kürzel, Datum	Kürzel, Datum	Kürzel, Datum
61 Kann dem Pflegeempfänger wichtige postoperative Informationen geben, ihn auf die zu erwartenden Einschränkungen vorbereiten und eine gezielte präoperative Beratung durchführen, z. B.: » Physiologische Veränderungen, Aussehen, Sprache, Verlust der verbalen Kommunikationsfähigkeit » Stomamanagement und Nachsorgemaßnahmen » Möglichkeiten des Selbstmanagements	CE 02 CE 05 II.2.a)+c)	Datum	Kürzel, Datum	Kürzel, Datum	Kürzel, Datum
62 Kann den Anordnungen entsprechend rehabilitative Maßnahmen einleiten und die Nachbetreuung organisieren, z. B.: » Phoniatrische, logopädische, psychosoziale Rehabilitation » Berufliche und gesellschaftliche Rehabilitation » Kontakte zu Selbsthilfegruppen	CE 07 III.3.d)	Datum	Kürzel, Datum	Kürzel, Datum	Kürzel, Datum
63 Beherrscht den Analyse- und Synthese-Prozess, um Pflegediagnosen für einen Pflegeempfänger nach einem operativen Eingriff am Larynx abzuleiten und zu erläutern, z. B.: » Risiko einer Infektion » Selbstfürsorgedefizit » Beeinträchtigte Kommunikation » Hat aufgrund eines Tracheostomas...	CE 02 CE 05 CE 07 CE 08 I.2.a-e) I.3.a-e)	Datum	Kürzel, Datum	Kürzel, Datum	Kürzel, Datum
64 Kann die postoperative stationäre Überwachung eines Pflegeempfängers nach einem Eingriff am Larynx zuverlässig durchführen, z. B.: » Vitalzeichen kontrollieren » Bewusstseins- und Atemkontrolle » Urinausscheidung beobachten » Atemfunktion und beidseitige Belüftung der Lunge » Schmerzerfassung und Verabreichung von angeordneter Bedarfsmedikation » Durchgängigkeit und korrekte Lage der Kanüle » Stoma auf Nachblutung überwachen	CE 05 CE 06 CE 10 I.1.e) III.1.a) III.2.a-d)+f)	Datum	Kürzel, Datum	Kürzel, Datum	Kürzel, Datum
65 Wählt pflegefachlich begründete Pflegemaßnahmen entsprechend der externen und internen Evidenzlage aus und kann die Auswahl begründen und mit dem Pflegeempfänger kommunizieren und zur Mitarbeit motivieren, z. B.: » Maßnahmen zur postoperativen Mobilisation » Maßnahmen des Wundmanagements des Stomas und Tracheostomapflege » Vermeidung von Austrocknung der Schleimhäute » Maßnahmen des Schmerzmanagements » Pneumonie-, Obstipationsprophylaxe » Maßnahmen im Kontext von Selbstfürsorgedefiziten » Maßnahmen im Kontext eines Harnverhalts und einer beeinträchtigten Nutzung der Toilette	CE 02 CE 05 CE 06 CE 10 I.1.e) I.2.b)	Datum	Kürzel, Datum	Kürzel, Datum	Kürzel, Datum

HNO

B11.5 Operative Pflege nach Eingriffen im HNO-Bereich

Kann innerhalb der rechtlichen Bestimmungen eigenständig ärztlich veranlasste Maßnahmen bei einem Pflegeempfänger mit **Nasenpolypenoperation** durchführen und/oder dabei assistieren

		Theorie	gezeigt	geübt	erreicht
66 Kann eine Pflegeanamnese zur Vorbereitung auf eine Nasenoperation durchführen und neben den allgemein erforderlichen Informationen, wie z. B. Allgemeinzustand, auch spezifische Beschwerden ermitteln, z. B.: » Druckgefühl über den Nasennebenhöhlen » Geruchsstörung oder das völlige Fehlen des Geruchssinns » Verstopfte Nase » Veränderter Stimmklang (siehe auch B3)	CE 05 I.1.c)	Datum	Kürzel, Datum	Kürzel, Datum	Kürzel, Datum
67 Kann den Pflegeempfänger nach Anordnung auf die Operation vorbereiten	CE 02, CE 05 I.1.e), I.2.b) III.2.d)	Datum	Kürzel, Datum	Kürzel, Datum	Kürzel, Datum
68 Kennt die Maßnahmen der postoperativen Versorgung und führt diese unter Beachtung der Hygiene durch	CE 05 I.1.e), I.2.b)	Datum	Kürzel, Datum	Kürzel, Datum	Kürzel, Datum
69 Kennt Sofortmaßnahmen bei postoperativen Nachblutungen und führt diese eigenständig aus, z. B.: » Eiskrawatte » Blutdruckkontrolle	CE 05, CE 06 I.1.e), I.2.b) I.4.a)+c)	Datum	Kürzel, Datum	Kürzel, Datum	Kürzel, Datum
70 Kennt mögliche Komplikationen einer Polypen-OP, weiß diese zu überwachen und gibt ggf. Rückmeldung an den Arzt, z. B.: » Sehstörungen/Störung der Augenbeweglichkeit » Schwellungen/Einblutungen im Augenbereich	CE 05, I.4.a)+c) III.2.c)	Datum	Kürzel, Datum	Kürzel, Datum	Kürzel, Datum
71 Beherrscht den Analyse- und Synthese-Prozess, um Pflegediagnosen für einen Pflegeempfänger nach einem operativen Eingriff abzuleiten und zu erläutern, z. B.: » Risiko einer Infektion » Risiko einer Blutung » Selbstfürsorgedefizit postoperativ (siehe auch B3)	CE 02 CE 05 I.2.a-e) I.3.a-e)	Datum	Kürzel, Datum	Kürzel, Datum	Kürzel, Datum
72 Kann dem Arzt beim Legen/Entfernen einer Nasentamponade assistieren und achtet auf eine gute Fixierung der Nasentamponade, sodass einem Abrutschen in den Rachen vorgebeugt wird	CE 05 I.1.f)	Datum	Kürzel, Datum	Kürzel, Datum	Kürzel, Datum
73 Kann ein postoperatives Beratungsgespräch zur erforderlichen Nasenpflege geben, z. B.: » Ärztliche Anordnung exakt umsetzen » Für feuchte Nasenschleimhaut sorgen	CE 05 II.2	Datum	Kürzel, Datum	Kürzel, Datum	Kürzel, Datum

B12 Pflege und Betreuung von Pflegeempfängern in der Dermatologie

In der Dermatologie werden Pflegeempfänger mit einer Erkrankung der Haut und Hautanhangsorgane behandelt. Pflege im Kontext der Dermatologie fokussiert die Beratung zur Prävention von Hautkrebs, Vermeidung von Infektionen, Pflege der Haut (siehe unter A1) sowie die Unterstützung bei der Behandlung von Hauterkrankungen, Verletzungen und/oder Verbrennungen (siehe unter A8).

B12.1 Allgemeine Lernergebnisse

Kennt die speziellen Aspekte einer Facheinheit

		Theorie	gezeigt	geübt	erreicht
1 Kennt den für die Dermatologie typischen Tagesablauf und kann Unterschiede zu anderen Einheiten benennen	CE 02 III.3	Datum	Kürzel, Datum	Kürzel, Datum	Kürzel, Datum
2 Kann beurteilen, welche Pflegeempfänger zusammen in einem Zimmer untergebracht werden können und kann dies begründen	CE 02 III.3, IV.1	Datum	Kürzel, Datum	Kürzel, Datum	Kürzel, Datum
3 Kennt die Versorgungswege und kann sich benötigte Materialien/Instrumente besorgen	CE 02 III.3	Datum	Kürzel, Datum	Kürzel, Datum	Kürzel, Datum
4 Kennt die Strukturen und Verantwortlichkeiten der Notfallversorgung auf der Facheinheit	CE 02 III.1, III.3	Datum	Kürzel, Datum	Kürzel, Datum	Kürzel, Datum
5 Kann ein Entlassungsgespräch führen und einen Entlassungsbericht verfassen (vgl. C3: Versorgungsbrüche und Entlassungsmanagement)	CE 05, CE 06 CE 07, CE 08 CE 09, CE 11 III.3.d)	Datum	Kürzel, Datum	Kürzel, Datum	Kürzel, Datum

B12.2 Spezielle Untersuchungen/medizinische Therapien unterstützen und Kenntnisse der Haut und der häufigsten Hauterkrankungen

Kann innerhalb der rechtlichen Bestimmungen ärztlich veranlasste Maßnahmen der **medizinischen Diagnostik in der Dermatologie** vorbereiten, dabei assistieren, sie durchführen und den Pflegeempfänger nach der Untersuchung überwachen

		Theorie	gezeigt	geübt	erreicht
6 Kann einen Pflegeempfänger zur dermatologischen Basisuntersuchung vorbereiten, ggf. bei der Durchführung unterstützen, die Nachsorge des Pflegeempfängers übernehmen	CE 02, CE 05 CE 08, CE 10 III.2.b)+c)+f)	Datum	Kürzel, Datum	Kürzel, Datum	Kürzel, Datum
7 Kann einen Pflegeempfänger zur Durchführung einer operativen Diagnostik vorbereiten, ggf. bei der Durchführung unterstützen und die Nachsorge des Pflegeempfängers übernehmen, z. B.: » Biopsien » Exzisionen » Spaltung von Abszessen » Laserbehandlung	CE 02, CE 05 CE 08, CE 10 III.2.b)+c)+f)	Datum	Kürzel, Datum	Kürzel, Datum	Kürzel, Datum
8 Kennt den grundsätzlichen Ablauf einer Materialgewinnung zur Labordiagnostik und kann den Pflegeempfänger entsprechend informieren	CE 05 III.2.a)	Datum	Kürzel, Datum	Kürzel, Datum	Kürzel, Datum
9 Kann gewonnenes Abstrichmaterial fachgerecht versandfertig machen	CE 05 III.2.b)	Datum	Kürzel, Datum	Kürzel, Datum	Kürzel, Datum
10 Erhebt eine systematische Anamnese eines Pflegeempfängers in der Dermatologie und kann die Hautveränderung differenziert dokumentarisch beschreiben, z. B.: » Beginn, Verlauf der Hauterkrankung, Begleitsymptome, Entzündungszeichen » Art, Ausdehnung, Lokalisation, Anordnung der Hautveränderung » Persönliche, familiäre Vorgeschichte oder berufliche Exposition » Langfristige Exposition gegenüber Sonneneinstrahlung/anderen Strahlungen » Systemische Erkrankungen, sexuelle Vorgeschichte (Syphilis und Gonorrhö), Drogen, Reisegeschichte (Lymekrankheit, Hautinfektion) » Aktuelle Medikation, verwendete Cremes/Salben	CE 02 CE 05 CE 08 CE 10 I.1.c) III.2.f)	Datum	Kürzel, Datum	Kürzel, Datum	Kürzel, Datum

B12.2 Spezielle Untersuchungen/medizinische Therapien unterstützen und Kenntnisse der Haut und der häufigsten Hauterkrankungen

Theorie | gezeigt | geübt | erreicht

Kann innerhalb der rechtlichen Bestimmungen ärztlich veranlasste Maßnahmen der **medizinischen Diagnostik in der Dermatologie** vorbereiten, dabei assistieren, sie durchführen und den Pflegeempfänger nach der Untersuchung überwachen

	Theorie	gezeigt	geübt	erreicht
11 Verfügt über Grundkenntnisse der unterschiedlichen Hautveränderungen und kann pathologische Auffälligkeiten korrekt beschreiben und beobachten, z. B. bezogen auf: » Hautfarbe » Hautturgor » Hautspannung » Hauttemperatur CE 02 I.1.c)+f) III.2.f)	Datum	Kürzel, Datum	Kürzel, Datum	Kürzel, Datum
12 Kennt den Unterschied zwischen Primäreffloreszenzen (unmittelbar aus dem krankhaften Prozess der Haut entstehend) und Sekundäreffloreszenzen (Folge einer Hautveränderung im Verlauf), kann diese benennen, beschreiben und im interdisziplinären Team Beobachtungen kommunizieren Primär, z. B.: » Macula (Flecken), Urtica (Quaddeln) » Papula (Knötchen), Vesicula (Bläschen) » Pustula (Pusteln) Sekundär, z. B.: » Hyperkeratose (Verhornung), Rhagade (Schrunde) » Ulcus (Geschwür), Erosion (Schürfwunde) » Crusta (Kusten), Cicatrix (Narbe) CE 02 CE 05 CE 08 CE 10 I.1.c) III.2.f)	Datum	Kürzel, Datum	Kürzel, Datum	Kürzel, Datum
13 Erkennt Veränderungen der Haut, die im Kontext einer Erkrankung stehen können und kann die Zusammenhänge erklären, im interdisziplinären Team kommunizieren und die Beobachtungen dokumentieren, z. B. Petechien, gelbe Verfärbung der Haut, sehr trockene Haut CE 02, CE 05 CE 08, CE 10 I.2.a-e) I.3.a-e)	Datum	Kürzel, Datum	Kürzel, Datum	Kürzel, Datum
14 Kennt die ABCDE-Regel zur Erkennung eines Melanoms und kann einen gefährdeten Pflegeempfänger zur regelmäßigen Selbstbeobachtung anleiten: » Asymmetrie des Herdes » Begrenzung » Colour/Farbe » Durchmesser » Erhabenheit CE 02 CE 05 CE 08 CE 10 II.2.a)+c)	Datum	Kürzel, Datum	Kürzel, Datum	Kürzel, Datum
15 Kann bei einem Pflegeempfänger mit Hauterkrankungen (z. B. Kontaktekzem, Kontaktdermatitis, Psoriasis, Erysipel, Pyodermie, Hautinfektionen usw.) die Hautpflege/-behandlung fachgerecht entsprechend der ärztlichen Anordnung durchführen, z. B.: » Dermatologische Bäder » Medizinische Salben- und Cremebehandlung » Aufbringen von Lokaltherapeutika » Lichttherapie CE 02, CE 05 CE 08, CE 10 I.1.e), I.2.b) III.2.a)	Datum	Kürzel, Datum	Kürzel, Datum	Kürzel, Datum
16 Kann bei einem Pflegeempfänger die speziell angeordnete Wundbehandlung sachgerecht und unter Beachtung der Hygiene durchführen (siehe auch Wundbehandlung bei Gewebeintegrität) CE 02, CE 05 CE 08, CE 10 I.1.e), I.2.b) III.2.a)	Datum	Kürzel, Datum	Kürzel, Datum	Kürzel, Datum
17 Kann einen Pflegeempfänger mit trockener Haut zur richtigen Hautpflege anleiten und/oder beraten: » Lauwarmes Wasser » Milde Seife » Begrenzte Badedauer und -häufigkeit » Häufiges Eincremen mit W/O-Präparaten » Befeuchtung trockener Luft » Vermeidung reizender/enger Kleidung CE 02 CE 05 CE 08 CE 10 II.2.a) II.2.c)	Datum	Kürzel, Datum	Kürzel, Datum	Kürzel, Datum

B12.2 Spezielle Untersuchungen/medizinische Therapien unterstützen und Kenntnisse der Haut und der häufigsten Hauterkrankungen

Kann den Pflegeprozess und die Pflegediagnostik in akuten Pflegesituationen bei Pflegeempfängern mit einem **Juckreiz (Pruritus)** planen, organisieren, gestalten, durchführen, steuern und evaluieren

		Theorie	gezeigt	geübt	erreicht
18 Kann die spezifischen Symptome und Auswirkungen eines Juckreizes wahrnehmen, mögliche Zusammenhänge erklären und interdisziplinär kommunizieren	CE 02 CE 05 CE 08 CE 10 I.1.c) III.2.f)	Datum	Kürzel, Datum	Kürzel, Datum	Kürzel, Datum
19 Erhebt eine systematische Pflegeanamnese eines Pflegeempfängers mit Juckreiz und kann diese adäquat dokumentieren, z. B.: » Zeitpunkt des Auftretens » Ort des Auftretens » Vorerkrankungen, die im Zusammenhang stehen könnten » Hauterscheinungen » Auswirkungen auf Lebensqualität, Schlaf, tägliche Aktivitäten	CE 02 CE 05 CE 08 CE 10 I.1.c) III.2.f)	Datum	Kürzel, Datum	Kürzel, Datum	Kürzel, Datum
20 Kann unterschiedliche (multidimensionale) Assessmenttools zur Erfassung von Pruritus pflegeempfänger-/settingspezifisch auswählen und sinnvoll einsetzen sowie die Ergebnisse interpretieren	CE 02, CE 05 CE 08, CE 10 I.1.c)+f)	Datum	Kürzel, Datum	Kürzel, Datum	Kürzel, Datum
21 Kann die Pflegediagnose „Hat aufgrund von Pruritus ein beeinträchtigtes Wohlbefinden“ stellen und die verschiedenen Ursachen bezogen auf den Pflegeempfänger erklären, z. B.: » Trockene Haut, Altershaut » Hautkrankheiten, z. B. Neurodermitis » Ungeziefer » Pruritus bei Schwangerschaft » Stoffwechselstörungen, z. B. bei Nierenerkrankungen, Leberschäden » Nebenwirkung von Medikamenten	CE 02 CE 05 CE 08 CE 10 I.2.a-e) I.3.a-e)	Datum	Kürzel, Datum	Kürzel, Datum	Kürzel, Datum
22 Wählt pflegefachlich begründete Pflegemaßnahmen entsprechend der externen und internen Evidenzlage aus und kann die Auswahl begründen und mit dem Pflegeempfänger und/oder Arzt, Angehörigen kommunizieren, z. B.: » Keine Vollbäder sondern kurz abwaschen/duschen, eher kühl » Synthetische, nicht parfümierte Seifen ohne Farbstoff, oder pH-neutrale Waschzusätze sparsam verwenden » Sorgfältig abtrocknen und gute Hautpflege mit juckreizstillenden Hautpflegeölen » Kühlende Verbände » Statt Kratzen leichtes Reiben/Drücken » Medikamentöse Abklärung mit dem Arzt	CE 02 CE 05 CE 08 CE 10 I.1.b)+e) I.2.b) I.3.a) III.1.a) III.2.b) V.1.b)+c)	Datum	Kürzel, Datum	Kürzel, Datum	Kürzel, Datum
23 Kann ein Beratungsgespräch zu juckreizstillenden Pflegemaßnahmen, Prophylaxemaßnahmen sowie Handlungen zur Alltagsbewältigung führen	CE 04, CE 05 CE 08, CE 10 II.2.a)+c)	Datum	Kürzel, Datum	Kürzel, Datum	Kürzel, Datum
24 Kennt Salben/Cremes zur Linderung des Juckreizes und kann den Pflegeempfänger entsprechend beraten: » Kampfer/Menthol » Pramoxin » Capsaicin » Kortikosteroide » Benzocain, Diphenhydramin, Doxepin	CE 02, CE 05 CE 08, CE 10 I.1.c)+e)+f) I.2.b)	Datum	Kürzel, Datum	Kürzel, Datum	Kürzel, Datum

Kann den Pflegeprozess und die Pflegediagnostik in akuten Pflegesituationen bei Pflegeempfängern mit einer **Verbrennung** planen, organisieren, gestalten, durchführen, steuern und evaluieren (siehe auch B5 großflächige Verbrennungen)

		Theorie	gezeigt	geübt	erreicht
25 Kennt die unterschiedlichen Ursachen von Verbrennungen (z. B. chemisch, thermisch, elektrisch), kann diese benennen und Sofortmaßnahmen einleiten, z. B.: » Kühlung der Verbrennung » Abdeckung der Wunde mit einem sterilen Tuch » Schockprophylaxe	CE 06 I.1.c)	Datum	Kürzel, Datum	Kürzel, Datum	Kürzel, Datum
26 Kann eine systematische Pflegeanamnese bei einem Pflegeempfänger mit Verbrennungen durchführen und im Speziellen den Verbrennungs-/Verbrühungshergang reflektieren (besonders bei Kindern)	CE 05, CE 06 I.1.c), I.2.a) I.5.a)	Datum	Kürzel, Datum	Kürzel, Datum	Kürzel, Datum

B12.2 Spezielle Untersuchungen/medizinische Therapien unterstützen und Kenntnisse der Haut und der häufigsten Hauterkrankungen

Theorie | gezeigt | geübt | erreicht

Kann den Pflegeprozess und die Pflegediagnostik in akuten Pflegesituationen bei Pflegeempfängern mit einer **Verbrennung** planen, organisieren, gestalten, durchführen, steuern und evaluieren (siehe auch B5 großflächige Verbrennungen)

27 Kennt die vier Verbrennungsgrade und deren Symptomatik, kann diese benennen:

- Grad 1: Rötung, Sonnenbrand, schmerzhaft
- Grad 2a: Rötung, Blasenbildung, feuchter Wundgrund, sehr schmerzhaft
- Grad 2b: Blasen zerrissen, weißlicher Wundgrund, weniger schmerzhaft
- Grad 3: Nekrose, weiß-grauer Wundgrund, schmerzfrei

und die Verbrennung bezüglich Ort, Größe und Verbrennungsgrad korrekt im Rahmen der Pflegeanamnese beschreiben

CE 06 I.1.c)

Datum | Kürzel, Datum | Kürzel, Datum | Kürzel, Datum

28 Beherrscht den Analyse- und Synthese-Prozess, um Pflegediagnosen für einen Pflegeempfänger mit einer Verbrennung abzuleiten und zu erläutern, z. B.:

- Akute Schmerzen
- Selbstfürsorgedefizite abhängig von der Größe der Verbrennung
- Risiko einer beeinträchtigten Wundheilung
- Risiko von Kontrakturen z. B. durch Vernarbungen im Gelenkbereich
- Pflegediagnosen im Kontext einer Hauttransplantation
- Möglicher Verdacht einer Kindesmisshandlung

CE 06 I.2.a-e) I.3.a-e)

Datum | Kürzel, Datum | Kürzel, Datum | Kürzel, Datum

29 Wählt pflegefachlich begründete Pflegemaßnahmen entsprechend der externen und internen Evidenzlage aus und kann die Auswahl begründen und mit dem Pflegeempfänger kommunizieren, z. B.:

- Maßnahmen im Kontext des Schmerzmanagements
- Wundversorgung laut Arztanordnung
- Kontrakturenprophylaxe

CE 06 I.1.b)+e) I.2.b) I.3.a) III.1.a) III.2.b) V.1.b)+c)

Datum | Kürzel, Datum | Kürzel, Datum | Kürzel, Datum

30 Kennt die Behandlungsmöglichkeiten der unterschiedlichen Verbrennungsgrade und kann diese korrekt und unter Beachtung der Hygienerichtlinien laut Arztanordnung durchführen:

- Grad 1: kühlende Gels oder Lotions
- Grad 2a: Silbersulfadiazinsalbe, Fettgaze, Suprathel
- Grad 3: Silbersulfadiazinsalbe, später Fettgaze mit und ohne Wirkstoff

(großflächige Verbrennungen siehe B5)

CE 06 I.1.e) I.2.b)

Datum | Kürzel, Datum | Kürzel, Datum | Kürzel, Datum

31 Kann die Wunde bei der täglichen Wundversorgung beurteilen und Veränderungen korrekt dokumentieren

CE 06 I.1.c)+f)

Datum | Kürzel, Datum | Kürzel, Datum | Kürzel, Datum

B12.3 Typische Medikamente einschätzen können

Theorie | gezeigt | geübt | erreicht

Kann in interdisziplinären Teams an der Versorgung und Behandlung von Menschen aller Altersstufen mitwirken und Kontinuität an Schnittstellen sichern, sowie die **ärztlichen Anordnungen zur Medikation** im Pflegekontext eigenständig durchführen

32 Kann den Pflegeempfänger bei der angeordneten Medikation unterstützen und beachtet die 6-R-Regel

CE 02, CE 05 CE 07, CE 08 CE 10 III.2.b)

Datum | Kürzel, Datum | Kürzel, Datum | Kürzel, Datum

33 Kennt die Haltbarkeit der unterschiedlichen Salben und Therapeutika zum Auftragen auf die Verbrennungswunde, kann diese sach- und fachgerecht aufbringen und beachtet die Hygieneanforderungen

CE 02, CE 05 CE 07, CE 08 CE 10 III.2.a)

Datum | Kürzel, Datum | Kürzel, Datum | Kürzel, Datum

34 Weiß um die sedierenden Eigenschaften mancher Antihistaminika und beobachtet den Pflegeempfänger dementsprechend (Sturzgefahr!)

CE 02, CE 05 CE 07, CE 08 CE 10 III.2.b)+c)

Datum | Kürzel, Datum | Kürzel, Datum | Kürzel, Datum

35 Kennt die unterschiedlichen Wirkweisen verordneter Medikamente und deren Anwendungsgebiete und Kontraindikationen und kann den Pflegeempfänger adäquat auf Nebenwirkungen beobachten, z. B.:

- Loratadin, Fexofenadin, Cetirizin, Doxepin (nur nachts)
- Colestyramin (bei Nierenversagen, Cholestase oder Polycythemia)
- Opioid-Antagonisten (bei biliärem Pruritus)
- Gabapentin (bei urämischem Pruritus)

CE 02, CE 05 CE 07, CE 08 CE 10 III.2.b)+c)

Datum | Kürzel, Datum | Kürzel, Datum | Kürzel, Datum

B12.3 Typische Medikamente einschätzen können

		Theorie	gezeigt	geübt	erreicht
36 Kennt die unterschiedlichen Therapeutika und deren Eigenschaften, die in der Dermatologie angewendet werden, kann diese benennen und die Besonderheiten bei der Anwendung sicher beachten, z. B.: » Externa » Fette » Öle » Puder » Schüttelmixturen » Pasten » Salben » Creme	CE 02 CE 05 CE 07 CE 08 CE 10 I.1.e) I.2.b) III.2.b)	Datum	Kürzel, Datum	Kürzel, Datum	Kürzel, Datum
37 Kann Angehörige/Bezugspersonen bei der Pflege/Begleitung des Pflegeempfängers anleiten, beraten und die Selbstmanagement-Kompetenzen pflegender Angehöriger/Bezugspersonen stärken	CE 02, CE 05 CE 07, CE 08 CE 10 II.2.a-c)	Datum	Kürzel, Datum	Kürzel, Datum	Kürzel, Datum

B12.4 Pflegerische Handlungsfelder bei Pflegeempfängern mit Hauterkrankungen

Theorie | gezeigt | geübt | erreicht

Kann den Pflegeprozess und die Pflegediagnostik in akuten/chronischen Pflegesituationen bei Pflegeempfängern mit einer **Dermatitis** planen, organisieren, gestalten, durchführen, steuern und evaluieren

		Theorie	gezeigt	geübt	erreicht
38 Kennt die unterschiedlichen Formen einer Dermatitis, kann diese benennen, die Hautveränderungen im Verlauf korrekt dokumentieren und interdisziplinär kommunizieren, z. B.: » Atopische Dermatitis (Neurodermitis, endogenes Ekzem, atopisches Ekzem) » Bei Säuglingen: seborrhoische Säuglingsdermatitis (Milchschorf) » Bei Säuglingen: Windeldermatitis » Inkontinenzassoziierte Dermatitis	CE 02 CE 05 CE 07 CE 08 CE 10 I.1.c) III.2.f)	Datum	Kürzel, Datum	Kürzel, Datum	Kürzel, Datum
39 Erhebt eine systematische Pflegeanamnese eines Pflegeempfängers mit (einem Risiko) einer inkontinenzassoziierten Dermatitis basierend auf einer pflegefachlichen Einschätzung und ggf. Nutzung von Assessmentinstrumenten, z. B.: » Perineal Assessment Tool (PAT) » Incontinence-Associated Dermatitis Intervention Tool (IADIT)	CE 02 CE 05 CE 07 CE 08 CE 10 I.1.c) III.2.f)	Datum	Kürzel, Datum	Kürzel, Datum	Kürzel, Datum
40 Beherrscht den Analyse- und Synthese-Prozess, um Pflegediagnosen für einen Pflegeempfänger mit (dem Risiko) einer Dermatitis abzuleiten und zu erläutern, z. B.: » Risiko der ausscheidungs-/inkontinenzassoziierten Dermatitis (IAD) » Hat eine ausscheidungs-/inkontinenzassoziierte Dermatitis (IAD), es besteht eine beeinträchtigte Wundheilung » Risiko einer Windeldermatitis	CE 02 CE 05 CE 07 CE 08 CE 10 I.2.a-e) I.3.a-e)	Datum	Kürzel, Datum	Kürzel, Datum	Kürzel, Datum
41 Wählt pflegefachlich begründete Pflegemaßnahmen entsprechend der externen und internen Evidenzlage bei (einem Risiko) einer IAD und/oder Windeldermatitis aus und kann die Auswahl begründen und mit dem Pflegeempfänger kommunizieren und durchführen, z. B.: » Maßnahmen im Kontext der Hautpflege und des Hautschutzes » Häufiges Wechseln der Inkontinenzhose/Windel	CE 02 CE 05 CE 07 CE 08 CE 10 I.1.e) I.2.b)	Datum	Kürzel, Datum	Kürzel, Datum	Kürzel, Datum
42 Kann den Pflegeempfänger und seine Angehörigen/Bezugspersonen sachgerecht informieren und zur Einhaltung der hygienischen Vorschriften anhalten	CE 02 CE 05 CE 07 CE 08 CE 10 II.2.a)	Datum	Kürzel, Datum	Kürzel, Datum	Kürzel, Datum
43 Kann Eltern über die Entstehung der Windeldermatitis aufklären und zur Vorbeugung anleiten und beraten	CE 04, CE 10 II.2.a)+c)	Datum	Kürzel, Datum	Kürzel, Datum	Kürzel, Datum

Dermatologie

B12.4 Pflegerische Handlungsfelder bei Pflegeempfängern mit Hauterkrankungen

Kann den Pflegeprozess und die Pflegediagnostik in akuten/chronischen Pflegesituationen bei Pflegeempfängern mit einer **hypersensitiven/-reaktiven Haut** planen, organisieren, gestalten, durchführen, steuern und evaluieren

		Theorie	gezeigt	geübt	erreicht
44 Kennt die Leitsymptome einer hypersensitiven/-reaktiven Haut und kann Beobachtungen korrekt dokumentieren und an den Arzt weiterleiten, z. B.: » Trockene/spröde/schuppende Haut » Teleangiektasie » Stechen/Spannungsgefühl der Haut » Schmerzen nach Auftragen von Pflegeprodukten, Kosmetika oder Arzneimitteln	CE 02 CE 08 CE 10 I.1.c) III.2.f)	Datum	Kürzel, Datum	Kürzel, Datum	Kürzel, Datum
45 Erhebt eine systematische Pflegeanamnese eines Pflegeempfängers mit einer hypersensitiven/-reaktiven Haut und kann den pflegeempfängerspezifischen Pflegebedarf ableiten	CE 02 CE 08 CE 10 I.1.c)	Datum	Kürzel, Datum	Kürzel, Datum	Kürzel, Datum
46 Beherrscht den Analyse- und Synthese-Prozess, um Pflegediagnosen für einen Pflegeempfänger mit einer Hauterkrankung abzuleiten und zu erläutern, z. B.: » Hat aufgrund einer hypersensitiven/-reaktiven Haut das Risiko einer Hautschädigung » Hat ein Risiko einer Hautschädigung » Hat aufgrund einer trockenen Haut das Risiko einer Hautschädigung	CE 02 CE 08 CE 10 I.2.a-e) I.3.a-e)	Datum	Kürzel, Datum	Kürzel, Datum	Kürzel, Datum
47 Kann den Pflegeempfänger und/oder seine Angehörigen zum Umgang und zur richtigen Pflege der hypersensitiven/-reaktiven Haut beraten und anleiten	CE 04, CE 07 CE 08, CE 10 II.2.a)+c)	Datum	Kürzel, Datum	Kürzel, Datum	Kürzel, Datum

Kann den Pflegeprozess und die Pflegediagnostik in akuten/chronischen Pflegesituationen bei Pflegeempfängern mit einem **Pilzbefall** planen, organisieren, gestalten, durchführen, steuern und evaluieren

		Theorie	gezeigt	geübt	erreicht
48 Kennt die Leitsymptome einer Pilzinfektion und kann diese Beobachtungen korrekt dokumentieren und an den Arzt weiterleiten, z. B.: » Juckreiz » Rötung » Schuppung der Haut	CE 02 CE 10 I.1.c) III.2.f)	Datum	Kürzel, Datum	Kürzel, Datum	Kürzel, Datum
49 Kann die entsprechenden Hygienemaßnahmen in der konkreten Pflegesituation eines Pflegeempfängers mit einem Pilzbefall korrekt und sicher durchführen, z. B.: » Handschuhe bei jedem Kontakt tragen » Flächen der Umgebung des Pflegeempfängers desinfizieren » Instrumente sofort nach Benutzung desinfizieren und sterilisieren	CE 02 CE 10 III.2.a)	Datum	Kürzel, Datum	Kürzel, Datum	Kürzel, Datum
50 Kennt prophylaktische Maßnahmen, um Pilzbefall vorzubeugen und führt diese unter Beachtung der Hygiene sicher durch, z. B.: » Gebiss/Zähne nach jeder Mahlzeit reinigen » Mundpflege bei Schluckstörungen und Sondennahrung » Zuckerhaltige Nahrung meiden » Gefährdete Hautstellen nach dem Waschen sorgfältig trocknen » Haut-auf-Haut-Kontakt vermeiden » Hautfalten, Finger- und Zehenzwischenräume kontrollieren » Anwendung von antimykotischen Cremes/Salben nach Anordnung	CE 02 CE 10 I.1.e) I.2.b)	Datum	Kürzel, Datum	Kürzel, Datum	Kürzel, Datum

B13 Pflege und Betreuung von Pflegeempfängern in der Augenheilkunde

Sehen können ist eine sehr bedeutende Sinnesfunktion, die durch unterschiedlichste Erkrankungen und/oder visuelle Entwicklungsstörungen beeinträchtigt sein kann. Eine eingeschränkte und/oder fehlende Sehfähigkeit hat deutliche Auswirkungen auf die Alltagsgestaltung eines Pflegeempfängers. Das pflegerische Aufgabenfeld fokussiert sich auf die Prävention und Vermeidung von Hornhautschäden, z. B. bei beeinträchtigtem Lidschluss, die Unterstützung bei der Alltagsbewältigung mit einer Sehschwäche sowie die Behandlungspflege bei Erkrankungen.

B13.1 Allgemeine Lernergebnisse

		Theorie	gezeigt	geübt	erreicht
1 Kennt den für die ophthalmologischen (Augenheilkunde) Einheit-typischen Tagesablauf und kann Unterschiede zu anderen Einheiten benennen	CE 02 III.3	Datum	Kürzel, Datum	Kürzel, Datum	Kürzel, Datum
2 Kann beurteilen, welche Pflegeempfänger zusammen in einem Zimmer untergebracht werden können und kann dies begründen	CE 02 III.3 IV.1	Datum	Kürzel, Datum	Kürzel, Datum	Kürzel, Datum
3 Kennt die Versorgungswege und kann sich benötigte Materialien/Instrumente besorgen	CE 02 III.3	Datum	Kürzel, Datum	Kürzel, Datum	Kürzel, Datum
4 Kennt die Strukturen und Verantwortlichkeiten der Notfallversorgung auf der Facheinheit	CE 02 III.1 III.3	Datum	Kürzel, Datum	Kürzel, Datum	Kürzel, Datum
5 Kann ein Entlassungsgespräch führen und einen Entlassungsbericht verfassen (vgl. C3: Versorgungsbrüche und Entlassungsmanagement)	CE 05, CE 06 CE 07, CE 08 CE 09, CE 11 III.3.d)	Datum	Kürzel, Datum	Kürzel, Datum	Kürzel, Datum

B13.2 Spezielle Untersuchungen/medizinische Therapien unterstützen

Kann innerhalb der rechtlichen Bestimmungen ärztlich veranlasste Maßnahmen der **medizinischen Diagnostik und Therapie in der ophthalmologischen Einheit** vorbereiten, dabei assistieren, sie durchführen und den Pflegeempfänger nach der Untersuchung überwachen

		Theorie	gezeigt	geübt	erreicht
6 Kann einen Pflegeempfänger zur ophthalmologischen Basisuntersuchung vorbereiten, ggf. bei der Durchführung unterstützen, die Nachsorge des Pflegeempfängers übernehmen, z. B. Augentropfengabe zur Augenhintergrundspiegelung	CE 02 CE 05 III 2.b)+c)	Datum	Kürzel, Datum	Kürzel, Datum	Kürzel, Datum
7 Kennt den grundsätzlichen Ablauf einer Materialgewinnung zur Labordiagnostik und kann den Pflegeempfänger entsprechend informieren	CE 05 III 2.a)	Datum	Kürzel, Datum	Kürzel, Datum	Kürzel, Datum
8 Kann gewonnenes Abstrichmaterial fachgerecht versandfertig machen	CE 05 III 2.b)	Datum	Kürzel, Datum	Kürzel, Datum	Kürzel, Datum
9 Erhebt eine systematische Anamnese eines Pflegeempfängers in der Augenheilkunde, wichtige Aspekte können sein: Allgemeinanamnese: » Internistische/neurologische Erkrankungen (z. B. Diabetes mellitus, Hypertonus, Migräne) » Aktuelle Medikation » Allergien » Blutungsneigung » Tetanusimpfschutz (bei Verletzungen) Eigenanamnese: » Grund der aktuellen Vorstellung » Strabismus, Amblyopiebehandlung » Trauma » Augenoperation (Zeit, Ort) » Laserbehandlung » Zeitpunkt der ersten Brillenverschreibung » Augenerkrankungen in der Vorgeschichte » Therapierte Augenerkrankung Familienanamnese: » Augenerkrankungen bei Familienangehörigen (z.B. Glaukom, Retinoblastom) » Genetische Krankheiten	CE 02 CE 07 CE 08 CE 10 I.1.c)	Datum	Kürzel, Datum	Kürzel, Datum	Kürzel, Datum

B13.2 Spezielle Untersuchungen/medizinische Therapien unterstützen

Theorie | gezeigt | geübt | erreicht

Kann innerhalb der rechtlichen Bestimmungen eigenständig ärztlich veranlasste Maßnahmen der **weiterführenden Diagnostik** durchführen und/oder dabei assistieren

		Theorie	gezeigt	geübt	erreicht
10 Kann einen Pflegeempfänger zu speziellen weiterführenden Untersuchungen vorbereiten, ggf. dabei assistieren und ihn nachversorgen, z. B.: » Optische Kohärenztomografie » OCT-Angiografie » Laser-Scanning-Tomografie » Autofluoreszenz » Echografie » Fluoreszenzangiografie » Mesopisches Kontrastsehen » Computertomografie » Magnetresonanztomografie » Röntgen » Elektroretinogramm » Elektrookulogramm » Visuell evozierte Potenziale	CE 05 III.2.b)+c)	Datum	Kürzel, Datum	Kürzel, Datum	Kürzel, Datum

Kann innerhalb der rechtlichen Bestimmungen eigenständig ärztlich veranlasste Maßnahmen der **Augenpflege** durchführen und/oder dabei assistieren

		Theorie	gezeigt	geübt	erreicht
11 Kann den Pflegeempfänger und erforderliche Materialien zur Augenpflege vorbereiten und diese fachgerecht und unter Beachtung der Hygiene durchführen: » Händedesinfektionsmittel » Einmalhandschuhe bei septischen Augen » Sterile Pflaumentupfer und sterile Kompressen » Sterile 0,9%ige Kochsalzlösung oder Ringerlösung mit Überlaufkanüle » Nierenschale » Beachtung der Wischrichtung	CE 02 CE 03 III.2.a)	Datum	Kürzel, Datum	Kürzel, Datum	Kürzel, Datum
12 Kann Tränenersatz laut Anordnung unter Beachtung der Hygiene richtig applizieren	CE 02 CE 07 III.2.a)	Datum	Kürzel, Datum	Kürzel, Datum	Kürzel, Datum
13 Kennt die Unterschiede zwischen spezieller und allgemeiner Augenpflege und kann diese benennen und korrekt durchführen	CE 05 I.1.c)	Datum	Kürzel, Datum	Kürzel, Datum	Kürzel, Datum
14 Kennt und beachtet Indikationen, die eine Augenspülung erforderlich machen, notfallmäßig bei Verätzungen des Auges	CE 02, CE 07 I.1.e), I.2.b)	Datum	Kürzel, Datum	Kürzel, Datum	Kürzel, Datum
15 Kann den Pflegeempfänger und erforderliche Materialien zur Augenspülung vorbereiten, z. B.: » Wasserdichte Unterlage, Plastikschürzen, Auffangschale » Lokalanästhetikum, Lidsperrer/Lidhaken » Sterile Tupfer, Spritze oder Spülkontaktlinse » Ringerlösung oder NaCl 0,9% mit Infusionsbesteck in 500-ml-Beutel oder Glas und diese fachgerecht und unter Beachtung der Hygiene durchführen	CE 02 CE 07 I.1.e) I.2.b)	Datum	Kürzel, Datum	Kürzel, Datum	Kürzel, Datum

B13.3 Typische Medikamente einschätzen können

Theorie | gezeigt | geübt | erreicht

Kann in interdisziplinären Teams an der Versorgung und Behandlung von Menschen aller Alterstufen mitwirken und Kontinuität an Schnittstellen sichern, sowie die **ärztlichen Anordnungen zur Medikation** im Pflegekontext eigenständig durchführen

		Theorie	gezeigt	geübt	erreicht
16 Kennt die Haltbarkeit und Hygieneanforderungen der unterschiedlichen Augenmedikamente (Tropfen, Salben) und beachtet diese	CE 02 CE 05 CE 07 III.2.a)	Datum	Kürzel, Datum	Kürzel, Datum	Kürzel, Datum
17 Kennt die Notwendigkeit absoluter Sterilität von Augentropfen/-salben und beachtet diese	CE 02 CE 05 CE 07 III.2.a)	Datum	Kürzel, Datum	Kürzel, Datum	Kürzel, Datum
18 Kennt den zeitlichen Abstand bei der Anwendung mehrerer Medikamente am Auge und beachtet diesen	CE 02, CE 05 CE 07 III.2.b)	Datum	Kürzel, Datum	Kürzel, Datum	Kürzel, Datum
19 Kann den Pflegeempfänger anleiten, die Dosierung und die Zeitabstände bei der Anwendung von Augentropfen/-salben einzuhalten und sie korrekt anzuwenden	CE 05, CE 07 II.2.b)	Datum	Kürzel, Datum	Kürzel, Datum	Kürzel, Datum

B13.3 Typische Medikamente einschätzen können

	Theorie	gezeigt	geübt	erreicht
20 Kennt die Nebenwirkungen wichtiger Medikamente (Ophthalmika) und kann das Auftreten dieser beim Pflegeempfänger beurteilen und den Arzt informieren, z. B.: » Glaukommittel » Antiphlogistika » Antiinfektiva » Antiviralmittel » Mydriatika (Pupillenweitstellung) » Zykloplegika » Mittel bei Makuladegeneration » Cenegermin » Betablocker (zur Senkung des Augeninnendrucks) » Carboanhydrasehemmer » Kortikosteroide » Prostaglandin-Analoga (bei Glaukomen) » VEGF-Antagonisten (bei Makuladegeneration) CE 05 CE 07 III.2.b)+c)	Datum	Kürzel, Datum	Kürzel, Datum	Kürzel, Datum
21 Kann Angehörige/Bezugspersonen bei der Pflege/Begleitung des Pflegeempfängers anleiten, beraten und die Selbstmanagement-Kompetenzen pflegender Angehöriger/Bezugspersonen stärken CE 05, CE 10 II.2.a-c)	Datum	Kürzel, Datum	Kürzel, Datum	Kürzel, Datum

B13.4 Pflegerische Handlungsfelder bei Pflegeempfängern mit Augenerkrankungen

Kann den Pflegeprozess und die Pflegediagnostik in akuten/chronischen Pflegesituationen bei Pflegeempfängern mit einer **Augenerkrankung** planen, organisieren, gestalten, durchführen, steuern und evaluieren

	Theorie	gezeigt	geübt	erreicht
22 Erkennt die Leitsymptome der gängigsten Augenerkrankungen und kann diese entsprechend dem Arzt mitteilen, z. B.: » Sehstörungen: verschwommenes Sehen, plötzliche Sehminderung, plötzlicher Sehverlust, passagere Sehstörung, Tagblindheit, Diplopie (Doppelsehen), Flimmerskotom (zeitlich begrenzter Gesichtsfeldausfall), Metamorphopsie (Sehstörung mit verzerrter Wahrnehmung der Umwelt), Nachtblindheit, Schwebeteilchen vor den Augen, farbige Ringe um Lichtquellen » Trockenes Auge » Augenschmerzen » Blendempfindlichkeit CE 05 CE 06 CE 10 I.1.c)	Datum	Kürzel, Datum	Kürzel, Datum	Kürzel, Datum
23 Kennt die unterschiedlichen Infektionserkrankungen des Auges und kann entsprechende Hygienemaßnahmen ableiten und korrekt und sicher durchführen, z. B.: » Augenbeteiligung bei AIDS » Varizella-Zoster-Infektion » Chlamydieninfektion » Virusinfektionen » Herpes zoster, Herpes simplex » Intrauterine Infektionen (bei Säuglingen) » Infektionen des Sinus cavernosus, der Fissura orbitalis superior » Systemische Infektionen mit Auswirkung auf die Augen (z. B. Tränensackschwellung/-entzündung) » Rickettsien-Infektion CE 05 CE 06 III.2.a) I.1.e) I.2.b)	Datum	Kürzel, Datum	Kürzel, Datum	Kürzel, Datum
24 Kann den Pflegeempfänger und seine Angehörigen/Bezugspersonen sachgerecht informieren und zur Einhaltung der hygienischen Vorschriften anhalten CE 02 CE 05 CE 10 II.2.a)	Datum	Kürzel, Datum	Kürzel, Datum	Kürzel, Datum
25 Erhebt eine systematische Pflegeanamnese eines Pflegeempfängers mit einer Augeninfektion z. B. bei Verdacht einer systemischen oder internistischen Erkrankung und leitet die Informationen an den Arzt weiter, z. B.: » Reiseanamnese » Fieber (Pyrexie), Nachtschweiß » Kopfschmerzen, Nackensteifigkeit CE 02 CE 07 CE 08 CE 10 I.1.c)	Datum	Kürzel, Datum	Kürzel, Datum	Kürzel, Datum

B13.4 Pflegerische Handlungsfelder bei Pflegeempfängern mit Augenerkrankungen

Kann den Pflegeprozess und die Pflegediagnostik in akuten/chronischen Pflegesituationen bei Pflegeempfängern mit einer **Augenerkrankung** planen, organisieren, gestalten, durchführen, steuern und evaluieren

		Theorie	gezeigt	geübt	erreicht
26 Beherrscht den Analyse- und Synthese-Prozess, um Pflegediagnosen für einen Pflegeempfänger mit einer Augenkrankheit abzuleiten und zu erläutern, z. B.: » Ist aufgrund eines eingeschränkten Sehvermögens in der Selbstfürsorge beeinträchtigt » Hat aufgrund eines beeinträchtigten Lidschlags/-schlusses das Risiko der Hornhautschädigung » Ist aufgrund eines Gesichtsfeldausfalls in der Orientierung beeinträchtigt » Ist in der selbstständigen Augenpflege beeinträchtigt » Ist in der selbstständigen Augenprothesenpflege beeinträchtigt	CE 05 CE 06 CE 10 I.2.a-e) I.3.a-e)	Datum	Kürzel, Datum	Kürzel, Datum	Kürzel, Datum
27 Kann für einen Pflegeempfänger mit einer Augenerkrankung einen individuellen Pflegeplan (Pflegediagnosen, Pflegeziele und Pflegemaßnahmen) erstellen	CE 05 CE 06 CE 10 I.1.f)	Datum	Kürzel, Datum	Kürzel, Datum	Kürzel, Datum
28 Wählt pflegefachlich begründete Pflegemaßnahmen entsprechend der externen und internen Evidenzlage aus und kann die Auswahl begründen und korrekt durchführen, z. B.: » Spezielle Augenpflege » Applikation von Medikamenten	CE 05 CE 06 CE 10 I.1.e) I.2.b)	Datum	Kürzel, Datum	Kürzel, Datum	Kürzel, Datum
29 Kennt die Sofortmaßnahmen bei Kontakt mit infektiösem Material und setzt diese korrekt um	CE 05, CE 06 CE 10 III.2.a)	Datum	Kürzel, Datum	Kürzel, Datum	Kürzel, Datum

Kann den Pflegeprozess und die Pflegediagnostik in akuten/chronischen Pflegesituationen bei Pflegeempfängern mit einer **Sehbehinderung oder Blindheit** planen, organisieren, gestalten, durchführen, steuern und evaluieren

		Theorie	gezeigt	geübt	erreicht
30 Kann für einen Pflegeempfänger mit einer Sehbehinderung einen individuellen Pflegeplan (Pflegediagnosen, Pflegeziele und Pflegemaßnahmen) erstellen	CE 05 CE 06 CE 10 I.1.f)	Datum	Kürzel, Datum	Kürzel, Datum	Kürzel, Datum
31 Kann den Pflegeempfänger mit einer Sehbehinderung/Blindheit über gängige Hilfsmittel informieren und in deren Anwendung anleiten, z. B.: » Sehhilfen » Braille-Schrift » Blindenstöcke » Spezielle Personalcomputer	CE 02 CE 09 CE 10 II.2.a)+b)	Datum	Kürzel, Datum	Kürzel, Datum	Kürzel, Datum
32 Erhebt eine systematische Pflegeanamnese eines Pflegeempfängers mit einer Sehbehinderung/Blindheit	CE 02, CE 07 CE 08, CE 10 I.1.c)	Datum	Kürzel, Datum	Kürzel, Datum	Kürzel, Datum
33 Kennt die wichtigsten Umgangsregeln bei Menschen mit Erblindung und beachten diese, z. B.: » Beim Eintreten in das Zimmer namentlich vorstellen » Maßnahmen genau erklären » Mit Namen ansprechen » Zimmer genau erklären » Verletzungsgefahren minimieren	CE 02 CE 07 CE 08 CE 10 I.1.e) I.2.b)	Datum	Kürzel, Datum	Kürzel, Datum	Kürzel, Datum
34 Kann bei Bedarf Kontakt zu speziellen Unterstützungseinrichtungen herstellen	CE 02, CE 07 CE 08, CE 10 IIII.3.d)	Datum	Kürzel, Datum	Kürzel, Datum	Kürzel, Datum

B13.5 Operative Therapien

Kann den Pflegeprozess und die Pflegediagnostik in akuten/chronischen Pflegesituationen bei Pflegeempfängern mit einer **Enukleation und einer Augenprothese** planen, organisieren, gestalten, durchführen, steuern und evaluieren

		Theorie	gezeigt	geübt	erreicht
35 Kennt die Ursachen, bei denen eine Enukleation notwendig wird, z. B.: » Bestimmte Augentumore » Schwerste Augenverletzungen » Nichttherapierbares, schmerzhaft geschrumpftes Auge	CE 05 CE 06 CE 08 I.1.c) I.2.e)	Datum	Kürzel, Datum	Kürzel, Datum	Kürzel, Datum
36 Kann den Pflegeempfänger nach Anordnung präoperativ vorbereiten	CE 05, CE 06 CE 08 II.2.a-d)	Datum	Kürzel, Datum	Kürzel, Datum	Kürzel, Datum

B13.5 Operative Therapien

		Theorie	gezeigt	geübt	erreicht
37 Kann bei der postoperativen Versorgung durch den Arzt fachgerecht und unter Beachtung der Hygienerichtlinien assistieren	CE 05, CE 06 CE 08 III.2.a-d)	Datum	Kürzel, Datum	Kürzel, Datum	Kürzel, Datum
38 Kann die Wunde beurteilen und auf einem Wundprotokoll richtig dokumentieren	CE 05, CE 06 CE 08 I.1.c)+f), I.2.a) III.2.e)	Datum	Kürzel, Datum	Kürzel, Datum	Kürzel, Datum
39 Kann einen notwendigen Augenverband nach Anordnung korrekt anlegen	CE 05, CE 06 CE 08 I.1.e), I.2.b)	Datum	Kürzel, Datum	Kürzel, Datum	Kürzel, Datum
40 Kennt die Handhabung einer Augenprothese und kann diese unter Beachtung der Hygiene fachgerecht durchführen, z. B.: » Reinigung » Wechsel usw.	CE 05 CE 07 I.1.e) I.2.b)	Datum	Kürzel, Datum	Kürzel, Datum	Kürzel, Datum
41 Kann den Pflegeempfänger und/oder seine Angehörigen zur Handhabung einer Augenprothese beraten und anleiten	CE 05, CE 06 CE 08 I.2.c), II.2	Datum	Kürzel, Datum	Kürzel, Datum	Kürzel, Datum

Kann den Pflegeprozess und die Pflegediagnostik in akuten und chronischen Pflegesituationen bei Pflegeempfängern **nach einem operativen Eingriff am Auge** planen, organisieren, gestalten, durchführen, steuern und evaluieren

		Theorie	gezeigt	geübt	erreicht
42 Kann einen Pflegeempfänger für einen operativen Eingriff am Auge vorbereiten, ggf. bei der Durchführung unterstützen und die Nachsorge des Pflegeempfängers übernehmen	CE 02, CE 05 I.1.e), I.2.b) III.2.c)	Datum	Kürzel, Datum	Kürzel, Datum	Kürzel, Datum
43 Erhebt eine systematische Pflegeanamnese eines Pflegeempfängers im Kontext eines operativen Eingriffs am Auge, z. B.: » Temperaturkontrolle » Allergien (z. B. Jod)	CE 02 CE 07 CE 08 CE 10 I.1.c)	Datum	Kürzel, Datum	Kürzel, Datum	Kürzel, Datum
44 Kennt die verschiedenen präoperativen Pflegemaßnahmen und kann diese korrekt planen und durchführen, z. B.: » Keine Gesichtscremes verwenden » Kein Make-up verwenden » Patient ist nüchtern » Pupillenkontrolle » Angeordnete Augentropfen/-salben applizieren » Prämedikation	CE 02 CE 07 CE 08 CE 10 I.1.e) I.2.b) III.2.a)	Datum	Kürzel, Datum	Kürzel, Datum	Kürzel, Datum
45 Beherrscht den Analyse- und Synthese-Prozess, um Pflegediagnosen für einen Pflegeempfänger nach einem operativen Eingriff am Auge zu stellen und zu erklären, z.B.: » Risiko einer Infektion » Selbstfürsorgedefizit	CE 02 CE 07 CE 08 CE 10 I.2.a-e) I.3.a-e)	Datum	Kürzel, Datum	Kürzel, Datum	Kürzel, Datum
46 Wählt pflegefachlich begründete Pflegemaßnahmen entsprechend der externen und internen Evidenzlage aus und kann die Auswahl begründen und mit dem Pflegeempfänger kommunizieren und korrekt durchführen, z. B.: » Maßnahmen zur Infektionsprophylaxe » Maßnahmen im Kontext von festgestellten Selbstfürsorgedefiziten » Spezielle Augenpflege	CE 02 CE 07 CE 08 CE 10 I.1.e) I.2.b)	Datum	Kürzel, Datum	Kürzel, Datum	Kürzel, Datum
47 Kann für einen Pflegeempfänger nach einem operativen Eingriff am Auge einen individuellen Pflegeplan (Pflegediagnosen, Pflegeziele und Pflegemaßnahmen) erstellen	CE 02 CE 07 CE 08 CE 10 I.1.f)	Datum	Kürzel, Datum	Kürzel, Datum	Kürzel, Datum

B13.5 Operative Therapien

Kann den Pflegeprozess und die Pflegediagnostik in akuten und chronischen Pflegesituationen bei Pflegeempfängern **nach einem operativen Eingriff am Auge** planen, organisieren, gestalten, durchführen, steuern und evaluieren

		Theorie	gezeigt	geübt	erreicht
48 Kann den Pflegeempfänger bezüglich wichtiger postoperativer Informationen und Verhaltensregeln beraten und anleiten, z. B.: » Postoperative Augentropfen » Häufigkeit der Anwendung » Mögliche Nebenwirkungen » Körperliche Schonung » Unnötige Bewegung der Augen vermeiden » Nicht lesen (1 Woche) » Kein Make-up (1 Monat) » Druck/Reibung am operierten Auge vermeiden » Nicht bücken, Pressen beim Niesen usw. vermeiden, nicht schwer heben » Kein Sport (2 Wochen) » Bei Sehverschlechterung, Schmerzen, Rötung des Auges Arzt aufsuchen	CE 02 CE 07 CE 08 CE 10 II.2.a)+c)	Datum	Kürzel, Datum	Kürzel, Datum	Kürzel, Datum
49 Kann bei Anzeichen postoperativer Komplikationen Notfall-/Sofortmaßnahmen einleiten und den Arzt informieren, z. B.: » Wundfistel » Postoperative Augeninnendruckerhöhung » Endophthalmitis (Schmerzen, Sehverschlechterung)	CE 06 I.4.a)+c)	Datum	Kürzel, Datum	Kürzel, Datum	Kürzel, Datum
50 Kennt Möglichkeiten der Infektionsprävention und kann diese gezielt umsetzen und den Pflegeempfänger entsprechend beraten und anleiten	CE 04, CE 07 CE 08, CE 10 II.2.b)+c) III.2.a)	Datum	Kürzel, Datum	Kürzel, Datum	Kürzel, Datum
51 Kennt die verschiedenen Verbandarten in der Augenheilkunde, kann diese benennen, fachgerecht pflegeempfängerspezifisch auswählen und unter Einhaltung der Hygiene korrekt anlegen und/oder wechseln, z. B.: » Eycopad » Lochklappe » Uhrglasverband » Binoculus	CE 05 CE 06 I.1.e), I.2.b) III.2.c)	Datum	Kürzel, Datum	Kürzel, Datum	Kürzel, Datum
52 Kennt die zeitlichen Intervalle, in denen der Verband gewechselt werden muss, und beachtet diese	CE 05, CE 06 I.1.e), I.2.b) III.2.b)	Datum	Kürzel, Datum	Kürzel, Datum	Kürzel, Datum
53 Kennt die Verfahren bei einem Pflegeempfänger mit einem poststationären Versorgungsbedarf und kann das Entlassmanagement durchführen	CE 05 III.3.d) IV.2.d)	Datum	Kürzel, Datum	Kürzel, Datum	Kürzel, Datum

B14 Gerontologie

Gerontologie ist allgemein die Lehre des Altseins, Altwerdens und die damit verbundenen Auswirkungen auf die Lebens- und Alltagsgestaltung. Zu den Disziplinen der Gerontologie gehören z. B. die Geriatrie, das Seniorenmanagement und die Gerontopsychiatrie. Auch die Pflege hat in diesen verschiedenen Settings unterschiedliche Schwerpunkte. Die geriatrische Pflege umfasst die Besonderheiten der pflegerischen Versorgung bei betagten Pflegeempfängern und geht besonders auf den in der Regel hohen Grad der Gebrechlichkeit und Multimorbidität ein. Im Fokus steht die gezielte Förderung der Alltagskompetenzen. Ebenso wird auf die Fragestellungen eingegangen, wie der Erhalt der Autonomie und Teilhabe sowie Förderung der Lebensqualität im Rahmen von Anpassungserfordernissen sichergestellt werden kann. Auch die speziellen Versorgungsformen z. B. in der stationären Altenhilfe erfordern spezifische pflegerische Perspektiven, z. B. die Förderung der Eingewöhnungsphase in die neue Umgebung. Im Bereich der Gerontopsychiatrie werden die besonderen Herausforderungen alter Menschen in der pflegerischen Versorgung vorgestellt.

B14.1 Gerontologie und Gerontopsychiatrie

B14.1.1 Modelle, Charakterisierung und Basisassessment

Kann den Pflegeprozess und die Pflegediagnostik bei **geriatrischen Pflegeempfängern** planen, organisieren, gestalten, durchführen, steuern und evaluieren

		Theorie	gezeigt	geübt	erreicht
1 Kann die Güte und Aussagekraft der Altersmodelle/-theorien im Kontext der individuellen Situation des geriatrischen Pflegeempfängers bewerten und sinnvolle Modelle für die Pflegepraxis ableiten, begründen und anwenden, z. B.: » Defizitmodell » Disengagement-Theorie » Aktivitätstheorie » Kompetenzmodell » Differenzielle Modelle	CE 02 CE 04 I.1.a)	Datum	Kürzel, Datum	Kürzel, Datum	Kürzel, Datum
2 Kennt Charakterisierungen eines geriatrischen Pflegeempfängers und kann diese bezogen auf den Pflegeempfänger benennen, erkennen und erklären, z. B.: » Hohes Alter » Geriatrietypische Multimorbidität Die geriatrischen Syndrome („geriatrische Is"): » Intellektueller Abbau (Demenz) » Immobilität (Arthrose, Morbus Parkinson) » Instabilität (Schwindel, Gangstörung) » Inkontinenz » Iatrogene Störungen (Einwirken und Folgen medizinischer Maßnahmen) » Isolation	CE 02 CE 04 I.1.c)	Datum	Kürzel, Datum	Kürzel, Datum	Kürzel, Datum
3 Kennt das geriatrische Basisassessment, kann dessen Bestandteile benennen, deren Aussagekraft im Kontext der jeweiligen Situation bewerten und sinnvolle Instrumente für die Pflegepraxis ableiten, begründen und korrekt anwenden Soziales Assessment z. B.: » Erfassung von wirtschaftlicher Lage, sozialer Einbindung, Wohnsituation, sozialen Aktivitäten, sozialer Unterstützung, sozialen Belastungen usw. Funktionelles Assessment z. B. Barthel-Index Mobilität und Motorik (siehe auch A6 Bewegung & Mobilität) z. B.: » Handkraftmessung » Balancetest, Einbeinstand » Timed „Up & Go"-Test » Mobilitätstest (nach Tinetti) Kognitives Assessment z. B.: » Uhr-Zeichentest » Mini-Mental-Status (MMS nach Folstein et al.) Emotionales Assessment z. B.: » Geriatrische Depressionsskala (GDS nach Yesavage et al.) Hör- und Sehfähigkeit z. B.: » Flüstertest » Sehprobentafel, Fingerperimetrie (Nutritives Assessment siehe auch Ernährung)	CE 02 CE 04 CE 05 CE 06 CE 07 CE 09 CE 11 I.1.c)	Datum	Kürzel, Datum	Kürzel, Datum	Kürzel, Datum

Gerontologie

B14.1.1 Modelle, Charakterisierung und Basisassessment

		Theorie	gezeigt	geübt	erreicht
4 Kann die Güte der verschiedenen Assessmentinstrumente anhand von Validierungsstudien bewerten und sinnvolle Instrumente für die Organisation und Zielsetzung auswählen sowie einen Einführungs-, Schulungsprozess steuern und begleiten	CE 05 V.1.c) IV.1.b)	Datum	Kürzel, Datum	Kürzel, Datum	Kürzel, Datum
5 Kann die Pflegediagnose „Ist aufgrund eines Frailty-Syndroms in der selbstständigen Lebens- und Tagesgestaltung beeinträchtigt“ stellen und die verschiedenen Symptome/Ursachen erkennen und erklären, z. B.: » Erschöpfung » Gewichtsverlust » Geringe körperliche Aktivität » Langsame Gehgeschwindigkeit » Geringe Muskelkraft	CE 05 CE 06 CE 07 CE 09 CE 11 I.2. a-e) I.3.a-e)	Datum	Kürzel, Datum	Kürzel, Datum	Kürzel, Datum
6 Kennt das Konzept der Aktivierend-therapeutischen Pflege in der Geriatrie (ATP-G) und kann dessen Maßnahmen pflegeempfängerspezifisch umsetzen, z. B.: » Mobilisation » Teilhabe ermöglichen » Größtmögliche Selbstständigkeit unterstützen » Orientierung an den Ressourcen	CE 05, CE 06 CE 07, CE 09 CE 11 I.1.e), I.2.b) I.5.b)	Datum	Kürzel, Datum	Kürzel, Datum	Kürzel, Datum

B14.1.2 Besonderheiten der Pflege eines alten und/oder kranken Pflegeempfängers im Kontext der AEDLs und Selbstfürsorgedefizite

Kann den Pflegeprozess und die Pflegediagnostik in Bezug auf **Selbstfürsorgedefizite aufgrund altersbedingter Abbauprozesse** planen, organisieren, gestalten, durchführen, steuern und evaluieren

		Theorie	gezeigt	geübt	erreicht
7 Kann eine systematische Pflegeanamnese bei einem Pflegeempfänger im hohem Alter durchführen und dabei folgende Fragestellungen reflektieren: » Wie stellt sich der Zusammenhang von Gesundheit, Krankheit, Pflegebedürftigkeit und Lebensgeschichte des Betroffenen dar? » Welche Bedeutung, welchen Sinn haben pflegetherapeutische Maßnahmen oder der Verzicht auf diese im Zusammenhang mit der Biografie und aktuellen Situation des Pflegeempfängers? » Ist der Abwägungsprozess zwischen externer und interner Evidenz bei den Maßnahmenangeboten angemessen? Diese und ähnliche Fragestellungen sollten die spezifische Abklärung von Selbstfürsorgedefizten und Ressourcen begleiten.	CE 09 I.1.c)+d)	Datum	Kürzel, Datum	Kürzel, Datum	Kürzel, Datum

Kann den Pflegeprozess und die Pflegediagnostik in Bezug auf die **Altershaut** planen, organisieren, gestalten, durchführen, steuern und evaluieren

		Theorie	gezeigt	geübt	erreicht
8 Kann eine systematische Pflegeanamnese und Begutachtung des Hautzustands durchführen (siehe hierzu A1 Körperpflege und B12 Dermatologie)	CE 02, CE 04 CE 05, CE 06 CE 07, CE 08 CE 09, CE 11 I.1.c)+d)	Datum	Kürzel, Datum	Kürzel, Datum	Kürzel, Datum
9 Beherrscht den Analyse- und Synthese-Prozess, um Pflegediagnosen für Menschen mit Altershaut abzuleiten und zu erläutern, z. B. „Hat aufgrund der Altershaut das Risiko von“: » Infektionen » Gestörter Wundheilung » Verringerter Thermoregulation durch Reduktion der Schweißdrüsen » Schuppung (Xerosis) mit der Folge von Juckreiz » Nachlassendem Spannungszustand (Turgor) » Einblutungen (Purpura senilis) » Altersflecken (Lentigo senilis) » Feuchtigkeitsverlust » Alterswarzen (Verrucae seniles) » Lichtschäden oder Hauttumore wie weißer und schwarzer Hautkrebs	CE 02 CE 04 CE 05 CE 06 CE 07 CE 08 CE 09 CE 11 I.2.a-e) I.3.a-e)	Datum	Kürzel, Datum	Kürzel, Datum	Kürzel, Datum

B14.1.2 Besonderheiten der Pflege eines alten und/oder kranken Pflegeempfängers im Kontext der AEDLs und Selbstfürsorgedefizite

		Theorie	gezeigt	geübt	erreicht
10 Kennt verschiedene Pflegemaßnahmen der Altershaut und wählt situationsspezifisch geeignete Pflegemaßnahmen aus, z. B.: » Trockene und empfindliche Haut mit rückfettenden Wirkstoffen, z. B. Urea eincremen » Lauwarmes Wasser verwenden und maximal 15 Minuten duschen oder baden » PH-neutrale Pflegeprodukte ohne Konservierungsmittel, Farbstoffe und Duftstoffe verwenden » Ausreichendes Trinken	CE 02, CE 04 CE 05, CE 06 CE 07, CE 08 CE 09, CE 11 I.1.e), I.2.b)	Datum	Kürzel, Datum	Kürzel, Datum	Kürzel, Datum
11 Kann den Pflegeempfänger bezüglich allgemeiner Verhaltensmaßnahmen zur Pflege der Altershaut beraten und zu adäquaten Maßnahmen anleiten, z. B.: » Vitaminreiche Ernährung » Ausreichend Flüssigkeitszufuhr » UV-Strahlung meiden » Keine übertriebene Reinlichkeit » Stressvermeidung	CE 02, CE 04 CE 05, CE 06 CE 07, CE 08 CE 09 CE 11 II.2 a)+b)+c)	Datum	Kürzel, Datum	Kürzel, Datum	Kürzel, Datum

Kann den Pflegeprozess und die Pflegediagnostik in Bezug auf die **Harn- und Stuhlinkontinenz im Alter** planen, organisieren, gestalten, durchführen, steuern und evaluieren

12 Kann eine systematische Pflegeanamnese eines Pflegeempfängers mit einer Harninkontinenz im Alter durchführen und Ursachen, Inkontinenzformen und Symptome adäquat erkennen und erklären Ursachen z. B.: » Veränderungen in der Struktur des Blasenmuskels » Störungen der neurogenen Steuerung » Altersbedingte Veränderungen der Anatomie des unteren Harntrakts » Medikamentöse Nebenwirkungen Häufige im Alter vorkommende Inkontinenzformen/Symptome, z. B.: Belastungsinkontinenz z. B.: Urinabhang bei leichter Anstrengung, Lachen, Husten usw.; Miktionsvolumen physiologisch Dranginkontinenz z. B.: imperativer Harndrang; Pollakisurie Mischformen z. B.: Blasenspasmus; Pollakisurie (siehe auch Inkontinenz in A4 Ausscheidung)	CE 05 CE 06 CE 07 CE 08 CE 09 CE 11 I.1.c) I.2.a)	Datum	Kürzel, Datum	Kürzel, Datum	Kürzel, Datum
13 Kann eine systematische Pflegeanamnese eines Pflegeempfängers mit einer Stuhlinkontinenz (im Alter) durchführen und die Ursachen adäquat erklären, z. B.: » Neurogene Ursachen: nerval bedingte Störung z. B. bei Schlaganfall, Demenz » Sensorische Ursachen: Verlust analer Empfindungen z. B. nach Operation am Enddarm » Muskuläre Ursachen: z. B. durch einen geschädigten Schließmuskelapparat oder eine Beckenbodeninsuffizienz z. B. nach operativer Behandlung der Gebärmutter, bei Fistelleiden, Hämorrhoiden, Tumoren usw.	CE 05 CE 06 CE 07 CE 08 CE 09 CE 11 I.1.c) I.2.a)	Datum	Kürzel, Datum	Kürzel, Datum	Kürzel, Datum
14 Kann die Pflegediagnose „Hat aufgrund einer Harn-/Stuhlinkontinenz im Alter eine eingeschränkte Lebensqualität" stellen und die verschiedenen Symptome erkennen und erklären, z. B.: » Scham, Verlegenheitsgefühle » Angst » Geringes Selbstwertgefühl » Depression » Soziale Isolation » Hautkomplikationen z. B. inkontinenzassoziierte Dermatitis » Krankenhauseinweisungen (siehe auch Inkontinenz in A4 Ausscheidung)	CE 05 CE 06 CE 07 CE 08 CE 09 CE 11 I.2.a-e) I.3.a-e)	Datum	Kürzel, Datum	Kürzel, Datum	Kürzel, Datum

B14.1.2 Besonderheiten der Pflege eines alten und/oder kranken Pflegeempfängers im Kontext der AEDLs und Selbstfürsorgedefizite

Kann den Pflegeprozess und die Pflegediagnostik in Bezug auf die **Harn- und Stuhlinkontinenz im Alter** planen, organisieren, gestalten, durchführen, steuern und evaluieren

Lernergebnis		Theorie	gezeigt	geübt	erreicht
15 Kennt verschiedene Pflegemaßnahmen und Hilfestellungen zur Kompensation der Harn- und Stuhlinkontinenz und bietet diese entsprechend der internen und der externen Evidenz an, z. B.: » Unterstützung bei der Körperpflege, Intimpflege » Inkontinenzhilfsmittel » Barrierecremes oder Hautschutzpräparate » Toilettentraining » Blasentraining » Miktionstraining » Beckenbodentraining » Vaginaltampons/Analtampons » Irrigation	CE 05 CE 06 CE 07 CE 08 CE 09 CE 11 I.1.e), I.2.b)	Datum	Kürzel, Datum	Kürzel, Datum	Kürzel, Datum
16 Kann Angehörige/Bezugspersonen in Bezug auf das Kontinenzmanagement gezielt unterstützen, anleiten und beraten, z. B.: » Einsatz der Inkontinenzhilfsmittel erklären » Soziale Teilhabe unterstützen/ermöglichen » Ernährungsberatung z. B. Auswirkungen auf die Darmfunktion » Beratung zu Hygiene und Intimpflege » Gesprächsbereitschaft signalisieren	CE 05, CE 06 CE 07, CE 08 CE 09 CE 11 II.2.a)+b)+c)	Datum	Kürzel, Datum	Kürzel, Datum	Kürzel, Datum

Kann den Pflegeprozess und die Pflegediagnostik in Bezug auf die **Bewegung und Mobilität** des Pflegeempfängers planen, organisieren, gestalten, durchführen, steuern und evaluieren

Lernergebnis		Theorie	gezeigt	geübt	erreicht
17 Erhebt eine systematische Pflegeanamnese eines Pflegeempfängers mit Bewegungs- und Mobilitätseinschränkungen, z. B.: » Gesundheitliche Situation, vorliegende Erkrankungen » Bewegungseinschränkungen » Reduzierte oder erhöhte Muskel- und Körperspannung » Körperhaltung » Schritt- und Gangbild » Umgang mit und Einsatz von Hilfsmitteln » Umgebungsfaktoren » Bewegungsanalyse » Biografische Hintergründe » Fähigkeiten und Gewohnheiten » Bewegungsfähigkeit von Gelenken » Schmerzsituation » Spastische Bewegungsmuster (siehe B2 Neurologie) (siehe auch A6 Bewegung)	CE 05 CE 06 CE 07 CE 08 CE 09 CE 11 I.1.c) I.2.a)	Datum	Kürzel, Datum	Kürzel, Datum	Kürzel, Datum
18 Kann die Pflegediagnose „Hat das Risiko der Immobilität/des bewegungsarmen Lebensstils“ stellen und Ursachen und Risiken benennen, z. B.: » Unzureichende Mobilisation » Unzureichende Tagesstrukturierung » Verminderte Muskelkraft und Muskelmasse » Schmerzbedingte Bewegungsvermeidung » Antriebsarmut, Depression usw. » Angst vor Stürzen » Sedierende Medikamente » Erkrankungen des Bewegungsapparates, z. B. Arthrose » Neurologische Erkrankungen, z. B. Morbus Parkinson » Sensorische Einschränkungen z. B. Seh- und Hörfähigkeit » Orientierungslosigkeit, Veränderung der Umgebung » Keine bewegungsfördernde Gestaltung des Lebensumfeldes » Fixierung » Immobilisierung durch Bettlägrigkeit (siehe auch A6 Bewegung)	CE 05 CE 06 CE 07 CE 08 CE 09 CE 11 I.2.a-e) I.3.a-e)	Datum	Kürzel, Datum	Kürzel, Datum	Kürzel, Datum

B14.1.2 Besonderheiten der Pflege eines alten und/oder kranken Pflegeempfängers im Kontext der AEDLs und Selbstfürsorgedefizite

Theorie | gezeigt | geübt | erreicht

19 Beherrscht den Analyse- und Synthese-Prozess, um Pflegediagnosen für einen Pflegeempfänger mit Risiken der längeren körperlichen Immobilität zu erkennen und zu erklären, z. B.:

» Thrombosen und Embolien
» Pneumonien
» Kontrakturen
» Dekubitus
» Obstipation
» Stürze
» Isolation (im Einzelzimmer)
» Körperbildstörungen
» Machtlosigkeit

CE 05, CE 06, CE 07, CE 08, CE 09, CE 11, I.2.a-e), I.3.a-e)

Theorie	gezeigt	geübt	erreicht
Datum	Kürzel, Datum	Kürzel, Datum	Kürzel, Datum

20 Kennt verschiedene Maßnahmen bei Immobilität und wählt situationsspezifisch geeignete Pflegemaßnahmen aus, z. B.:

» Mobilisation
» Bewegungsfördernde Gestaltung des Lebensumfeldes
» Tagesstrukturierung
» Vermittlung von Aufgaben
» Aktive und passive Bewegungsübungen
» Maßnahmen zur Sturzprophylaxe (siehe A6)
» Krankengymnastik organisieren
» Kurzaktivierungen z. B. 10-Minuten-Aktivierungen
» Aktivierungen im Bett

Teilnahme an bewegungsfördernden Aktivitäten, z. B.:

» Spaziergänge
» Gartenarbeit und Pflanzenpflege
» Kegeln, Bingo usw.
» Kochen und Backen
» Gymnastik
» Tanztees

CE 05, CE 06, CE 07, CE 08, CE 09, CE 11, I.1.e), I.2.b)

Theorie	gezeigt	geübt	erreicht
Datum	Kürzel, Datum	Kürzel, Datum	Kürzel, Datum

21 Kann den Pflegeempfänger bezüglich allgemeiner bewegungs- und mobilitätsfördernder Verhaltensmaßnahmen beraten, anleiten und unterstützen, z. B.:

» Unterstützung beim individuellen Bewegungs- und Ruhebedürfnis
» Gemeinsames Auswählen von individuell geeigneten Aktivitäten
» Anleitung zur korrekten Nutzung von Hilfsmitteln, z. B. Gehstützen
» Beratung zu (Neben-)Wirkungen der Medikamente, z. B. Sedativa
» Beratung und Unterstützung bei der bewegunsförderlichen Gestaltung des Zimmers, z. B. Abstützmöglichkeiten usw.

CE 05, CE 06, CE 07, CE 08, CE 09, CE 11, II.2.a)+b)+c)

Theorie	gezeigt	geübt	erreicht
Datum	Kürzel, Datum	Kürzel, Datum	Kürzel, Datum

Kann den Pflegeprozess und die Pflegediagnostik in Bezug auf die **altersbedingt eingeschränkte Funktion der Augen und Ohren** planen, organisieren, gestalten, durchführen, steuern und evaluieren

22 Erhebt eine systematische Pflegeanamnese eines Pflegeempfängers mit altersbedingt eingeschränkter Funktion von Augen und Ohren, z. B.:

» Ressourcen
» Möglichkeiten der Teilhabe
» Gehfähigkeit
» Gleichgewicht
» Sturzrisiko (siehe A6 Bewegung)
» Emotionale Situation
» Umweltfaktoren/Gestaltung des Lebensumfeldes
» Ausmaß des Selbstfürsorgedefizits und des Hilfebedarfs
» Ausmaß der Seh- und Höreinschränkung nach Einsatz von Hilfsmitteln

CE 05, CE 06, CE 07, CE 08, CE 09, CE 11, I.1.c), I.2.a)

Theorie	gezeigt	geübt	erreicht
Datum	Kürzel, Datum	Kürzel, Datum	Kürzel, Datum

B14.1.2 Besonderheiten der Pflege eines alten und/oder kranken Pflegeempfängers im Kontext der AEDLs und Selbstfürsorgedefizite

Theorie | gezeigt | geübt | erreicht

Kann den Pflegeprozess und die Pflegediagnostik in Bezug auf die **altersbedingt eingeschränkte Funktion der Augen und Ohren** planen, organisieren, gestalten, durchführen, steuern und evaluieren

23 Beherrscht den Analyse- und Synthese-Prozess, um Pflegediagnosen für Pflegeempfänger mit Altersschwerhörigkeit (Presbyakusis) und mit altersbedingtem Sehverlust/Alterssichtigkeit (z. B. Presbyopie) abzuleiten und zu erläutern, z. B.:

Hat aufgrund von Altersschwerhörigkeit und Sehverlust/Alterssichtigkeit das Risiko von:

- Stürzen
- Selbstfürsorgedefizit
- Erheblicher Verringerung der Lebensqualität
- Beeinträchtigter Interaktion
- Sozialer Isolation
- Hoher emotionaler Belastung
- Informationseinbußen
- Verstärkter Entwicklung von Misstrauen und Furcht

Speziell bei Altersschwerhörigkeit Risiko von:

- Beeinträchtigter Interaktion
- Verringerung der kognitiven Leistungsfähigkeit
- Schwindel, Gangschwierigkeiten und Stürzen

CE 05 CE 06 CE 07 CE 08 CE 09 CE 11 I.2.a-e) I.3.a-e)

Datum | Kürzel, Datum | Kürzel, Datum | Kürzel, Datum

24 Kennt verschiedene Pflegemaßnahmen bei Altersschwerhörigkeit und wählt situationsspezifisch geeignete Pflegemaßnahmen aus, z. B.:

- Reduzierung von Umweltgeräuschen
- Langsam, deutlich sprechen
- Nonverbale Kommunikation nutzen
- Blickkontakt aufnehmen
- Über alle Maßnahmen (von vorne) informieren
- Bei Gruppengesprächen über das Gesprochene informieren
- Hörgeräte einsetzen, Batterien wechseln (bzw. dabei unterstützen)
- Telefonverstärker, TV-Verstärker einsetzen
- (Gebärden-)Dolmetscher einbeziehen
- Logopäden einbeziehen; Lippenlesen ermöglichen
- Papier und Stift zur Verfügung stellen
- Bilder-/Symbolsprache einsetzen

(siehe A14 Interaktion)

CE 05 CE 06 CE 07 CE 08 CE 09 CE 11 I.1.e) I.2.b)

Datum | Kürzel, Datum | Kürzel, Datum | Kürzel, Datum

25 Kennt verschiedene Pflegemaßnahmen bei altersbedingtem Sehverlust und wählt situationsspezifisch geeignete Pflegemaßnahmen aus, z. B.:

- Über alle Maßnahmen informieren
- Mit Namen ansprechen und sich selbst mit Namen vorstellen
- Informationen über Tätigkeiten, Einbeziehung in die Pflege
- Gegenstände an feste Plätze räumen, Veränderungen beschreiben
- Kontrastreiche Farben an wichtige Orientierungspunkte z. B. Türgriffe anbringen
- Gläser nur zur Hälfte einschenken
- Hilfestellung bei Essen

Hilfsmittel einsetzen und prüfen:

- Brille, Kontaktlinsen
- Lupe
- Bildtafeln
- Lesegerät
- Elektronische computergestützte Hilfen (Sprachsteuerung usw.)

(siehe A14 Interaktion)

CE 05 CE 06 CE 07 CE 08 CE 09 CE 11 I.1.e) I.2.b) I.5.b)

Datum | Kürzel, Datum | Kürzel, Datum | Kürzel, Datum

26 Kann sich in die Lebenswelt des Pflegeempfängers einfühlen und gibt den Sorgen und Ängsten Raum, z. B.:

- Signalisiert Gesprächsbereitschaft
- Strahlt Ruhe und Geduld aus
- Gibt Hilfe zur Selbsthilfe
- Unterstützt, statt zu bevormunden
- Hat einen freundlichen Tonfall

CE 05, CE 06 CE 07, CE 08 CE 09, CE 11 I.1.e), I.2.b) I.5.b)

Datum | Kürzel, Datum | Kürzel, Datum | Kürzel, Datum

27 Kann den Pflegeempfänger bezüglich allgemeiner Verhaltensmaßnahmen zur Kompensation des Seh- und Hörverlustes beraten und zu adäquaten Maßnahmen anleiten, z. B.:

- Hilfsmitteleinsatz
- Orientierung im Raum, Weg zur Toilette usw.
- Orientierung auf dem Essenstablett (vor allem bei Blinden), z. B. Vergleich mit der Uhr: Fisch liegt auf der 12 usw.

CE 05; CE 06 CE 07; CE 08 CE 09 CE 11 II.2a)+b)+c)

Datum | Kürzel, Datum | Kürzel, Datum | Kürzel, Datum

B14.1.2 Besonderheiten der Pflege eines alten und/oder kranken alten Pflegeempfängers im Kontext der AEDLs und Selbstfürsorgedefizite

Kann den Pflegeprozess und die Pflegediagnostik in Bezug auf die **Ernährung von geriatrischen und gerontopsychiatrischen Pflegeempfängern** planen, organisieren, gestalten, durchführen, steuern und evaluieren

Kompetenz		Theorie	gezeigt	geübt	erreicht
28 Kann die Güte und Aussagekraft des nutritiven Assessments im Kontext der Ernährungssituation der geriatrischen und gerontopsychiatrischen Pflegeempfänger bewerten und sinnvolle Instrumente für die Pflegepraxis ableiten, begründen und anwenden Nutritives Assessment z. B.: » Ernährungsanamnese » Body-Mass-Index » Assessment der Hör-/Sehfähigkeit	CE 02 CE 04 CE 05 CE 06 CE 07 CE 09 CE 11 I.1.c) I.2.a)	Datum	Kürzel, Datum	Kürzel, Datum	Kürzel, Datum
29 Kann die Pflegediagnose „Der geriatrische und gerontopsychiatrische Pflegeempfänger hat das Risiko einer Mangelernährung“ stellen und Risikofaktoren benennen, z. B.: » Schwierigkeiten bei der Nahrungsaufnahme, z. B. schlechter Mund- und Zahnstatus, Dysphagie, Dyspnoe » Schluckstörungen, Angst vor dem Verschlucken » Verminderter Appetit, z. B. bei Depression, Schmerzen, Medikamenteneinnahme (Antibiotika, Psychopharmaka) » Verändertes oder fehlendes Hunger- oder Durstgefühl » Fehlender Genuss durch die Nahrungsaufnahme » Veränderte, eingeschränkte oder fehlende Wahrnehmung, z. B. Geschmacks- und Geruchssinn, wie neue Vorliebe für süße Speise » Verfremdung bzw. Nichterkennen von Speisen oder Getränken (Agnosie) » Verlust des Zeitgefühls und der Orientierung	CE 02 CE 04 CE 05 CE 06 CE 07 CE 09 CE 11 I.2.a-e) I.3.a-e)	Datum	Kürzel, Datum	Kürzel, Datum	Kürzel, Datum
30 Kennt verschiedene Maßnahmen zur Förderung/Gestaltung der Essenssituation der kognitiv eingeschränkten/demenziell erkrankten Pflegeempfänger und wählt situationsspezifisch geeignete Pflegemaßnahmen aus, z. B.: » Essen als sinnliche Wahrnehmung ermöglichen » Erinnerungsarbeit z. B. Blättern in alten Kochbüchern » Verwendung regionaler Gerichte » Vertraute Düfte verströmen lassen (z. B. Kuchen) » Einbeziehung in die Essensherstellung (z. B. Obst und Gemüse schneiden lassen) » Auf veränderten Geschmacksinn reagieren (süßen und würzen) » Fingerfood anbieten, Essstationen (Essen im Gehen anbieten) » Auf Veränderungen im Tag-/Nachtrhythmus reagieren (z. B. Nachtimbiss anbieten) » Bei Schluckstörungen: Pürieren und Andicken von Flüssigkeiten	CE 02 CE 04 CE 05 CE 06 CE 07 CE 09 CE 11 I.1.e) I.2.b)	Datum	Kürzel, Datum	Kürzel, Datum	Kürzel, Datum
31 Kann den geriatrischen und gerontopsychiatrischen Pflegeempfänger bezüglich Prävention und Gesundheitsförderung in der Ernährung beraten	CE 02, CE 04 CE 05, CE 06 CE 07, CE 09 CE 11 II.2.a)+b)+c)	Datum	Kürzel, Datum	Kürzel, Datum	Kürzel, Datum

Kann den Pflegeprozess und die Pflegediagnostik in Bezug auf die **medikamentöse Versorgung der geriatrischen und gerontopsychiatrischen Pflegeempfänger** planen, organisieren, gestalten, durchführen, steuern und evaluieren

Kompetenz		Theorie	gezeigt	geübt	erreicht
32 Kann eine systematische Pflegeanamnese bezüglich der bisherigen verordneten Medikamente und Abklärung der Kompetenzen im Bereich der Medikamenteneinnahme durchführen	CE 05, CE 06 CE 07, CE 09 CE 11 I.1.c), I.2.a)	Datum	Kürzel, Datum	Kürzel, Datum	Kürzel, Datum
33 Beherrscht den Analyse- und Synthese-Prozess, um Pflegediagnosen für einen Pflegeempfänger mit einer Beeinträchtigung der Medikamenteneinnahme/des Medikamentenmanagements abzuleiten und zu erläutern, z. B.: » Hat aufgrund fehlender Informationen über die korrekte Einnahme von Medikamenten das Risiko der unwirksamen Therapie » Ist in der selbstständigen Medikamenteneinnahme/-applikation eingeschränkt, es besteht das Risiko der unwirksamen Therapie » Hat durch die Einnahme von zahlreichen Medikamenten das Risiko von unerwünschten Nebenwirkungen	CE 05 CE 06 CE 07 CE 09 CE 11 I.2.a-e) I.3.a-e)	Datum	Kürzel, Datum	Kürzel, Datum	Kürzel, Datum

B14.1.2 Besonderheiten der Pflege eines alten und/oder kranken Pflegeempfängers im Kontext der AEDLs und Selbstfürsorgedefizite

Kann den Pflegeprozess und die Pflegediagnostik in Bezug auf die **medikamentöse Versorgung der geriatrischen und gerontopsychiatrischen Pflegeempfänger** planen, organisieren, gestalten, durchführen, steuern und evaluiere

Lernergebnis	Bezug	Theorie	gezeigt	geübt	erreicht
34 Kennt verschiedene Maßnahmen zur Vermeidung von Medikamentennebenwirkungen und Maßnahmen zur Sicherstellung der Medikamentenwirksamkeit bei geriatrischen Pflegeempfängern und wählt situationsspezifisch geeignete Pflegemaßnahmen aus, z. B.: » Achtet auf Medikamentennebenwirkungen (insbesondere bei Multimedikation) » Achtet auf eine regelmäßige Einnahme der Medikamente » Gibt Hilfestellung bei der Einnahme » Gibt Hilfestellung beim Öffnen der Medikamentenverpackung	CE 05 CE 06 CE 07 CE 09 CE 11 I.1.e) I.2.b) III.2.b)	Datum	Kürzel, Datum	Kürzel, Datum	Kürzel, Datum
35 Kennt verschiedene Medikamente zur Behandlung demenziell erkrankter Menschen (und deren eingeschränkte Wirksamkeit), z. B.: Therapie der Hirnleistungsstörung: » NMDA-Antagonisten » Acetylcholinesterase-Hemmer » Nootropika Therapie der Begleitsymptome und Begleitkrankheiten: » Neuroleptika » Antidepressiva » Blutdruck- und Cholesterinsenker, Antidiabetika	CE 05 CE 06 CE 07 CE 09 CE 11 I.1.e) I.2.b) III.2.b)	Datum	Kürzel, Datum	Kürzel, Datum	Kürzel, Datum
36 Kann den geriatrischen und gerontopsychiatrischen Pflegeempfänger bezüglich allgemeiner Verhaltensmaßnahmen zur Medikamenteneinnahme beraten und zu adäquaten Maßnahmen anleiten, z. B.: » Regelmäßige, korrekte Einnahme der Medikamente » Korrekte Aufbewahrung, Lagerung	CE 05, CE 06 CE 07, CE 09 CE 11 II.2.a)+b)+c)	Datum	Kürzel, Datum	Kürzel, Datum	Kürzel, Datum

Kann den Pflegeprozess und die Pflegediagnostik im Kontext der **Schmerzen** geriatrischer und gerontopsychiatrischer Pflegeempfänger planen, organisieren, gestalten, durchführen, steuern und evaluieren

Lernergebnis	Bezug	Theorie	gezeigt	geübt	erreicht
37 Kann die Güte und Aussagekraft der Assessments zu Schmerzen von geriatrischen und gerontopsychiatrischen Pflegeempfängern bewerten und sinnvolle Instrumente anhand der Auskunftsfähigkeit des Pflegeempfängers ableiten, z. B.: Instrumente zur Selbstauskunft bei kognitiv nicht eingeschränkten und demenziell beeinträchtigten, verbal auskunftsfähigen Pflegeempfängern, z. B.: » VRS (Verbale Rating-Skala) » Gesichter-Rating-Skala (Faces Pain Scale) » NRS (Numerische Rating-Skala) Instrumente zur Fremdeinschätzung bei nonverbalen, demenziell beeinträchtigten Pflegeempfängern, z. B.: » BESD (Beurteilung von Schmerzen bei Demenz) » BISAD (Beobachtungsinstrument für das Schmerzassessment bei alten Menschen mit Demenz) » ZOPA (Zurich Observation Pain Assessment)	CE 05 CE 06 CE 07 CE 09 CE 11 I.1.c) I.2.a)	Datum	Kürzel, Datum	Kürzel, Datum	Kürzel, Datum
38 Kann nonverbale Verhaltensweisen, die auf ein Schmerzerleben bei nicht auskunftsfähigen, demenziell erkrankten Menschen hindeuten könnten, erkennen und interpretieren, z. B.: » Gesichtsausdruck, z. B. trauriges, ängstliches Gesicht » Verbalisieren und vokalisieren, z. B. stöhnen, jammern, heulen » Körperbewegungen, z. B. Veränderung des Gangbilds » Veränderungen der interpersonalen Interaktion, z. B. aggressives oder zurückgezogenes Verhalten » Veränderungen des mentalen Zustands » Lautäußerungen, z. B. Weinen, geistige Verwirrtheit » Veränderungen der Aktivitätsmuster oder Gewohnheiten, z. B. Nahrungsverweigerung, gesteigertes Umherlaufen	CE 05 CE 06 CE 07 CE 09 CE 11 I.1.e) I.2.b)	Datum	Kürzel, Datum	Kürzel, Datum	Kürzel, Datum

B14.1.2 Besonderheiten der Pflege eines alten und/oder kranken Pflegeempfängers im Kontext der AEDLs und Selbstfürsorgedefizite

		Theorie	gezeigt	geübt	erreicht
39 Kann die Pflegediagnose „Ist aufgrund einer fortgeschrittenen kognitiven/demenziellen Einschränkung nicht in der Lage, sein Schmerzerleben zu kommunizieren und hat daher das Risko von unerkannten Schmerzen“ stellen und verschiedene mit Schmerzen assoziierte Erkrankungen erkennen und erklären, z. B.: » Degenerative Erkrankungen » Osteoarthritis » Osteoporose (mit Frakturen) » Kontrakturen » Frakturen (operativ behandelt) » Sturz mit Blutergüssen » Obstipation	CE 05 CE 06 CE 07 CE 09 CE 11 I.2.a-e) I.3.a-e)	Datum	Kürzel, Datum	Kürzel, Datum	Kürzel, Datum
40 Kennt verschiedene Maßnahmen zur Schmerzlinderung bei geriatrischen und gerontopsychiatrischen Pflegeempfängern und wählt situationsspezifisch geeignete Pflegemaßnahmen aus, z. B.: Medikamentöse Schmerzbehandlung: » Nichtretardiertes Schmerzmittel bei akutem Schmerz (nach AVO) » Verzögerte Schmerzmittel oder Opioidtherapie (nach AVO) » Bedarfsmedikation vor Mobilisation verabreichen Nichtmedikamentöse Maßnahmen zur Schmerzlinderung: » Kälte- und Wärmetherapie » TENS (Transkutane elektrische Nervenstimulation) » Entspannungsübungen » Ablenkung	CE 05 CE 06 CE 07 CE 09 CE 11 I.1.e) I.2.b) III.2.b)	Datum	Kürzel, Datum	Kürzel, Datum	Kürzel, Datum
41 Kann den geriatrischen und gerontopsychiatrischen Pflegeempfänger und seine Angehörigen bezüglich allgemeiner Verhaltensmaßnahmen in Bezug auf Schmerzen beraten und zu adäquaten Maßnahmen anleiten, z. B.: » Bewältigungsstrategien für den Alltag » Befähigung zu einem adäquaten Schmerzmanagement » Information über das geplante Schmerzmanagement » Information zu Möglichkeiten der nichtmedikamentösen Schmerzlinderung	CE 05 CE 06 CE 07 CE 09 CE 11 II.2.a)+b)+c)	Datum	Kürzel, Datum	Kürzel, Datum	Kürzel, Datum

Kann den Pflegeprozess und die Pflegediagnostik im Kontext der **Schlafstörungen** der geriatrischen und gerontopsychiatrischen Pflegeempfänger planen, organisieren, gestalten, durchführen, steuern und evaluieren

		Theorie	gezeigt	geübt	erreicht
42 Kann eine systematische Pflegeanamnese zu den Schlafgewohnheiten und möglichen Störungen durchführen (siehe auch A7 Entspannung, Schlafen, Ruhen)	CE 05, CE 06 CE 07, CE 09 CE 11 I.1.c), I.2.a)	Datum	Kürzel, Datum	Kürzel, Datum	Kürzel, Datum
43 Kann die Pflegediagnose „Der geriatrische und gerontopsychiatrische Pflegeempfänger hat eine Schlafstörung ODER das Risiko einer Schlafstörung mit schweren Störungen des zirkadianen Rhythmus mit Tag-Nacht-Umkehr“ stellen und die verschiedenen Ursachen erkennen und erklären, z. B.: » Lichtmangel: Tageslicht (Lux), zirkadianes Licht in stationären Einrichtungen (bei Lichtmangel steigt der Melatoninspiegel („Schlafhormon“) an) » Unzureichende Tagesstrukturierung » Unzureichende soziale Interaktionen	CE 05 CE 06 CE 07 CE 09 CE 11 I.2.a-e) I.3.a-e)	Datum	Kürzel, Datum	Kürzel, Datum	Kürzel, Datum
44 Kennt verschiedene Pflegemaßnahmen bei geriatrischen und gerontopsychiatrischen Pflegeempfängern mit Schlafstörungen und wählt situationsspezifisch geeignete Pflegemaßnahmen aus, z. B.: » Ausreichend Tageslicht/zirkadianes Licht » Tagesstrukturierung, soziale Interaktionen » Mobilisation » Vermeidung von aufregenden Aktivitäten am Abend » Späteres Zubettgehen, Tagschlaf vermeiden » Rituale einhalten » Vermeidung von Schlafmedikation	CE 05 CE 06 CE 07 CE 09 CE 11 I.1.e) I.2.b)	Datum	Kürzel, Datum	Kürzel, Datum	Kürzel, Datum

B14.1.2 Besonderheiten der Pflege eines alten und/oder kranken Pflegeempfängers im Kontext der AEDLs und Selbstfürsorgedefizite

Theorie | gezeigt | geübt | erreicht

Kann den Pflegeprozess und die Pflegediagnostik im Kontext der **Schlafstörungen** der geriatrischen und gerontopsychiatrischen Pflegeempfänger planen, organisieren, gestalten, durchführen, steuern und evaluieren

		Theorie	gezeigt	geübt	erreicht
45 Kann den geriatrischen und gerontopsychiatrischen Pflegeempfänger/seine Angehörigen bezüglich allgemeiner Verhaltensmaßnahmen bei Schlafstörungen beraten und zu adäquaten Maßnahmen anleiten, z. B.: » Teilnahme an Aktivitäten zur Tagesstrukturierung » Häufiges Bewegen, wenn möglich bei Tageslicht an der frischen Luft » Aufrechterhalten von sozialen Kontakten (z. B. durch Besuche)	CE 05, CE 06 CE 07, CE 09 CE 11 II.2.a)+b)+c)	Datum	Kürzel, Datum	Kürzel, Datum	Kürzel, Datum

Kann den Pflegeprozess und die Pflegediagnostik im Kontext der **Beziehungsgestaltung und Kommunikation** der geriatrischen und gerontopsychiatrischen Pflegeempfänger planen, organisieren, gestalten, durchführen, steuern und evaluieren

		Theorie	gezeigt	geübt	erreicht
46 Kann eine systematische Pflegeanamnese eines Pflegeempfängers zur Abklärung der Kommunikations- und Interaktionsfähigkeiten sowie Beziehungsfähigkeit durchführen (siehe hierzu A14 Soziale Interaktion)	CE 05, CE 06 CE 08, CE 09 CE 10, CE 11 I.1.c), II.1 II.2	Datum	Kürzel, Datum	Kürzel, Datum	Kürzel, Datum
47 Beherrscht den Analyse- und Synthese-Prozess, um Pflegediagnosen in Bezug auf die Beziehungsgestaltung und Kommunikation mit demenziell erkrankten Menschen abzuleiten und zu erläutern, z. B.: Hat aufgrund kognitiver Einschränkungen/demenzieller Erkrankungen: » Das Risiko einer unzureichenden Kommunikation » Das Risiko, dass nonverbale Kommunikationsversuche als „herausforderndes Verhalten" fehlgedeutet werden » Das Risiko einer eingeschränkten Lebensqualität (siehe auch A14 Soziale Interaktion)	CE 05 CE 06 CE 07 CE 08 CE 09 CE 10 CE 11 I.2.a-3) I.3.a-e) II.1.e)	Datum	Kürzel, Datum	Kürzel, Datum	Kürzel, Datum
48 Kennt Maßnahmen zum Umgang und zur Beziehungsgestaltung mit/von demenziell erkrankten Menschen und setzt diese situationsspezifisch, theoriegeleitet in der Praxis um, z. B.: » Interaktionen verlangsamen » Kommunikation auf Augenhöhe » Blickkontakt herstellen, beim Begrüßen die Hand geben » Auf nonverbale und verbale Signale achten » Berühren: mit gleichbleibendem Druck, möglichst viel Oberfläche berühren » Ankündigung von Handlungen » Beginn und Ende des Kontakts eindeutig signalisieren » Nicht mehrere Handlungen gleichzeitig ausführen » Reizquellen ausschalten » Selbstbestimmung stärken » Bei Abwehrverhalten abbrechen! » Routinen und Rituale kennen und berücksichtigen » Biografie berücksichtigen (Vorlieben) » Bewegung ermöglichen	CE 05 CE 06 CE 07 CE 08 CE 09 CE 10 CE 11 II.1.a-d)	Datum	Kürzel, Datum	Kürzel, Datum	Kürzel, Datum
49 Kennt Maßnahmen und Methoden zur Unterstützung der Beziehungsgestaltung von Menschen mit Demenz und wählt situationsspezifisch geeignete Pflegemaßnahmen aus, z. B.: » Personenzentrierte Pflege nach Kitwood » Validation/Integrative Validation (IVA) » Milieutherapie » Basale Stimulation » Erlebensorientierte Pflege – mäeutischer Ansatz » Erinnerungspflege » Tiergestützte Intervention » Snoezelen » Aromapflege » Musik, Theater, Tanz » Kunst » Konversation » Humor in der Pflege » Puppen	CE 05 CE 06 CE 07 CE 08 CE 09 CE 10 CE 11 II.1.a-d)	Datum	Kürzel, Datum	Kürzel, Datum	Kürzel, Datum

B14.1.2 Besonderheiten der Pflege eines alten und/oder kranken Pflegeempfängers im Kontext der AEDLs und Selbstfürsorgedefizite

		Theorie	gezeigt	geübt	erreicht
50 Hat eine personzentrierte Haltung im Umgang mit demenziell erkrankten Menschen verinnerlicht und lebt diese im Pflegealltag, z. B.: » Kongruenz: das, was gesagt wird, stimmt mit der inneren Haltung überein » Keine Lügen » Empathie: kann sich in die Situation des Pflegeempfängers einfühlen » Vorbehaltlose Akzeptanz und Wertschätzung » Einbeziehung in Entscheidungen » Erkennen und Nutzen von Ressourcen » Keine Stigmatisierung (z. B. nicht von „Dementen“ und „Wegläufern“ sondern von „Menschen mit Demenz“ sprechen) » Geduld und Ruhe vermitteln » Emotionale Realität erfassen und darauf eingehen » Versuchen, die Welt aus der Perspektive des Pflegeempfängers zu betrachten	CE 05 CE 06 CE 07 CE 08 CE 09 CE 10 CE 11 II.1.a-d)	Datum	Kürzel, Datum	Kürzel, Datum	Kürzel, Datum
51 Berücksichtigt bei „herausforderndem Verhalten“ von Menschen mit Demenz die Grundannahmen der personenzentrierten Pflege (nach Tom Kitwood): » Allem, was Menschen mit Demenz tun und sagen, kommt Sinn und Bedeutung zu » „Problemverhalten“ wird als Handlung gedeutet, die verstanden werden muss » Das Verhalten ist Ausdruck eines zugrundeliegenden Bedürfnisses	CE 05, CE 06 CE 07, CE 08 CE 09, CE 10 CE 11 II.1.a-d)	Datum	Kürzel, Datum	Kürzel, Datum	Kürzel, Datum
52 Kann „herausfordernde Verhaltensweisen“ von Menschen mit Demenz als Ausdruck eines zugrundeliegenden Bedürfnisses pflegeempfängerspezifisch erklären, z. B.: » Unruhe (Agitation): › verbal aggressiv, z. B. Schreien › verbal nicht aggressiv, z. B. wiederholtes Fragen › körperlich aggressiv, z. B. Schlagen › körperlich nicht aggressiv, z.B. Wandern » Passives Verhalten, z. B. teilnahmslos im Bett liegen	CE 05, CE 06 CE 07, CE 08 CE 09, CE 10 CE 11 II.1.a-d)	Datum	Kürzel, Datum	Kürzel, Datum	Kürzel, Datum
53 Kennt positive Effekte der Biografiearbeit auf die Beziehungsgestaltung und Kommunikation mit dem demenziell erkrankten Pflegeempfänger, z. B.: » Elemente der Lebensgeschichte bilden den „roten Faden“ der Kommunikation » Nonverbal kommunizierende Pflegeempfänger werden akzeptiert, wertgeschätzt und in ihrer Identität bestätigt (validiert) » Auf Basis der Biografie können Äußerungen und Verhaltensweisen besser verstanden werden » Es fällt leichter, Beschäftigungen zu finden	CE 05 CE 06 CE 07 CE 08 CE 09 CE 10 CE 11 I.5.a)	Datum	Kürzel, Datum	Kürzel, Datum	Kürzel, Datum
54 Kann das Konzept der Integrativen Validation (IVA) pflegeempfängerspezifisch anwenden und erklären: » Gefühle oder Antriebe, die hinter der Äußerung liegen, sollen erspürt werden » Diese werden in direkten, kurzen Sätzen benannt » In einem dritten Schritt kann in Form eines Sprichworts oder einer Lebensweisheit paraphrasiert werden	CE 05, CE 06 CE 07, CE 08 CE 09, CE 10 CE 11 II.1.a-d)	Datum	Kürzel, Datum	Kürzel, Datum	Kürzel, Datum
55 Reflektiert eigene Sichtweisen und die eigene Gefühlslage in Bezug auf die Lebensqualität der Menschen mit Demenz und kann diese im Pflegeteam austauschen und an Lösungen arbeiten, z. B.: » Stress und negative Gefühle übertragen sich » Abwehrverhalten	CE 05, CE 06 CE 07, CE 08 CE 09, CE 10 CE 11 II.1.a-d)	Datum	Kürzel, Datum	Kürzel, Datum	Kürzel, Datum

B14.1.2 Besonderheiten der Pflege eines alten und/oder kranken Pflegeempfängers im Kontext der AEDLs und Selbstfürsorgedefizite

Theorie | gezeigt | geübt | erreicht

Kann den Pflegeprozess und die Pflegediagnostik im Kontext der **Beziehungsgestaltung und Kommunikation** der geriatrischen und gerontopsychiatrischen Pflegeempfänger planen, organisieren, gestalten, durchführen, steuern und evaluieren

56 Kann Angehörige in Bezug auf die Beziehungsgestaltung und Kommunikation mit demenziell erkrankten Pflegeempfängern beraten, z. B.:

» Bedeutung der nonverbalen Kommunikation
» Langsam, deutlich und in kurzen Sätzen sprechen
» Geschlossene, statt offene Fragen stellen, z. B. „Haben Sie Hunger?"
» Wertschätzend kommunizieren, nicht kritisieren
» Nicht konfrontieren, z. B. mit falsch abgelegten Gegenständen
» Nicht infantilisieren (wie ein Kind behandeln)
» Zeit lassen, Ruhe vermitteln
» Blickkontakt herstellen, Körperkontakt anbieten, mit Namen ansprechen
» Ironie vermeiden
» Wichtige Informationen wiederholen, dieselben Formulierungen verwenden, Diskussionen vermeiden
» Anschuldigungen, Vorwürfe nicht persönlich nehmen

CE 05, CE 06, CE 07, CE 08, CE 09, CE 10, CE 11, II.2.a-c)

Datum	Kürzel, Datum	Kürzel, Datum	Kürzel, Datum

Kann den Pflegeprozess und die Pflegediagnostik im Kontext der **Biografiearbeit und Erinnerungspflege des geriatrischen Pflegeempfängers** planen, organisieren, gestalten, durchführen, steuern und evaluieren

57 Kann die Pflegediagnose „Der geriatrische Pflegeempfänger hat aufgrund einer demenziellen Erkrankung das Risiko, sich seiner eigenen Identität nicht bewusst zu sein und leidet darunter" stellen und die verschiedenen Symptome/Auswirkungen erkennen und erklären, z. B.:

» Eingeschränkte Lebensqualität
» Hilflosigkeit
» Angst
» Aggressivität
» „Herausforderndes Verhalten"

CE 04, CE 06, CE 07, CE 08, CE 09, CE 10, CE 11, I.5.a), I.2.a-e), I.3.a-e)

Datum	Kürzel, Datum	Kürzel, Datum	Kürzel, Datum

58 Kann die Ziele und positiven Effekte der Biografiearbeit und Erinnerungspflege auf den geriatrischen, demenziell erkrankten Pflegeempfänger benennen und erklären, z. B.:

» Erinnerungen mit hoher persönlicher Bedeutsamkeit („Herzensöffner") entdecken
» Freude und positive Gefühle im „Hier und Jetzt" ermöglichen
» Zugang zu Menschen mit Demenz finden
» Fähigkeiten fördern
» Stärkung der Identität und des Selbstwertgefühls
» Abbau von Angst und Unruhe
» Aktivierung von Reserven
» Förderung von Spaß und Kreativität

CE 04, CE 06, CE 07, CE 08, CE 09, CE 10, CE 11, I.5.a)

Datum	Kürzel, Datum	Kürzel, Datum	Kürzel, Datum

59 Kennt verschiedene Maßnahmen der Biografiearbeit und Erinnerungspflege und wählt situationsspezifisch geeignete Maßnahmen aus, z. B.:

» Identifizieren von Lebensthemen (d.h. Themen, die übergreifend im Hinblick auf das Erleben von Identität eine zentrale Bedeutung haben), wie z. B. Heimat, Beruf oder Familie
» Personzentrierter, validierender Umgang und Verständnis für den persönlichen (Lebens-)Kontext
» Anlegen eines Erinnerungsalbums
» Über Lebensthemen sprechen
» Gemeinsam ein Fotoalbum ansehen
» Gemeinsam singen, musizieren, basteln, kochen usw.
» Autobiografische Gestaltung der Umgebung

Wählt situationsspezifisch geeignete digitale Maßnahmen aus, z. B.:

» Digitaler Bilderrahmen mit autobiografischen Inhalten (Bilder, Musik, Filme, Gedichte, Geschichten)
» (Interaktive) Filme speziell für Menschen mit demenziellen Erkrankungen

CE 04, CE 06, CE 07, CE 08, CE 09, CE 10, CE 11, I.5.a)

Datum	Kürzel, Datum	Kürzel, Datum	Kürzel, Datum

60 Kann sich in die Familiengeschichte und in die Sozial- und Zeitgeschichte des Pflegeempfängers einfühlen und kennt positive Effekte der Biografiearbeit und Erinnerungspflege für die eigene Weiterentwicklung, z. B.:

» Verhaltensweisen und Äußerungen können besser verstanden werden
» Veränderte Wahrnehmung der Pflegeempfänger
» Es fällt leichter, Beschäftigungen für die Pflegeempfänger zu finden
» Erweiterung des eigenen Horizonts durch die Beschäftigung mit Geschichte

CE 04, CE 06, CE 07, CE 08, CE 09, CE 10, CE 11, I.5.a)

Datum	Kürzel, Datum	Kürzel, Datum	Kürzel, Datum

B14.1.2 Besonderheiten der Pflege eines alten und/oder kranken Pflegeempfängers im Kontext der AEDLs und Selbstfürsorgedefizite

Theorie	gezeigt	geübt	erreicht

61 Bezieht den Pflegeempfänger und seine Angehörigen (insbesondere bei demenziell erkrankten Pflegeempfängern) aktiv in die Biografiearbeit und Erinnerungspflege ein, z. B.:

- Erinnerungspflege, d.h. durch gezielte Aktivitäten oder Gesprächsthemen Erinnerungen wachrufen
- Realitätsorientierungstraining (ROT) (wird heute kritisch betrachtet, wenn überhaupt, dann bei Menschen mit einer beginnenden Demenz einsetzen)
- Ganzheitliches Gehirntraining
- Biografische Informationen sammeln durch:
  - Erzählungen der Lebensgeschichte des Pflegeempfängers
  - Identifizieren der Lebensthemen
  - Besorgen von Fotoalben, emotional bedeutsamen Erinnerungsgegenständen

CE 04, CE 06, CE 07, CE 08, CE 09, CE 10, CE 11, I.5.a), II.2.a-c)

Datum	Kürzel, Datum	Kürzel, Datum	Kürzel, Datum

Kann den Pflegeprozess und die Pflegediagnostik im Kontext der **Sexualität des geriatrischen oder gerontopsychiatrischen Pflegeempfängers** planen, organisieren, gestalten, durchführen, steuern und evaluieren

62 Erhebt eine systematische Pflegeanamnese eines Pflegeempfängers und klärt ein mögliches unbefriedigendes Sexualleben und/oder Bedürfnis nach körperlicher Nähe bzw. Verhaltensauffälligkeiten ab:

- Sexualanamnese
- Biografische Anamnese

CE 04, CE 07, CE 09, CE 11, I.1.c), I.2.a)

Datum	Kürzel, Datum	Kürzel, Datum	Kürzel, Datum

63 Kann die Pflegediagnose „Hat aufgrund einer demenziellen Erkrankung das Risiko eines unerfüllten Sexuallebens“ stellen und verschiedene Symptome/Ursachen erkennen und erklären, z. B.:

- Verlust sozialer Hemmungen, z.B in Form von Übergriffen verbaler Art oder durch Berührungen z.B. bei Pflegemaßnahmen
- Bedürfnis nach Berührungen/Sexualität auch mit „fremden“ Personen z.B. anderen Pflegeempfängern

CE 04, CE 07, CE 09, CE 11, I.2.a-e), I.3.a-e)

Datum	Kürzel, Datum	Kürzel, Datum	Kürzel, Datum

64 Kennt verschiedene Maßnahmen zur Unterstützung des Bedürfnisses nach Berührungen/Sexualität von geriatrischen und demenziell erkrankten Pflegeempfängern und wählt situationsspezifisch geeignete Pflegemaßnahmen aus, z. B.:

- Bedürfnis nach Nähe, Zärtlichkeit und Geborgenheit als Grundrecht jedes Menschen anerkennen
- Raum für Intimsphäre lassen
- Selbstbestimmung und Autonomie stützen
- Anklopfen, Zimmertüren nicht offen stehen lassen
- Nicht konfrontieren oder Vorwürfe machen
- Übergriffe sollten als Ausdruck eines zugrundeliegenden Bedürfnisses und nicht als „böswillig“ interpretiert werden
- Anerkennung der Schamgefühle

CE 04, CE 07, CE 09, CE 11, I.1.e), I.2.b)

Datum	Kürzel, Datum	Kürzel, Datum	Kürzel, Datum

65 Kann eigene Gefühle in Zusammenhang mit der Sexualität reflektieren und tabuisiert sie nicht, sondern thematisiert sie im Team, z. B. Erleben von:

- Körperlichen Übergriffen
- Berührungen
- Anzüglichen Witzen
- Ekel

CE 04, CE 07, CE 09, CE 11, II.1.f)

Datum	Kürzel, Datum	Kürzel, Datum	Kürzel, Datum

66 Kann Angehörige in Bezug auf das Bedürfnis des Pflegeempfängers nach Sexualität beraten, z. B. aufklären darüber, dass:

- Fremde Menschen als Lebenspartner oder Jugendliebe verkannt werden könnten
- Enthemmungen krankheitsbedingt sind
- Vorwürfe nicht verstanden werden
- Die Lebensqualität der Pflegeempfänger im Vordergrund steht

CE 04, CE 07, CE 09, CE 11, II.2.a)

Datum	Kürzel, Datum	Kürzel, Datum	Kürzel, Datum

B14.1.3 Pflegerische Handlungskompetenz bei geronto-psychiatrischen Erkrankungen

Theorie | gezeigt | geübt | erreicht

Kann den Pflegeprozess und die Pflegediagnostik in akuten und chronischen Pflegesituationen bei **Pflegeempfängern mit demenziellen Erkrankungen** planen, organisieren, gestalten, durchführen, steuern und evaluieren

67 Kann eine Pflegeanamnese bei demenziell erkrankten Pflegeempfängern durchführen und die aus den Primärsymptomen:

- Aphasie: Störung von Sprache, Sprachflüssigkeit, Sprachverständnis
- Apraxie: Störung von Handlungen und Bewegungsabläufen
- Agnosie: Störung des Erkennens, Störung der Exekutivfunktionen (Planen, Strukturieren, Umsetzen von Plänen, Bewertung, Beurteilung)

entstehenden Sekundärsymptome pflegeempfängerspezifisch erklären und den individuellen Pflegebedarf ableiten, z. B.:

- Orientierungsstörung: örtlich, zeitlich, räumlich
- Angst, Aggressivität, Unruhe, Wahnideen, Wahnvorstellungen
- Perseverationen (sich monoton wiederholende Bewegungen, z. B. Schaukeln, Nesteln); Reaktive Depression

CE 05, CE 06, CE 07, CE 08, CE 09, CE 10, CE 11, I.1.c), I.2.a)

Theorie	gezeigt	geübt	erreicht
Datum	Kürzel, Datum	Kürzel, Datum	Kürzel, Datum

68 Beherrscht den Analyse- und Synthese-Prozess, um Pflegediagnosen für Menschen mit demenziellen Erkrankungen abzuleiten zu erläutern, z. B. „Hat aufgrund einer demenziellen Erkrankung Beeinträchtigungen“:

- der selbstständigen Tages- und Lebensgestaltung, in der Orientierung, der eigenen Identität, in der verbalen Kommunikation, in der adäquaten Auskunft bezüglich des eigenen Schmerzerlebens, ein Selbstfürsorgedefizit

CE 05, CE 06, CE 07, CE 08, CE 09, CE 10, CE 11, I.2.a-e), I.3.a-e)

Theorie	gezeigt	geübt	erreicht
Datum	Kürzel, Datum	Kürzel, Datum	Kürzel, Datum

69 Wählt pflegefachlich begründete Pflegemaßnahmen entsprechend der externen und internen Evidenzlage und dem Schweregrad der mit der Demenz verbundenen Hilfebedarfe aus und kann die Auswahl begründen und mit dem Pflegeempfänger kommunizieren, z. B.:

- Maßnahmen im Kontext der Selbstfürsorge
- Maßnahmen im Kontext der Tagesstrukturierung

CE 05, CE 06, CE 07, CE 08, CE 09, CE 10, CE 11, I.1.e), I.2.b)

Theorie	gezeigt	geübt	erreicht
Datum	Kürzel, Datum	Kürzel, Datum	Kürzel, Datum

70 Kennt den Expertenstandard Beziehungsgestaltung in der Pflege von Menschen mit Demenz (DNQP 2018) und kann ihn individuell auf den Pflegeempfänger bezogen adäquat umsetzen

CE 05, CE 06, CE 07, CE 08, CE 09, CE 10, CE 11, Anlage 5: IV. 1+2

Theorie	gezeigt	geübt	erreicht
Datum	Kürzel, Datum	Kürzel, Datum	Kürzel, Datum

71 Kann den Umsetzungsgrad des Expertenstandards mittels Auditsystem in der Einrichtung bewerten und Verbesserungsmaßnahmen einleiten

CE 05, CE 06, CE 07, CE 08, CE 09, CE 10, CE 11, Anlage 5: IV. 1+2

Theorie	gezeigt	geübt	erreicht
Datum	Kürzel, Datum	Kürzel, Datum	Kürzel, Datum

72 Kann den demenziell erkrankten Pflegeempfänger/seine Angehörigen beraten, z. B.:

- Information und Beratung über mögliche individuelle Betreuungsangebote (Gruppen- und Einzelangebote) und beziehungsfördernde Maßnahmen
- Befähigung der Bezugspersonen zu einem der Situation angepassten Umgang mit dem Betroffenen und einer positiven Beziehungsgestaltung
- Wirkungen eines Krankenhausaufenthalts und entsprechende Konsequenzen für die poststationäre Versorgungsgestaltung

CE 05, CE 06, CE 07, CE 08, CE 09, CE 10, CE 11, II.2.a-c)

Theorie	gezeigt	geübt	erreicht
Datum	Kürzel, Datum	Kürzel, Datum	Kürzel, Datum

Kann den Pflegeprozess und die Pflegediagnostik bei alten/betagten Pflegeempfängern mit dem Risiko von/akuten **Verwirrtheitszuständen** planen, organisieren, gestalten, durchführen, steuern und evaluieren

73 Kennt Risikofaktoren für einen akuten Verwirrtheitszustand/ein Delir und erhebt diese systematisch im Rahmen der Pflegeanamnese

Körperliche Ursachen:

- Verringern des Nährstoff- oder Sauerstoffangebots im Gehirn, z. B.:
  - Exsikkose, Durchblutungsstörungen, Blutzuckerabfall, Mangelernährung
- Infektionen, Hirntumoren, Hirntraumata, Intoxikationen
  - Überdosierung von Medikamenten
- Auswirkungen von Narkosen, Operationen, Alkoholentzug

Psychosoziale Ursachen:

- Verlust von Bezugspersonen, Ängste, Ortswechsel

CE 05, CE 06, CE 07, CE 08, CE 09, CE 10, CE 11, I.1.c), I.2.a)

Theorie	gezeigt	geübt	erreicht
Datum	Kürzel, Datum	Kürzel, Datum	Kürzel, Datum

B14.1.3 Pflegerische Handlungskompetenz bei gerontopsychiatrischen Erkrankungen

		Theorie	gezeigt	geübt	erreicht
74 Beherrscht den Analyse- und Synthese-Prozess, um Pflegediagnosen für einen Pflegeempfänger mit einem Risiko von/akuten Verwirrtheitszuständen abzuleiten und zu erläutern, z. B.: » Akuter Verwirrtheitszustand, Risiko der Selbst-/Fremdgefährdung » Risiko für die Entstehung eines akuten Verwirrtheitszustands	CE 05, CE 06 CE 07, CE 08 CE 09, CE 10 CE 11 I.2.a-e) I.3.a-e)	Datum	Kürzel, Datum	Kürzel, Datum	Kürzel, Datum
75 Wählt pflegefachlich begründete Pflegemaßnahmen entsprechend der externen und internen Evidenzlage aus und kann die Auswahl begründen und mit dem Pflegeempfänger und/oder seinen Angehörigen kommunizieren, z. B.: » Schutzmaßnahmen zur Vermeidung einer Selbst-/Fremdgefährdung » Prophylaktische Maßnahmen zur Vermeidung von körperlichen Stoffwechselentgleisungen/Flüssigkeitsdefizit usw.	CE 05, CE 06 CE 07, CE 08 CE 09, CE 10 CE 11 I.1.e), I.2.b)	Datum	Kürzel, Datum	Kürzel, Datum	Kürzel, Datum
76 Kann Angehörige in Bezug auf den Umgang mit verwirrten Pflegeempfängern beraten, z. B.: » Wertschätzend kommunizieren, nicht kritisieren » Nicht konfrontieren z. B. mit falsch abgelegten Gegenständen » Zeit lassen, Ruhe vermitteln » Blickkontakt herstellen, Körperkontakt, mit Namen ansprechen » Langsam, deutlich und in kurzen Sätzen sprechen » Wichtige Informationen wiederholen, dieselben Formulierungen verwenden » Diskussionen vermeiden	CE 05 CE 06 CE 07 CE 08 CE 09 CE 10 CE 11 II.2.a-c)	Datum	Kürzel, Datum	Kürzel, Datum	Kürzel, Datum

Kann den Pflegeprozess und die Pflegediagnostik bei geriatrischen und gerontopsychiatrischen Pflegeempfängern mit **psychischen Erkrankungen** planen, organisieren, gestalten, durchführen, steuern und evaluieren

		Theorie	gezeigt	geübt	erreicht
77 Kann psychiatrische Auffälligkeiten erkennen, die mit dem Erleben von Alter, Schwäche und Verlust in Zusammenhang stehen können (z. B. Depression, Sucht, Suizid) oder mit einer bereits länger bestehenden, bekannten psychiatrischen Erkrankung in Zusammenhang stehen, sie im Rahmen einer Pflegeanamnese systematisch beobachten, erheben und interdisziplinär kommunizieren	CE 11 I.1.c) I.2.a)	Datum	Kürzel, Datum	Kürzel, Datum	Kürzel, Datum
78 Beherrscht den Analyse- und Synthese-Prozess, um Pflegediagnosen für geriatrische und gerontopsychiatrische Pflegeempfänger mit psychischen Erkrankungen und psychiatrischen Krisen abzuleiten, z. B.: » Zeigt Selbstvernachlässigungstendenzen verbunden mit einem Risiko der Gesundheitsgefährdung » Ist suizidgefährdet (siehe auch B15 Psychiatrie)	CE 11 I.2.a-e) I.3.a-e)	Datum	Kürzel, Datum	Kürzel, Datum	Kürzel, Datum
79 Kennt Maßnahmen im Umgang mit alten Menschen mit psychischen Auffälligkeiten, kann diese adäquat umsetzen und interdisziplinär kommunizieren, z. B.: » Motive erkunden » Einfühlsam auf den Pflegeempfänger eingehen » Probleme nicht ausreden » Nicht verurteilen » Einzelbetreuung und in akuten psychiatrischen Krisen demenziell erkrankter Menschen z. B.: » Deeskalieren » Auf der emotionalen Ebene Zugangswege zur emotionalen Entlastung finden » Nicht in der Realitätswahrnehmung korrigieren » Validierende Umgangsweise (siehe auch B15 Psychiatrie)	CE 11 I.1.e) I.2.b) II.1.a-g)	Datum	Kürzel, Datum	Kürzel, Datum	Kürzel, Datum

Gerontologie

B14.2 Besondere pflegerische Handlungskompetenzen der stationären Altenhilfe

B14.2.1 Krisensituationen in der stationären Pflege

Kann den Pflegeprozess und die Pflegediagnostik **in Bezug auf einen Heimeinzug** planen, organisieren, gestalten, durchführen, steuern und evaluieren

		Theorie	gezeigt	geübt	erreicht
80 Weiß, dass ein Heimeinzug für viele Menschen eine Krisensituation darstellt, erfasst und erklärt die individuellen Ursachen und Auswirkungen auf den Pflegeempfänger, z. B.: Verlust von: » Autonomie und Privatheit » Individualität » Selbstständigkeit » Aufgaben » Rollen in Familie und Nachbarschaft » Wohnung » Mobilität » Kontakten Angst vor: » Isolation » Einsamkeit Auseinandersetzung mit: » Eigener Vergänglichkeit	CE 09 I.1.c) I.2.a) I.6.d)	Datum	Kürzel, Datum	Kürzel, Datum	Kürzel, Datum
81 Erhebt Bedürfnisse und Wünsche bei Heimeinzug, z. B.: » Anforderungen an die künftige Alltagsgestaltung » Aufsteh- und Zubettgehzeiten » Rituale » Lieblingsgerichte, Nahrungsmittel, die nicht gemocht werden » Ängste » Beschäftigungen, Vorlieben	CE 09 I.1.c) I.2.a) I.6	Datum	Kürzel, Datum	Kürzel, Datum	Kürzel, Datum
82 Empfängt den Pflegeempfänger am Tag des Einzugs herzlich und wertschätzend, kann die Einrichtungsabläufe/-rituale adäquat erklären und dabei die Informationsübermittlung individuell an die Aufnahmefähigkeit des Betroffenen anpassen, z. B.: » Begrüßung: Blumen, Willkommenskarte » Bezugspersonen in Früh- und Spätschicht benennen » Räumlichkeiten zeigen und erklären » Vorstellung des Heimbeirats » Tagesstruktur erläutern z. B. Mahlzeiten, Angebote der Einrichtung » Einbeziehung in die Erstellung der Pflegeplanung	CE 09 II.1.a-g)	Datum	Kürzel, Datum	Kürzel, Datum	Kürzel, Datum
83 Beherrscht den Analyse- und Synthese-Prozess, um Pflegediagnosen für einen Pflegeempfänger bei einem Heimeinzug abzuleiten und zu erläutern, z. B.: » Leidet unter Heimweh » Ortswechselsyndrom	CE 09 I.1.f), I.2.a) II.1/3	Datum	Kürzel, Datum	Kürzel, Datum	Kürzel, Datum
84 Unterstützt und berät den Pflegeempfänger im Umgang mit der existentiellen Erfahrung des Heimeinzugs, z.B.: » Signalisiert Gesprächsbereitschaft » Vermittelt Kontinuität, transportiert Wertschätzung und Empathie » Stärkt das Selbstwertgefühl » Initiiert Kontakte, macht Heimbewohner miteinander bekannt » Unterstützt bei der Findung und Inanspruchnahme individuell entsprechender Angebote und Aufgaben » Motiviert Angehörige und Bewohner individuell, liebgewonnene Gegenstände mit in die Einrichtung zu nehmen	CE 09 II.2.a-c)	Datum	Kürzel, Datum	Kürzel, Datum	Kürzel, Datum

B14.2.1 Krisensituationen in der stationären Pflege

Kann den Pflegeprozess und die Pflegediagnostik **in der Sterbephase unter Beachtung der Besonderheiten in einer Heimeinrichtung** planen, organisieren, gestalten, durchführen, steuern und evaluieren

	Theorie	gezeigt	geübt	erreicht
85 Setzt die Abschiedskultur des Pflegeheims im Rahmen der Sterbebegleitung/des Umgangs mit dem Verstorbenen auf eine die Würde wahrende Weise um, z. B.: » Begleitung des Sterbenden » Einbeziehung der Angehörigen » Versorgung des Verstorbenen » Gestaltung des Abschieds » Gestaltung der Räumlichkeit/des Abschiedsraums » Begleitung der Trauernden (siehe B17 Pflege am Lebensende) CE 09 I.3.e)+ f)	Datum	Kürzel, Datum	Kürzel, Datum	Kürzel, Datum

B14.2.2 Kultursensible Pflege von Menschen mit Migrationshintergrund

Kann den Pflegeprozess und die Pflegediagnostik von **Pflegeempfängern aus anderen Kulturkreisen/mit Migrationshintergrund** in Einrichtungen der Altenhilfe organisieren, gestalten, durchführen, steuern und evaluieren

	Theorie	gezeigt	geübt	erreicht
86 Erhebt eine systematische Pflegeanamnese eines Pflegeempfängers mit Migrationshintergrund, z. B.: » Kommunikation und Sprachbarrieren » Ernährungssituation und Ernährungsverhalten » Sterbe- und Trauerrituale » Stressfaktoren wie Heimweh, Trennung von Angehörigen, fremde Umwelt, schlechte Wohnverhältnisse usw. » Kulturelle und religiöse Werte, Normen und Bedürfnisse » Lebenssituation vor Heimeinzug » Einstellungen/Erwartungen zur Versorgung im Alter z. B. Ideal der familialen Pflege CE 09 CE 11 I.5.c)	Datum	Kürzel, Datum	Kürzel, Datum	Kürzel, Datum
87 Beherrscht den Analyse- und Synthese-Prozess, um ggf. Pflegediagnosen für Menschen mit Migrationshintergrund abzuleiten und zu erläutern, z. B.: » Ist aufgrund von Sprachbarrieren in der sprachlichen Verständigung beeinträchtigt » Hat aufgrund von Heimweh und/oder Isolation eine eingeschränkte Lebensqualität » Ist aufgrund von Migrations- und/oder Flucht-/Kriegserfahrungen in der selbstständigen Lebensführung und Lebensqualität eingeschränkt CE 09 CE 11 I.2.a-e) I.3.a-e)	Datum	Kürzel, Datum	Kürzel, Datum	Kürzel, Datum
88 Kennt verschiedene Maßnahmen/Verhaltensweisen bei Pflegeempfängern mit Migrationshintergrund und wählt situationsspezifisch geeignete Maßnahmen aus, z. B.: » Erlernen pflegerelevanter Wörter in anderen Sprachen » Organisieren eines Dolmetschers » Organisieren von besonderen Kostformen z. B. ohne Schweinefleisch » Berücksichtigung der Lebenswelt und sozialen Netzwerke (interkulturelle Aspekte) » Erkennen und Nutzen von Ressourcen hinsichtlich der interkulturellen Kompetenz » Unterstützung bei der Anpassungsleistung beim Einzug in das Pflegeheim CE 09 CE 11 I.1.e) I.2.b) I.5.c)	Datum	Kürzel, Datum	Kürzel, Datum	Kürzel, Datum
89 Kann sich in die Lebenswelt des Pflegeempfängers einfühlen und reflektiert eigene Deutungs- und Handlungsmuster, z. B.: » Evtl. eigene Vorurteile bezüglich der kulturellen und sozialen Hintergründe der Pflegeempfänger Kann sich einfühlen in: » Das Erleben von Fremdsein, Einsamkeit und Isolation » Erwartungen an die Familie in Bezug auf die Pflege » Die Bedeutung der Familie als Bezugspunkt für Identität CE 09 CE 11 I.1.e) I.2.b) I.5.c)	Datum	Kürzel, Datum	Kürzel, Datum	Kürzel, Datum
90 Kann den Pflegeempfänger bezüglich Organisationen beraten, die Informationen, Hilfestellung, Kontakte und Fortbildungen anbieten, z. B.: » Kontakte zu Migrantenvereinen (z. B. Moscheevereine) » Forum für kultursensible Altenhilfe CE 09, CE 11 II.2.a-c) I.5.c)	Datum	Kürzel, Datum	Kürzel, Datum	Kürzel, Datum

Gerontologie

B14.2.3 Aktivierungen zur Wiedergewinnung von Ressourcen und zum Erhalt der Lebensqualität

Theorie | gezeigt | geübt | erreicht

Kann den Pflegeprozess und die Pflegediagnostik in Hinblick auf die **Aktivierung zur Wiedergewinnung von Ressourcen und zum Erhalt der Lebensqualität** in der stationären Altenpflege planen, organisieren, gestalten, durchführen, steuern und evaluieren

91 Erhebt eine systematische Pflegeanamnese der Möglichkeiten, Interessen und Ressourcen des Pflegeempfängers (im Hinblick auf Aktivierungen und Angebote), z. B.:

- Biografischer Hintergrund z. B. Hobbies, Beruf
- Interessen und Vorlieben im „Hier und Jetzt“
- Verbale und nonverbale Ausdrucksfähigkeit
- Mobilität
- Aufmerksamkeitsspanne
- Rituale

CE 07 CE 09 CE 11 I.1.c) I.2.a)

Datum | Kürzel, Datum | Kürzel, Datum | Kürzel, Datum

92 Beherrscht den Analyse- und Synthese-Prozess, um Pflegediagnosen in Bezug auf die soziale Teilhabe und individuelle Aktivierung des Pflegeempfängers abzuleiten und zu erläutern, z. B.:

„Hat aufgrund einer unzureichenden sozialen Teilhabe und Aktivierung das Risiko“:

- Einer Verschlechterung der kognitiven, physischen und emotionalen Fähigkeiten/Ressourcen
- Einer unzureichenden Tagesstrukturierung
- Einer eingeschränkten Lebensqualität

CE 07 CE 09 CE 11 I.2.a-e) I.3.a-e)

Datum | Kürzel, Datum | Kürzel, Datum | Kürzel, Datum

93 Kennt Einzel- und Gruppenangebote, setzt diese pflegeempfängerspezifisch adäquat um/motiviert den Pflegeempfänger zur freiwilligen Teilnahme bzw. begleitet den Pflegeempfänger zum Angebot, z. B.:

- Gartenarbeit und Pflanzenpflege
- Gedächtnistraining
- Kegeln, Bingo usw.
- Kochen und Backen
- Gymnastik
- Tanztees
- Gottesdienste
- Ausflüge
- Gesprächsgruppen
- Musik-, Theater-, Tanz-, Kunstangebote
- Tiergestützte Intervention
- Begegnungen mit Kindern
- Haushaltstätigkeiten, z. B. Wäsche zusammenlegen
- Dinge reparieren, z. B. Elektrogeräte
- Basteln, kreatives Gestalten
- Snoezelen
- Kurzaktivierungen, z. B. 10-Minuten-Aktivierungen
- Aktivierungen im Bett

Speziell für Pflegeempfänger mit Demenz:

- MAKS-Therapie (Motorische, Alltagspraktische, Kognitive und Soziale Aktivierung)
- Puppen

CE 07 CE 09 CE 11 I.1.e) I.2.b) I.5.b)

Datum | Kürzel, Datum | Kürzel, Datum | Kürzel, Datum

94 Kennt verschiedene basal stimulierende Pflegemaßnahmen und Grundsätze zur Vermittlung von Sinneseindrücken, integriert diese in den Pflegealltag und wählt situationsspezifisch geeignete Angebote aus, z. B.:

- Maßnahmen über mehrere Sinne (visuell, verbal, taktil, olfaktorisch) ankündigen und möglichst unter Beibehaltung von Körperkontakt ausführen
- Eindeutige Berührungen, vertraute Materialien und bewusste Rituale ver-/anwenden
- Geregelter Tagesrhythmus, vertraute Abläufe
- Vermitteln von Geräuschen, Gerüchen und Munderfahrungen
- Körperorientierte Waschungen, Vollbäder
- Belebende Ganzkörperpflege (Streichen gegen die Haarwuchsrichtung)
- Beruhigende Ganzkörperpflege (Streichen mit der Haarwuchsrichtung)
- Orientierung im Raum vermitteln, z. B. durch Positionierung, Mobilisierung, Schwerkrafterfahrungen

(siehe auch A13 Wahrnehmung)

CE 07 CE 09 CE 11 I.1.e) I.2.b) I.5.b)

Datum | Kürzel, Datum | Kürzel, Datum | Kürzel, Datum

B14.2.3 Aktivierungen zur Wiedergewinnung von Ressourcen und zum Erhalt der Lebensqualität

		Theorie	gezeigt	geübt	erreicht
95 Kennt Hilfsmittel zur Selbsthilfe und setzt diese pflegeempfängerspezifisch adäquat ein/bietet diese an, z. B.: » Schnabelbecher, Trinkbecher mit verschiedenen Griffen » Besteck mit Griffverdickungen » Knöpfhilfe » Strumpfanziehhilfe » Sprechende Uhren » Lupen	CE 07 CE 09 CE 11 I.1.e) I.2.b) I.5.b) I.6.a-e)	Datum	Kürzel, Datum	Kürzel, Datum	Kürzel, Datum
96 Setzt (insbesondere bei demenziell erkrankten Menschen) Elemente der Milieutherapie zur Anpassung an die Empfindung, Wahrnehmung und Kompetenz der Pflegeempfänger adäquat ein, z. B.: Wohnraumgestaltung: » Individuelle, biografisch orientierte Raumgestaltung durch z. B. eigene Fotos, Bilder, Gegenstände, Möbel » Anregungen zur Eigenbeschäftigung und Gruppenaktivitäten z. B. durch Regale mit Wäsche zum Zusammenlegen, Nutzung von Werkzeugen » Ausreichende und nicht blendende Beleuchtung, Tageslicht » Barrierefreiheit » Jahreszeitlicher Zimmerschmuck Soziale Kontakte: » Umgebung sollte die Aufnahme sozialer Kontakte ermöglichen » Nutzung von technischen Möglichkeiten zur Kontaktaufnahme z. B. über Instant-Messaging-Dienste Musik: » Individuelle Angebote, keine Dauerberieselung	CE 07 CE 09 CE 11 I.1.e) I.2.b) I.5.b) I.6.a-e)	Datum	Kürzel, Datum	Kürzel, Datum	Kürzel, Datum
97 Kennt (weitere) Maßnahmen und Methoden zur Unterstützung der Beziehungsgestaltung von Menschen mit Demenz und wählt situationsspezifisch geeignete Pflegemaßnahmen aus, z. B.: » Personenzentrierte Pflege nach Kitwood » Validation/IVA » Erlebensorientierte Pflege – mäeutischer Ansatz » Erinnerungspflege » Aromapflege » Konversation » Humor in der Pflege (siehe auch B15 Psychiatrie)	CE 07 CE 09 CE 11 I.1.e) I.2.b) II.1.b)	Datum	Kürzel, Datum	Kürzel, Datum	Kürzel, Datum
98 Bezieht Pflegeempfänger und Angehörige aktiv in die Entwicklung und Gestaltung der Angebote ein und berät sie mit dem Ziel: » Informationen über emotional bedeutsame Tätigkeiten und Themen zu erhalten/erfahren » Fotos, Bilder, wichtige Gegenstände zur Verfügung gestellt zu bekommen » Einen Bruch im bisherigen Beziehungsgefüge zu vermeiden	CE 07 CE 09 CE 11 II.2.a-c)	Datum	Kürzel, Datum	Kürzel, Datum	Kürzel, Datum

B14.2.4 Besondere pflegerische Handlungskompetenzen in Bezug auf die Tagesstrukturierung

Kann den Pflegeprozess und die Pflegediagnostik in Hinblick auf die **Tagesstrukturierung** in der stationären Altenpflege planen, organisieren, gestalten, durchführen, steuern und evaluieren

		Theorie	gezeigt	geübt	erreicht
99 Erhebt eine systematische Pflegeanamnese der Möglichkeiten, Interessen und Ressourcen des Pflegeempfängers im Hinblick die Tagesstrukturierung, um diese pflegeempfängerspezifisch in die Pflege zu integrieren, z. B.: » Aufsteh- und Zubettgehzeiten » Mahlzeitengestaltung » Aktivitäts- und Rückzugsbedürfnis » Zeit für Privatsphäre » Ressourcen und Interessen » Orientierung an der Biografie	CE 07 CE 09 CE 11 I.1.c) I.2.a)	Datum	Kürzel, Datum	Kürzel, Datum	Kürzel, Datum

B14.2.4 Besondere pflegerische Handlungskompetenzen in Bezug auf die Tagesstrukturierung

Kann den Pflegeprozess und die Pflegediagnostik in Hinblick auf die **Tagesstrukturierung** in der stationären Altenpflege planen, organisieren, gestalten, durchführen, steuern und evaluieren

		Theorie	gezeigt	geübt	erreicht
100 Beherrscht den Analyse- und Synthese-Prozess, um Pflegediagnosen für einen Pflegeempfänger im Kontext der Tagesstrukturierung abzuleiten und zu erläutern, z. B.: „Hat aufgrund einer unzureichenden Tagesstrukturierung das Risiko einer/eines eingeschränkten“: » Lebensqualität » Anregung, Stimulation » Einbeziehung, Teilhabe » Selbstwirksamkeit, -bewusstseins » Tag-Nacht-Rhythmus, Schlafstörungen	CE 07 CE 09 CE 11 I.2.a-e) I.3.a-e)	Datum	Kürzel, Datum	Kürzel, Datum	Kürzel, Datum
101 Gestaltet den Tagesablauf des Pflegeempfängers den Ressourcen und Bedürfnissen entsprechend unter maximaler Einbeziehung individueller Fähigkeiten, z. B.: » Ermöglicht ein Erleben von Selbstwirksamkeit durch Erfolgserlebnisse » Vermittelt Sicherheit durch konstante und zuverlässige Angebote und Bezugspersonen	CE 07, CE 09 CE 11 I.1.e), I.2.b) I.5.b) I.6.a-e)	Datum	Kürzel, Datum	Kürzel, Datum	Kürzel, Datum
102 Kann Maßnahmen zur Tagesstrukturierung pflegeempfängerspezifisch, mit dem Ziel, eine soziale Über- und Unterstimulation zu vermeiden, planen und korrekt durchführen, z. B.: » Aktivitäten und Ruhepausen sollten sich abwechseln » Konstanz durch strukturierte Tagesabläufe vermitteln » Rituale zur Orientierung einführen und einhalten	CE 07, CE 09 CE 11 I.1.e), I.2.b) I.5.b) I.6.a-e)	Datum	Kürzel, Datum	Kürzel, Datum	Kürzel, Datum
103 Mobilisiert den Pflegeempfänger entsprechend den Wünschen und Fähigkeiten zu den Mahlzeiten in einer angemessenen Weise, z. B.: » In den Speisesaal » In den Wohnbereich » An den Tisch im Zimmer » In eine aufrechte Position im Bett	CE 07, CE 09 CE 11 I.1.e), I.2.b) I.5.b) I.6.a-e)	Datum	Kürzel, Datum	Kürzel, Datum	Kürzel, Datum
104 Gestaltet die Tischdekoration orientierungsgebend und wertschätzend, z. B.: » An Werktagen z. B.: › bunte Sets, schlichte Tischdecken › einfarbiges Geschirr, Papierservietten › Blumenvase, jahreszeitliche Dekoration » An Sonn- und Feiertagen z. B.: › weiße Tischdecke › Porzellangeschirr › Stoffservietten › Blumenvase › Feste, z. B. Weihnachten, sollten an der Dekoration erkennbar sein	CE 07 CE 09 CE 11 I.1.e) I.2.b) I.5.b) I.6.a-e)	Datum	Kürzel, Datum	Kürzel, Datum	Kürzel, Datum

B14.2.5 Gesetzliche Richtlinien und Unterstützungsmöglichkeiten

Kann den **Pflegebedarf** eines Pflegeempfängers entsprechend den gesetzlichen Rahmenbedingungen zur Ermittlung der Pflegegrade **einschätzen** und Angehörige und Bezugspersonen bezüglich Unterstützungsmöglichkeiten beraten

		Theorie	gezeigt	geübt	erreicht
105 Kennt Grundlagen der relevanten sozialrechtlichen Vorgaben und deren Auswirkungen auf Pflege- und Unterstützungsleistungen und kann den Pflegeempfänger und/oder seine Angehörigen diesbezüglich beraten, z. B.: » Sozialrechtliche Grundlagen des SGB XI » Begutachtungsassessment (NBA) » Begutachtungsrichtlinien und Pflegegrade	CE 09 III.1.b)	Datum	Kürzel, Datum	Kürzel, Datum	Kürzel, Datum
106 Kennt das Neue Begutachtungsassessment (NBA) zur Ermittlung des Pflegegrads, kann einen Pflegeempfänger korrekt nach diesen Richtlinien einschätzen und mögliche erforderliche Einstufungsveränderungen erkennen und beantragen	CE 09 III.1.b)	Datum	Kürzel, Datum	Kürzel, Datum	Kürzel, Datum

B15 Lernfeld Psychiatrie

Facheinheiten der Psychiatrie beschäftigen sich als Teilgebiet der Medizin mit dem Erkennen und Behandeln von geistigen und psychischen Störungen. Zahlreiche psychiatrische Erkrankungen gehen mit einer Beeinträchtigung der sozialen Interaktion, dissozialem Verhalten, einer Störung der Beziehungsfähigkeit und der konstruktiven Beziehungsgestaltung des Pflegeempfängers einher. Daher sind die pflegerischen Aufgaben auf die Förderung der Beziehungsfähigkeit und des Sozialverhalten ausgerichtet. Abhängig vom Krankheitsbild stehen verschiedene Pflegediagnosen im Fokus. Nachfolgende Lernergebnisse stellen die jeweils vom Krankheitsbild abhängigen Pflegediagnosen und Handlungskonzepte in der Psychiatrie vor. Der Bereich der Gerontopsychiatrie wird darüber hinaus im Bereich B14 behandelt.

B15.1 Psychiatrische Facheinheit – Ablauf und Prozesse

Organisationsstruktur

		Theorie	gezeigt	geübt	erreicht
1 Kennt die verschiedenen Versorgungsstrukturen in Psychiatrie, Psychotherapie und Psychosomatik mit den besonderen Wirkungsfeldern der Pflegeberufe, z. B.: » Stationäre, teilstationäre und ambulante Versorgungsangebote » Behandlungsangebote für akute, rehabilitative und gemeindenahe Versorgungsmöglichkeiten	CE 11 III.1	Datum	Kürzel, Datum	Kürzel, Datum	Kürzel, Datum
2 Kann zwischen den verschiedenen Formen einer stationären Aufnahme unterscheiden und berücksichtigt die entsprechenden Besonderheiten, z. B.: » Freiwillige, geplante Aufnahme (der Aufnahmeprozess ist ähnlich dem Ablauf in der Somatik) » Freiwillige, ungeplante Aufnahme (im Mittelpunkt steht der Aufbau einer tragfähigen Beziehung zum Pflegeempfänger) » Gesetzliche Aufnahme bei vorliegendem erheblichen Selbst- oder Fremdgefährdungsrisiko	CE 11 III.1	Datum	Kürzel, Datum	Kürzel, Datum	Kürzel, Datum
3 Kennt die Stations-/Organisationsabläufe und kann die aufgestellten Regeln und Verfahren sicher und zuverlässig umsetzen, z. B.: » Ausgangs- und Besuchsregelungen » Einhalten von Absprachen über Verhaltensregeln, Time-out-Zeiten usw.	CE 11 III.1	Datum	Kürzel, Datum	Kürzel, Datum	Kürzel, Datum

Maßregelvollzug

4 Kennt die verschiedenen Voraussetzungen einer Schuldunfähigkeit bei Straftaten (§§ 20 und 21 StGB), z. B.: » Krankhafte seelische Störung » Tiefgreifende Bewusstseinsstörung » Intelligenzminderung, Schwachsinn » Schwere Persönlichkeitsstörung, Neurose, Konfliktreaktion, Sexualstörung, Abhängigkeit von psychotropen Substanzen und die Möglichkeiten, Straftäter in einer psychiatrischen Klinik (§ 63 StGB) oder Erziehungsanstalt (§ 64 StGB) unterzubringen	CE 11 III.1 III.3	Datum	Kürzel, Datum	Kürzel, Datum	Kürzel, Datum

B15.2 Pflege in der Psychiatrie gestalten

Beziehungsgestaltung in der Psychiatrie

		Theorie	gezeigt	geübt	erreicht
5 Kann aktiv eine vertrauensvolle und konstruktive Beziehung zum Pflegeempfänger aufbauen und nutzt dazu Strategien abhängig von der Phase der Pflegebeziehung: » Orientierungsphase (z. B. Zeit zum Zuhören und Kennenlernen nehmen) » Identifikationsphase (z. B. Bereiche identifizieren, in denen eine Zusammenarbeit möglich ist) » Nutzungsphase (z. B. positive Ergebnisse aus der Zusammenarbeit werden vertieft) » Ablösungsphase (z. B. bewusstes Besprechen der größeren Eigenständigkeit und des Rückzugs der Unterstützung durch die Pflegeperson) » Abschied (z. B. gezielte Gestaltung des Abschieds mit entsprechender Thematisierung der sensiblen Phase)	CE 11 II.1.b)	Datum	Kürzel, Datum	Kürzel, Datum	Kürzel, Datum

Psychiatrie

B15.2 Pflege in der Psychiatrie gestalten

Beziehungsgestaltung in der Psychiatrie

		Theorie	gezeigt	geübt	erreicht
6 Achtet konsequent auf eine professionelle Distanz in der Beziehungsarbeit mit dem Pflegeempfänger und findet das passende, professionelle Maß an Nähe und Distanz abhängig vom Pflegeempfänger	CE 11 II.1.b)	Datum	Kürzel, Datum	Kürzel, Datum	Kürzel, Datum

Teamarbeit in der Psychiatrie

		Theorie	gezeigt	geübt	erreicht
7 Kennt die therapeutische Bedeutung einer multiprofessionellen Teamarbeit und ist sich bewusst, dass jedes Mitglied des Teams Anteil am Behandlungsprozess des Pflegeempfängers hat und setzt sich dafür ein, dass: » Die Rollen, Befugnisse und Kompetenzen im Pflege-/Behandlungsprozess geklärt sind » Die Spielregeln der Zusammenarbeit eingehalten werden » Die Zielsetzungen im Behandlungsteam pflegeempfängerspezifisch ausgetauscht und konsentiert werden » Mit Respekt gegenüber Kollegen gesprochen wird » Verabredete Regeln im Umgang mit dem Pflegeempfänger einheitlich eingehalten werden usw.	CE 11 III.1.a)+b)+e) III.2.f) III.3.a)+b)+f)	Datum	Kürzel, Datum	Kürzel, Datum	Kürzel, Datum
8 Beteiligt sich aktiv ein einer konstruktiven Team- und Feedback-Kultur im Team, z. B.: » Interdisziplinäre Fallkonferenzen » Gemeinsame Visiten » Feedback-Runden	CE 11 III.3.c) III.2.f)	Datum	Kürzel, Datum	Kürzel, Datum	Kürzel, Datum

Krankenbeobachtung und Pflegediagnostik in der Psychiatrie

		Theorie	gezeigt	geübt	erreicht
9 Kennt die Besonderheiten der Krankenbeobachtung in der Psychiatrie und kann diese sicher durchführen und die Erkenntnisse im interdisziplinären Team kommunizieren, Themen sind z. B.: » Kontaktverhalten und -fähigkeit, Beziehungsfähigkeit, äußeres Erscheinungsbild » Soziale Fähigkeiten wie z. B. Hilfsbereitschaft, Einfühlungsvermögen » Stimmung, Emotionen » Verhalten in unterschiedlichen Situationen » Krankheitseinsicht » Ausdauer, Belastbarkeit, Stresstoleranz » Einschränkungen/Kompetenzen im Bereich der Aktivitäten des täglichen Lebens	CE 11 I.1.c)+d) III.1.a)+b)+e) III.3.a)+b)+f)	Datum	Kürzel, Datum	Kürzel, Datum	Kürzel, Datum
10 Kann im schriftlichen und mündlichen Bericht bzw. in der Pflegeprozessdokumentation wertfrei Beobachtungen und Verhaltensauffälligkeiten dokumentieren, z. B.: » Nutzt dazu Zitate des Pflegeempfängers » Macht Interpretationen als solche kenntlich	CE 11 I.1.f)	Datum	Kürzel, Datum	Kürzel, Datum	Kürzel, Datum
11 Kann eine systematische Pflegeanamnese eines Pflegeempfängers in der Psychiatrie durchführen und die Ergebnisse dokumentieren	CE 11 I.1.c)+f)	Datum	Kürzel, Datum	Kürzel, Datum	Kürzel, Datum
12 Beherrscht den Analyse- und Synthese-Prozess, um Pflegediagnosen für einen Pflegeempfänger mit einer psychiatrischen Erkrankung abzuleiten, z. B.: » Führt die Körperwaschung aufgrund einer Selbstvernachlässigung (Self-Neglect) nicht adäquat durch » Ist in der Entscheidungsfähigkeit beeinträchtigt » Zeigt ein selbstabwertendes Verhalten, die Selbstachtung ist beeinträchtigt » Ist in der Fähigkeit beeinträchtigt, eigenes Verhalten innerhalb sozial definierter Regeln angemessen einzuhalten und sich zu kontrollieren (siehe auch Pflegediagnosen im Kontext spezifischer Erkrankungen)	CE 11 I.2.a-e) I.3.a-e)	Datum	Kürzel, Datum	Kürzel, Datum	Kürzel, Datum
13 Wählt pflegefachlich begründete Pflegemaßnahmen entsprechend der externen und internen Evidenzlage aus und kann die Auswahl begründen, im interdisziplinären Team und mit dem Pflegeempfänger kommunizieren, z. B.: » Maßnahmen im Kontext der Selbstfürsorge und der Bewältigung von Alltagsanforderungen » Maßnahmen im Bereich der Psychoedukation » Förderung der Coping-Strategien und Compliance » Maßnahmen im Kontext von Kriseninterventionen	CE 11 I.1.e) I.2.b) III.1.a)+b)+e) III.3.a)+b)+f)	Datum	Kürzel, Datum	Kürzel, Datum	Kürzel, Datum

B15.2 Pflege in der Psychiatrie gestalten

Pflegetherapeutische Gruppen in der Psychiatrie

	Theorie	gezeigt	geübt	erreicht
14 Kann pflegetherapeutische Gruppenarbeit in der Psychiatrie z. B. gegenüber anderen Therapieformen abgrenzen und die pflegerischen Zielsetzungen erläutern, z. B.: » Ungezwungenes Erleben in der Gruppe » Förderung der Bewältigung des Alltags » Entspannung » Förderung von Beziehungsfähigkeit und Interaktion » Förderung von Kreativität und Tagesstruktur CE 11 I.1.e) I.2.b) III.1.a)+b)+e) III.3.a)+b)+f)	Datum	Kürzel, Datum	Kürzel, Datum	Kürzel, Datum
15 Kann entsprechende Gruppen sicher planen, durchführen und reflektieren sowie in Konfliktsituationen in der Gruppe adäquat reagieren, mögliche Gruppen sind z. B.: » Malen, basteln zur Milieugestaltung » Gemeinsames Singen und Freizeitaktivitäten » Tanztee, Tanzabend » Märchen-/Literaturgruppe » Entspannungstraining » Selbstsicherheitstraining z. B. in Rollenspielen » Hauswirtschaftliches Training » Lebenspraktisches Training » Positiver Tagesrückblick » Beratung und Training zur Förderung von Bewältigungsstrategien CE 11 I.1.e) I.2.b) III.1.a)+b)+e) III.3.a)+b)+f)	Datum	Kürzel, Datum	Kürzel, Datum	Kürzel, Datum

Pflegetherapeutische Einzeltherapie und Gespräche

	Theorie	gezeigt	geübt	erreicht
16 Kann die pflegetherapeutische Arbeit mit dem Pflegeempfänger gegenüber anderen Therapien abgrenzen und erklären, z. B.: » Hauswirtschaftliches Einzeltraining » Lebenspraktisches Einzeltraining » Selbstsicherheitstraining » Einzelangebote zur Entspannung » Gesprächstherapie im Sinne einer Krisenintervention oder Deeskalation sowie Themen der Gesundheitsförderung CE 11 I.1.e) I.2.b) III.1.a)+b)+e) III.3.a)+b)+f)	Datum	Kürzel, Datum	Kürzel, Datum	Kürzel, Datum
17 Kann die pflegerischen einzeltherapeutischen Interventionen sicher planen, durchführen, reflektieren, dokumentieren und interdisziplinär kommunizieren CE 11 I.1.e) I.2.b) III.1.a)+b)+e) III.3.a)+b)+f)	Datum	Kürzel, Datum	Kürzel, Datum	Kürzel, Datum
18 Kann in Absprache mit dem therapeutischen Team Einzeltrainings mit gemeinsam definierten Zielsetzungen durchführen, dokumentieren und die Ergebnisse interdisziplinär diskutieren, z. B.: » Phobie-Training » Programmdurchführung im Kontext der kognitiven Verhaltenstherapie » Gespräche mit dem Fokus der Psychoedukation CE 11 I.1.e) I.2.b) III.1.a)+b)+e) III.3.a)+b)+f)	Datum	Kürzel, Datum	Kürzel, Datum	Kürzel, Datum

Milieugestaltung

	Theorie	gezeigt	geübt	erreicht
19 Kennt die Bedeutung von milieutherapeutischen Ansätzen in der Psychiatrie, um z. B.: » Soziale Fähigkeiten zu fördern (z. B. Nähe-Distanz-Regulation, Einfühlungsvermögen, angepasste Sprache) » Lebenspraktische Fähigkeiten zu erwerben (z. B. Kochen, Aufräumen, Blumenpflege usw.) CE 11 I.1.e) I.2.b) III.1.a)+b)+e) III.3.a)+b)+f)	Datum	Kürzel, Datum	Kürzel, Datum	Kürzel, Datum
20 Kann sich aktiv an den Maßnahmen und Programmen der Milieugestaltung beteiligen, z. B.: » Aktivitäten im Kontext der jahreszeitlichen Dekoration und Schaffung einer Wohnatmosphäre » Gestaltung einer zeitlichen Tagesstruktur durch unterschiedliche gemeinsame Aktivitäten » Gestaltung des sozialen Miteinanders auf Station CE 11 I.1.e) I.2.b) III.1.a)+b)+e) III.3.a)+b)+f)	Datum	Kürzel, Datum	Kürzel, Datum	Kürzel, Datum

B15.2 Pflege in der Psychiatrie gestalten

Umgang mit Regeln

	Theorie	gezeigt	geübt	erreicht
21 Kennt die Stationsregeln (falls vorhanden), z. B. bezüglich: » Wecken » Festgelegte Essenszeiten » Rauch-/Drogen-/Alkoholverbote » Besucher- und Ausgangsregeln und deren therapeutische Bedeutung für die Tagesstruktur und soziale Interaktion CE 11 I.1.e) I.2.b) III.1.a)+b)+e) III.3.a)+b)+f)	Datum	Kürzel, Datum	Kürzel, Datum	Kürzel, Datum
22 Kennt den Stationsablauf und die Umsetzungsstrategien z. B. des Tageslaufs, Umgang mit Regen in einer Klinik, in der das „Normalitätsprinzip“ umgesetzt wird, z. B.: » So wenige Regeln wie möglich, Verweis auf allgemeingültige Regeln des Zusammenlebens wie Lärmbelästigung, strafbare Handlungen usw. CE 11 I.1.c) III.2b)	Datum	Kürzel, Datum	Kürzel, Datum	Kürzel, Datum

B15.3 Typische Medikamente in der Psychiatrie

Medikamente in der Psychiatrie und Beobachtung auf Nebenwirkungen

	Theorie	gezeigt	geübt	erreicht
23 Kennt die wichtigsten Psychopharmaka mit Wirkweisen und Nebenwirkungen und kann diese mit einfachen Worten erklären, z. B.: » Antidepressiva (stimmungsaufhellend) » Antipsychotika (Behandlung von Psychosen, z. B. Haldol) » Stimmungsstabilisierer oder Lithium » Anxiolytika (angst-/spannungslösende Wirkung) und Hypnotika (schlafanstoßend), z. B. Benzodiazepine » Antidementiva (Verlangsamung des kognitiven Abbaus bei Demenz) CE 11 I.1.c) III.2.b)	Datum	Kürzel, Datum	Kürzel, Datum	Kürzel, Datum
24 Kennt die wichtigsten möglichen Nebenwirkungen von Antidepressiva und kann diese bei einem Pflegeempfänger erkennen und interdisziplinär kommunizieren, z. B.: » Mundtrockenheit » Obstipation » Akkommodationsstörung (Störung der Nah-/Ferneinstellung des Auges und damit verbundenes unscharfes Sehen) » Miktionsstörung bis hin zum Harnverhalt » Herz-Kreislauf-Probleme wie Tachykardie, Hypotonie, orthostatische Probleme » Sedierung und Gewichtszunahme CE 11 I.1.c) III.2.b)	Datum	Kürzel, Datum	Kürzel, Datum	Kürzel, Datum
25 Kennt die wichtigsten möglichen Nebenwirkungen von Antipsychotika und kann diese bei einem Pflegeempfänger erkennen und interdisziplinär kommunizieren, z. B.: » Antipsychotika der 1. Generation: Auftreten von extrapyramidalmotorischen Bewegungsstörungen, vegetative Nebenwirkungen » Antipsychotika der 2. Generation: metabolische Störungen verbunden mit Gewichtszunahme, Hyperglykämie CE 11 I.1.c) III.2.b)	Datum	Kürzel, Datum	Kürzel, Datum	Kürzel, Datum
26 Kennt die wichtigsten möglichen Nebenwirkungen von Stimmungsstabilisierern und kann diese bei einem Pflegeempfänger erkennen und interdisziplinär kommunizieren, z. B.: » Übelkeit, Erbrechen, Diarrhö » Feinschlägiger Tremor » Euthyreote Struma durch gehemmte Jodaufnahme » Gewichtszunahme » Initiale Polyurie » Herzrhythmusstörungen » Schwindel CE 11 I.1.c) III.2.b)	Datum	Kürzel, Datum	Kürzel, Datum	Kürzel, Datum
27 Kennt die wichtigsten möglichen Nebenwirkungen von Anxiolytika und Hypnotika und kann diese bei einem Pflegeempfänger erkennen und interdisziplinär kommunizieren, z. B.: » Übermäßige Sedierung » Atemdepression » Schwindel, Gangstörung » Sturzgefahr » Abhängigkeitsentwicklung CE 11 I.1.c) III.2.b)	Datum	Kürzel, Datum	Kürzel, Datum	Kürzel, Datum

B15.3 Typische Medikamente in der Psychiatrie

Theorie | gezeigt | geübt | erreicht

28 Kennt die wichtigsten möglichen Nebenwirkungen von Antidementiva und kann diese bei einem Pflegeempfänger erkennen und interdisziplinär kommunizieren, z. B.:

- Gastrointestinale Symptome wie Diarrhö, Übelkeit, Erbrechen
- Bradykardie, Schwindel

CE 11 I.1.c) III.2.b)

Datum | Kürzel, Datum | Kürzel, Datum | Kürzel, Datum

Medikamentengabe – Medikamententraining

29 Kennt die pflegerischen Zielsetzungen im Rahmen des Medikamententrainings und kann diese pflegeempfängerspezifisch im Rahmen des Trainings fördern, z. B.:

- Aufbau auf positive medikamentöse Vorerfahrungen
- Differenzierter Aufbau von Wissen über die Wirkung und Nebenwirkung, sowie Einbeziehung in den aktuellen Verordnungsprozess
- Kompetenzaufbau beim Richten der Medikamente und Medikationseinnahme
- Übernimmt Verantwortung für eine korrekte Medikamenteneinnahme
- Förderung der Selbstbeobachtung auf Nebenwirkungen
- Förderung der Integration der Medikamenteneinnahmen in den Tagesablauf

CE 11 I.1.c)+e) I.2.b) III.1.a)+b)+e) III.3.a)+b)+f)

Datum | Kürzel, Datum | Kürzel, Datum | Kürzel, Datum

30 Kann ein Medikamententraining zur selbstständigen Medikamenteneinnahme, abhängig von der individuellen Zielsetzung und den aktuellen Kompetenzen des Pflegeempfängers und nach einem vereinbarten Stufenprogramm, sicher und zielgerichtet durchführen, z. B.:

- Vollkompensatorisch (Medikamente bringen, Einnahme überwachen, Wirkung und Nebenwirkung beobachten)
- Teilkompensatorisch (unterstützen, beraten, anleiten wo nötig)
- Unterstützend erzieherisch (korrekte Handhabung beim Stellen der Medikation, Selbstbeobachtung usw. vermitteln)

CE 11 I.1.c)+e) I.2.b) III.1a)b)e) III.3a)b)f)

Datum | Kürzel, Datum | Kürzel, Datum | Kürzel, Datum

B15.4 Pflegerische Betreuung in besonderen Situationen

Theorie | gezeigt | geübt | erreicht

Fremdgefährdende Gewalttätigkeit – Gewaltprophylaxe

31 Kann im Rahmen der Pflegeanamnese systematisch ein mögliches Risiko zur Gewalttätigkeit und/oder die Zugehörigkeit zu einer Risikogruppe erkennen und interdisziplinär kommunizieren, z. B.:

- Antisoziale Persönlichkeitsstruktur
- Psychoreaktive Aggression z. B. durch alkoholbedingte Enthemmung
- Emotionale Instabilität
- Paranoide Erkrankungen
- Gereizte Form einer Manie
- Katatone Erregung bei Schizophrenie
- Bekannte Gewalttätigkeit

CE 11 I.1.c) III.1.a)+b)+e) III.3.a)+b)+f)

Datum | Kürzel, Datum | Kürzel, Datum | Kürzel, Datum

32 Kann Anzeichen einer steigenden inneren Anspannung erkennen, die aggressives Handeln ankündigen und kann die Beobachtungen im interdisziplinären Team kommunizieren, z. B.:

- Zunehmende feindselige Grundstimmung
- Anzeichen von psychomotorischer Erregung (geballte Fäuste, Anspannung usw.)
- Verbale Gewaltandrohung und/oder gewalttätige Gestik
- Gewalthandlungen gegenüber Tieren

CE 11 I.1.c) III.1.a)+b)+e) III.3.a)+b)+f)

Datum | Kürzel, Datum | Kürzel, Datum | Kürzel, Datum

33 Beherrscht den Analyse- und Synthese-Prozess, um Pflegediagnosen für einen Pflegeempfänger mit Aggressionsverhalten oder Gewaltepisoden zu stellen, sowie Ursachenzusammenhänge zu identifizieren, z. B.:

- Richtet Aggressionen und/oder Wut gegen andere Personen, es besteht Fremdgefährdung
- Zeigt eine affektive Erregung/Spannung, es besteht das Risiko der Selbst-/Fremdgefährdung
- Hat aufgrund von Halluzinationen ein Risiko zur Fremdgefährdung

CE 11 I.2.a-e) I.3.a-e)

Datum | Kürzel, Datum | Kürzel, Datum | Kürzel, Datum

B15.4 Pflegerische Betreuung in besonderen Situationen

Fremdgefährdende Gewalttätigkeit – Gewaltprophylaxe

		Theorie	gezeigt	geübt	erreicht
34 Erkundet systematisch mögliche individuelle Auslöser/Motive eines Pflegeempfängers für aggressive Handlungen/Gewaltepisoden, Wut über Freiheitseinschränkungen: » Wut über medizinische Interventionen, wie z. B. Injektionen » Wut über eigene Niederlagen, z. B. Schuld-, Scham-, Rachegefühle » Wut über fehlende/mangelnde Zuwendung, Aufmerksamkeit » Wahnhafte Episoden z. B. Gefühl der Verfolgung, Fremdsteuerung und leitet ggf. gezielte Präventionsmaßnahmen zur Reduktion der Auslöser ein	CE 11 I.1.e) I.2.b) III.1.a)+b)+e) III.3.a)+b)+f)	Datum	Kürzel, Datum	Kürzel, Datum	Kürzel, Datum
35 Wählt pflegefachlich begründete Pflegemaßnahmen entsprechend der externen und internen Evidenzlage aus und kann die Auswahl begründen und sicher durchführen, z. B.: » Erregungszustand kontinuierlich einschätzen » Sinnvolles Ausfüllen des Tagesablaufs » Identifizieren von Risikopatienten » Konsequente Grenzsetzung und Vermittlung von Stabilität » Gezielte Maßnahmen zur Deeskalation und Prävention von Aggressionshandlungen » Maßnahmen zum Spannungsabbau durchführen » Maßnahmen zur Deeskalation durchführen » Schutz- und Zwangsmaßnahmen » Maßnahmen zur Steigerung der Impulskontrolle	CE 11 I.1.e) I.2.b) III.1a)+b)+e) III.3.a)+b)+f)	Datum	Kürzel, Datum	Kürzel, Datum	Kürzel, Datum
36 Fallbesprechung nach einer Eskalation und z. B. Klärung folgender Fragen: » Was war Auslöser der Eskalation? » Welche eigenen Handlungen haben eher eskalierend gewirkt (Körperhaltung, nonverbale Signale, eigene Unsicherheit, eigene provokante Aussagen usw.), welche Alternativen hätte es gegeben?	CE 11 I.1.e) I.2.b) III.1.a)+b)+e) III.3.a)+b)+f)	Datum	Kürzel, Datum	Kürzel, Datum	Kürzel, Datum

Selbstverletzung/Risiko einer Selbstverletzung

		Theorie	gezeigt	geübt	erreicht
37 Kennt das Konzept des selbstverletzenden Verhaltens und erfasst im Rahmen der Pflegeanamnese systematisch die pflegeempfängerspezifische Funktion des selbstverletzenden Verhaltens, z. B.: » Zusammenhänge von Entfremdungserleben » Dysfunktionale Emotionsregulationsstrategie, Spannungsabbau » In welchen Situationen tritt selbstverletzendes Verhalten auf?	CE 11 I.1.c) III.1.a)+b)+e) III.3.a)+b)+f)	Datum	Kürzel, Datum	Kürzel, Datum	Kürzel, Datum
38 Kann im Rahmen des Assessments gezielt Informationen aus Tagebüchern und Stimmungsprotokollen mit dem Pflegeempfänger auswerten und zur Informationssammlung nutzen	CE 11 I.1.c) III.1.a)+b)+e) III.3.a)+b)+f)	Datum	Kürzel, Datum	Kürzel, Datum	Kürzel, Datum
39 Kann die Pflegediagnose „Zeigt selbstverletzendes Verhalten“ oder „Risiko eines selbstverletzenden Verhaltens“ stellen und die verschiedenen Merkmale und Ursachenzusammenhänge bezogen auf den Pflegeempfänger benennen und erklären, z. B.: » Merkmale z. B. zunehmende Spannung, dysfunktionale Emotionsregulationsstrategien, fügt sich Schnittverletzungen zu usw. » Mögliche Ursachenzusammenhänge z. B. Depersonalisationserleben bei aufkommenden Schuldgefühlen	CE 11 I.2.a-e) I.3.a-e)	Datum	Kürzel, Datum	Kürzel, Datum	Kürzel, Datum
40 Wählt pflegefachlich begründete Pflegemaßnahmen entsprechend der externen und internen Evidenzlage aus und kann die Auswahl begründen, mit dem Pflegeempfänger und im therapeutischen Team kommunizieren, z. B.: » Aktuelles selbstverletzendes Verhalten unterbinden » Wundversorgung durchführen » Schutzmaßnahmen wie z. B. Kopfschutz, Fäustlinge usw. » Unterstützung beim Finden/Erlernen von Handlungsstrategien zum Spannungsabbau, wie z. B. auf dem Trimmrad auspowern » Maßnahmen aus dem mit dem Pflegeempfänger gemeinsam erarbeiteten Notfallkoffer anwenden, z. B. Dinge, um sich zu spüren, wie Duftstoffe, Kühlelemente, Massagen usw.	CE 11 I.1.e) I.2.b) III.1.a)+b)+e) III.3.a)+b)+f)	Datum	Kürzel, Datum	Kürzel, Datum	Kürzel, Datum

B15.4 Pflegerische Betreuung in besonderen Situationen

Suizid/Suizidrisiko

	Theorie	gezeigt	geübt	erreicht
41 Kennt die Risikofaktoren/-gruppen und kann diese im Rahmen der Pflegeanamnese erkennen, z. B.: » Erlebte Krise z. B. Verlust des Arbeitsplatzes, Verlust von Bezugspersonen usw. » Bereits durchgeführte Suizidversuche » Psychische Erkrankung, wie z. B. Depression, bipolare Psychosen, Schizophrenie, Suchterkrankung, Aktuelle Gefühle wie Verzweiflung, Hoffnungslosigkeit, Alleingelassensein, Kränkungen usw. CE 11 I.1.c) III.1.a)+b)+e) III.3.a)+b)+f)	Datum	Kürzel, Datum	Kürzel, Datum	Kürzel, Datum
42 Kann Assessmentinstrumente zur professionellen Einschätzung eines Suizidrisikos nutzen, z. B.: » Nurses' Global Assessment of Suicide Risk Scale (NGASR-Scale) » Suicide Status Form-II (SSF-II) » Pierce Suicidal Intent Scale (Suizidabsichtsskala) CE 11 I.1.c) III.1.a)+b)+e) III.3.a)+b)+f)	Datum	Kürzel, Datum	Kürzel, Datum	Kürzel, Datum
43 Erkennt ein präsuizidales Syndrom (Fixierung des Denkens auf einen Suizid, Aggressionshemmung, Ankündigung des Suizids oder konkrete Suizidfantasien) und kann Sofortmaßnahmen einleiten, z. B.: » Pflegeempfänger nicht allein lassen » Stationsteam, Psychiater, Psychologen informieren I.1.c) III.1.a)+b)+e) III.3.a)+b)+f)	Datum	Kürzel, Datum	Kürzel, Datum	Kürzel, Datum
44 Kann die Pflegediagnose „Ist suizidgefährdet" stellen und die verschiedenen Merkmale und Ursachenzusammenhänge bezogen auf den Pflegeempfänger benennen und erklären, z. B.: » Präsuizidales Syndrom, verschenkt liebgewordene Dinge » Äußert sich über die aussichtslose Situation » Gefühle wie Verzweiflung, Hoffnungslosigkeit usw. » Aktuelle Krise, Verlust von wichtigen Bezugspersonen CE 11 I.2.a-e) I.3.a-e)	Datum	Kürzel, Datum	Kürzel, Datum	Kürzel, Datum
45 Wählt pflegefachlich begründete Pflegemaßnahmen entsprechend der externen und internen Evidenzlage aus und kann die Auswahl begründen, mit dem Pflegeempfänger und im therapeutischen Team kommunizieren, z. B.: » Kontinuierliche Einschätzung des aktuellen Suizidrisikos (Stadium I: Erwägung; Stadium II: Ambivalenz; Stadium III: Entschluss) » Kontinuierlichen Kontakt zum Pflegeempfänger halten und tragfähige Beziehung aufbauen/weiter fördern » Akuten Leidensdruck minimieren, sinngebende Perspektiven erarbeiten » Möglichst keine Einzelzimmerunterbringung und aktive Einbindung in den Stationsablauf » Non-Suizid-Vereinbarung treffen und die Absprachefähigkeit des Pflegeempfängers bewerten, 1:1-Betreuung durchführen CE 11 I.1.e) I.2.b) III.1a)+b)+e) III.3.a)+b)+f)	Datum	Kürzel, Datum	Kürzel, Datum	Kürzel, Datum
46 Kann mit dem Pflegeempfänger und/oder seinen Angehörigen/Bezugspersonen Gespräche zur Gesundheitsförderung durchführen, die sich auf den Aspekt der Suizidprävention fokussieren, Themen können z. B. sein: » Pflegeempfängerspezifische Förderung von Schutzfaktoren » Stärkung der Ressourcen im Umgang mit Konflikten, Gewalt, Sucht, belastenden Lebenssituationen » Erarbeiten alternativer Handlungsspielräume bei aufkommenden Suizidgedanken CE 11 II.2.a)+c)	Datum	Kürzel, Datum	Kürzel, Datum	Kürzel, Datum

B15.5 Pflegerische Handlungsfelder im Kontext psychiatrischer Krankheitsbilder

B15.5.1 Schizophrenie und andere Psychosen

Kann den Pflegeprozess und die Pflegediagnostik bei einem Pflegeempfänger, der aufgrund einer **Schizophrenie oder anderer Psychosen** psychische Gesundheitsprobleme und/oder Risiken zeigt, personenzentriert und lebensweltbezogen planen, organisieren, gestalten, durchführen, steuern und evaluieren

	Theorie	gezeigt	geübt	erreicht
47 Kennt die zentralen Symptome einer Psychose (z. B. Halluzinationen, Wahnvorstellungen, Denkstörungen, Ich-Störungen) sowie die unterschiedlichen Krankheitsformen (z. B. sekundäre Psychosen durch Hirntumore, Wochenbettpsychosen) und kann den individuellen Pflegebedarf eines Pflegeempfängers im Rahmen der Pflegeanamnese ermitteln CE 11 I.1.c) III.1.a)+b)+e) III.3.a)+b)+f)	Datum	Kürzel, Datum	Kürzel, Datum	Kürzel, Datum

B15.5.1 Schizophrenie und andere Psychosen

Kann den Pflegeprozess und die Pflegediagnostik bei einem Pflegeempfänger, der aufgrund einer **Schizophrenie oder anderer Psychosen** psychische Gesundheitsprobleme und/oder Risiken zeigt, personenzentriert und lebensweltbezogen planen, organisieren, gestalten, durchführen, steuern und evaluieren

	Theorie	gezeigt	geübt	erreicht
48 Erkennt die unterschiedlichen Symptome eines Pflegeempfängers mit einer Schizophrenie und kann den individuellen Pflegebedarf und vorhandene Ressourcen erkennen, interdisziplinär kommunizieren und dokumentieren, z. B.: » Formale Denkstörungen z. B. zerfahrenes Denken, Gedankenabreißen, Vorbeireden » Beschreibt Gedankenentzug/-beeinflussung/-eingebung » Ich-Störungen » Wahnwahrnehmungen » Halluzinationen » Störungen der Affekte z. B. Gefühlsarmut, läppisches Verhalten usw. » Wahrnehmungsstörungen » Katatone Symptome (Auffälligkeiten der Psychomotorik wie z. B. Stupor, Erregung) » Störungen des Trieb- und Sozialverhaltens » Fehlende Krankheitseinsicht CE 11 I.1.c) III.1.a)+b)+e) III.3.a)+b)+f)	Datum	Kürzel, Datum	Kürzel, Datum	Kürzel, Datum
49 Beherrscht den Analyse- und Synthese-Prozess, um Pflegediagnosen für einen Pflegeempfänger mit einer Schizophrenie zu stellen, sowie Ursachenzusammenhänge zu identifizieren, z. B.: » Hat aufgrund von Halluzinationen das Risiko der Selbst-/Fremdgefährdung » Hat aufgrund von psychotischem Erleben einen beeinträchtigten Realitätsbezug, es besteht das Risiko des Selbstfürsorgedefizits » Ist aufgrund einer Doppelorientierung an realer und psychotischer Welt in der selbstständigen Tages-/Lebensgestaltung beeinträchtigt » Zeigt kein Interesse an sauberer/ordentlicher Kleidung, es besteht das Risiko der Selbstvernachlässigung (Self-Neglect) im Bereich Kleidung/äußere Erscheinung » Zeigt inadäquate emotionale/affektive Verhaltensmuster, es besteht eine beeinträchtigte Interaktion » Beeinträchtigtes Coping » Ist suizidgefährdet » Beeinträchtigte Beziehungsfähigkeit CE 11 I.2.a-e) I.3.a-e)	Datum	Kürzel, Datum	Kürzel, Datum	Kürzel, Datum
50 Wählt pflegefachlich begründete Pflegemaßnahmen entsprechend der externen und internen Evidenzlage aus und kann die Auswahl begründen, im multidisziplinären Team konsentieren, mit dem Pflegeempfänger kommunizieren und korrekt durchführen, z. B.: » Lebenspraktisches Training in der Gruppe oder als Einzeltherapie » Soziales Kompetenztraining (kognitive Verhaltenstherapie) » Positive Verstärkung des gewünschten Verhaltens » Milieutherapeutische Aktivitäten im Wohn-/Stationsbereich durchführen » Positiver Tagesrückblick » Klare Kommunikation der Regeln auf der Facheinheit » Medikamententraining » Suizidprävention » Skill-Training durchführen CE 11 I.1.e) I.2.b) III.1.a)+b)+e) III.3.a)+b)+f)	Datum	Kürzel, Datum	Kürzel, Datum	Kürzel, Datum

B15.5.2 Affektive Störungsbilder

Kann den Pflegeprozess und die Pflegediagnostik bei einem Pflegeempfänger, der aufgrund einer **Depression (affektives Störungsbild)** psychische Gesundheitsprobleme und/oder Risiken zeigt, personenzentriert und lebensweltbezogen planen, organisieren, gestalten, durchführen, steuern und evaluieren

	Theorie	gezeigt	geübt	erreicht
51 Erkennt die unterschiedlichen Symptome eines Pflegeempfängers mit einer Depression und kann den individuellen Pflegebedarf und vorhandene Ressourcen erkennen, interdisziplinär kommunizieren und dokumentieren, z. B.: » Schlafstörungen, Müdigkeit » Gefühle wie z. B. gedrückte Stimmung, Gefühl der Leere, Gefühlslosigkeit » Antriebslosigkeit » Hoffnungslosigkeit, Ängste » Innere Unruhe, Grübeln » Entscheidungsunfähigkeit » Wahrnehmungsveränderung z. B. Tunnelblick, verzerrte Wahrnehmung » Somatische Anzeichen z. B. Appetitverlust, Gewichtsverlust usw. CE 11 I.1.c) III.1a)+b)+e) III.3.a)+b)+f)	Datum	Kürzel, Datum	Kürzel, Datum	Kürzel, Datum

B15.5.2 Affektive Störungsbilder

	Theorie	gezeigt	geübt	erreicht
52 Kennt mögliche Entstehungshintergründe/Auslöser für eine depressive Episode und ermittelt diese systematisch im Rahmen der Pflegeanamnese: » Berufliche oder private Konflikte » Arbeitslosigkeit, Leistungsdruck » Finanzielle Belastungen » Chronische körperliche Erkrankungen CE 11 I.1.c) III.1.a)+b)+e) III.3.a)+b)+f)	Datum	Kürzel, Datum	Kürzel, Datum	Kürzel, Datum
53 Beherrscht den Analyse- und Synthese-Prozess, um Pflegediagnosen für einen Pflegeempfänger mit einer Depression zu stellen, sowie Ursachenzusammenhänge zu identifizieren, z. B.: » Ist aufgrund von Konzentrationsschwierigkeiten in der Leistungsfähigkeit beeinträchtigt » Ist antriebsgemindert, es besteht das Risiko eines Selbstfürsorgedefizits » Ist suizidgefährdet » Hat aufgrund von Gefühlslosigkeit/-armut eine Beeinträchtigung des emotionalen Empfindens » Zeigt eine Affektverarmung, es besteht eine beeinträchtigte Interaktion » Zeigt eine Vernachlässigung der Nahrungszufuhr, des besteht das Risiko einer Mangelernährung » Führt die Körperpflege aufgrund einer Selbstvernachlässigung nicht adäquat durch » Ist aufgrund von ständig wiederkehrenden Zwangsgedanken oder reduziertem Selbstwertgefühl in der selbstständigen Tages-/Lebensgestaltung eingeschränkt » Leidet unter dem Gefühl von Einsamkeit und sozialer Isolation » Risiko der sozialen Isolation » Empfindet Ängste/Zukunftssorgen CE 11 1.2.a-e) I.3.a-e)	Datum	Kürzel, Datum	Kürzel, Datum	Kürzel, Datum
54 Wählt pflegefachlich begründete Pflegemaßnahmen entsprechend der externen und internen Evidenzlage aus und kann die Auswahl begründen, im multidisziplinären Team konsentieren, mit dem Pflegeempfänger kommunizieren und korrekt durchführen, z. B.: » Lebenspraktisches Training in der Gruppe oder als Einzeltherapie » Positive Verstärkung des gewünschten Verhaltens » Achtsamkeitstraining » Selbstsicherheitstraining » Milieutherapeutische Aktivitäten im Wohn-/Stationsbereich durchführen » Positiver Tagesrückblick » Medikamententraining » Suizidprävention » Skill-Training durchführen CE 11 I.1.e) I.2.b) III.1.a)+b)+e) III.3.a)+b)+f)	Datum	Kürzel, Datum	Kürzel, Datum	Kürzel, Datum

Kann den Pflegeprozess und die Pflegediagnostik bei einem Pflegeempfänger, der aufgrund einer **Manie (affektives Störungsbild)** psychische Gesundheitsprobleme und/oder Risiken zeigt, personenzentriert und lebensweltbezogen planen, organisieren, gestalten, durchführen, steuern und evaluieren

	Theorie	gezeigt	geübt	erreicht
55 Erkennt die unterschiedlichen Symptome eines Pflegeempfängers mit einer Manie und kann den individuellen Pflegebedarf und vorhandene Ressourcen erkennen, interdisziplinär kommunizieren und dokumentieren, z. B.: » Inadäquat gehobene Stimmung, gesteigerter Antrieb, Hyperaktivität » Risikofreudiges Verhalten und Selbstüberschätzung » Wahrnehmungsstörung/-verzerrung » Fehlende Krankheitseinsicht » Reduzierte soziale Hemmung » Rededrang (Logorrhö) » Schlafstörung » Wahnideen, Alkoholmissbrauch, Hypersexualität CE 11 I.1.c) III.1.a)+b)+e) III.3.a)+b)+f)	Datum	Kürzel, Datum	Kürzel, Datum	Kürzel, Datum

Psychiatrie

B15.5.2 Affektive Störungsbilder

Theorie | gezeigt | geübt | erreicht

Kann den Pflegeprozess und die Pflegediagnostik bei einem Pflegeempfänger, der aufgrund einer **Manie (affektives Störungsbild)** psychische Gesundheitsprobleme und/oder Risiken zeigt, personenzentriert und lebensweltbezogen planen, organisieren, gestalten, durchführen, steuern und evaluiere

56 Beherrscht den Analyse- und Synthese-Prozess, um Pflegediagnosen für einen Pflegeempfänger mit einer Manie zu stellen, sowie Ursachenzusammenhänge zu identifizieren, z. B.:

- Ist antriebsgesteigert, es besteht das Risiko der körperlichen Erschöpfung
- Hält soziale/gesetzte Grenzen und Regeln nicht ein, es besteht eine beeinträchtigte Interaktion
- Beeinträchtigte Krankheitseinsicht, es besteht das Risiko der unwirksamen Therapie
- Vernachlässigt aufgrund von Ideenflut/Hyperaktivität die Aktivitäten des täglichen Lebens
- Ist aufgrund von Ideenflut/-flucht/Gedankenrasen in der Kommunikation beeinträchtigt
- Hat ein übersteigertes Selbstwertgefühl/-vertrauen, Risiko der sozialen Ausgrenzung
- Zeigt sexuell distanzloses Verhalten, Risiko der sozialen Ausgrenzung
- Kann Geld nicht einteilen, Risiko des sozialen/finanziellen Ruins

CE 11 I.2.a-e) I.3.a-e)

Datum | Kürzel, Datum | Kürzel, Datum | Kürzel, Datum

57 Wählt pflegefachlich begründete Pflegemaßnahmen entsprechend der externen und internen Evidenzlage aus und kann die Auswahl begründen, im multidisziplinären Team konsentieren, mit dem Pflegeempfänger kommunizieren und korrekt durchführen, z. B.:

- Hyperaktivität mit einer „Auszeit" unterbrechen
- Positive Verstärkung des gewünschten Verhaltens
- Milieutherapeutische Aktivitäten im Wohn-/Stationsbereich durchführen
- Positiver Tagesrückblick; Medikamententraining
- Maßnahmen zur Prävention einer Vernachlässigung im Bereich Nahrungszufuhr, Ausscheidung, Körperhygiene; Skill-Training durchführen

CE 11 I.1.e) I.2.b) III.1.a)+b)+e) III.3.a)+b)+f)

Datum | Kürzel, Datum | Kürzel, Datum | Kürzel, Datum

Kann den Pflegeprozess und die Pflegediagnostik bei einem Pflegeempfänger, der aufgrund einer **bipolaren Störung (affektives Störungsbild)** psychische Gesundheitsprobleme und/oder Risiken zeigt, personenzentriert und lebensweltbezogen planen, organisieren, gestalten, durchführen, steuern und evaluieren

58 Erkennt die unterschiedlichen Symptome eines Pflegeempfängers mit einer bipolaren Störung und kann den individuellen Pflegebedarf und vorhandene Ressourcen erkennen, interdisziplinär kommunizieren und dokumentieren, z. B.:

- Abwechselnd auftretende Symptome einer Manie oder einer Depression (siehe oben)

CE 11 I.1.c) III.1.a)+b)+e) III.3.a)+b)+f)

Datum | Kürzel, Datum | Kürzel, Datum | Kürzel, Datum

59 Beherrscht den Analyse- und Synthese-Prozess, um Pflegediagnosen für einen Pflegeempfänger mit einer bipolaren Störung zu stellen, sowie Ursachenzusammenhänge zu identifizieren:

- Pflegediagnosen abhängig von der aktuellen Phase siehe Manie oder Depression

CE 11 I.2.a-e) I.3.a-e)

Datum | Kürzel, Datum | Kürzel, Datum | Kürzel, Datum

60 Wählt pflegefachlich begründete Pflegemaßnahmen entsprechend der externen und internen Evidenzlage aus und kann die Auswahl begründen, im multidisziplinären Team konsentieren, mit dem Pflegeempfänger kommunizieren und korrekt durchführen, z. B.:

- Interpersonelle Soziale Rhythmustherapie (IPSRT) durchführen

(Siehe auch unter Manie oder Depression)

I.1.e) I.2.b) III.1.a)+b)+e) III.3.a)+b)+f)

Datum | Kürzel, Datum | Kürzel, Datum | Kürzel, Datum

B15.5.3 Verhaltensstörungen

Theorie | gezeigt | geübt | erreicht

Kann den Pflegeprozess und die Pflegediagnostik bei einem Pflegeempfänger, der aufgrund einer **gestörten Impulskontrolle** psychische Gesundheitsprobleme und/oder Risiken zeigt, personenzentriert und lebensweltbezogen planen, organisieren, gestalten, durchführen, steuern und evaluieren

61 Kann den Verlust der Impulskontrolle bei unterschiedlichen psychischen Erkrankungen gegenüber dem eigenständigen Störungsbild unterscheiden und benennen, z. B.:

- Handlungen sind für den Pflegeempfänger oder andere schädlich
- Vor der Handlung kommt es zu einem Spannungs-/Erregungsgefühl
- Während der Handlung löst sich diese Spannung auf und geht in Vergnügen, Befriedigung, Erleichterung über
- Unmittelbar nach der Handlung können Selbstvorwürfe, Schuldgefühle usw. auftreten

CE 11 I.1.c) III.1.a)+b)+e) III.3.a)+b)+f)

Datum | Kürzel, Datum | Kürzel, Datum | Kürzel, Datum

B15.5.3 Verhaltensstörungen

	Theorie	gezeigt	geübt	erreicht
62 Kennt verschiedene Störungen der Impulskontrolle, wie z. B.: » Kleptomanie (pathologisches Stehlen) » Pyromanie (pathologische Brandstiftung) » Spielsucht (pathologisches Glücksspiel) » Mediensucht (z. B. Computerspiele) » Trichotillomanie (Ausreißen von Haaren) » Skin Picking CE 11 I.1.c) III.1.a)+b)+e) III.3.a)+b)+f)	Datum	Kürzel, Datum	Kürzel, Datum	Kürzel, Datum
63 Kann die Pflegediagnose „Hat aufgrund einer gestörten Impulskontrolle das Risiko der Selbst-/Fremdgefährdung" stellen und Anzeichen bezogen auf den Pflegeempfänger erkennen und erklären, z. B.: » Sichtbare psychische Spannung vor der Tat » Unfähigkeit, dem Impuls (zu stehlen) zu widerstehen CE 11 I.2.a-e) I.3.a-e)	Datum	Kürzel, Datum	Kürzel, Datum	Kürzel, Datum
64 Wählt pflegefachlich begründete Pflegemaßnahmen entsprechend der externen und internen Evidenzlage aus und kann die Auswahl begründen, im multidisziplinären Team konsentieren, mit dem Pflegeempfänger kommunizieren und korrekt durchführen, z. B.: » Unterbrechung und Rückmeldung zum ablaufenden Problemverhalten durchführen » Impulskontrolltraining als Einzeltherapie durchführen » Impulskontrolltraining in der Gruppe durchführen » Maßnahmen zur Deeskalation durchführen CE 11 I.1.e) I.2.b) III.1.a)+b)+e) III.3.a)+b)+f)	Datum	Kürzel, Datum	Kürzel, Datum	Kürzel, Datum

Kann den Therapieprozess bei einem Pflegeempfänger, der aufgrund einer **Störung der sexuellen Präferenz** psychische Gesundheitsprobleme und/oder Risiken zeigt, personenzentriert und lebensweltbezogen in Absprache mit dem Therapeutenteam planen, organisieren, gestalten, durchführen, steuern und evaluieren

	Theorie	gezeigt	geübt	erreicht
65 Kennt die verschiedenen Formen einer Störung der sexuellen Präferenz, z. B.: » Fetischistische Störung (sexuelle Impulse/Fantasien richten sich auf nichtmenschliche Objekte) » Transvestitische Störung » Voyeuristische Störung » Pädophile Störung » Sexuell masochistische/sadistische Störung CE 11 I.1.c) III.1.a)+b)+e) III.3.a)+b)+f)	Datum	Kürzel, Datum	Kürzel, Datum	Kürzel, Datum
Kann eine offene Haltung und einen konstruktiven Beziehungs- und Vertrauensaufbau mit dem Pflegeempfänger gestalten und Erkenntnisse im Rahmen der Informationssammlung und Beobachtung im therapeutischen Team kommunizieren CE 11 I.1.e) I.2.b) III.1.a)+b)+e) III.3.a)+b)+f)	Datum	Kürzel, Datum	Kürzel, Datum	Kürzel, Datum

B15.5.4 Neurotische Störungsbilder

Kann den Pflegeprozess und die Pflegediagnostik bei einem Pflegeempfänger, der aufgrund einer **Angststörung** psychische Gesundheitsprobleme und/oder Risiken zeigt, personenzentriert und lebensweltbezogen planen, organisieren, gestalten, durchführen, steuern und evaluieren

	Theorie	gezeigt	geübt	erreicht
66 Erkennt die unterschiedlichen Symptome eines Pflegeempfängers mit einer Angststörung und kann den individuellen Pflegebedarf und vorhandene Ressourcen erkennen, interdisziplinär kommunizieren und dokumentieren, z. B.: » Äußert Angst, Sorgen über ein mögliches zukünftiges Unglück, Panikattacken » Nervosität, motorische Anspannung » Tachykardie/-pnoe, Schwitzen, Mundtrockenheit, Zittern, Erröten, Vermeiden von Blickkontakt » Konzentrationsschwierigkeiten » Schlafstörungen » Objekt- und/oder situationsbezogene Phobie CE 11 I.1.c) III.1.a)+b)+e) III.3.a)+b)+f)	Datum	Kürzel, Datum	Kürzel, Datum	Kürzel, Datum

Psychiatrie

B15.5.4 Neurotische Störungsbilder

Theorie | gezeigt | geübt | erreicht

Kann den Pflegeprozess und die Pflegediagnostik bei einem Pflegeempfänger, der aufgrund einer **Angststörung** psychische Gesundheitsprobleme und/oder Risiken zeigt, personenzentriert und lebensweltbezogen planen, organisieren, gestalten, durchführen, steuern und evaluieren

	Theorie	gezeigt	geübt	erreicht
67 Beherrscht den Analyse- und Synthese-Prozess, um Pflegediagnosen für einen Pflegeempfänger mit einer Angststörung zu stellen, sowie Ursachenzusammenhänge zu identifizieren, z. B.: » Empfindet aufgrund einer realen Bedrohung Furcht oder aufgrund einer fiktiven Bedrohung Angst » Vermeidet angstbesetzte Alltagssituationen, es besteht eine beeinträchtigte Copingstrategie » Ist aufgrund von Angstzuständen in der Durchführung lebenspraktischer Tätigkeiten eingeschränkt CE 11 I.2.a-e) I.3.a-e)	Datum	Kürzel, Datum	Kürzel, Datum	Kürzel, Datum
68 Wählt pflegefachlich begründete Pflegemaßnahmen entsprechend der externen und internen Evidenzlage aus und kann die Auswahl begründen, im multidisziplinären Team konsentieren, mit dem Pflegeempfänger kommunizieren und korrekt durchführen, z. B.: » Ursachen und Einflussfaktoren im klientenzentrierten Gespräch klären » Angstfreie Atmosphäre und Klima der Geborgenheit schaffen » Gestufte systematische Desensibilisierung durchführen (z. B. Angstexpositionsübungen, Verhaltensexperimente) » Entspannungstraining durchführen CE 11 I.1.e) I.2.b) III.1.a)+b)+e) III.3.a)+b)+f)	Datum	Kürzel, Datum	Kürzel, Datum	Kürzel, Datum

Kann den Pflegeprozess und die Pflegediagnostik bei einem Pflegeempfänger, der aufgrund einer **Zwangsstörung** psychische Gesundheitsprobleme und/oder Risiken zeigt, personenzentriert und lebensweltbezogen planen, organisieren, gestalten, durchführen, steuern und evaluieren

	Theorie	gezeigt	geübt	erreicht
69 Erkennt die unterschiedlichen Symptome eines Pflegeempfängers mit einer Zwangsstörung und kann den individuellen Pflegebedarf und vorhandene Ressourcen erkennen, interdisziplinär kommunizieren und dokumentieren, z. B.: » Zwischen Zwangshandlungen, -impulsen und -gedanken unterscheiden » Zwangsstörungen sind stereotyp wiederkehrend, sich aufdrängend, als sinnlos erlebte/bewertete Gedanken/Handlungen und sind nicht durch Ablenkung zu vermeiden » Zwangsthemen können z. B. sein: Verschmutzungsgefühl, pathologische Zweifel, Streben nach Symmetrie, Kontrollzwang CE 11 I.1.c) III.1.a)+b)+e) III.3.a)+b)+f)	Datum	Kürzel, Datum	Kürzel, Datum	Kürzel, Datum
70 Beherrscht den Analyse- und Synthese-Prozess, um Pflegediagnosen für einen Pflegeempfänger mit einer Zwangsstörung zu stellen, sowie Ursachenzusammenhänge zu identifizieren, z. B.: » Ist aufgrund ständig wiederkehrender Zwangsgedanken in der selbstständigen Tages-/Lebensgestaltung beeinträchtigt » Ist aufgrund ständig wiederkehrender Zwangshandlungen in der selbstständigen Tages-/Lebensgestaltung beeinträchtigt CE 11 I.2.a-e) I.3.a-e)	Datum	Kürzel, Datum	Kürzel, Datum	Kürzel, Datum
71 Wählt pflegefachlich begründete Pflegemaßnahmen entsprechend der externen und internen Evidenzlage aus und kann die Auswahl begründen, im multidisziplinären Team konsentieren, mit dem Pflegeempfänger kommunizieren und korrekt durchführen, z. B.: » Skill-Training durchführen » Lebenspraktisches Training durchführen, dabei Zwangshandlungen nicht beachten und Konzentration auf die Aktivitäten richten » Expositionstraining durchführen » Positive Verstärkung des gewünschten Verhaltens » Milieutherapeutische Aktivitäten im Wohn-/Stationsbereich durchführen » Positiver Tagesrückblick CE 11 I.1.e) I.2.b) III.1.a)+b)+e) III.3.a)+b)+f)	Datum	Kürzel, Datum	Kürzel, Datum	Kürzel, Datum

B15.5.5 Essstörungen

Theorie | gezeigt | geübt | erreicht

Kann den Pflegeprozess und die Pflegediagnostik bei einem Pflegeempfänger, der aufgrund einer **Essstörung** psychische Gesundheitsprobleme und/oder Risiken zeigt, personenzentriert und lebensweltbezogen planen, organisieren, gestalten, durchführen, steuern und evaluieren

	Theorie	gezeigt	geübt	erreicht
72 Erkennt die verschiedenen Symptome der unterschiedlichen Essstörungen (z. B. Anorexia nervosa, Bulimia nervosa) kann diese im therapeutischen Team kommunizieren und im Rahmen der Pflegeanamnese systematisch erheben und dokumentieren, z. B.: » Anzeichen einer Mangelernährung und damit verbundene physiologische Veränderungen, Verändertes Essverhalten, wie z. B. Diäten, Erbrechen » Anzeichen einer Körperschema-/-bildstörung » Psychologische Prädisposition, soziokulturelle Einflüsse CE 11 I.1.c) III.1.a)+b)+e) III.3.a)+b)+f)	Datum	Kürzel, Datum	Kürzel, Datum	Kürzel, Datum

B15.5.5 Essstörungen

Theorie | gezeigt | geübt | erreicht

73 Kann standardisierte Fragebögen/Assessments zur Erfassung der Essstörung korrekt anwenden, die erhobenen Informationen dokumentieren und im therapeutischen Team kommunizieren, z. B.:

- Eating Disorder Examination-Questionnaire (EDE-Q)
- Fragebogen zum Essverhalten (FEV)
- Strukturiertes Inventar für Anorektische und Bulimische Essstörungen zur Selbsteinschätzung (SIAB-S)
- SCOFF-Fragebogen

CE 11 I.1.c)+f) I.2.a) I.5.a) III.3.a)+b)

Theorie	gezeigt	geübt	erreicht
Datum	Kürzel, Datum	Kürzel, Datum	Kürzel, Datum

74 Beherrscht den Analyse- und Synthese-Prozess, um Pflegediagnosen für einen Pflegeempfänger mit einer Essstörung zu stellen, Kennzeichen zu benennen sowie Ursachenzusammenhänge zu identifizieren, z. B.:

- Hat aufgrund einer Essstörung eine Mangelernährung
- Hat ein beeinträchtigtes Körperbild/-schema

CE 11 I.2.a-e) I.3.a-e)

Theorie	gezeigt	geübt	erreicht
Datum	Kürzel, Datum	Kürzel, Datum	Kürzel, Datum

75 Wählt pflegefachlich begründete Pflegemaßnahmen entsprechend der externen und internen Evidenzlage aus und kann die Auswahl begründen, im multidisziplinären Team konsentieren, mit dem Pflegeempfänger kommunizieren und korrekt durchführen, z. B.:

- Setzt das strukturierte Essprogramm entsprechend dem Stufenplan um
- Führt eine Ess- und Nachruhebegleitung zu den Mahlzeiten durch
- Unterstützt beim Umsetzen einer ausgewogenen Ernährung z. B. durch Kochgruppen, Ernährungsberatung
- Ermittelt den aktuellen Ernährungszustand
- Maßnahmen imzur Förderung eines adäquaten Körperbilds

CE 11 I.1.e) I.2.b) III.1.a)+b)+e) III.3.a)+b)+f)

Theorie	gezeigt	geübt	erreicht
Datum	Kürzel, Datum	Kürzel, Datum	Kürzel, Datum

B15.5.6 Missbrauch von psychotropen Substanzen

Theorie | gezeigt | geübt | erreicht

Kann den Pflegeprozess und die Pflegediagnostik bei einem Pflegeempfänger, der aufgrund des **Missbrauchs von psychotropen Substanzen** psychische Gesundheitsprobleme und/oder Risiken zeigt, personenzentriert und lebensweltbezogen planen, organisieren, gestalten, durchführen, steuern und evaluieren

76 Ist sensibilisiert und kann einen möglichen substanzbezogenen Missbrauch oder Abhängigkeit erkennen und im interdisziplinären Team kommunizieren, z. B.:

- Verleugnung eines erhöhten Alkoholkonsums, Schlafstörungen, Koordinationsstörungen, Selbstvernachlässigungstendenzen

CE 11 I.1.c) III.1.a)+b)+e) III.3.a)+b)+f)

Theorie	gezeigt	geübt	erreicht
Datum	Kürzel, Datum	Kürzel, Datum	Kürzel, Datum

77 Kann eine systematische Pflegeanamnese durchführen und z. B. folgende Daten und Informationen ermitteln, dokumentieren und interdisziplinär kommunizieren:

- Art/Menge/Frequenz des Konsums, assoziierte Probleme durch den Konsum, Gründe und Auslöser für den Konsum
- Grund für den Schritt einer Suchttherapie (Veränderungswunsch)

CE 11 I.1.c) III.1.a)+b)+e) III.3.a)+b)+f)

Theorie	gezeigt	geübt	erreicht
Datum	Kürzel, Datum	Kürzel, Datum	Kürzel, Datum

78 Kann unterschiedliche Assessmentinstrumente zur Erkennung eines Substanzmissbrauchs anwenden, z. B.:

- Michigan Alcoholism Screening Test – Geriatric Version (MAST-G)
- Alcohol Use Disorder Identification Test (AUDIT)
- Selbstauskunftsfragebogen zur Benzodiazepin-Abhängigkeit

CE 11 I.1.c) III.1.a)+b)+e) III.3.a)+b)+f)

Theorie	gezeigt	geübt	erreicht
Datum	Kürzel, Datum	Kürzel, Datum	Kürzel, Datum

79 Beherrscht den Analyse- und Synthese-Prozess, um Pflegediagnosen für einen Pflegeempfänger mit einer Suchterkrankung zu stellen, sowie Ursachenzusammenhänge zu identifizieren, z. B.:

- Empfindet ein Verlangen/eine Art Zwang, psychotrope Substanzen/Suchtstoffe zu konsumieren, es besteht das Risiko eines Rückfalls
- Zeigt eine beeinträchtigte Krankheitseinsicht, es besteht das Risiko der unwirksamen Therapie
- Ist aufgrund eines reduzierten Selbstwertgefühls in der selbstständigen Tages-/Lebensgestaltung beeinträchtigt
- Hat ein Entzugssyndrom, es besteht das Risiko von Komplikationen
- Hat eine beeinträchtigte Beziehung zu Angehörigen/nahestehenden Personen
- Risiko eines Suizids

CE 11 I.2.a-e) I.3.a-e)

Theorie	gezeigt	geübt	erreicht
Datum	Kürzel, Datum	Kürzel, Datum	Kürzel, Datum

Psychiatrie

B15.5.6 Missbrauch von psychotropen Substanzen

Theorie | gezeigt | geübt | erreicht

Kann den Pflegeprozess und die Pflegediagnostik bei einem Pflegeempfänger, der aufgrund des **Missbrauchs von psychotropen Substanzen** psychische Gesundheitsprobleme und/oder Risiken zeigt, personenzentriert und lebensweltbezogen planen, organisieren, gestalten, durchführen, steuern und evaluieren

80 Wählt pflegefachlich begründete Pflegemaßnahmen entsprechend der externen und internen Evidenzlage aus und kann die Auswahl begründen, im multidisziplinären Team konsentieren, mit dem Pflegeempfänger kommunizieren und korrekt durchführen, z. B.:

- Maßnahmen im Kontext der Suizidprävention
- Skill-Training durchführen
- Lebenspraktisches Training durchführen
- Positive Verstärkung des gewünschten Verhaltens
- Milieutherapeutische Aktivitäten im Wohn-/Stationsbereich durchführen
- Positiver Tagesrückblick

CE 11 I.1.e) I.2.b) III.1.a)+b)+e) III.3.a)+b)+f)

Datum	Kürzel, Datum	Kürzel, Datum	Kürzel, Datum

81 Kann Eltern und/oder Angehörige von suchtkranken Kindern/Verwandten stärken und gezielt beraten, z. B.:

- Vermittlung von Selbsthilfegruppen
- Ressourcenaktivierung und -stärkung der Eltern

CE 11 II.2.a)+c)

Datum	Kürzel, Datum	Kürzel, Datum	Kürzel, Datum

B15.5.7 Persönlichkeitsstörungen

Theorie | gezeigt | geübt | erreicht

Kann den Pflegeprozess und die Pflegediagnostik bei einem Pflegeempfänger, der aufgrund einer **Persönlichkeitsstörung** psychische Gesundheitsprobleme und/oder Risiken zeigt, personenzentriert und lebensweltbezogen planen, organisieren, gestalten, durchführen, steuern und evaluieren

82 Weiß, dass Störungen der Persönlichkeit sehr vielgestaltig sein können und folgende Merkmale vorliegen, um von einer Persönlichkeitsstörung sprechen zu können, z. B.:

- Auffällige Persönlichkeitszüge, die das subjektive Befinden, die soziale Anpassung und/oder die berufliche Leistungsfähigkeit einschränken
- Die auffälligen Verhaltensweisen sind stabil und wirken sich in verschiedenen Bereichen des Lebens aus

CE 11 I.1.c) III.1+a)+b)+e) III.3.a)+b)+f)

Datum	Kürzel, Datum	Kürzel, Datum	Kürzel, Datum

83 Kennt die verschiedenen Leitsymptome von Persönlichkeitsstörungen und kann die damit verbundenen Schwierigkeiten im Alltagsleben mit dem Pflegeempfänger im Rahmen der Pflegeanamnese erkennen, dokumentieren und interdisziplinär kommunizieren, z. B.:

- Paranoide Persönlichkeitsstörung: Misstrauen, verzerrte Interpretation der Umgebung, Gedankenstarre, leichte Kränkbarkeit, neigt zu herausforderndem Verhalten, neigt zu pathologischer Eifersucht
- Ängstliche, vermeidende Persönlichkeitsstruktur: zeigt ein tiefgreifendes Muster sozialer Gehemmtheit, Furcht vor Kritik, zurückhaltend, still
- Abhängige Persönlichkeitsstruktur: Pflegeempfänger empfindet sich in der Selbstwahrnehmung als hilflos, kann kaum Entscheidungen treffen
- Narzisstische Persönlichkeitsstörung: zeigt ein hohes Bedürfnis nach Anerkennung und Bewunderung, nutzt andere aus, um Ziele zu erreichen, wenig Einfühlungsvermögen
- Dissoziale/antisoziale Persönlichkeitsstörung: zeigt verantwortungsloses, antisoziales Verhalten, häufig strafbare Handlungen
- Borderline-Persönlichkeitsstörung: zeigt ein instabiles Selbstbild, emotionale Instabilität, selbstschädigendes Verhalten
- Zwanghafte Persönlichkeitsstörung: zeigt eine Starrheit im Denken und Handeln, strebt nach Perfektion, starke Beschäftigung mit Details, Regeln usw.

CE 11 I.1.c) III.1.a)+b)+e) III.3.a)+b)+f)

Datum	Kürzel, Datum	Kürzel, Datum	Kürzel, Datum

84 Beherrscht den Analyse- und Synthese-Prozess, um Pflegediagnosen für einen Pflegeempfänger mit Persönlichkeitsstörungen abzuleiten, zu kommunizieren und zu erläutern, z. B.:

- Selbstverletzendes Verhalten
- Zeigt akutes selbst-/fremdverletzendes Verhalten
- Beeinträchtigte soziale Interaktion
- Beeinträchtigte Beziehung zu Angehörigen/nahestehenden Personen
- Empfindet Angst
- Kann den erlernten/praktizierten Beruf nicht mehr ausüben, es besteht das Risiko der beruflichen Ausgrenzung

CE 11 I.2.a-e) I.3.a-e)

Datum	Kürzel, Datum	Kürzel, Datum	Kürzel, Datum

B15.5.7 Persönlichkeitsstörungen

	Theorie	gezeigt	geübt	erreicht
85 Wählt pflegefachlich begründete Pflegemaßnahmen entsprechend der externen und internen Evidenzlage aus und kann die Auswahl begründen, im multidisziplinären Team konsentieren und mit dem Pflegeempfänger kommunizieren, z. B.: » Positive Verstärkung des gewünschten Verhaltens » Selbstkonzept/-bild/-wertgefühl und soziale Kompetenzen in Einzel-/ Gruppentherapie fördern » Milieutherapeutische Aktivitäten im Wohn-/Stationsbereich durchführen » Positiver Tagesrückblick » Klare Kommunikation der Regeln auf der Facheinheit CE 11 I.1.e) I.2.b) III.1.a)+b)+e) III.3.a)+b)+f)	Datum	Kürzel, Datum	Kürzel, Datum	Kürzel, Datum

Psychiatrie

B16 Lernergebnisse in der ambulanten Pflege

Theorie | gezeigt | geübt | erreicht

Die Besonderheiten der ambulanten pflegerischen Versorgung und Pflege werden in den nachfolgenden Abschnitten als Lernergebnisse formuliert. Darüber hinaus sind die jeweiligen pflegeempfängerspezifischen krankheitsbedingten Besonderheiten zu berücksichtigen. Diese befinden sich in den jeweiligen Abschnitten des ALF. Die professionelle Pflege in der häuslichen Umgebung erfordert häufig einige Anpassungen im pflegerischen Handeln und/oder Ablauf. Gewohnte Materialien, Hilfsmittel oder Räumlichkeiten stehen nicht zur Verfügung und in der Versorgungssituation kann die Pflegende nicht auf Teammitglieder zurückgreifen. Der Pflegeempfänger wird in seiner häuslichen Umgebung gepflegt, Pflegende treten in die Privatsphäre des Pflegeempfängers ein und gestalten gemeinsam den Balanceakt zwischen Selbstbestimmungsrecht und Fürsorgepflichten.

Kann den Pflegeprozess und die Pflegediagnostik bei **Pflegeempfängern in der ambulanten Pflege** planen, organisieren, gestalten, durchführen, steuern und evaluieren

Lernergebnis		Theorie	gezeigt	geübt	erreicht
1 Kennt die verschiedenen Abrechnungsgrundlagen der pflegerischen Leistungen (Leistungen der Pflegeversicherung SGB XI, Leistungen der Krankenversicherung SGB V) und kann diese situationsbezogen für den Pflegeempfänger auswählen, vereinbaren, dokumentieren und nach Durchführung korrekt abrechnen, z. B.: » Pflegesachleistungen: › körperbezogene Pflegemaßnahmen › pflegerische Betreuungsmaßnahmen › Hilfen bei der Haushaltsführung » Kombinationsleistungen » Behandlungspflege » Erstbesuch » Pflegeberatung	CE 05 CE 06 CE 07 CE 08 CE 09 CE 10 CE 11 IV.2.c)	Datum	Kürzel, Datum	Kürzel, Datum	Kürzel, Datum
2 Kann eine systematische Pflegeanamnese im Bereich des ambulanten Settings durchführen und den individuellen Versorgungsbedarf mit dem Pflegeempfänger und Angehörigen/Bezugspersonen abstimmen und vereinbaren, insbesondere werden folgende Punkte zusätzlich eingeschätzt, z. B.: » Einschätzung der Fähigkeiten und Ressourcen der Angehörigen und Bezugspersonen (Dependenzpflegefähigkeit) » Bedarf an Hilfsmitteln und baulichen Maßnahmen, um die Pflege gewährleisten zu können	CE 05 CE 06 CE 07 CE 08 CE 09 CE 10 CE 11 I.1.c)+d)	Datum	Kürzel, Datum	Kürzel, Datum	Kürzel, Datum
3 Kann spezifische Assessmentinstrumente in der ambulanten Pflege gezielt einsetzen und den Nutzen sowie die Güte der Intrumente erkennen und argumentieren, z. B.: » Resident Assessment Instrument Homecare RAI-HC » Neues Begutachtungsassessment zur Feststellung von Pflegebedürftigkeit (NBA)	CE 05 CE 06 CE 07 CE 08 CE 09 CE 10 CE 11 I.1.c)+d)	Datum	Kürzel, Datum	Kürzel, Datum	Kürzel, Datum
4 Kennt Behandlungspflegemaßnahmen der häuslichen Krankenpflege, für die eine ärztliche Verordnung gestellt werden muss (z. B. Medikamente richten/verabreichen, Wundversorgung, Anleitung zur Behandlungspflege, Injektionen usw.) und kennt notwendige Koordinationsabläufe, um diese pflegeempfängerspezifisch sicherzustellen	CE 05 CE 06 CE 07 CE 08 CE 09 CE 10 CE 11 III.2.b) IV.2.c)	Datum	Kürzel, Datum	Kürzel, Datum	Kürzel, Datum
5 Kennt verschiedene Schwerpunkte ambulanter Dienste und kann ihre spezialisierten Aufgabenbereiche erklären und den Pflegeempfänger und seine Angehörigen bedarfsspezifisch beraten und einen Pflegevertrag vorbereiten/abschließen (z. B. ambulante psychiatrische Pflege, Intensiv-, Kinder-, Palliativpflege usw.)	CE 05 CE 06 CE 07 CE 08 CE 09 CE 10 CE 11 I.1.e), I.2.b) II.2.c)	Datum	Kürzel, Datum	Kürzel, Datum	Kürzel, Datum
6 Kann den Pflegeempfänger und seine Angehörigen über weitere regionale ambulante Hilfsangebote informieren und beraten, z. B.: » Hausnotruf » Essen auf Rädern » Mobiler Friseur/mobile Fußpflege	CE 05 CE 06 CE 07 CE 08 CE 09 CE 10 CE 11 II.2.c)	Datum	Kürzel, Datum	Kürzel, Datum	Kürzel, Datum

B16 Lernergebnisse in der ambulanten Pflege

		Theorie	gezeigt	geübt	erreicht
7 Kann verschiedene Schnittstellen benennen, die in der häuslichen Versorgung eines Pflegeempfängers zu beachten sind und reflektiert mögliche Probleme in der Schnittstellenkoordination bezogen auf die individuelle Situation eines Pflegeempfängers, z. B.: » Pflegende Angehörige » Angestellte Betreuungskräfte » Ämter (z. B. Krankenkasse, Pflegekasse usw.) » Hausarzt » Apotheken » Ambulante Hilfsangebote (Hausnotruf) » Essen auf Rädern, mobiler Friseur/mobile Fußpflege » Therapeutische Angebote (Krankengymnastik, Ergotherapie, Logopädie usw.) » Stationäre Einrichtungen (Krankenhaus, Altenheim, Rehaeinrichtung usw.)	CE 05 CE 06 CE 07 CE 08 CE 09 CE 10 CE 11 III.3.a)	Datum	Kürzel, Datum	Kürzel, Datum	Kürzel, Datum
8 Kennt den Expertenstandard Entlassungsmanagement in der Pflege und kann zur Sicherstellung der Betreuungskontinuität: » In Abstimmung mit einer stationären Einrichtung den (veränderten) poststationären Versorgungsbedarf planen » Bei Übergang von der häuslichen Versorgung in eine stationäre Einrichtung eine Pflegeüberleitung erstellen	CE 05 CE 06 CE 07 CE 08 CE 09 CE 10 CE 11 III.3.d)	Datum	Kürzel, Datum	Kürzel, Datum	Kürzel, Datum
9 Kennt den typischen Tagesablauf in der ambulanten Pflege und kann ihn entsprechend umsetzen	CE 05, CE 06 CE 07, CE 08 CE 09, CE 10 CE 11 III.1	Datum	Kürzel, Datum	Kürzel, Datum	Kürzel, Datum
10 Kann Besonderheiten bei der Tourenplanung, Vor- und Nachteile einer festen/flexiblen Tour benennen und kennt den Ablauf und die Struktur einer Tour	CE 05, CE 06 CE 07, CE 08 CE 09, CE 10 CE 11 III.1	Datum	Kürzel, Datum	Kürzel, Datum	Kürzel, Datum
11 Kennt verschiedene Maßnahmen zur Vor- und Nachbereitung einer Tour und kann diese durchführen, z. B.: » Haustürschlüssel entsprechend der Tour vorbereiten » Pflegetasche/-koffer auf Vollständigkeit überprüfen » Dienstfahrzeug betanken » Fahrtenbuch führen, Einsatzzeiten erfassen » Nachbestellung von Verbrauchsmaterialien koordinieren » Pflegepläne ausarbeiten	CE 05 CE 06 CE 07 CE 08 CE 09 CE 10 CE 11 III.1	Datum	Kürzel, Datum	Kürzel, Datum	Kürzel, Datum
12 Kennt das Vorgehen (des jeweiligen ambulanten Dienstes) bei möglichen Notfallsituationen in der häuslichen Versorgung eines Pflegeempfängers, z. B.: » Haustür wird nicht geöffnet » Plötzliche Krankenhauseinweisung » Auffinden eines Pflegeempfängers ohne Lebenszeichen	CE 05 CE 06 CE 07 CE 08 CE 09 CE 10 CE 11 I.4.a)	Datum	Kürzel, Datum	Kürzel, Datum	Kürzel, Datum
13 Kennt verschiedene Aspekte zur Einhaltung von Hygienerichtlinien in der ambulanten Pflege und beachtet diese in der pflegerischen Versorgung, z. B.: » Einhaltung des Hygieneplans (z. B. Händehygiene, Schutzkleidung, Schmutzwäsche, Desinfektion von Geräten) » Persönliche Hygiene (z. B. Kleidung/Arbeitskleidung, Haare/Bart) » Transport von Pflegeutensilien (z. B. Transport in festen Boxen) » Entsorgung von Abfall (z. B. nach einem Verbandwechsel, gebrauchte Inkontinenzmaterialien usw.) » Geeigneten Abwurfbehälter für spitze Gegenstände verwenden und rechtzeitig austauschen	CE 05 CE 06 CE 07 CE 08 CE 09 CE 10 CE 11 III.2.a)	Datum	Kürzel, Datum	Kürzel, Datum	Kürzel, Datum
14 Reflektiert Besonderheiten der Pflege im privaten Wohnraum eines Pflegeempfängers und verhält sich entsprechend respektvoll und adäquat, z. B.: » Lebensgewohnheiten des Pflegeempfängers (z. B. gewohnte Handlungsabläufe, kulturelle Besonderheiten usw.) » Wohnverhältnisse (z. B. unterschiedliches Ordnungsempfinden des Pflegeempfängers, Verwahrlosung) » Pflegebedingungen im Wohnraum (z. B. Hilfsmittel, Sanitärräume, rückenschonendes Arbeiten) » Misstrauen, Ängste und Hemmungen von Pflegeempfängern	CE 05 CE 06 CE 07 CE 08 CE 09 CE 10 CE 11 I.5.a)+b) I.6.a)+d)	Datum	Kürzel, Datum	Kürzel, Datum	Kürzel, Datum

B16 Lernergebnisse in der ambulanten Pflege

Kann den Pflegeprozess und die Pflegediagnostik bei **Pflegeempfängern in der ambulanten Pflege** planen, organisieren, gestalten, durchführen, steuern und evaluieren

Lernergebnis		Theorie	gezeigt	geübt	erreicht
15 Achtet während des Einsatzes bei einem Pflegeempfänger auf eine Ausgewogenheit zwischen Selbstbestimmung und Fürsorgepflicht, z. B.: » Gute Beziehung zu dem Pflegeempfänger/seinen Angehörigen aufbauen » Professionelles Nähe- und Distanzverhalten » Beibehalten der gewünschten Ordnung/Hygiene im Haushalt des Pflegeempfängers im nichtgefährdenden Bereich » Eingehen auf individuelle/kulturspezifische Lebensgewohnheiten und Wünsche, Vorgehen von Tätigkeiten gemeinsam mit dem Pflegeempfänger planen » Aushandeln von notwendigen Maßnahmen, um die Sicherheit und das Patientenwohl zu gewährleisten » Adäquat mit der Ablehnung von Leistungen durch den Pflegeempfänger umgehen	CE 05 CE 06 CE 07 CE 08 CE 09 CE 10 CE 11 I.6.a)+d)	Datum	Kürzel, Datum	Kürzel, Datum	Kürzel, Datum
16 Beherrscht den Analyse- und Synthese-Prozess, um Pflegediagnosen im Kontext der Dependenzpflege zu stellen, z. B. Selbstfürsorgedefizit: » Der Angehörige/die Bezugsperson kann die Dependenzpflege nicht selbstständig durchführen » Der Angehörige/die Bezugsperson hat das Risiko, die Dependenzpflege nicht selbstständig durchführen zu können	CE 05 CE 06 CE 07 CE 08 CE 09 CE 10 CE 11 I.2.a-e) I.3.a-e) I.6.a)+d)	Datum	Kürzel, Datum	Kürzel, Datum	Kürzel, Datum
17 Reflektiert Herausforderungen pflegender Angehöriger und kann diese über regionale und gesetzliche Unterstützungsmöglichkeiten und Beratungsstellen informieren (z. B. Pflegestützpunkt, Gesprächskreise für pflegende Angehörige, finanzielle Unterstützungsmöglichkeiten, Pflegezeit, Familienpflegezeit, Tagespflege, Kurzzeitpflegeanspruch usw.)	CE 05 CE 06 CE 07 CE 08 CE 09 CE 10 CE 11 II.2.a-c)	Datum	Kürzel, Datum	Kürzel, Datum	Kürzel, Datum
18 Kann Maßnahmen im Rahmen eines pflegeempfängerspezifischen Einsatzes sicher durchführen und dokumentieren, z. B.: 1. 2. 3. 4.	CE 05 CE 06 CE 07 CE 08 CE 09 CE 10 CE 11 I.1.e) I.2.b)	Datum	Kürzel, Datum	Kürzel, Datum	Kürzel, Datum
19 Kennt Besonderheiten der Dokumentation im ambulanten Pflegedienst (analog/digital), kann diese im Rahmen der Pflegeprozessdokumentation adäquat nutzen, sowie alle relevanten Informationen entnehmen, um eine sichere, kontinuierliche pflegerische Versorgung zu gewährleisten	CE 05 CE 06 CE 07 CE 08 CE 09 CE 10 CE 11 I.1.f)	Datum	Kürzel, Datum	Kürzel, Datum	Kürzel, Datum
20 Kennt Struktur und Inhalt einer pflegerischen Übergabe in der ambulanten Versorgung eines Pflegeempfängers und kann diese anwenden	CE 05 CE 06 CE 07 CE 08 CE 09 CE 10 CE 11 I.1.f)	Datum	Kürzel, Datum	Kürzel, Datum	Kürzel, Datum

B17 Lernfelder in der Palliativversorgung und der Pflege am Lebensende

Palliative Care oder Palliativpflege ist ein ganzheitliches Konzept zur Betreuung, Begleitung schwerstkranker und/oder sterbender Menschen und deren Bezugspersonen. Dabei ist das pflegerische Handeln auf die Verbesserung der Lebensqualität, das Vorbeugen und Lindern von Leid (z. B. durch ein systematisches Schmerzmanagement) oder die Abwendung anderer belastender körperlicher (z. B. Übelkeit, Atemnot) oder psychischer (z. B. Angstzustände) Beschwerden und/oder spiritueller Sorgen ausgerichtet. Abhängig von der Grunderkrankung und/oder den belastenden Symptomen des Pflegeempfängers sind die jeweiligen Kapitel zusätzlich zu beachten.

B17.1 Allgemeine Lernergebnisse

		Theorie	gezeigt	geübt	erreicht
1 Kennt den für die Palliativstation typischen Tagesablauf und kann Unterschiede zu anderen Fachabteilungen benennen	CE 08 III.3	Datum	Kürzel, Datum	Kürzel, Datum	Kürzel, Datum
2 Kennt die Versorgungswege und kann sich benötigte Materialien/Instrumente besorgen	CE 08 III.3	Datum	Kürzel, Datum	Kürzel, Datum	Kürzel, Datum
3 Kennt die Strukturen und Verantwortlichkeiten der Notfallversorgung auf der Facheinheit	CE 08 III.1 III.3	Datum	Kürzel, Datum	Kürzel, Datum	Kürzel, Datum
4 Kennt die Pflegedokumentation bzw. die interdisziplinäre Dokumentation in der palliativen Fachabteilung (analog/digital), kann diese im Rahmen der Pflegeprozessdokumentation adäquat nutzen, sowie alle relevanten Informationen entnehmen, um eine sichere, kontinuierliche pflegerische Versorgung zu gewährleisten	CE 08 I.1.f)	Datum	Kürzel, Datum	Kürzel, Datum	Kürzel, Datum
5 Kennt die fünf Kennzeichen von Palliative Care, beachtet diese im pflegerischen Handeln und kann diese adäquat pflegeempfängerspezifisch umsetzen: » Der Pflegeempfänger und seine Angehörigen stehen im Zentrum » Enge Zusammenarbeit im multiprofessionellen Team ist sichergestellt » Unterstützung durch Ehrenamtliche wird pflegeempfängerspezifisch mit umgesetzt » Die Symptomkontrolle und -linderung wird pflegeempfängerspezifisch kontinuierlich verbessert » Kontinuität der Fürsorge der Betroffenen wird gewährleistet	CE 08 I.1.a)	Datum	Kürzel, Datum	Kürzel, Datum	Kürzel, Datum
6 Kennt und beachtet den von der WHO definierten Auftrag der Palliative Care und kann ihn durch gezieltes pflegerisches Handeln umsetzen: » Betonung des Lebens » Betrachtung des Sterbens als einen normalen Vorgang » Keine Beschleunigung oder Verzögerung des Todes » Erleichterung von Schmerzen oder anderen quälenden Symptomen » Integration von psychologischen und spirituellen Aspekten in die Behandlung » Unterstützung für den Pflegeempfänger bis zu seinem Tod » Unterstützung von Angehörigen und Bezugspersonen während der Erkrankung und nach dem Tod des Pflegeempfängers in der Trauerzeit	CE 08 I.1.a)	Datum	Kürzel, Datum	Kürzel, Datum	Kürzel, Datum

B17.2 Typische Medikamente einschätzen können

Kann im multi-/interdisziplinären Team an der **pharmazeutischen Versorgung und Behandlung von palliativen Pflegeempfängern** aller Altersstufen mitwirken und Kontinuität an Schnittstellen sichern, sowie die **ärztlichen Anordnungen zur Medikation** im Pflegekontext eigenständig durchführen

		Theorie	gezeigt	geübt	erreicht
7 Kann den Pflegeempfänger bei der angeordneten Medikation unterstützen und beachtet die 6-R-Regel	CE 08 III.2.b)	Datum	Kürzel, Datum	Kürzel, Datum	Kürzel, Datum

Palliativversorgung und Pflege am Lebensende

B17.2 Typische Medikamente einschätzen können

Theorie | gezeigt | geübt | erreicht

Kann im multi-/interdisziplinären Team an der **pharmazeutischen Versorgung und Behandlung von palliativen Pflegeempfängern** aller Altersstufen mitwirken und Kontinuität an Schnittstellen sichern, sowie die **ärztlichen Anordnungen zur Medikation** im Pflegekontext eigenständig durchführen

	Theorie	gezeigt	geübt	erreicht
8 Kennt die Nebenwirkungen wichtiger Medikamente und kann das Auftreten dieser beim Pflegeempfänger beurteilen, Sofortmaßnahmen einleiten und den Arzt informieren: » Analgetika, z. B. » Antazida, z. B. » Antibiotika, z. B. » Anticholinergika, z. B. » Antidepressiva, z. B. » Antiemetika, z. B. » Antihistaminika, z. B. » Antikonvulsiva, z. B. » Antipsychotika, z. B. » Antiepileptika, z. B. » Antitussiva, z. B. » Anxiolytika, z. B. » Benzodiazepine, z. B. » Bronchodilatatoren z. B. » Diuretika, z. B. » Gestagene z. B. » Karminativa, z. B. » Kortikosteroide, z. B. » Laxanzien, z. B. » Motilitätsfördernde Mittel, z. B. » Mukolytika, z. B. » Neuroleptika, z. B. » Opioide, z. B. CE 08 I.4.a)+c) III.2.b-d)	Datum	Kürzel, Datum	Kürzel, Datum	Kürzel, Datum
9 Kann bei der Gabe von Betäubungsmitteln das Betäubungsmittelbuch korrekt führen und kennt die gesetzlichen Bestimmungen: » Relaxanzien, z. B. » Sedativa, z. B. CE 08 I.1.f) III.2.b)+c)	Datum	Kürzel, Datum	Kürzel, Datum	Kürzel, Datum

B17.3 Pflegerische Handlungskompetenz im Kontext der Palliativversorgung

Theorie | gezeigt | geübt | erreicht

Kann im inter-/multidisziplinären Team an der **Versorgung und Behandlung von palliativen Pflegeempfängern aller Altersstufen aktiv mitwirken** und in Fallbesprechungen die pflegerische Perspektive einbringen

	Theorie	gezeigt	geübt	erreicht
10 Kennt und beachtet die palliative Haltung im Umgang mit dem Pflegeempfänger und/oder seinen Angehörigen/Bezugspersonen und kann diese aktiv im Rahmen der Pflege umsetzen und regelmäßig kritisch reflektieren: » Respekt vor dem Leben » Respekt vor der Autonomie des Pflegeempfängers » Rücksichts- und würdevolles Verhalten im Umgang mit dem Pflegeempfänger, seinen begrenzten Ressourcen sowie mit seinen Angehörigen/Bezugspersonen » Unterstützung des Pflegeempfängers und seiner Angehörigen/Bezugspersonen anstelle von eigenständigem Aktionismus » Im Mittelpunkt steht die Lebensqualität des Pflegeempfängers CE 08 I.3.e) I.6.d) II.3.a-c) IV.1	Datum	Kürzel, Datum	Kürzel, Datum	Kürzel, Datum
11 Kennt beteiligte Berufsgruppen des inter-/multidisziplinären Teams (z. B. Pflege, Ärzte, Seelsorger, Psychologen, Physiotherapeuten und andere Therapeuten, Sozialarbeiter, Ehrenamtliche usw.) und fördert eine konstruktive interdisziplinäre Zusammenarbeit CE 08 III.3.a-c)	Datum	Kürzel, Datum	Kürzel, Datum	Kürzel, Datum
12 Erkennt, wann es erforderlich ist, andere Berufsgruppen miteinzubeziehen und kann diese kontaktieren und informieren, um dem Bedarf und den Bedürfnissen des Pflegeempfängers und/oder seiner Angehörigen/Bezugspersonen gerecht zu werden CE 08 III.3.a-c)	Datum	Kürzel, Datum	Kürzel, Datum	Kürzel, Datum
13 Kann herausfinden, was die individuelle Lebensqualität für jeden einzelnen Pflegeempfänger bedeutet und beachtet dies im pflegerischen Handeln, um den Verlauf der Erkrankung ggf. positiv zu beeinflussen CE 08 I.5.b)	Datum	Kürzel, Datum	Kürzel, Datum	Kürzel, Datum

B17.3 Pflegerische Handlungskompetenz im Kontext der Palliativversorgung

		Theorie	gezeigt	geübt	erreicht
14 Kann abwägen, ob pflegerische Handlungen einen Nutzen oder eine Belastung für den Pflegeempfänger darstellen und kann den Abwägungsprozess zwischen interner und externer Evidenz von Pflegemaßnahmen sinnvoll in einem Aushandlungsprozess gestalten	CE 08 I.6.a-e)	Datum	Kürzel, Datum	Kürzel, Datum	Kürzel, Datum
15 Kennt Maßnahmen der basalen Stimulation und unterstützt durch die Nutzung die Wahrnehmungsfähigkeit und das Wohlbefinden des Pflegeempfängers	CE 08 I.1.e) I.2.b)	Datum	Kürzel, Datum	Kürzel, Datum	Kürzel, Datum
16 Berücksichtigt in der Versorgung die Herkunft des Pflegeempfängers (ethnische, kulturelle, religiöse und spirituelle Besonderheiten) und kann die individuellen Bedürfnisse aktiv in die Versorgung/Pflege integrieren	CE 08 I.1.e) I.2.b) I.5.c)	Datum	Kürzel, Datum	Kürzel, Datum	Kürzel, Datum
17 Kann Ressourcen der Angehörigen/Bezugspersonen des Pflegeempfängers erkennen und bezieht diese in die Versorgung mit ein, erkundigt sich regelmäßig nach deren aktuellem Befinden und ob sie zusätzliche Unterstützung bzw. Hilfestellung benötigen	CE 08 I.1.e) I.2.b)	Datum	Kürzel, Datum	Kürzel, Datum	Kürzel, Datum
18 Kann Angehörige/Bezugspersonen anleiten und beraten z. B. bei: » Pflegerischen Maßnahmen wie Körper- oder Mundpflege, Lagerung, Verbandwechsel usw. » Schmerztherapie und Symptomkontrolle, wie dem korrekten Umgang mit Medikamenten, Verabreichung	CE 08 II.2.a-c)	Datum	Kürzel, Datum	Kürzel, Datum	Kürzel, Datum
19 Kann psychische Belastungen bei Angehörigen/Bezugspersonen erkennen und kann diesen entgegenwirken z. B. durch: » Vermittlung von Wertschätzung » Anbieten von individueller Hilfe, um persönliche Grenzen zu erkennen und zu akzeptieren » Gewährleistung einer kontinuierlichen Betreuung » Entwicklung einer Sensibilität und Achtsamkeit, um Bedürfnisse des Pflegeempfängers zu erkennen » Sensibilisierung für die Phasen der Erkrankung » Sensibilisierung für die Finalphase	CE 08 I.1.e) I.2.b)	Datum	Kürzel, Datum	Kürzel, Datum	Kürzel, Datum
20 Kennt hospizliche und palliative Organisationsformen, weiß, welche in der eigenen Region vorhanden sind und kann dem Pflegeempfänger und/oder seinen Angehörigen/Bezugspersonen einen Kontakt vermitteln: » Stationär: (Kinder-)Hospiz, Palliativstation, palliativmedizinischer Konsiliardienst » Ambulant: Hospizdienst/-gruppe, Hospiz- und Palliativberatung, spezialisierte ambulante Palliativversorgung (SAPV)	CE 08 I.1.e) I.2.b)	Datum	Kürzel, Datum	Kürzel, Datum	Kürzel, Datum

Kann den Pflegeprozess und die Pflegediagnostik in Bezug auf die **Symptomkontrolle palliativer Pflegeempfänger** planen, organisieren, gestalten, durchführen, steuern und evaluieren und ermöglicht dadurch eine Linderung von Schmerzen und anderen belastenden Symptomen

		Theorie	gezeigt	geübt	erreicht
21 Kann belastende Symptome bei palliativen Pflegeempfängern systematisch und strukturiert im Rahmen einer Pflegeanamnese und/oder eines spezifischen Assessments erfassen und den individuellen Pflege-/Behandlungsbedarf ableiten	CE 08 I.1.c) I.2.d)	Datum	Kürzel, Datum	Kürzel, Datum	Kürzel, Datum
22 Beherrscht den Analyse- und Synthese-Prozess, um Pflegediagnosen im Bereich eines „beeinträchtigten Wohlbefindens" und dessen Ursachen abzuleiten, z. B.: » Übelkeit » Trockener Mund » Juckreiz » Anspannung	CE 08 I.1.f) I.2.a) II.1/3	Datum	Kürzel, Datum	Kürzel, Datum	Kürzel, Datum
23 Beherrscht den Analyse- und Synthese-Prozess, um Pflegediagnosen eines Pflegeempfängers in der palliativen Phase erkennen, ableiten und erklären zu können, z. B.: » Schmerzen » Angst » Hoffnungslosigkeit » Machtlosigkeit (siehe hierzu A12)	CE 08 I.1.f) I.2.a) II.1/3	Datum	Kürzel, Datum	Kürzel, Datum	Kürzel, Datum

B17.3 Pflegerische Handlungskompetenz im Kontext der Palliativversorgung

Theorie | gezeigt | geübt | erreicht

Kann den Pflegeprozess und die Pflegediagnostik in Bezug auf die **Symptomkontrolle palliativer Pflegeempfänger** planen, organisieren, gestalten, durchführen, steuern und evaluieren und ermöglicht dadurch eine Linderung von Schmerzen und anderen belastenden Symptomen

	Datum	Kürzel, Datum	Kürzel, Datum	Kürzel, Datum
24 Kennt Maßnahmen zur Reduktion oder Beseitigung von belastenden Symptomen und kann diese entsprechend dem Bedarf und der Bedürfnisse des Pflegeempfängers anwenden (siehe auch in den jeweiligen Kapiteln): » Schmerz: z. B. Mitwirkung an der medikamentösen Schmerztherapie, Aromapflege, Wickel und Kompressen, Wärme- und/oder Kälteanwendungen, basal stimulierende Maßnahmen usw. (siehe auch A12 Empfinden) » Dyspnoe: z. B. atemerleichternde Oberkörperhochlagerung, Frischluft, Entfernung von beengender Kleidung, Entspannungsübungen, ggf. Sauerstoffgabe usw. (siehe auch A2 Atmung) » Übelkeit und Erbrechen: z. B. entspannende Maßnahmen wie Aromatherapie, Fantasiereisen oder Akupressur, ggf. diätische Maßnahmen wie fette und stark gewürzte Speisen vermeiden, eher kalte Nahrung anbieten usw. » Appetitlosigkeit: z. B. Aperitif als Appetitanreger, Wunschkost, häufige und kleine Portionen, Fingerfood usw. » Obstipation: z. B. Kolonmassage, ballaststoffreiche Kost, Säfte, abführende Maßnahmen in Form von rektalen Suppositorien, oralen Laxanzien, Milch-Honig-Einlauf usw. » Diarrhö: z. B. kleine, leichte Mahlzeiten, möglichst keine Milchprodukte oder scharfe Speisen, Flüssigkeitsverabreichung, geruchsbindende, hautschonende und saugfähige Einlagen, Lüften, sorgfältige Intimpflege usw. » Fatigue: z. B. Ruhephasen gewährleisten, wache Zeit bestmöglich nutzen usw. » Mundtrockenheit: z. B. leicht säuerliche Getränke anbieten, regelmäßig kleine Schlucke, Kaugummi kauen oder Bonbons bzw. gefrorene Früchte lutschen lassen, regelmäßige Mundbefeuchtung, Lippenpflege usw. » Mundgeruch: z. B. regelmäßige Mund-/Zahnhygiene, Minze-Plättchen, Thymiantee usw. » Borken und Mundbeläge: z. B. Bestreichen mit Butter, Honig, Sahne, Lösung mit kohlesäurehaltigen Getränken, Reinigung der Zunge, Brotrinde kauen lassen usw. » Rhagaden oder Fissuren der Mundschleimhaut: z. B. vor der Nahrungsaufnahme Lokalanästhetika oder anästhesierende Lutschtabletten verabreichen, Eislutscher usw. » Wunden (exulzerierend, blutend): z. B. geruchsminimierendes Verbandmaterial, nach dem Verbandwechsel lüften usw. » Schluckstörung: z. B. aufrechte Körperhaltung, Andicken von Getränken, ggf. Verwendung eines Strohhalms, langsames Essen mit kleinem Löffel usw. » Schluckauf: z. B. Akupressur, Hausmittel wie schnelles Trinken, Kopf weit nach vorne beugen und Nacken strecken usw. » Sodbrennen: z. B. halbsitzende Lagerung, möglichst Vermeidung von kohlensäurehaltigen Getränken, Alkohol, Koffein sowie fettigen und stark gewürzten Speisen usw. » Husten: z. B. frische Luft, Luft befeuchten, Inhalation, Staub vermeiden, atemunterstützende Lagerung, atemstimulierende Einreibung usw. » Angst/Angstzustände: z. B. mögliche Ängste offen ansprechen, evtl. Seelsorger, Psychologen oder Hospizhelfer hinzuziehen usw. » Unruhe: z. B. versuchen herauszufinden, was die Unruhe verursacht (Schmerzen, unbequemes Liegen, Urin-/Stuhldrang usw.), Zeit nehmen, beruhigen usw. » Juckreiz: z. B. Kratzen vermeiden, leichtes Drücken, Einreibungen mit kühlenden Lotionen oder Ölen, Vermeiden von zusätzlich reizenden Stoffen oder Produkten, kühlende Kompressen usw. (siehe auch B12 Dermatologie) » Fieber: z. B. physikalisch durch kalte, feuchte Umschläge und/oder Wadenwickel usw. » Starkes Kälteempfinden: z. B. erwärmtes Kirschkernsäckchen, Wärmflasche, zusätzliche Socken oder Decken usw. CE 08 I.1.e) I.2.b)				

B17.4 Pflege während des Sterbeprozesses des Pflegeempfängers

Theorie | gezeigt | geübt | erreicht

Kann den Pflegeprozess und die Pflegediagnostik in Bezug auf den Sterbeprozess des Pflegeempfängers planen, organisieren, gestalten, begleiten und evaluieren

25 Kennt die Sterbephasen nach Kübler-Ross, kann diese beim Pflegeempfänger erkennen und kann darauf adäquat reagieren:

- Nicht-wahrhaben-Wollen: Verhalten des Pflegeempfängers akzeptieren, Gesprächsbereitschaft signalisieren, sprechen lassen, Rückfragen stellen, Zeit lassen, Wünsche akzeptieren und darauf eingehen
- Zorn/Auflehnung/Protest: ruhig bleiben, Verhalten nicht persönlich nehmen, Verständnis für die Situation aufbringen, Gesprächsbereitschaft signalisieren
- Verhandeln mit dem Schicksal: Hoffnungen sollten nicht zerstört werden, unrealistische Hoffnungen jedoch nicht nähren, aktives Zuhören ohne Bewertung des Gesagten
- Depression: Traurigkeit zulassen, Verständnis zeigen, Dasein und mitmenschliche Nähe schenken
- Innere Ruhe/Annahme/Akzeptanz: Zeit nehmen, auf Wünsche eingehen, bei der Umsetzung konkreter Wünsche unterstützen

CE 08 I.1.c) I.2.d)

Datum	Kürzel, Datum	Kürzel, Datum	Kürzel, Datum

26 Erkennt und beachtet die Wünsche und Bedürfnisse des sterbenden Menschen innerhalb der vier Dimensionen des Lebens und beachtet diese im pflegerischen Handeln:

- Soziale Dimension: z. B. der Wunsch, nicht allein zu sterben und/oder in vertrauter Umgebung sterben zu können
- Körperliche Dimension: z. B. der Wunsch, ohne Schmerzen oder andere körperliche Belastungen, ohne Entstellungen oder geistige Störungen sterben zu können
- Psychische Dimension: z. B. der Wunsch, Dinge beenden oder klären zu können
- Spirituelle Dimension: z. B. der Wunsch nach Menschen, die das „Infragestellen" und/oder Sinnfragen aushalten können

CE 08 I.1.c) I.2.d)

Datum	Kürzel, Datum	Kürzel, Datum	Kürzel, Datum

27 Kennt und beachtet die Besonderheiten in der Kommunikation mit Sterbenden als Voraussetzung einer individuellen und patientenorientierten Betreuung, z. B.:

- Gesprächsbereitschaft signalisieren, ggf. Gespräch suchen
- Pflegeempfänger und/oder Angehörige bzw. Bezugspersonen von ihrer Lebens- und Krankheitserfahrung berichten lassen
- Einstellung und Haltung des Pflegeempfängers akzeptieren

(siehe auch A14 Interaktion)

CE 08 II.1.a-g)

Datum	Kürzel, Datum	Kürzel, Datum	Kürzel, Datum

28 Kennt die Bedeutung einer Symbolsprache und reagiert angemessen, wenn diese vom Pflegeempfänger genutzt wird

CE 08 II.1.c)

Datum	Kürzel, Datum	Kürzel, Datum	Kürzel, Datum

29 Ist sich der veränderten physischen Wahrnehmung des Pflegeempfängers bewusst und beachtet dies im Pflegeprozess, z. B.:

- Tastsinn: Pflegeempfänger spüren ihren Körper nicht mehr (richtig)
- Mögliche pflegerische Intervention, z. B.: sanfte Berührung, Pflegeempfänger halten, Gliedmaßen ausstreichen, geringe Positionswechsel, ggf. auch aktivierende Pflege

CE 08 I.1.c) I.2.d)

Datum	Kürzel, Datum	Kürzel, Datum	Kürzel, Datum

30 Ist sich der veränderten sensorischen Wahrnehmung des Pflegeempfängers bewusst und beachtet dies im Pflegeprozess, z. B.:

- Geschmacks- und Geruchssinn: Essgewohnheiten ändern sich, Vorzug von flüssiger anstelle von fester Nahrung, Geschmacks- und Geruchssinn ändern sich, Gerüche können Übelkeit hervorrufen
- Mögliche pflegerische Intervention, z. B.: häufiges Anbieten kleiner Mengen Flüssigkeit oder Häppchen Speisen, ggf. nach dem Kauen ausspucken lassen oder Kausäckchen verwenden
- Mundtrockenheit: infolge von Mundatmung oder als Nebenwirkung von Medikamenten
- Mögliche pflegerische Intervention, z. B.: häufige Mundpflege und -erfrischung, Lippenpflege
- Sehen: Farben werden intensiver wahrgenommen
- Mögliche pflegerische Intervention, z. B.: Blumen, Pflanzen oder Bilder ins Blickfeld, Blick aus dem Fenster ermöglichen
- Wärmeempfindung: eigene Wärmeproduktion nimmt ab, Zentralisation des Kreislaufs, Füße und Finger sind kalt
- Mögliche pflegerische Intervention, z. B.: zusätzliche Decke, warme Socken, warme Fuß- oder Handbäder

CE 08 I.1.c) I.2.d)

Datum	Kürzel, Datum	Kürzel, Datum	Kürzel, Datum

B17.4 Pflegerische Handlungskompetenz im Kontext der Palliativversorgung

Kann den Pflegeprozess und die Pflegediagnostik in Bezug auf den **Sterbeprozess des Pflegeempfängers** planen, organisieren, gestalten, begleiten und evaluieren

		Theorie	gezeigt	geübt	erreicht
31 Ist sich der veränderten sozialen Wahrnehmung des Pflegeempfängers bewusst und beachtet dies im Pflegeprozess, z. B.: » Hör- und Wortsinn: Symbol- oder Traumsprache werden genutzt, der Hörsinn ist der letzte Sinn, der schwindet » Mögliche pflegerische Intervention, z. B.: zuhören, hinhören, aufmerksame Anteilnahme, spiegeln oder auch schweigen » Bewusstsein und Orientierung: Verlust des Zeitgefühls, anwesende Personen werden ggf. nicht mehr erkannt, mögliche Bewusstseinseinschränkung » Mögliche pflegerische Intervention, z. B.: ruhig am Bett sitzen, Phasen der Erholung einbauen und Zimmer ab und zu verlassen	CE 08 I.1.c) I.2.d)	Datum	Kürzel, Datum	Kürzel, Datum	Kürzel, Datum
32 Kennt die Bedeutung des nahenden Todes und die religiösen Bräuche und Besonderheiten der verschiedenen Religionen/Konfessionen, z. B.: » Christentum: römisch-katholisch: z. B. die letzte heilige Kommunion bzw. Krankensalbung als Sterbesakrament ermöglichen protestantisch: z. B. letztes Abendmahl ermöglichen » Judentum: z. B. Wahrheit über den Zustand darf nicht verschwiegen werden, ermöglichen, das Sündenbekenntnis zu sprechen, ggf. Rabbiner verständigen » Islam: z. B. Bett möglichst Richtung Osten drehen, Angehörige wollen für den Pflegeempfänger beten, ggf. Imam verständigen	CE 08 I.5.c)	Datum	Kürzel, Datum	Kürzel, Datum	Kürzel, Datum
33 Unterstützt den Pflegeempfänger bei der Umsetzung seines Glaubens und kann ggf. Unterstützung organisieren (Geistliche)	CE 08 I.1.e), I.2.b) I.5.c)	Datum	Kürzel, Datum	Kürzel, Datum	Kürzel, Datum
34 Berücksichtigt religiöse Bedürfnisse und Aufnahmeriten bei Neugeborenen und Säuglingen und ermöglicht, z. B.: » Nottaufe/Kindstaufe (in der römisch-katholischen, protestantischen, orthodoxen Kirche oder in der Christengemeinschaft)	CE 08 I.1.e) I.2.b) I.5.c)	Datum	Kürzel, Datum	Kürzel, Datum	Kürzel, Datum
35 Unterstützt den Pflegeempfänger dabei, entsprechend seinen Wünschen Abschied von Angehörigen/Bezugspersonen zu nehmen und zu trauern	CE 08 I.1.e) I.2.b) I.3.e)	Datum	Kürzel, Datum	Kürzel, Datum	Kürzel, Datum
36 Sorgt für eine angenehme Atmosphäre im Raum entsprechend der Biografie und den Wünschen des Pflegeempfängers, z. B. Bilder in unmittelbarer Nähe aufstellen, Duftlampe aufstellen, Musik spielen, beten usw.	CE 08 I.1.e) I.2.b) I.3.e)	Datum	Kürzel, Datum	Kürzel, Datum	Kürzel, Datum
37 Kennt mögliche körperliche Symptome des Sterbens, kann diese beim Pflegeempfänger erkennen und kann aufgrund seines Befindens abwägen, in welchen Situationen welche pflegerischen Maßnahmen eingeleitet werden, z. B.: » Veränderung der Atmung: z. B. Tachypnoe, Rasselatmung, unregelmäßiges erschwertes Atmen mit langen Atempausen, Unruhe und Angst » Körpertemperatur: z. B. weiße, kalte Extremitäten, aber auch Fieber und kalter, klebriger Schweiß sind möglich » Blutdruck und Puls: z. B. Blutdruckabfall, schwacher, unrhythmischer und schneller Puls » Orientierung: z. B. Augen teilweise oder ganz offen, Pupillen reagieren schwach auf Licht, keine Fixierung » Bewusstsein: z. B. Müdigkeit und Teilnahmslosigkeit, starre Mimik, zunehmende Bewusstseinseintrübung, lange Schlafphasen bis hin zu Koma » Haut: z. B. ausgeprägtes Mund-Nasen-Dreieck, weiße Nasenspitze, blasse oder bläulich marmorierte Hände und Füße, Ödeme, eingefallenes Gesicht » Schleimhaut: z. B. trockener, offener Mund	CE 08 I.1.e) I.2.b)	Datum	Kürzel, Datum	Kürzel, Datum	Kürzel, Datum
38 Kann Angehörigen/Bezugspersonen angemessen erläutern, welche körperlichen Veränderungen in der finalen Sterbephase beim Pflegeempfänger auftreten können und sie beim Sterbeprozess adäquat begleiten	CE 08 I.3.e)	Datum	Kürzel, Datum	Kürzel, Datum	Kürzel, Datum

B17.5 Versorgung nach dem Tod des Pflegeempfängers

Kann einen **Pflegeempfänger nach seinem Tod** versorgen

		Theorie	gezeigt	geübt	erreicht
39 Kennt sichere und unsichere Todeszeichen » Sichere Todeszeichen: › Leichen- und Totenflecke (Livores) › Totenstarre (Rigor mortis) › Später: Verwesungsgeruch » Unsichere Todeszeichen: › Atemstillstand, Pulslosigkeit/keine Herztöne › Komplette Lähmung aller Muskeln, fehlender Lidschlag › Weite lichtstarre Pupillen, trübe Augenhornhaut (Kornea) › Abkühlung des Körpers	CE 08 I.1.c) I.2.a)	Datum	Kürzel, Datum	Kürzel, Datum	Kürzel, Datum
40 Dokumentiert den Todeseintritt mit genauer Uhrzeit	CE 08 I.1.e)+f) I.2.b)	Datum	Kürzel, Datum	Kürzel, Datum	Kürzel, Datum
41 Informiert den zuständigen Arzt	CE 08 I.1.e), I.2.b)	Datum	Kürzel, Datum	Kürzel, Datum	Kürzel, Datum
42 Begegnet dem Verstorbenen würdevoll, mit Respekt und Ruhe	CE 08 I.1.e), I.2.b)	Datum	Kürzel, Datum	Kürzel, Datum	Kürzel, Datum
43 Kann die Versorgung des Verstorbenen durchführen, z. B.: » Nicht mehr benötigtes Material entfernen und entsorgen (technische Geräte, Zu-/Ableitungen, Lagerungsmaterial, Bettseitenschutz usw.) » Wunden flüssigkeitsdicht abdichten » Ggf. Stomabeutel wechseln » Körper von Verschmutzungen reinigen, besonders Intimbereich und mit frischem Inkontinenzmaterial versorgen, ggf. Ganzkörperwaschung » Frische und/oder gewünschte Kleidung anziehen » Auf gepflegtes äußeres Erscheinungsbild achten (Haare kämmen, ggf. rasieren und Zahnprothese einsetzen usw.) » Augenlider schließen, ggf. mit einem feuchten Tupfer beschweren » Lagerung flach auf den Rücken, ggf. Verwendung einer Kinnstütze » Kopf mit kleinem Kissen stützen » Namentliche Kennzeichnung des Verstorbenen am Fuß inkl. Geburts- und Sterbedatum » Körper mit einem Leintuch abdecken » Angenehme Gestaltung des Umfelds (Nachtkästchen aufräumen, ggf. Kerze oder LED-Licht anmachen, Blumen usw.) » Ggf. persönliche Gegenstände zusammenpacken, dabei Inventarliste führen	CE 08 I.1.e), I.2.b)	Datum	Kürzel, Datum	Kürzel, Datum	Kürzel, Datum
44 Angehörigen/Bezugspersonen Teilnahme an/Mithilfe bei der Versorgung des Verstorbenen ermöglichen, sofern sie dies wünschen	CE 08 I.1.e) I.2.b)	Datum	Kürzel, Datum	Kürzel, Datum	Kürzel, Datum
45 Kennt die Bedeutung des Todes und kulturelle und/oder religiöse Besonderheiten in der Versorgung des Verstorbenen, z. B.: » Christentum, z. B. in der Christengemeinschaft 3-tägige Aufbahrung ermöglichen » Judentum, z. B.: › Der Körper wird auf den Boden gelegt, die Füße zeigen in Richtung Tür › Die Augen des Verstorbenen werden erst durch ein Familienmitglied geschlossen (meist der älteste Sohn der Familie) › Hände des Verstorbenen müssen neben dem Körper liegen › Gleichgeschlechtliches Waschritual › Schlichte weiße Kleidung › Der Familie soll Zeit für eine Totenwache gegeben werden › Manchmal auch Maßnahmen, wie z. B. alle Spiegel verhängen, stehendes Wasser ausschütten, für acht Minuten eine Feder auf den Mund des Verstorbenen legen » Islam, z. B.: › Tote Muslime dürfen nicht von „Ungläubigen" (Nichtmuslimen) berührt werden, sollten sie doch berührt werden müssen, direkten Kontakt mit der bloßen Haut vermeiden und Schutzhandschuhe anziehen › Augen werden erst von den nächsten Angehörigen verschlossen › Gleichgeschlechtliches Waschritual und Salbung durch Familienmitglieder › Hüllung in ein weißes Tuch, Kinn wird hochgebunden › Arme werden an die Körperseite gelegt oder bei Männern über den Bauch, bei Frauen über der Brust › Kopf wird nach rechts und Gesicht nach Südosten in Richtung Mekka gewendet	CE 08 I.1.e) I.2.b)	Datum	Kürzel, Datum	Kürzel, Datum	Kürzel, Datum

B17.5 Versorgung nach dem Tod des Pflegeempfängers

Kann einen **Pflegeempfänger nach seinem Tod** versorgen

		Theorie	gezeigt	geübt	erreicht
46 Beachtet die notwendigen Hygienerichtlinien bei der Versorgung eines Verstorbenen mit Infektionskrankheiten	CE 08 I.1.e) I.2.b)	Datum	Kürzel, Datum	Kürzel, Datum	Kürzel, Datum
47 Kennt Formen der Abschiedskultur der Einrichtung/Station und wendet diese an (z. B. Trauerbereiche, Abschiedsbücher usw.)	CE 08 I.1.e) I.2.b)	Datum	Kürzel, Datum	Kürzel, Datum	Kürzel, Datum
48 Ermöglicht es Angehörigen und Bezugspersonen, sich in Ruhe zu verabschieden (z. B. in einem Abschieds- oder Aufbahrungsraum oder im Zimmer)	CE 08 I.1.e) I.2.b)	Datum	Kürzel, Datum	Kürzel, Datum	Kürzel, Datum
49 Kennt Möglichkeiten, den Tod von Pflegeempfängern für sich selbst zu verarbeiten und wendet diese an (z. B. Mitarbeiterrunden, Supervision, Gespräche mit den Angehörigen, Abschiedszimmer)	CE 08 I.1.e) I.2.b)	Datum	Kürzel, Datum	Kürzel, Datum	Kürzel, Datum

B17.6 Unterstützung von Angehörigen/Bezugspersonen im Trauerprozess

Kann **Angehörige/Bezugspersonen** nach dem Versterben des Pflegeempfängers **im Trauerprozess unterstützen**

		Theorie	gezeigt	geübt	erreicht
50 Kennt bei Kindern die entwicklungsabhängige Vorstellung vom Tod sowie Trauerreaktionen und kann das Kind in seiner Trauer unterstützen	CE 08 I.3.e)	Datum	Kürzel, Datum	Kürzel, Datum	Kürzel, Datum
51 Kann Angehörige/Bezugspersonen im Rahmen der Phasen des Trauerprozesses unterstützen, z. B. Trauerprozess nach Verena Kast: » Schock: Nicht-wahrhaben-Wollen » Emotionen: Gefühlschaos » Klärung durch Erinnern: des Verstorbenen gedenken » Ablösungsprozess: Annahme des Verlustes, Rückzug oder Neuanfang	CE 08 I.3.e)	Datum	Kürzel, Datum	Kürzel, Datum	Kürzel, Datum
52 Ermutigt Angehörige/Bezugspersonen, ihre Trauer und Gefühle zu zeigen sowie Fragen zu stellen	CE 08 I.3.e)	Datum	Kürzel, Datum	Kürzel, Datum	Kürzel, Datum
53 Erkennt Anzeichen einer erschwerten Trauer bei Angehörigen/Bezugspersonen und kann diese auf geeignete Unterstützungsformen aufmerksam machen und beraten, z. B. Trauergruppen oder Psychologen	CE 08 I.3.e)	Datum	Kürzel, Datum	Kürzel, Datum	Kürzel, Datum
54 Beherrscht den Analyse- und Synthese-Prozess, um Pflegediagnosen im Kontext des Trauerns für Angehörige/Bezugspersonen zu stellen, z. B.: » Kompliziertes Trauern » Risiko eins komplizierten Trauerns » Hat aufgrund eines Verlusterlebnisses ein aus dem Gleichgewicht geratenes Selbstkonzept/-bild » Suizidrisiko	CE 08 I.3.e)	Datum	Kürzel, Datum	Kürzel, Datum	Kürzel, Datum

C

C Lernergebnisse im Kontext des Pflege- und Berufsverständnisses

C1 Lernfeld: Evidenzbasiertes Arbeiten in der Pflege

Unabdingbar für eine bestmögliche pflegerische Versorgung sowie ein optimales Ergebnis der professionellen Pflege ist es, neben der eigenen pflegerischen Expertise in der einzigartigen Begegnung und Aushandlung von Zielen und Vorstellungen mit dem Pflegeempfänger (interne Evidence) auch die neuesten Erkenntnisse der Pflegewissenschaft und benachbarter Disziplinen (externe Evidence) in die pflegerische Praxis und das pflegerische Handeln zu integrieren. Tagtäglich müssen Pflegende in individuellen Einzelfällen entscheiden und Verantwortung dafür übernehmen, ob die basierend auf dem Ergebnis des pflegediagnostischen Prozesses gewählten Pflegeinterventionen geeignet und wirksam für den Pflegeempfänger sind. Dies ist einer der Gründe dafür, dass pflegerisches Handeln am aktuellen Stand (pflege)wissenschaftlicher Erkenntnisse auszurichten ist. Diese Forderung nach einer evidenzbasierten Vorgehensweise wird nicht nur seitens der Pflegeempfänger und ihrer Angehörigen an die professionelle Pflege herangetragen, sie ist zudem gesetzlich definiert, ein wesentliches Kriterium des Kompetenzerwerbs in der pflegerischen Ausbildung und charakterisiert auch den eigenen Anspruch der Profession Pflege. Evidenzbasiertes Arbeiten (englisch: evidence-based nursing) meint zusammenfassend „die Nutzung der derzeit besten wissenschaftlich belegten Erfahrungen Dritter im individuellen Arbeitsbündnis zwischen einzigartigen Pflegebedürftigen und professionell Pflegenden“ (Behrens & Langer, 2016, S. 25) mit dem Ziel, die pflegerische Versorgung nach den aktuellsten und bestgesicherten Erkenntnissen gewährleisten zu können. Diese Forderung wird auch in der Ausbildungs- und Prüfungsverordnung für die Pflegeberufe laut, nach der die Absolventinnen und Absolventen ihr „Pflegehandeln an aktuellen wissenschaftlichen Erkenntnissen, insbesondere an pflegewissenschaftlichen Forschungsergebnissen, Theorien und Modellen ausrichten“ sollen (Pflegeberufe-Ausbildungs- und Prüfungsverordnung – PflAPrV, Anlage 1, V 1.).

C1.1 Pflegewissenschaftliche Grundprinzipien

Kennt Grundprinzipien und Ziele der Pflegewissenschaft

		Theorie	gezeigt	geübt	erreicht
1 Kennt und versteht die Bedeutung der Pflegewissenschaft und Pflegeforschung sowohl für die Profession als auch für die Gesellschaft	CE 01 V.1 V.2.d)	Datum	Kürzel, Datum	Kürzel, Datum	Kürzel, Datum
2 Kennt die Aufgabenschwerpunkte der Pflegewissenschaft und kann diese benennen, z.B.: » Nutzung der Pflegeforschung zur Begründung und Überprüfung von Pflegewissen » Erforschung pflegerelevanter Phänomene sowie der Auswirkungen von Erkrankungen für die betroffenen Personen und deren Angehörige » Entwicklung von Pflegemaßnahmen und Überprüfung ihrer Wirksamkeit » Vermittlung von Theorien und Forschungsergebnissen durch Lehre » Fundierung der Professionalisierung der Pflege	CE 01 V.1 V.2.d)	Datum	Kürzel, Datum	Kürzel, Datum	Kürzel, Datum
3 Kennt die Aufgabenschwerpunkte der Pflegeforschung und kann diese benennen, z.B.: » Überprüfung und Weiterentwicklung bestehender sowie Entwicklung neuer Pflegetheorien und -modelle » Beantwortung von Fragen der Pflegepraxis (z.B. hinsichtlich der Wirksamkeit von Interventionen) » Generierung und Vermehrung von pflegeeigenem Wissen durch systematische, wissenschaftliche Methoden	CE 01 V.1 V.2.d)	Datum	Kürzel, Datum	Kürzel, Datum	Kürzel, Datum
4 Kennt unterschiedliche, strukturierte und unstrukturierte Wissensquellen für pflegerisches Handeln und ist in der Lage, diese zu nutzen und zu kombinieren, z.B.: » Persönliches Wissen (die eigene Erfahrung) » Empirisches Wissen (wissenschaftlich abgesicherte Belege z.B. durch Studien) » Ethisches Wissen (moralische Betrachtung der Pflege) » Intuitives Wissen (unbewusster Prozess, zu wissen, was zu tun ist)	CE 04 CE 05 CE 06 CE 07 CE 08 CE 09 CE 10 CE 11 I.2.a) IV.1.b)+d) V.1 V.2.d)	Datum	Kürzel, Datum	Kürzel, Datum	Kürzel, Datum
5 Kennt die Rolle und Mitwirkungsmöglichkeiten der Pflegefachperson im Rahmen von Pflegeforschung und Pflegewissenschaft und nimmt diese den Möglichkeiten entsprechend wahr, z.B.: » Mitwirken bei der Anwendung von Erkenntnissen der Pflegeforschung in der eigenen Pflegepraxis (vgl. Kapitel C1.2) » Partizipation an Forschungsprojekten » Mitwirken bei der Koordination von Forschungsprojekten	CE 04, CE 05 CE 06, CE 07 CE 08, CE 09 CE 10, CE 11 I.1.e) I.2.a)+b)+f) IV.1.b)+d) V.1 V.2.d)	Datum	Kürzel, Datum	Kürzel, Datum	Kürzel, Datum
6 Kennt die wesentlichen Unterschiede und Herangehensweisen verschiedener Forschungsmethoden und Forschungsdesgins und kann diese benennen, z.B.: » Quantitative Forschungsmethoden (z.B. deskriptives, korrelationelles, komparatives oder experimentelles Forschungsdesign usw.) » Qualitative Forschungsmethoden (z.B. Ethnografie, Grounded Theory, Phänomenologie usw.) » Mixed Methods, systematische Reviews und Metaanalysen » Querschnittstudien und Längsschnittstudien	CE 01 V.1 V.2.d)	Datum	Kürzel, Datum	Kürzel, Datum	Kürzel, Datum

C1.1 Pflegewissenschaftliche Grundprinzipien

		Theorie	gezeigt	geübt	erreicht
7 Kennt zentrale Grundprinzipien der Forschungsethik, kann diese reflektieren und bei einer Beteiligung an Forschungsprojekten berücksichtigen und für deren Umsetzung eintreten, z.B.: » Gegebene Relevanz des Forschungsprojekts » Informierte Zustimmung (informed consent) aller Teilnehmer am Forschungsprojekt » Wahrung der Freiwilligkeit der Teilnahme an Forschungsprojekten » Wahrung des Datenschutzes und aller relevanter Bestimmungen » Schutz des Pflegeempfängers vor Schäden jeder Art	CE 04 CE 05 CE 06 CE 07 CE 08 CE 09 CE 10 CE 11 II.3 V.1 V.2.d)	Datum	Kürzel, Datum	Kürzel, Datum	Kürzel, Datum

C1.2 Evidence-based Nursing

Kennt die Bedeutung, Prinzipien und Handlungsschritte des **evidenzbasierten Arbeitens in der Pflege** und wendet diese in der tagtäglichen Versorgung an

		Theorie	gezeigt	geübt	erreicht
8 Verfügt über ein Verständnis für die Notwendigkeit und Bedeutung der Integration der derzeit besten wissenschaftlichen und nachprüfbaren Erkenntnisse in die Pflegepraxis und ist sich der möglichen Konsequenzen einer fehlenden Umsetzung bewusst	CE 01 V.1 V.2.d)	Datum	Kürzel, Datum	Kürzel, Datum	Kürzel, Datum
9 Kennt die Bausteine einer evidenzbasierten pflegerischen Entscheidung und ist um eine konsequente Umsetzung in der Pflegepraxis bemüht: » Integration der derzeit besten wissenschaftlichen Belege » Einbezug (pflege)theoretischen Wissens » Einbezug der Erfahrungen der Pflegenden » Einbezug der Vorstellungen und Ressourcen des individuellen Pflegeempfängers und gemeinsame Aushandlung der Entscheidung im Arbeitsbündnis » Berücksichtigung der Umgebungsbedingungen	CE 04 CE 05 CE 06 CE 07 CE 08 CE 09 CE 10 CE 11 I.1.e) I.2.a)+b) IV.1.d) V.1 V.2.d)	Datum	Kürzel, Datum	Kürzel, Datum	Kürzel, Datum
10 Kennt die Unterschiede und das Zusammenspiel zwischen interner und externer Evidenz, kann diese benennen und bei der pflegerischen Entscheidungsfindung berücksichtigen	CE 04, CE 05 CE 06, CE 07 CE 08, CE 09 CE 10, CE 11 I.1.e), I.2.a)+b) IV.1.d), V.1 V.2.d)	Datum	Kürzel, Datum	Kürzel, Datum	Kürzel, Datum
11 Entwickelt ein Grundverständnis für die Methode der evidenzbasierten Pflege und kann die sechs prozesshaften Schritte benennen, diskutieren und in konkreten Pflegesituationen adäquat anwenden: » 1. Klärung des pflegerischen Auftrags seitens der Einrichtung bzw. in der Begegnung mit dem Pflegeempfänger » 2. Formulierung einer präzisen klinischen Problem- bzw. Fragestellung » 3. Literaturrecherche » 4. Kritische Bewertung der recherchierten Literatur auf Güte und Eignung » 5. Implementierung und Adaption der Erkenntnisse und Veränderung der Pflegepraxis » 6. Evaluation der veränderten Pflegepraxis bzw. der eingesetzten Intervention(en)	CE 04 CE 05 CE 06 CE 07 CE 08 CE 09 CE 10 CE 11 I.1.e) I.2.a)+b) IV.1.d)+e) V.1 V.2.d)	Datum	Kürzel, Datum	Kürzel, Datum	Kürzel, Datum
12 Kennt Vorgehensweisen, Ansatzpunkte und Instrumente zur Konkretisierung und Präzisierung einer klinischen, pflegeempfängerspezifischen Fragestellung, um das vorliegende Phänomen/Problem aus mehreren Perspektiven zu beleuchten und um Schlüsselbegriffe für die folgende Literaturrecherche abzuleiten, z.B.: » PIKE-Schema (Welche Pflegeempfänger? Welche Intervention? Welche Kontrollintervention? Welches Ergebnismaß?) » Klärung des spezifischen Settings » Klärung des Kontextes » Abgrenzung zu benachbarten/artverwandten Themen	CE 04 CE 05 CE 06 CE 07 CE 08 CE 09 CE 10 CE 11 I.2.a)+f) V.1 V.2.d)	Datum	Kürzel, Datum	Kürzel, Datum	Kürzel, Datum

Evidenzbasiertes Arbeiten

C1.2 Evidence-based Nursing

Kennt die Bedeutung, Prinzipien und Handlungsschritte des **evidenzbasierten Arbeitens in der Pflege** und wendet diese in der tagtäglichen Versorgung an

Lernergebnis	Bezug	Theorie	gezeigt	geübt	erreicht
13 Kennt die Vorgehensweise zur Erarbeitung der Suchstrategie für eine Literaturrecherche und kann diese gezielt auf die Fragestellung anwenden, z.B.: » Ableitung geeigneter Suchbegriffe sowie Vermehrung (Synonyme) und ggf. Übersetzung derselben » Definieren von Ein- und Ausschlusskriterien (z.B. Publikationszeitraum, Sprachen, Publikationstypen, Altersgruppen usw.) » Definieren der notwendigen Tiefe der Literaturrecherche » Bestimmung geeigneter Datenbanken und Recherchequellen » Dokumentation der Suchstrategie	CE 04 CE 05 CE 06 CE 07 CE 08 CE 09 CE 10 CE 11 V.1 V.2.d)	Datum	Kürzel, Datum	Kürzel, Datum	Kürzel, Datum
14 Kennt verschiedene Arten von Recherchequellen und kann entsprechend der Fragestellung die erfolgversprechendsten auswählen, z.B.: » Freihandbestände in Bibliotheken » Fachzeitschriften » Bibliothekskataloge » Fachdatenbanken (z.B. Medline, CINAHL, Cochrane Library) » Expertenbefragung » Literaturangaben in Fachveröffentlichungen	CE 04 CE 05 CE 06 CE 07 CE 08 CE 09 CE 10 CE 11 V.1 V.2.d)	Datum	Kürzel, Datum	Kürzel, Datum	Kürzel, Datum
15 Kennt die wesentlichen Bedien- und Steuermöglichkeiten von Fachdatenbanken und elektronischen Bibliothekskatalogen und kann diese für die Literaturrecherche im Rahmen der Fragestellung sicher anwenden, z.B.: » Feldsuche » Schlagwortsuche » Trunkierung und Maskierung » Phrasensuche » Anwendung logischer Operatoren (AND, OR, NOT) » Nutzung von Suchfiltern	CE 04 CE 05 CE 06 CE 07 CE 08 CE 09 CE 10 CE 11 V.1 V.2.d)	Datum	Kürzel, Datum	Kürzel, Datum	Kürzel, Datum
16 Kennt Mittel und Wege, Volltexte relevanter Publikationen zu beschaffen und zu verwalten, z.B.: » Nutzung lizenzierter Zugänge zu Bibliotheken, Fachverlagen usw. » (Gast-)Mitgliedschaften in Bibliotheken und/oder Hochschulen » Dokumentenlieferdienste » Kontaktaufnahme mit Autoren » Nutzung von Literaturverwaltungsprogrammen	CE 04, CE 05 CE 06, CE 07 CE 08, CE 09 CE 10, CE 11 V.1, V.2.d)	Datum	Kürzel, Datum	Kürzel, Datum	Kürzel, Datum
17 Kennt die zentralen Gütekriterien bei quantitativen Forschungsarbeiten und Studien und kann recherchierte Publikationen auf diese hin überprüfen, z.B.: » Reliabilität » Validität » Objektivität	CE 04, CE 05 CE 06, CE 07 CE 08, CE 09 CE 10, CE 11 V.1, V.2.d)	Datum	Kürzel, Datum	Kürzel, Datum	Kürzel, Datum
18 Kennt die zentralen Gütekriterien bei qualitativen Forschungsarbeiten und Studien und kann recherchierte Publikationen auf diese hin überprüfen, z.B.: » Glaubwürdigkeit » Folgerichtigkeit » Übereinstimmung » Angemessenheit	CE 04, CE 05 CE 06, CE 07 CE 08, CE 09 CE 10, CE 11 V.1, V.2.d)	Datum	Kürzel, Datum	Kürzel, Datum	Kürzel, Datum
19 Kennt Instrumente/Checklisten zur Bewertung von spezifischen Forschungsarbeiten bzw. Studiendesigns und kann diese zielgerichtet zur Qualitätsbeurteilung (Critical Appraisal) entsprechender Veröffentlichungen einsetzen und reflektieren, z.B. bei: » Interventionsstudien » Diagnosestudien » Systematischen Übersichtsarbeiten/Meta-Analysen » Qualitativen Studien	CE 04, CE 05 CE 06, CE 07 CE 08, CE 09 CE 10, CE 11 V.1, V.2.d)	Datum	Kürzel, Datum	Kürzel, Datum	Kürzel, Datum

C1.2 Evidence-based Nursing

Kompetenz		Theorie	gezeigt	geübt	erreicht
20 Kann Strategien zur Implementierung der Erkenntnisse aus den recherchierten Veröffentlichungen in die Pflegepraxis entwickeln, diese im Pflegealltag umsetzen und dabei alle relevanten Perspektiven berücksichtigen, z.B.: » Die Veränderung der pflegerischen Versorgung in der individuellen Beziehung zum Pflegeempfänger » Notwendige Anpassungen der Arbeitsorganisation und Rahmenbedingungen » Mitwirkung an der Entwicklung von klinischen Leitlinien zur Nutzung als lokale Standards » Mitwirkung an der Entwicklung von Fortbildungsangeboten » Sicherstellung einer einheitlichen, kontinuierlichen Versorgung im (pflegerischen) Team	CE 04 CE 05 CE 06 CE 07 CE 08 CE 09 CE 10 CE 11 I.2.a)+b)+f) IV.1.b) V.1 V.2.d)	Datum	Kürzel, Datum	Kürzel, Datum	Kürzel, Datum
21 Kann den durch die Implementierung neuer Erkenntnisse erreichten Nutzen evaluieren und die resultierenden Effekte hinsichtlich unterschiedlicher Kriterien bewerten, z.B.: » Struktur-, Prozess-, Ergebnisqualität » Personeller Einsatz » Finanzieller Einsatz » Verhältnis Nutzen zu Aufwand » Erreichter Grad der Zielerreichung	CE 04 CE 05 CE 06 CE 07 CE 08 CE 09 CE 10 CE 11 I.1.e) I.2.a)+b)+f) IV.1.b)+d) V.1 V2.d)	Datum	Kürzel, Datum	Kürzel, Datum	Kürzel, Datum
22 Kennt Möglichkeiten und Konzepte zur Förderung und Verankerung einer evidenzbasierten Pflegepraxis in der Einrichtung und wirkt an deren Umsetzung mit, z.B.: » Advanced Nursing Practice (ANP) » Journal Club » Arbeitsgruppen und Qualitätszirkel » Umsetzung der nationalen Expertenstandards des Deutschen Netzwerks für Qualitätsentwicklung in der Pflege (DNQP)	CE 04 CE 05 CE 06 CE 07 CE 08 CE 09 CE 10 CE 11 I.1.e) I.2.b)+f) IV.1.b)+d) V.1	Datum	Kürzel, Datum	Kürzel, Datum	Kürzel, Datum

C1.3 Pflegetheorien und Pflegemodelle

Kennt die **Bedeutung, Aufgaben und Einteilung von Pflegetheorien und -modellen** und kann deren **Nutzen für die Pflegepraxis und das eigene Pflegeleitbild** reflektieren

Kompetenz		Theorie	gezeigt	geübt	erreicht
23 Verfügt über ein grundlegendes Verständnis von Theorien und Modellen in der Pflege und kann diese nutzen, um Selbstversorgungsdefizite, Ressourcen und Fähigkeiten des Pflegeempfängers zu beschreiben und somit die pflegefachliche Situationsbeurteilung zu untermauern	CE 04, CE 05 CE 06, CE 07 CE 08, CE 09 CE 10, CE 11 I.1.a), I.2.a) V.1, V.2.d)	Datum	Kürzel, Datum	Kürzel, Datum	Kürzel, Datum
24 Kennt die Unterschiede zwischen Pflegetheorien, Pflegemodellen und Pflegekonzepten und kann diese benennen, z.B.: » Pflegetheorien versuchen, Phänomene der Pflege in einen Zusammenhang zu bringen und auf unterschiedlichem Abstraktionsniveau idealtypisch zu beschreiben » Pflegemodelle als vereinfachte Form von Pflegetheorien zur Anwendung in der Pflegepraxis » Pflegekonzepte umfassen reduzierte Einzelelemente aus Theorien oder Modellen, aus denen Handlungen für die Pflegepraxis abgeleitet werden können	CE 01 I.1.a) V.1 V.2.d)	Datum	Kürzel, Datum	Kürzel, Datum	Kürzel, Datum
25 Kennt die Aufgaben von Pflegetheorien und -modellen und kann den Nutzen und die Bedeutung für die pflegerische Versorgungspraxis erkennen, kritisch reflektieren und im eigenen Handeln umsetzen, z.B.: » Beschreibung eines pflegerelevanten Problems/Phänomens » Treffen von Voraussagen für die pflegerische Versorgungspraxis » Anbieten von Gestaltungsmöglichkeiten für konkrete Pflegesituationen » Erleichterung eines spezifischen Verständnisses von Pflege und der Lebenswelt des Pflegeempfängers » Ermöglichung von Perspektivenreichtum für die pflegerische Praxis » Abgrenzung der Profession Pflege und ihrer Tätigkeitsfelder von benachbarten Disziplinen » Bereitstellung von theoretischen Rahmen zur Begründung, Reflexion und Verbesserung der Pflegepraxis	CE 01 CE 04 CE 05 CE 06 CE 07 CE 08 CE 09 CE 10 CE 11 I.1.a) I.2.b)+f) IV.1.d) V.1 V.2.d)	Datum	Kürzel, Datum	Kürzel, Datum	Kürzel, Datum

C1.3 Pflegetheorien und Pflegemodelle

Theorie | gezeigt | geübt | erreicht

Kennt die **Bedeutung, Aufgaben und Einteilung von Pflegetheorien und -modellen** und kann deren **Nutzen für die Pflegepraxis und das eigene Pflegeleitbild** reflektieren

		Theorie	gezeigt	geübt	erreicht
26 Kann Pflegetheorien nach ihrer inhaltlichen Schwerpunktsetzung unterscheiden und die Bedeutung sowie den Nutzen des jeweiligen Abstraktionsgrads für die pflegerische Versorgungspraxis einordnen und kritisch diskutieren, z.B.: » Bedürfnistheorien » Interaktionstheorien » Humanistische Theorien » Ergebnistheorien	CE 04, CE 05 CE 06, CE 07 CE 08, CE 09 CE 10, CE 11 I.1.a), I.2.b)+f) IV.1.d), V.1 V.2.d)	Datum	Kürzel, Datum	Kürzel, Datum	Kürzel, Datum
27 Kann Pflegetheorien nach ihrer Reichweite/ihrem Abstraktionsgrad unterscheiden und die Bedeutung sowie den Nutzen des jeweiligen Abstraktionsgrads für die pflegerische Versorgungspraxis einordnen und kritisch diskutieren, z.B.: » Meta-Theorien » Theorien großer Reichweite » Theorien mittlerer Reichweite » Theorien geringer Reichweite (praxisnahe Theorien)	CE 04, CE 05 CE 06, CE 07 CE 08, CE 09 CE 10, CE 11 I.1.a), I.2.b)+f) IV.1.d), V.1 V.2.d)	Datum	Kürzel, Datum	Kürzel, Datum	Kürzel, Datum
28 Kennt verschiedene Theorien großer Reichweite und kann deren Nutzen bzw. Anwendbarkeit für die Pflegepraxis beurteilen und vor dem Hintergrund des eigenen Pflegeverständnisses kritisch diskutieren, z.B.: » Theorie der Grundbedürfnisse nach Henderson » Theorie der Lebensaktivitäten nach Roper, Logan und Tierney » Selbstpflegedefizit-Theorie nach Orem » Theorie der psychodynamischen Pflege nach Peplau » Theorie der fördernden Prozesspflege nach Krohwinkel	CE 04, CE 05 CE 06, CE 07 CE 08, CE 09 CE 10, CE 11 I.1.a), I.2.b)+f) IV.1.d) V.1, V.2.d)	Datum	Kürzel, Datum	Kürzel, Datum	Kürzel, Datum
29 Kennt verschiedene Theorien mittlerer bzw. geringer Reichweite und kann deren Nutzen bzw. Anwendbarkeit für die Pflegepraxis beurteilen und vor dem Hintergrund des eigenen Pflegeverständnisses kritisch diskutieren, z.B.: » Theorie der Transitionen in der Pflege nach Meleis » Das Verlaufskurvenmodell nach Corbin und Strauss (Trajectory Model) » Modell der Pflege chronisch Kranker nach Grypdonck	CE 04, CE 05 CE 06, CE 07 CE 08, CE 09 CE 10, CE 11 I.1.a), I.2.b)+f) IV.1.d), V.1 V.2.d)	Datum	Kürzel, Datum	Kürzel, Datum	Kürzel, Datum
30 Ist sich der Herausforderungen des Transfers und Vermittlungsprozesses von (pflege)theoretischen Erkenntnissen in der Pflegepraxis bewusst und beteiligt sich aktiv an der Implementierung neuen Wissens in die pflegepraktische Versorgung	CE 04, CE 05 CE 06, CE 07 CE 08, CE 09 CE 10, CE 11 I.1.a), I.2.b)+f) IV.1.b)+d) V.1, V.2.d)	Datum	Kürzel, Datum	Kürzel, Datum	Kürzel, Datum
31 Kann das in der Einrichtung vorherrschende Pflegekonzept erkennen, benennen und die Bedeutung für die Pflegepraxis im gegebenen Setting erläutern	CE 04, CE 05 CE 06, CE 07 CE 08, CE 09 CE 10, CE 11 I.1.a) IV.1.b)+d) V.2.d)	Datum	Kürzel, Datum	Kürzel, Datum	Kürzel, Datum
32 Kann die in den Ausbildungsabschnitten in den verschiedenen Settings und Bereichen kennengelernten Pflegekonzepte unterscheiden und an ausgewählten Beispielen die Bedeutung unterschiedlicher Pflegekonzeptansätze in der akuten, stationären und ambulanten Langzeitversorgung erläutern	CE 04, CE 05 CE 06, CE 07 CE 08, CE 09 CE 10, CE 11 I.1.a) IV.1.b)+d) V.1, V.2.d)	Datum	Kürzel, Datum	Kürzel, Datum	Kürzel, Datum

C1.4 Instrumente evidenzbasierter Pflegepraxis: Pflegefachsprachen/Pflegeklassifikationssysteme

		Theorie	gezeigt	geübt	erreicht
33 Kennt die Aufgaben, Vorteile und Nutzenpotenziale von Fachsprachen/Klassifikationssystemen in der Pflege, kann diese benennen und mit Blick auf die eigene Pflegepraxis reflektieren, z.B.: » Eindeutigkeit der Kommunikation unter professionell Pflegenden » Basis für quantifizierbare und damit auswertbare Daten » Bietet eine Grundlage zur Erfassung von Outcomes der pflegerischen Versorgung » Generierung von Daten für Fallkostenkalkulation, Personalbemessung, Qualitätsmanagement etc. » Schaffung von Transparenz hinsichtlich des pflegerischen Leistungsgeschehens » Förderung der Pflegequalität » Förderung des Wissenstransfers in die Pflegepraxis » Unterstützung der pflegerischen Entscheidungsfindung	CE 01 I.1.c) V.1 V.2.g)	Datum	Kürzel, Datum	Kürzel, Datum	Kürzel, Datum
34 Kennt die Relevanz von Klassifikationssystemen in der Pflege für einen sektorenübergreifenden elektronischen Datenaustausch zwischen verschiedenen Einrichtungen des Gesundheitswesens	CE 01 III.3 V1	Datum	Kürzel, Datum	Kürzel, Datum	Kürzel, Datum
35 Kennt wesentliche Anforderungen an standardisierte Fachsprachen in der Pflege und kann bestehende Klassifikationssysteme dahingehend einschätzen und bewerten, z.B.: » Vollständigkeit zur Abbildung des Pflegeprozesses » Hohe Ausdruckskraft, Eindeutigkeit und Detailtiefe (Granularität) der verwendeten Terme » Kontextfreiheit der verwendeten Konzepte und Begriffe » Reliabilität und Validität der verwendeten Konzepte » Systematischer, evidenzbasierter Weiterentwicklungsprozess der fachlichen Inhalte	CE 01 V.1 V.2.d)	Datum	Kürzel, Datum	Kürzel, Datum	Kürzel, Datum
36 Kennt die im deutschsprachigen Raum verbreitetsten Pflegefachsprachen/Klassifikationssysteme und kann ihren Aufbau, ihre Reichweite im Pflegeprozess sowie ihr Nutzenpotenzial kritisch reflektieren und einschätzen, z.B.: » European Nursing care Pathways (ENP) » NANDA International » Nursing Outcome Classification (NOC) » Nursing Intervention Classification (NIC) » Praxisorientierte Pflegediagnostik (POP) » International Classification of Nursing Practice (ICNP)	CE 01 V.1 V.2.d)	Datum	Kürzel, Datum	Kürzel, Datum	Kürzel, Datum
37 Kann unter Anwendung einer Pflegefachsprache/eines Pflegeklassifikationssystems eine Pflegeplanung erstellen, pflegefachlich begründen und reflektieren	CE 04, CE 05 CE 07, CE 08 CE 09, CE 10 CE 11 I.1, I.2.a)+b) IV.1.d) V.1, V.2.d)	Datum	Kürzel, Datum	Kürzel, Datum	Kürzel, Datum

C2 Ethisches Handeln und Reflektieren in der Praxis

Die Auseinandersetzung mit Werten, die unser Dasein in dieser Welt bestimmen, ist die Grundlage eines moralischen Lebens. Die beiden grundlegenden ethischen Fragen, die moralisches Handeln (in der Pflege) sicherstellen sind: Wie soll ich leben? Wie soll ich handeln? Für die Pflege bedeutet moralisches Handeln pflegerische Exzellenz. Wir mögen uns manchen Situationen entziehen können, indem wir auf die begrenzte Verantwortung im persönlichen Bereich hinweisen. Doch können wir grundsätzlich nicht „nicht" handeln. Jedes Handeln, bzw. „Nicht"-Handeln setzt eine Entscheidung voraus. Solche Entscheidungen haben oft moralische Bedeutung und gehen mit moralischer Verantwortung einher. Nachfolgend einige zentrale Bereiche der pflegerischen Praxis, in denen ethisch reflektiertes Handeln bedeutend ist.

C2.1 Pflegeverständnis

Entwickelt ein eigenes **Pflegeverständnis** sowie ein berufliches Selbstverständnis unter Berücksichtigung **berufsethischer und eigener ethischer Überzeugungen** und setzt sich für die korrekte Umsetzung in der Pflegepraxis ein

		Theorie	gezeigt	geübt	erreicht
1 Hat ein Pflegeverständnis entwickelt, das auf einem umfassenden Anspruch basiert, die Menschenwürde in allen Pflegesituationen zu achten und zu fördern; im Detail bedeutet dies, folgende Aspekte im Handeln, Interagieren zu beachten und Menschenwürde aktiv als Gestaltungsauftrag zu verstehen und umzusetzen: » Setzt sich für den Schutz von Leib und Leben des Pflegebedürftigen und dessen persönliche Integrität ein » Achtet und fördert die Autonomie und Selbstbestimmung des Pflegeempfängers » Verteidigt die grundlegenden Grund- und Menschenrechte, z. B. verhindert Diskriminierung, Misshandlung usw. » Lebt im pflegerischen Alltag einen elementaren Respekt gegenüber dem Pflegeempfänger und ist achtsam, um z. B. Beschämung, Demütigung oder Bloßstellung zu vermeiden » Setzt sich für das Patientenwohl und soziale Gerechtigkeit ein	CE 01 CE 02 CE 04 II.3.a)b) V.2.d)	Datum	Kürzel, Datum	Kürzel, Datum	Kürzel, Datum
2 Setzt sich für die Umsetzung und Einhaltung der zentralen Wertvorstellungen der Pflege in den verschiedenen Settings in alltäglichen Pflege- und Versorgungssituationen adäquat und pflegeempfängerspezifisch ein und kann diese reflektiert benennen	CE 01 CE 02 CE 04 II.3.a)b) V.2.d)	Datum	Kürzel, Datum	Kürzel, Datum	Kürzel, Datum
3 Setzt sich für „moralisch richtiges" Handeln in der Pflege ein, wendet hierzu aktiv ethische Prinzipien an und setzt sich reflektiv mit dem moralischen Handeln unter Beachtung unterschiedlicher Denkrichtungen in der Pflege auseinander, z. B.: » Die Freiheit des „ethischen Subjekts" als Postulat » Konzept der Verantwortung » Konzept der Fürsorge/Caring » Konzept der Advocacy (anwaltschaftliche Interessenvertretung)	CE 01 CE 02 CE 01 II.3.a)b) V.2.d)	Datum	Kürzel, Datum	Kürzel, Datum	Kürzel, Datum

Die Pflegeprozessgestaltung sowie das pflegerische Handeln basiert auf einem eigenen **entwickelten Pflegeverständnis**, das auf vielfältige **pflegerische Theorien, Modelle und Konzepte** zurückgreift

		Theorie	gezeigt	geübt	erreicht
4 Kann die Grundprinzipien zum Pflegekonzept des jeweiligen Trägers der praktischen Ausbildung ermitteln und in der Pflege am Einsatzort erkennen	CE 01 CE 02 CE 04 II.3.a)b) V.2.d)	Datum	Kürzel, Datum	Kürzel, Datum	Kürzel, Datum
5 Kann die Grundprinzipien zum Pflegekonzept der verschiedenen praktischen Einsatzorte identifizierten und miteinander vergleichen sowie die Unterschiede und jeweiligen Vorteile darlegen	CE 01, CE 02 CE 04 I.1 II.3.a)b) V.2.d)	Datum	Kürzel, Datum	Kürzel, Datum	Kürzel, Datum
6 Hat ein Pflegeverständnis entwickelt, das auf pflegespezifischen Modellen, Theorien und Konzepten basiert und zeigt durch das pflegerische Handeln in vielfältigen Situationen eine pflegeempfängerspezifische Orientierung daran in der Pflegeprozessgestaltung, z. B.: » Interaktionsmodelle » Adaptionsmodelle » Transkulturelle Pflege » Selbstfürsorgedefizitmodelle	CE 01 CE 02 CE 04 CE 05 CE 06 CE 07 CE 08 CE 09 CE10 II.3.a)b) V.2.d)	Datum	Kürzel, Datum	Kürzel, Datum	Kürzel, Datum
7 Kann die eigene Haltung in den verschiedenen Anforderungssituationen bezogen auf die pflegerischen Wertvorstellungen reflektieren und adäquat kommunizieren	CE 01 CE 02 CE 04 II.3.a)b) V.2.d)	Datum	Kürzel, Datum	Kürzel, Datum	Kürzel, Datum

C2.2 Pflegerische Verantwortung und Fürsorgepflicht

Setzen sich für die **Verwirklichung von Menschenrechten, Ethikkodizes** und die Förderung der spezifischen Bedürfnisse und Gewohnheiten von zu pflegenden Menschen aller Altersstufen und ihren Bezugspersonen ein

		Theorie	gezeigt	geübt	erreicht
8 Fühlt sich verpflichtet, sich für das Wohl des Pflegeempfängers aktiv einzusetzen, z. B.: » Schutz und Erhalt des Lebens » Autonomie und Selbstbestimmung » Achtet die Menschenrechte » Achtet die Privat- und Intimsphäre » Achtet die Würde des Menschen » Stellt eine evidenzbasierte und adäquate Pflegequalität sicher » Setzt sich für eine gerechte Verteilung der verfügbaren Ressourcen ein	CE 01 CE 02 CE 04 II.3.a)	Datum	Kürzel, Datum	Kürzel, Datum	Kürzel, Datum
9 Wahrt in Pflegesituationen konstant die adäquate Handlungs- (menschenwürdige Behandlung und Pflege) und Situationswürde (Schaffung einer Pflegesituation, die durch Respekt vor der Menschenwürde geprägt ist), z. B. durch: » Sensibles Wahrnehmen von Bedürfnissen, Schmerzen usw. » Achten eines von Respekt geprägten Umgangstons » Anklopfen beim Betreten eines Zimmers » Achten der Diskretion und Verschwiegenheit	CE 01 CE 02 CE 04 II.3.a)	Datum	Kürzel, Datum	Kürzel, Datum	Kürzel, Datum

C2.3 Autonomie und Selbstbestimmung

Fördert und unterstützt Pflegeempfänger aller Altersstufen bei der **Selbstverwirklichung und Selbstbestimmung** über das eigene Leben, auch unter Abwägung konkurrierender ethischer Prinzipien

		Theorie	gezeigt	geübt	erreicht
10 Fördert im pflegerischen Handeln die Autonomie und selbstbestimmte Entscheidungen des Pflegeempfängers, z. B.: » Entscheidungen werden mit dem Betroffenen getroffen » Entscheidungen des Pflegeempfängers werden akzeptiert » Wann immer möglich Entscheidungsoptionen einräumen und fördern, z. B.: › Was und wann möchten Sie essen? › Welche Kleidung möchten Sie heute tragen?	CE 01 CE 02 CE 04 II.3.b) I.6.	Datum	Kürzel, Datum	Kürzel, Datum	Kürzel, Datum
11 Kann den Pflegeprozess und die Pflegesituation bezogen auf den Respekt vor Autonomie und Selbstbestimmung kritisch reflektieren und z. B. folgende Fragen erläutern und ggf. Verbesserungen ableiten: » Wo wurde ein Freiraum gelassen, damit der Pflegeempfänger selbst entscheiden kann und wo wurden Entscheidungen abgenommen? » Wurde der Pflegeempfänger in die Pflegeprozessplanung aktiv mit einbezogen und wurden Pflegehandlungen ausgehandelt? » Wurden dem Pflegeempfänger verschiedene Optionen angeboten und entsprechende Informationen dazu gegeben?	CE 01 CE 02 CE 04 II.3.b) I.6.	Datum	Kürzel, Datum	Kürzel, Datum	Kürzel, Datum
12 Kann im Rahmen einer systematischen Pflegeanamnese bei einem z. B. an Demenz erkrankten Pflegeempfänger eine abgestufte Selbstbestimmungsmöglichkeit pflegeempfängerspezifisch definieren, erläutern, umsetzen, reflektieren und im Einzelfall zwischen der Anerkennung von Autonomie und den Prinzipien von Schutz und Sicherheit abwägen	CE 05 CE 06 CE 07 CE 08 CE 09 CE10 II.3.b) I.6.	Datum	Kürzel, Datum	Kürzel, Datum	Kürzel, Datum
13 Kann Ideen und Handlungsweisen benennen, damit in Organisationen wie z. B. Krankenhaus, Heimeinrichtung oder Psychiatrie der Alltag autonomiefördernd gestaltet werden kann, z. B.: » Raum schaffen, damit die Pflegeempfänger einen Lebensalltag erleben und gestalten können, der ein hohes Maß an individueller Normalität bietet » Privatheit und Intimsphäre ermöglichen/schützen » Pflichten und Verantwortung zumuten » Umfassende pflegeempfängerspezifische Informationen und Transparenz » Konzepte zur Förderung der Selbstständigkeit » Ermutigung zur Selbstbestimmung » Kontinuierliche Suche nach dem mutmaßlichen Willen des Pflegeempfängers » Gezielte Förderung der Teilhabe	CE 01 CE 02 CE 04 CE 05 CE 06 CE 07 CE 08 CE 09 CE10 II.3.b) I.6.	Datum	Kürzel, Datum	Kürzel, Datum	Kürzel, Datum

C2.3 Autonomie und Selbstbestimmung

Fördert und unterstützt Pflegeempfänger aller Altersstufen bei der **Selbstverwirklichung und Selbstbestimmung** über das eigene Leben, auch unter Abwägung konkurrierender ethischer Prinzipien

		Theorie	gezeigt	geübt	erreicht
14 Erkennt den in einer Patientenverfügung formulierten Willen des Patienten an, reflektiert den aktuellen mutmaßlichen Willen mit Blick auf die in der Patientenverfügung formulierten Wünsche und achtet auf Übereinstimmung, z. B.: » Gewichtet den aktuellen mutmaßlichen Willen des Pflegeempfängers stärker » Bezieht Angehörige/Bezugspersonen bei Widersprüchen mit ein » Setzt sich bei Übereinstimmung für die Umsetzung der Patientenverfügung ein	CE 05 CE 06 CE 07 CE 08 CE 09 CE 10 II.3.b) I.6.	Datum	Kürzel, Datum	Kürzel, Datum	Kürzel, Datum
15 Kennt die Grenzen der aktivierend-therapeutischen Pflege und kann pflegeempfängerspezifisch einen Aushandlungsprozess zwischen externer und interner Evidenz von Pflegemaßnahmen unter Beachtung der Autonomie und Selbstbestimmung des Pflegeempfängers gestalten	CE 05 CE 06 CE 07 CE 08 CE 09 CE 10 II.3.b) I.6.	Datum	Kürzel, Datum	Kürzel, Datum	Kürzel, Datum

C2.4 Pflegerische ethische Entscheidungsfindung und Dilemmasituationen meistern

Trägt in **ethischen Dilemmasituationen** mit Pflegeempfängern aller Altersstufen oder ihren Bezugspersonen im interprofessionellen Gespräch zur gemeinsamen Entscheidungsfindung bei

		Theorie	gezeigt	geübt	erreicht
16 Kann Konflikte und ethische Dilemmata in alltäglichen Pflegesituationen im jeweiligen Versorgungsbereich erkennen, benennen und unterscheiden	CE 05, CE 06 CE 07, CE 08 CE 09, CE 10 II.3.c)	Datum	Kürzel, Datum	Kürzel, Datum	Kürzel, Datum
17 Kann an Fallbesprechungen und/oder einem Ethikkomitee teilnehmen und im intra- und interdisziplinären Team die eigene Sichtweise und Achtung ethischer Grundsätze pflegeempfängerspezifisch in Bezug auf den Pflegeprozess einbringen und sich für das Wohl des Pflegeempfängers einsetzen	CE 05 CE 06 CE 07 CE 08 CE 09 CE 10 II.3.c)	Datum	Kürzel, Datum	Kürzel, Datum	Kürzel, Datum
18 Kann konkurrierende ethische Prinzipien aufdecken und unter Anwendung von Entscheidungsfindungsmodellen einen Entscheidungsprozess vorbereiten und im intra- und interdisziplinären Team eine Entscheidung aushandeln und vertreten	CE 05, CE 06 CE 07, CE 08 CE 09, CE 10 II.3.c)	Datum	Kürzel, Datum	Kürzel, Datum	Kürzel, Datum
19 Kennt die verschiedenen Möglichkeiten der praktischen Anwendung einer ethischen Diskussion und kann diese abhängig von der Fragestellung vorschlagen und vorbereiten, z. B.: » Ethikvisite, ethische Fallanalyse und -diskussion » Ethikkomitee, Ethikkonsil » Ethikkommission	CE 05 CE 06 CE 07 CE 08 CE 09 CE 10 II.3.c)	Datum	Kürzel, Datum	Kürzel, Datum	Kürzel, Datum
20 Kann die verschiedenen Einflussfaktoren auf Entscheidungen in der Pflege, Betreuung und Versorgung der Pflegeempfänger erkennen, identifizieren, kritisch reflektieren und bei einer möglichen Patientenwohlgefährdung eine ethische Reflexion einleiten	CE 05, CE 06 CE 07, CE 08 CE 09, CE 10 II.3.c)	Datum	Kürzel, Datum	Kürzel, Datum	Kürzel, Datum
21 Kennt verschiedene Modelle für eine ethisch reflektierte Entscheidungsfindung und wendet diese in Fallbesprechungen sicher an, z. B.: » Modell von Vera Tschudin » Nimwegener Methode » Reflexionsmodell von Marianne Rabe	CE 05 CE 06 CE 07 CE 08 CE 09 CE 10 II.3.c)	Datum	Kürzel, Datum	Kürzel, Datum	Kürzel, Datum
22 Kann in pflegerisch relevanten ethischen Dilemmasituationen die Folgen unterschiedlicher Handlungsoptionen unter Berücksichtigung der Selbstbestimmung des Pflegeempfängers über das eigene Leben abwägen und zu einer begründeten eigenen Position gelangen und diese im intra- und interdisziplinären Team zum Wohle des Betroffenen einbringen; Themenbereiche ethischer Problemstellungen in der Pflege können sein, z. B.: » Freiheitsentziehende Maßnahmen » Nahrungsverweigerung, Zwangsernährung » Ablehnung von Therapie und Pflege » Suizid und Sterbehilfe » Organspende und -transplantation » Schwangerschaftsabbruch	CE 05 CE 06 CE 07 CE 08 CE 09 CE 10 II.3.c)	Datum	Kürzel, Datum	Kürzel, Datum	Kürzel, Datum

C3 Lernfeld: Entlassungsmanagement und Vermeidung von Versorgungsbrüchen

Ein abgestimmtes Management der Versorgung von Pflegeempfängern im Rahmen der Entlassung oder Verlegung aus einer Gesundheitseinrichtung in eine andere bzw. in die häusliche Umgebung, aber auch bei der Verlegung innerhalb einer Einrichtung, ist entscheidend zur Sicherstellung von Versorgungskontinuität sowie für eine lückenlose Anpassung der angebotenen Pflege- und Behandlungsleistungen entsprechend den Bedarfen und Bedürfnissen im jeweiligen Setting. Das Entlassungsmanagement gewinnt vor dem Hintergrund immer kürzerer Verweildauern im Krankenhaus sowie immer komplexerer Versorgungssituationen (z. B. Zunahme von chronischen Krankheiten und Multimorbidität) zunehmend an Bedeutung, denn eine unangemessene oder ungenügende Vorbereitung geht häufig nicht nur mit einer Verschlechterung des Gesundheits- und/oder Pflegezustands des Pflegeempfängers sowie Belastungen für Angehörige und nahestehende Personen einher, sondern auch mit vermeidbaren Wiedereinweisungen und Wechseln zwischen verschiedenen Versorgungsbereichen („Drehtüreffekt"). Das Entlassungsmanagement ist dabei als interdisziplinäre Aufgabe zwischen Pflege, Medizin, Rehabilitation, therapeutischem Team und Sozialdienst zu sehen, da die Organisation der Weiterversorgung meist alle Facetten berührt.

Entwickelt ein Verständnis für die **Bedeutung des Entlassungsmanagements sowie die Vermeidung von Versorgungsbrüchen** und kennt die gesetzlichen/einrichtungsbezogenen Rahmenbedingungen

		Theorie	gezeigt	geübt	erreicht
1 Kennt die Strukturen und Sektoren des Gesundheitssystems in Deutschland und kann potenzielle Probleme an Verbindungsstellen zwischen Funktionseinheiten (Schnittstellen) benennen und erkennen	CE 04, CE 05 CE 06, CE 07 CE 08, CE 11 I.1.a)+h) I.6.d), III.3	Datum	Kürzel, Datum	Kürzel, Datum	Kürzel, Datum
2 Kennt und versteht die Bedeutung von Versorgungskontinuität und die Schlüsselposition der Pflege in der sektorenübergreifenden Gesundheitsversorgung zur Vermeidung von Versorgungsbrüchen	CE 05, CE 06 CE 07, CE 08 CE 11 I.1.h), I.6.d) III.3	Datum	Kürzel, Datum	Kürzel, Datum	Kürzel, Datum
3 Kann die Konsequenzen von Versorgungsbrüchen für den Pflegeempfänger und seine Angehörigen einschätzen und ist motiviert, diese im Rahmen der Möglichkeiten zu vermeiden	CE 05, CE 06 CE 07, CE 08 CE 11 I.1.h), I.2.c) I.6.d), III.3	Datum	Kürzel, Datum	Kürzel, Datum	Kürzel, Datum
4 Kennt verschiedene Formen und Umsetzungswege des Entlassungsmanagements, kann die Unterschiede benennen und kennt die aktuelle Umsetzungsform in der Einrichtung, z. B.: » Zentrales Entlassungsmanagement » Dezentrales Entlassungsmanagement » Kombinierte Vorgehensweisen » Einbezug von Case Management und speziell geschulten Mitarbeitern (Pflegeberatung)	CE 05, CE 06 CE 07, CE 08 CE 11 I.1.a)+h) I.6.d), III.3	Datum	Kürzel, Datum	Kürzel, Datum	Kürzel, Datum
5 Kennt die rechtlichen Grundlagen und Rahmenbedingungen des Entlassungsmanagements (z. B. Sozialgesetzbuch V) und kann den Pflegeempfänger und seine Angehörigen hinsichtlich des gesetzlichen Anspruchs auf ein Entlassungsmanagement beim Übergang in verschiedene Versorgungsbereiche beraten	CE 05, CE 06 CE 07, CE 08 CE 11 I.1.h), I.6.d) II.2, III.3 IV.2.a)+c)	Datum	Kürzel, Datum	Kürzel, Datum	Kürzel, Datum

C3 Lernfeld: Entlassungsmanagement und Vermeidung von Versorgungsbrüchen

Entwickelt ein Verständnis für die **Bedeutung des Entlassungsmanagements** sowie die Vermeidung von Versorgungsbrüchen und kennt die gesetzlichen/einrichtungsbezogenen Rahmenbedingungen

Lernergebnis	Bezug	Theorie	gezeigt	geübt	erreicht
6 Kennt den Expertenstandard Entlassungsmanagement in der Pflege und kann das Entlassungsmanagement in der Einrichtung/Abteilung mit den Forderungen im Expertenstandard vergleichen und ggf. Abweichungen benennen	CE 05, CE 06 CE 07, CE 08 I.1.h), I.6.d) III.3 V.1.b)+c)	Datum	Kürzel, Datum	Kürzel, Datum	Kürzel, Datum
7 Kann die in der Einrichtung gegebene Umsetzungstiefe des Expertenstandards Entlassungsmanagement in der Pflege einschätzen und zur Weiterentwicklung beitragen	CE 05, CE 06 CE 07, CE 08 III.1.a)+e) III.3, IV.1.d)	Datum	Kürzel, Datum	Kürzel, Datum	Kürzel, Datum
8 Kennt hausinterne Standards und Verfahrensregelungen zum interdisziplinären Entlassungsmanagement und kann diese reflektieren und realisieren	CE 05, CE 06 CE 07, CE 08 I.1.h) III.1.a)+e) III.3, IV.1.d)	Datum	Kürzel, Datum	Kürzel, Datum	Kürzel, Datum
9 Kennt und beherzigt die generellen Handlungsgrundsätze des Entlassungsmanagements, z. B.: » Strikte Orientierung an den Bedarfen und Bedürfnissen des Pflegeempfängers » Einbezug von Angehörigen » Multiprofessionelles Vorgehen » Minimierung von poststationären Versorgungsrisiken » Beginn des Entlassungsmanagements bereits bei der Aufnahme des Pflegeempfängers » Prozesshaftigkeit des Entlassungsmanagements	CE 05, CE 06 CE 07, CE 08 CE 11 I.1.h), I.2.c) I.6.d) III.1.a)+e) III.3	Datum	Kürzel, Datum	Kürzel, Datum	Kürzel, Datum

Kann den **individuellen Bedarf an Entlassungsmanagement** erheben und die Umsetzung initiieren

Lernergebnis	Bezug	Theorie	gezeigt	geübt	erreicht
10 Kennt Kriterien und verschiedene Möglichkeiten des Assessments zur systematischen Einschätzung des nachgelagerten Versorgungsbedarfs und kann diese adäquat einsetzen, z. B.: » Initiales Assessment zur Risikoeinschätzung für potenzielle Versorgungsprobleme » Differenziertes Assessment zur umfassenden Informationssammlung für ein gezieltes Entlassungsmanagement » Standardisierte Assessmentinstrumente/Erhebungsbögen (z. B. Blaylock Risk Assessment Screening Score – BRASS)	CE 05, CE 06 CE 07, CE 08 CE 11 I.1.c)+h) I.2.a), I.5.a)	Datum	Kürzel, Datum	Kürzel, Datum	Kürzel, Datum
11 Kann innerhalb von 24 Stunden nach Übernahme der Versorgung des Pflegeempfängers eine kriteriengeleitete Einschätzung des erwartbaren Versorgungsbedarfs nach Entlassung durchführen und die Einschätzung bei Veränderungen des Gesundheits-/Pflegezustands bzw. des Versorgungsverlaufs regelmäßig aktualisieren	CE 05, CE 06 CE 07, CE 08 CE 11 I.1.c)+h) I.2.a), I.5.a) III.3	Datum	Kürzel, Datum	Kürzel, Datum	Kürzel, Datum
12 Erkennt bei bestehendem Versorgungsrisiko und Unterstützungsbedarf nach der Entlassung die Notwendigkeit einer differenzierten Einschätzung und kann diese in die Wege leiten und durchführen	CE 05, CE 06 CE 07, CE 08 CE 11, I.1.c)+h) I.2.a), I.5.a), III.3	Datum	Kürzel, Datum	Kürzel, Datum	Kürzel, Datum

C3 Lernfeld: Entlassungsmanagement und Vermeidung von Versorgungsbrüchen

	Kompetenzbereiche	Theorie	gezeigt	geübt	erreicht
13 Kann bei bestehendem Risiko von erwartbaren Versorgungsproblemen das Entlassungsmanagement im multiprofessionellen Team auf Grundlage der durchgeführten Informationssammlung initiieren	CE 05, CE 06 CE 07, CE 08 CE 11 I.1.h), I.6.d) III.3	Datum	Kürzel, Datum	Kürzel, Datum	Kürzel, Datum

Kann aktiv an der **Koordination, Planung und Durchführung des Entlassungsmanagements im multiprofessionellen Team** mitwirken und Verantwortung übernehmen

	Kompetenzbereiche	Theorie	gezeigt	geübt	erreicht
14 Kann aktiv an der Entwicklung einer multidisziplinären Entlassungsplanung in Abstimmung mit dem Pflegeempfänger und seinen Angehörigen mitwirken und die pflegerische Perspektive einbringen sowie vertreten	CE 05, CE 06 CE 07,CE 08 CE 11 I.1.h), I.6.d) II.1.b) III.1.a)+e) III.3	Datum	Kürzel, Datum	Kürzel, Datum	Kürzel, Datum
15 Koordiniert in enger Zusammenarbeit mit dem Pflegeempfänger, seinen Angehörigen sowie allen beteiligten Berufsgruppen innerhalb der eigenen und der nachsorgenden Einrichtung frühzeitig die Abstimmung eines voraussichtlichen Entlassungstermins	CE 05, CE 06 CE 07, CE 08 CE 11 I.1.h), I.6.d) II.1.b) III.1.a)+e) III.3	Datum	Kürzel, Datum	Kürzel, Datum	Kürzel, Datum
16 Wählt entsprechend der individuellen Versorgungssituation und Versorgungsproblemen pflegefachlich begründete Maßnahmen gemäß der externen und internen Evidenzlage aus, stimmt diese im multidisziplinären Team sowie mit der nachsorgenden Einrichtung ab und kann die Auswahl begründen und korrekt durchführen, z. B.: » Organisation von Dienstleistungen und Hilfsmitteln » Abstimmung und Koordination der an der Versorgungskette Beteiligten » Informationsweitergabe bzw. Pflegeübergabe an die Mitarbeiter der nachsorgenden Einrichtung noch vor der Entlassung	CE 05, CE 06 CE 07, CE 08 CE 11 I.1.b)+e)+h) I.2.c), I.6.d) II.1.b) III.1.a)+e) III.3	Datum	Kürzel, Datum	Kürzel, Datum	Kürzel, Datum
17 Kann den Pflegeempfänger und seine Angehörigen bedarfsgerecht zur Bewältigung der Pflege- und Versorgungserfordernisse nach der Entlassung informieren, beraten und schulen (Hilfe zur Selbsthilfe), z. B. hinsichtlich: » Disease-Management-Programmen » Inanspruchnahme von Dienstleistungen z. B. eines ambulanten Pflegedienstes oder „Essen auf Rädern" » Versorgung und Umgang mit Hilfsmitteln » Selbstpflegefähigkeiten » Wohnberatung » Entlastungsangebote für Angehörige » Spezielle Anforderungen an z. B. das Medikamentenregime » Psychosoziale Bewältigungsstrategien » Demonstration und Einüben von Pflegemaßnahmen für Angehörige	CE 05 CE 06 CE 07 CE 08 CE 11 I.2.c) I.6.d) II.1.b) II.2 III.3	Datum	Kürzel, Datum	Kürzel, Datum	Kürzel, Datum

Entlassungsmanagement und Vermeidung von Versorgungsbrüchen

C3 Lernfeld: Entlassungsmanagement und Vermeidung von Versorgungsbrüchen

Kann aktiv an der **Koordination, Planung und Durchführung des Entlassungsmanagements im multiprofessionellen Team** mitwirken und Verantwortung übernehmen

Lernergebnis	Bezug	Theorie	gezeigt	geübt	erreicht
18 Kann Wissen und Fähigkeiten des Pflegeempfängers und/oder seiner Angehörigen zur Bewältigung der Versorgungserfordernisse nach Entlassung evaluieren	CE 05, CE 06 CE 07, CE 08 CE 11 I.1.e), I.2.c) I.6.d), II.1.b)	Datum	Kürzel, Datum	Kürzel, Datum	Kürzel, Datum
19 Kennt und nutzt Medien und Möglichkeiten zur Dokumentation des Entlassungsmanagements und der Informationsweitergabe an nachsorgende Instanzen bereits während der Versorgung vor Ort	CE 05, CE 06 CE 07, CE 08 CE 11 I.1.f), IV.1.c)	Datum	Kürzel, Datum	Kürzel, Datum	Kürzel, Datum
20 Kann bei der Einbeziehung von Kostenträgern (Kranken-/Pflegekasse) z. B. bei der Pflegeeinstufung oder Hilfsmittelverordnung unterstützend und koordinierend mitwirken	CE 05, CE 06 CE 07, CE 08 CE 11 III.3.a)+d)+e)	Datum	Kürzel, Datum	Kürzel, Datum	Kürzel, Datum
21 Kann das Entlassungsmanagement in regelmäßigen Abständen sowie spätestens 24 Stunden vor der Entlassung auf Bedarfsgerechtigkeit hin prüfen und bei Bedarf Anpassungen einleiten	CE 05, CE 06 CE 07, CE 08 CE 11 I.1.h), III.3	Datum	Kürzel, Datum	Kürzel, Datum	Kürzel, Datum
22 Kennt das Audit-Instrument zum Expertenstandard Entlassungsmanagement in der Pflege und kann in einem Projekt ein Audit durchführen, die Ergebnisse interpretieren und Maßnahmen vorschlagen	CE 05, CE 06 CE 07, CE 08 CE 11 I.1.h), III.3.d) Anl. 5 IV.	Datum	Kürzel, Datum	Kürzel, Datum	Kürzel, Datum

Kann das **pflegerische Entlassungsmanagement** evaluieren und an der **Nachsorge** mitwirken

Lernergebnis	Bezug	Theorie	gezeigt	geübt	erreicht
23 Kennt Möglichkeiten der pflegebezogenen Nachsorge in der nachgelagerten Versorgungsform, z. B.: » Telefonische Kontakte » Hausbesuche	CE 05, CE 06 CE 07, CE 08 CE 11 I.1.f)+h) I.6.d), II.1.b) III.3	Datum	Kürzel, Datum	Kürzel, Datum	Kürzel, Datum
24 Führt eine Kontaktaufnahme zur nachsorgenden Einrichtung/zu den Angehörigen des Pflegeempfängers innerhalb von 48–72 Stunden nach Entlassung durch, um das Entlassungsmanagement auf Angemessenheit hin zu evaluieren	CE 05, CE 06 CE 07, CE 08 CE 11 I.1.f)+h) I.6.d), II.1.b) III.3, IV.1.d)	Datum	Kürzel, Datum	Kürzel, Datum	Kürzel, Datum

C3 Lernfeld: Entlassungsmanagement und Vermeidung von Versorgungsbrüchen

		Theorie	gezeigt	geübt	erreicht
25 Kann abgeschlossene Prozesse des Entlassungsmanagements reflektieren und evaluieren und im Bedarfsfall Verbesserungsvorschläge unterbreiten	CE 05, CE 06 CE 07, CE 08 CE 11 I.1.e), III.3.f) IV.1.d)	Datum	Kürzel, Datum	Kürzel, Datum	Kürzel, Datum

Index

Die folgenden Einträge beziehen sich auf die Lernthemen und Lernfelder des Kapitel 3: Lernergebnisse in pflegerischen Handlungsfeldern

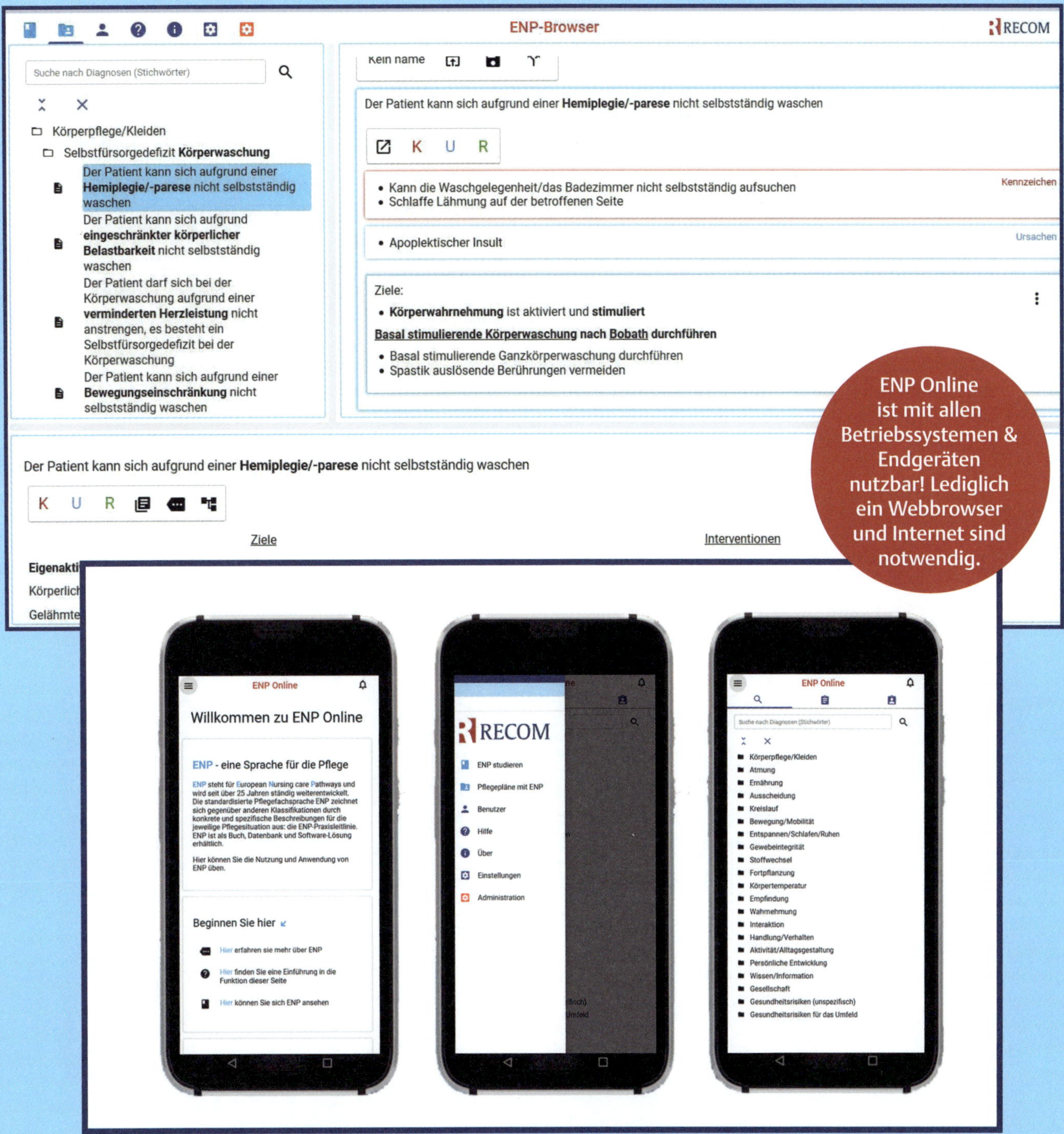

ENP bietet Ihnen:

- Eine konstante Weiterentwicklung durch ein wissenschaftliches Team
- Neue und konstant entwickelte Pflegediagnosen für die Praxis
- Praxisleitlinien, die auf aktueller, internationaler Fachliteratur beruhen
- Einen hohen Grad an Genauigkeit und Standardisierung

Wissen für das Gesundheitswesen

Seit über 30 Jahren ist das Unternehmen RECOM der Ansprechpartner für qualitative und innovative Produkte und Dienstleistungen im Gesundheitswesen. Unser Ziel ist es, als professioneller und kompetenter Partner die tägliche Arbeit aller Akteure im Gesundheitswesen zu erleichtern. Grundlage dafür bildet die fundierte wissenschaftliche Forschungsarbeit unseres Unternehmens.

Unsere Handlungsfelder liegen sowohl in der Verlagsarbeit, als auch in der Entwicklung und Umsetzung intelligenter Wissensmanagementsysteme. Durch das breit gefächerte Angebot an Fachliteratur, Seminaren & Web-Seminaren, Softwarelösungen und einer umfassenden Beratung hat sich das Unternehmen bundesweit als der Pflegedokumentations-Experte etabliert. Seit 2015 kooperiert RECOM mit der Thieme Gruppe.

Erfahren Sie mehr unter **www.recom.eu**

Haben Sie Fragen? Wir beraten Sie gerne.

RECOM GmbH
Gartenstraße 9
34125 Kassel
Deutschland

www.recom.eu
www.recom-shop.eu

info@recom.eu
Telefon +49 (0)561/510919-0
Telefax +49 (0)561/510919-31

RECOM